"十二五"普通高等教育本科国家级规划教材

"十四五"普通高等教育本科规划教材

住院医师规范化培训辅导教材

供基础、临床、护理、预防、口腔、中医、药学、医学技术类等专业用

内 科 学 （上册）

Internal Medicine

（第2版）

主　编　王　辰

副主编　代华平　陈　红　钱家鸣　栗占国
　　　　纪立农　黄晓军　赵明辉　郭树彬

北京大学医学出版社

NEIKEXUE（DI 2 BAN）

图书在版编目（CIP）数据

内科学 / 王辰主编. —2 版 . —北京：北京大学
医学出版社，2023.10
　ISBN 978-7-5659-2548-1

　Ⅰ. ①内…　Ⅱ. ①王…　Ⅲ.①内科学－高等学校－教
材　Ⅳ. ① R5

　中国版本图书馆 CIP 数据核字（2021）第 247688 号

内科学（第 2 版）

主　　编：王　辰
出版发行：北京大学医学出版社
地　　址：（100191）北京市海淀区学院路 38 号　北京大学医学部院内
电　　话：发行部 010-82802230；图书邮购 010-82802495
网　　址：http://www.pumpress.com.cn
E-mail：booksale@bjmu.edu.cn
印　　刷：北京信彩瑞禾印刷厂
经　　销：新华书店
责任编辑：高　瑾　梁　洁　　责任校对：靳新强　　责任印制：李　啸
开　　本：850mm×1168mm　1/16　　印张：95.25　　字数：2730 千字
版　　次：2023 年 10 月第 2 版　2023 年 10 月第 1 次印刷
书　　号：ISBN 978-7-5659-2548-1
定　　价：185.00 元（上、下册）

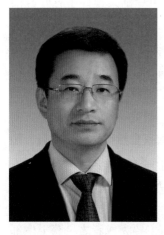

王 辰

王辰，呼吸病学与危重症医学专家。中国工程院院士，美国国家医学科学院、欧洲科学院外籍院士，欧洲科学与艺术学院院士，中国医学科学院学部委员。中国工程院副院长，中国医学科学院北京协和医学院院校长，国家呼吸医学中心主任。担任世界卫生组织（WHO）多项重要专业职务。*Chin Med J* 总编辑，《柳叶刀》新冠委员会成员。

长期从事呼吸与危重症医学临床、教学与研究工作。主要研究领域包括呼吸病学、群医学及公共卫生。在慢性气道疾病、肺栓塞、呼吸衰竭、新发呼吸道传染病、控制吸烟等领域作出多项重要创新，改善医疗卫生实践。在 *New Engl J Med*、*Lancet* 等国际权威期刊发表论文 290 余篇。获得国家科学技术进步奖特等奖、一等奖、二等奖。

具有中国工程院、中国医学科学院、北京协和医学院、中日友好医院、卫生部科教司、北京医院、北京朝阳医院和北京呼吸疾病研究所的领导和管理工作经验，在学科建设和行政管理上取得显著业绩。推动创立我国住院医师、专科医师规范化培训和"4＋4"医学教育制度。

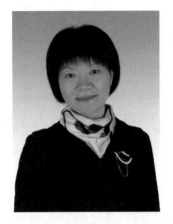

代华平

代华平，教授，主任医师，博士生导师。现任中日友好医院呼吸中心副主任、内科教研室主任。中华医学会呼吸病学分会常务委员兼副秘书长，中国医师协会呼吸医师分会常务委员兼总干事，《国际呼吸杂志》副主编、*Chin Med J*、*Curr Med Sci*、《中华结核和呼吸杂志》等编委。

长期工作在呼吸疾病医疗、教学和研究一线，主要研究方向是间质性肺疾病、尘肺病，目前承担国家自然科学基金项目、国家重点研发计划项目等。以第一或责任作者在 *Chest*、*Eur Respire J*、*Thorax*、*Cell Res*、《中华医学杂志》等国内外著名学术刊物发表论文 100 余篇，主编、副主编专著 / 教材 10 余部，参编全国高等医学教材《内科学》第 8 版、9 版。作为主要完成者之一获卫生部科学技术进步奖一等奖、北京市科学技术奖二等奖各 1 项。

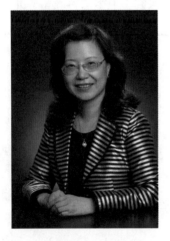

陈红

陈红，教授，主任医师，博士生导师。北京大学人民医院心脏中心主任、心内科主任，急性心肌梗死早期预警和干预北京市重点实验室主任，北京大学医学部心血管内科学系主任。享受国务院政府特殊津贴专家、国家卫健委有突出贡献中青年专家和"国之名医·卓越建树"荣誉称号获得者。兼任中国研究型医院学会心血管循证与精准医学专业委员会主任委员、中国医疗保健国际促进会心血管病精准医学分会副主任委员、北京医学会心血管病学分会副主任委员、中华医学会心血管病学分会委员和《中华心血管病杂志》编委。

长期工作在临床一线，对常见及疑难危重心血管疾病的诊治具有丰富的临床经验，尤其擅长高脂血症、冠心病、高血压及心力衰竭的诊疗，在中国人群的调脂治疗、动脉粥样硬化的发病机制、急性冠脉综合征早期预警和规范化救治等方面取得一系列成果；近年来主持和参与国家科技支撑计划、国家自然科学基金、北京市科技计划重大项目等课题 24 项；在学术期刊发表论文 300 余篇，包括有影响力的国际期刊如 *JAMA Netw Open*、*Hypertension*、*J Mol Cell Cardiol* 和 *Atherosclerosis* 等；主持编撰和翻译学术专著 20 部；以第一完成人获得中华医学科技奖、中华预防医学科技奖、北京市科学技术奖、华夏医学科技奖、吴阶平-保罗·杨森奖、药明康德生命化学研究奖等科研奖励 9 项；先后获得国家级教学成果奖一等奖、宝钢优秀教师奖特等奖、北京市高等教育教学成果奖一等奖、北京市高等学校教学名师奖等教学奖励和荣誉 12 项；授权国内外专利 15 项。

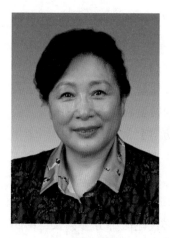

钱家鸣

钱家鸣，教授，主任医师，博士生导师。现任北京医学会常务理事，北京医学会肠道微生态和幽门螺杆菌分会主任委员，中国健康促进基金会消化专项基金专家委员会主任委员，中国医学参考报《消化内科专刊》主编，国家药典委员会（9—11届）委员。曾任北京协和医院消化科主任，中国医师协会消化医师分会会长，中华医学会消化分会常委与副主任委员等，亚洲炎性肠病联盟（AOCC）理事和2018 AOCC主席。

从事消化内科临床、科研和教学40年，长期工作在临床一线，有极丰富的临床经验，善于处理消化内科各种疑难病症，由于精湛的临床技能和对患者高度负责的态度，2014年在中央广播电台第一届"京城好医生"活动中，荣获"金牌好医生"荣誉称号。2018年获得第二届"国之名医·卓越建树"荣誉称号，2019年再次获得"国之大医·特别致敬"荣誉称号。在科研方面，承担了多项重大科研课题，作为课题负责人完成国家自然科学基金等多项国家级科研课题，获得科研经费5000余万；牵头完成我国常见上消化道疾病的全国流调研究等多项研究；在胰腺、炎性肠病以及肠道微生态领域进行了从临床到基础的研究工作；参加多部指南与共识意见的撰写。以通讯或第一作者发表论著300余篇，其中SCI论文100余篇。作为主编（译）或副主编（译）参编学术专著13本；作为主编完成科普书籍4本。在教学方面，长期担任北京协和医学院教学任务，目前担任协和医学院第六届教学督导委员会副主任；1995年获得卫生部与北京市先进殊荣，2009年获得院校级名师称号。

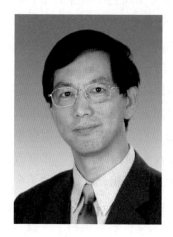

栗占国

栗占国，教授，主任医师，博士生导师。北京大学人民医院临床免疫中心主任，风湿免疫研究所所长，北京大学临床免疫中心主任，北京大学医学部风湿免疫学系主任，北京市风湿病重点实验室主任，国家杰出青年科学基金获得者，"973"计划首席科学家，吴阶平-保罗·杨森奖和北京大学国华杰出学者奖获得者。国际风湿病联盟（ILAR）和亚太风湿病联盟（APLAR）前任主席，第八届中华医学会风湿病学分会主任委员，中国免疫学会自身免疫分会主任委员，*Rheumatol Autoimmun*及《中华风湿病学杂志》总编，《北京大学学报》（医学版）副主编。

长期从事风湿免疫病的临床诊治，致力于类风湿关节炎、系统性红斑狼疮、干燥综合征等自身免疫病的发病机制及免疫治疗方法的研究，先后获中国高校科技成果奖、华夏医学科技奖及北京医学科技奖一等奖。在 *Nat Med*、*Lancet Rheumatol* 及 *Science* 等杂志发表SCI论文430余篇，列入爱思唯尔"中国高被引学者"榜单。主编（译）《类风湿关节炎》《风湿免疫学高级教程》及《凯利风湿病学》等风湿病学专著20余部。

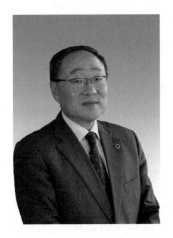

纪立农

纪立农，北京大学人民医院内分泌科主任，北京大学糖尿病中心主任，博士生导师，享受国务院特殊津贴。现任中国老年保健研究会内分泌与代谢病分会主任委员，中国医药创新促进会糖尿病与代谢性疾病药物临床研究专业委员会主任委员，中国卒中学会副会长，中国医师协会内分泌代谢医师分会副会长，中华医学会理事，中国预防学会常务理事，中国老年保健医学研究会常务理事，北京市医学会内分泌专业委员会主任委员，北京围手术期医学会会长，世界卫生组织顾问，国际糖尿病联盟亚洲西太平洋地区（IDF-WPR）糖尿病政策组成员。曾任第一届中国医师协会内分泌代谢医师分会会长，第四届北京市糖尿病专业委员会主任委员，第六届中华医学会糖尿病学分会主任委员，国际糖尿病联盟副主席，国际糖尿病联盟西太平洋区（IDF-WPR）主席。担任《中国糖尿病杂志》主编，《中华糖尿病杂志》顾问，*J Diabetes Investig* 执行编委，*Diabetes Care*、*Diabetes Res Clin Pract*、*J Diabetes*、*J Diabetes Complications*、*Metabolism*、*Diabetes Technol Ther* 等期刊编委，列入爱思唯尔"中国高被引学者"榜单（2020—2022 年）。

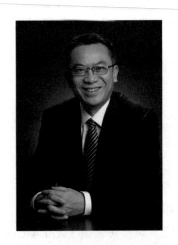

黄晓军

黄晓军，教授，主任医师，博士生导师，北京大学博雅讲席教授，中国工程院院士，中国医学科学院学术咨询委员会学部委员，法国国家医学科学院外籍院士。现任北京大学血液病研究所所长，国家血液系统疾病临床医学研究中心主任，中国中西医结合学会血液学专业委员会主任委员。

我国半相合骨髓移植治疗白血病和其他恶性血液疾病的领导者，开创了骨髓移植中国科学新方法——"北京方案"，使亲属成为骨髓移植供者的概率由不足 25% 上升至几乎 100%，解决了"供者来源匮乏"这一世界医学难题；建成完善的系统解决方案显著提高患者生存，使半相合治疗白血病的 3 年生存率从约 20% 上升至 70% 左右，成果写入多项国际指南。北京方案成为中国首位、全球过半的造血干细胞移植模式，推动了全球白血病和骨髓移植学科在最近 20 年的长足进步。

先后获国家科学技术进步奖二等奖 2 项、省部级一等奖 4 项，获何梁何利基金科学与技术进步奖，光华工程科技奖等。

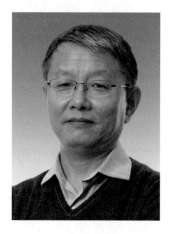

赵明辉

赵明辉，教授，主任医师，博士生导师。北京大学肾脏病研究所所长。亚太肾脏病学会常务理事，中华预防医学会肾脏病预防与控制专业委员会主任委员，中华医学会肾脏病学分会副主任委员，北京医学会内科学分会候任主任委员和北京免疫学会理事长。

国家杰出青年科学基金获得者，主要研究领域为慢性肾脏病防治和肾脏疾病免疫炎症发病机制。国家自然科学基金委创新群体首席专家，国家重点研发计划重点专项首席专家。主持国家自然科学基金重大项目。发表 SCI 论文 490 篇，H 指数 64。5 次应邀为 *Nat Rev Nephrol* 撰写综述。连续 8 年被列入爱思唯尔"中国高被引学者"榜单。作为主要获奖人，两次获得国家科学技术进步奖。获中国青年科技奖、吴阶平-保罗·杨森医学药学奖、法国国家医学科学院赛维雅和北京大学教学卓越奖。入选"新世纪百千万人才工程"国家级人选和科技北京百名领军人才培养工程。

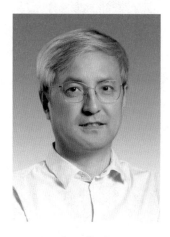

郭树彬

郭树彬，教授，主任医师，博士生导师。现任首都医科大学附属北京朝阳医院副院长、急诊医学中心主任，首都医科大学急诊医学系主任、联合教研室主任，首都医科大学急性感染性疾病诊疗与研究中心主任，北京市心肺脑复苏重点实验室主任。教学任职有国家住院医师规范化培训急诊专业重点基地主任，北京市住院医师规范化培训急诊专业委员会主任。享受国务院政府特殊津贴专家，入选国家健康科普专家库第一批成员名单，获得"北京市抗击新冠肺炎疫情先进个人"荣誉称号，"中国好医生、中国好护士"2021 年 2 月月度人物，首届"国之名医·优秀风范"荣誉称号获得者。担任中华医学会中华急诊医学教育学院院长、科学普及分会主任委员、急诊医学分会常务委员；担任中国医师协会常务理事、医学科普分会会长、急诊医师分会副会长；担任中国研究型医院学会理事、急救医学专业委员会主任委员；中华医学会北京医学会常务理事、急诊医学分会副主任委员、医学科普分会主任委员。担任 *Chin Med Sci J* 杂志编委，担任《中华急诊医学杂志》《中国急救医学杂志》《中国研究型医院杂志》常务编委。

长期工作在临床第一线，在急诊危重症救治领域具有较高的造诣，倡导危重患者全流程管理新理念，推动急诊医学向数智化转型。先后发表中英文学术文章 100 余篇，牵头撰写国内急诊领域指南共识十余项，主持编写多部急诊医学教材和专著，承担国家省部级课题 10 项。率先建立首都医科大学健康数据国家研究院急危重症数据中心，负责筹建国家远程医疗与互联网急诊医学中心，开发急诊 CDSS 产品和搭建基于 5G 网络医学应急急救云平台；搭建中国健康科普联盟等平台并组建成立 20 多个专病科普专业委员会，成立中国医学应急志愿者总队。

编者名单

第一篇编者

王 辰 北京协和医学院

第二篇编者

（按姓名汉语拼音排序）

曹 彬 中日友好医院
陈效友 首都医科大学附属北京地坛医院
陈亚红 北京大学第三医院
迟春花 北京大学第一医院
代华平 中日友好医院
高占成 北京大学人民医院
韩 芳 北京大学人民医院
黄克武 首都医科大学附属北京朝阳医院
解立新 中国人民解放军总医院
李海潮 北京大学第一医院
李燕明 北京医院
施举红 北京协和医学院北京协和医院
孙永昌 北京大学第三医院
王 辰 北京协和医学院
王孟昭 北京协和医学院北京协和医院
肖 丹 中日友好医院
翟振国 中日友好医院
詹庆元 中日友好医院

第三篇编者

（按姓名汉语拼音排序）

蔡 军 中国医学科学院阜外医院
陈江天 北京大学人民医院
陈 霄 华中科技大学同济医学院
　　　 附属协和医院
程 翔 华中科技大学同济医学院
　　　 附属协和医院
董吁钢 中山大学附属第一医院
付志方 北京大学第一医院
高润霖 中国医学科学院阜外医院
郭彩霞 首都医科大学附属北京同仁医院
李为民 哈尔滨医科大学附属第一医院
梁 春 海军军医大学第二附属医院
廖玉华 华中科技大学同济医学院
　　　 附属协和医院
刘梅林 北京大学第一医院
刘小宁 中国医学科学院阜外医院
门剑龙 天津医科大学总医院
孟庆滔 四川大学华西医院
任景怡 中日友好医院
唐婷婷 华中科技大学同济医学院
　　　 附属协和医院
薛睿聪 中山大学附属第一医院
于 波 哈尔滨医科大学附属第二医院
余 淼 华中科技大学同济医学院
　　　 附属协和医院
袁 璟 华中科技大学同济医学院
　　　 附属协和医院
周子华 华中科技大学同济医学院
　　　 附属协和医院
祝 烨 四川大学华西医院，
　　　 四川大学华西天府医院

第四篇编者

（按姓名汉语拼音排序）

郝建宇　首都医科大学附属北京朝阳医院
贾继东　首都医科大学附属北京友谊医院
姜　泊　南方医科大学南方医院
吕　红　北京协和医学院北京协和医院
钱家鸣　北京协和医学院北京协和医院
田德安　华中科技大学同济医学院附属
　　　　同济医院
王邦茂　天津医科大学总医院

王学红　中南大学湘雅二医院
吴　东　北京协和医学院北京协和医院
谢谓芬　海军军医大学第二附属医院
杨　红　北京协和医学院北京协和医院
虞朝辉　浙江大学医学院附属第一医院
张红杰　江苏省人民医院
张晓岚　河北医科大学第二医院

第五篇编者

（按姓名汉语拼音排序）

戴　冽　中山大学孙逸仙纪念医院
戴生明　上海交通大学附属第六人民医院
董凌莉　华中科技大学同济医学院附属
　　　　同济医院
姜林娣　复旦大学附属中山医院
黎艳红　四川大学华西医院
李　茹　北京大学人民医院
厉小梅　安徽省立医院
栗占国　北京大学人民医院
刘婷婷　上海交通大学医学院附属瑞金医院
刘　毅　四川大学华西医院
吕良敬　上海交通大学医学院附属仁济医院
谭淳予　四川大学华西医院
谭　震　安徽省立医院
王国春　中日友好医院
王　双　中山大学附属第一医院

王苏丽　上海交通大学医学院附属仁济医院
王振刚　首都医科大学附属北京同仁医院
武丽君　新疆维吾尔自治区人民医院
徐　东　北京协和医学院北京协和医院
徐建华　安徽医科大学第一附属医院
杨程德　上海交通大学医学院附属瑞金医院
杨　航　四川大学华西医院
杨念生　中山大学附属第一医院
叶　华　北京大学人民医院
张伶姝　四川大学华西医院
张缪佳　江苏省人民医院
赵　华　四川大学华西医院
赵金霞　北京大学第三医院
赵　岩　北京协和医学院北京协和医院
郑文洁　北京协和医学院北京协和医院

第六篇编者

（按姓名汉语拼音排序）

蔡晓凌　北京大学人民医院
窦京涛　中国人民解放军总医院
高洪伟　北京大学第三医院
高蕾莉　北京大学人民医院
高　莹　北京大学第一医院
韩学尧　北京大学人民医院
洪天配　北京大学第三医院
纪立农　北京大学人民医院
李启富　重庆医科大学附属医院
林　璐　中国人民解放军总医院
刘　蔚　北京大学人民医院
吕　芳　北京大学人民医院
罗樱樱　北京大学人民医院
马晓伟　北京大学第一医院
任　倩　北京大学人民医院
田　勍　北京大学第三医院

王海宁　北京大学第三医院
肖文华　北京大学第三医院
杨建梅　北京大学第一医院
杨　进　北京大学第三医院
杨淑敏　重庆医科大学附属医院
杨　欣　北京大学人民医院
袁戈恒　北京大学第一医院
袁振芳　北京大学第一医院
张俊清　北京大学第一医院
张秀英　北京大学人民医院
张学武　北京大学人民医院
张　杨　北京大学第一医院
周灵丽　北京大学人民医院
周翔海　北京大学人民医院
朱　宇　北京大学人民医院
邹显彤　北京大学人民医院

第七篇编者

（按姓名汉语拼音排序）

侯　明　山东大学齐鲁医院
胡　豫　华中科技大学同济医学院附属协和医院
胡建达　福建医科大学附属协和医院
胡利娟　北京大学人民医院
黄　芬　南方医科大学南方医院
黄晓军　北京大学人民医院
江　倩　北京大学人民医院
李　娟　中山大学附属第一医院
李建勇　南京医科大学第一附属医院
李莉娟　兰州大学第二医院
刘开彦　北京大学人民医院
刘启发　南方医科大学南方医院
刘卫平　北京大学肿瘤医院
路　瑾　北京大学人民医院
马　军　哈尔滨血液病肿瘤研究所
邵宗鸿　天津医科大学总医院
王　昱　北京大学人民医院
王　昭　首都医科大学附属北京友谊医院

王建祥　中国医学科学院血液病医院
　　　　（血液学研究所）
吴德沛　苏州大学附属第一医院
肖志坚　中国医学科学院血液病医院
　　　　（血液学研究所）
邢莉民　天津医科大学总医院
许兰平　北京大学人民医院
许彭鹏　上海交通大学医学院附属瑞金医院
杨仁池　中国医学科学院血液病医院
　　　　（血液学研究所）
张凤奎　中国医学科学院血液病医院
　　　　（血液学研究所）
张连生　兰州大学第二医院
张晓辉　北京大学人民医院
赵东陆　哈尔滨血液病肿瘤研究所
赵维莅　上海交通大学医学院附属瑞金医院
赵永强　北京协和医学院北京协和医院
周道斌　北京协和医学院北京协和医院
朱　军　北京大学肿瘤医院

第八篇编者

（按姓名汉语拼音排序）

陈　旻　北京大学第一医院　　　　　　　徐大民　北京大学第一医院
陈　楠　上海交通大学医学院附属瑞金医院　杨　莉　北京大学第一医院
付　平　四川大学华西医院　　　　　　　于　峰　北京大学第一医院
郝传明　复旦大学华山医院　　　　　　　张　宏　北京大学第一医院
李　玲　四川大学华西医院　　　　　　　赵明辉　北京大学第一医院
李雪梅　北京协和医学院北京协和医院　　郑　可　北京协和医学院北京协和医院
刘立军　北京大学第一医院　　　　　　　周绪杰　北京大学第一医院
吕继成　北京大学第一医院　　　　　　　左　力　北京大学人民医院
谭　颖　北京大学第一医院

第九篇编者

（按姓名汉语拼音排序）

曹秋梅　首都医科大学附属北京同仁医院　邱泽武　中国人民解放军第五医学中心
柴艳芬　天津医科大学总医院　　　　　　朱玉果　首都医科大学附属北京朝阳医院
邓　颖　哈尔滨医科大学附属第二医院　　田英平　河北医科大学第二医院
董建光　天津市中心妇产科医院　　　　　王　晶　首都医科大学宣武医院
郭树彬　首都医科大学附属北京朝阳医院　杨　晶　首都医科大学附属北京朝阳医院
菅向东　山东大学齐鲁医院　　　　　　　杨立山　宁夏医科大学总医院
梅　雪　首都医科大学附属北京朝阳医院　杨正平　青海省人民医院
秦历杰　河南省人民医院　　　　　　　　曾　梅　山东大学齐鲁医院

第 5 轮修订说明

国务院办公厅印发的《关于加快医学教育创新发展的指导意见》提出以新理念谋划医学发展、以新定位推进医学教育发展、以新内涵强化医学生培养、以新医科统领医学教育创新，要求全力提升院校医学人才培养质量，培养仁心仁术的医学人才，发挥课程思政作用，着力培养医学生救死扶伤精神。《教育部关于深化本科教育教学改革全面提高人才培养质量的意见》要求严格教学管理，把思想政治教育贯穿人才培养全过程，全面提高课程建设质量，推动高水平教材编写使用，推动教材体系向教学体系转化。《普通高等学校教材管理办法》要求全面加强党的领导，落实国家事权，加强普通高等学校教材管理，打造精品教材。以上这些重要文件都对医学人才培养及教材建设提出了更高的要求，因此新时代本科临床医学教材建设面临更大的挑战。

北京大学医学出版社出版的本科临床医学专业教材，从 2001 年第 1 轮建设起始，历经多轮修订，高比例入选了教育部"十五""十一五""十二五"普通高等教育国家级规划教材。本套教材因骨干建设院校覆盖广，编委队伍水平高，教材体系种类完备，教材内容实用、衔接合理，编写体例符合人才培养需求，实现了由纸质教材向"纸质＋数字"的新形态教材转变，得到了广大院校师生的好评，为我国高等医学教育人才培养做出了积极贡献。

为深入贯彻党的二十大精神，落实立德树人根本任务，更好地支持新时代高等医学教育事业发展，服务于我国本科临床医学专业人才培养，北京大学医学出版社有选择性地组织各地院校申报，通过广泛调研、综合论证，启动了第 5 轮教材建设，共计53 种教材。

第 5 轮教材建设延续研究型与教学型院校相结合的特点，注重不同地区的院校代表性，调整优化编写队伍，遴选教学经验丰富的学院教师与临床教师参编，为教材的实用性、权威性、院校普适性奠定了基础。第 5 轮教材主要做了如下修订：

1. 更新知识体系

继续以"符合人才培养需求、体现教育改革成果、教材形式新颖创新"为指导思想，坚持"三基、五性、三特定"原则，对照教育部本科临床医学类专业教学质量国家标准，密切结合国家执业医师资格考试、全国硕士研究生入学考试大纲，结合各地院校教学实际更新教材知识体系，更新已有定论的理论及临床实践知识，力求使教材既符合多数院校教学现状，又适度引领教学改革。

2. 创新编写特色

以深化岗位胜任力培养为导向，坚持引入案例，使教材贴近情境式学习、基于案例的学习、问题导向学习，促进学生的临床评判性思维能力培养；部分医学基础课教材设置"临床联系"模块，临床专业课教材设置"基础回顾"模块，探索知识整合，体现学科交叉；启发创新思维，促进"新医科"人才培养；适当加入"知识拓展"模块，引导学生自学，探索学习目标设计。

3. 融入课程思政

将思政元素、党的二十大精神潜移默化地融入教材中，着力培养学生"敬佑生命、救死扶伤、甘于奉献、大爱无疆"的医者精神，引导学生始终把人民群众生命安全和身体健康放在首位。

4. 优化数字内容

在第4轮教材与二维码技术结合，实现融媒体新形态教材建设的基础上，改进二维码技术，优化激活及使用形式，融知识拓展、案例解析、微课、视频等于一体。

第5轮教材主要供本科临床医学类专业使用，也可供基础、护理、预防、口腔、中医、药学、医学技术类等开设相同课程的专业使用，临床专业课教材同时可作为住院医师规范化培训辅导教材使用。希望广大师生多提宝贵意见，反馈使用信息，以便我们逐步完善教材内容，提高教材质量。

序

　　健康是促进人的全面发展的必然要求，是经济社会发展的基础条件，是民族昌盛和国家富强的重要标志，也是广大人民群众的共同追求。医学教材建设是事关未来的医疗卫生人才培养的战略工程和基础工程，要培养高素质的医药卫生人才，必须出版高质量、高水平的优秀精品教材。

　　本科国家级规划教材《内科学》第1版自问世以来，被各医学院校广泛采用，在医学人才培养中发挥了重要作用。但11年过去了，其间内科学领域又有了很多重要进展，其中不少诊治技术和知识要点是医学生必须了解的；随着医学教育改革的深入，对医学生的学习也提出了新的要求。因此这部教材到了需要再版的时候。现在，经过众多内科专家的齐心合力和精心打磨，《内科学》第2版即将面世。本书以北京协和医学院、北京大学医学部、首都医科大学主编、副主编团队为核心，完全按学术水平及教学经验吸纳编者，组建成一支编写水平整齐的精英编者队伍。他们继承和发扬老一辈的优秀传统，以严谨治学的科学态度和无私奉献的敬业精神，积极参与本书修订。在编写过程中，他们紧密结合五年制临床医学专业培养目标、高等医学教育教学改革的需要和医药卫生行业的人才需求，借鉴国内外临床医学教育教学的经验和成果，不断创新编写思路和编写模式，做到了结构层次设置合理，编写落实详略有方，科学论述标准权威，保证了教材"三高"（高标准、高起点、高要求）、"三严"（严肃的态度、严谨的要求、严密的方法）、"三基"（基础理论、基本知识、基本技能）、"五性"（思想性、科学性、先进性、启发性、适用性）的修订原则。

　　本教材特别注意与研究生教材、住院医师规范化培训教材相延续。研究生教育和住院医师培训都是以本科生教育为基础的。一部优秀的内科学教材应成为研究生教育、住院医师规范化培训、专科医师规范化培训阶段的基础参考书和工具书，能供年轻医师们随时查缺补漏、不断"回炉"锤炼。在这一点上，本教材做得很好。

　　医乃仁术。中国人自古就强调，好的医生不仅要有好的技术，更重要的是要有高尚的德行，只有关注医德的培养，医学教育才能更好地服务社会的发展。在这个信息爆炸的时代，我们要关注教育的本质，注重培养学生的品德和人文关怀。很高兴看到，本教材在开篇内科学概论中深刻论述了医学、内科学的人文属性，同时在各篇专业内容中处处渗透医学人文的温度和情怀，契合了"生物-心理-社会-环境"这个新的医学模式，诠释了以人为本、协调发展的思想。

　　医学是实践性非常强的学科，为满足教学的多样化需求，实现教材系统化、立体化建设，本教材进一步丰富了数字资源内容和类型。在传统纸质教材基础上融入了内容丰富的授课幻灯、基础知识链接、音频、国际指南及专家共识等数字资源内容，从而丰富了教材呈现形式，扩展了教材的呈现体量，体现了更为立体化的教学形式。这样的教材有利于学生发挥主观能动性，实现"主人翁"式学习；同时也有利于学生根据自己的兴趣拓展阅读，实现个性化学习，加深对知识的理解。

教材谓之教材，乃其为教学的材料。教材的作用还需要通过教师与学生的合理使用才能得到充分的发挥。我国传统教学过多依赖教师的灌输和学生的被动学习，不仅降低学习效率，而且是制约人才创新能力发挥的原因之一。我衷心希望我们内科学的同仁积极贯彻主动学习、个性化学习和"少而精"的教育理念，充分利用好这部教材，并在实践中不断修正、完善这部教材，把它打磨成一部真正的《内科学》经典教科书。

韩启德

2023 年 10 月

前　言

　　内科学是临床医学，乃至医学中最为基本、最为核心、最为综合、最具普遍性、内容最为广博深厚的部分。可以说，内科学是医学之母，是临床医学各专业的基石。学习内科学，是学习临床医学的基础。内科学的内容、诊断方法及思维、治疗原则及具体药物的应用是一个医生所必须掌握的基本知识和基本功。

　　教材为教学活动的基础，因此要教好、学好内科学，一本逻辑清晰、体系完整、概念准确、内容经典、不失新颖，并有启发性的内科学教材必不可少。北京大学医学出版社出版的本科国家级规划教材《内科学》是为顺应医学教材图书市场多样化需求应运而生的，旨在为医学教育提供高品质、有竞争力的教材产品。《内科学》第1版于2012年问世。作为国家级规划教材，《内科学》第2版在第1版的基础上愈加求精、汇聚众英才之智慧，以北京协和医学院、北京大学医学部、首都医科大学主编、副主编团队为核心，完全从学术水平及教学经验的角度吸纳编者，得以组建出一支编写水平整齐的精英编者队伍。在全体编者的齐心努力下，历经3年的反复推敲与修改，《内科学》第2版终于出版，正可谓"宝剑锋从磨砺出，梅花香自苦寒来"。

　　本版《内科学》具有如下特色：

　　1. 在编写方针上，教材内容与教育部人才培养目标、国家卫生健康委员会行业要求、国家用人需求相一致，严格把握内容深浅度，突出"三基"（即基础理论、基本知识和基本技能），体现"五性"（即思想性、科学性、先进性、启发性和适用性），强调"三结合"（即与临床医学专业本科人才培养目标紧密结合、与国家执业医师资格考试大纲紧密结合、与全国硕士研究生入学考试大纲紧密结合）。

　　2. 在编写内容上，牢牢把握医学教育改革发展新形势和新要求，保证定义、基础理论、基本知识、基本技能的准确性和规范性，保证同一学科对于同一概念论述的一致性。充分借鉴国内外优秀内科学教科书编写经验，取其精华，力求创新。让学生认识到医学是多学、人学、至学。医学模式由单纯的生物医学模式向现代的生物-心理-社会-环境医学模式转化，医学从以疾病为原点向以健康为原点转化，从重在个体健康到以人群、人类健康为主旨，从当下健康到今生、万代健康。帮助学生树立大医学观、大卫生观、大健康观，不仅做诊治个体患者的"内科医生"，更要做关注众人乃至众生和生态健康、践行群医学的"医者"。

　　3. 在编写形式上，系统总结医学生必须掌握的内科学基本知识，辅以诊断流程图、总结性表格、典型案例等体现临床诊断思路，与研究生阶段和住院医生规范化培训阶段教育紧密对接。聚力"互联网＋"医学教育的创新形式，形成层次清晰的内容布局，在纸质版教材提供必知、必会内容的基础上，融合实操性更强、覆盖面更广的数字扩展内容——授课幻灯、基础知识链接、音频、国际指南及专家共识等拓展学生思路，具有较强的科学性、启发性和较高的实践指导价值。

感谢本书上百名优秀编者，他们本着严谨负责的态度，为编撰好本书付出了大量的心血。本书的编写工作实行主编与副主编（兼任各篇负责人）分篇负责制度，各篇负责人分别为王辰（第一篇　内科学概论）、代华平（第二篇　呼吸系统与危重症疾病）、陈红（第三篇　心血管系统疾病）、钱家鸣（第四篇　消化系统疾病）、栗占国（第五篇　风湿免疫性疾病）、纪立农（第六篇　内分泌与代谢疾病）、黄晓军（第七篇　血液系统疾病）、赵明辉（第八篇　泌尿系统疾病）、郭树彬（第九篇　理化因素所致疾病）。本版是在第 1 版基础上修订完成的，衷心感谢第 1 版主编、副主编和编委的基础性贡献！

在修订过程中，虽力求完美，但由于医学科学发展突飞猛进、人民健康需求与日俱增，更为重要的是，正如《Cecil 内科学》序言中所说，"医学是一门艺术，不是一门纯科学"，使本书难以尽如人意，未尽完善之处敬请读者在使用过程中能够审视理解，多提宝贵意见，以利于本书不断进步。

王 辰

2023 年 9 月

目　录

第五篇　风湿免疫性疾病

第六篇　内分泌与代谢疾病

第七篇　血液系统疾病

第八篇　泌尿系统疾病

第九篇　理化因素所致疾病

内科学概论

内科学概论

第1节　医学是多学、人学、至学

　　医学是为恢复、维护、增强人的健康而发展出的知识、技术、艺术、学术体系。医学是多学——医学植根于人类的三大知识和学术体系之上，这三大体系即自然科学与技术、社会科学与方法、人文学科与文化。医学是人学——医学的宗旨是照护人、人群、人类的健康和生命这一终极利益。按照照护的对象，医学可以分成临床医学（Clinical Medicine）和群医学（Population Medicine），分别从健康促进、疾病预防、疾病诊断、疾病控制、疾病治疗、康复六个方面全方位照护健康。"多学"决定了医学的博大精深，"人学"决定了医学的极致重要，由此，成就医学为"至学"——至高至圣之学。

　　医学直接关乎人的健康和生命。为医者既要有坚实的科学、人文基础，又要有"运用之妙存乎一心"的悟性，还需要有丰富的实践与经验。近代张孝骞先生、吴阶平先生等屡屡提及从事临床工作的"如履薄冰，如临深渊"之感，就是对医学的不确定性和不容错性的常悟，在敬畏之下产生的职业态度。健康和生命是人的终极利益，所以，对医学的要求从理论到实践都是最高的。医学是多学、人学、至学。古人有云，才近仙、德近佛者方可为医。

第2节　内科学在医学中的定位与主要内容

　　内科学（Internal Medicine）是医学，特别是临床医学中的基本与核心学科。英文 Medicine 同作医学、医药、内科学解，可见内科学在医学中至为持重的地位。

　　医学起源于临床医学。临床医学研究人体疾病的发病机制、诊断、治疗和预防，以科技方法和人文精神关怀照护（care）人的健康和生命。临床医学发展的初期，其主体即内科学。19世纪 80 年代德文"Innere Medizin"一词开始出现。我国早在明朝（公元 1529）"内科摘要"中即提出了"内科"一词。内科学是临床医学中最早的一门学科。之后，由于手术方法的出现和发展，分化出外科学；由于对不同群体人体及人体不同部位认识的加深，进一步衍生出妇产科学、儿科学、耳鼻咽喉科学、眼科学等。随着临床医学这些不同的专业（specialty）划分，出现了相应的科，如内科、外科、妇产科、儿科、耳鼻咽喉科、眼科等。专业之下，依照系统、病因与发病机制等学理因素再进一步深度划分为亚专业（sub-specialty），亦称专科。在内科学专业领域下，据其亚专业属性，分别设立相应的专科，包括呼吸与危重症医学专科、心血管专科、消化专科、肾脏（或称泌尿系）专科、血液专科、内分泌专科、风湿免疫专科等，感染疾病专科、神经病学专科和老年医学专科也包含在广义的内科学范围之中。

　　无论如何划分，内科学始终是临床医学，乃至医学中最为基本、最为核心、最为综合、最具普遍性、内容最为广博深厚的部分。可以说，内科学是医学之母，是临床医学各专业的基石。学习内科学，是学习临床医学的基础。

内科学的主要内容包括：疾病的定义、致病原因、发病机制、自然病程、流行病学、症状、体征、实验室检查、影像学检查、鉴别诊断、诊断、治疗、康复、预后等。内科学的诊断方法多样，包括询问病史、查体、床旁监测、实验室检查与医学影像学检查等，可据之在众多的鉴别诊断中排除可能性较低者，获得最有可能的诊断。除已知病种和诊断外，还需要注意发现新的疾病现象和疾病。世界医学之父希波克拉底曾有句名言，"医生治病有三大法宝，即语言、药物和刀械"。内科治疗主要采用非手术方法，药物是其代表性手段，其他还包括氧疗、输血、营养支持，利用医疗设备或器械治疗，如脏器支持或替代治疗、通过导管或内镜施行介入治疗等。无论医学科技如何发展，也都如美国特鲁多医生所言："有时是治愈；常常是帮助；总是去安慰（to cure sometimes，to relieve often，to comfort always）"。

内科学的内容、诊断方法及思维、治疗原则及具体药物的应用是一名医生所必须掌握的基本知识和基本功。

第3节 医学模式与现代医学的发展

一、医学模式的衍变与现代医学模式

医学模式（medical model），即医学观，是医学的基本观念、基本思维和基本方法，是指用何种思想方法来看待、研究和处理健康与疾病问题，是对人类健康、疾病、死亡等重要医学问题的总体观。医学模式是关于医学的哲学思想，是我们在学习、实践和传授医学中贯穿始终的世界观和方法论，对于认识、诊断、治疗和预防人类疾病与维护人类健康具有根本性的指导作用。医学模式对一定时期医学活动的思维及行为方式会产生深刻影响，使之明显表现出该模式所带有的倾向性、习惯化的风格和特征。

从古至今，医学模式经历了从古代神灵主义医学模式、自然哲学医学模式，演变到机械唯物论的医学模式，近现代的生物医学模式，直至现代的生物-心理-社会医学模式。医学模式逐步从唯心主义向唯物主义迈进，标志着医学在科学性上的巨大进步。现化医学的主流为"科学医学（scientific medicine）"，对自然科学，特别是其中的生物学尤为倚重。一般认为，现代医学起源于生物医学模式，成熟于生物-心理-社会医学模式。前者以生物学因素和效应为出发点，研究疾病的病因及防治策略和方法。但是，对于有着活跃心理活动和作为社会成员的人，其健康和所患疾病亦深受个人心理、社会因素影响。因此，1977年美国罗切斯特（Rochester）大学内科学教授恩格尔（Engel）提出了生物-心理-社会医学模式。新的医学模式认为除生物学因素之外，心理和社会因素在人类健康和疾病中具有重要作用。这一模式强调医学目标的整体性，即从局部到全身，从对病到对人，从个人到群体，从生物医学扩及社会医学。因此，我们在医学实践中除关注生物学因素外，还要特别重视和研究心理、社会因素（如酒精、吸烟、毒品、暴力、自杀、过度紧张、经济、政治、宗教、文化、生活习俗等）对发病、预防和诊治的影响。医学模式由生物医学模式向生物-心理-社会医学模式的转型是当代医学最重要的特点。应当看到，自然环境（天文、地理、气候、空气、土壤、水、植物、微生物等）与人体的健康和疾病发生亦密切相关，特别是随着人类生产力的巨大增长，导致诸多环境变化、失衡与污染，成为新的致病因素。因此，生物-心理-社会-环境医学模式或许能够更为全面地体现医学的整体观和现代观。

二、现代医学发展的科技模式

从科技进步的角度看，医学发展经历了经验医学、实验医学和现代系统医学发展阶段。在现代系统医学发展时期，循证医学、转化医学和精准医学成为最富时代特征的医学科技模式。

（一）循证医学（evidence-based medicine）

随着医学的发展，人们越来越认识到：动物实验不能取代人体试验，因为人体与动物体迥异，有着难于跨越的比较生物学鸿沟，而且人体特殊地受到语言、文化、思维、心理和经济、政治等社会因素的影响，因此，不能简单地根据动物实验结果来防治人体疾病；仅依据对疾病基础知识的理解来诊治患者，难于把握疾病的具体情况、多元因素和个体差异，更带有相当的不确定性甚至臆断性；临床经验以及分散、个别的观察性研究或总结缺乏代表性，极易产生偏差，难于推及一般规律及群体。经过长期的发展，临床医学在远离了古代经验型医学范式，经历了近代实验医学的发展后，逐渐形成了以循证医学为重要基础的现代临床医学体系。

循证医学是指充分应用当前所能获得的高质量临床研究证据，结合医生和专家的临床经验与技能、患者的实际状况及意愿，制定出适宜的医疗方案、临床指南和卫生政策。循证医学并非要取代临床经验、临床技能和医学专业知识，而是强调任何医疗决策都应尽可能建立在科学研究证据的基础上。循证医学所依靠的临床研究证据主要来自大样本的随机对照试验（randomized controlled trial，RCT），系统性评价（systematic review）和荟萃分析（meta-analysis）。证据是循证医学的基石，遵循证据是循证医学的原则。临床研究者应尽可能提供最可靠的临床研究证据，应用者则应尽可能科学适宜地应用这些证据。国际上对临床决策所依据的临床研究质量和可靠程度，有若干种证据质量和推荐意见评级系统。传统的有五级分类，其证据可靠级别依次降低（一级：针对特定病种采用的特定疗法，收集所有质量可靠的RCT分析后所得出的系统性评价或荟萃分析结果；二级：单个有足够样本量的RCT结果；三级：设有对照组但未用随机方法分组的研究；四级：无对照的系列病例观察；五级：专家意见）。目前比较受推崇的证据质量和推荐意见评级系统是牛津大学标准和GRADE（Grading of Recommendations Assessment，Development，and Evaluation）标准，而GRADE标准似更为常用。牛津标准亦基于科研设计的角度来评价证据级别。该标准引入了分类的概念，把临床问题分成治疗、预防、病因、诊断、预后、危害和经济学七个方面，结合当前可得到的证据类型和分类标准进行整合和细化，针对性和适用性较强。GRADE标准，即推荐分级的评估、制定与评价标准。该标准突破了单从研究设计角度考虑证据质量的局限性，主要依据未来的研究是否可能改变对目前疗效评价的信心和改变可能性的大小，将证据质量分为高、中、低、极低4个级别，以此指导对证据的采信。

循证医学注重将大量高水平的临床研究结果进行甄选、系统性分析或荟萃分析，指导治疗决策，最终可据以形成指南、诊疗规范，用于指导与规范医学界的临床实践。在基于循证医学证据的诊疗指南中，对某一治疗措施，若有多个大规模前瞻性双盲对照研究得出一致性结论，则证据水平最高，常被列为强烈推荐；如尚无循证医学证据，仅为逻辑推理，但已被临床实践接受，则证据级别水平为最低，常被列为专家共识或仅供临床诊治参考。在制定临床指南或治疗方案时，应尽可能采用高级别的证据，但在没有较高级别证据的情况下，可使用相对低级别的证据作为参考依据，一旦以后出现更高级别的证据时就应当尽快采用。需要强调的是，循证医学研究的结论或者诊疗指南的推荐，都只能给临床医生提供重要的参考依据，不能作为临床医疗决策的唯一根据，更不能忽视临床医生对每一个具体患者的个体化分析。循证医学保障了临床医疗决策基于临床试验数据的支持，很大程度上避免了过去仅依据对疾病的基础知识和医生自身经验来进行医疗决策时所可能发生的偏见和失误。循证医学在临床实践中已经成为越来越广受遵循的基本原则。

（二）转化医学（translational medicine）

随着总体医学模式的转型，现代医学研究和发展的模式也正在发生深刻的变化，其主要表现就是转化医学研究模式的形成和实践。转化医学是医学研究的一种现代观念和行为模式，其特点是由传统的相对单独领域、学科的研究模式向强调多领域、多学科互动交融，协同发展，着眼于并力求为解决实际防治问题提供"全套解决方案"（total solution）和方法的医学研究模式转型。转化医学的诞生在很大程度上颠覆了以往实验研究、临床实践、药物与器械研发等方面相对分离、各行其道、缺乏互动的状况，将过去实验研究主要以揭示自然规律为导向转变为以针对性地解决疾病防治中的现实问题为导向，注重实验研究、临床防治、产品研发、社会推广的互动转化，并将以上几方面在目标和过程上有机地结合起来。转化医学的宗旨或目标，即所谓"本"，是真正地解决疾病防治中的实际问题，改善防治实践，而不是仅仅满足于获取"科学认识"，究其"科学规律"；转化医学的方法与路径，即所谓"道"，是通过促进基础医学、临床医学、预防医学、药学、生物医学工程学等学科之间的积极沟通、协同交融、紧密衔接，共同为疾病防治寻求、提供全套解决方案，提高疾病防治的实际能力与水平。

临床工作、临床研究与转化医学关系密切。临床医生，特别是临床科学家（physician scientist）务求对转化医学有深刻理解并切实实践之。临床医生要善于依照转化医学研究模式的要求，在研究体系与结构建设、人才队伍建设、多学科协同等方面为实施转化医学研究奠定基础、设立机制。如在医院的建设与发展中，要为基础研究、药物研发、器械研发设立相应的空间、设施、团队条件与机制；为跨越比较生物学的鸿沟，直接发现人体疾病规律，在符合伦理要求的前提下，特别注重应用临床人体标本进行研究；在研究方案的设计与执行过程中要力行转化医学研究模式，善于与基础研究结合，及时将基础研究成果转化为药物、器械并应用于临床；临床医生更要善于在临床实践中发现问题并据此为基础研究、药物与器械产品研发提出命题、引导方向。切实将转化医学研究模式由理念转化为实践，并产出现实防治成果，这是每一个临床医生面临的重大命题与任务，其意义和影响深远。

（三）精准医学（precision medicine）

精准医学是以个体化医疗为基础，随着基因组测序技术快速进步、生物信息与大数据科学的交叉应用而发展起来的新型医学概念与医疗模式。广义的精准医学是指以基因组、蛋白质组、表型组和其他前沿技术为基础，对大样本人群与特定疾病进行生物标志物的分析、验证与应用，确定疾病原因和治疗靶点，对疾病的不同状态和过程进行精确亚分类，最终实现对特定患者的个体化精准医疗。狭义的精准医学是指根据个体的基因特征，结合对环境和生活方式等因素的评估，从药物基因组学的角度明确药物的适应证（如肿瘤的分子靶向治疗）、禁忌证（如卡马西平）和调整剂量（如华法林），对个体实施精准的药物治疗或干预，以提高治疗的安全性、有效性和经济性。从发展过程看，药物基因组、个体化医学和精准医学一脉相承。

精准医学是因人因病因疗法而异的、更加精确的个体化医疗。精准医学的理念和实践是医学重要的发展趋势，代表了临床防治实践发展的方向。与以往相比，其进步之处是将以基因为代表的人体内因与对疾病机制的认识、药物等治疗方法以及生物大数据和信息科学相交叉，精确进行疾病分类及诊断，为患者提供更具针对性和有效性的防治措施。使疗效最大化、损害最小化、资源最优化是精准医学的核心目的。

第 4 节　内科学的学习要领

内科学是临床医学的基本学科，与其他临床学科联系密切。学习内科学是学习临床医学的基础。内科学的内容博大精深，其学习要领重在"博学，实践，善思"。

一、复习基础医学知识，学习应用技术，注重多学科交融，构建坚实的内科学知识体系

1. 注意复习和追踪、更新医学的基础知识及理论：实验医学是研究人的生命和疾病现象的本质及其规律的自然科学，主要包括人体解剖学、组织胚胎学、生理学、生物化学、微生物学、免疫学、病理解剖学、病理生理学、药理学、分子生物学等。实验医学的知识与理论体系是认识临床医学中问题的重要科学基础。临床医学是以实验医学的知识和理论为元素，增加诊断学、治疗学等临床应用技术和方案，依照临床实际防治需要而重新组合构建的实用学术与技术体系。换言之，将医学各学科的知识和理论体系"打散"为"元素"，加入临床应用性内容，再依照临床防治需要重新组合而成临床医学。因此，学好医学基础，才能理解健康、疾病与生命的本质以及对其认识、干预的科学道理，对于临床问题，也才能既"知其然"，又知其"所以然"。内科学由于具有知识性、理论性突出的特点，在临床医学各学科中与基础医学关系尤为密切。因此，在学习内科学的过程中，要注意对应相应的临床内容，及时复习之前所学习过的基础医学相关学科的知识，有时还要进行追踪更新，才能在学习中对于疾病的发病和处理原则知其要义，得其要领，融会贯通。

在学习内科学中某系统疾病时，应回顾该系统器官的解剖学、生理学特点；在学习发病机制时，应联系病理生理学、病理解剖学、医学微生物学、寄生虫学、免疫学、分子生物学、医学遗传学等学科的相关知识；在学习临床表现时，应结合病理生理学和病理解剖学加以理解和记忆；在学习药物治疗时，应复习药理学、微生物学与肿瘤生物学等知识。再次强调，只有通过对基础医学知识和理论的系统学习，才能更深入地领会和掌握内科学，科学防治疾病，将来也才能更好地实践转化医学研究模式。

2. 注意学习和运用临床应用技术体系：为解决疾病的临床诊断、治疗和预防的技术方法问题，医学在发展中逐步形成了较为系统的临床应用技术体系，包括诊断学、放射医学、核医学、临床病理学、检验医学、临床药学、介入治疗学、呼吸治疗学、生物医学工程学、生物医学信息学等，这些技术体系与认识和处理疾病密切相关，是临床诊疗的有力技术支撑，应结合各系统疾病关注学习，努力掌握。

3. 注重培养多学科立体的知识体系与临床能力：临床学科的各个专业、专科之间有着天然的、密不可分的联系，彼此交叉融合，某种疾病的发生与发展常伴随多学科、多方面的影响，对疾病的诊疗和预防也往往需要多学科的协同或联合。因此，除要学好内科学本身的知识外，还要学习与之相关的其他临床学科，包括外科学、妇产科学、儿科学、耳鼻喉科学、预防医学等，关注这些学科与内科学的交汇点及在防治中的协同作用。在内科学范畴内，各系统疾病之间更是常常相互依存、相互影响，而非孤立存在，要特别注意其内在联系和彼此影响，加强系统分析和整体处理。内科学作为临床医学中涉及面最广、内容最综合的学科，尤其需要培养一批具有多学科立体的知识、思维和能力的医生。

当今高速发达的互联网以及大数据时代的到来，深刻影响着医学信息的交流、存储和分析方式。现代医学生要善于运用网络和国内外数据库获取知识和信息。不仅要学习国内外经典教科书、权威的防治指南，还要善于及时从多元化信息资源中获取相关循证医学证据、精准医学方法应用于临床，不断指导和改善临床实践。

二、积极投身临床实践，在实践中领悟验证理论知识，进而融会贯通

临床医学高度强调知行合一。理论知识指导临床实践，临床实践进一步促进理解、丰富和提高理论知识。书本中总结的理论知识是基于目前医学水平所认识到的疾病普遍规律，即共性。临床实践中遇到的个体则因人、因病而呈个性化表现，同时，每个患者身上都可能还存在

着目前尚不知晓的医学规律。因此，在掌握理论知识的同时，要极为重视临床实践，在临床实践中"睁大眼睛"客观敏锐地感知患者情况，了解其特点，掌握其规律，尽可能地使我们的主观认识与客观情况相一致，据此科学地开展诊疗与预防实践。

接诊患者并营造融洽交流氛围，采集完整的病史，完成全面的体格检查；在此基础上，通过综合分析判断，初步发现问题，选择辅助检查进一步发现和明确疾病征象，做出临床特征分析，进行鉴别诊断，进而确定诊断或做出初步诊断；与患者和家属沟通交流（包括诊断、自然病程、患者的特殊情况、风险、拟采取的医疗措施、可能的预后、经济负担等），结合社会-心理因素做出治疗决策；实施治疗并动态监测病情，与患者及家属交流沟通治疗反应，必要时依据相关情况酌予调整。以上为内科学临床实践的基本内容和过程。完成这些工作需要良好的临床技能，这些技能也是内科学实践的基本功。基本功是在临床实践中培养出来的，必须用心、用脑，反复训练、不断积淀提高。与患者交谈技巧不好，不能取得患者的信任，病史采集不完整。望、触、叩、听的手法不正确，遗漏检查项目都会导致诊断的方向性错误。只有取得全面可靠的第一手资料，做出正确诊断，才可能制定出科学的诊治方案。随着科技的发展，产生了许多先进的检查手段，这一方面提高了医生的诊断能力，另一方面也增加了有些临床医生对辅助检查的依赖性，容易忽视对患者的问诊和体检。必须知道，绝大多数诊断均是以病史采集和体格检查为基础的，正确的病史采集和体检可以缩小辅助检查的范围，提高诊断效率，减少患者的痛苦和经济负担，节约医疗资源。北美医学家威廉·奥斯勒（William Osler）曾经讲过："倾听你的患者，他正在告诉你诊断"（"Listen to your patient, he is telling you the diagnosis"）。同时，病史采集和体检的过程有助于建立良好的医患关系，获得患者的理解、信任、支持与配合，达到良好的医疗效果。

三、培养严谨、科学的临床思维，努力实现主观判断与临床实际的统一

临床思维（clinical thinking）是指临床医生在诊治疾病过程中，对病例进行信息获取、分析推理、判断决策、处理治疗、评估疗效的思维活动方式与过程。医生与患者的沟通、病史和患者体征的获取、医生对患者病情的分析判断与诊断、根据循证医学证据和临床指南制订治疗方案、治疗效果的评价、诊疗方案的调整等环节构成临床的诊疗循环周期，临床思维即主要体现在上述环节中。

临床医学具有兼具科学性和艺术性的突出特点。临床思维是科学、经验与"悟性"相结合的一种"实践性智慧"（practical wisdom），其形成集知识、经验、直觉等于一体，是决定临床成效的关键因素。如何从纷繁复杂的临床信息中找到关键性的线索及主要矛盾，总结概括出疾病的主线和本质规律是培养临床思维的关键所在。培养正确的临床思维是医学生成长为一名合格医生的必由之路，对于以分析见长，靠智慧取胜的内科学，尤其强调临床思维，这也是内科医生最重要的能力。

正确的临床思维是在已有较为充实的医学理论知识和一定的实践经验，并努力较全面地掌握患者客观状况的基础上，针对纷繁的临床信息，认真思考分析患者的临床征象，揭示能够反映其疾病本质与规律的特征，据以形成临床诊断思路并得出正确结论，进而做出适于患者情况的临床治疗决策的过程。由此可见，掌握医学知识、积累临床经验、了解患者客观状况和具有较强分析推论能力是医生形成临床思维并得出正确结论的四个要素，前两者是做出思考的背景条件，患者状况是据以分析判断的素材，分析推理能力则是医生的智力水平与思维方式方法的体现。临床思维水平的提高需要医生在不断学习理论知识，积累丰富实践经验，准确细致全面获取患者临床信息的基础上，勤于思考领悟，反复对比印证自己的分析判断与患者客观实际的差别，善于学习借鉴其他医生和文献中展示的临床思维方法，认真总结经验和教训，努力使自己的主观判断符合客观实际，锻炼出善于透过现象看本质的能力。从医学生阶段即重视并开始锻炼临床思维能力，培养这种"实践性智慧"，将会终生受益。

第 5 节 重视临床研究，改善临床实践

临床研究是以患者或人群为研究对象，以疾病的诊断、治疗、预后、病因和预防为主要研究内容，以医疗卫生机构为主要研究基地，由多学科人员共同参与设计实施的科学研究活动。临床研究以人体为研究对象，可以跨越动物实验所难以逾越的比较生物学鸿沟，直接反映人体的疾病规律，解决防治相关问题。依照转化医学研究模式，临床研究与实验研究、药物和器械研发、卫生政策等相协同，可以为疾病防治提供全套解决方案。临床研究在疾病防治研究中具有特殊的、不可替代的、关键性与枢纽性作用，是临床医生应当从事的主要研究工作。

医生获取经验和知识的方式包括间接和直接两种方式。间接经验和知识从书本或别人那里获得，构成医生经验和知识体系的大部分。直接经验和知识由医生亲身参加临床实践获得。临床医学是实践性很强的科学，医生在临床实践中取得的直接经验至为宝贵，对于指导临床实践具有特别重要的意义。但必须意识到，医生单纯依靠在临床上"摸爬滚打"积累的临床经验，只是直接经验的一部分，而且这种直接经验的获得方法是基于一般感受或感悟，并非通过严格科学的方法获得，亦未经科学验证，因此，难于保证其正确性和可重复性，是属于较低层次的直接经验，不能作为普遍规律用于指导医学界的实践。另一种直接经验则来自医生所从事的临床研究。临床研究是医生针对临床工作所存在的问题，运用创新的思维和科学的方法，在临床上设计实施科学研究，发现新的规律，发明或评估新的技术或诊疗方案，补充工作中的不足或纠正存在的谬误，从而改善诊疗实践。由于临床研究是基于科学方法得出的结论，具有可重复性和可验证性，因而可以指导和改善整个医学界的临床实践，是制定临床指南的重要科学依据。可见，从事临床研究才是医生获取高层次直接临床经验和知识的方式和途径。

从学术能力的角度，一般可把医生分为三类：第一类是临床行医者（clinician 或 practitioner，有时被谑称为"医匠"），这类医生接受过一定的医学经验或知识的传授，但主要的临床经验和能力是基于自己的临床实践积累起来的，是一种经验型的行医者，具有一定看病和解决问题的能力，但在科学素养上有所不足；第二类是科学行医者（physician 或 scientific physician，称为"医师"），此类医生经过正规的医学院校和毕业后教育训练，较好地掌握现代医学知识，能按照现代医学原理、规范和诊疗指南从事临床工作，目前医院中的医生大部分都属这种类型；第三类医生是临床科学家（physician scientist，可谓之"医帅"），这些人既是临床医生也是科学家，善于针对防治疾病的实践中所遇到的问题进行科学研究，特别是临床医学研究，其研究产出新的医学知识，推动改善临床实践。临床科学家是医学发展的思想源和动力源，推动、引领现代医学，特别是临床医学的发展。新时代医学生应当以临床科学家为努力方向。

医生作为知识分子，为人类进行知识创造是其必然属性，而知识创造的方式主要就是研究工作。医生天然就是一个研究者，临床研究和医疗工作天然一体、高度统一，不可或缺。临床医生是否做基础研究可以选择，但必须做临床研究。不做临床研究，无以造就优秀医生。即便是一名普通的乡村医生，也应当进行质朴的研究，对临床中所遇到的问题进行思考，总结规律，不断探索改进防治工作。在临床工作中，对于每个病例都要用研究的态度去对待，因为每个病例身上都可能蕴含着科学奥秘、隐含着医学上的突破。要使临床与研究有机融合，同步提升。开展研究工作，才可以发现昨天的不足，进行今天的研究，改善明天的实践。只有那些自觉从事临床研究工作的优秀医生，才能成为临床医学发展的推动和引领者，站到医学的巅峰。

临床研究是医生的天职天命，是获取高层次直接经验的必由途径，是临床医学新知识的源泉，是转化医学研究模式的关键节点，临床医生必须对此有充分认识并当勉力为之。

第6节　人文素养是成为优秀医务人员的必备条件

提高医生的人文素养，是实现医学模式转型和实现对患者全方位照护的关键。威廉·奥斯勒指出："行医是一种以科学为基础的艺术，是一种专业，而非一种交易；是一种使命，而非一种行业。从本质上讲，医学是一种使命，一种社会使命，一种人性和情感的表达。这项使命所要求的，是要用心如同用脑。"医学的宗旨不但是要避免或减少疾病所致的死亡，更重要的是要改善人类的生活质量和对生命的感受。医学所提供的，不仅是防治疾病的科技，而是对人的健康与生命的全方位关怀。临床医学不是一门纯粹的自然科学，而是涉及自然科学、社会科学、艺术、宗教的一门综合的学问和技能。除科学原理和内容外，医学还包涵着大量人类伦理、社会道德、生命观念、人道主义以及法律、职业准则等内容。因此，临床医学不仅具有科学性和艺术性，还具有突出的道德性和伦理、法律要求。医生既应是掌握健康与疾病的自然规律和科技之道的自然科学家，又要对相关的人文知识与社会规律积极学习、领悟和掌握。多读些书，特别是关于文学、历史、宗教、哲学、艺术、法律的人文书籍，会有助于使自己心灵丰满，灵魂高尚，行为高贵。只有当医务人员具备崇高的人文素养时，才能处理好当前较为复杂的医患关系，并在这种关系中居于主动。

一、以深切的同情与悲悯之心照护患者

医务工作的本质是照护、关怀和关爱（care），从来就不是简单的"服务"（service），尤其不是商业涵义上的服务。医疗的过程是医务人员深怀对身受病痛折磨的患者的同情与悲悯之心，代表人类以当今现实可及的方式对之施予照护关爱的过程，是一种内涵与境界远高于"服务"之上的人类行为。医疗照护包括"硬"和"软"两个方面，所谓"硬"的方面，是我们过去一直重视的技术性工作，可以说，其成效显著；而"软"的方面，是指对人的感受产生影响和情感效应的人文关怀，在这一点上，我们做得还远远不够。医务工作一定要"软硬兼施"。医务人员不但要了解疾病，还需要了解患者，了解患者与家庭、社会的关系，体察其情感；不仅要治病，更重要的，是要治人和助人。

二、善于沟通，明察病情，理解患者，给予人文关怀

语言、药物和刀械是医生治病的三大法宝。药物和刀械的作用人所共知，而从古至今，无论如何不能忽视的是语言的沟通作用及其承载的人文关怀。

语言是医患沟通的桥梁，是建立良好医患关系的基石。患者是否信任医生，是否接受和配合治疗，医患关系是否和谐，不单取决于医生技术是否精湛，诊治是否正确，很重要的是双方在相处中的沟通是否融洽。医生的一言一行无不影响到患者，患者对医生的判断和态度在很大程度上是根据医生的谈吐和气质产生的。医生在与患者交流时，应兼具同情关怀的态度与冷静理性的判断，以艺术的语言了解患者的躯体和心理状况，为患者提供符合事实的可能信息，帮助患者了解疾病，正确对待疾病，树立达观的生命态度。由此，可望取得良好的医疗效果。

医疗实践是一项专业性和人文性都很强的活动。融洽、有效的医患沟通是一种能力和一门艺术，是医患双方利益所在。掌握和运用好这种能力和艺术，是医务人员需要长期学习与实践的课题。

三、医学界同道间要真诚地相互尊重和维护："医赞医，医学兴"，患者得益，社会和谐

医生与医生之间必须相互尊重，这既应是一种行业规范，更应意识到这是代表医患双方的共同利益、促进医学发展和卫生事业兴旺的基本职业执守与道德。目前，中国医学界较普遍存在一种不正常和极为错误的现象，就是有些医生常面对患者、患者家属或亲友"评论"或指责曾诊治过该患者的医生之"过"，以此显示自己的"高明"。其实，病情是复杂多变的，临床工作是难于尽善的，医学是缺乏"绝对真理"的，某医生自认为正确的诊疗方法未必就是正确的，即便恰是正确的，"事后诸葛亮"也已于事无补，却造成了患者的心理负担，损伤了本是善意的同道。如此做法不但不能抬高自己，反而是作为医生的素养与境界不高的体现，但此现象若有普遍性，广而久之，却造成对医务界整体的极大损伤，会深刻影响医务界的社会形象和地位。其实，一名高素养的医生在遇到与以前诊治的医生有不同看法时，可能会这样对患者说："某某医生以前那样做，是有他的考虑和道理的，现在情况有变化，我们能不能试一下这种办法？"如此，既维护了前面的医生，又实行了自己的治疗意见。没有医生希望去害患者，只是可能有水平高低与判断标准的不同。医生的内心中必须有强烈的尊重、维护同道的意识，遇到有不同意见时，可以进行交流讨论，但绝不可以否定乃至诋毁同道，中国的医务界已经备尝此番恶果。医生们必须从自身做起，医学生在学医阶段就必须树立这一基本的职业与道德意识。医界谨记："医赞医，医学兴"，患者因此得益，社会由是和谐。

四、从医生决定、知情同意到医患共同决策：医疗决策模式的衍变

医疗决策，过去主要采取由医生决定、患者接受的单方面决策模式，之后，在医疗实践中要求让患者知情同意；随着医学模式的衍化，医患共同决策（shared clinical decision making）作为一种新的医疗决策模式应运而生，并逐步获得推行。

医患共同决策即在以往知情同意的基础上，更进一步动员患者在决策中的主动性，体现其位置和作用，充分尊重和发挥患者的主观体验、思维和社会决策力。医患共同决策的过程，是双方有依据、理性地取得理解和共识，共同作为的过程。

之所以要实行共同决策，是因为医生方面虽有专业知识，也只能掌握疾病规律的一部分而非全部，因此，医疗结果具有不确定性，即医生很难精确预计疾病转归，不足以完全把握医疗效果；患者方面有自己的人格情感特征、对病痛的敏感度及耐受度、生命态度、价值取向、经济资源及其应用态度等。在医患的角色和定位中，医生是一个有医疗知识和能力的建议者和施予者，其思考较偏于"病"；而患者则有自己的心态和各方考虑，是医疗的接受者与承受者，其思考较偏于"人"。在这种情境下，由医患双方充分沟通信息，讨论商议医疗方案，共同决策，共同推动实施，共享医疗成果和共担风险，成为现代医疗中一种较能体现医患共同利益和科学定位的新型医疗决策模式。

实施共同决策，需要医患双方均具有较高的素养。医生必须要有坦荡开放的心态，有良好的乃至崇高的专业水平，优良的人文素养，清晰、艺术的语言表达能力，对患者的病情、心理、相关社会情况等的洞悉与分析能力；患者要有较好的思维能力和表达能力，坦然、理性、达观的心态。

医患共同决策是一种顺应时代发展的新的医疗决策模式，是一种新的医疗文化，也是一种新的社会行为模式。推进医患共同决策是一个渐进的过程，其进程速缓取决于社会环境和医患双方的素质。希望这一新的医疗决策模式有助于成就医生的事业和患者人生的圆满。

二十一世纪是医学和生命科学的世纪。随着现代科技的进步及医学的发展，医学模式由单纯的生物医学模式向现代的生物-心理-社会-环境医学模式的转化，现代医学正在发生深

刻的变化。医学跃上更高层面，从以疾病为原点到以健康为原点；医学拓展至更大范围，从重在个体健康到以人群、人类健康为主旨；医学延伸至更长时间，从当下健康到今生、万代健康。为实现医学以疾病为原点向以健康为原点的转化，医疗照护也应由"单病"而及"共病（multimorbidity）、复合病（comorbidity）"，由"诊治""防控""防治"转化到"促防诊控治康"六位一体的全面健康照护。因此，现代医学要求每一个医生必须要有广博而扎实的内科学基础，具备核心胜任力，包括病人照护（patient care）、医学知识（medical knowledge）、基于实践的学习和提高（practice-based learning and improvement）、人际和沟通技能（interpersonaland communication skills）、职业精神（professionalism）、基于体系的工作能力（systems-based practice），同时需要树立正确的医学观、卫生观、健康观，才能践行现代医学理念，"促防诊控治康"六位一体全面健康照护。

（王　辰）

第一篇推荐阅读

［1］Goldman L and Schafer AI（eds）. Goldman's Cecil Medicine. 24th Ed. New York：Elsevier Saunders，2012.

［2］Wing EJ，Schiffman FJ（eds）. Cecil Essentials of Medicine. 10th Ed. New York：Elsevier Saunders，2022.

［3］Longo DL，Fauci AS，Kasper DL，et al（eds）. Harrison's Principles of Internal Medicine. 21th Ed，New York：McGraw-Hill，2022.

［3］Sung JY，Wang JY，Shen T. Essential Internal Medicine. 北京：人民卫生出版社，2009.

［4］王卫平主译. Mark H Beers. 默克诊疗手册. 第 18 版. 北京：人民卫生出版社，2009.

［5］Kumar P，Clark M. Clinical Medicine. 7th ed. London：Saunders Elsevier，UK，2009.

［6］葛钧波，徐永健，王辰. 内科学. 第 9 版. 北京：人民卫生出版社，2018.

［7］National Library of Medicine. http://www.pubmed.gov.

［8］Cochrane Library. http://www.cochrane.org.

［9］王辰，王建安. 内科学. 第 3 版. 北京：人民卫生出版社，2015.

［10］王德炳. 内科学. 北京：北京大学医学出版社，2012.

呼吸系统与危重症疾病

第1章

呼吸系统疾病概论

呼吸系统疾病造成严重的疾病和社会经济负担，构成对人类和我国人民健康的重大危害。世界卫生组织（WHO）将慢性呼吸疾病与心脑血管疾病、恶性肿瘤、糖尿病与代谢性疾病一起定义为影响人类健康的四大类慢性疾病。根据近二十年的国家卫生统计数据，呼吸系统疾病所致死亡高居城乡人口死亡专率的 1～4 位。中国成人肺部健康研究（CPHS）显示我国 20 岁及以上人群慢性阻塞性肺疾病（chronic obstructive pulmonary disease，COPD，中文简称慢阻肺病）患病率 8.6%，总患病人数达 9990 万人。随着我国工业化、现代化进程的加速和生活方式的转型，空气污染、人群吸烟、人口老龄化等问题日趋严重，使呼吸系统疾病愈发成为影响我国人民健康和生命的重大、常见、多发疾病。21 世纪以来发生的多次新发呼吸道传染病疫情，如 2003 年的严重急性呼吸综合征（SARS）、2009 年的新型甲型 H1N1 流感、2013 年的禽流感 H7N9、2015 年的中东呼吸综合征（MERS）以及 2019 年底 2020 年初暴发的 2019 冠状病毒疾病（COVID-19），我国也称新型冠状病毒感染，旧称新型冠状病毒肺炎，无不警醒我们，新发呼吸道传染病对人类健康和社会安定的威胁一直存在，我们需要时刻警惕，创建平疫结合的呼吸道传染病应对体系。

呼吸学科是研究呼吸系统的健康和疾病问题，进而促进呼吸健康，预防、诊断、控制和治疗疾病，帮助患者康复的学科。

【呼吸系统的结构功能特点】

1. 气体交换功能　呼吸系统与体外环境相通。成人在静息状态下，每天约有 10 000 L 的气体进出入呼吸道。吸入氧气，排出二氧化碳，完成气体交换是肺脏最主要的功能。

2. 防御功能　在呼吸过程中，外界环境中的有机或无机粉尘，包括各种微生物、PM2.5、有害气体及香烟烟雾等，皆可进入呼吸道及肺引起各种疾病。"百脉归肺"，肺循环作为全身各系统血液汇集点，也使肺脏易受各系统疾病的体内代谢毒物累及。因而呼吸系统的防御功能至关重要。呼吸系统的防御功能包括物理防御功能（鼻部加温过滤、打喷嚏、咳嗽、支气管收缩、黏液纤毛运输系统）、化学防御功能（溶菌酶、乳铁蛋白、蛋白酶抑制剂、抗氧化的谷胱甘肽、超氧化物歧化酶等）、固有免疫（肺泡巨噬细胞、多形核粒细胞）及适应性免疫防御功能（B 细胞分泌 IgA、IgM 等，T 细胞免疫反应等）等。当各种原因引起防御功能下降或外界的刺激过强均可引起呼吸系统的损伤或病变。

3. 代谢功能　肺对某些生物活性物质、脂质及蛋白质、活性氧等物质有代谢功能。

4. 其他　通过肺循环过滤掉经静脉系统回流的颗粒物。同时，肺循环具有低压（仅为体循环的 1/10）、低阻及高容的特点，像一个接受全身血液的储血库。

【呼吸系统疾病的相关因素】

1. 生物学因素　正常人的咽喉部寄殖着大量的微生物，当机体免疫功能或呼吸系统防御功能下降时，呼吸系统极易受到咽喉部寄殖微生物或环境中微生物的侵犯而导致呼吸系统受损而发病。导致呼吸系统疾病的主要生物学因素是细菌，随着抗生素的广泛应用，病毒、支原体、衣原体、真菌导致的呼吸系统疾病逐渐增多，寄生虫引起的呼吸系统疾病往往发生于某些特定人群。

2. 吸烟　吸烟是慢阻肺病最主要的危险因素，也是支气管肺癌的重要危险因素，一些间质性肺疾病的发生也与吸烟有关，吸烟还是哮喘发作的诱发因素。我国居民吸烟率高，大于 15 岁的人群吸烟率达 36.7%，其中男性人群更是高达 66.9%。吸烟为致病之首恶，控烟为防病之首善。

3. 大气污染　呼吸道和肺脏直接与大气相通，大气中的各种微小颗粒随着空气进出呼吸道和肺脏，部分有害颗粒可以沉积在呼吸道和肺脏导致呼吸系统疾病。慢阻肺病、哮喘、肺癌、尘肺等的发生或发作都与大气污染有关。

4. 个体因素　遗传易感、老年等个体因素是发生疾病的内因，外因与内因相互作用是疾病发生、发展的基础。许多呼吸系统疾病好发于某些易感人群，慢阻肺病、哮喘、肿瘤、特发性肺纤维化、特发性肺动脉高压等的发病可能与个体易感基因有关。感染性疾病则多发于老年人或机体免疫力低下者。

【呼吸系统疾病范畴】

呼吸系统疾病可以按照解剖结构、病因或病理及病理生理特点进行分类，如表 2-1-1。呼吸衰竭是各种病因或病理生理机制所致呼吸疾病的严重状态和死亡的主要原因。

表 2-1-1　呼吸疾病的分类

病因 / 病理分类	解剖分类
感染性（infectious）：各种病原所致呼吸系统急慢性感染，如病毒性肺炎、细菌性肺炎、真菌性肺炎等	气道疾病 　急性支气管炎、慢阻肺病、哮喘、支气管扩张
炎症性（inflammatory）：感染或非感染原因所致呼吸系统组织的炎症，如支气管哮喘、支气管肺炎，过敏性肺炎等	肺血管疾病 　肺栓塞 　肺动脉高压
纤维化（fibrotic）：环境暴露、结缔组织疾病、药物、感染等已知原因或未知原因引起肺损伤、修复不全致肺纤维化，如尘肺、结缔组织疾病相关间质性肺疾病、特发性肺纤维化等	肺实质疾病 　感染性：肺炎（pneumonia），主要由细菌、病毒、真菌等病原体引起 　炎症性 / 纤维化性：间质性肺疾病（interstitial lung diseases） 　肿瘤性：如肺癌（lung cancer），肺转移癌等
肿瘤性（neoplastic）：组织细胞异常增生性疾病，如肺癌、肺转移癌	纵隔、胸膜疾病：感染、炎症、肿瘤
环境 / 行为 / 老年 / 遗传相关	中枢、神经、肌肉，如睡眠呼吸障碍
⇩	
呼吸衰竭	

【呼吸系统疾病的诊断方法】

详细的病史了解和系统的体格检查是正确诊断疾病的基础，胸部影像学检查、肺功能测定、支气管镜检查等是呼吸系统疾病诊断的重要手段。肺脏接纳全身循环的血液，许多肺外疾病都可以累及肺脏，而呼吸系统疾病也可以以其他系统的症状为首发表现。因此，通常需要结合病史、体格检查和辅助检查结果，进行全面综合分析，总结病例特点，合理推理求证，做出客观准确的诊断。

（一）病史

详细病史了解有助于了解引发呼吸系统疾病的原因和疾病发生的经过，因此应按照诊断学要求详细询问病史，包括环境 / 职业暴露史、吸烟史、传染病接触史，既往疾病与用药史以及家族遗传疾病史等。

（二）常见症状

呼吸系统的局部症状主要有咳嗽、咳痰、咯血、呼吸困难和胸痛等，在不同的肺部疾病中，它们有各自的特点。

1. 咳嗽　咳嗽是呼吸系统疾病最常见的症状。咳嗽按病程分为：

急性咳嗽（病程≤3周）多见于呼吸气道或肺实质的急性损伤或炎症性疾病，如急性上呼吸道感染、急性气管炎、支气管炎、肺炎，环境有害物刺激等。

亚急性咳嗽（病程3～8周）常见于感冒后咳嗽（又称感染后咳嗽）、细菌性鼻窦炎、哮喘等。如COVID-19后咳嗽常持续几周缓解。

慢性咳嗽（病程>8周）的原因较多，通常可分为两类：一类为胸部影像有明确病变，如慢阻肺病、支气管扩张、间质性肺疾病、肺结核、肺癌等，常伴有咳痰、咯血、气短等；另一类为胸部影像无明确异常，是以咳嗽为主要或唯一症状者，即通常所说的不明原因慢性咳嗽（简称慢性咳嗽），多见于上气道咳嗽综合征（upper airway cough syndrome，UACS）〔既往称鼻后滴漏综合征（post-nasal drip syndrome）〕、咳嗽变异性哮喘（cough variant Asthma，CVA）、胃食管反流病（gastroesophageal reflux disease，GERD）、嗜酸粒细胞支气管炎和血管紧张素转化酶抑制剂（ACEI）药物性咳嗽。

2. 咳痰　痰液量及其性状、气味对诊断也有一定帮助。白色黏液痰多见于病毒、支原体或衣原体感染；黄色脓性痰或痰液由白色黏液状转为黄色脓性痰常提示细菌感染；铁锈样痰可能是肺炎链球菌感染；大量脓性痰常见于肺脓肿或支气管扩张；红棕色胶冻样痰提示可能有肺炎克雷伯杆菌感染；脓痰有腐臭味提示可能有厌氧菌感染；巧克力色腥味痰提示可能有肺阿米巴病。咳粉红色稀薄泡沫痰伴呼吸困难提示可能有肺水肿。痰量的增减反映感染的加剧或炎症的缓解，若痰量突然减少，且出现体温升高，可能与支气管引流不畅有关。

3. 咯血　咯血是指来源于气道或肺实质的血经咳嗽而排出，可以由很多原因引起，常见于急性支气管炎、肺炎、支气管扩张、肺结核、肺真菌病、肺癌等。咯血多是少量或中量，痰中带血丝，血痰或整口鲜血。但有约5%～15%呈大咯血，甚至威胁生命，这主要与咯血量和（或）咯血速度有关。对于咯血的严重程度一直没有十分一致的定义。文献中大咯血的定义包括24 h咯血量大于100 ml至1000 ml不等。一般认为24 h咯血量小于100 ml或单次咯血量小于30 ml为小量咯血，大于300～600 ml或单次咯血量大于100 ml为大量咯血，需要紧急处理。大咯血通常由感染原因所致，如支气管扩张、肺结核、肺真菌病，或直接侵蚀或形成支气管动脉瘤，动脉瘤破裂而出现。

4. 呼吸困难　呼吸困难可表现在呼吸频率、深度及节律改变等方面。按其发作快慢分为急性、慢性和反复发作性。按发生时相分为吸气性、呼气性、混合性呼吸困难。急性呼吸困难多指在数小时至数天之内出现，可见于气道疾病（哮喘急性发作）、肺实质疾病（肺水肿、肺炎）、肺血管疾病（急性肺栓塞）、胸膜疾病（气胸）等。慢性呼吸困难可持续数月至数年，常见于慢性气道阻塞性疾病（如慢阻肺病和哮喘），间质性肺疾病、肺动脉高压等。突发呼吸困难伴胸痛警惕气胸，若再伴有咯血则要警惕肺梗死。夜间发作端坐性呼吸困难提示左心衰竭或支气管哮喘发作。反复发作呼吸困难且伴有哮鸣音主要见于支气管哮喘。吸气性呼吸困难常见于上呼吸道及胸腔外气管阻塞，如喉头水肿、喉和气管炎症、肿瘤或异物等引起上气道狭窄，可出现喘鸣。呼气性呼吸困难见于外周小气道疾病，如哮喘、慢阻肺病等。

5. 胸痛　肺脏和脏层胸膜痛觉不敏感，因此，单纯肺内疾病不会引起胸痛。患者出现胸痛说明肺内病变已经累及壁层胸膜或病变原发于胸膜或胸壁。肺炎、肺结核、肺脓肿、支气管肺癌、肺栓塞等病变都可累及胸膜引起胸痛，胸膜疾病包括各种病原体引起的胸膜炎、自发性气胸、胸膜肿瘤等。累及壁层胸膜的疾病引起的胸痛称为胸膜性胸痛，其特点是疼痛较剧烈，往往发生在呼吸活动幅度较大的两侧下胸部，深吸气、咳嗽时加重。引起胸痛的胸壁疾病包括肺癌侵犯胸部骨骼、胸廓创伤、肋骨骨折、肋软骨炎、带状疱疹等。引起胸痛的非呼吸系统疾病有食管疾病、冠心病、心包炎、腹部疾病等，它们引起的胸痛往往同时伴有肺外表现。

（三）体检要点

呼吸系统疾病不但表现呼吸系统体征，也可以表现其他系统的体征，因此体检时既要重视胸部的体格检查，又要注意全身的体格检查如眼、口唇、气管、颈静脉、骨关节、指（趾）等。通过望、触、扣、听对胸部进行检查，并注意两侧对比，以发现异常征象。不同疾病或疾病的不同阶段由于病变的性质、范围不同，胸部体征可以表现为完全正常到明显异常。注意肺部听诊现在多用爆裂音（crackles）取代过去常用的啰音（rales）。细爆裂音（fine crackles）非音乐样，于吸气晚期闻及，见于心力衰竭或间质性肺疾病。肺纤维化时可听到特征性的 velcro 啰音。粗爆裂音（coarse crackles）听起来由口腔传来，在咳嗽后清晰，见于支气管炎和慢阻肺病。哮鸣音（wheezes）听起来呈高调音乐样，呼气相明显，有时吸气相也可以听见，常见于哮喘和一些慢阻肺病患者。鼾音（rhonchus）听起来呈低调音乐样，呼气相明显，有时吸气相也可以闻及，通常随咳嗽而消失，常见于支气管炎患者。喘鸣音（stridor）呈高调音乐样，不用听诊器即可听到，提示上气道阻塞，如急性喉炎；气管阻塞，如气管肿块或因胸内肿瘤压迫。呼吸音消失见于气道完全阻塞或大量胸腔积液。摩擦音见于胸膜炎或肿瘤。

（四）实验室检查和其他检查

1. 血液检查　血常规检查对诊断呼吸系统感染有重要意义。细菌感染性疾病外周血白细胞计数可以升高，嗜中性粒细胞比例增加，有时伴有中毒颗粒，严重细菌感染可以出现核左移；病毒感染、支原体或衣原体感染白细胞计数和分类往往正常或降低，如新型冠状病毒（SARS-CoV-2）感染所致的 COVID-19，其白细胞计数和淋巴细胞计数可以降低。嗜酸粒细胞增多提示过敏性疾病、曲菌或寄生虫感染。怀疑感染，除血培养外，还可以通过 PCR 或免疫学检测病原基因或抗原分子，降钙素原（PCT）提示细菌，G 试验（1,3-β-D 葡聚糖试验）检测真菌表面的 1.3-β-D 葡聚糖抗原；GM 试验（半乳甘露聚糖试验）检测曲霉菌特异的半乳甘露聚糖抗原。血清特异性抗体检测对诊断病毒、支原体或衣原体、军团菌和某些寄生虫感染有一定意义，但需注意采血与发病间隔时间对抗体检测结果有影响。一般而言，病原体感染机体 10～14 天后血清特异性抗体阳性率较高。不同病程的双份血清抗体滴度平行测定，若血清特异性抗体滴度随病程延长而升高则诊断意义更大。γ-干扰素释放实验检测结核杆菌的感染。血清抗中性粒细胞胞质抗体（ANCA）、血清肿瘤标志物检查阳性分别有助于系统性血管炎和支气管肺癌的诊断。

2. 痰液检查　通过痰液进行病原学检查或细胞学检查，简单易行。通常于清晨漱口后即咳出深部痰液留取，以避免唾液混入影响检查结果。一般认为，合格痰标本为痰涂片每低倍镜视野下上皮细胞 < 10 个、白细胞 > 25 个。痰涂片革兰氏染色可以明确是革兰氏阳性球菌或阴性杆菌为主，抗酸染色查看是否阳性，有无真菌孢子或菌丝等。痰细菌定量培养细菌菌落计数 ≥ 10^7 cfu/ml 可判为致病菌，< 10^7 cfu/ml 但 > 10^4 cfu/ml 则可能为致病菌，< 10^4 cfu/ml 则为口腔细菌污染。

3. 微生物检查　呼吸系统疾病微生物检查标本有痰液、血液、咽拭子、支气管肺泡灌洗液、支气管毛刷刷取物、组织等。检测方法包括①常规涂片、特异染色；②微生物培养；③免疫学方法检测相应病原的抗原或抗体；④核酸检查，PCR 或 RT-PCR 检测病原体核酸；⑤病原体感染血清标志物检测，如降钙素原（PCT）、G 试验、GM 实验；⑥宏基因组检测，对于一些不明原因感染或肺部炎症性病变诊断不明患者，其检测结果对于明确是否感染及特定病原学有一定帮助。

4. 血气分析　血气分析是诊断低氧血症、呼吸衰竭和酸碱失衡，判断急慢性呼吸系统疾病病情严重程度的主要依据，其结果也是制订和调整氧疗和呼吸支持治疗的重要参考。由于血气结果受到吸氧浓度、呼吸支持治疗等影响，因此血气分析务必标明当时的吸氧或呼吸支持治疗情况。

5. 影像学检查　影像学检查是诊断呼吸系统疾病不可或缺的手段。影像学的诊断依赖于以影像特征推测病理改变和以影像所在部位推测病变累及的组织器官，因此掌握胸部脏器的解剖，各种疾病的病理改变特点及相应的影像特征是做出正确影像学诊断的基础，影像学诊断还必须结合临床征象。

（1）胸部透视和 X 线平片：透视检查对患者身体损害大，保存资料困难，除了用于观察脏器的运动情况（如横膈活动度）或某些特殊情况（如观察病灶与毗邻脏器组织的关系、胸腔积液检查）外，一般不作透视检查。胸部 X 线平片对于大部分肺部疾病可以做出比较正确的判断，结合阅读后前位片和侧位片有助于正确判断病灶的部位。

（2）胸部 CT（computed tomography，CT）检查：在发现肺内细小的、纵隔后隐蔽区域的、密度较低的肺内病变、胸膜和纵隔内病变方面优于 X 线平片，是支气管肺癌分期的重要依据。造影增强 CT 对淋巴结肿大、肺内占位性病变有重要的诊断和鉴别诊断意义。高分辨率 CT（high resolution CT，HRCT）能显示肺内微细结构和病变，是诊断间质性肺疾病的重要工具，在诊断支气管扩张方面已经基本取代支气管造影。CT 肺动脉造影（CTPA）能发现段水平甚至亚段水平的肺动脉血栓，其作用可以与肺动脉造影相媲美。低剂量 CT 应用于肺癌早筛，减少辐射。

（3）胸部磁共振成像（magnetic resonance imaging，MRI）：在诊断血管、锁骨上窝区、纵隔、胸膜和胸壁病变等方面有其独特优势，但其诊断肺实质疾病的作用不如 CT。

（4）放射性核素检查：应用放射性核素进行肺通气 / 灌注显像检查，对肺栓塞和血管病变的诊断具有重要价值，对肺部肿瘤及其骨转移的诊断也有较高的参考价值。

正电子发射计算机断层扫描（positron emission tomography/computed tomography，PET/CT）通过组织对氟脱氧葡萄糖（FDG）的摄取，评价病变组织的代谢状态，确定病变的部位及累及的范围，估测病变的性质，对于肺癌诊断和分期均有重要价值。

（5）胸部超声检查：常用于胸腔积液、胸膜肿瘤、纵隔肿瘤、贴近胸壁的肺疾病等辅助诊断，并可进行病灶定位和引导穿刺。

6. 内镜检查   包括支气管镜、胸腔镜和纵隔镜检查，通过内镜检查直视病变，获取标本进行细胞学、病理学、微生物学、免疫学、分子生物学等检测，帮助胸部疾病的诊断，同时也可用于治疗。

随着内镜检查器械的研发和检查技术的进步，自 20 世纪 90 年代以来，基于呼吸内镜进行诊断和治疗操作的医学科学和艺术已经逐步形成系统的介入呼吸病学。除了不断改进和完善硬质支气管镜检查技术外，基于纤维支气管镜，发展了电子支气管镜、荧光支气管镜、支气管腔内超声（endobronchial ultrasound，EBUS）、支气管镜导航技术，经支气管针吸活检术（transbronchial needle aspiration，TBNA）、EBUS 引导下的 TBNA（EBUS-TBNA）、经支气管肺活检、经支气管冷冻肺活检等；支气管镜下治疗包括支气管镜下激光、高频电凝、冷冻、气道内球囊扩张、支架植入、光动力治疗、支气管腔内近距离放疗。伴随着影像、材料和生物工程技术的发展和进步，现代介入呼吸病学所关注的范围已涉及早期支气管和肺部肿瘤的诊断和治疗、间质性肺疾病的诊断、支气管哮喘及慢阻肺病的治疗等领域，并取得了令人鼓舞的效果。联合现代医学影像技术及分子生物学技术发展出来的能够提供显微和三维画面以及生物学图像的新型支气管镜也显示出潜在应用价值。

7. 组织病理学检查   活体组织病理学检查适用于其他检查方法不能确诊的肺内肿块、弥漫性肺疾病、胸膜疾病、纵隔疾病等，检查内容包括微生物学、病理学、免疫学等检查。活体组织病理学检查的标本获取途径除上述内镜检查外，临床上常用经皮穿刺肺活检和开胸肺活检。经皮活检可以在 X 线透视、CT 或超声引导下进行。经纤维支气管镜和经皮活检创伤小，诊断肺肿瘤和感染性疾病阳性率高，但由于获取组织标本小，对诊断弥漫性肺疾病价值有限，此时往往需经胸腔镜或开胸肺活检获取组织标本，但是新近发展的经支气管冷冻肺活检已经在很大程度上可以取代外科肺活检。

8. 肺功能测定　可以了解呼吸系统疾病对肺功能损害的性质和程度，是诊断和鉴别诊断慢阻肺病、间质性肺疾病、哮喘等疾病的重要依据。肺功能损害按照通气功能改变类型分为限制性、阻塞性和混合性通气功能障碍。限制性通气功能障碍见于肺组织顺应性下降的疾病，包括肺内疾病（如间质性肺疾病、结节病）和肺外疾病（如胸腔积液、胸膜肥厚、胸廓畸形、呼吸肌功能障碍）。阻塞性通气功能障碍多见于小气道疾病，如慢阻肺病、哮喘等。混合性通气功能障碍主要见于一些支气管肺疾病的后期。限制性通气功能障碍和阻塞性通气功能障碍的肺功能改变特点见表 2-1-2 和图 2-1-1。肺功能测定内容除了通气功能之外，还包括弥散功能、小气道功能测定、运动负荷试验以及呼吸中枢反应性测定等。弥散功能障碍最常见于间质性肺疾病。

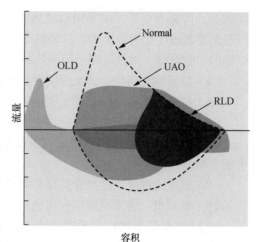

图 2-1-1　正常人（Normal）、阻塞性肺疾病（OLD）、限制性肺疾病（RLD）和上气道阻塞（UAO）患者的流量-容积曲线

表 2-1-2　限制性和阻塞性通气功能障碍肺功能改变特点

	TLC	RV	FVC	FEV$_1$/FVC	MIP	MEP
阻塞性	正常或↑	↑	正常或↓	↓	正常	正常
限制性						
肺实质病	↓	↓	↓	正常或↑	正常	正常
肺外疾病	↓	正常或↓	↓	正常	正常或↓	正常或↓

注：TLC，肺总量；RV，残气量；FEV$_1$，第 1 秒用力呼气容积；FVC，用力肺活量；MIP，最大吸气压；MEP，最大呼气压

9. 抗原皮肤试验　结核菌素试验对结核病的诊断有一定价值，有时也应用于其他疾病的鉴别诊断。

【呼吸系统疾病的治疗与预防】

呼吸系统疾病治疗方法因病而异，总体原则是"促防诊控治康"六位一体照护呼吸健康。

1. 去除病因或脱离危险因素　对于接触有害物质或刺激性物质引起的呼吸系统疾病如硅沉着病、过敏性肺炎等，病因治疗主要是脱离发病环境。

2. 止咳祛痰对症治疗　咳嗽是一种防御反射，但咳嗽严重影响生活质量，根据病情适当选用中枢镇咳或外周镇咳药物治疗。祛痰药包括刺激性祛痰药和黏液溶解药（乙酰半胱氨酸、羧甲司坦、厄多司坦、美司坦等），后者使黏液中黏蛋白的双硫链（—S—S—）断裂，痰液的黏稠度降低。

3. 基于病因或发病机制的治疗

（1）抗生素：呼吸系统感染性疾病的病原体主要有细菌、病毒、支原体、衣原体、真菌、寄生虫等，可以根据不同的病原体选择相应的敏感抗生素。抗生素的选用不仅要参考药物敏感试验结果，还要考虑患者脏器功能状况和抗生素的药代动力学特点。详见肺部感染相关章节。

（2）支气管扩张剂：包括 β2 受体激动剂（长效、短效），胆碱能受体拮抗剂（长效、短效），茶碱类药，主要扩张支气管，用于哮喘、慢阻肺病等气流受限性疾病的治疗，根据病情选择相应的制剂、剂型和治疗方案。

（3）抗炎制剂：糖皮质激素，用于哮喘或慢阻肺病的治疗，多采用吸入剂型；用于间质性肺炎、肺血管炎等，多采用系统激素治疗。长期激素应用需要注意监测血压、血糖、血脂、口服激素超过 3 个月以上者，需要给予二磷酸盐预防骨质疏松症的发生。白三烯受体拮抗剂可以辅助治疗哮喘，尤其适用于阿司匹林哮喘。

（4）抗纤维化治疗：详见间质性肺疾病章节。

（5）抗凝或溶栓治疗：详见肺血栓栓塞症章节。

（6）肺癌化疗和靶向治疗：详见肺癌章节。

（7）呼吸介入治疗：借助支气管镜及相应技术进行气道异物取出或肿物切除，支气管狭窄的支架植入治疗等。

（8）氧疗或呼吸支持治疗：详见呼吸衰竭和睡眠呼吸障碍相关章节。

（9）肺移植：终末期肺疾病患者进行肺移植评估，符合指征，有条件者考虑。

（10）呼吸康复治疗：根据病情给予适宜的康复治疗，有利于促进病情恢复，改善患者的生活质量。

（11）呼吸疾病的一、二、三级预防：吸烟是肺癌、慢阻肺病、特发性肺纤维化等疾病的重要危险因素，戒烟是预防疾病发生或减慢疾病进展的首要或根本方法。流感疫苗、肺炎疫苗、新型冠状病毒（SARS-CoV-2）疫苗接种，对于老年、有基础疾病或免疫功能低下患者尤其重要，可以预防流感、肺炎、2019 冠状病毒疾病或减少重症的发生。

【我国呼吸疾病防治形势与发展方略】

（一）呼吸系统疾病的严峻形势

呼吸系统疾病是我国最常见疾病，城乡居民两周患病率、两周就诊率、住院人数构成长期居第 1 位，所致死亡居死因顺位第 1～4 位，疾病负担居第 3 位，已成为我国最为突出的公共卫生与医疗问题之一。慢性呼吸疾病是 WHO 定义的"四大慢病"之一，新发突发呼吸道传染病等公共卫生事件构成重大社会影响，肺癌已成为我国排名第 1 位的肿瘤，肺结核将成为我国排名第 1 的传染病，尘肺占职业病 90%，综上，按照系统统计，呼吸系统疾病是我国第一大系统性疾病，其发病率、患病率、死亡率、病死率和疾病负担巨大，对我国人民健康构成严重威胁。随着大气污染、庞大的吸烟人群、人口老龄化、新发和耐药致病原等问题的日益凸显，呼吸系统疾病的防治形势将越发严峻。

我国呼吸学科作为一个大学科，长期以来其发展相对滞后，无论从从业人员数量或质量，尤其是基层；还是呼吸系统疾病防控体系或平台建设，都远不适应呼吸系统疾病的严峻形势。

（二）加强呼吸学科体系与能力建设

我国呼吸学科的发展大致可以分为三个阶段。第一个阶段（20 世纪 50—60 年代），结核病肆虐，该阶段以结核病防治为主要工作内容。第二个阶段（20 世纪 70—90 年代），以"呼吸四病"/肺心病防治为主要工作内容，是中国呼吸学科发展的重要时期。肺功能检查，血气分析，支气管镜检查等都是这个时期建设起来的。第三阶段（20 世纪 90 年代以后）是现代呼吸病学阶段，呼吸病学各领域全面开展工作，呼吸病学和危重症医学捆绑式发展模式越来越突出。今后主要发展方略包括：

1. 加强呼吸与危重症医学（PCCM）科的规范化建设　推进呼吸病学与危重症医学的捆绑式发展，推进 PCCM 专科医师的规范化培训，是呼吸学科发展的定局之举。

2. 构建多学科立体交融的现代呼吸学科体系　现代学科交叉明显，呼吸学科需要主动承担责任，在多学科交融的呼吸系统疾病防治领域中发挥主导作用，同时也需要主动协同呼吸系统疾病防治和研究相关的学科，如医学影像学、病理学、临床微生物学、风湿病学、睡眠医学、药学、胸外科学、危重症医学、放射肿瘤学、免疫学、基础医学、流行病学等，构建多学科立体交融的现代呼吸学科体系，加强临床研究体系建设，提升呼吸系统疾病的临床诊治与研究水平。

3.携手基层医生,推动呼吸系统疾病防治,乃呼吸学科发展的定势之举。

4.探索和建立呼吸康复治疗体系,如组织管理、宣传教育、呼吸锻炼、家庭氧疗、心理治疗等,促进呼吸系统疾病康复,提高治疗水平。

5.建立呼吸系统疾病一二三级预防体系 ①呼吸系统疾病的一级预防:加强控烟、大气污染的防控、注射疫苗等措施,减少慢阻肺病、肺癌、流行性感冒、2019冠状病毒疾病、肺炎等的发生。②二级预防,强调早发现、早诊断、早治疗,如体检中肺功能检查、低剂量 CT 检查可以早期发现慢阻肺病、肺癌等患者,通过早期诊断和及时干预可以减缓肺功能的下降,提高肺癌生存率。③三级预防即临床预防,加强呼吸系统疾病的规范治疗与管理,减慢进展,降低死亡,改善预后,提高生活质量。

6."促防诊控治康"六位一体照护呼吸健康。

(王　辰　代华平)

［附］危重症医学概论

危重症医学(critical care medicine)是主要研究危重症患者脏器功能障碍或衰竭的发病机制、诊断、监测和治疗方法的一门临床学科。其临床处理对象为危重但经救治后有可能好转或痊愈的患者,临床基地为重症监护治疗病房(intensive care unit, ICU),核心技术为脏器功能监测与脏器支持技术。ICU 内有专门接受过危重症医学训练的医务人员,配备较为完备的医疗设施和仪器,对患者进行比在普通病房更为强化的监测和治疗。

现代意义上的重症监护治疗始于 20 世纪 50 年代。1952 年丹麦流行脊髓灰质炎,床旁监护和机械通气的使用使病死率显著降低。20 世纪 50 年代美国建立了较为规范的 ICU。此后,危重症医学在欧美国家迅速发展,充分发挥了其在危重症患者救治中的特殊作用。

我国自 1970 年以后开始在一些大型医疗机构建立 ICU,近十余年来发展尤为迅速。

呼吸病学和危重症医学的关系密切,两者互相渗透,互相促进,从业人员亦多有交叉。危重症医学是现代医学不可或缺的组成部分。

一、重症监护治疗病房

重症监护治疗病房(intensive care unit, ICU)是为适应危重症患者的强化医疗需要而集中必要的人员和设备所形成的医疗组织。它包括四个要素,即危重症患者、受过专门训练和富有经验的医护技术人员、完备的临床病理生理监测和抢救治疗设施以及严格科学的管理,其最终目的是尽可能排除人员和设备因素对治疗的限制,最大程度地体现当代医学的治疗水平,使危重症患者的预后得以改善。

ICU 可分为综合型 ICU(GICU)或专科 ICU,如内科 ICU(MICU)、外科 ICU(SICU)、呼吸 ICU(RICU)等,以适应不同医疗机构、不同专科危重症患者的救治需要。冠心病监护治疗病房(coronary care unit, CCU)或心脏监护病房(cardiac care unit)是 ICU 中的特例,主要用于治疗患有急性冠脉综合征、急性心力衰竭、严重心律失常等心血管系统疾病的患者。当心脏病患者出现多个系统和器官功能障碍时,一般转收至其他 ICU。

(一)ICU 的工作目的和收治范围

ICU 的工作目的包括医疗、科研和教学三方面,其中医疗是工作的核心内容,科研是促进专业学术水平发展的基础,教学是培养临床医学人才和不断提高医护人员专业技术素养的保证。

ICU 的收治对象主要是病情危重,出现一个或数个脏器急性功能不全或衰竭并呈进行性发展，经强化治疗后有可能好转或痊愈的患者。常见收治的脏器功能不全和衰竭包括：呼吸衰竭、休克、急性肾损伤、心脏衰竭、DIC、昏迷等。

（二）ICU 的主要监测与治疗手段

对病情的连续监测是 ICU 工作的重要特点。医务人员借助现代化的方法进行细致的床旁观察。床旁监护系统包括心电、呼吸、无创血压、脉搏容积血氧饱和度、无创 / 有创血流动力学监测、氧代谢监测、呼吸力学、呼出二氧化碳浓度等监测装置。目前 ICU 的监测设备多采用组合式监护系统（component monitoring system）。

脏器支持治疗是 ICU 工作的重点内容。氧疗、人工气道的建立与管理、机械通气等呼吸支持技术是治疗急性呼吸衰竭最主要的手段；血管活性药物、主动脉内球囊反搏术（IABP）、人工心室辅助泵、电转复和起搏器的应用是循环支持的重要方法；ECMO 是极危重的呼吸和（或）循环衰竭患者的终极支持手段；床旁血液净化技术是纠正严重内环境紊乱的有效措施，用于急性肾、肝衰竭和其他严重代谢异常；维持水、电解质和酸碱平衡，精确的输液控制，合理的营养支持和血糖控制等也是强化治疗的重要组成部分。

（三）ICU 的人员建制和组织管理

良好的人员素质和充足的人员配备，是保证 ICU 工作顺利进行和水平不断提高最重要的因素。医务人员必须接受严格的危重症医学培训方可胜任 ICU 的工作。ICU 医生全面负责监护病房的医疗工作。为保证治疗的高效性，主任医师、副主任医师和主治医师应当相对固定，住院医师可以轮转，但轮转周期不宜短于半年。护理工作在 ICU 中占有极其重要的地位，相对于普通部门，ICU 护士的工作质量将更为直接地影响救治成功率。

完善的组织管理是 ICU 工作协调运转、最大程度提高工作质量和效率的必要保证。务必使 ICU 进入程序化的工作状态，对新收治患者的处理、各班工作内容、交接班、上级医师查房、仪器管理、科研教学工作等，在组织管理上均应制度化。

（四）危重症医学中的伦理学

ICU 除了有其他医疗场所面临的常见医学伦理学问题外，由于其特定的环境和患者，相关的医学伦理学问题更为突出，并有其特别之处，经常直接影响诊疗决策。

当面临伦理学问题时，在处理上应遵循如下原则：①将患者利益置于首位，充分尊重患者意见；②进行治疗决策时听取患者亲属的意见，兼顾他们的利益；③注意医疗资源的合理分配；④保护医务人员的正当权益。

二、休克

休克（shock）是由一种或多种原因诱发的组织灌注不足所导致的临床综合征。灌注不足使组织缺氧和营养物质供应障碍，导致细胞功能受损，诱发炎症因子的产生和释放，引起微循环的功能和结构发生改变，进一步加重灌注障碍，形成恶性循环，最终导致器官衰竭。

休克按照血流动力学改变特点分为：

1. 低血容量性休克（hypovolemic shock） 其基本机制为循环血容量的丢失，如失血性休克。

2. 心源性休克（cardiogenic shock） 其基本机制为心脏泵功能衰竭，如急性大面积心肌梗死所致休克。

3. 分布性休克（distributive shock） 其基本机制为血管收缩、舒张调节功能异常，血容量重新分布导致相对性循环血容量不足，体循环阻力可降低、正常或增高。感染中毒性休克、神经性休克、过敏性休克均属于此类。

4. 梗阻性休克（obstructive shock） 其基本机制为血流受到机械性阻塞，如肺血栓栓塞症所致休克。

三、感染中毒症与多器官功能障碍综合征

感染中毒症（sepsis）是 ICU 住院患者死亡的最重要原因。既往将感染中毒症定义为感染导致的全身炎症反应综合征。全身炎症反应综合征（systemic inflammatory response syndrome，SIRS）是指机体对不同原因的严重损伤所产生的系统性炎症反应，并至少具有以下临床表现中的 2 项：①体温 > 38℃ 或 < 36℃；②心率 > 90 次 / 分；③呼吸急促、频率 > 20 次 / 分，或过度通气、$PaCO_2$ < 32 mmHg；④血白细胞计数 > $12 \times 10^9/L$ 或 < $4 \times 10^9/L$，或未成熟（杆状核）中性粒细胞比例 > 10%。诱发 SIRS 的因素有感染性和非感染性，其中常见的是感染性因素。SIRS 仅仅反映了适当的宿主反应，这种反应经常是适应性的，以 SIRS 标准来定义感染中毒症的特异性太低，与患者的预后相关性不强，而预后与器官衰竭程度有更直接的关系，许多新发的、现有病情不能解释的器官衰竭通常都可能存在隐匿的感染。因此，《美国医学会杂志》2016 年发布了感染中毒症的最新定义：因为机体对感染的反应失调损伤了自身组织而导致的致命性器官功能障碍。器官功能障碍指感染引起的序贯器官衰竭评分（sequential organ failure assessment，SOFA）（表 2-1-2）总分急性改变 ≥ 2 分（对于基础器官功能障碍状态未知的患者，可以假设基线 SOFA 评分为 0）。SOFA 评分 ≥ 2 分提示死亡风险约为 10%。感染性休克为感染中毒症较重的情况，指接受了充分的容量复苏治疗，但仍需要升压药物维持平均动脉压（MAP）≥ 65 mmHg 且血清乳酸水平 > 2 mmol/L（18 mg/dl）的感染中毒症。感染性休克的住院病死率超过 40%。为了提高感染中毒症的早期诊断率，对于怀疑感染的患者，可在床旁通过 qSOFA（quick SOFA）评分（即意识状态改变，收缩压 ≤ 100 mmHg，或呼吸频率 ≥ 22 次 / 分）以迅速鉴别哪些患者需要长时间入住 ICU 或住院期间可能死亡。

多器官功能障碍综合征（multiple organ dysfunction syndrome，MODS）是指机体在遭受严重感染、严重创伤、大面积烧伤等突然打击后，同时或先后出现 2 个或 2 个以上器官功能障碍，以至在无干预治疗的情况下不能维持内环境稳定的综合征。MODS 不包含慢性疾病终末期发生的多个器官功能障碍或衰竭。脏器功能严重程度可采用 SOFA 进行评价。

表 2-1-2　序贯器官功能衰竭评分（sequential organ failure assessment，SOFA）

SOFA 评分变量	分值			
	1	2	3	4
PaO_2/FiO_2（mmHg）	< 400	< 300	< 200	< 100
血小板（$10^3/\mu l$）	< 150	< 100	< 50	< 20
胆红素（μmol/L）	20 ～ 32	33 ～ 101	102 ～ 204	> 204
低血压（mmHg）	MAP < 70	DA ≤ 5 或 Dobu（任何剂量）	DA > 5 或 EPi ≤ 0.1 或 NE ≤ 0.1	DA > 15 或 EPi > 0.1 或 NE > 0.1
GCS	13 ～ 14	10 ～ 12	6 ～ 9	< 6
肌酐（μmol/L）或尿量	110 ～ 170	171 ～ 299	300 ～ 440 < 500 ml/d	> 440 < 200 ml/d

注：GCS = 格拉斯哥昏迷评分（Glasgow coma scale）；MAP = 平均动脉压。
　　DA = 多巴胺；Dobu = 多巴酚丁胺；Epi = 肾上腺素；NE = 去甲肾上腺素；单位均为 μg/（kg·min）。

（王　辰　代华平）

急性上呼吸道感染和急性气管-支气管炎

第1节 急性上呼吸道感染

急性上呼吸道感染（upper respiratory tract infection，URTI，简称上感），是由病毒和（或）细菌感染引起的一组鼻、咽或喉部的急性疾病的总称，包括普通感冒、病毒性咽炎、喉炎、疱疹性咽峡炎、咽结膜热、细菌性咽-扁桃体炎。冬春季节多发，通过含病毒的飞沫或被污染的手和用具传播，多为散发。

【病因和发病机制】

受凉、气候突变、过度疲劳等诱因导致全身或呼吸道局部防御功能降低时，原先已存在或从外界侵入上呼吸道的病毒和（或）细菌迅速繁殖而致病。病毒感染占70%～80%，主要包括流感病毒、副流感病毒、呼吸道合胞病毒、腺病毒、鼻病毒、埃可病毒、柯萨奇病毒、麻疹病毒和风疹病毒等；细菌感染占20%～30%，主要是溶血性链球菌、流感嗜血杆菌、肺炎球菌和葡萄球菌等。老幼体弱、免疫功能低下或患有慢性呼吸道疾病的患者易感。

【分类和临床表现】

急性上感的分类和特点见表2-1-1。

表 2-1-1 急性上感的分类和特点

分类	病原体	临床表现	体征
普通感冒	鼻病毒等	打喷嚏、鼻塞、流涕、鼻后滴漏感、咽干、咽痒、咽痛、咳嗽、声嘶、呼吸不畅、味觉减退、头痛、低热	鼻腔黏膜充血、水肿、分泌物，咽部充血
急性病毒性咽炎	鼻病毒等	咽部发痒或灼热感；吞咽疼痛时提示链球菌感染	咽部充血水肿，颌下淋巴结肿大和触痛
急性病毒性喉炎	鼻病毒等	声嘶、发声困难、咽痛、咳嗽、发热	喉部水肿、充血，局部淋巴结肿大和触痛，喉部喘鸣音
急性疱疹性咽峡炎	柯萨奇病毒等	咽痛、发热	咽充血，软腭、悬雍垂、咽及扁桃体表面有灰白色疱疹及浅表溃疡，周围有红晕，形成疱疹
咽结膜热	腺病毒等	咽痛、眼红、发热	咽部充血，滤泡性结膜炎，耳前淋巴结肿大
细菌性咽-扁桃体炎	溶血性链球菌等	咽痛、畏寒、发热	咽部充血，扁桃体肿大、充血，有黄色脓性分泌物，伴颌下淋巴结肿大、压痛

【实验室及影像学检查】

辅助检查：①血常规：病毒性感染，白细胞计数正常或偏低，淋巴细胞比例升高；细菌性感染，白细胞总数和中性粒细胞比例增多，有核左移现象。②X 线胸片：一般无需 X 线检查，鉴别肺炎时可考虑。③病原学检查：一般情况不做，鉴别流行性感冒、新型冠状病毒肺炎（简称新冠肺炎）时可考虑，包括病毒抗体检测、病毒核酸检测、病毒分离等。

【诊断与鉴别诊断】

根据病史、流行病学、鼻咽部的症状体征，结合血常规可做出临床诊断，一般无需病因诊断。其具体流程见图 2-1-1。

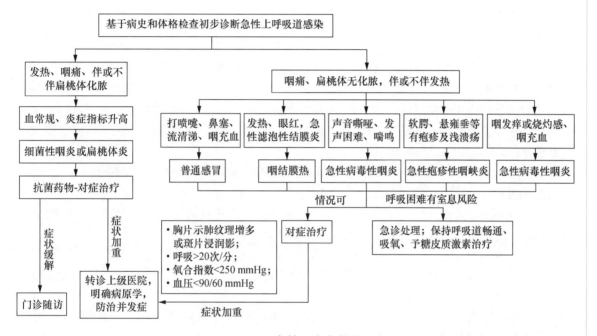

图 2-1-1　急性上感诊疗流程

上感需鉴别疾病：

1. 过敏性鼻炎　起病急，由接触过敏原如螨虫、灰尘、动物皮毛等刺激引起。表现为鼻腔发痒、频繁打喷嚏、流清水样鼻涕，无发热。体检可见鼻黏膜苍白、水肿。鼻分泌物涂片可见嗜酸性粒细胞增多。脱离过敏源，数分钟至 2 h 内症状缓解或消失。

2. 流行性感冒　流感病毒所致的急性呼吸道传染性疾病，传染性强，常为流行性发病。起病急，全身症状重，畏寒、高热、全身酸痛、眼结膜炎明显，可有恶心、呕吐、腹泻等消化道症状，鼻咽部症状较轻。可通过病毒分离或血清学明确诊断。早期应用抗流感病毒药物如金刚烷胺、奥司他韦疗效明显。可注射流感疫苗进行预防。

3. 新型冠状病毒感染　新型冠状病毒感染是一种新发急性传染病，由 2019 新型冠状病毒感染引起，表现为发热、乏力、干咳或呼吸困难等，结合流行病学史、病原学或血清学证据可确诊。

4. 急性传染病前驱症状　某些急性传染病，如麻疹、流行性出血热、流行性脑脊髓膜炎、脊髓灰质炎、伤寒、斑疹伤寒，患病初期常有上呼吸道症状，这些疾病常有流行季节和地区，并具有一些特异性的症状和体征。例如：90% 麻疹患者在发病后 2 ～ 3 天上颌第二磨牙部位的颊黏膜上可见灰白色小斑点（科氏斑）；流行性出血热有头痛、腰痛、眼眶痛（俗称三痛）症状，发热、出血及肾损害为三大主征；流行性脑脊髓膜炎脑膜炎期可出现寒战、高热、头痛、皮疹和脑膜刺激征；脊髓灰质炎进入瘫痪前期可出现肢体疼痛、感觉过敏等神经系统症状，瘫痪期出现肢体不对称性、弛缓性瘫痪；伤寒常有缓脉、脾大或玫瑰疹；斑疹伤寒可有出血性皮疹，外斐反应阳性。

【治疗】

（一）治疗原则

上感一般无需抗病毒治疗，以休息、多饮水、保持室内空气流通、戒烟、对症处理和防治继发细菌感染为主。一般不用抗菌药物，如合并有细菌感染，可根据常见病原菌经验性选用抗菌药物。

1. 对症治疗

（1）解热镇痛：发热、头痛、肌肉酸痛等症状明显者，可使用解热镇痛药，如布洛芬、对乙酰氨基酚等。

（2）抗鼻塞抗过敏：鼻塞、鼻黏膜充血、水肿等症状明显者，应用伪麻黄碱等可选择性收缩上呼吸道黏膜血管的药物。频繁打喷嚏、流涕的患者，可用马来酸氯苯那敏、西替利嗪、氯雷他定或苯海拉明等抗过敏药物。临床常用于缓解感冒症状的药物均为复方非处方制剂，常常含有马来酸氯苯那敏，容易有头晕、嗜睡等不良反应，宜在睡前服用，驾驶员和高空作业者应避免使用。

（3）镇咳：咳嗽症状较为明显者，可给予氢溴酸右美沙芬、可待因等镇咳药。

2. 病因治疗

（1）抗病毒药物治疗：一般无需积极抗病毒治疗。广谱抗病毒药物利巴韦林对呼吸道合胞病毒等有一定的抑制作用，可缩短病程。免疫缺陷患者可早期使用。

（2）抗菌药物治疗：单纯病毒感染无需使用抗菌药物，如有白细胞计数升高、咽部脓性分泌物、咳黄痰等细菌感染证据时，可酌情使用青霉素、第一代头孢菌素、大环内酯类或喹诺酮类。

3. 中医辨证施治　中医将感冒分为风寒感冒、风热感冒、暑湿感冒等类型，治疗需辨证施治。

4. 危重症患者治疗　严重急性扁桃体炎、急性喉炎、急性会厌炎等出现呼吸困难表现时，存在窒息风险，应予以充分重视，保持呼吸道通畅，吸氧，尽快给予糖皮质激素治疗，以减轻喉头、黏膜水肿，常用泼尼松，1～2 mg/（kg·d），分次口服；重症可用地塞米松静脉注射，每次2～5 mg，需要可连续用2～3日，至症状缓解。控制感染，及时静脉输入抗菌药物，一般给予青霉素、大环内酯类或头孢菌素类等，严重者予以2种以上抗生素。烦躁不安者可用异丙嗪，除镇静外还有减轻喉头水肿的作用，痰多者可止咳去痰，必要时直接喉镜吸痰。经上述处理仍有严重缺氧征或有Ⅲ度以上喉梗阻者，应及时行气管切开术。

（二）基层医疗机构转诊建议

大多数情况下，上感患者在基层医疗卫生机构就诊即可，但出现以下情况则需转诊上级医院，进一步诊治。需要紧急转诊的情况：①怀疑上气道梗阻，有窒息的风险；②出现呼吸或循环系统衰竭症状及体征者；③出现风湿病、肾小球肾炎和病毒性心肌炎等严重并发症者。通常此类情况需要紧急处置，例如气管插管或气管切开，并予血管活性药物。需要普通转诊的情况：①持续高热，体温＞39℃，且规律抗病毒抗感染治疗3日无效；②一般情况差、患有严重基础疾病（如慢性心力衰竭、糖尿病等）或长期使用免疫抑制剂者。

【预防】

上感的预防措施包括三方面：①避免诱发因素，例如避免受凉、过度疲劳，保暖，保持室内空气流通，上感高发季避免去人群密集的地方，佩戴口罩；②增强免疫力，劳逸结合，适当锻炼，提高机体抵抗力；③识别并发症，经过规律治疗后症状不缓解，或出现耳鸣、耳痛、胸闷、心悸、水肿、关节痛等症状，及时就诊。

【预后】

上感通常病情轻、病程短、多可自愈，预后好。但发病率高，有时可伴有严重并发症，需积极防治。

第 2 节　急性气管-支气管炎

急性气管-支气管炎（acute trachea-bronchitis）是由各种感染、物理、化学因素引起的气管-支气管黏膜的急性炎症。

【病因和病理】

急性气管-支气管炎可由病毒和（或）细菌感染所致，包括流感病毒、呼吸道合胞病毒、副流感病毒和鼻病毒等，细菌、支原体和衣原体少见。本病多发生于受凉、过度疲劳等诱因导致机体气管-支气管防御功能受损时，可在病毒感染的基础上继发细菌感染。物理、化学因素刺激，如冷空气、粉尘、刺激性气体或烟雾的吸入，也可引起气管-支气管黏膜的急性炎症。多种过敏原可引起气管和支气管的变态反应。病理表现为支气管镜下气管、支气管黏膜充血、水肿，有淋巴细胞和中性粒细胞浸润；纤毛细胞损伤、脱落；黏液腺体增生、肥大，分泌物增加。

【临床表现】

1. 症状　起病急，先有上感症状，如鼻塞、咽痛，干咳或伴少量黏痰，随着痰量逐渐增多、咳嗽症状加剧，偶有痰中带血。咳嗽、咳痰可延续 2～3 周才消失，通常少于 30 日；如伴支气管痉挛，可出现胸闷、气喘。全身症状一般较轻，轻到中度发热，多在 3～5 日后降至正常。

2. 体征　两肺呼吸音粗，伴或不伴干、湿啰音，啰音位置不固定，部分患者体征不明显。

【实验室及影像学检查】

1. 血常规　多数病例的外周血白细胞计数和分类无明显改变，细菌感染时白细胞总数和中性粒细胞可增多。

2. 胸部 X 线检查　部分表现为肺纹理增粗，少数病例无异常表现。不建议常规进行影像学检查，当出现咯血、呼吸困难、肺部实变体征等症状或体征时需进行胸部影像学检查。

【诊断与鉴别诊断】

急性起病，主要为咳嗽、咳痰、气喘、胸痛，上述症状无其他疾病原因解释，可对本病做出临床诊断。

急性气管-支气管炎常见的鉴别诊断见表 2-2-1。

【治疗】

急性气管-支气管炎的治疗原则在于尽可能减轻症状。轻微咳嗽患者的日常活动及睡眠一般不受影响，可观察。一旦发热，可应用解热镇痛药，体息、注意保暖、适量饮水，避免诱因。喘鸣、咳嗽明显者对症治疗。

1. 止咳　咳嗽频繁或剧烈者，影响学习、工作和睡眠，甚至造成气胸、晕厥、肋骨骨折等并发症，使用氢溴酸右美沙芬等镇咳剂。对于痰多者不建议用较强镇咳药，以免影响痰液排出。

表 2-2-1   急性气管-支气管炎常见鉴别诊断

疾病	临床表现	辅助检查
肺炎	发热，体温升高，病情偏重，肺部可闻及啰音	胸片可见肺炎浸润影
变应性鼻炎	鼻后滴漏引起咳嗽，常有打喷嚏、流涕、鼻塞等症状，查体有急性鼻炎表现，伴咽后壁分泌物附着	
新型冠状病毒感染	有流行病学史，表现为发热、乏力、干咳或呼吸困难等	新型冠状病毒核酸及特异性 IgM 抗体和 IgG 抗体阳性；影像学改变
急性上呼吸道感染	有鼻塞、流涕、咽痛、声嘶、低热或畏寒等症状，无显著咳嗽、咳痰，肺部无异常体征	
流行性感冒	有流行病学史，起病急，全身中毒症状重，可有高热、全身肌肉酸痛、头痛乏力等症状，呼吸道症状明显	病毒分离和血清学检查阳性
肺癌	症状持续，出现咯血、全身症状，食欲差和体重减轻	胸部 CT 或者 X 线检查可见肺部占位，确诊需病理证实
百日咳	青少年、儿童多见，"鸡鸣样"吸气性咳嗽	百日咳杆菌培养或者抗体试验
充血性心力衰竭	劳累性呼吸困难、端坐呼吸，肺部有啰音、外周水肿、颈静脉压升高，有器质性心脏病史	胸部 X 线检查提示肺血管充血，心影增大，伴或不伴 B 型利钠肽升高

2. 祛痰　痰多不易咳出者，常用祛痰药，包括溴己新、氨溴索、N-乙酰半胱氨酸和标准桃金油等。

3. 解痉抗过敏　对于喘鸣明显者，给予解痉平喘和抗过敏药物，如氨茶碱、沙丁胺醇和马来酸氯苯那敏等。

4. 抗感染治疗　不推荐对急性单纯性气管-支气管炎患者常规抗菌药物治疗。抗菌药物可能对某些合并多重慢性疾病的老年患者等有益，存在过去 1 年曾住院治疗、长期使用糖皮质激素、糖尿病或充血性心力衰竭其中一项情况且年龄≥80 岁患者，或存在两项情况且年龄≥65 岁患者，建议使用抗菌药物；可应用青霉素类、头孢菌素、大环内酯类或氟喹诺酮类。

【预后】

大部分罹患急性气管-支气管炎的患者预后良好，于几周内可好转。而对于一些特殊人群，例如高龄、孕妇等需密切随访病情变化。如果持续咳嗽超过 8 周，则需进一步评估排除引起慢性咳嗽的其他病因，例如咳嗽变异型哮喘、嗜酸性粒细胞性支气管炎、胃食管反流病等。劝导吸烟患者戒烟，避免受凉、劳累，避免过敏原，改善环境，适当锻炼，增强体质。

（迟春花）

第3章

急性呼吸道传染病

第1节 流行性感冒

流行性感冒（influenza）简称流感，是由流感病毒引起的急性呼吸道传染病。流感病毒的传染性极强，主要通过接触及空气飞沫传播。起病急，临床以高热、头痛、乏力、眼结膜炎、全身肌肉酸痛等中毒症状为主要表现，呼吸道卡他症状较轻。发病有季节性，我国北方常在冬春季，南方全年可以流行。流感病毒易发生变异，人群普遍易感。抗病毒治疗目前主要依靠早期使用神经氨酸酶抑制剂（neuraminidase inhibitors）以减少并发症和加快康复。每年接种流感疫苗是最好的预防策略。

【病原学】

流感病毒属于正黏病毒科（orthomyxoviridae），病毒颗粒呈球形或杆状，直径 80～120 nm，有包膜，分节段的单负链 RNA 病毒。病毒包膜由基质蛋白（matrix protein，M）、脂质双层膜和刺突糖蛋白组成，膜上的刺突糖蛋白由血凝素（hemagglutinin，H 或 HA）和神经氨酸酶（neuraminidase，N 或 NA）构成。HA 和 NA 的抗原结构不稳定，易发生变异，是划分甲型流感病毒亚型的主要依据。

根据核蛋白和基质蛋白的抗原性不同，流感病毒被分为甲（A）、乙（B）、丙（C）三型。基于病毒表面血凝素和神经氨酸酶抗原性的差异，甲型流感病毒又分为 18 个 H 亚型（H1～H18）和 11 个 N 亚型（N1～N11）。目前，人类甲型流感病毒主要与 H1、H2、H3 和 N1、N2 亚型有关。乙型流感病毒可分为 Yamagata 系和 Victoria 系；丙型流感病毒未发现抗原变异与新亚型。

抗原变异是流感病毒变异的主要形式，HA、NA 是主要的变异成分。甲型流感病毒有极强的变异性，乙型次之，丙型流感病毒的抗原性十分稳定。流感病毒发生变异的形式主要是抗原漂移（antigenic drift）和抗原转变（antigenic shift）两种形式。抗原漂移属于量变，变异幅度小，是编码 HA、NA 基因的点突变造成的，出现频率较高且有累积效应，当达到一定程度后可引起中小型的流感流行。抗原转变属于质变，编码基因变异幅度大，病毒表面的抗原结构发生大幅度变异，或者由于多种流感病毒感染同一细胞时发生基因重组，形成抗原结构不同的新亚型，往往产生强致病株。抗原转变的频率较低，发生过程缓慢。根据抗原变异大小，人体原免疫力对新亚型病毒可完全或部分无效，变异形成的新亚型可与旧亚型交替出现或共同存在，引起流感流行。

流感病毒抵抗力弱，不耐热，100℃ 1 min 或 56℃ 30 min 即可灭活，对酸和乙醚不耐受，对紫外线及乙醇、碘伏、碘酊等常用消毒剂敏感，但对干燥及低温有较强耐受力，在真空干燥下或－20℃以下长期存活。

【流行病学】

1. 传染源 流感患者及隐性感染者为主要传染源，发病后 1～7 天具有传染性，病初

2～3天传染性最强，患者以儿童和青少年多见。

2.传播途径　空气飞沫传播为主，也可通过接触被污染的手、日常用具等间接传播。

3.人群易感性　普遍易感，病后有一定的免疫力，三型流感之间、甲型流感不同亚型之间无交叉免疫，可反复发病。

4.流行特征　流行特点为突然发生，迅速蔓延，2～3周达高峰，发病率高，流行期短，大约持续6～8周。流感大流行时无明显季节性，散发流行以冬、春季较多。甲型流感病毒常引起大流行，病情较重；乙型和丙型流感病毒引起流行和散发，病情相对较轻。

【 发病机制和病理 】

病毒通过血凝素与呼吸道上皮细胞唾液酸受体相结合感染细胞，随后在细胞内进行复制，借神经氨酸酶的作用从细胞释放，再侵入其他呼吸道上皮细胞进而引起上皮变形、坏死、脱落从而发生局部炎症，进而出现全身毒性反应。除上呼吸道外，流感病毒可感染气管、支气管，甚至肺泡上皮细胞，导致流感病毒性肺炎。病毒也会感染单核-巨噬细胞及粒细胞，引起促炎细胞因子、趋化因子、黏附分子等的表达与活化，引发机体对病毒的特异免疫反应，但过度的炎症也会导致免疫系统功能失调，损伤宿主的组织器官，出现病毒性感染中毒症（viral sepsis），甚至导致死亡。

组织病理学显示在无并发症（又名非复杂性，uncomplicated influenza）流感患者中呼吸道上皮细胞退化，伴有纤毛剥脱、假性化生、水肿、充血以及单核细胞浸润等。在致死性病例中，早期病理发现肺急性渗出性炎症改变、纤维素渗出、多种炎细胞浸润、肺泡出血、透明膜形成、肺泡上皮细胞变性坏死，同时伴有间质水肿，肺泡毛细血管和肺部小血管内有微血管形成。由于肺损伤后肺泡Ⅱ型肺泡上皮细胞的修复作用，后期病理改变的特点主要为淋巴组织细胞性肺泡炎，肺泡上皮细胞异常增生，部分患者甚至表现为弥漫性肺纤维化。

【 临床表现 】

潜伏期一般为1～7天，多为2～4天。

（一）临床表现

主要以发热、头痛、肌痛和全身不适起病，体温可达39～40℃，可有畏寒、寒战，多伴全身肌肉关节酸痛、乏力、食欲减退等全身症状，常有咽喉痛、干咳，可有鼻塞、流涕、胸骨后不适，颜面潮红、眼结膜充血等。部分患者症状轻微或无症状。儿童的发热程度通常高于成人，患乙型流感时恶心、呕吐、腹泻等消化道症状也较成人多见。新生儿仅表现为嗜睡、拒奶、呼吸暂停等。无并发症者病程呈自限性，多于发病3～5天后发热逐渐消退，全身症状好转，但咳嗽、体力恢复常需较长时间。

（二）并发症

肺炎是最常见的并发症，其他并发症有神经系统损伤、心脏损伤、肌炎和横纹肌溶解、休克等。儿童流感并发喉炎、中耳炎、支气管炎较成人多见。

1.流感病毒侵犯下呼吸道　引起原发性病毒性肺炎、继发性细菌性肺炎、病毒与细菌混合性肺炎。部分重症流感患者可出现急性呼吸窘迫综合征（ARDS）。

2.神经系统损伤　包括脑膜炎、脑炎、脊髓炎、脑病、吉兰-巴雷综合征（Guillain-Barréts syndrome，GBS）等，其中急性坏死性脑病多见于儿童。

3.心脏损伤　主要有心肌炎、心包炎。可见心肌标志物、心电图、超声心动图等异常，严重者可出现心力衰竭。此外，感染流感病毒后，心肌梗死、缺血性心脏病相关住院和死亡的风险明显增加。

4.肌炎和横纹肌溶解　主要表现为肌痛、肌无力，血清肌酸肌酶、肌红蛋白升高，严重者可导致急性肾损伤等。

【实验室检查】

在流感急性期，流感病毒可在咽拭子、鼻咽拭子、灌洗液或痰液中检测到，逆转录聚合酶链式反应（RT-PCR）是检测流感病毒敏感性和特异性最高的方法，RT-PCR 可以区分流感亚型，也可用来检测禽流感病毒。快速流感诊断检测（RITDs）通过免疫或酶技术检测流感病毒。RITDs 能很快出结果，其中有些检验方法能区分 A 型和 B 型流感病毒。血清学诊断方法要求对比流感感染急性期与疾病发生后 10～14 天血清抗体滴度，因此主要用于回顾性流行病学研究。

【诊断与鉴别诊断】

主要结合流行病学史、临床表现和实验室检查进行诊断。在流感流行季节，即使临床表现不典型，在有重症流感高危因素的患者中仍需考虑流感可能，并进行病原学筛查。在流感散发流行季节，对疑似病毒性肺炎的住院患者，除检测常见呼吸道病原体外，还需行流感病毒检测。

本病应与普通感冒、新型冠状病毒感染（COVID-19）、严重急性呼吸综合征（SARS）冠状病毒肺炎、军团菌肺炎、支原体肺炎等疾病相鉴别。

【预防】

每年接种流感疫苗是预防流感最有效的手段，可以显著降低接种者罹患流感和发生严重并发症的风险。我国现已批准三价灭活流感疫苗（IIV3）、四价灭活流感疫苗（IIV4）和三价减毒活疫苗（LAIV3）上市。灭活疫苗的应用广泛，临床试验的证据提示，接种灭活流感疫苗对抗原类似毒株的保护作用可维持 6～8 个月。结合流感病毒的高变异性，建议每年接种疫苗。

采取日常防护措施也可以有效减少流感的感染和传播，保持良好的卫生习惯、咳嗽礼仪，均衡饮食，适量运动，充足休息等。流行期在公共场所及室内应加强通风与环境消毒，减少大型集会与集体活动。接近患者时应佩戴口罩，避免交叉感染。

【治疗】

（一）隔离

对疑似和确诊患者进行隔离，可在病后 1 周或退热后 2 日解除隔离。

（二）抗病毒治疗

应在发病 48 h 内起始抗病毒治疗。神经氨酸酶抑制剂类药物（NAIs）能抑制流感病毒复制，减轻症状，缩短病程。奥司他韦（oseltamivir）成人剂量每次 75 mg，每日 2 次口服，连服至少 5 天，重症患者建议服用到病毒检测两次阴性为止。奥司他韦对流感病毒和禽流感病毒 H5N1、H5N9 和 H9N2 有抑制作用。帕拉米韦（peramivir）300～600 mg 静脉滴注，每日一次。扎西米韦（zanamivir）每次 5 mg，每日 2 次吸入，连用 5 天，可用于成年和 12 岁以上青少年患者。局部应用后药物在上呼吸道聚积，可抑制病毒复制与释放，全身不良反应较少。离子通道 M2 阻滞剂金刚烷胺（amantadine）和金刚乙胺（rimantadine）因其对目前流行的流感病毒株耐药，临床不建议使用。

近年来，抗流感病毒药物的研发取得一定进展，多种具有不同作用机制的新型抗流感病毒药物研制成功，包括法匹拉韦（favipiravir）、巴洛沙韦（baloxavir）、pimodivir、DAS181、硝唑尼特（nitazoxanide）等。

（三）对症支持治疗和预防并发症

解热、镇痛、止咳、祛痰等对症治疗可缓解患者不适。注意休息、多饮水、增加营养，进食易于消化的饮食。纠正水、电解质紊乱。密切观察、监测并预防并发症。呼吸衰竭时给予呼吸支持治疗，病情危重机械通气不能维持氧合时可采用体外膜肺氧合（ECMO）。在有继发细菌感染时应及时使用抗菌药物。

【预后】

季节性流感的死亡率很低，很多患者能完全康复，90% 流感相关性死亡发生于 65 岁以上老人或高危风险者，病毒性肺炎进展至呼吸衰竭者，死亡率约 50%。

第 2 节　人感染高致病性禽流感

人感染高致病性禽流感（highly pathogenic avian influenza，HAPI）是由禽甲型流感病毒某些亚型中的一些毒株引起的高传染性、累及多系统、高死亡率的急性呼吸道传染病。患者常通过接触被病毒感染的禽类或者直接暴露于被病毒污染的环境而感染，出现高热、咳嗽、咳痰、呼吸困难等症状，重症患者可快速进展至 ARDS 甚至多器官功能衰竭。

【病毒学】

禽流感病毒属于正黏病毒科甲型流感病毒属，病毒结构与其他甲型流感病毒类似。根据对禽的致病性强弱可分为高致病性、低致病性、非致病性。部分禽流感病毒可造成人类感染，目前已证实可感染人的禽流感病毒包括 H5N1、H7N7、H7N9、H9N2 等，近年主要为 H7N9 禽流感病毒。

【流行病学】

1. 传染源　主要是感染或携带病毒的禽类，感染的哺乳动物或人类也可以成为传染源。

2. 传播途径　病毒可以通过呼吸道传播，也可以通过患者接触被污染的物品或水传播。已证明存在禽-人传播、环境-人传播，尚无持续性的人际间传播。

3. 人群易感性　人群普遍易感。有活禽接触史或到过禽类市场的人群为高危人群，特别是中老年人。

【致病机制】

唾液酸 α-2,3 型受体（主要分布于肺组织）和唾液酸 α-2,6 型受体（上呼吸道和肺组织都有分布）是甲型流感病毒的血凝素的结合位点，人流感病毒通常结合唾液酸 α-2,6 型受体，禽流感病毒通常结合唾液酸 α-2,3 型受体，H7N9 可以同时结合两种受体。病毒最主要的靶细胞为 II 型肺泡上皮细胞。病毒可在细胞内复制增殖导致细胞死亡，但其主要致病机制是刺激机体产生细胞因子风暴，在肺部造成弥漫性损伤与渗出性改变，后期导致肺部广泛的纤维化。细胞因子风暴也会导致全身性的炎症反应，可进展为 ARDS、休克和多器官功能衰竭。

【临床表现】

1. 潜伏期　一般小于 7 天，最长可达 14 天，在潜伏末期即可出现传染性。

2. 临床症状　急性起病，始发症状一般表现为流感样症状，体温多大于 39℃，热程 1 ～ 7 天不等。可伴有其他呼吸系统、消化系统、神经系统症状。病情严重程度根据亚型不同可有差异。轻症患者可仅表现为发热和上呼吸症状。重症患者病情进展迅速，出现呼吸困难、咳血痰等重症肺炎症状，且可快速进展至急性呼吸窘迫综合征（ARDS）、脓毒性休克和多器官功能衰竭，严重者可死亡。

3. 并发症　患者可出现 ARDS、胸腔积液、气胸等肺部并发症。其他系统并发症包括低白细胞血症、全血细胞减少、脓毒症、心肌炎、心力衰竭、肾衰竭、休克等多器官的损伤和衰竭。

【实验室检查】

1. 血常规　白细胞总数不变或降低，重症患者可出现白细胞、淋巴细胞、血小板减少。

2. 生化检查　C 反应蛋白，谷草转氨酶（又称天门冬氨酸氨基转移酶，AST）、谷丙转氨酶（又称丙氨酸氨基转移酶，ALT）、肌酸激酶、乳酸脱氢酶升高，部分患者可以出现蛋白尿，部分患者肌红蛋白升高。

3. 病原学与血清学检查　RT-PCR 可检测呼吸道标本（鼻咽分泌物、痰液、气管吸取物、支气管肺泡灌洗液）中的病毒核酸。使用免疫荧光法可检测呼吸道标本中的病毒核蛋白抗原和血凝素抗原。可以从呼吸道标本中分离出病毒。急性期和恢复期血清中的特异性抗体水平相较于发病早期升高 4 倍或者 4 倍以上。

4. 影像学检查　早期可见局部的实变影或者磨玻璃影，多局限于肺段或肺叶内。进展期可见实变影增大融合，累及多个肺段或肺叶。病变加重期出现 ARDS，表现为双肺的弥漫性实变。恢复期可见病灶吸收，部分患者肺部可见条索状阴影，为肺间质增生及纤维化。

【诊断和鉴别诊断】

在 10 天内到达过禽类市场或接触过禽类及其分泌物、排泄物，或密切接触过感染者，结合其临床表现及病原学和血清学检查可以做出诊断。

鉴别诊断：需要与普通流感、SARS 冠状病毒肺炎、军团杆菌肺炎、支原体肺炎、衣原体肺炎、传染性单核细胞增多症相鉴别，与上述疾病的鉴别主要依赖于病原学检测。

【治疗】

参考"流行性感冒"的治疗。隔离、对症治疗的同时，重症患者积极进行抗病毒、抗休克、抗继发感染、抗低氧血症及多器官衰竭，维持水、电解质平衡和微生态平衡的综合治疗。

【预后】

感染 H5N1、H7N9 患者的预后差，死亡率高，H5N1 病死率 60% 左右，H7N9 的病死率30% 左右。患者的预后也受到其年龄和基础疾病的影响。

第 3 节　SARS 冠状病毒肺炎

严重急性呼吸综合征（severe acute respiratory syndrome，SARS），我国又称传染性非典型肺炎（infectious atypical pneumonia，通俗称为"非典"），是由 SARS 冠状病毒（SARS coronavirus，SARS-CoV）引起的急性呼吸系统传染病。与其他引起普通感冒的冠状病毒（如229E、OC43）不同，SARS-CoV 感染可有严重呼吸系统症状，并可导致全球大流行。

本病是一种新发呼吸道传染病，最早于 2002 年底在我国广东省出现，起病较急，临床上以发热、头痛、肌肉酸痛等全身症状和干咳、胸闷、呼吸困难等呼吸道症状为主要表现，重症病例表现为明显的呼吸困难，并可迅速发展成为急性呼吸窘迫综合征（SARS），世界卫生组织将该疾病命名为 SARS，病原体称为 SARS-CoV。由 SARS-CoV 导致的急性呼吸道传染病也可称为 SARS 冠状病毒肺炎。2019 年底出现的 2019 冠状病毒疾病（Coronavirus Disease 2019，COVID-19）具有与 SARS 相似的临床表现，其病原体与 SARS-CoV 具有较高同源性，命名为SARS-CoV-2，我国称之为新型冠状病毒，由它引起的感染称为新型冠状病毒肺炎，后改为新型冠状病毒感染。新型冠状病毒感染引起的肺炎称为新型冠状病毒肺炎。

【病毒学】

SARS 冠状病毒是一种单股正链 RNA 病毒，基因组大小约 30 kb，属于冠状病毒科（*coronaviridae*）中的 β 冠状病毒属（*betacoronavirus*）。在 SARS-CoV 被发现之前，普遍认为冠状病毒感染大多导致普通感冒，很少出现下呼吸道等受累的严重表现。2003 年之后人们对冠状病毒的认识逐渐扩展，在蝙蝠中发现大量冠状病毒。目前认为蝙蝠是 SARS-CoV 祖先株的自然储存宿主，果子狸是中间宿主，SARS-CoV 在跨越种系屏障传染给人类后实现人际传播。

SARS-CoV 病毒颗粒为球形，有囊膜，表面分布有放射状排列的刺状突起，在电子显微镜下观察外观形似皇冠状。病毒受体为血管紧张素转化酶 2（angiotensin-converting enzyme 2, ACE2）。

【流行病学】

SARS 冠状病毒肺炎于 2002 年 11 月首先在我国广东省出现，2003 年 1 月底开始在广州流行，随后蔓延至全国及世界多地。2003 年的 SARS 流行波及全球 26 个国家，共有 8096 例确诊病例，死亡 774 例，有明显的家庭和医院聚集发病现象，确诊病例中 21% 为医务人员，疾病主要流行于人口密集的大城市。2003 年之后，除小规模实验室相关感染病例外，未再出现暴发流行。

患者是 SARS 的主要传染源，潜伏期传染性低或无传染性。飞沫传播是 SARS 的主要传播途径，其他传播方式包括气溶胶传播、直接传播等。有报道患者粪便中的病毒可污染建筑物的污水和排气系统，进而造成环境污染和局部流行。SARS-CoV 的传播性强，可出现"超级传播者"。人群普遍易感，发病者以青壮年居多，患者家庭成员和医务人员属高危人群。

【临床表现】

本病潜伏期 1～16 天，常为 3～5 天。起病急，以发热为首发症状，可伴头痛、关节肌肉酸痛、乏力等，可有干咳、胸闷。病情 10～14 天达到高峰，发热、乏力等感染中毒症状加重，并出现气促、呼吸困难，肺部实变体征加重，易发生呼吸道继发感染，少数患者出现 ARDS 危及生命。

轻型患者临床症状轻，病程短。重型患者病情重，进展快，易出现 ARDS。老年患者症状常不典型。

实验室检查：外周血象白细胞计数正常或下降，淋巴细胞计数绝对值常减少，疾病后期多恢复正常。胸部影像学可见肺部不同程度的片状、斑片状磨玻璃密度影，少数为实变影。病变早期阴影较小，胸部 X 线检查可能难以发现，需动态复查或行胸部 CT 检查。

【诊断与鉴别诊断】

SARS 是一种传染性疾病，大部分患者可以追踪到流行病学接触史。若患者在近 2 周内与 SARS 患者密切接触（共同生活、照顾 SARS 患者，或曾经接触患者的排泄物），或为 SARS 接触后群体发病者之一，可认为有流行病学史。

综合流行病学史、临床表现，配合 SARS-CoV 病原学检测阳性（包括 SARS-CoV 核酸检测、血清特异性抗体检测等），排除其他表现类似的疾病，可做出 SARS 的诊断。由于 2003 年流行期间病原学诊断的局限性，当时的诊断主要以临床诊断为主，在相当程度上属于排除性诊断。目前可以通过核酸检测、二代测序等方法诊断 SARS 冠状病毒肺炎，但在目前（非 SARS 流行期）解读 SARS-CoV 阳性病原学检验结果需要谨慎。

SARS 冠状病毒肺炎症状为非特异性，与其他社区获得性肺炎临床表现不易区分，主要依靠病原学鉴别。

【治疗与预防】

虽然距 SARS 流行已经过去二十年，但由于缺少后续临床病例进行临床研究，目前尚无证实有效的针对性抗病毒治疗。治疗方面以对症支持治疗和针对并发症治疗为主，可参考第 4 节"新型冠状病毒感染"相关内容。重症病例及时给予呼吸支持，合理使用糖皮质激素，加强营养支持和器官功能保护，注意水、电解质平衡，预防和治疗继发感染，及时处理合并症。目前尚无预防 SARS 冠状病毒肺炎的疫苗上市。

【预后】

大部分患者综合治疗后痊愈，少数进展至 ARDS 甚至死亡。我国患者病死率 6.6% 左右，全球患者病死率 9.6% 左右，高龄、患有其他基础疾病的患者预后较差。相当数量的 SARS 冠状病毒肺炎患者在出院后仍遗留有胸闷、气短和活动后呼吸困难等症状，重症患者尤为常见。少数重症病例出院后随访发现肺部不同程度纤维化。恢复期患者可出现骨质疏松和股骨头缺血坏死，主要发生于长期大剂量使用糖皮质激素的患者。

第 4 节　新型冠状病毒感染

2019 冠状病毒疾病（Coronavirus Disease 2019，COVID-19），我国称新型冠状病毒感染（新冠感染），曾称新型冠状病毒肺炎（新冠肺炎），是由 SARS 冠状病毒 2（severe acute respiratory syndrome coronavirus 2，SARS-CoV-2），我国称之为新型冠状病毒，引起的新发急性呼吸道传染病，是全球重大公共卫生事件。自 2019 年底首例 COVID-19 病例发现并报道以来，疫情迅速蔓延世界各地。2020 年 1 月 30 日，世界卫生组织（World Health Organization，WHO）宣布 COVID-19 疫情为"国际关注的突发公共卫生事件"（Public Health Emergency of International Concern）。2020 年 3 月 11 日，WHO 正式宣布 COVID-19 疫情为大流行（pandemic），持续逾 3 年，2023 年 5 月 5 日，WHO 宣布 COVID-19 疫情不再构成"国际关注的突发公共卫生事件"。

在我国于 2022 年 12 月 26 日，国家卫生健康委员会发布公告将新型冠状病毒肺炎更名为新型冠状病毒感染。经国务院批准，自 2023 年 1 月 8 日起，解除对新型冠状病毒感染采取的《中华人民共和国传染病防治法》规定的甲类传染病预防、控制措施；新型冠状病毒感染不再纳入《中华人民共和国国境卫生检疫法》规定的检疫传染病管理。

尽管新冠感染大流行已经结束，但其毒株仍不断变异，并在全球流行，俨然已经成为常见流行的呼吸道病毒。总结认识 COVID-19 的流行病学、临床特点、自然病程、诊疗进展，对今后应对突发重大呼吸道传染病具有积极借鉴意义。

【流行病学】

1. 传染源　主要是 SARS-CoV-2 感染的患者和无症状感染者，潜伏期 1～14 天，多为 5 天。可在症状出现前 24～48 h 传播病毒，成为潜在的传染源，症状期传染性最强。

2. 传播途径　经呼吸道飞沫和密切接触传播是主要的传播途径。接触病毒污染的物品也可造成感染，尤其是在冷链运输过程中以及在气温较低的时期。在相对封闭的环境中长时间暴露于高浓度气溶胶情况下存在经气溶胶传播的可能。由于在粪便、尿液中可分离到 SARS-CoV-2，应注意其对环境污染造成接触传播或气溶胶传播。

3. 易感人群　人群普遍易感，感染后可获得一定的免疫力，但持续时间尚不明确。青壮年患者一般病情较轻，常为自限性。而老年人及有基础疾病的患者病情较重，可发展为重型或危重型，预后较差，需要重点加强防护措施。

【病毒学与发病机制】

SARS-CoV-2 属于巢病毒目（*Nidovirales*），冠状病毒科（*Coronaviridae*），正冠状病毒亚科（*Orthocoronavirinae*），β 冠状病毒属（*Betacoronavirus*）。它是近 20 年以来，继 SARS 冠状病毒（SARS coronavirus，SARS-CoV）和中东呼吸综合征冠状病毒（Middle East respiratory syndrome coronavirus，MERS-CoV）之后，第三种能够引起人类严重疾病的冠状病毒，也是目前已知的第七种能够感染人类的冠状病毒。

SARS-CoV-2 有包膜，病毒体呈球形或椭圆形，直径 60 ~ 140 nm，刺突长 9 ~ 12 nm，为单股正链 RNA 病毒。核蛋白（N）包裹 RNA 基因组构成病毒的核衣壳，外面围绕着病毒包膜（E），病毒包膜包埋有基质蛋白（M）和刺突糖蛋白（S）。

目前认为，SARS-CoV-2 通过其表面的 S 蛋白与靶细胞表面的血管紧张素转化酶 2（angiotensin-converting enzyme 2，ACE2）结合，随后细胞表面的跨膜丝氨酸蛋白酶 2（transmembrane protease serine 2，TMPRSS2）切割 ACE2 并且活化 S 蛋白，促使病毒进入宿主细胞。ACE2 在人体肺、肠道等多种组织中表达，尤其是呼吸道上皮细胞。病毒进入细胞后，脱壳释放病毒 RNA，随后利用宿主细胞完成自身的复制并合成所必需的结构蛋白和非结构蛋白，在完成病毒体的组装后释放到细胞外，感染新的细胞。

除了病毒对宿主细胞的直接致病作用之外还通过与免疫系统相互作用，诱发过度的免疫反应造成损伤。尤其对于重型和危重型患者，病毒的清除出现障碍，免疫反应过度激活最终失控，伴随大量促炎细胞因子释放，形成细胞因子风暴。此时，在持续、强烈的炎症反应和病毒的攻击共同作用下，气血屏障的完整性受到严重损害，氧传递和氧弥散功能均出现障碍。

【病理改变】

1. 肺　肺呈不同程度的实变，实变区主要表现为弥漫性肺泡损伤和渗出性肺泡炎。肺泡腔内见浆液、纤维蛋白性渗出物及透明膜形成，渗出细胞主要为单核和巨噬细胞。肺泡隔可见充血、水肿，血管周围可见大量淋巴细胞浸润。可见肺血管炎、血栓形成和血栓栓塞。

2. 脾、肺门淋巴结和骨髓　脾缩小，可见贫血性梗死。白髓萎缩，淋巴细胞数量减少、部分细胞坏死；红髓充血、灶性出血，脾内巨噬细胞增生并可见吞噬现象。淋巴结中淋巴细胞数量较少，可见坏死。骨髓造血细胞或增生或数量减少，粒红比例增高。

3. 其他器官组织　食管、胃肠道、胆囊、肾等器官组织也可见不同程度病理改变。

【临床表现】

临床首发症状主要以呼吸道和全身症状为主，发热、干咳、乏力为主要表现。部分患者以嗅觉、味觉减退或丧失等为首发症状，少数患者伴有鼻塞、流涕、咽痛、结膜炎、肌痛和腹泻等症状。临床上将有症状的患者分为轻型、普通型、重型和危重型。

轻型患者可表现为低热、轻微乏力、嗅觉及味觉障碍等，无肺炎表现。少数患者在感染新型冠状病毒后可无明显临床症状。

重型和危重型患者多在发病 1 周后出现呼吸困难和（或）低氧血症，严重者可快速进展为急性呼吸窘迫综合征、感染中毒性休克、难以纠正的代谢性酸中毒，出凝血功能障碍及多器官功能衰竭等。极少数患者还可有中枢神经系统受累及肢端缺血性坏死等表现。值得注意的是重型、危重型患者病程中可为中低热，甚至无明显发热。

多数患者预后良好，少数患者病情危重，多见于老年人、有慢性基础疾病者、晚期妊娠和围产期女性、肥胖人群。儿童病例症状相对较轻，部分儿童及新生儿病例症状可不典型，表现为呕吐、腹泻等消化道症状或仅表现为反应差、呼吸急促。极少数儿童可有多系统炎症综合征（MIS-C），主要表现为发热伴皮疹、非化脓性结膜炎、黏膜炎症、低血压或休克、凝血功能障碍、急性消化道症状等。一旦发生，病情可在短期内急剧恶化。

【实验室及影像学检查】

1. 常规检查　发病早期外周血白细胞总数正常或减少，可见淋巴细胞计数减少，部分患者可出现肝酶、乳酸脱氢酶、肌酶、肌红蛋白、肌钙蛋白和铁蛋白增高。多数患者 C 反应蛋白（CRP）和红细胞沉降率（血沉）升高，降钙素原正常。重型、危重型患者可见 D- 二聚体升高、外周血淋巴细胞进行性减少，炎症因子升高。

2. 病原学检查　疑似新冠感染病例需要进行病原学检查进行确定诊断。

（1）抗原检测：胶体金法是新冠抗原检测的主要方法，可在 15 min 内获得检测结果，具有中度敏感性（50%～70%）及高度特异性（超过 90%），操作简便。但患者标本采集距离发病的时间、标本类型及标本质量均会影响抗原阳性率。

（2）核酸检测：逆转录聚合酶链反应（reverse transcription PCR，RT-PCR）/ 实时定量 PCR 的敏感度和特异度较高，4～6 h 出具结果。RT-PCR 检测痰液、鼻咽拭子、下呼吸道分泌物等标本 SARS-CoV-2 核酸阳性，是确诊患者新冠感染的首选方法。下一代测序技术（next-generation sequencing，NGS）分析出 SARS-CoV-2 病毒基因序列也有助于诊断。检测下呼吸道标本（痰或气道抽取物）更加准确，为提高检测阳性率，应规范采集标本，标本采集后尽快送检。

（3）血清学检查：血清 SARS-CoV-2 特异性 IgM 抗体阳性，提示近期感染，尤其是新冠核酸已经转阴的临床场景；急性期与恢复期双份血清 SARS-CoV-2 特异性 IgG 抗体升高 4 倍及以上，主要用于流行病学调查。不推荐临床单独使用抗体方法进行新冠感染诊断。

3. 影像学检查　在早期或轻症病例中，胸部 X 线检查可以是正常的。常见的 X 线异常表现是实变和磨玻璃影，多累及双肺，外周和下肺多见。胸部 CT 检查最常表现为磨玻璃影，伴或不伴实变，常为双侧、周围分布，下叶受累。

【诊断】

（一）疑似病例

有流行病学史中的任何 1 项，且符合临床表现中任意 2 项。无明确流行病学史者，符合临床表现中的 2 项，同时 SARS-CoV-2 特异性 IgM 抗体阳性；或符合临床表现中的 3 项：

1. 流行病学史

（1）发病前 14 天有 COVID-19 患者或 SARS-CoV-2 感染者接触史；

（2）发病前 14 天有 COVID-19 流行地区旅行史或居住史；

（3）发病前 14 天曾接触过 COVID-19 流行地区的发热或有呼吸道症状的患者。

2. 临床表现

（1）发热和（或）呼吸道症状、嗅觉 / 味觉异常或其他相关症状；

（2）具有 COVID-19 肺部影像学表现；

（3）发病早期白细胞总数正常或减少，淋巴细胞计数正常或减少。

（二）确诊病例

疑似病例同时具备以下任何 1 项：

（1）RT-PCR 检测痰液、鼻咽拭子、下呼吸道分泌物等标本 SARS-CoV-2 核酸阳性；

（2）病毒基因测序，与已知的 SARS-CoV-2 高度同源；

（3）血清 SARS-CoV-2 特异性 IgM 抗体阳性；

（4）急性期与恢复期双份血清 SARS-CoV-2 特异性 IgG 抗体升高 4 倍及以上。

【鉴别诊断】

COVID-19 主要需与流感病毒、腺病毒、呼吸道合胞病毒等其他已知病毒性肺炎及肺炎支原体感染鉴别，尤其是对疑似病例要尽可能采取包括快速抗原检测和多重 PCR 核酸检测等方法，对常见呼吸道病原体进行检测。

还需要与血管炎、皮肌炎和机化性肺炎等非感染性疾病鉴别。儿童患者出现皮疹、黏膜损害时，需与川崎病鉴别。

【治疗】

1. 一般治疗　按呼吸道传染病要求隔离治疗。保证充分能量和营养摄入，多饮水，注意水、电解质平衡。高热者可进行物理降温，应用解热药物。密切观察和监测生命体征，特别注意监测静息和活动后的指氧饱和度，尤其是老年基础疾病患者，需要及时给予有效氧疗措施。

2. 抗病毒治疗

（1）3CL 蛋白酶抑制剂：通过抑制新冠病毒主要蛋白酶 Mpro（也称为 3C- 样蛋白酶，3CLpro），阻止病毒多聚蛋白裂解，阻止病毒的复制。早期服用，可以快速和大幅度降低病毒载量、缩短新冠感染者病程和转阴时间、减少重症发生。这类药已经成为临床抗新冠病毒的首选药物，如①奈玛特韦片 / 利托那韦片组合包装，奈玛特韦是 Mpro 的拟肽类抑制剂，抑制 Mpro，阻止病毒复制；利托那韦是细胞色素 P450（CYP）3A4 抑制剂，抑制 CYP3A 介导的奈玛特韦代谢，升高奈玛特韦血药浓度，发挥协同作用。奈玛特韦 300 mg 与利托那韦 100 mg 同时服用，每 12 h 1 次，连续服用 5 天。②先诺特韦片 / 利托那韦片组合包装，先诺特韦片 375 mg 和利托那韦片 100mg 同时服用，每 12 h 1 次，连续服用 5 天。

（2）RdRp（RNA 依赖性 RNA 聚合酶）抑制剂：包括瑞德西韦（remdesivir）、莫诺拉韦（molnupiravir）及瑞米德韦（remdesivir-D5）。

先诺特韦和瑞米德韦都是中国自主研发的抗新冠病毒创新药，疗效和安全性都经严格的临床试验进行验证，已经成为我国主要的抗新冠病毒药物。

3. 免疫调节治疗　对于重型和危重型病例，酌情短期（不超过 10 日）使用糖皮质激素，地塞米松 5 mg/d 或甲泼尼龙 40 mg/d，避免长时间、大剂量使用糖皮质激素，以减少副作用。如果血 IL-6 水平明显升高者还可使用白细胞介素 6（IL-6）抑制剂，如托珠单抗。其他还有 JAK 抑制剂等。

4. 中医治疗　中医药在治疗 COVID-19 中发挥重要作用，广泛应用于轻型和普通型患者，取得了较好的效果。应遵循早期干预、辨证施治的原则，结合病情采取个体化治疗，建议在中医师的指导下实施治疗。

5. 重型、危重型病例的治疗　在上述治疗的基础上，应积极防治并发症，治疗基础疾病，预防继发感染，及时进行器官功能支持。

【预防】

1. 控制传染源　对确诊、疑似病例及时隔离治疗。

2. 切断传播途径　保持良好的个人及环境卫生，科学做好个人防护，保持室内通风良好，减少集会和活动。

3. 保护易感人群　接种新冠疫苗可以减少感染和发病，是降低重症和死亡发生率的有效手段，符合接种条件者应接种。

（曹　彬）

第4章

肺 炎

第1节 肺炎概论

肺炎（pneumonia）是危害人类健康的一种常见呼吸系统疾病。广义上的肺炎是指包括终末气道、肺泡和肺间质的炎症，可由病原微生物、理化因素、免疫损伤、过敏及药物等多种感染性和非感染性因素所致。我们通常所指的肺炎是指由病原微生物感染引起的肺实质炎症。临床上通常以发热、咳嗽、咳脓痰、咯血、胸痛和呼吸困难等为特征，胸部 X 线或 CT 检查显示肺内炎症浸润，下呼吸道分泌物病原学检查可能发现相应致病原。治疗主要基于抗微生物的化学治疗，依据病因及所感染微生物的不同而不同。

【病因与发病机制】

引起肺炎的致病原多种多样，儿童肺炎致病原以病毒性和非典型病原体为主，细菌性次之；成人社区获得性肺炎致病原以细菌和非典型病原体为主，病毒性肺炎亦不少见。尤其是在流感病毒、SARS、MERS、新型冠状病毒大流行期间，病毒流行区的绝大多数社区获得性肺炎需考虑由上述病毒所致。

正常呼吸道有抵御病原微生物感染的复杂免疫防御机制，但当病原体数量多、毒力强和（或）呼吸道局部和（或）全身免疫防御系统受损时，病原体可通过空气吸入、口咽部和人工气道污染分泌物误吸、血行播散、临近组织感染直接蔓延等方式侵入机体造成肺炎的发生。吸烟、酗酒、使用麻醉剂、使用免疫抑制剂和糖皮质激素、罹患影响免疫功能的全身性疾病如糖尿病及免疫缺陷病、肺局部解剖引流不畅等均是肺炎的易感因素。此外，长期使用广谱抗菌药物可导致敏感菌被杀灭，耐药菌富集生长，引起菌群失调，出现二重感染。

【肺炎分类】

肺炎可根据解剖部位、致病原、发病场所进行分类。

（一）根据解剖部位分类

1. 大叶性肺炎 病原体侵入肺泡后，经肺泡间孔（Cohn 孔）蔓延至邻近肺泡，最后直至整个肺段、肺叶，故病变常呈大叶或肺段分布，以叶间裂为界，边缘较清楚，通常不累及支气管。影像学表现为肺叶、肺段的实变影、渗出影，可见支气管充气征。

2. 小叶性肺炎 病原体侵入支气管后，引起支气管或终末细支气管、肺泡炎症。影像学表现为沿肺纹理分布的小片状或斑片阴影，密度不均匀，边缘密度浅而模糊，无实变征象，双下肺多见。

3. 间质性肺炎 病原体主要引起肺间质为主的炎症，分布于支气管管壁、肺泡壁及其支持组织。影像学上表现为间质纹理增粗，呈弥漫性分布的不规则网状、小结节状阴影。

（二）根据病原体分类

1. 细菌性肺炎 如肺炎链球菌、流感嗜血杆菌、卡他莫拉菌、金黄色葡萄球菌、肺炎克雷伯菌、铜绿假单胞菌等。结核分枝杆菌所致肺结核尽管广义上属于细菌性肺炎，但通常单独列出。

2. 病毒性肺炎   如流感病毒、副流感病毒、腺病毒、呼吸道合胞病毒、麻疹病毒、SARS-CoV、MERS-CoV、新型冠状病毒、巨细胞病毒、疱疹病毒等。

3. 非典型病原体肺炎   如支原体、衣原体、军团菌等。

4. 真菌性肺炎   如念珠菌、曲霉菌、隐球菌、肺孢子菌、接合菌等。

5. 其他病原体肺炎   如阿米巴原虫、立克次体、弓形体、寄生虫（肺包虫、肺吸虫、血吸虫、棘球绦虫）等。

常见病原体所致肺炎的症状、体征和影像学特征见表 2-4-1。

表 2-4-1   常见病原体所致肺炎的症状、体征和影像学特征

病原体	病史、症状和体征	X 线征象
肺炎链球菌	起病急，寒战、高热、咳铁锈色痰、胸痛、肺实变体征	肺叶或肺段实变，无空洞，可伴胸腔积液
金黄色葡萄球菌	起病急，寒战、高热、脓血痰、气急、毒血症症状、休克	肺叶或小叶浸润，早期空洞，脓胸，可见液气囊腔
肺炎克雷伯菌	起病急，寒战、高热、全身衰竭、咳砖红色胶冻状痰	肺叶或肺段实变，蜂窝状脓肿，叶间隙下坠
铜绿假单胞菌	毒血症症状明显，脓痰，可呈蓝绿色	弥漫性支气管炎，早期肺脓肿
大肠埃希菌	原有慢性病，发热、脓痰、呼吸困难	支气管肺炎，脓胸
流感嗜血杆菌	高热、呼吸困难、呼吸衰竭	支气管肺炎，肺叶实变，无空洞
厌氧菌	吸入病史，高热、腥臭痰、毒血症症状明显	支气管肺炎，脓胸，脓气胸，多发性肺脓肿
军团菌	高热、肌痛、相对缓脉	下叶斑片浸润，进展迅速，无空洞
支原体	起病缓，可小流行，乏力、肌痛、头痛	支气管肺炎或伴间质浸润，3～4 周叫自行消散
流感病毒	起病急，进展快，流感症状，重症可有呼吸困难、呼吸衰竭	轻症 X 线可无明显异常或仅表现为间质浸润、磨玻璃影，重症可见大片致密影如"白肺"
新型冠状病毒	起病可急可隐匿，有流行病学史，发热、干咳、咽痛、消化道等症状，重者可有呼吸困难、呼吸衰竭	轻症 X 线可无明显异常或仅表现为小斑片影、间质改变，肺外带明显，严重者可有肺实变，胸腔积液少见
念珠菌	慢性病史，畏寒、高热、黏痰	双下肺纹理增多，支气管肺炎或大片浸润，可有空洞
曲霉菌	条件致病，宿主免疫受抑制，发热、干咳或棕黄色痰、胸痛、咯血、喘息	靠近胸膜的结节或团块影，内有空洞；可见晕轮征和新月体征

（三）根据发病场所分类

肺炎通常起病急、进展快，不适当的初始治疗会导致治疗失败和预后不佳。根据感染病原体分类虽然是一种理想的分类，但快速精准的病原学诊断仍受到现有技术条件限制而实施困难。考虑到不同发病场所发生的肺炎，其致病原、临床特征及治疗和预后上差异较明显，此分类有利于指导经验性治疗。

1. 社区获得性肺炎（community acquired pneumonia，CAP）   是指在医院以外的社区感染的肺炎，多数为健康人感染，约 20% 患者需要住院治疗，1%～2% 的患者为重症肺炎，常合并基础疾病。最常见病原体有肺炎链球菌、流感嗜血杆菌、支原体、衣原体、呼吸道病毒（如甲、乙型流感病毒，腺病毒，呼吸道合胞病毒和副流感病毒）等。多数病原体对抗菌药物敏感。

2. 医院获得性肺炎（hospital acquired pneumonia，HAP）   是指入院 48 h 以后发生的肺炎，多数患者合并基础疾病，非免疫缺陷患者的 HAP 通常由细菌引起。我国 HAP 最常见病原

体有鲍曼不动杆菌、铜绿假单胞菌、肺炎克雷伯菌、大肠埃希菌、金黄色葡萄球菌等。这些细菌多为耐药菌，常对多种抗菌药物耐药。

【临床表现】

肺炎的症状可轻可重，取决于病原体数量、毒力及宿主状态。多数患者有发热，常见呼吸道症状为咳嗽、咳脓性痰或血痰、胸痛、气短等，严重者可有呼吸困难、呼吸窘迫。重症患者可有呼吸急促、鼻翼煽动和发绀等体征。早期肺部体征可无明显异常，随着疾病进展，可有肺实变体征如语颤增强或减弱、叩诊浊音、呼吸音减弱或支气管呼吸音、湿啰音等。

【实验室及影像学检查】

（一）实验室检查

1. 血细胞计数　细菌性肺炎外周血白细胞升高、中性粒细胞比例增加、核左移，部分患者白细胞可减少，年轻酗酒者罹患肺炎链球菌肺炎出现白细胞减少是预后不良的重要征兆。非典型病原体中支原体和衣原体所致肺炎白细胞升高不明显，军团菌肺炎中白细胞计数明显升高的比例亦低于肺炎链球菌肺炎。病毒性肺炎一般白细胞不增高、缺乏核左移，分类计数一般以淋巴细胞升高为主，重症患者可出现淋巴细胞计数下降。

2. C 反应蛋白（C-reactive protein，CRP）　是一种机体对感染或非感染性炎症刺激产生应答的急性期蛋白，由肝合成，常于疾病初发的 6 ~ 8 h 开始升高，24 ~ 48 h 达到高峰，升高幅度与感染或炎症严重程度呈正相关。细菌性肺炎患者大多是 CRP 超过 100 mg/L，有效抗菌治疗后 CRP 会有明显下降，持续高水平或继续升高则提示治疗失败或出现并发症。病毒性肺炎患者 CRP 升高且通常数值较低，但重症病毒性肺炎 CRP 亦可显著升高。

3. 降钙素原（procalcitonin，PCT）　无激素活性的降钙素前肽物质，对诊断细菌感染有相对较高的特异性。PCT 在细菌感染引起的全身性炎症反应早期（2 ~ 3 h）即可升高，感染后 12 ~ 24 h 达到高峰，PCT 水平与感染严重程度亦呈正相关。连续监测 PCT 水平可作为评估肺炎严重程度和预测预后的指标，并可指导抗菌药物治疗。

4. 血氧　血氧饱和度 / 动脉血氧分压（PaO_2）有助于评估肺炎病情严重程度，其中氧合指数（PaO_2/FiO_2）是肺炎严重程度的基本评价参数之一，对指导氧疗和评估预后有重要意义。

5. 血生化　血清电解质、肝肾功能、乳酸脱氢酶、肌酸激酶等对于肺炎的诊治与评估亦有重要价值。比如尿素氮是评价 CAP 严重程度的参数之一，低钠血症和低磷血症是军团菌肺炎诊断的重要参考。

6. 病原学检查　明确病原学对于肺炎的治疗有决定性的意义，但高达 40% ~ 50% 的肺炎不能明确相关病原体。传统的病原学诊断技术主要包括显微镜镜检、病原体培养和血清学检查。随着分子生物学技术的进步，尤其是宏基因组新一代测序技术（metagenomics next generation sequencing，mNGS）逐步用于临床，极大提高了检测灵敏度并缩短了检测时间。常见的诊断方法包括以下几个方面：

（1）痰液：应尽量在使用抗生素之前留痰，嘱患者先行漱口（通常清晨漱口 3 次），并指导或辅助患者深咳嗽，留取脓性痰送检，最后于 10 min 以内接种培养。通用的标准是直接涂片镜检每个低倍视野鳞状上皮细胞 < 10 个，白细胞 > 25 个，或鳞状上皮细胞：白细胞 < 1 : 2.5。痰涂片革兰氏染色可初步将细菌分类，一些特殊染色如抗酸染色、弱抗酸染色、六胺银染色等有助于发现如结核分枝杆菌、奴卡菌、肺孢子菌、隐球菌等特殊病原菌。痰定量培养有助于区别定植 / 污染菌和感染菌，一般细菌浓度 > 10^7 cfu/ml 则认为是致病菌，< 10^4 cfu/ml 通常考虑污染或定植菌。

（2）下呼吸道标本：经人工气道或纤维支气管镜吸引、防污染样本毛刷、支气管肺泡灌洗及环甲膜穿刺气管吸引、胸壁穿刺肺组织活检直接获取下呼吸道标本，受口咽部细菌污染的机会较咳痰少，有助于提高诊断效率。经人工气道或纤维支气管镜吸引时细菌浓度 $\geq 10^5$ cfu/ml，可认为是致病菌，低于此浓度多为污染菌；防污染样本毛刷取样时细菌浓度 $\geq 10^3$ cfu/ml，可认为是致病菌；支气管肺泡灌洗液（bronchoalveolar lavage fluid，BALF）细菌浓度 $\geq 10^4$ cfu/ml，防污染支气管肺泡（BAL）标本细菌浓度 $\geq 10^3$ cfu/ml 可认为是致病菌。胸壁穿刺肺组织活检属于创伤性检查，可引起出血、气胸，甚至导致感染播散引发脓胸，不作为常规检查应用。

（3）胸液和血培养：约 30% 肺炎患者可出现菌血症，10% 可出现胸液，血液和胸液培养虽然阳性率不高，但属于无污染体液标本，特异性高。

（4）免疫学检查：通过查找病原的抗原、抗体来确定病原学诊断。抗原在感染早期即可检出，比如军团菌和肺炎链球菌尿液抗原检测。抗体检测已用于一些病原的辅助诊断，如非典型病原体、某些病毒感染等。IgM 抗体通常在感染后 7～10 天达到高峰，IgG 抗体通常在感染后 4～6 周才达到高峰，急性期和恢复期之间抗体滴度增高 4 倍可诊断，故在急性期抗体诊断价值有限，多适用于回顾性诊断和流行病学调查。

（5）分子生物学技术：是通过直接检测病原的 DNA 或通过 PCR 技术将病原体 DNA 片段或 RNA 片段逆转录后的 DNA 片段进行扩增后检测的技术方法，目前应用较多的包括：多重聚合酶链式反应（polymerase chain reaction，PCR）、实时定量 PCR（real-time PCR）、实时定量环介导等温扩增（real-time loop-primer mediated isothermal amplification，LAMP）和 mNGS 等。此外基质辅助激光解吸 / 电离飞行时间质谱分析（matrix-assisted laser desorption/ionization time-of-flight mass spectrometry，MALDI-TOF-MS）可通过检测细菌核糖体蛋白进行微生物鉴定。这些分子生物学诊断技术有快速、敏感的特点，弥补了培养和血清学的不足。

（二）影像学检查

胸部 X 线是诊断肺炎最常用的影像学检查手段，肺炎患者 X 线可表现为肺野内新出现斑片状浸润影、叶 / 段实变影、磨玻璃影或间质性改变，伴或不伴胸腔积液。X 线上病变范围是病情严重程度评价的重要参考指标，结合疾病临床特点有助于缩小病因的鉴别诊断范围。胸部 CT 发现胸部影像学异常的敏感性要高于 X 线，对于发现隐匿病变和鉴别诊断有重要意义。胸部超声可探测胸腔积液和贴近胸壁的肺实质病灶，并可指导胸腔穿刺抽液和活检。

【诊断及鉴别诊断】

根据患者出现发热、咳嗽、咳痰、胸痛等症状，查体可有肺实变体征、湿啰音，胸部影像学提示存在肺浸润影可进行诊断，同时需与其他类似肺炎的疾病相鉴别：

1. 肺结核 多存在结核全身中毒症状，如午后低热、盗汗、体重下降、失眠、心悸等，病程较长，患者一般没有明显的高热、咳嗽、咳脓痰症状，痰涂片抗酸染色可呈阳性。继发性肺结核好发于通气良好的上叶尖后段和下叶背段，可形成空洞或肺内播散灶。一般抗菌治疗效果不佳。

2. 肺癌 肺癌并发阻塞性肺炎或肺炎型肺癌的表现可以非常类似普通肺炎，对年龄大、有吸烟史，有肺不张、肺门和纵隔淋巴结肿大或炎症反复在同一部位出现或消退缓慢者应警惕肺癌的可能。必要时需完善气管镜取病理活检、痰液脱落细胞学等检查，以避免延误诊断。

3. 肺栓塞 常有发生深静脉血栓和肺栓塞的高危因素和诱因，如手术、创伤、恶性肿瘤、心肺疾病、血栓性静脉炎等，主要表现为呼吸困难，可有胸痛、咯血，部分患者可出现发热、晕厥，查体可有心动过速、肺动脉瓣第二心音亢进、血压下降，典型心电图可呈 $S_1Q_{III}T_{III}$，新发右束支传导阻滞、顺钟向转位、右心室肥厚表现。D- 二聚体（D-dimer）多有明显升高；下肢静脉超声可发现深静脉血栓形成；超声心动图提示肺动脉高压、右心室受累表现，甚至可以发现肺动脉主干血栓。确诊有赖于 CT 肺动脉造影（CTPA）、肺通气 / 灌注扫描、肺动脉造影。

4. 非感染性肺部浸润 如肺血管炎、间质性肺炎、肺水肿、药物相关肺损伤、过敏性肺炎及其他理化因素导致的肺损伤也可出现类似肺炎的表现，需仔细鉴别。

【治疗原则】

（一）对症及支持治疗

应注意休息，避免劳累。加强营养，注意水、电解质平衡。发热过高可考虑降温治疗，一般体温超过 38.5℃，可采用药物或物理降温。对于咳嗽严重，而痰量不多者，可口服复方甘草片、苯丙哌林、美沙芬、可待因等镇咳药物。如果痰液稠厚难以咳出，应进行雾化吸入或加用氨溴索等化痰药物。对于累及胸膜造成胸膜性胸痛的患者，可适当加用止痛药物。有缺氧者应进行氧疗。

（二）抗感染治疗

抗感染治疗是目前治疗肺炎的主要手段，由于病原学诊断从标本采集到确定诊断需要一定时间，而且诊断的敏感性和特异性不高，故不应为等待病原学确诊而贻误治疗时机。肺炎经验性的治疗需要结合个体感染某种病原体的危险因素、临床与影像学特征及当时当地的肺炎病原谱流行病学资料综合评估，选取合理的经验性抗感染治疗策略。通常需治疗 48～72 h 后对病情进行评价，根据治疗反应和病原学检查结果确定下一步处理。明确病原学诊断后，若初始治疗已经覆盖，可继续原来方案，若初始治疗方案明显不足或治疗无反应，则应根据病原学诊断结果和药敏测试结果重新制订治疗方案。抗菌药物使用除关注抗菌活性、抗菌谱外，尚需考虑其药动学和药效学参数、不良反应、药物经济学评价等。

【并发症及其处理】

1. 胸膜炎　大约 30% 的肺炎患者会出现胸腔积液。胸液性质可以是无菌的，称为单纯性肺炎旁胸腔积液，但是大约有 5% 的肺炎可以出现脓胸，即复杂性肺炎旁胸腔积液，白细胞计数大于 $10×10^9$/L，胸液培养可发现细菌。对于出现胸液的肺炎，均应尽可能抽取胸液进行检查。其一，进行胸液常规检查，确定胸液的性质是复杂性还是单纯性肺炎旁胸腔积液，以决定下一步的治疗。其二，可抽液进行病原学检查，以判断肺炎的病原种类。其三，如果胸液较多，或为复杂性肺炎旁胸腔积液时，应积极抽液并可局部用药。

2. 肺脓肿　严重肺炎时可由于细菌产生多种毒素的作用造成炎症部位发生坏死，引起肺脓肿。主要见于厌氧菌、金黄色葡萄球菌、肺炎克雷伯菌等病原菌，除进行抗菌药物治疗外，应进行局部治疗，参见肺脓肿章节。

3. 机化性肺炎或延迟消散　在老年人可以出现肺炎吸收缓慢，留有纤维条索影。

4. 心包炎　罕见，大量可造成心脏压塞。应积极抽液治疗。

5. 心肌炎　由于细菌毒素作用，或病毒直接侵犯心脏，或严重全身炎症反应，患者可以出现心肌的损害，导致心肌酶升高，出现心脏扩大、心动过速、奔马律、心律失常，甚至出现心力衰竭。应针对这些心脏并发症进行相应治疗。

6. 血行播散或败血症　对于病原体毒力强，或免疫功能低下的患者可以出现感染的血行播散。

7. 感染中毒性休克　由于细菌毒素作用，可出现休克。临床表现为末梢循环差、发绀、酸中毒、低血压，休克可导致其他脏器的功能障碍，甚至死亡。感染中毒性休克治疗原则包括积极抗感染治疗、补充血容量，密切注意末梢循环、血压、心率、尿量，必要时应进行血流动力学监测，可使用血管活性药。如果病情重，全身中毒症状明显可使用肾上腺糖皮质激素。此外应维持水、电解质平衡，纠正酸中毒，并防治心、肺、肾功能不全及弥散性血管内凝血（DIC）等继发损害。

8. 呼吸衰竭　病变范围广或发生急性呼吸窘迫综合征，可出现呼吸衰竭，多为 Ⅰ 型呼吸衰竭。应积极进行氧疗，严重者应及时给予机械通气治疗。

第 2 节　社区获得性肺炎

社区获得性肺炎（community acquired pneumonia，CAP）亦称院外肺炎，是指在社区环境中感染病原微生物后发生的肺实质炎症，包括具有明确潜伏期的病原体感染、因其他原因住院后于潜伏期内发病的肺炎。

【流行病学】

CAP 是威胁人类健康的重要疾病，欧洲及北美国家成人 CAP 的发病率为 5 ～ 11/1000 人·年，随着年龄增加而逐渐升高。日本的研究结果显示：15 ～ 64、65 ～ 74 及 ≥ 75 岁 CAP 的发病率分别为 3.4/1000 人·年、10.7/1000 人·年、42.9/1000 人·年。我国尚缺乏可靠的 CAP 流行病学资料，据估计每年罹患 CAP 者可达 250 万，超 12 万人死于 CAP。

【病原学】

细菌、真菌、非典型病原体、病毒和寄生虫均可引起 CAP。不同国家、地区之间 CAP 致病原的组成和耐药特性存在着明显差异，且随时间的推移而发生变迁。我国多项成人 CAP 流行病学调查结果显示：肺炎链球菌和肺炎支原体是我国成人 CAP 的重要致病原，其他常见病原体包括流感嗜血杆菌、肺炎衣原体、肺炎克雷伯菌、金黄色葡萄球菌、嗜肺军团杆菌；铜绿假单胞菌、鲍曼不动杆菌少见。特殊人群如高龄或存在基础疾病（如充血性心力衰竭、心脑血管疾病、慢性呼吸系统疾病、肾衰竭、糖尿病等）的患者，肺炎克雷伯菌及大肠埃希菌等革兰氏阴性菌则更加常见。病毒也是社区获得性肺炎的重要病原体，主要为甲型或乙型流感病毒、新型冠状病毒、呼吸道合胞病毒、腺病毒等。随着病毒检测技术的发展与应用，成人 CAP 中病毒检出率呈增加趋势，病毒检测阳性患者中相当比例可合并细菌或非典型病原体感染。

抗菌药物使用的日益普遍和增多，使细菌耐药逐渐增加，主要表现在肺炎链球菌对青霉素、大环内酯类等过去敏感药物的耐药率明显增加，流感嗜血杆菌、卡他莫拉菌等产 β- 内酰胺酶的比率也逐渐增多，我国肺炎支原体对大环内酯类药物的耐药率较高，但仍对多西环素或米诺环素、喹诺酮类抗菌药物敏感。

【诊断与治疗】

（一）诊断标准与病情严重程度的评价

1. 社区获得性肺炎的主要诊断标准如下：

（1）社区发病。

（2）有肺炎相关临床表现：①新近出现的咳嗽、咳痰或原有呼吸道疾病症状加重，伴或不伴脓痰、胸痛、呼吸困难及咯血；②发热；③肺实变体征和（或）闻及湿啰音；④外周血白细胞 > $10×10^9$/L 或 < $4×10^9$/L，伴或不伴细胞核左移。

（3）胸部影像学检查显示新出现的斑片状浸润影、叶或段实变影、磨玻璃影或间质性改变，伴或不伴胸腔积液。

符合（1）、（2）及（3）中任何 1 项，并除外肺结核、肺部肿瘤、非感染性肺间质性疾病、肺水肿、肺不张、肺栓塞、肺嗜酸性粒细胞浸润症及肺血管炎等后，可建立临床诊断。

2. CAP 严重程度评估　目前多数指南主张对 CAP 的病情进行评价后来确定治疗的地点，并评估预后。评估的内容包括年龄、一般状态、基础疾病、体格检查、动脉血气、血液生化检查、影像学检查等。目前最常使用的是 CURB-65 评分体系，敏感度高，易于临床操作。如果临床评分为 0 分，其 30 天的病死率仅为 0.7%；如果为 4 分或 5 分，则 30 天的病死率可增加至 40% ～ 57%。CURB-65 评分具体方法见表 2-4-2。如果 CAP 患者就诊时，CURB-65 评分为 0 ～ 1，原则上可以在门诊治疗；如果评分 = 2，建议住院治疗或在严格随访下院外治疗；如果评分 3 ～ 5 分，应住院治疗。若患者存在肺炎的并发症，基础疾病发作，不能口服药物治疗，或多个评分指标处于临界状态，也可住院治疗。我国指南推荐的重症肺炎诊断标准见表 2-4-3。重症肺炎需密切观察，积极救治，有条件时收住重症监护病房（ICU）治疗。

表 2-4-2 **CURB-65 评分**

神志障碍（confusion）：基于特定的智力测验或人物、空间或时间定向力障碍
尿毒症（uremia）：尿素氮（BUN）水平 > 7 mmol/L（20 mg/dl）
呼吸频率（respiratory rate）：≥ 30 次 / 分
血压（blood pressure）：低血压——收缩压 < 90 mmHg 或舒张压 ≤ 60 mmHg
年龄（age）：≥ 65 岁

每满足一项加 1 分

表 2-4-3 **重症肺炎的诊断标准**

主要标准
需要气管插管行机械通气治疗
感染中毒性休克经积极液体复苏后仍需使用血管活性药物
次要标准
呼吸频率≥ 30 次 / 分
氧合指数（PaO_2/FiO_2）≤ 250 mmHg（1 mmHg = 0.133 kPa）
多肺叶浸润阴影
意识障碍和（或）定向力异常
血尿素氮≥ 7.14 mmol/L
收缩压 < 90 mmHg 需进行积极液体复苏

符合 1 项主要标准或≥ 3 项次要标准可诊断为重症肺炎

（二）病原学检查

1. 门诊治疗的轻症患者不必常规进行病原学检查，但当初始经验性治疗失败或无效时则应进行病原学检查。

2. 住院 CAP 患者通常需要进行病原学检查，病原学检查项目的选择应综合考虑患者的年龄、基础疾病、免疫状态、临床特点、病情严重程度以及先期的抗感染治疗情况等。

（1）通常应同时进行常规血培养和呼吸道痰标本的病原学检查，最好在使用抗菌药物治疗前。

（2）合并胸腔积液并能够进行穿刺者，尤其是与肺部感染病灶同侧的胸腔积液，可进行诊断性胸腔穿刺抽液行病原学等检查。

（3）经验性治疗无效、怀疑特殊病原体感染的 CAP 患者，采用常规方法获得的呼吸道标本无法明确致病原时，可经支气管镜留取下呼吸道标本［包括气管内吸入物（endotracheal aspirate，ETA）、BALF、防污染样本毛刷（PSB）等］或通过经皮肺穿刺活检留取肺组织标本进行病原学检查。

（4）接受机械通气治疗的患者，可常规经支气管镜留取下呼吸道标本，如 ETA、BALF、PSB 取样等，进行病原学检查。

（5）积极抗感染治疗后病情无好转，需要与非感染性肺部病变（如肿瘤、血管炎、间质病等）鉴别诊断者，可进行病原学检查。

（三）抗感染治疗与评估

对于社区获得性肺炎应及早开始抗感染治疗，可以显著降低病死率。在确立 CAP 临床诊断并安排合理病原学检查及标本采样后，需要根据患者年龄、基础疾病、临床特点、实验室及影像学检查、疾病严重程度、肝肾功能、既往用药和药物敏感性情况分析最有可能的病原并评估耐药风险，选择恰当的抗感染药物和给药方案。我国指南对于 CAP 经验性治疗的建议见表 2-3-4。

开始抗感染治疗后，一定要对疗效进行观察，开始治疗 48 ～ 72 h 后应对病情进行评估，包括呼吸道及全身症状、体征及常规实验室检查，包括血常规、血生化、动脉血气、C 反应蛋白、降钙素原等指标。如果患者体温下降、呼吸道症状有改善、C 反应蛋白和降钙素原下降、

表 2-3-4　中华医学会呼吸病学分会建议的 CAP 治疗方案

不同人群	常见病原体	抗感染药物选择
门诊治疗（推荐口服给药）		
无基础疾病青壮年	肺炎链球菌、肺炎支原体、流感嗜血杆菌、肺炎衣原体、流感病毒、腺病毒、卡他莫拉菌	①氨基青霉素、青霉素类/酶抑制剂复合物；②一代、二代头孢菌素；③多西环素或米诺环素；④呼吸喹诺酮类；⑤大环内酯类
有基础疾病或老年人（年龄≥65岁）	肺炎链球菌、流感嗜血杆菌、肺炎克雷伯菌等肠杆菌科菌、肺炎衣原体、流感病毒、呼吸道合胞病毒、卡他莫拉菌	①青霉素类/酶抑制剂复合物；②二代、三代头孢菌素（口服）；③呼吸喹诺酮类；④青霉素类/酶抑制剂复合物、二代头孢菌素、三代头孢菌素联合多西环素、米诺环素或大环内酯类
需入院治疗、但不必收住 ICU（可选择静脉或口服给药）		
无基础疾病青壮年	肺炎链球菌、流感嗜血杆菌、卡他莫拉菌、金黄色葡萄球菌、肺炎支原体、肺炎衣原体、流感病毒、腺病毒、其他呼吸道病毒	①青霉素 G、氨基青霉素、青霉素类/酶抑制剂复合物；②二代、三代头孢菌素、头霉素类、氧头孢烯类；③上述药物联合多西环素、米诺环素或大环内酯类；④呼吸喹诺酮类；⑤大环内酯类
有基础疾病或老年人（≥65岁）	肺炎链球菌、流感嗜血杆菌、肺炎克雷伯菌等肠杆菌科菌、流感病毒、呼吸道合胞病毒、卡他莫拉菌、厌氧菌、军团菌	①青霉素类/酶抑制剂复合物；②三代头孢菌素或其酶抑制剂复合物、头霉素类、氧头孢烯类、厄他培南等碳青霉烯类；③上述药物单用或联合大环内酯类；④呼吸喹诺酮类
需入住 ICU（推荐静脉给药）		
无基础疾病青壮年	肺炎链球菌、金黄色葡萄球菌、流感病毒、腺病毒、军团菌	①青霉素类/酶抑制剂复合物、三代头孢菌素、头霉素类、氧头孢烯类、厄他培南联合大环内酯类；②呼吸喹诺酮类
有基础疾病或老年人（年龄≥65岁）	肺炎链球菌、军团菌、肺炎克雷伯菌等肠杆菌科菌、金黄色葡萄球菌、厌氧菌、流感病毒、呼吸道合胞病毒	①青霉素类/酶抑制剂复合物、三代头孢菌素或其酶抑制剂的复合物、厄他培南等碳青霉烯类联合大环内酯类；②青霉素类/酶抑制剂复合物、三代头孢菌素或其酶抑制剂复合物、厄他培南等碳青霉烯类联合呼吸喹诺酮类
有铜绿假单胞菌感染危险因素的 CAP，需住院或入住 ICU（推荐静脉给药）	铜绿假单胞菌、肺炎链球菌、军团菌、肺炎克雷伯菌等肠杆菌、金黄色葡萄球菌、厌氧菌、流感病毒、呼吸道合胞病毒	①具有抗假单胞菌活性的 β-内酰胺类；②有抗假单胞菌活性的喹诺酮类；③具有抗假单胞菌活性的 β-内酰胺类联合有抗假单胞菌活性的喹诺酮类或氨基糖苷类；④具有抗假单胞菌活性的 β-内酰胺类、氨基糖苷类、喹诺酮类三药联合

白细胞恢复提示治疗有效，临床症状明显改善的患者不推荐常规复查胸部影像学检查；症状或体征持续存在或恶化时，应复查胸部 X 线或胸部 CT 确定肺部病灶变化。初始治疗有效的定义：经治疗后达到临床稳定，可以认定为初始治疗有效。临床稳定标准需符合下列所有 5 项指标：①体温≤37.8℃；②心率≤100 次/分；③呼吸频率≤24 次/分；④收缩压≥90 mmHg；⑤氧饱和度≥90%（或者动脉氧分压≥60 mmHg，呼吸空气条件下）。

　　经初始治疗后症状明显改善者可继续原有抗感染药物治疗，对达到临床稳定且能接受口服药物治疗的患者，改用同类或抗菌谱相近、对致病菌敏感的口服制剂进行序贯治疗。抗感染治疗一般可于热退 2～3 天且主要呼吸道症状明显改善后停药，但疗程应视病情严重程度、缓解速度、并发症以及不同病原体而异，不必以肺部阴影吸收程度作为停用抗菌药物的指征。通常轻、中度 CAP 患者疗程 5～7 天，重症以及伴有肺外并发症患者可适当延长抗感染疗程。非典型病原体治疗反应较慢者疗程延长至 10～14 天。金黄色葡萄球菌、铜绿假单胞菌、克雷伯菌属或厌氧菌等容易导致肺组织坏死，抗菌药物疗程可延长至 14～21 天。

　　患者诊断明确，经有效治疗后病情明显好转，体温正常超过 24 h 且满足临床稳定的其他 4 项指标，无需要进一步处理的并发症及精神障碍等情况时，可以考虑出院。

　　若抗感染治疗后临床症状改善不明显，甚至出现病情恶化，则此时考虑为初始治疗失败。临床上主要包括两种形式：①进展性肺炎：在入院 72 h 内进展为急性呼吸衰竭需要机械通气支持或脓毒性休克需要血管活性药物治疗；②对治疗无反应：初始治疗 72 h，患者不能达到临床稳定标准。初始治疗失败需考虑是否出现局部或全身并发症，如肺炎旁积液、脓胸、肺脓肿、ARDS、静脉炎、败血症及转移性脓肿是初始治疗失败的危险因素，其余要考虑初始治疗未覆盖的非细菌性微生物或耐药菌感染以及非感染性疾病，包括肿瘤、肺出血、肺水肿、机化性肺炎、嗜酸性粒细胞性肺炎、药物诱发肺浸润、血管炎等可能。

在积极抗感染治疗的同时应积极对症治疗和处理相关并发症，如重症患者补液、保持水电解质平衡、营养支持以及物理治疗等辅助治疗对 CAP 患者也是必要的。合并低血压的 CAP 患者早期液体复苏是降低严重 CAP 病死率的重要措施。对于低氧血症和呼吸衰竭的患者，氧疗和辅助通气也是改善预后的重要治疗手段。此外，雾化、体位引流、胸部物理治疗等也被用于 CAP 的治疗。重症 CAP 的辅助药物还包括糖皮质激素、静脉注射丙种球蛋白、他汀类药物，但到目前为止无确切证据证明其有效性。

【预防】

社区获得性肺炎发病率高，应积极预防。戒烟、避免酗酒、保证充足营养、保持口腔健康，有助于预防肺炎的发生。保持良好手卫生习惯，有咳嗽、打喷嚏等呼吸道症状时戴口罩或用纸巾、肘部衣物遮挡口鼻有助于减少呼吸道感染病原体播散。接种肺炎链球菌疫苗和（或）流感疫苗可减少罹患肺炎的风险，降低老年患者病死率。年龄≥65 岁老年人或年龄<65 岁但长期居住于养老机构或伴有慢性肺部疾病、慢性心血管疾病、糖尿病等影响免疫功能的基础疾病者，建议接种肺炎链球菌疫苗。流感疫苗可预防流感发生或减轻流感相关症状，接种适用人群较肺炎链球菌疫苗更加广泛。

第 3 节　医院获得性肺炎

医院获得性肺炎（hospital acquired pneumonia，HAP）是指患者入院时不存在，也不处于潜伏期，入院 48 h 或 48 h 后在医院内发生的肺炎。其中以呼吸机相关性肺炎（ventilator-associated pneumonia，VAP）最为常见，是指建立人工气道（气管插管 / 切开）和接受机械通气 48 h 后发生的肺炎，机械通气撤机、拔管后 48 h 内出现的肺炎也属于 VAP 范畴。

【流行病学】

HAP/VAP 属于医院获得性感染，国内外研究结果均显示，包括 HAP/VAP 在内的下呼吸道感染居医院获得性感染构成比之首。中国 13 家大型教学医院的 HAP 临床调查结果显示，在呼吸科病房与呼吸重症监护病房（respiratory intensive care unit，RICU）中 HAP 的平均发生率为 1.4%，其中 RICU 为 15.3%，普通病房为 0.9%。国外大规模的研究结果显示，ICU 中 VAP 的发病率为 2.5%～40.0%，或为（1.3～20.2）/1000 机械通气天数；我国一项调查结果显示，46 所医院的 17 358 例 ICU 住院患者，插管总天数为 91 448 天，VAP 的发病率为 8.9/1000 机械通气天数。发生 HAP 会延长患者住院时间，增加医疗费用和病死率。我国流行病学调查显示，HAP 平均全因死亡率为 22.3%，其中 VAP 为 34.5%。VAP 的病死率与高龄、合并糖尿病或慢性阻塞性肺疾病、感染性休克及高耐药病原菌感染等相关，有研究报道，若发生多重耐药菌感染，VAP 归因病死率可高达 38.9%～60.0%。

【危险因素与发病机制】

发生 HAP/VAP 的危险因素涉及各个方面，可分为宿主自身和医疗环境两大类因素，主要危险因素见表 2-4-5。HAP 的发生必须是宿主与微生物之间的平衡被打破，向有利于细菌定植和向下呼吸道侵袭的方向发展。HAP/VAP 感染的途径包括医疗器械和周围环境（水、空气、

表 2-4-5　HAP/VAP 发生的危险因素

分类	危险因素
宿主自身因素	高龄 误吸 基础疾病（慢性肺部疾病、糖尿病、恶性肿瘤、心功能不全等） 免疫功能受损 意识障碍、精神状态失常 颅脑等严重创伤 电解质紊乱、贫血、营养不良或低蛋白血症 长期卧床、肥胖、吸烟、酗酒等
医疗环境因素	ICU 滞留时间、有创机械通气时间 侵袭性操作，特别是呼吸道侵袭性操作 应用提高胃液 pH 值的药物（H_2 受体阻滞剂、质子泵抑制剂） 应用镇静剂、麻醉药物 头颈部、胸部或上腹部手术 留置胃管 平卧位 交叉感染（呼吸器械及手污染）

仪器），并且病原微生物可以在医护人员与患者之间传播。患者基础疾病的严重程度、手术、接受过抗生素和其他药物、气管插管及镇痛镇静等与 HAP/VAP 的发病有关。口咽部定植菌或气管插管球囊上方积聚的细菌通过会厌或气管插管进入下呼吸道，为内源性致病微生物导致感染的主要途径。吸入含致病微生物的气溶胶或凝胶微粒是导致院内感染暴发的重要原因。此外，HAP/VAP 也有其他感染途径，如感染病原体经血行途经播散至肺部、邻近组织直接播散或污染器械操作直接感染等。

HAP/VAP 可自局部感染逐步发展到脓毒症，甚至感染性休克。其主要机制是致病微生物进入血液引起机体失控的炎症反应，导致多器官功能障碍，除呼吸系统外，尚可累及循环、泌尿、神经和凝血系统，导致代谢异常等。

【病原学】

在非免疫缺陷患者中，HAP/VAP 通常由细菌感染引起，可能为多种细菌的混合感染，由真菌和病毒引起的感染少见。常见病原菌的分布及其耐药性特点随地区、医院等级、患者人群及暴露于抗菌药物的情况不同而异，并且随时间而改变。我国 HAP/VAP 常见的病原菌包括鲍曼不动杆菌、铜绿假单胞菌、肺炎克雷伯菌、金黄色葡萄球菌及大肠埃希菌等，其中鲍曼不动杆菌最常见，占 16.2% ～ 35.8%；铜绿假单胞菌占 16.9% ～ 22.0%，金黄色葡萄球菌占 8.9% ～ 16.0%，肺炎克雷伯菌占 8.3% ～ 15.4%。没有插管的住院患者由于误吸可以引起厌氧菌 HAP，但是 VAP 中厌氧菌少见。

细菌耐药给 HAP/VAP 的治疗带来了严峻挑战。导致 HAP/VAP 的多重耐药菌（multidrug resistant，MDR）病原菌的种类受到多种因素的影响，比如：就诊住院的医疗机构、有无基础病、是否接受过抗生素治疗、是外科患者还是内科患者；另外，MDR 还随着时间而改变。因此要了解 MDR，强调当地实时的、动态的监测非常重要。中国 HAP/VAP 常见的 MDR 包括碳青霉烯类耐药的鲍曼不动杆菌（CR-AB）、碳青霉烯类耐药的铜绿假单胞菌（CR-PA）、产超广谱 β - 内酰胺酶（ESBL）的肠杆菌科细菌、甲氧西林耐药的金黄色葡萄球菌（MRSA）及碳青霉烯类耐药的肠杆菌科细菌（CRE）等。

【临床表现】

1. 临床症状　HAP/VAP 多急性起病，发热、咳嗽、咳脓性痰为常见症状。部分患者机体反应弱、咳嗽无力，甚至没有咳嗽，有的仅表现为精神不振或呼吸频率增加。机械通气患者常表现为氧合下降或需要增大吸氧浓度。重症 HAP/VAP 可并发急性肺损伤或 ARDS、急性心力衰竭、肺栓塞、DIC 等。

2. 体征　查体可有肺部湿啰音甚至肺实变体征，包括叩诊浊音、语音震颤和语音共振增强、支气管呼吸音，视病变范围和类型而定。

【实验室和影像学检查】

外周血白细胞总数一般 ≥ $10×10^9$/L，中性粒细胞百分比 ≥ 80%，但是白细胞计数正常不能排除 HAP/VAP；降钙素原、C 反应蛋白可以作为辅助诊断手段。动脉血气分析显示患者有不同程度的低氧血症，重症患者氧合指数（PaO_2/FiO_2）低于 200 mmHg。胸部 X 线可呈现新的或进展性肺部浸润和实变，严重者可出现组织坏死、脓腔形成，可以合并胸腔积液。因为引起 HAP/VAP 的病原菌常常是多种抗生素耐药的细菌，所以确定病原对于选择敏感抗生素治疗十分重要。

【诊断】

HAP/VAP 的诊断包括两层含义，一是临床诊断；二是病原学诊断。

（一）临床诊断

HAP/VAP 临床诊断没有"金标准"，诊断主要依赖于临床和影像学表现，肺炎相关的临床表现满足的条件越多，临床诊断的准确性越高。因此，及时诊断有赖于临床医师的高度警惕性，对于高危人群，如昏迷、免疫受损、胸腹部大手术和创伤、人工气道机械通气者，出现发热或热型改变、咳嗽咳痰加重、痰量增加或脓性痰、吸氧浓度增加或机械通气者所需的每分钟通气量增加，均应怀疑 HAP/VAP 可能。

我国 HAP/VAP 指南推荐的诊断标准为：胸部 X 线或 CT 显示新出现或进展性的浸润影、实变影或磨玻璃影，加上下列 3 种临床症候中的 2 种或以上，可建立临床诊断：①发热，体温 > 38℃；②脓性气道分泌物；③外周血白细胞计数 > $10×10^9$/L 或 < $4×10^9$/L。

（二）病原学诊断

积极获取下呼吸道分泌物（合格痰标本、ETA、BALF 等）进行定量培养有助于区别定植和感染，可以减少抗生素的过量使用，特别是对于那些低度怀疑 HAP 患者。普通痰标本病原学检查容易存在假阳性，如痰标本分离到表皮葡萄球菌、微球菌、肠球菌、念珠菌、除奴卡菌外的其他革兰氏阳性杆菌、除流感嗜血杆菌外的嗜血杆菌属细菌很少有临床意义。血培养和胸腔积液培养有助于查找致病菌，但阳性率不高。与 VAP 相比较，无人工气道者 HAP 的病原学诊断更困难，因为没有人工气道，较少行支气管镜检查，难以取得下呼吸道标本。某些基础疾病和危险因素有助于对可能病原体进行估计，如创伤、昏迷、流感病毒感染、糖尿病、肾功能不全患者容易发生金黄色葡萄球菌肺炎；支气管扩张症、粒细胞缺乏、长期使用糖皮质激素或广谱抗生素者容易感染铜绿假单胞菌；有误吸、腹部手术者易合并厌氧菌感染等。

【鉴别诊断】

HAP 是医院内获得的感染性肺疾病，需要与一些非感染性疾病如充血性心力衰竭、肺不张、肺栓塞、药物性肺损害、肺出血或 ARDS 等相鉴别。此外，还需要与一些肺外感染性疾病如导管相关性血流感染、鼻窦炎、胆囊炎或胆道感染等相鉴别。

【治疗】

HAP/VAP 的治疗包括抗感染治疗、呼吸支持治疗、器官功能支持治疗、非抗菌药物治疗等综合治疗措施，其中抗感染是最主要的治疗方式，包括经验性抗感染治疗和病原（目标）治疗。

HAP 的经验性抗生素治疗，不仅需要适当（对可能的致病原有抗菌活性），而且要迅速。延误治疗将导致 HAP 病死率增加。另外，如果一开始抗生素选择不适当，等细菌学结果回报后调整抗生素，患者的病死率并不下降。开始经验性抗生素的选择一方面要根据当地病原学流行病学监测，另一方面取决于有无 MDR 感染的危险因素（表 2-4-6）。没有 MDR 感染危险的HAP 可以选择窄谱抗生素，反之则需要选择广谱抗生素，甚至多药联合使用（表 2-4-7）。

　　临床上要想获得最佳的治疗效果，不仅要选择合适的抗生素，还要有合适的剂量和合适的给药方式。为此，必须了解常用抗生素的药代动力学和药效动力学。大多数的 β - 内酰胺类抗生素肺组织浓度可以达到血浆浓度的一半，而氟喹诺酮和利奈唑胺的肺组织浓度可以达到甚至

表 2-4-6　**MDR 感染的危险因素**

分类	MDR 感染危险因素
证据充分的耐药危险因素	
HAP	前 90 日内曾静脉使用过抗菌药物
VAP	前 90 日内曾静脉使用过抗菌药物
	住院 5 日以上发生的 VAP
	病情危重、合并感染性休克
	发生 VAP 前有 ARDS
	接受持续肾脏替代治疗等
可能的耐药危险因素	
HAP/VAP	有 MDR 感染或定植史
	反复或长期住院病史
	入住 ICU
	存在结构性肺病
	重度肺功能减退
	接受糖皮质激素，或免疫抑制剂治疗，或存在免疫功能障碍
	在耐药菌高发的医疗机构住院
	皮肤黏膜屏障破坏（如气管插管、留置胃管或深静脉导管等）

表 2-4-7　**HAP/VAP 的初始经验性抗感染治疗建议** [a, b, c]

MDR 感染低风险	MDR 菌感染高风险和（或）危重患者
单药治疗 　抗铜绿假单胞菌青霉素类（哌拉西林等） 　或 　β - 内酰胺酶抑制剂合剂（阿莫西林 / 克拉维酸、哌拉西林 / 他唑巴坦、头孢哌酮 / 舒巴坦等） 　或 　第三、四代头孢菌素（头孢噻肟、头孢曲松、头孢他啶、头孢吡肟、头孢噻利等） 　或 　氧头孢烯类（拉氧头孢、氟氧头孢等） 　或 　喹诺酮类（环丙沙星、左氧氟沙星、莫西沙星等） 　或 　氨基糖苷类（阿米卡星、异帕米星等）	单药或联合治疗 　抗铜绿假单胞菌 β - 内酰胺酶抑制剂合剂（哌拉西林 /他唑巴坦、头孢哌酮 / 舒巴坦等） 　或 　抗铜绿假单胞菌头孢菌素类（头孢他啶、头孢吡肟、头孢噻利等） 　或 　抗铜绿假单胞菌碳青霉烯类（亚胺培南、美罗培南、比阿培南等） 以上药物单药或联合下列中的一种 　抗铜绿假单胞菌喹诺酮类（环丙沙星、左氧氟沙星等） 　或 　氨基糖苷类（阿米卡星、异帕米星等） 有 XDR 阴性菌感染风险时可联合下列药物 　多黏菌素（多黏菌素 B、多黏菌素 E） 　或 　替加环素 有 MRSA 感染风险时可联合 　糖肽类（如万古霉素、去甲万古霉素、替考拉宁等） 　或 　利奈唑胺

注：MDR：多重耐药，XDR：广泛耐药；MRSA：甲氧西林耐药的金黄色葡萄球菌；[a] 危重患者包括需要机械通气和感染性休克患者；[b] 通常不采用 2 种 β - 内酰胺类药物联合治疗；[c] 氨基糖苷类药物仅用于联合治疗

超过血浆药物浓度。氨基糖苷类和氟喹诺酮类是浓度依赖性杀菌剂，万古霉素和 β 内酰胺类抗生素也是杀菌剂，但属于时间依赖抗生素。时间依赖性抗生素要一天多次给药，甚至持续静脉点滴；而浓度依赖性抗生素则要求一天一次给药。

气管内滴药和雾化吸入给药可提高局部药物浓度，研究主要集中在氨基糖苷类和多黏菌素两类抗生素，初步结果表明静脉联合吸入治疗可改善临床转归。但目前吸入抗菌药物治疗的临床研究大多存在样本量小、观察人群和用药方案差异大等缺陷，因此，吸入治疗的有效性和安全性还有待进一步观察。

经验性治疗 48 ～ 72 h 应进行疗效评估。疗效判断需结合患者的临床症状和体征、影像学改变、感染标志物等实验室检查综合判断。如获得明确的病原学结果后，应尽早转为目标治疗或降阶梯治疗（由联合治疗转为单药治疗，或由广谱抗菌药物转为窄谱抗菌药物）。如治疗无效且病原学不明，需进一步进行病原学检查，并重新评估病原学，调整治疗药物。

抗感染治疗的疗程取决于感染的病原体、严重程度、基础疾病和临床治疗反应。如果初始经验性抗感染治疗恰当，单一致病菌感染，对治疗的临床反应好，无肺气肿、囊性纤维化、空洞、坏死性肺炎和肺脓肿且免疫功能正常者，疗程为 7 ～ 8 天。对于初始抗感染治疗无效、病情危重、MDR 感染、肺脓肿或坏死性肺炎者，应酌情延长疗程。

【预防】

1. 预防误吸　平卧位时误吸可能性增加，半卧位（床头抬高 30°～ 45°）可减少误吸，进而减少 HAP 的发生。

2. 口腔局部消毒　口咽部细菌定植是 ICU 相关 HAP 发生的重要危险因素，因此口腔局部消毒（如氯己定）可以降低某些患者 HAP 的发生。选择性胃肠道清洁（SDD）也可以减少HAP 的发生，但是如果当地医院耐药菌的比例比较高，SDD 的作用有限。

3. 营养给予方式　胃肠外营养会增加静脉导管相关感染的危险、增加费用，可能导致小肠纤毛的丧失及肠道内细菌的移位，因此对于危重患者，尽量给予肠内营养。荟萃分析发现，与胃肠内营养相比，幽门后留置胃肠营养管可以减少 ICU 相关 HAP 的发生。

4. 预防应激性溃疡　是 ICU 机械通气患者重要的治疗方案之一，临床主要应用的药物有胃黏膜保护剂（如硫糖铝）、抑酸剂（如 H_2 受体阻滞剂）和质子泵抑制剂。胃黏膜保护剂对胃液 pH 值的影响不大，有利于抑制胃内细菌的生长，与抑酸剂相比可以降低 VAP 的风险，但预防消化道出血的作用较弱。目前认为使用抑酸剂预防应激性溃疡可能增加胃肠道和气道内细菌的定植，但对 VAP 的病死率没有影响，在应用时应注意掌握指征。

5. 积极治疗基础疾病和加强患者管理　应加强危重症患者的营养支持治疗，及时纠正水电解质紊乱、酸碱失衡、低蛋白血症及消除高血糖等罹患感染的危险因素，加强心、肺疾病的治疗和康复，加强呼吸道湿化并保持通畅，采用呼吸训练、体位引流、手法技术或机械装置等气道廓清技术（airway clearance therapy，ACT）。对于器官移植、粒细胞减少症等严重免疫功能抑制患者，应进行保护性隔离，有条件入住层流病房；对有耐药菌感染或定植者，应采取接触隔离措施。

气管插管和机械通气可以使肺炎发生风险增加 6 ～ 21 倍，严格掌握气管插管或切开的适应证，如有可能应尽量避免。尽量减少机械通气的时间，减少镇静剂的使用，加快脱机能减少VAP 的发生。保持气管插管气囊压力不低于 25 cmH$_2$O，加强口腔护理，对声门下方分泌物持续吸引。呼吸机管路内也有细菌定植，要警惕呼吸机管路内的冷凝水反流，加强呼吸机内外管道的清洁消毒，推荐每周更换 1 次呼吸机管道，存在有肉眼可见污渍或有故障时应及时更换。在进行与气道相关的操作时应严格遵守无菌技术操作规程。以上组合措施可以减少正在接受机械通气患者的平均通气时间和住院天数，降低 VAP 的发病率、病死率。

（高占成）

第5章

肺脓肿

脓肿（abscess）是指急性感染过程中，组织或器官内病变组织坏死、液化，形成局部脓液积聚，有完整脓壁。肺脓肿（lung abscess）是指由感染导致以脓腔形成为特征的肺实质坏死性病变，临床以发热、咳嗽、咳大量脓臭痰为特征，胸部影像学多显示肺实质内一个或多个含气液平的空腔。

【流行病学】

肺脓肿的历史可追溯到古希腊希波克拉底时期。1899年首次在肺脓肿脓液中鉴定出厌氧菌。1934年发现头颈外科手术术后肺脓肿的发病率升高，吸入因素在肺脓肿形成中的作用被大众认可。肺脓肿可见于任何年龄段人群，男性多于女性。青霉素的广泛使用使肺脓肿的发病率（特别是50岁以下人群）及死亡率明显下降。细菌耐药性增加、免疫低下的宿主增多和人口老龄化等因素使肺炎的治疗难度加大，继发性肺脓肿的发病率有所上升。

【病因及发病机制】

病原体侵入和机体防御功能减退是发生肺脓肿的两个基本因素。最常见病原体为细菌，以包含厌氧菌的混合感染为多见，常见的厌氧菌包括消化链球菌、梭形杆菌、脆弱类杆菌等，需氧菌包括金黄色葡萄球菌、肺炎克雷伯菌、铜绿假单胞菌等。此外，一些少见病原体，如奴卡菌、溶组织阿米巴原虫、肺吸虫等亦可引起肺脓肿。

根据感染途径，肺脓肿可分为以下类型。

1. 吸入性肺脓肿（aspiration lung abscess） 又称为原发性肺脓肿（primary lung abscess），是肺脓肿最常见的类型，因口咽及鼻部的内容物吸入形成，多为吸入性肺炎的并发症。主要危险因素为牙周病变或口腔卫生差。常见吸入危险因素包括神经肌肉性和动力性功能障碍，如高龄、酗酒、吸毒或药物滥用、麻醉、喉部神经损伤、中枢神经系统疾病、胃食管反流、肥胖、头颈或腹部外科手术、肠梗阻等。吸入性肺脓肿的好发部位与支气管的解剖特点相关，右肺发生率是左肺的2倍。仰卧位时，肺脓肿好发于上叶后段或下叶背段；坐位时好发于下叶后基底段。

2. 继发性肺脓肿（secondary lung abscess） 某些细菌性肺炎（如肺炎克雷伯菌肺炎、流感嗜血杆菌肺炎、军团菌肺炎等）可发展形成空腔病变出现继发性肺脓肿。肿瘤或异物阻塞支气管可造成远端分泌物滞留，继发细菌感染可引起肺脓肿。肺部邻近器官感染，如纵隔炎、膈下脓肿、肝脓肿、脊柱脓肿、食管穿孔感染等穿破相关屏障至肺部也可形成继发性肺脓肿，如阿米巴肝脓肿好发于右肝顶部，穿破膈肌至右肺下叶可形成阿米巴肺脓肿。

3. 血源性肺脓肿（hematogenous lung abscess） 败血症时或脓毒病灶中的细菌或栓子可经血液循环到达肺部，引起肺小动脉栓塞、炎症、坏死，形成血源性肺脓肿，多见于葡萄球菌败血症、急性化脓性骨髓炎、化脓性阑尾炎、中耳炎、产后子宫内膜炎及亚急性细菌性心内膜炎，也可见于皮肤软组织的化脓性感染。致病菌以金黄色葡萄球菌和肺炎克雷伯菌等多见。

【病理】

肺脓肿的病理特点是细支气管阻塞引起局部炎症，继之小血管炎症栓塞，肺组织迅速坏死液化形成脓肿，当邻近支气管被破坏，脓肿内容物咳出，即可形成一个含有气液平的空腔。吸入性脓肿常为单发，且与支气管相通；血源性脓肿为多发，不与支气管相通。贴近肺表面的脓肿可引起局限性纤维素性胸膜炎，脓肿破入胸腔可形成脓气胸。急性肺脓肿经积极治疗，脓腔可逐渐消失或闭合形成瘢痕；如肺脓肿治疗不彻底或支气管引流不畅，则形成瘢痕组织包裹的脓腔，迁延不愈形成慢性肺脓肿。在肺脓肿形成过程中，坏死组织中残存的血管失去肺组织的支持，管壁损伤形成血管瘤，可引起反复大量或中量咯血；脓腔壁肉芽组织血管丰富时也可引起小咯血。

【临床表现】

（一）分类

根据感染途径，分为吸入性肺脓肿、继发性肺脓肿及血源性肺脓肿。根据病程，以 4 ~ 6 周为界，分为急性肺脓肿和慢性肺脓肿。

（二）症状和体征

肺脓肿的症状和体征因病原体、病程长短、感染途径、病情严重程度、合并症的不同而存在差异。

1. 症状

（1）起病：急性肺脓肿患者可有牙周病变或其他引起误吸的危险因素。起病常急骤，患者有畏寒、高热，体温可达 39 ~ 40℃。少数患者起病隐匿，乏力、咳嗽和低热持续数周，甚至更长时间，常见于单纯厌氧菌性肺脓肿。

（2）呼吸系统症状：咳嗽、咳大量脓性痰：初期咳黏液或黏液脓性痰，1 ~ 2 周后肺内空腔形成，咳嗽可加剧，咳出大量脓臭痰及坏死组织，可达 300 ~ 500 ml/d，静置后可分为 3 层。臭痰多提示厌氧菌感染。咯血：并不少见，偶可引起致命性大咯血。胸痛：病变累及胸膜可引起胸膜性胸痛，呼吸时疼痛加重，呼吸运动受限，气促加重。

（3）血源性肺脓肿：多先有原发病灶引起的表现，如疖、痈、腹痛等提示原发感染部位的表现，及畏寒、寒战、高热等脓毒症表现，数日或数周后出现呼吸系统症状。

（4）慢性肺脓肿：常表现为慢性咳嗽、咳脓痰、反复不规则发热、反复咯血，消瘦、贫血等全身慢性中毒症状较重。

2. 体征　脓肿较小、部位较深时常无阳性体征；脓肿较大，局部可有肺实变体征。并发胸膜炎可闻及胸膜摩擦音或胸腔积液体征。慢性肺脓肿常有杵状指（趾）。血源性肺脓肿因病变较小、分散，常无肺部阳性体征，但需注意原发感染部位的体征。所有患者均应寻找口腔或牙周疾病的证据。

（三）并发症

可出现呼吸衰竭、脓毒性休克、脓胸、脓气胸、胸膜/肺纤维化、支气管胸膜瘘、胸膜皮肤瘘、肺源性心脏病等并发症。

【实验室及影像学检查】

1. 血液学检查　血白细胞总数升高，中性粒细胞核左移，可有中毒颗粒。血红蛋白下降多见于慢性肺脓肿患者。炎症指标，如 C 反应蛋白、降钙素原可显著升高。

2. 病原学检查　病原学检查和药物敏感试验应争取在抗感染治疗前进行，标本留取时需关注厌氧菌。具体见肺炎章节。

3. 胸部影像学检查　正侧位胸部 X 线检查是诊断肺脓肿最常用的手段。典型征象为肺局灶性浸润阴影，内可见空腔，空腔内可见气液平（图 2-5-1）。胸部 CT 是诊断肺脓肿的最佳影像学工具，可更准确定位、发现小脓肿，进行诊断与鉴别诊断等。典型胸部 CT 表现为圆形或类圆形影，中央密度低，出现空洞时壁厚且不规则，内壁多光滑，可见气液平，病灶与胸壁呈锐角（图 2-5-2）。

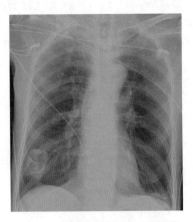

图 2-5-1   肺脓肿的胸部 X 线表现

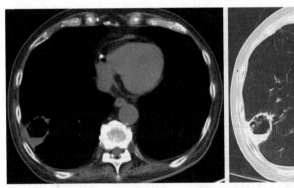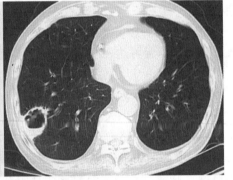

图 2-5-2   肺脓肿的胸部 CT 表现

【诊断和鉴别诊断】

（一）诊断

依据上述症状、体征和血液学检查并结合胸部影像学表现即可明确肺脓肿的临床诊断。诊断后需明确类型并进行宿主风险因素评估，如口腔或牙周疾病、误吸危险因素、糖尿病及免疫状态等。肺脓肿可通过呼吸道、血、胸腔积液等部位培养进行病原学诊断。一些临床特征对病原学有一定参考价值。单纯厌氧菌性肺脓肿起病常隐匿，有明显误吸风险，多无畏寒，有大量脓臭痰，多发生在右侧。金黄色葡萄球菌性肺脓肿可继发于金黄色葡萄球菌肺炎或经血源播散所致，常发生于有基础疾病如糖尿病、血液病、艾滋病等患者中，合并流感时也易患此病，起病急骤，胸部影像学检查有易变、多变、快变等特点。

（二）鉴别诊断

由于肺部空腔性病变见于多种疾病，需注意鉴别诊断，常见的是肺癌和肺结核。

1. 支气管肺癌   某些肿瘤组织由于血供不足可发生液化坏死形成空腔，此类病变多单发，呈偏心性，壁较厚，内壁呈结节状或不规则，多无液平，周围无明显炎性浸润。患者常有咯血，但无急性感染症状。

2. 空洞性肺结核   起病缓慢，常有咳嗽、咳痰、咯血等呼吸道症状及午后低热、乏力、盗汗、消瘦等结核中毒症状，但无严重急性毒性症状和咳大量脓臭痰。胸部影像学检查显示空洞壁较厚，不伴有液平，同侧或对侧可有播散的斑片影。呼吸道病原学检查可发现结核分枝杆菌。

【治疗】

（一）一般治疗

充分休息，营养支持，纠正贫血。痰液引流很重要，一般情况较好者可采用适当的体位引流，应用促排痰装置，辅以祛痰药物、雾化吸入等措施。积极治疗和控制原发和基础疾病，如控制血糖、治疗口腔及牙周疾病、治疗肺外原发病灶等。

（二）抗感染治疗

1. 药物选择　应用药物前应送病原学检查及药物敏感试验。抗感染药物选择参照肺炎章节，同时需要注意：吸入性肺脓肿抗感染治疗注意厌氧菌的覆盖；血源性肺脓肿需考虑原发感染部位的药物组织浓度并积极处理肺外感染病灶。

2. 药物治疗时间　为 4～8 周或更长，至胸部 X 线显示病灶完全消失或仅残留少许条索状纤维阴影。

（二）外科治疗

经有效的抗菌药物治疗，大多数患者可治愈，效果不佳者可考虑手术治疗。外科手术适应证主要为：①病程超过 3 个月，经内科治疗无好转；②慢性肺脓肿突发大咯血，经药物治疗无效；③支气管阻塞、感染难以控制；④不能排除肺部肿瘤者等。伴有支气管胸膜瘘或有脓胸，反复抽液冲洗疗效不佳者，也应行手术治疗。

【预后】

抗菌药物广泛应用后，肺脓肿的预后较好。预后不良与下述情况相关：高龄，衰弱，营养不良，合并严重基础疾病，免疫损害宿主等。

（李燕明）

第 6 章

肺结核

肺结核（pulmonary tuberculosis）是由结核分枝杆菌（*mycobacterium tuberculosis*）感染而引起的肺部感染性疾病。未经治疗的部分肺结核患者可通过呼吸道排出活的病原体引起密切接触者的感染，因此其是一种传染性疾病，按照我国传染病防治法，将肺结核归为乙类传染病。我国于 2017 年对肺结核进行了重新分类，将肺结核分为：原发性肺结核、血行播散性肺结核、继发性肺结核、气管和支气管结核以及结核性胸膜炎五种类型。

【病因】

肺结核的病因系结核分枝杆菌复合群（mycobacterium tuberculosis complex，MTC）感染所致，结核分枝杆菌属于放线菌目，分枝杆菌科的分枝杆菌属。结核分枝杆菌复合群主要包括：结核分枝杆菌、牛分枝杆菌（包括卡介菌）、非洲分枝杆菌和田鼠分枝杆菌等。其中前三种为人类致病菌，田鼠分枝杆菌不引起人类的结核病。人类感染的 MTC 90% 以上系结核分枝杆菌所致，牛分枝杆菌主要引起牛的结核病，同时也可引起人类的结核病，但临床所占比例较小。

结核分枝杆菌由 Lehmann 和 Neumann 于 1896 年正式命名，其形态为直或稍弯曲，单个排列，或偶呈串状，似有分枝生长倾向，长约 1 ~ 4 μm，直径为 0.3 ~ 0.6 μm。结核分枝杆菌生长缓慢，繁殖一代需要 16 ~ 24 h，其最适生长温度为 37℃，培养至少 1 周后可见菌落，在固体培养基上菌落粗糙、凸起、致密，可呈现不同程度的黄色色泽。

【发病机制】

肺结核的发病源于人体吸入环境中含菌的飞沫或尘埃，进入人体后的结核分枝杆菌首先受到人体非特异性免疫的清除，包括呼吸道纤毛摆动借助咳嗽排出体外以及巨噬细胞、中性粒细胞、嗜酸性粒细胞、嗜碱性粒细胞、淋巴细胞等的吞噬和杀灭。

有关肺结核的确切发病机制尚不完全清楚，目前主要集中在如下两个方面：

1.原发感染 当结核分枝杆菌到达肺泡管或肺泡腔，首先由肺泡巨噬细胞吞噬，形成吞噬体，吞噬体与巨噬细胞内的溶酶体结合形成吞噬溶酶体，大部分由巨噬细胞吞噬的结核分枝杆菌将被杀灭，少部分不能被杀灭的结核分枝杆菌继续繁殖，导致巨噬细胞死亡 / 凋亡，并引起周围其他炎性细胞，包括中性粒细胞，淋巴细胞的聚集，导致局部炎症，从而形成原发病灶。部分结核分枝杆菌经过继续繁殖进入附近的淋巴管，经引流至附近的肺门淋巴结。少部分繁殖的结核分枝杆菌可直接进入血管，形成短暂的"菌血症"，结核分枝杆菌随血流播散至全身的单核巨噬系统潜伏。

2.内源性复燃 原发感染后，机体免疫功能正常时，潜伏在肺内原发病灶内的结核分枝杆菌，与机体达到平衡状态。当机体免疫功能低下时，潜伏在原发病灶内的结核分枝杆菌开始复制和繁殖，引发肺内病灶活动进展。

【病理】

肺结核的基本病理变化包括渗出、增生和坏死，慢性肉芽肿性病变的形成具有特征性。在结核病变的发生和发展过程中，因感染结核分枝杆菌数量、毒力以及宿主免疫状态的不同，三种基本病变常混杂存在或以其一种变化为主，并可相互转化。

1. 渗出性病变　在结核分枝杆菌感染早期，结核分枝杆菌数量多、毒力强、宿主的免疫力低下时，表现为浆液性或浆液纤维素性炎的渗出性病变。主要为局部组织小血管扩张和充血，浆液、中性粒细胞及淋巴细胞向血管外渗出。渗出性病变可完全被吸收而不留痕迹，但亦可转化为增生性病变或坏死性病变。

2. 增生性病变　当感染的结核分枝杆菌量少、菌毒力弱或宿主的免疫反应较强时，出现以增生反应为主的病变，主要表现为肉芽肿病变的形成。结核性肉芽肿的中心部位常为干酪样坏死，坏死灶周围可见大量上皮样细胞和朗汉斯多核巨细胞，外层淋巴细胞浸润，周边有纤维母细胞和胶原纤维分布。

3. 坏死性病变　当结核分枝杆菌数量多、毒力强、机体抵抗力低下或变态反应强烈时可出现凝固性坏死，坏死组织中含有结核分枝杆菌的脂质和巨噬细胞在变性坏死中所产生的细胞内脂质，这种坏死组织呈淡黄色，均匀细腻，为细颗粒状，状似奶酪，又称干酪样坏死。干酪样坏死灶可出现钙化或骨化，周围纤维组织增生，继而形成纤维包裹，病变可长期稳定。干酪样坏死灶亦可出现液化，液化的物质可成为结核分枝杆菌的培养基，使结核分枝杆菌大量繁殖，导致病变渗出、扩大。

【临床表现】

肺结核患者的临床症状和体征主要包括：全身性结核中毒症状和呼吸系统的症状和体征。

（一）全身症状

肺结核的全身症状主要包括：发热、乏力、盗汗、消瘦或体重减轻以及结核超敏感症候群等。

1. 发热　肺结核患者的发热多为"午后低热"，常于午后和傍晚前出现，而后逐级消退，体温多在 37.5 ~ 38.5℃。血行播散性肺结核可出现高热。

2. 乏力　常表现为自觉疲劳、肢体软弱无力，休息后缓解不明显。

3. 盗汗　肺结核患者的盗汗以整夜出汗为特点。除此之外还有面色潮红、低热消瘦、食欲不振、情绪发生改变等症状。

4. 消瘦或体重减轻　消瘦是指人体因疾病或某些因素而致体重下降，低于标准体重的10% 以上。肺结核患者因长期消耗、食欲下降等导致体重减轻。

5. 结核超敏感症候群　结核分枝杆菌感染人体后，引起机体一系列的免疫反应和（或）变态反应，部分人群因变态反应显著增强，可表现为结核菌素皮肤试验强阳性、疱疹性结膜角膜炎、结节性红斑、关节酸痛或肿胀等表现。

（二）呼吸系统症状

呼吸系统结核病的临床症状包括：咳嗽和咳痰、咯血、胸痛和呼吸困难。

1. 咳嗽和咳痰　咳嗽是由于气管、支气管黏膜或胸膜受炎症、异物、物理或化学性刺激引起。咳嗽具有清除呼吸道异物和分泌物的保护性作用。

肺结核患者的咳嗽与病情轻重以及病变的部位有关，早期，病情轻微时，可无咳嗽或仅为轻微干咳，或伴有少量白色黏液痰；病变范围广泛合并肺部感染时，咳嗽可伴有脓性痰液；病变侵犯支气管或主支气管，可出现刺激性干咳，体位变化时尤为明显。

2. 咯血　咯血是指喉及喉以下的呼吸道及肺任何部位的出血，经口腔咯出。

咯血量大小的标准尚无明确的界定，一般认为每日咯血量在 100 ml 以内为小量咯血，100 ~ 300 ml 为中量咯血，300 ~ 600 ml 以上或一次咯血 100 ml 以上为大量咯血。肺结核患者多为痰中带血，也可有小量咯血，中至大量咯血不多见，大量咯血主要见于空洞型肺结核，一旦出现可危及生命。

临床上，咯血需要与呕血进行鉴别，有助于临床医师快速判断，及时而准确地进行处置（表 2-6-1）。

表 2-6-1   咯血与呕血的区别

	咯血	呕血
病因	肺结核、支气管扩张症、支气管肺癌、肺炎、肺脓肿、心脏疾病等	消化性溃疡、肝硬化、急性胃黏膜病变、胆道出血、胃癌等
出血前症状	喉部痒感、胸闷、咳嗽等	上腹部不适、恶心、呕吐等
出血方式	咯出	呕出
出血的颜色	鲜红色	暗红色、棕色、有时为鲜红色
血中混有物	痰、泡沫	食物残渣、胃液
酸碱反应	碱性	酸性
黑便	无，若咽下血液量较多时可有	有，可为柏油样便，呕血停止后仍可持续数日
出血后痰的性质	常有血痰数日	无痰

3. 胸痛　在五型肺结核中，结核性胸膜炎在早期阶段尚未出现大量胸腔积液时可出现胸痛，常位于患侧，呈针刺样锐痛，与呼吸密切相关，随着胸腔积液量增多而逐渐缓解。

4. 呼吸困难　肺结核患者出现呼吸困难常见的情况有：①肺内病变广泛，导致肺毁损；②病变侵犯气管，导致气管狭窄明显或引起肺不张；③出现大量胸腔积液。

肺结核的体征与肺内病变的部位、范围和严重程度有关，早期轻微，常无明显的异常体征，合并肺部感染时可闻及湿啰音，中到大量胸腔积液时，患侧叩诊呈浊音，听诊呼吸音减弱。

【实验室及影像学检查】

（一）实验室检查

1. 痰抗酸染色涂片　涂片显微镜检查按照涂片的制备方法不同分为直接涂片法和浓缩涂片法，常用的浓缩涂片法包括离心法和浮游法。依照染色方法和所使用的显微镜的差别，又可分为姜尼氏（Ziehl-Neelsen，ZN）染色-光学显微镜法和荧光染色-荧光显微镜法。用于明确诊断的涂片检查应采集 3 个合格的痰标本，分别为"即时痰""夜间痰"和"晨痰"。

涂片染色镜检法灵敏度低，标本中的分枝杆菌的量至少达到 5000 ～ 10 000 条 / 毫升时抗酸染色涂片才可能出现阳性结果。灵敏度的高低与标本留取的质量、检查者技术水平和责任心有一定的关系。抗酸染色阳性不能区分结核分枝杆菌和非结核分枝杆菌，同时不能区分"死菌"和"活菌"。

2. 分枝杆菌培养　分离培养检查用于检测样本中存活的分枝杆菌，灵敏度较涂片检查高，是目前诊断肺结核的"金标准"。通常为固体分离培养和液体分离培养两种培养方法。培养技术标本中菌量达到 10 ～ 100 条 /ml 时即可呈培养阳性，远高于涂片显微镜检查的敏感性，培养技术报告结果时间通常需要 2 ～ 8 周。

3. 结核菌素试验　结核菌素试验又称 PPD 试验，是指通过皮内注射结核菌素，并根据注射部位的皮肤反应状况诊断结核感染。结核菌素是结核杆菌的菌体成分，包括纯蛋白衍生物（PPD）和旧结核菌素（OT）。

皮内注射 0.1 ml 结核菌素，72 h（48 ～ 72 h）检查反应：硬结平均直径＜ 5 mm 或无反应者为阴性；硬结平均直径≥ 5 mm 而＜ 10 mm 为一般阳性；硬结平均直径≥ 10 mm 而＜ 15 mm 为中度阳性；硬结平均直径≥ 15 mm 或局部出现双圈、水泡、坏死及淋巴管炎者为强阳性。

4. γ- 干扰素释放试验　γ- 干扰素释放试验（interferon gamma release assays，IGRAs）通过检测全血或外周血单个核细胞在体外受到结核分枝杆菌（MTB）特异性抗原（ESAT-6和 CFP10）刺激产生的 γ- 干扰素水平，判断受试者是否感染 MTB。目前国际上较成熟的IGRAs 有 2 种：①采用酶联免疫吸附试验（ELISA）检测全血中致敏 T 细胞再次受到 MTB 特异性抗原刺激后释放的 γ- 干扰素水平，称之为全血检测或结核感染 T 细胞免疫检测；②采用酶联免疫斑点技术（enzyme-linked immunospot assay，ELISPOT）测定在 MTB 特异性抗原刺激下，外周血单个核细胞中能够释放 γ- 干扰素的效应 T 细胞数量，称之为细胞检测或结核感染 T 细胞检测。

IGRAs 检测结果的判读①阳性：结核分枝杆菌感染可能性大；②阴性：结核分枝杆菌感染可能性小。

IGRAs 阳性作为潜伏结核感染诊断的"金标准"，但在结核病活动性评价上不作为首先推荐的检测技术。

5. Xpert MTB/RIF Xpert MTB/RIF 检测技术是一种以聚合酶链式反应（polymerase chain reaction，PCR）原理为基础进行的体外诊断技术，将前处理后的待检标本放入密闭的反应盒中通过核酸提取、扩增和检测，报告是否存在结核分枝杆菌 DNA 及 *rpo*B 基因是否存在突变。

该技术目前全球广泛应用于肺结核和肺外结核的诊断，检测的标本包括：痰、组织、脑脊液、胸腹水等，特异度接近 100%，灵敏度的高低取决于标本的类型及荷菌状态，其中以痰标本最高，胸腔积液标本最低，在菌阴肺结核患者的痰标本中达 75% 以上。

（二）影像学检查

目前较为常用的肺部影像诊断技术主要为计算机 X 线摄影（CR）、数字 X 线摄影（DR）和电子计算机断层摄影（CT）。前两者属于胸部平片，在胸部 CT 没有普及的基层单位是胸部影像诊断的主要技术。但在胸部 CT 普及的医疗机构，由于胸部 CT 能显示胸部平片不能显示的病变（如心缘后和纵隔内病变），且能清晰地显示肺部病变的影像特征，尤其在鉴别诊断领域逐渐替代了胸部平片，已成为肺结核以及胸部疾病诊断与鉴别的重要影像学技术。

1. 肺结核的基本影像特征

（1）渗出性病灶：表现为斑片状或片状阴影，中央密度略高，外缘逐渐变淡，与正常肺组织分界不清。当多个小叶同时受累时，则表现为一个范围较大的云絮状模糊阴影。

（2）增殖性病灶：多表现为粟粒状或小结节状阴影，边缘清晰，密度均匀。一般无融合，若有融合或大量病灶聚集时其病灶之间的边缘仍甚清楚是其特点。

（3）干酪性病灶：表现多为片状或大片状浓密阴影，边缘欠清楚，有时在其内部可见多个局限性低密度区，即无壁空洞。干酪性病灶液化坏死物质极易经支气管引流到其他肺组织形成播散性结核病变，原病灶出现空洞样改变。

（4）纤维化病灶：影像特征为颗粒状致密影，轮廓清楚，可光整或稍不整齐；边缘锐利，密度较高的圆形或类圆形影，可见不规则收缩牵拉现象；星形致密影或小斑片状不规则致密影；索条状纤维改变，索条状阴影或粗乱的索条状或网状影。

（5）钙化：钙化病灶形态多种多样，但密度极高，边缘不规则、境界清楚。

（6）空洞：按病理解剖的变化，空洞又可分为三种：①无壁空洞，即在大片软组织阴影中，出现数个形态不一、大小不等，无明显洞壁的透光区。②薄壁空洞，洞壁厚度一般为 1.5～3 mm，为纤维组织围绕破坏区而形成，境界清晰，内壁光滑的透光区。③厚壁空洞，洞壁较厚，大于3 mm，大小不一，内壁不规则呈凹凸不平现象，合并感染时洞内可见液平面。

2. 各型肺结核的影像特征

（1）原发性肺结核：包括原发综合征及肺门和（或）纵隔淋巴结结核。

1）原发综合征：其影像特征可表现为①上叶尖后段或下叶背段的斑片状或结节影，边缘常清楚。②自肺内的片状或斑片状阴影引向肺门的索条状阴影（淋巴管炎）。③肺门或纵隔淋巴结肿大，边缘常清楚，CT 增强通常无强化，即肺门淋巴结炎。

若同时具有原发病灶、淋巴管炎和肺门淋巴结炎，则称为原发综合征的"双极期"。

2）肺门和（或）纵隔淋巴结结核：影像表现为①呈圆形或类圆形边缘清楚的结节状影，即"肿瘤型"；②若合并肺门淋巴结周围炎或继发性浸润时，则表现为边缘模糊的肺门增大阴影，即"炎症型"；③部分纵隔淋巴结结核合并液化坏死并伴有包膜破溃者，往往伴有邻近肺组织的局限浸润性改变，或相关肺叶的支气管播散性改变等。

（2）血行播散性肺结核：临床上分为急性血行播散性肺结核和亚急性或慢性血行播散性肺结核两大类。

1）急性血行播散性肺结核：影像表现为"三均匀"特征，即大小一致（直径约 1～3 mm）、密度近似和上中下肺野均匀分布。

2）亚急性或慢性血行播散性肺结核：影像表现为①两肺上中部分布的斑片及结节状阴影，病灶边缘部分清楚，或部分模糊；②病灶大小不一，上肺病灶较大，下肺病灶较小；③两肺上部病灶密度高于两肺下部的病灶密度。

（3）继发性肺结核：继发性肺结核为临床最常见类型，继发性肺结核的影像表现多种多样，大多位于一侧或两侧肺尖部、锁骨下区及两肺下叶背段。具体影像表现为①斑片、片状、结节及索条状影：多发性病灶边缘模糊，或部分清楚，呈多种形态病灶影像并存；②空洞：肺结核空洞可以表现为孤立空洞，空洞壁可以是薄壁、厚壁或厚薄不一，也可表现为多发性空洞等，但空洞内外壁相对光整是其重要特点；③具有卫星病灶的结节或球形影：表现为肺部结节或球形影，常见于结核球和结核性肉芽肿性病变；④干酪性肺炎：当部分继发性肺结核表现为段性或大叶性干酪性坏死时，除表现为不同大小的实变外，实变阴影内常可见多发性无壁空洞形成，以及其他肺组织多发性树芽征及小叶中心性阴影等支气管播散病灶等；⑤肺损毁：表现为一侧或两侧上中肺叶多个慢性纤维厚壁空洞，且空洞大小不一。其周围多伴有较为广泛的纤维化病灶，与显著增厚的胸膜连成一片。

（4）气管、支气管结核：其影像表现为①气管支气管狭窄或阻塞，且往往以主支气管受累多见；②支气管壁增厚或钙化；③狭窄或阻塞远端肺组织实变、不张或支气管扩张等；④其他肺组织支气管播散性结核病变。

（5）结核性胸膜炎：可分为干性胸膜炎和渗出性胸膜炎两种。干性胸膜炎影像往往无阳性征象，渗出性胸膜炎主要表现为胸腔积液，并根据胸腔积液量的多少，以及积液存在于胸腔内的位置与状态等而表现不同。

1）胸腔内游离积液：①少量胸腔积液：在正位胸片上，少量胸腔积液仅表现为肋膈角变钝。②中量胸腔积液：在正位胸片上，表现为典型的渗液曲线，即外高内低的弧线状阴影，约平第 4 前肋间隙高度。CT 可以准确显示积液的位置和形态特点。③大量胸腔积液：在正位胸片上，表现为一侧胸腔均匀的致密阴影，上缘约平第 2 前肋间隙高度，有时仅肺尖部可见一小部分稍透亮的未被完全压缩的肺组织。患侧肋间隙增宽，气管及纵隔心影向健侧移位等。

2）胸腔内局限积液：胸腔内局限积液是游离的液体被局限、包裹，分布于粘连的胸腔内所形成。①胸腔内包裹性积液：在胸片上，非切线位表现为片状阴影，边缘不清。②叶间积液：在正侧位胸片上均表现为边缘光滑的梭形阴影，CT 影像更加典型。

3）肺底积液：在正位胸片上主要表现为：膈肌位置升高；"膈"顶弧度不如正常者自然，较平坦，其最高点比正常者偏外侧；在右侧，"膈肌"与水平裂或肺门之间距离缩短，在左侧，"膈肌"与胃泡间距离增宽；两下肺血管纹理因肺受压略密集或稍呈水平走行。CT 检查具有重要价值。

【诊断与鉴别诊断】

（一）肺结核诊断

肺结核诊断的"金标准"为痰结核分枝杆菌培养阳性。约 70% 的肺结核患者痰抗酸染色涂片阴性，痰结核分枝杆菌培养阳性不超过 50%。因此，肺结核的诊断需要基于病史、临床表现、胸部影像特征和实验室检查等综合诊断。肺结核的诊断从证据的价值层面分为：疑似病例、临床诊断病例和确诊病例。

1. 疑似病例　从所获得的证据来看，患者仅具有临床表现和（或）胸部影像特征，尚无实验室确诊的阳性结果。通常包括：①全身或呼吸道的症状和体征；或②符合肺结核影像特点。

2. 临床诊断病例　从所获得的证据来看，患者虽然没有实验室确诊的阳性证据，但无论从病史、临床表现、影像特征，甚至包括部分实验室阳性结果均支持肺结核的诊断。通常包括：①结核病接触史；②全身或呼吸道的症状和体征；③符合肺结核影像特征；④血清抗结核抗体阳性、结核菌素试验中度及以上阳性或 γ- 干扰素释放试验阳性；⑤肺外组织病理检查符合结核病变。

3. 确诊病例　从所获得的证据来看，患者具有确诊价值的实验室阳性结果，如痰结核分枝杆菌培养阳性、肺内病变病理结果、痰或肺内组织标本 Xpert MTB/RIF 阳性等。通常包括：①痰结核分枝杆菌培养阳性且经菌种鉴定为结核分枝杆菌；②痰 Xpert MTB/RIF 阳性；③肺内病变经检查符合结核性病理改变。

（二）鉴别诊断

1. 社区获得性肺炎　社区获得性肺炎（community-acquired pneumonia，CAP）是指在医院外罹患的感染性肺实质（含肺泡壁，即广义上的肺间质）炎症，包括具有明确潜伏期的病原体感染在入院后潜伏期内发病的肺炎。

CAP 的诊断标准：①社区发病；②肺炎相关临床表现：新近出现的咳嗽、咳痰或原有的呼吸道疾病症状加重，伴或不伴脓痰、胸痛、呼吸困难及咯血；发热；肺实变体征和（或）闻及湿啰音；外周血白细胞 $> 10×10^9/L$ 或 $< 4×10^9/L$，伴或不伴细胞核左移；③胸部影像学检查显示新出现的斑片状浸润影、叶状或段实变影、磨玻璃影或间质性改变，伴或不伴胸腔积液。符合①和③或②中任何 1 项，并除外肺结核、肺部肿瘤、非感染性肺间质性疾病、肺水肿、肺不张、肺栓塞、肺嗜酸性粒细胞浸润症及肺血管炎等后，可建立临床诊断。

2. 原发性支气管肺癌　原发性支气管肺癌（以下简称肺癌）是我国最常见的恶性肿瘤之一。全国肿瘤登记中心 2014 年发布的数据显示：2010 年，我国新发肺癌病例 60.59 万（男性 41.63 万，女性 18.96 万），居恶性肿瘤首位（男性首位，女性第 2 位），占恶性肿瘤新发病例的 19.59%（男性 23.03%，女性 14.75%）。

40 岁以上，吸烟，并具有以下特点者，需采取相应的措施进行肺癌的相关检查：①持续 2 周以上的刺激性咳嗽，治疗无效；②原有慢性呼吸道疾病，近期出现咳嗽性质改变；③单侧局限性哮鸣音，不因咳嗽改变；④反复同一部位肺炎，尤其是肺段性肺炎，抗生素治疗效果不佳；⑤原因不明的肺脓肿，无异物吸入史和中毒症状，抗生素治疗效果差；⑥原因不明的关节疼痛及杵状指（趾）；⑦影像学发现局限性肺气肿，肺段或肺叶不张，相应支气管可疑截断；⑧短时间内孤立性圆形、类圆形病灶和单侧肺门阴影体积增大、实性成分增多；⑨原有稳定性肺结核病灶，其他部位出现新的病灶，抗结核治疗后病灶反而增大或形成空洞，痰结核分枝杆菌阴性；⑩不明原因的迁移性、栓塞性下肢静脉炎。

原发性支气管肺癌的确诊依据是痰、支气管灌洗液或组织标本的病理学阳性。

3. 肺转移瘤　肺转移瘤是指人体任何部位的恶性肿瘤经血液循环、淋巴系统和直接浸润转移到肺部的肿瘤，是恶性肿瘤的晚期表现。最常见发生肺转移的原发肿瘤部位分别是女性生殖系统、消化系统和呼吸系统。早期肺转移多无明显症状，常在原发癌的定期复查中被发现。转移性肺肿瘤的 X 线表现，最常见的是在中下肺野孤立性或多发性结节样病灶，直径 1 ~ 2 cm，边缘较光滑。随着病灶增大和增多，可相互融合成巨块。结合血清肿瘤标志物升高，痰或肺部病变的组织病理可获得诊断。

4. 结节病　结节病系病因未明的多系统性肉芽肿疾病，患者以青年和中年人多见，但各年龄组和性别均可发病。典型表现为双侧肺门淋巴结肿大、肺浸润，以及皮肤和眼部病变。

结节病很难获得确定性诊断证据，血清血管紧张素转化酶（sACE）活性升高，Kveim 试验阳性反应，结核菌素试验阴性或弱阳性，抗结核治疗半年以上无反应，激素治疗有效可获得临床诊断。

5. 肺脓肿　肺脓肿是肺组织受到病原微生物感染后产生液化性坏死，形成充满脓液或伴有液气平的脓腔。其发生的因素为细菌感染、支气管堵塞，加上全身抵抗力降低。原发性脓肿是因为吸入致病菌或肺炎引起，继发性脓肿多为菌血症或在已有病变（如梗阻）的基础上，由肺外播散、支气管扩张和（或）免疫抑制状态引起。

临床表现多有高热伴有咳嗽、咳黏液痰或黏液脓痰或脓臭痰。胸部 X 线检查：肺脓肿早期为大片边缘模糊的肺实变阴影，典型的胸部平片表现为空洞里伴有气液平面，周围有炎性浸润阴影，也可见多个透亮区的炎性浸润阴影而后融合成一较大空洞或多房空洞。吸入性肺脓肿常发生在上叶后段或下叶背段，右侧多见，少数可发生在基底段，多数紧贴胸膜或叶间裂。胸部 CT 表现为：①脓肿多呈圆形厚壁空洞，也有的呈扁圆形；②部分病例厚壁空洞内外缘均不规则，有时可见到残留的带状肺组织横过脓腔，并常见支气管与脓腔相通；③常可见多个脓腔，脓腔之间可相互连通；④脓肿靠近胸壁时，则可显示广泛的胸膜改变，可见明显的胸膜肥厚或少量的胸腔积液；⑤增强扫描时脓肿壁明显强化。

临床上根据是否具有误吸病史，急性发作的畏寒、高热、咳嗽和咳大量脓臭痰等，结合白细胞总数和中性粒细胞显著增高，肺野大片浓密炎性阴影中有脓腔及液平面的 X 线征象，可做出诊断。

6. 肺炎旁胸腔积液　肺炎旁胸腔积液是因肺部炎症而引发的同侧胸腔积液，临床表现有发热、咳嗽、咳痰（多为脓性痰）、气促、胸痛，可闻及湿啰音，甚至可以表现为呼吸减弱和消失。血常规多为白细胞总数升高，尤其中性粒细胞升高，伴有核左移。胸腔积液的临床特点有①多在细菌性肺炎、肺脓肿、支气管扩张症感染的基础上并发；②胸腔积液外观呈黄色，多有浑浊；③胸腔积液 pH < 7.2，葡萄糖 < 2.24 mmol/L，乳酸脱氢酶（LDH） > 1000 U/L；④胸腔积液白细胞多为（1 ～ 90）× 10^9/L，分类以中性粒细胞增高为主；⑤胸腔积液涂片或培养可找到致病菌；⑥经抗菌治疗后临床症状可明显改善。

【治疗】

肺结核的治疗包括化学药物治疗（简称化疗），免疫治疗，外科治疗和介入治疗等，化学药物治疗是结核病治疗的基本和最主要方法。

（一）化学药物治疗

1. 肺结核化疗的细菌学基础　Mitchison 早在 1979 年提出存在肺结核病灶内的细菌依据其生长速度和代谢状况分为：① A 菌群：在治疗开始前，繁殖活跃，生长速度快的菌群，主要为异烟肼所杀灭；② B 菌群：一种半休眠状态菌，在酸性环境下存活并繁殖，主要为吡嗪酰胺所杀灭；③ C 菌群：一种半休眠状态菌，偶然会持续几个小时出现繁殖，长时间处于休眠状态，主要为利福平所杀灭；④ D 菌群：完全休眠状态，任何药物不能杀灭。

2. 化疗的基本原则　自从标准的短程化学治疗方案问世以来，"早期、联合、适量、规律和全程"基本原则始终贯穿着的抗结核化学治疗的全过程。

（1）早期：肺结核肺内病变的早期肺泡内有炎症细胞浸润和纤维素渗出，肺泡结构尚保持完整，同时结核分枝杆菌繁殖旺盛，吞噬细胞活跃。抗结核药物对代谢活跃生长繁殖旺盛的细菌最能发挥抑制和杀灭作用。

（2）联合：无论初治还是复治患者均要联合用药。联合用药必须要联合二种或二种以上的药物治疗，这样可避免或延缓耐药性的产生。

（3）适量：抗结核药物如果剂量过大或血药浓度过高，对消化系统、神经系统、泌尿系统，特别对肝可产生毒副作用；如果剂量不足或血药浓度过低，则达不到抑菌、杀菌的效果，且易产生耐药性。

（4）规律：随意中断治疗会导致血药浓度降低，在低浓度下达不到杀菌和抑菌的作用，从而诱导耐药的发生，增加治疗失败的风险。

（5）全程：抗结核治疗的早期，大部分敏感结核分枝杆菌已被杀灭，但部分非敏感菌、胞内菌、持留菌仍然存活，坚持完成全疗程才有可能消灭这部分结核分枝杆菌，减少复发。

3. 主要抗结核药物　目前临床上应用的抗结核药物 33 种，有如下分类：

（1）按照作用效果与副作用大小分类：传统上，可分为两类，一线和二线抗结核药物，一线抗结核药物包括异烟肼（isoniazid，INH 或 H）、利福平（rifampicin，RFP 或 R）、利福喷丁（rifapentine，RFT 或 L）、吡嗪酰胺（pyrazinamide，PZA 或 Z）、乙胺丁醇（ethambutol，EMB 或 E）和链霉素（streptomycin，SM 或 S）。其余归为二线药物，包括利福布汀、卡那霉素、阿米卡星、氧氟沙星、左氧氟沙星、莫西沙星、环丝氨酸、对氨基水杨酸等。

（2）按杀菌作用与抑菌作用分类：可分为杀菌药和抑菌药，异烟肼和利福平为全杀菌药物，而吡嗪酰胺和链霉素为半杀菌药物，其余抗结核药物为抑菌药。

（3）按有效性和安全性分类：WHO 根据有效性与安全性，将利福平耐药时的长程治疗方案（见下文）中使用的抗结核药物划分为 A、B 和 C 三组。

A 组：优先选择的药物：左氧氟沙星 / 莫西沙星，贝达喹啉和利奈唑胺。

B 组：其次添加的药物：氯法齐明、环丝氨酸 / 特立齐酮

C 组：当 A 组和 B 组药物不能完全使用组成有效的方案时，需要添加用于构成治疗方案的药物：乙胺丁醇、德拉马尼、吡嗪酰胺、亚胺培南–西司他丁、美罗培南、阿米卡星（链霉素）、乙硫异烟胺 / 丙硫异烟胺、对氨基水杨酸。

主要抗结核药物的剂量见表 2-6-2 和表 2-6-3。

4. 化疗方案的制订和选择　抗结核化学治疗的目标是：①快速消灭指数期结核分枝杆菌增长；②消除缓慢复制和非复制期结核分枝杆菌；③防止耐药性发生。化疗方案的制订需依据患者的初治还是复治以及药物敏感性情况的不同而异。所有抗结核化疗方案均包括强化阶段和巩固阶段。

（1）对于利福平敏感或耐药性未知的肺结核患者，首选标准化治疗方案对患者进行治疗，方案选择要求见表 2-6-4。

（2）利福平耐药治疗药物和方案：治疗方案分长程治疗方案和短程治疗方案，如患者适合短程治疗方案，优先选择短程治疗方案。

1）长程治疗方案：长程治疗方案是指至少由 4 种有效抗结核药物组成的 18 ～ 20 个月治疗方案，分为标准化或个体化治疗方案。

通常推荐标准化治疗方案，如不能适用推荐的标准化治疗方案，可根据上述治疗方案原则，制订个体化治疗方案。①氟喹诺酮类敏感：推荐标准化治疗方案：6Lfx（Mfx）Bdq Lzd（Cs）Cfz/12Lfx（Mfx）Cfz Lzd（Cs）。在不能获得 Bdq、Lzd 药物的情况下，且二线注射剂敏感，如果患者不接受短程治疗方案，可推荐标准化治疗方案：6Lfx（Mfx）Cfz Cs Am（Cm）Z（E，Pto）/14Lfx（Mfx）Cfz Cs Z（E，Pto）。②氟喹诺酮类耐药：推荐标准化治疗方案：6Bdq Lzd Cfz Cs/14 Lzd Cfz Cs。

表 2-6-2　**一线抗结核药物剂量表**

药物	缩写	每日疗法		
		成人（mg）		儿童
		＜ 50 kg（mg/d）	≥ 50 kg（mg/d）	（mg/kg）
异烟肼	INH 或 H	300	300	10 ～ 15
利福平	RFP 或 R	450	600	10 ～ 20
利福喷丁	RFT 或 L	/	/	/
吡嗪酰胺	PZA 或 Z	1500	1750	30 ～ 40
乙胺丁醇	EMB 或 E	750	1000	15 ～ 25
链霉素	SM 或 S	750	750	20 ～ 30

注：利福喷丁，＜ 50 kg 推荐剂量为 0.45 g，≥ 50 kg 推荐剂量为 0.60 g，每周两次用药，主要用于肝功能轻度受损不能耐受利福平的患者。目前无儿童用药剂量。婴幼儿及无反应能力者因不能主诉及配合检查视力慎用乙胺丁醇

表 2-6-3 二线抗结核药物剂量表

| 药物 | 缩写 | 每日疗法 | | |
| | | 成人（mg） | | |
		< 50 kg（mg/d）	≥ 50 kg（mg/d）	最大剂量（mg/d）
左氧氟沙星 *	Lfx	400 ～ 750	500 ～ 1000	1000
莫西沙星 *	Mfx	400	400	400
贝达喹啉	Bdq	前 2 周 400 mg/d；之后 200 mg/d 每周 3 次，应用 22 周	400	
利奈唑胺	Lzd	300	300 ～ 600	600
氯法齐明	Cfz	100	100	100
环丝氨酸	Cs	500	750	750
德拉马尼	Dlm		100 mg 每日 2 次	
亚胺培南-西司他汀 **	Ipm-Cln		1000 mg 每日 2 次	
美罗培南 **	Mpm		1000 mg 每日 2 次	
阿米卡星	Am	400	400 ～ 600	800
卷曲霉素	Cm	750	750	750
丙硫异烟胺	Pto	600	600 ～ 800	800
对氨基水杨酸	PAS	8000	10 000	12 000

注：* 左氧氟沙星与莫西沙星为同一类药物，组成方案时只能选择一种

** 亚胺培南-西司他汀或美罗培南应与阿莫西林 / 克拉维酸（Alx-Clv）（每次 125 mg）合用，视为一种药物

2）短程治疗方案：短程方案是固定组合的标准化方案。

推荐的治疗方案：4 ～ 6 Am Mfx Pto Cfz Z H（高剂量）E/5 Mfx Cfz Z E 治疗分强化期和继续期，如果治疗 4 个月末痰培养阳性，强化期可延长到 6 个月；如果治疗 6 个月末痰培养阳性，判定为失败，转入个体治疗方案进行治疗。

适用人群：未接受或接受短程治疗方案中的二线药物不超过 1 个月，并且对氟喹诺酮类和二线注射剂敏感的利福平耐药患者，同时排除以下患者：①对短程方案中的任何药物不能耐受或存在药物毒性风险（如药物间的相互作用）；②妊娠；③血行播散性结核病、脑膜或中枢神经系统结核病，或合并 HIV 的肺外结核病。

（二）其他治疗

1. 免疫治疗   有效的免疫治疗及治疗性疫苗可提高抗结核化疗的疗效，包括提高宿主对 MTB 的清除率、缩短痰菌阴转时间、增加空洞关闭率、缩短化疗的疗程等。结核病的免疫治疗方法中已在临床广泛使用的免疫制剂有母牛分枝杆菌菌苗、IL-2、IFN-γ、胸腺肽、胸腺五肽、乌体林斯等。宿主导向的免疫治疗（host-directed therapy，HDT）主要指通过各种机制提高宿主对 MTB 的免疫保护及免疫杀伤效应以作为治疗方法。宿主导向治疗方法包括一系列已经广泛使用的药物（其他用途）、生物制剂、营养制剂、细胞治疗。

2. 外科治疗   肺结核外科手术治疗不论是施行肺切除术还是胸廓成形术，均以规范的内科化疗为前提。肺结核外科治疗手术创伤大，并发症较多，因此适应证选择、手术时机把握及围术期管理对于手术效果至关重要。目前的手术指征主要为：①耐多药或非结核分枝杆菌引起的空洞；②非耐多药结核，但经规范化抗结核药物初治和复治疗程 12 ～ 18 个月，空洞无明显变化或增大，且痰菌阳性；③直径 > 3 cm 的结核球，规范化疗 3 个月以上的患者，病灶无明显吸收；直径 2 ～ 3 cm 的结核球，规范化疗 3 个月无明显吸收，或不能坚持规范治疗的患者同样适合外科治疗；④肺结核并发症：结核性支气管狭窄；⑤肺结核合并支气管扩张的患者；⑥肺结核合并肺大疱，影响肺功能，或继发气胸或血胸者需行外科手术治疗。

表 2-6-4 利福平敏感或耐药性未知患者的治疗方案

患者分类		治疗方案	备注
利福平敏感	异烟肼敏感或耐药性未知	2HRZE/4HR：强化期使用 2 个月，继续期 4 个月	①第 2 个月末痰菌仍阳性，要开展药物敏感性检测，耐药者按药敏检测结果调整方案，敏感者则延长 1 个月的强化期，继续期治疗方案不变，第 3 个月末增加一次痰液检查 ②第 5 个月末或疗程结束时痰菌阳性为治疗失败 ③儿童要严格按照体重用药，无判断能力者（5 岁以下）慎用乙胺丁醇
	异烟肼耐药	6-9RZELfx：使用 RZELfx 方案治疗 6 ~ 9 个月	①已知或怀疑左氧氟沙星（Lfx）耐药的患者，方案为 6-9RZE，不建议加用二线注射剂 ②孕妇禁用，哺乳期妇女停止哺乳后方可使用 ③排除 QT 间期延长的患者
利福平耐药性未知		2HRZE/4HR：强化期使用 HRZE 方案治疗 2 个月，继续期使用 HR 方案治疗 4 个月	①治疗期间每月要进行痰菌检查，若菌阳性，则开展耐药检测，耐药者按耐药方案进行治疗；敏感者则治疗方案不变，但如果强化期的痰菌阳性，则需延长 1 个月的强化期，继续期不变 ②对于复治患者，可根据治疗情况将强化期延长 1 个月、继续期延长 2 ~ 3 个月，治疗过程中密切关注耐药检测结果 ③第 5 个月末或疗程结束时痰菌阳性为治疗失败 ④儿童结核严格按照体重用药，无判断能力者（5 岁以下）慎用乙胺丁醇
结核性胸膜炎		2HRZE/7HRE：强化期使用 HRZE 方案治疗 2 个月，继续期使用 HRE 方案治疗 7 个月	①重症患者：继续期适当延长 3 个月，治疗方案为 2HRZE/10HRE ②治疗期间一旦发现耐药，则按耐药方案进行治疗
其他肺结核或合并疾病		2HRZE/10HRE：强化期使用 HRZE 方案治疗 2 个月，继续期使用 HRE 方案治疗 10 个月	①血行播散性肺结核、气管支气管结核、胸内淋巴结核患者 ②肺结核合并糖尿病和矽肺等患者 ③治疗期间一旦发现耐药，则按耐药方案进行治疗
肺结核合并肺外结核		强化期使用 HRZE 方案治疗 2 个月，继续期使用 HRE 方案疗程以治疗肺外结核的最长疗程为准	治疗期间一旦发现耐药，则按耐药方案进行治疗
HIV 感染者和 AIDS 患者抗结核治疗		可以考虑选用利福布汀代替利福平与其他抗结核药品组成治疗方案抗结核治疗；避免使用利福喷丁，否则会增加利福霉素耐药风险	治疗期间一旦发现耐药，则按耐药方案进行治疗

3. 介入治疗 介入治疗技术在结核病治疗方面的作用越来越受到重视，为结核病的治疗开辟了新途径。主要是借助于局部给药技术、球囊扩张术、冷冻术、热消融术、支架置入术及单向活瓣技术等来实现。

【预后】

初治敏感肺结核经过正规抗结核治疗后，治愈率可达 95%，2 年内的复发率约 5% 左右。耐药结核病，尤其耐多药结核病治愈率相对较低，总体上为 55% ~ 60%，复发率高。

（陈效友）

支气管扩张

支气管扩张（bronchiectasis）（简称支扩）是指支气管异常而持久的扩张，临床表现为慢性咳嗽、咳痰，伴或不伴咯血。在传统的概念中，支气管扩张是典型的慢性化脓性感染，痰液多为脓性，量大。也有少部分支气管扩张不表现为大量咳痰，而是间断出现咯血，乃至大咯血，称之为"干性支扩"。随着高分辨CT（hign resolution CT，HRCT）的应用，人们发现，除传统意义上的支扩外，有些疾病也伴随支气管的轻度扩张，但没有上述支扩的临床表现，如肺纤维化所造成的牵拉性支气管扩张，支气管哮喘患者出现的细支气管扩张，以及过敏性支气管肺曲霉病（allergic bronchopulmonary aspergillosis，ABPA）的中央型支扩等。这些支扩往往作为原发疾病的临床特征之一，不能建立独立诊断。本章主要讨论传统意义上，有典型慢性化脓性感染表现的，可以独自建立临床诊断的支扩。

支扩是相对常见的慢性气道疾病，有研究显示，我国的支扩发生率约为1%。

【病因】

支扩病因复杂，归结起来主要包括感染和气道阻塞两大类情况。其中感染，尤其幼年时期的下呼吸道感染是支扩最常见的原因。气道阻塞后因为引流不畅，易发生反复感染，导致支气管扩张。支扩的常见病因如下。

1. 下呼吸道感染和肺炎 婴幼儿及儿童发生下呼吸道感染和肺炎时，支气管的结构容易受到破坏而出现支扩，常见病因包括麻疹肺炎、百日咳，以及其他病原所致的肺炎。上述感染所致的支扩往往多见于中下肺。

2. 分枝杆菌感染 结核是我国支扩的重要病因之一，结核感染所造成的支扩在结核治愈后可持续存在，包括部分干性支扩。因为结核好发于双上肺，因此，结核性支扩也以双上肺多见。近年来发现非结核分枝杆菌感染也常常出现支扩，如鸟分枝杆菌复合体所造成的典型的右中叶和左舌叶支扩。

3. 气道阻塞 因为异物吸入，或者其他原因所致的气道阻塞，阻塞远端因为引流不畅而反复感染，出现支扩。

4. 免疫功能缺陷 免疫功能缺陷患者易反复发生肺部感染，导致支扩。常见的有原发性免疫缺陷，如低免疫球蛋白血症、普通变异性免疫球蛋白缺乏症等。常常表现为反复发生的肺炎、多部位感染及机会性感染。

5. 遗传因素及先天性疾病 有多种先天性疾病可以出现支扩。白种人最常见的是囊性纤维化（cystic fibrosis，CF），为常染色体隐性遗传性疾病，病因为囊性纤维化跨膜传导调节因子（cystic fibrosis transmembrane regulator，CFTR）的突变，造成气道分泌物中钠离子含量增高，因而黏稠不易排出，易反复发生感染，其特征为支扩发生早，且以双上肺为主。纤毛功能缺陷，如原发性纤毛运动障碍，使得支气管纤毛上皮的纤毛摆动异常，无法将痰液顺畅地清除，进而造成反复感染，出现支扩。Kartagener综合征是其中的一个类型，临床特征为支扩、鼻窦炎、内脏转位三联征。其他先天性疾病包括 α_1-抗胰蛋白酶缺乏、先天性支扩（肺囊肿）等。

【病理及病理生理】

支扩病因多样，但支气管扩张和气道结构异常是共同特征。如上所述，造成支扩的主要原因是各种原因所造成的支气管感染。感染时，由中性粒细胞为主介导的炎症反应可以引起气道壁的全层炎症、黏膜水肿，甚至出现溃疡，最终导致支气管及细支气管出现不同程度的永久性异常扩张和破坏。之后出现支气管黏膜上皮增生，杯状细胞明显增生、肥大，以及支气管结构重塑而导致气道狭窄。

病情严重的支扩可逐渐出现阻塞性通气功能障碍，后期加重可出现呼吸衰竭，甚至继发慢性肺源性心脏病。

【临床表现与实验室检查】

（一）临床表现

1. 病史与临床症状　支扩最常见的表现为反复出现的咳嗽、咳痰，痰液呈脓性，量大，静置可分层。疾病早期患者症状相对较轻，可有咳嗽、咳痰，以后感染反复发作，分泌物逐渐增多。患者在病情稳定时可以症状轻微，也可有较多的呼吸道分泌物。合并感染而病情加重时，痰量常常增加，并出现更多的脓痰，可伴有不同程度的咯血，包括大咯血，往往是由于支气管壁扭曲变形的支气管动脉破裂所致。

铜绿假单胞菌定植是病情的转折点，出现定植后，往往反复发生感染，且出现细菌耐药，给抗菌药物的选择和使用带来挑战。随着病情进展，部分病变范围广泛、发作频繁的患者逐渐出现劳力性呼吸困难，类似于慢性阻塞性肺疾病的肺功能受损。部分患者以咯血，尤其是大咯血为主要表现，而少咳嗽咳痰症状，即所谓的干性支扩，多见于结核等感染治愈后遗留的支扩。

2. 体格检查　部分患者肺内可出现湿啰音或干啰音，因为支扩为结构性肺病，病变部位的湿啰音不随体位而变化，且长期存在，被称为"固定性湿啰音"，是支扩的常见体征。少部分病情严重的患者可以有杵状指。合并呼吸衰竭的患者，后期可并发慢性肺源性心脏病，出现相关的体征。

3. 实验室检查

（1）血液检查：合并感染时血常规可见白细胞总数和中性粒细胞比例增高和 CRP 增高等细菌性感染的表现。

（2）痰培养：痰培养是支扩合并感染病因确定的重要方法，抗生素的选择往往需要依据痰培养和药敏的结果。怀疑特殊感染的患者可进行结核分枝杆菌、非结核分枝杆菌及真菌等的检查。

（3）影像学检查：支扩在影像学检查中可以表现为囊状或柱状。在胸部 X 线检查中，典型的囊状支扩可被发现，表现为大小不等但直径相近的囊性病变，即扩张的支气管，可见管壁增厚，管腔内有时可见液平面。部分柱状支扩在胸部 X 线检查中表现为增粗的支气管聚拢，并有走行异常，呈卷发状。程度较轻的支扩通过普通 X 线胸片无法确诊，需要进行 CT 扫描（支扩的 CT 表现见图 2-7-1），尤其

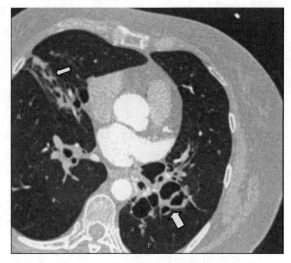

图 2-7-1　支扩的 CT 表现

白色大箭头（右下）指示处可见多个聚集在一起的大小不一的薄壁囊腔，为典型的囊状支扩。白色小箭头（左上）指示处可见支气管管腔扩张，管壁增厚，类似"双轨"样改变，为柱状支扩

是 HRCT 可以清晰地显示支扩的形态特征、范围和分布等，上述特征有时可为支扩的病因提供线索。比如双上肺支扩多见于结核性支扩，以及西方国家的囊性纤维化；主要局限在右中叶和左舌叶的支扩常见于非结核分枝杆菌感染。此外，HRCT 还可以为影像学表现为支扩的疾病诊断提供依据，比如牵拉性支气管扩张常提示肺纤维化，中央型支气管扩张常见于变应性支气管肺曲菌病等。

（4）肺功能检查：早期或病变局限的支扩可无肺功能异常，晚期或病变范围广泛的支扩可以出现程度不等的阻塞性通气功能障碍。动脉血气分析可以出现低氧血症，后期出现 Ⅰ 型或 Ⅱ 型呼吸衰竭。

（5）其他检查：疑诊免疫缺陷患者应进行免疫球蛋白的检测。疑诊 CF 的患者可以测定汗液氯离子浓度以及 CFTR 的突变检测。

【诊断与鉴别诊断】

（一）诊断

典型的临床表现，结合相应的影像学表现即可建立临床诊断。在明确临床诊断后，还应结合病史、影像学特征等，对可能的病因进行诊断，如有无异物或气道阻塞、有无先天性或遗传因素、有无免疫功能缺陷等。对相关病因的明确对于疾病的诊断和防治具有积极意义。

（二）鉴别诊断

1. 慢性气道或肺疾病　慢性阻塞性肺疾病（合并支扩）、肺结核、慢性肺脓肿均可表现为反复的咳嗽、咳痰，而且慢阻肺病和支扩可以合并存在。胸部影像学，尤其是 HRCT 对于疾病的鉴别诊断有重要价值。

2. 大咯血　临床表现为大咯血的情况需要考虑支扩的可能，需要和肺结核、支气管动脉畸形、各种病因所致的弥漫性肺泡出血进行鉴别。支扩所致大咯血主要见于支气管动脉破裂，感染常常是主要的诱因。支扩也可造成支气管动脉的扩张与扭曲变形，出现类似于支气管动脉畸形的改变。

3. 影像学上表现为支气管扩张的情况　可见于 ABPA、弥漫性泛细支气管炎、肺纤维化等，均有各自的临床特征以资鉴别（见相应章节）。

【治疗】

支扩治疗的主要目的是治疗相关病因、改善症状、维护肺功能，以提高患者的生活质量。

（一）稳定期治疗

1. 气道廓清治疗　即通过帮助患者有效排痰，改善气道阻塞。主要措施包括体位引流、胸部叩击振动等，可借助相关设备等进行。

2. 祛痰治疗　常用药物包括黏液溶解剂（如乙酰半胱氨酸）、黏液动力剂（如氨溴索）等，通过降低痰液黏稠度和纤毛运动等促进痰液的排出。对于伴有气流受限的患者，可以联合使用支气管扩张剂。

3. 抗生素持续应用　主要经验源于肺囊性纤维化的治疗，由于铜绿假单胞菌的定植和反复感染使得患者的临床症状不断反复恶化。定期吸入氨基糖苷类等抗生素有助于改善患者的症状。目前在其他支扩患者中尚未得到推广。

4. 免疫调节治疗　主要经验源于弥漫性泛细支气管炎，长期小剂量口服大环内酯类抗生素，主要是红霉素、阿奇霉素等，可以显著改善患者的预后，主要作用机制为免疫调节作用。目前，该方案应用于支扩患者，可减少支扩病情加重的次数。

5. 手术治疗　适用于病变相对局限，但症状严重或频繁加重，反复咯血且介入治疗无效的情况。

6. 疫苗　应使用肺炎球菌疫苗和流感疫苗。

（二）急性加重期的治疗

支扩症状急性加重的情况主要见于下呼吸道感染的加重，有效的抗感染治疗是关键。开始阶段的抗感染治疗以经验治疗为主，反复发生感染后需要进行细菌培养＋药敏试验，以指导抗菌药物的选择。因为有无铜绿假单胞菌定植是支扩病情的重要转折点，对于新分离的铜绿假单胞菌需要进行清除治疗，选择的主要药物是氟喹诺酮类药物，如环丙沙星或左氧氟沙星口服，或是 β - 内酰胺类联合氨基糖苷类。对于反复感染，甚至多次住院治疗的支扩患者，在病情加重时应选用可以覆盖铜绿假单胞菌的抗菌药物，同时根据痰培养结果和药敏试验选择抗感染治疗方案。

支扩合并非结核分枝杆菌感染的情况需要结合具体的类型和病情严重程度确定治疗方案。

【预后】

轻症患者经过有效的治疗预后良好。合并肺功能损害的患者视病情严重程度可以出现活动耐量受损、生活质量下降，甚至出现危及生命的呼吸衰竭。大咯血可危及患者的生命，在支气管动脉介入技术使用后，预后已明显改善。

（李海潮）

第8章

慢性阻塞性肺疾病

第1节 慢性支气管炎

慢性支气管炎（chronic bronchitis，简称慢支），是气管、支气管黏膜及其周围组织的慢性非特异性炎症。临床上以咳嗽、咳痰为主要症状，或有喘息，每年发病持续3个月或更长时间，连续2年或2年以上，并排除具有咳嗽、咳痰、喘息症状的其他疾病。

【病因和发病机制】

本病的病因尚不完全清楚，可能是多种环境因素与机体自身因素长期相互作用的结果。

1. 吸烟　吸烟是最重要的环境发病因素，吸烟者慢性支气管炎的患病率比不吸烟者高2～8倍。

2. 职业粉尘和化学物质　接触职业粉尘及化学物质，如烟雾、变应原、工业废气及室内空气污染等，浓度过高或接触时间过长，均可能促进慢性支气管炎发病。

3. 空气污染　大量有害气体如二氧化硫、二氧化氮、氯气等可损伤气道黏膜上皮，使纤毛清除功能下降，黏液分泌增加，为细菌感染创造条件。

4. 感染因素　病毒、支原体、细菌等感染是慢性支气管炎发生发展的重要原因之一。病毒感染以流感病毒、鼻病毒、腺病毒和呼吸道合胞病毒为常见。细菌感染常继发于病毒感染，常见病原体为肺炎链球菌、流感嗜血杆菌、卡他莫拉菌和葡萄球菌等。这些感染因素同样造成气管、支气管黏膜的损伤和慢性炎症。

5. 其他因素　免疫功能紊乱、气道高反应性、自主神经功能失调、年龄增大等机体因素和气候等环境因素均与慢性支气管炎的发生和发展有关。

【病理】

支气管上皮细胞变性、坏死、脱落，后期出现鳞状上皮化生，纤毛变短、粘连、倒伏、脱失，各级支气管管壁均有多种炎症细胞浸润，以中性粒细胞、淋巴细胞为主，急性发作期可见大量中性粒细胞，黏膜充血、水肿，杯状细胞和黏液腺肥大增生、分泌旺盛，大量黏液潴留，支气管壁的损伤-修复过程反复发生，发展成阻塞性肺气肿时见肺泡腔扩大，肺泡弹性纤维断裂。

【临床表现】

（一）症状

缓慢起病，病程长，反复急性发作而使病情加重。主要症状为咳嗽咳痰或伴有喘息。急性加重系指咳嗽、咳痰、喘息等症状突然加重。一般晨间咳嗽为主，睡眠时有阵咳或排痰。痰多为白色黏液或浆液泡沫性，偶可带血。清晨排痰较多，起床后或体位变动时刺激排痰。喘息明显者可能伴发支气管哮喘。若伴肺气肿时可表现为活动后气促。

（二）体征

早期多无异常体征。急性发作期可闻及干、湿啰音，咳嗽后可减少或消失。如伴发哮喘时可闻及广泛哮鸣音并伴呼气延长。

【实验室和其他辅助检查】

1. X 线检查　早期可无异常。反复发作者表现为肺纹理增粗、紊乱，呈网状或条索状、斑点状阴影，以双下肺明显。

2. 呼吸功能检查　早期无异常，可出现小气道功能减低，应定期监测。

3. 血液检查　细菌感染时可出现白细胞总数和（或）中性粒细胞计数增高。

4. 痰液检查　可培养出致病菌。涂片可发现革兰氏阳性菌或革兰氏阴性菌，或大量破坏的白细胞和杯状细胞。

【诊断】

咳嗽、咳痰或伴有喘息，每年发病持续 3 个月，连续 2 年或 2 年以上，并排除其他可以引起类似症状的慢性疾病。

【鉴别诊断】

1. 支气管哮喘　部分咳嗽变异性哮喘患者以刺激性咳嗽为特征，灰尘、油烟、冷空气等容易诱发咳嗽，常有家庭或个人过敏性疾病史。抗生素对其无效，支气管激发试验阳性。

2. 嗜酸性粒细胞性支气管炎　临床症状类似，X 线检查无明显改变或肺纹理增加，支气管激发试验多阴性，诱导痰嗜酸性粒细胞比例 ≥ 3% 可以诊断。

3. 肺结核　常有发热、乏力、盗汗及消瘦等症状。痰液查找抗酸杆菌及胸部 X 线检查可以鉴别。

4. 支气管肺癌　多有数年吸烟史，顽固性刺激性咳嗽或过去有咳嗽史，近期咳嗽性质发生改变，常有痰中带血。有时表现为反复同一部位的阻塞性肺炎，经抗生素治疗未能完全消退。痰脱落细胞学、胸部 CT 及支气管镜等检查可明确诊断。

5. 特发性肺纤维化　慢性病程，开始仅有咳嗽、咳痰，逐渐出现活动后气短，进行性加重。可闻及爆裂音（Velcro 啰音）。血气分析示动脉血氧分压降低，高分辨率 CT 检查有助于诊断。

6. 支气管扩张　典型者表现为反复大量咳脓痰或反复咯血。胸部 X 线检查常见肺野纹理粗乱或呈卷发状。高分辨率 CT 检查可确定诊断。

7. 其他引起慢性咳嗽的疾病　上气道咳嗽综合征、胃食管反流、某些心血管疾病（如二尖瓣狭窄）等。

【治疗】

（一）急性加重期的治疗

1. 控制感染　多依据患者所在地常见病原菌经验性选用抗生素，一般口服，病情严重时静脉给药。如能培养出致病菌，可按药敏试验选用抗生素。

2. 镇咳祛痰、平喘。

（二）缓解期治疗

戒烟，应避免吸入有害气体和其他有害颗粒。预防感冒。反复呼吸道感染者可试用免疫调节剂或中医中药。

【预后】

部分患者可控制，不影响工作、学习；部分患者可发展成慢性阻塞性肺疾病甚至肺源性心脏病（肺心病）。

第 2 节　慢性阻塞性肺疾病

【定义】

慢性阻塞性肺疾病（chronic obstructive pulmonary disease，COPD）简称慢阻肺病，是一种异质性的肺部疾病，以因气道异常（支气管炎、细支气管炎）和（或）肺泡异常（肺气肿）进而引起慢性呼吸症状（呼吸困难、咳嗽、咳痰）及持续的、进行性加重的气流受限为特征。慢阻肺病的主要危险因素是吸烟，但其他环境暴露，如生物燃料暴露和空气污染亦可能参与发病。除暴露外，个体宿主易感性也会导致慢阻肺病的发生，其中包括基因异常、肺发育异常和加速衰老。慢阻肺病可伴有呼吸系统症状的急性恶化，称为慢阻肺病急性加重。大多数慢阻肺病患者存在合并症，可增加慢阻肺病的致残率和死亡率。当慢性支气管炎和肺气肿患者的肺功能检查出现持续气流受限时，则能诊断为慢阻肺病；如患者仅有"慢性支气管炎"和（或）"肺气肿"，而无持续气流受限，则不能诊断为慢阻肺病。

【流行病学】

慢阻肺病是一种严重危害人类健康的常见病和多发病，严重影响患者的生命质量，病死率较高，并给患者及其家庭以及社会带来沉重的经济负担。2007 年我国对 7 个地区 20 245 名成年人进行调查，结果显示 40 岁以上人群中慢阻肺病的患病率高达 8.2%。2018 年中国成人肺部健康研究（CPHS）对十个省市 50 991 名 20 岁以上的人群调查显示 20 岁及以上成人的慢阻肺病患病率为 8.6%，40 岁以上则高达 13.7%，首次明确我国慢阻肺病患者人数近 1 亿，慢阻肺病已经成为与高血压、糖尿病"等量齐观"的慢性疾病，构成重大疾病负担。随着发展中国家吸烟率的升高和高收入国家老龄化加剧，预计慢阻肺病的发病率在未来 40 年仍会继续上升，至 2060 年可能每年有超过 540 万人死于慢阻肺病及其相关疾病。

【病理】

慢阻肺病特征性的病理学改变存在于气道、肺实质和肺血管。在中央气道，炎症细胞浸润表层上皮，黏液分泌腺增大和杯状细胞增多使黏液分泌增加。在外周气道内，慢性炎症反应导致气道壁损伤和修复的过程反复发生。修复过程导致气道壁结构重塑，胶原含量增加及瘢痕组织形成，这些病理改变造成气道狭窄，引起固定性气道阻塞。肺实质破坏表现为小叶中央型肺气肿，涉及呼吸性细支气管的扩张和破坏。病情较轻时这些破坏常发生于肺的上部区域，但随着病情的发展，可弥漫分布于全肺并破坏毛细血管床。肺血管改变以血管壁增厚为特征，内膜增厚是最早的结构改变，接着出现平滑肌增加和血管壁炎症细胞浸润。慢阻肺病加重时，平滑肌细胞增生肥大、蛋白多糖和胶原的增多进一步使血管壁增厚。慢阻肺病晚期继发肺心病时，部分患者可见多发性肺细小动脉原位血栓形成。

【危险因素】

引起慢阻肺病的危险因素包括个体易感因素和环境因素，两者相互影响。

（一）个体因素

某些遗传因素可增加慢阻肺病发病的危险性，即慢阻肺病有遗传易感性。已知的遗传因素为 α_1-抗胰蛋白酶缺乏，重度 α_1-抗胰蛋白酶缺乏与非吸烟者的肺气肿形成有关，迄今我国尚未见 α_1-抗胰蛋白酶缺乏引起肺气肿的正式报道。哮喘和气道高反应性是慢阻肺病的危险因素，气道高反应性可能与机体某些基因和环境因素有关。

（二）环境因素

1. 吸烟　吸烟是慢阻肺病最重要的环境发病因素。吸烟者的肺功能异常率较高，FEV_1 年下降率较快，吸烟者死于慢阻肺病的人数多于非吸烟者。被动吸烟也可能导致呼吸道症状及慢阻肺病的发生。孕妇吸烟可能会影响胎儿肺的生长及其在子宫内的发育，并对胎儿的免疫系统功能造成一定影响。

2. 空气污染　化学气体（氯、氧化氮和二氧化硫等）对支气管黏膜有刺激和细胞毒性作用。空气中的烟尘或二氧化硫明显增加时，慢阻肺病急性发作显著增多。其他粉尘也会刺激支气管黏膜，使气道清除功能遭到损害，为细菌入侵创造条件。大气中直径 $2.5 \sim 10 \mu M$ 的颗粒物，即 PM（particulate matter）2.5 和 PM10 可能与慢阻肺病的发生有一定关系。

3. 职业性粉尘和化学物质　当职业性粉尘（二氧化硅、煤尘、棉尘和蔗尘等）及化学物质（烟雾、过敏原、工业废气和室内空气污染等）的浓度过大或接触时间过久，均可导致慢阻肺病的发生。接触某些特殊物质、刺激性物质、有机粉尘及过敏原也可使气道反应性增加。

4. 生物燃料烟雾　生物燃料是指柴草、木头、木炭、庄稼杆和动物粪便等，其烟雾的主要有害成分包括碳氧化物、氮氧化物、硫氧化物和未燃烧完全的碳氢化合物颗粒与多环有机化合物等。使用生物燃料烹饪时产生的大量烟雾可能是不吸烟妇女发生慢阻肺病的重要原因。生物燃料所产生的室内空气污染与吸烟具有协同作用。

5. 感染　呼吸道感染是慢阻肺病发病和加剧的另一个重要因素，病毒和（或）细菌感染是慢阻肺病急性加重的常见原因。儿童期重度下呼吸道感染与成年时肺功能降低及呼吸系统症状的发生有关。

6. 社会经济地位　慢阻肺病的发病与患者的社会经济地位相关，室内外空气污染程度不同、营养状况等与社会经济地位的差异也许有一定内在联系；低体重指数也与慢阻肺病的发病有关，体重指数越低，慢阻肺病的患病率越高。吸烟和体重指数对慢阻肺病存在交互作用。

【发病机制】

慢阻肺病的发病机制尚未完全明了，吸入有害颗粒或气体可引起肺内氧化应激、蛋白酶和抗蛋白酶失衡及肺部炎症反应。慢阻肺病患者肺内炎症细胞以肺泡巨噬细胞、中性粒细胞和 $CD8^+$ T 细胞为主，激活的炎症细胞释放多种炎性介质，包括白三烯 B4、IL-8、肿瘤坏死因子 - α（TNF- α）等，这些炎性介质能够破坏肺的结构和（或）促进中性粒细胞炎症反应。自主神经系统功能紊乱（如胆碱能神经受体分布异常）等也在慢阻肺病的发病中起重要作用。

【病理生理】

在慢阻肺病的肺部病理学改变基础上，出现相应的慢阻肺病特征性病理生理学改变，包括黏液高分泌、纤毛功能失调、小气道炎症、纤维化及管腔内渗出、气流受限和气体陷闭引起的肺过度充气、气体交换异常、肺动脉高压和肺心病，以及全身的不良效应。黏液高分泌和纤毛功能失调导致慢性咳嗽和多痰，这些症状可出现在其他症状和病理生理异常发生之前。肺泡附着的破坏使小气道维持开放能力受损，这在气流受限的发生中也有一定作用。

随着慢阻肺病的进展，外周气道阻塞、肺实质破坏和肺血管异常等降低了肺气体交换能力，产生低氧血症，并可出现高碳酸血症。长期慢性缺氧可导致肺血管广泛收缩和肺动脉高压，常伴有血管内膜增生，某些血管发生纤维化和闭塞，导致肺循环的结构重构。慢阻肺病晚期出现肺动脉高压，进而产生慢性肺源性心脏病及右心衰竭，提示预后不良。

慢阻肺病可以导致全身不良效应，包括全身炎症反应和骨骼肌功能不良，并促进或加重合并症的发生等。全身炎症反应的表现有全身氧化负荷异常增高、循环血液中促炎症细胞因子浓度异常增高及炎症细胞异常活化等；骨骼肌功能不良表现为骨骼肌重量逐渐减轻等。慢阻肺病的全身不良效应可使患者的活动能力受限加剧，生命质量下降，预后变差，因此具有重要的临床意义。

【临床表现】

（一）症状

慢阻肺病的特征性症状是慢性和进行性加重的呼吸困难、咳嗽和咳痰。慢性咳嗽和咳痰常先于气流受限多年而存在，然而有些患者也可以无慢性咳嗽和咳痰的症状。常见症状包括①呼吸困难：这是慢阻肺病最重要的症状，也是患者体能丧失和焦虑不安的主要原因。患者常描述为气短、气喘和呼吸费力等。早期仅在劳力时出现，之后逐渐加重，以致日常活动甚至休息时也感到气短。②慢性咳嗽：通常为首发症状，初起咳嗽呈间歇性，早晨较重，以后早晚或整日均有咳嗽，但夜间咳嗽并不显著，少数病例咳嗽不伴有咳痰，也有少数病例虽有明显气流受限但无咳嗽症状。③咳痰：咳嗽后通常咳少量黏液性痰，部分患者在清晨较多，合并感染时痰量增多，常有脓性痰。④喘息和胸闷：这不是慢阻肺病的特异性症状，部分患者特别是重症患者有明显的喘息，胸部紧闷感常于劳力后发生，与呼吸费力和肋间肌收缩有关。⑤其他症状：在慢阻肺病的临床过程中，特别是程度较重的患者可能会发生全身性症状，如体重下降、食欲减退、外周肌肉萎缩和功能障碍、精神抑郁和（或）焦虑等。

（二）体征

慢阻肺病的早期体征可不明显，随着疾病进展，常出现以下体征：①视诊及触诊：胸廓形态异常，如胸部过度膨胀、前后径增大、剑突下胸骨下角（腹上角）增宽和腹部膨凸等，常见呼吸变浅、频率增快、辅助呼吸肌（如斜角肌和胸锁乳突肌）参加呼吸运动，重症患者可见胸腹矛盾运动，患者不时采取缩唇呼吸以增加呼出气量，呼吸困难加重时常采取前倾坐位，低氧血症患者可出现黏膜和皮肤发绀，伴有右心衰竭的患者可见下肢水肿和肝大。②叩诊：肺过度充气可使心浊音界缩小，肺肝界降低，肺叩诊可呈过清音。③听诊：双肺呼吸音可减低，呼气延长，平静呼吸时可闻及干啰音，双肺底或其他肺野可闻及湿啰音，心音遥远，剑突下心音较清晰响亮。

【实验室及其他辅助检查】

（一）肺功能检查

肺功能检查是判断气流受限的重复性较好的客观指标，对慢阻肺病的诊断、严重程度评价、疾病进展、预后及治疗反应等均有重要意义。患者吸入支气管扩张剂后的第 1 秒用力呼气容积 / 用力肺活量（FEV_1/FVC）< 70%，可以确定为持续存在气流受限。

气流受限可导致肺过度充气，使肺总量（TLC）、功能残气量（FRC）和残气容积（RV）增高，肺活量（VC）减低，残气容积与肺总量之比（RV/TLC）增高。肺泡隔破坏及肺毛细血管床丧失可使弥散功能受损，DL_{CO} 降低，DL_{CO} 与肺泡通气量之比较单纯 DL_{CO} 更敏感。

（二）胸部 X 线检查

胸部 X 线检查对确定肺部并发症及与其他疾病（如肺纤维化、肺结核等）鉴别具有重要意义。慢阻肺病早期 X 线胸片上可无明显变化，以后出现肺纹理增多和紊乱等非特征性改变。主要 X 线征象为肺过度充气：肺容积增大，胸腔前后径增长，肋骨走向变平，肺野透亮度增高，横膈位置低平，心脏悬垂狭长，肺门血管纹理呈残根状，肺野外周血管纹理纤细稀少等，有时可见肺大疱形成。并发肺动脉高压和肺源性心脏病时，除右心增大的 X 线特征外，还可有肺动脉圆锥膨隆，肺门血管影扩大及右下肺动脉增宽等。

（三）胸部 CT 检查

CT 检查一般不作为常规检查，但是在鉴别诊断时，CT 检查有益，高分辨率 CT 对辨别小叶中心型或全小叶型肺气肿及确定肺大疱的大小和数量，有很高的敏感性和特异性，对预计肺大疱切除或外科减容手术等的效果有一定价值。

（四）脉搏氧饱和度（SpO_2）监测和血气分析

慢阻肺病稳定期患者如果 FEV_1 占预计值 % < 35%，或临床症状提示有呼吸衰竭或右心衰竭时应监测 SpO_2。如果 SpO_2 < 92%，应该进行血气分析检查。呼吸衰竭的血气分析诊断标准为

海平面呼吸空气时 $PaO_2 < 60\,mmHg$（$1\,mmHg = 0.133\,kPa$），伴或不伴有 $PaCO_2 > 50\,mmHg$。

（五）其他实验室检查

低氧血症（$PaO_2 < 55\,mmHg$）时血红蛋白和红细胞可以增高，血细胞比容 > 0.55 可诊断为红细胞增多症，有些患者表现为贫血。患者合并感染时，痰涂片中可见大量中性白细胞，痰培养可检出各种病原菌。

【诊断与鉴别诊断】

（一）诊断

慢阻肺病的诊断应根据临床表现、危险因素接触史、体征及实验室检查等资料，综合分析确定。任何有呼吸困难、慢性咳嗽或咳痰，且有暴露于危险因素病史的患者，临床上需要考虑慢阻肺病的诊断。诊断慢阻肺病需要进行肺功能检查，吸入支气管扩张剂后 $FEV_1/FVC < 70\%$ 即明确存在持续的气流受限，除外其他疾病后可确诊为慢阻肺病。

（二）鉴别诊断

慢阻肺病应与哮喘、支气管扩张、充血性心力衰竭、肺结核和弥漫性泛细支气管炎等相鉴别（表 2-8-1），尤其要注意与哮喘进行鉴别。然而，应用目前的影像学和生理测定技术对某些慢性哮喘与慢阻肺病患者进行明确的鉴别诊断是不可能的，这两种疾病可同时在少数患者中重叠存在（哮喘慢阻肺病重叠，asthma-COPD overlap，ACO）。其余疾病通常容易与慢阻肺病相鉴别。

【慢阻肺病的综合评估】

慢阻肺病评估是根据患者的临床症状、肺功能、急性加重风险及合并症进行综合进行的。

（一）临床症状评估

采用改良版英国医学研究委员会呼吸问卷（breathlessness measurement using the modified British Medical Reseach Council，mMRC）对呼吸困难严重程度进行评估（表 2-8-2），或采用慢阻肺病患者自我评估测试问卷（COPD assessment test，CAT）进行评估（表 2-8-3）。

（二）肺功能评估

应用气流受限的程度进行肺功能评估，即以 FEV_1 占预计值 % 为分级标准。慢阻肺病患者气流受限严重程度的肺功能分级共分为 4 级（表 2-8-4）。

表 2-8-1　慢阻肺病与其他疾病的鉴别诊断要点

疾病	鉴别诊断要点
慢阻肺病	中年发病，症状缓慢进展，长期吸烟史或其他烟雾接触史
哮喘	早年发病（通常在儿童期），每日症状变化快，夜间和清晨症状明显，也可有过敏史、鼻炎和（或）湿疹，有哮喘家族史
充血性心力衰竭	胸部 X 线检查示心脏扩大、肺水肿，肺功能检查提示有限制性通气障碍而非气流受限
支气管扩张	大量脓痰，常伴有细菌感染，粗湿啰音，杵状指，胸部 X 线检查或 CT 示支气管扩张、管壁增厚
肺结核	所有年龄均可发病，胸部 X 线检查示肺浸润性病灶或结节状、空洞样改变，微生物检查可确诊，流行地区高发
闭塞性细支气管炎	发病年龄较轻，不吸烟，可能有类风湿关节炎病史或烟雾接触史，呼气相 CT 显示低密度影
弥漫性泛细支气管炎	主要发生在亚洲人群中，多为男性非吸烟者，几乎均有慢性鼻窦炎，胸部 X 线检查和高分辨率 CT 示弥漫性小叶中央结节影和过度充气征

表 2-8-2　改良版英国医学研究委员会呼吸问卷

呼吸困难评价等级	呼吸困难严重程度
0 级	只有在剧烈活动时感到呼吸困难
1 级	在平地快步行走或步行爬小坡时出现气短
2 级	由于气短,平地行走时比同龄人慢或者需要停下来休息
3 级	在平地行走约 100 m 或数分钟后需要停下来喘气
4 级	因为严重呼吸困难而不能离开家,或在穿脱衣服时出现呼吸困难

表 2-8-3　慢阻肺病患者自我评估测试问卷(分)

我从不咳嗽	1 2 3 4 5 6	我总是在咳嗽
我一点痰也没有	1 2 3 4 5 6	我有很多很多痰
我没有任何胸闷的感觉	1 2 3 4 5 6	我有很严重的胸闷感觉
当我爬坡或上 1 层楼梯时,没有气喘的感觉	1 2 3 4 5 6	当我爬坡或上 1 层楼梯时,感觉严重喘不过气来
我在家里能够做任何事情	1 2 3 4 5 6	我在家里做任何事情都很受影响
尽管我有肺部疾病,但对外出很有信心	1 2 3 4 5 6	由于我有肺部疾病,对离开家一点信心都没有
我的睡眠非常好	1 2 3 4 5 6	由于我有肺部疾病,睡眠相当差
我精力旺盛	1 2 3 4 5 6	我一点精力都没有

注:数字表示严重程度,请标记最能反映你当前情况的选项,在数字上打 ×,每个问题只能标记 1 个选项

表 2-8-4　气流受限严重程度的肺功能分级

肺功能分级	气流受限严重程度	FEV_1 占预计值 %
Ⅰ 级	轻度	≥ 80%
Ⅱ 级	中度	50% ～ 79%
Ⅲ 级	重度	30% ～ 49%
Ⅳ 级	极重度	＜ 30%

注:为吸入支气管扩张剂后的 FEV_1 值

(三)急性加重风险评估

上一年发生 ≥ 2 次中重度急性加重史者,或上一年因急性加重住院 1 次,预示以后频繁发生急性加重的风险大。

(四)合并症评估

常发生于慢阻肺病患者的合并症包括心血管疾病、骨骼肌功能障碍、代谢综合征、骨质疏松、抑郁、焦虑、肺癌、支气管扩张、睡眠呼吸暂停低通气综合征。应选择相应的检查进行慢阻肺病合并症评估。

(五)慢阻肺病的综合评估

综合评估(图 2-8-1)的目的是改善慢阻肺病的疾病管理。目前临床上采用 mMRC 分级或 CAT 评分作为症状评估方法,mMRC 分级为 2 级或 CAT 评分为 10 分表明症状较重,选择不同症状评估方法(mMRC vs. CAT)会影响患者分组。根据患者急性加重的病史进行判断:过去 1 年中重度急性加重次数 ≥ 2 次或上一年因急性加重住院 ＞ 1 次,表明具有高风险。

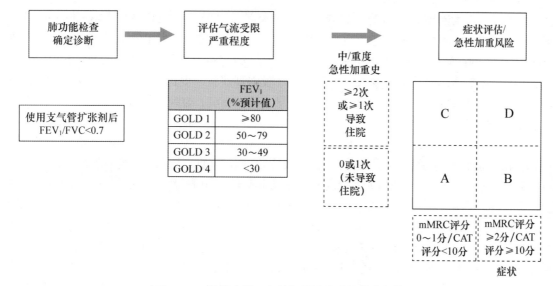

图 2-8-1　根据症状、急性加重风险进行综合评估

慢阻肺病的病程可分为：①急性加重期：患者呼吸道症状超过日常变异范围的持续恶化，并需改变药物治疗方案，在疾病过程中，患者常有短期内咳嗽、咳痰、气短和（或）喘息加重，痰量增多，脓性或黏液脓性痰，可伴有发热等炎症明显加重的表现。②稳定期：患者的咳嗽、咳痰和气短等症状稳定或症状轻微，病情基本恢复到急性加重前的状态。

【慢阻肺病稳定期的管理】

管理目标：①减轻当前症状：包括缓解症状、改善运动耐量和改善健康状况；②降低未来风险：包括防止疾病进展、防止和治疗急性加重并减少病死率。

（一）教育与管理

主要内容包括：①教育与督促患者戒烟；②使患者了解慢阻肺病的病理生理与临床基础知识；③掌握一般和某些特殊的管理方法；④学会自我控制病情的技巧，如腹式呼吸及缩唇呼吸锻炼等；⑤了解赴医院就诊的时机；⑥社区医生定期随访管理。

（二）控制职业性或环境污染

避免或防止吸入粉尘、烟雾及有害气体。

（三）药物治疗

药物治疗用于预防和控制症状，减少急性加重的频率和严重程度，提高运动耐力和生命质量。根据疾病的严重程度，逐步增加治疗，如没有出现明显的药物不良反应或病情恶化，则应在同一水平维持长期的规律治疗。

1. 支气管扩张剂　支气管扩张剂可松弛支气管平滑肌、扩张支气管、缓解气流受限，是控制慢阻肺病症状的主要治疗措施。主要的支气管扩张剂有 β_2 受体激动剂、抗胆碱药及甲基黄嘌呤类，根据药物作用及患者的治疗反应选用。联合应用不同作用机制与作用时间的药物可以增强支气管舒张作用，减少不良反应。

（1）β_2 受体激动剂：β_2 受体激动剂分为短效和长效两种类型。短效 β_2 受体激动剂（short-acting beta2-agonist，SABA）主要有特布他林、沙丁胺醇以及左旋沙丁胺醇等，常见剂型为定量气雾剂和雾化吸入剂，数分钟内起效，15 ～ 30 min 达到峰值，疗效持续 4 ～ 6 h。主要用于按需缓解症状，长期规律应用维持治疗的效果不如长效药物。长效 β_2 受体激动剂（long-acting beta2-agonist，LABA）作用时间持续 12 h 以上，可更好地持续扩张小气道和改善气流受限，作为有明显气流受限患者的长期维持治疗的药物，福莫特罗（formoterol）属于速效和长效 β_2 受体激动剂，起效迅速，吸入后 $1 \sim 3$ min 起效，1 h 达效应高峰；沙美特罗（salmeterol）的起效时间为 15 min 左右，维持作用 12 h 左右。茚达特罗（indacaterol）支气管扩张作用长达 24 h，每日 1 次吸入，可以改善呼吸困难症状，促进健康状态，改善肺功能，减少急性加重。奥达特罗（oladaterol）和维兰特罗（vilanterol）等维持作用 24 h 以上，可以改善肺功能和呼吸困难症状。

（2）抗胆碱药：抗胆碱能药通过阻断 M1 和 M3 胆碱受体，扩张气道平滑肌，改善气流受限和慢阻肺病相关症状。可分为短效和长效两种类型。短效抗胆碱能药（short-acting antimuscarinic，SAMA）主要包括异丙托溴铵（ipratropium）等，吸入后起效速度较 β_2 受体激动剂慢，需要 $15 \sim 30$ min，$60 \sim 90$ min 达最大效果，但其持续时间比 SABA 长，可维持 $6 \sim 8$ h。长效抗胆碱能药（long-acting antimuscarinic antagonist，LAMA）能够持久地结合到 M3 受体上，快速与 M2 受体分离，从而延长了支气管扩张作用时间，超过 12 h，而且多数可以超过 24 h，包括有噻托溴铵（tiotropium）、格隆溴铵（glycopyrronium）、乌美溴铵（umeclidinium）和阿地溴铵（aclidinium bromide）等。新型 LAMA 的药物学特点是起效更快和维持时间更长。LAMA 在减少急性加重及住院频率方面优于 LABA，长期使用可以改善患者症状，促进健康状态，也可减少急性加重及住院频率。

（3）双支气管扩张剂：不同作用机制的支气管扩张剂联合治疗优于单一支气管扩张剂治疗。SABA 联合 SAMA 对肺功能和症状的改善优于单药治疗。LABA 和 LAMA 联合治疗也可更好地改善肺功能和症状，降低疾病进展风险等。目前已有多种 LABA 和 LAMA 联合制剂，如福莫特罗 / 格隆溴铵、奥达特罗 / 噻托溴铵、维兰特罗 / 乌镁溴铵、茚达特罗 / 格隆溴铵。研究结果显示，与单药治疗比较，联合治疗能显著改善患者肺功能，减少急性加重，也能改善呼吸困难症状及健康状态，提高生活质量。

（4）茶碱类药物：可解除气道平滑肌痉挛，改善心搏出量，舒张全身和肺血管，增加水盐排出，兴奋中枢神经系统，改善呼吸肌功能并具有某些抗炎作用。缓释型或控释型茶碱每日口服 $1 \sim 2$ 次可以达到稳定的血浆浓度，对治疗慢阻肺病有一定效果。监测茶碱的血药浓度对估计疗效和不良反应有一定意义，血液中茶碱浓度 > 5 mg/L 即有治疗作用；> 15 mg/L 时不良反应明显增加。

2. 糖皮质激素　不推荐对慢阻肺病患者采用长期口服激素及单一吸入激素治疗。慢阻肺病患者初始治疗需要应用吸入性糖皮质激素（ICS）的联合治疗推荐方案如下：①强烈支持：中度急性加重≥ 2 次 / 年，或因急性加重住院，血嗜酸性粒细胞≥ 300 个 / 微升，既往有哮喘病史或目前合并哮喘；②可考虑使用：既往中度急性加重，血嗜酸性粒细胞为 $100 \sim 300$ 个 / 微升；③不支持使用：反复发生的肺炎，血嗜酸性粒细胞 < 100 个 / 微升，有结核分枝杆菌感染。随访期间调整治疗方案，根据患者呼吸困难和急性加重情况判断是否需要增加或撤除 ICS。吸入激素和长效 β_2 受体激动剂联合应用较分别单用时效果好，目前已有布地奈德 / 福莫特罗、氟替卡松 / 沙美特罗、倍氯米松 / 福莫特罗、糠酸氟替卡松 / 维兰特罗等多种联合制剂。在 ICS/LABA 的基础上仍然有症状的患者中，增加 LAMA 的三联治疗能显著改善肺功能及健康状态，减轻症状，并能减少急性加重，降低患者死亡率。目前国内有布地奈德 / 富马酸福莫特罗 / 格隆溴铵、糠酸氟替卡松 / 维兰特罗 / 乌镁溴铵两种三联制剂。

3. 磷酸二酯酶 -4（PDE4）抑制剂　PDE4 抑制剂的主要作用是通过抑制细胞内环腺苷酸降解来减轻炎症。对于存在慢性支气管炎、重度至极重度慢阻肺病、既往有急性加重病史的患者，罗氟司特每日 1 次口服可使需用激素治疗的中重度急性加重发生率下降约 $15\% \sim 20\%$。罗氟司特联合长效支气管扩张剂可改善肺功能，但对患者相关预后，尤其是在急性加重方面的作用还存在争议。不良反应最常见的有恶心、食欲下降、腹痛、腹泻、睡眠障碍和头痛，发生在治疗早期，可能具有可逆性，并随着治疗时间的延长而消失。罗氟司特与茶碱不应同时应用。

4. 其他药物

（1）祛痰药（黏液溶解剂）：慢阻肺病患者的气道内产生大量黏液分泌物，可促使其继发感染，并影响气道通畅，应用祛痰药有利于气道引流通畅，改善通气功能，但其效果并不确切，仅对少数有黏痰的患者有效。常用药物有盐酸氨溴索（ambrmol）、乙酰半胱氨酸等。

（2）抗氧化剂：慢阻肺病患者的气道炎症导致氧化负荷加重，促使其病理生理变化。应用抗氧化剂（N-乙酰半胱氨酸、羧甲司坦等）可降低疾病反复加重的频率。

（3）免疫调节剂：该类药物对降低慢阻肺病急性加重的严重程度可能具有一定作用，但尚未得到确证，不推荐作为常规使用。

（4）疫苗：流行性感冒（流感）疫苗有灭活疫苗和减毒活疫苗，应根据每年预测的流感病毒种类制备，该疫苗可降低慢阻肺病患者的严重程度和病死率，可每年接种1次（秋季）或2次（秋、冬季）。肺炎球菌疫苗含有23种肺炎球菌荚膜多糖，虽已用于慢阻肺病患者，但尚缺乏有力的临床观察资料。

（5）中医治疗：对慢阻肺病患者也应根据辨证施治的中医治疗原则，某些中药具有祛痰、支气管扩张和免疫调节等作用，值得深入研究。

（四）氧疗

长期氧疗的目的是使患者在海平面水平静息状态下达到 $PaO_2 \geq 60$ mmHg 和（或）使 SaO_2 升至 90%，这样才可维持重要器官的功能，保证周围组织的氧气供应。慢阻肺病稳定期患者进行长期家庭氧疗，具体指征：① $PaO_2 \leq 55$ mmHg 或 $SaO_2 \leq 88\%$，有或无高碳酸血症；② PaO_2 为 $55 \sim 60$ mmHg 或 $SaO_2 < 89\%$，并有肺动脉高压、心力衰竭水肿或红细胞增多症（血细胞比容 > 0.55）。长期家庭氧疗一般是经鼻导管吸入氧气，流量 $1.0 \sim 2.0$ L/min，每日吸氧持续时间 > 15 h。

（五）通气支持

无创通气已广泛用于极重度慢阻肺病稳定期患者。无创通气联合长期氧疗对某些患者，尤其是在日间有明显高碳酸血症的患者或许有一定益处。无创通气可以改善生存率但不能改善生命质量。慢阻肺病合并阻塞性睡眠呼吸暂停综合征的患者，应用持续正压通气在改善生存率和住院率方面有明确益处。

（六）康复治疗

康复治疗对进行性气流受限、严重呼吸困难而很少活动的慢阻肺病患者，可以改善其活动能力，提高生命质量，这是慢阻肺病患者一项重要的治疗措施。康复治疗包括呼吸生理治疗、肌肉训练、营养支持、精神治疗和教育等多方面措施。呼吸生理治疗包括帮助患者咳嗽，用力呼气以促进分泌物清除；使患者放松，进行缩唇呼吸及避免快速浅表呼吸，以帮助患者克服急性呼吸困难等措施。肌肉训练有全身性运动和呼吸肌锻炼，前者包括步行、登楼梯、踏车等，后者有腹式呼吸锻炼等。营养支持要求达到理想体重，同时避免摄入高碳水化合物和高热量饮食，以免产生过多二氧化碳。

（七）外科治疗

1. 肺大疱切除术 该手术对有指征的患者可减轻呼吸困难程度和改善肺功能，因此，术前胸部 CT 检查、动脉血气分析及全面评价呼吸功能对决定是否手术非常重要。

2. 肺减容术 该手术通过切除部分肺组织，减少肺过度充气，改善呼吸肌作功，可以提高患者的运动能力和健康状况，但不能延长寿命，主要适用于上叶明显非均质肺气肿，康复训练后运动能力无改善的部分患者，但其费用较高，属于试验性、姑息性外科手术的一种，不建议广泛应用。

3. 支气管镜肺减容术 对于重度气流受限（FEV_1 占预计值 % 的 $15\% \sim 45\%$）、胸部 CT

示不均匀肺气肿及过度通气（肺总量＞100%且残气容积占预计值%＞150%）的慢阻肺病患者，该手术可轻微改善肺功能、活动耐量和症状，但术后慢阻肺病急性加重、肺炎和咯血情况相对较多，尚需要更多的数据来明确适应证。

4. 肺移植术　该手术对适宜的慢阻肺病晚期患者，可以改善肺功能和生命质量，但手术难度和费用较高，难以推广应用。

总之，慢阻肺病稳定期的处理原则根据病情的严重程度不同，选择的治疗方法也有所不同。慢阻肺病稳定期起始药物治疗和随访期药物治疗推荐方案见图2-8-2和图2-8-3。

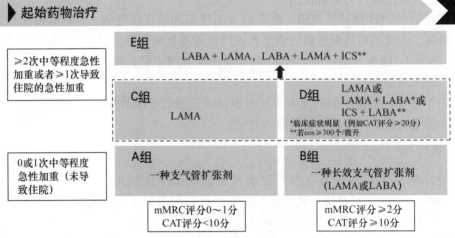

图 2-8-2　慢阻肺病稳定期起始药物治疗

eos，血嗜酸性粒细胞计数

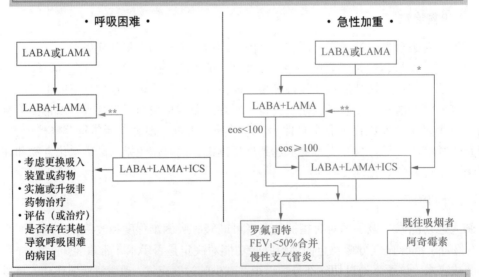

图 2-8-3　慢阻肺病随访期药物治疗

【慢阻肺病急性加重的管理】

慢阻肺病急性加重是指患者以呼吸道症状加重为特征的临床事件，其症状变化程度超过日常变异范围并导致药物治疗方案改变。慢阻肺病急性加重是慢阻肺病疾病病程的重要组成部分。

（一）慢阻肺病急性加重的原因

慢阻肺病急性加重可由多种原因所致，主要为病毒、细菌感染，部分病例急性加重的原因难以确定。一些患者表现出急性加重的易感性，每年急性加重 ≥ 2 次，被定义为频繁急性加重。环境、理化因素改变，稳定期治疗不规范等均可导致急性加重。

1.病毒感染　几乎 50% 慢阻肺病急性加重患者合并上呼吸道病毒感染，常见病毒为鼻病毒属、呼吸道合胞病毒和流感病毒。新型冠状病毒流行期间应进行 SARS-CoV-2 检测。约 25% 的慢阻肺病急性加重住院患者存在病毒和细菌混合感染，这类患者病情较重，住院时间明显延长。

2.细菌感染　40% ～ 60% 的慢阻肺病急性加重患者从痰液中可以分离出细菌，通常认为最常见的 3 种病原体是：流感嗜血杆菌、卡他莫拉菌和肺炎链球菌，其次为铜绿假单胞菌、肠道阴性菌、金黄色葡萄球菌和副流感嗜血杆菌等。

3.非典型病原体感染　非典型病原体也是慢阻肺病急性加重不容忽视的因素，3% ～ 5% 的慢阻肺病急性加重患者由肺炎衣原体所致。慢阻肺病急性加重患者的肺炎衣原体感染率为 60.9%，而慢阻肺病稳定期患者的肺炎衣原体感染率为 22.9%。

4.环境因素　吸烟、大气污染、吸入变应原、室内外温度的降低等均引起气道黏膜水肿、平滑肌痉挛和分泌物增加，诱发慢阻肺病急性加重。除此之外，尚有一部分慢阻肺病急性加重患者发病原因不明。

（二）慢阻肺病急性加重的诊断、鉴别诊断

1.临床表现　主要表现有气促加重，常伴有喘息、胸闷、咳嗽加剧、痰量增加、痰液颜色和（或）黏度改变及发热等，也可出现全身不适、失眠、嗜睡、疲乏、抑郁和意识不清等症状。当患者出现运动耐力下降、发热和（或）胸部影像学异常时也可能为慢阻肺病急性加重的征兆。气促加重，咳嗽痰量增多及出现脓性痰常提示有细菌感染。

2.诊断　目前慢阻肺病急性加重的诊断完全依赖于临床表现，即患者主诉症状的突然变化［基线呼吸困难、咳嗽和（或）咳痰情况］超过日常变异范围。慢阻肺病急性加重是一种临床除外诊断，经临床和（或）实验室检查排除可以解释这些症状的突然变化的其他特异疾病。至今还没有一项单一的生物标志物可应用于慢阻肺病急性加重的临床诊断和评估。

3.鉴别诊断　容易与慢阻肺病急性加重混淆的其他疾病，例如：肺炎、充血性心力衰竭、气胸、胸腔积液、肺栓塞、心律失常等，药物治疗依从性差也可引起症状加重。血利钠肽水平升高结合其他临床资料，可以将由充血性心力衰竭而引起的急性呼吸困难与慢阻肺病急性加重区分开来。CT 肺动脉造影对诊断肺栓塞有重要价值，血浆 D- 二聚体阴性有助于排除低危患者的急性肺动脉栓塞。

（三）慢阻肺病急性加重的评价

1.病史　包括慢阻肺病气流受限的严重程度、症状加重或出现新症状的时间、既往急性加重次数（总数 / 住院次数）、合并症、目前治疗方法和既往机械通气使用情况。

2.体征　对于严重慢阻肺病患者，意识变化是病情恶化和危重的指标，一旦出现需及时送医院救治。是否出现辅助呼吸肌参与呼吸运动，以及胸腹矛盾呼吸、发绀、外周水肿、右心衰竭和血流动力学不稳定等征象，也有助于判定慢阻肺病急性加重的严重程度。

3.实验室检查

（1）血常规：血红细胞计数及血细胞比容有助于了解有无红细胞增多症或贫血、出血。

部分患者血白细胞计数增高及中性粒细胞核左移可为气道感染提供佐证，但通常慢阻肺病急性加重患者白细胞计数并无明显改变。

（2）胸部X线检查：有助于鉴别慢阻肺病急性加重与其他具有类似症状的疾病，如肺炎、胸腔积液、气胸、肺水肿等。

（3）肺功能和血气分析：急性加重期间不推荐进行肺功能检查，因为患者无法配合且检查结果不够准确。静息状态下在海平面呼吸空气条件下，$PaO_2 < 60$ mmHg和（或）$PaCO_2 > 50$ mmHg，提示有呼吸衰竭。如$PaO_2 < 50$ mmHg，$PaCO_2 > 70$ mmHg，pH值 < 7.30提示病情严重，需进行严密监护或入住ICU行无创或有创机械通气治疗。

（4）心电图和超声心动图：对诊断心律失常、心肌缺血和右心室肥厚有所帮助。

（5）血液生化检查：有助于确定引起慢阻肺病急性加重的其他因素，如电解质紊乱（低钠、低钾和低氯血症等）、糖尿病危象或营养不良等，也可发现合并存在的代谢性酸碱失衡。

（6）病原学检查：痰液物理性状为脓性或黏液脓性时，则应在开始抗菌药物治疗前留取合格痰液行涂片及细菌培养。已经较长时间使用抗菌药物和反复全身应用糖皮质激素治疗的患者，注意真菌感染的可能性，特别是近期内反复加重的慢阻肺病急性加重患者。机械通气患者推荐采用气管内吸取分泌物进行细菌检测，或应用经支气管镜保护性毛刷从末端气道获得的标本进行实验室检查。

（四）慢阻肺病急性加重的治疗

慢阻肺病急性加重的治疗目标为最小化本次急性加重的影响，预防再次急性加重的发生。根据慢阻肺病急性加重和（或）伴随疾病的严重程度，患者可以院外治疗或住院治疗。

1. 氧疗　氧疗是治疗慢阻肺病急性加重期住院患者的一个重要部分，氧流量调节以改善患者的低氧血症、保证88%～92%氧饱和度为目标，氧疗30～60 min后应进行动脉血气分析，以确定氧合满意而无二氧化碳潴留或酸中毒，Venturi面罩（高流量装置）较鼻导管提供的氧流量更准确。

2. 抗菌药物　目前推荐抗菌药物治疗的指征：①呼吸困难加重、痰量增加和脓性痰是3个必要症状；②脓性痰在内的2个必要症状；③需要有创或无创机械通气治疗。临床上选择抗生素要考虑有无铜绿假单胞菌感染的危险因素：①近期住院史；②经常（>4次/年）或近期（近3个月内）抗菌药物应用史；③病情严重（FEV1占预计值% < 30%）；④应用口服类固醇激素（近2周服用泼尼松 > 10 mg/d）。初始抗菌治疗的建议：①对无铜绿假单胞菌危险因素者，主要依据急性加重严重程度、当地耐药状况、费用和潜在的依从性选择药物，病情较轻者推荐使用青霉素、阿莫西林加或不加用克拉维酸、大环内酯类、氟喹诺酮类、第1代或第2代头孢菌素类抗生素，一般可口服给药，病情较重者可用β-内酰胺类/酶抑制剂、第2代头孢菌素类、氟喹诺酮类和第3代头孢菌素类；②有铜绿假单胞菌危险因素者如能口服，则可选用环丙沙星，需要静脉用药时可选择环丙沙星、抗铜绿假单胞菌的β-内酰胺类，不加或加用酶抑制剂，同时可加用氨基糖苷类药物；③应根据患者病情的严重程度和临床状况是否稳定选择使用口服或静脉用药，静脉用药3日以上，如病情稳定可以改为口服，呼吸困难改善和脓痰减少提示治疗有效，抗菌药物的推荐治疗疗程为5～10日。

3. 支气管扩张剂　短效支气管扩张剂雾化吸入治疗较适用于慢阻肺病急性加重期的治疗，单用短效吸入β₂受体激动剂或联用短效抗胆碱能药物，以吸入用药为佳，压力喷雾器较合适。临床上常应用的短效支气管扩张剂雾化溶液如下：①吸入用硫酸沙丁胺醇溶液；②异丙托溴铵雾化吸入溶液；③吸入用复方异丙托溴铵溶液。对于病情较严重者可考虑静脉滴注茶碱类药物，由于茶碱类药物的血药浓度个体差异较大，治疗窗较窄，监测血清茶碱浓度对评估疗效和避免不良反应发生都有一定意义。β₂受体激动剂、抗胆碱能药物及茶碱类药物联合用药的支气管扩张作用更强。

4. 激素　已证实全身用糖皮质激素治疗慢阻肺病急性加重能改善症状、肺功能，降低治疗失败率以及缩短住院日。建议口服泼尼松 40 mg/d，也可以静脉给予甲泼尼龙 40 mg，疗程 7～10 日。临床上也可单独雾化吸入布地奈德混悬液替代全身激素治疗。

5. 经验性抗病毒治疗　目前没有任何抗病毒药物批准用于治疗鼻病毒属感染，尤其是鼻病毒属感染诱发的慢阻肺病急性加重。抗病毒治疗仅适用于出现流感症状（发热、肌肉酸痛、全身乏力和呼吸道感染）时间小于 2 日，并且正处于流感暴发时期的高危患者。

6. 机械通气　慢阻肺病急性加重患者并发呼吸衰竭时机械通气的临床应用目的：①纠正严重的低氧血症，增加 PaO_2，使 $SaO_2 > 90\%$，改善重要脏器的氧供应；②治疗急性呼吸性酸中毒，纠正危及生命的急性高碳酸血症，但不必要急于恢复 $PaCO_2$ 至正常范围；③缓解呼吸窘迫，当原发疾病缓解和改善时，逆转患者的呼吸困难症状；④纠正呼吸肌群的疲劳；⑤降低全身或心肌的氧耗量：当慢阻肺病急性加重患者因呼吸困难，呼吸肌群或其他肌群的剧烈活动，增加全身氧耗量并使心脏的负荷增加时，此时应用机械通气可降低全身和心肌的氧耗量。根据病情可以选用无创通气或有创通气。

（五）慢阻肺病急性加重的预防

慢阻肺病急性加重通常是可以预防的（表 2-8-5）。

表 2-8-5　降低慢阻肺病急性加重的干预措施

干预措施分类	具体措施
支气管扩张剂	LABAs
	LAMAs
	LABA + LAMA
含糖皮质激素的治疗	LABA + ICS
	LABA + LAMA + ICS
抗炎类药物（非激素）	罗氟司特
抗感染类药物	疫苗
	长期大环内酯类
黏液调节剂类	N- 乙酰半胱氨酸
	羧甲司坦
	厄多斯坦
其他类	戒烟
	康复
	肺减容术
	维生素 D

【慢阻肺病与合并症】

慢阻肺病常合并其他疾病（合并症），可发生在不同程度气流受限的患者中，对疾病进展、就诊、住院和病死率有显著影响。有些合并症的症状与慢阻肺病的症状类似，可能会被忽视，例如心力衰竭导致的呼吸困难，抑郁症导致乏力及体能下降等。慢阻肺病本身也是对其他疾病预后产生不良影响的重要合并症之一。

心血管疾病是慢阻肺病常见和重要的合并症，主要包括缺血性心脏病、心力衰竭、心律失常、高血压和周围血管疾病。其他合并症包括骨质疏松、焦虑和抑郁、代谢综合征和糖尿病、胃食管反流病、肺癌、支气管扩张、阻塞性睡眠呼吸暂停等。应对于慢阻肺病患者的合并症进行个体化评估。

总体而言，合并症的治疗应依据各种疾病指南，治疗原则与未合并慢阻肺病者相同；同时也不要因为患有合并症而改变慢阻肺病的治疗策略。

（陈亚红）

第9章

支气管哮喘

支气管哮喘（哮喘）是由多种细胞以及细胞组分参与的慢性气道炎症性疾病，其特征是反复发作的气道阻塞，可自发或通过治疗而缓解。虽然气道阻塞在很大程度上是可逆的，但随着病程延长可导致某些气道结构的不可逆改变。哮喘是一种异质性疾病，具有不同的临床表型，如过敏性哮喘与非过敏性哮喘，几乎所有学龄儿童哮喘和大约一半的成人哮喘为过敏性哮喘。

【流行病学】

哮喘是一种常见的疾病，全球估计有超过 3.5 亿人罹患哮喘，每年有 40 万人死于这种疾病。中国约有 4.2% 的成年人患有哮喘，且男女患病率大致相同。哮喘多始发于 25 岁之前，但终身均有可能哮喘新发。

在 1990—2015 年，全球哮喘患病率增加了 12.6%，经济发达、生活方式西化的国家或地区，哮喘患病率增加尤为明显。

【病因】

哮喘的病因还不十分清楚，可能与多基因遗传有关，同时受遗传因素和环境因素的双重影响。

双胞胎研究显示，哮喘的遗传可能性约为 60%；多项全基因组关联的研究表明，哮喘具有多个遗传基因位点。但即便如此，遗传因素也只能解释哮喘发病的部分原因。

环境因素中主要引起或促发哮喘发生的物质包括：尘螨、花粉、真菌、动物毛屑、二氧化硫、氨气等各种特异或非特异吸入物；此外，病毒或细菌感染、食物（如鱼、虾、蟹、蛋类、牛奶等）、药物（如普萘洛尔、阿司匹林等）、气候、情绪、运动、妊娠等都可以是哮喘的促发因素。

【发病机制】

哮喘的发生涉及适应性（又称获得性）免疫和固有免疫应答机制。适应性免疫应答经历两期，第一期为致敏及免疫记忆阶段，即过敏原在呼吸道被特定的抗原递呈细胞如树突状细胞捕获，与细胞表面的主要组织相容性复合体Ⅱ类分子结合形成复合物，加工并转运至局部淋巴结。该复合物与 T 细胞表面受体结合，激活初始 T 细胞向 Th2 分化，Th2 合成并释放白细胞介素（IL）-4、IL-13，进一步促进 B 细胞成熟分化为浆细胞，产生抗原特异性 IgE，后者与肥大细胞和嗜碱性粒细胞表面的高亲和力 IgE 受体 FcεRI 结合，导致机体致敏，其中部分增殖的效应 Th2 成为过敏原特异性记忆 T 淋巴细胞。第二期为效应阶段，即过敏原再次进入机体，与 IgE 形成复合物，后者通过 FcεRI 活化肥大细胞和嗜碱性粒细胞，迅速释放多种炎性介质如白三烯、组胺、前列腺素等，导致支气管平滑肌收缩、黏膜水肿和黏液分泌，形成急性哮喘反应。慢性炎症反应是适应性免疫效应（急性炎症反应）的延续，气道局部所释放的趋化因子促使嗜酸性粒细胞、巨噬细胞、中性粒细胞和 T 淋巴细胞募集，这些效应细胞尤其是 $CD4^+T$ 淋巴细胞及嗜酸性粒细胞，释放 Th2 型细胞因子如 IL-4、IL-5、IL-9、IL-13 等，在介导过敏性哮喘的慢性炎症中起关键作用。

在部分哮喘患者中观察到的嗜酸性气道炎症并不依赖于适应性免疫，而是可能由产生大量

IL-5 和 IL-13 的固有淋巴样 2 型细胞（ILC2）引起。长期暴露于污染物、病毒或真菌会产生上皮细胞因子（"警报素"），ILC2 细胞受到其刺激而生长成熟。ILC2 细胞几乎不产生 IL-4，因此没有 B 细胞相关的 IgE 反应。这类非过敏性哮喘的患者通常临床症状较严重，伴有外周血嗜酸性粒细胞计数升高，并且通常需要大剂量的全身性糖皮质激素才能控制病情。

此外，还有部分哮喘患者不表现有 Th2 型细胞因子或嗜酸性气道炎症的特征，而是气道中嗜中性粒细胞数量增加，或少有炎症细胞浸润。这类患者多为肥胖者或者成人晚发的哮喘，其对激素治疗的敏感性差。

【病理】

疾病早期，肉眼很少观察到气道的病理性改变，随着疾病的进展，可以观察到支气管及细支气管内含有黏稠的痰液及黏液栓，支气管壁增厚，黏膜充血形成皱襞，黏液栓塞局部可出现肺不张。显微镜下可见气道上皮下有嗜酸性粒细胞、淋巴细胞、肥大细胞、巨噬细胞与中性粒细胞浸润。气道黏膜下组织水肿，微血管通透性增加，杯状细胞增殖与黏液高分泌，纤毛上皮细胞脱落，基底膜露出。若哮喘长期反复发作，可出现支气管平滑肌肌层肥厚，气道上皮细胞下纤维化，基底膜增厚等，导致不可逆的气道重构。

【临床表现】

（一）症状

典型症状为发作性的喘息，即呼气时气道有高调的哮鸣音，常伴有呼吸困难，或出现发作性胸闷和咳嗽。严重者被迫采取坐位或呈端坐呼吸，干咳或咳大量白色泡沫痰，甚至出现发绀等。有时咳嗽（咳嗽变异型哮喘）或者胸闷（胸闷变异型哮喘）可为唯一的症状。哮喘症状可在数分钟内发作，经数小时至数天，用哮喘药物治疗或自行缓解。夜间及晨间多发。常与接触过敏原、冷空气、化学性刺激以及上呼吸道感染有关。有些青少年，其哮喘症状表现为运动时出现胸闷、咳嗽和呼吸困难（运动性哮喘）。有部分患者则在服用阿司匹林数分钟或数小时后出现哮喘急性发作（阿司匹林性哮喘）。

（二）体征

发作时胸部呈过度充气状态，有广泛的哮鸣音，呼气音延长。但在轻度哮喘或非常严重哮喘发作时，哮鸣音可不出现。严重哮喘发作的患者可出现心率增快、奇脉、胸腹反常运动和发绀。非急性发作时可无明显阳性体征。

【实验室和其他检查】

（一）肺功能检查

哮喘发作时，肺活量中所有反映气流速率的指标均降低，包括呼气流量峰值（PEF）、第 1 秒用力呼气容积（FEV_1）和最大呼气中期流速（MMEFR）。但在哮喘严重发作时，患者因为呼吸困难非常严重可能无法进行完整（通常需要用力呼气 6 s）的肺量计检测，在这种情况下，如果患者可以用力呼气 2 s，肺量计检查也可以获得有价值的 PEF 和 FEV_1 测定值。

哮喘发作严重程度可以通过客观的气流测量来评估。哮喘严重发作时，PEF 和 FEV_1 降低，随着发作缓解，PEF 和 FEV_1 可以逐渐升高并恢复正常，但 MMEFR 恢复较慢，可较长时间维持在低位。

如果患者能够配合进行更全面的肺功能测量，如进行肺容积测定，还会发现在哮喘发作期间患者的肺总量（TLC）和残气容积（RV）都增加；随着急性发作缓解，TLC 和 RV 可以恢复正常（图 2-9-1）。但由于肺容积测试相对复杂，因此在哮喘急性发作期间不建议使用。

当肺功能测试显示患者存在气流受限时，可以进行支气管扩张试验，即予以患者吸入支气

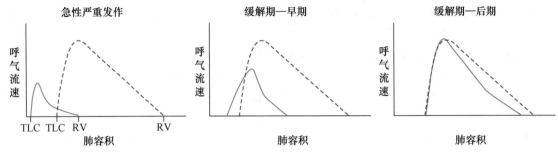

注：在每张图中，虚线表示正常的流速-容积曲线。曲线的两端分别代表TLC（肺总量）和RV（残气容积）。

图 2-9-1　哮喘急性发作各阶段的流速-容积曲线

管舒张剂（如沙丁胺醇、特布他林），吸入 20 min 后再次测定肺功能，那些下降的反映气流速率的指标有可能得到改善。如果 FEV_1 较前增加 ≥ 12%，且其绝对值增加 ≥ 200 ml，判断结果为阳性，提示存在可逆性的气道阻塞。

（二）呼出气一氧化氮（FeNO）检测

FeNO 测定可以作为评估气道炎症和哮喘控制水平的指标，也可以用于判断吸入激素治疗的反应。

（三）动脉血气

轻度哮喘患者无需进行血气分析，但是对于重度哮喘或者哮喘严重发作，则需要进行血气分析。哮喘发作初期通常会出现一定程度的单纯的呼吸性碱中毒，随着发作时间延长，由于代偿性代谢性酸血症，pH 值恢复正常。当 $PaCO_2$ 由低位恢复至正常，而重度气流阻塞仍未得到缓解时，应高度警惕患者可能因气道痉挛严重，气道阻力过高而导致呼吸肌疲劳而出现呼吸衰竭，此时 $PaCO_2$ 可以进行性升高，pH 值迅速降低。

（四）血液学检查

哮喘患者常具有特应性，因此，常见外周血中嗜酸性粒细胞增多，血清中免疫球蛋白 E（IgE）水平常常升高。此外，外周血变应原特异性 IgE 增高结合病史有助于哮喘的病因诊断。

（五）痰液检查

哮喘患者的痰液可能透明或不透明，某些甚至出现绿色或黄色，但颜色的存在并不总是提示感染，还需要进一步对痰涂片进行革兰氏（Gram）染色和赖特氏（Wright）染色以做出判断。哮喘患者痰液通常含有嗜酸性粒细胞、夏科-莱顿（Charcot-Leyden）晶体（结晶的嗜酸性粒细胞溶血磷脂酶）、柯尔曼（Curschmann）螺旋（由黏液和细胞组成的细支气管铸型）或克罗拉（Creola）体（带有可识别纤毛的气道上皮细胞簇，在新鲜样品中经常可见跳动），这些均可以影响痰液颜色，与感染无关。

（六）胸部 X 线 /CT 检查

哮喘发作时胸部 X 线可见两肺透亮度增加，呈过度通气状态，缓解期多无明显异常。胸部 CT 在部分患者中可见支气管壁增厚，黏液阻塞。胸部影像学方法也可以检测出严重哮喘的并发症，如皮下气肿、纵隔气肿和气胸。

（七）心电图检查

在哮喘发作时，心电图可以表现为窦性心动过速，重者可能会出现电轴右偏，右束支传导阻滞、肺型 P 波甚至 ST-T 段异常。上述变化可以随着发作缓解而改善。

【诊断与鉴别诊断】

（一）诊断标准

1. 哮喘的临床症状和体征　①反复发作性喘息、气促、胸闷或咳嗽，夜间及晨间多发，常与接触变应原、冷空气、物理/化学性刺激以及上呼吸道感染、运动等有关；②发作时及部分未控制的哮喘，双肺可闻及散在或弥漫性哮鸣音，呼气相延长；③上述症状和体征可经治疗缓解或自行缓解。

2. 可变气流受限的客观检查　①支气管舒张试验阳性；或抗炎治疗 4 周后与基线值比较 FEV_1 增加 > 12%，且 FEV_1 绝对值增加 > 200 ml（除外呼吸道感染）。②PEF 平均每日昼夜变异率 > 10%，或 PEF 周变异率，即（2 周内最高 PEF 值 - 最低 PEF 值）/ [（2 周内最高 PEF 值 + 最低 PEF）× 1/2] × 100% > 20%。③支气管激发试验阳性；一般应用吸入激发剂为乙酰甲胆碱或组胺，通常以吸入激发剂后 FEV_1 下降 ≥ 20%，判断结果为阳性，提示存在气道高反应性。

符合上述症状和体征，同时具备气流受限客观检查中的任一条，并除外其他疾病所引起的喘息、气促、胸闷及咳嗽，可以考虑诊断为哮喘。

（二）分期与分级

根据临床表现，哮喘可分为急性发作期、慢性持续期和临床控制期。

1. 哮喘急性发作期　指喘息、气促、咳嗽、胸闷等症状突然发生，或原有症状加重，并以呼气流量降低为其特征，常因接触变应原、刺激物或呼吸道感染诱发。哮喘急性发作期时程度轻重不一，病情严重者可能危及生命，故应对病情做出正确评估并及时治疗。急性发作期严重程度可分为轻度、中度、重度和危重 4 级（表 2-9-1）。

表 2-9-1　哮喘急性发作期病情严重程度的分级

临床特点	轻度	中度	重度	危重
气短	步行、上楼时	稍事活动	休息时	休息时，明显
体位	可平卧	喜坐位	端坐呼吸	端坐呼吸或平卧
讲话方式	连续成句	单句	单词	不能讲话
精神状态	可有焦虑，尚安静	时有焦虑或烦躁	常有焦虑、烦躁	嗜睡或意识模糊
出汗	无	有	大汗淋漓	大汗淋漓
呼吸频率	轻度增加	增加	常 > 30 次 / 分	常 > 30 次 / 分
辅助呼吸肌活动及三凹征	常无	可有	常有	胸腹矛盾呼吸
哮鸣音	散在，呼吸末期	响亮、弥散	响亮、弥散	减弱，乃至无
脉率（次 / 分）	< 100	100 ~ 120	> 120	脉率变慢或不规则
奇脉	无，< 10 mmHg	可有，10 ~ 25 mmHg	常有，10 ~ 25 mmHg（成人）	无，提示呼吸肌疲劳
最初支气管扩张剂治疗后 PEF 占预计值 % 或个人最佳值 %	> 80%	60% ~ 80%	< 60% 或 PEF < 100 L/min 或作用时间 < 2 h	无法完成检测
PaO_2（吸空气，mmHg）	正常	≥ 60	< 60	< 60
$PaCO_2$（mmHg）	< 45	≤ 45	> 45	> 45
SaO_2（吸空气，%）	> 95	91 ~ 95	≤ 90	≤ 90
pH 值	正常	正常	正常或降低	降低

注：只要符合某一严重程度的指标 ≥ 4 项，即可提示为该级别的急性发作；1 mmHg = 0.133 kPa

2. 慢性持续期　是指每周均有不同频度和（或）不同程度地出现喘息、气促、胸闷、咳嗽等症状。

根据对患者的症状、用药情况以及是否存在哮喘引起的活动受限将患者分为良好控制、部分控制和未控制（表 2-9-2），据此来确定治疗方案和调整控制药物。同时评估患者有无未来急性发作的危险因素，哮喘未控制，持续接触过敏原，存在变应性鼻炎、鼻窦炎、胃食管反流、肥胖、慢性阻塞性肺疾病等合并症，用药不规范，依从性差以及在过去 1 年中曾有过因哮喘急性发作而于急诊就诊或住院等，都是未来急性发作的危险因素。

根据达到哮喘控制所采用的治疗级别对哮喘进行分级（详见治疗部分内容）。轻度哮喘：经过第 1 级、第 2 级治疗能达到完全控制者；中度哮喘：经过第 3 级治疗能达到完全控制者；重度哮喘：需要第 4 级或第 5 级治疗才能达到完全控制，或者即使经过第 4 级或第 5 级治疗仍不能达到控制者。

表 2-9-2　哮喘控制水平的分级

哮喘症状控制		哮喘症状控制水平		
		良好控制	部分控制	未控制
过去 4 周，患者存在：				
日间哮喘症状＞ 2 次 / 周	是□　否□			
夜间因哮喘憋醒	是□　否□			
使用缓解药 SABA 次数＞ 2 次 / 周	是□　否□			
哮喘引起的活动受限	是□　否□	无	存在 1 ～ 2 项	存在 3 ～ 4 项

3. 临床控制期　是指患者无喘息、气促、胸闷、咳嗽等症状 4 周以上，1 年内无急性发作，肺功能正常。

（三）鉴别诊断

哮喘应注意与左心功能不全、慢性阻塞性肺疾病（慢阻肺病）、上气道阻塞性病变等常见疾病相鉴别，此外还应与肺嗜酸性肉芽肿性多血管炎、变应性支气管肺曲霉病等疾病相鉴别，以上这些疾病在临床上都可以表现有哮喘样症状。

【并发症】

严重发作时可并发气胸、纵隔气肿、肺不张；长期反复发作或感染可致慢性并发症，如慢阻肺病、支气管扩张、间质性肺炎和肺源性心脏病。

【治疗】

虽然目前哮喘不能根治，但长期规范化治疗可使大多数患者达到良好或完全的临床控制。哮喘治疗目标在于达到哮喘症状的良好控制，同时尽可能减少急性发作和死亡、肺功能不可逆损害，即在使用最小有效剂量药物治疗的基础上或不用药物，能使患者与正常人一样生活、学习和工作。

（一）确定并减少危险因素接触

应尽可能识别引起哮喘发作的变应原或其他非特异刺激因素，并使患者脱离并长期避免接触这些危险因素是防治哮喘最有效的方法。

（二）药物治疗

1. 药物分类和作用特点　哮喘治疗药物可以分为控制药物和缓解药物。前者指需要长期使用的药物，主要用于治疗气道慢性炎症而使哮喘维持临床控制，亦称抗炎药，包括吸入性糖皮质激素（inhaled corticosteroids，ICS）、全身性激素、白三烯调节剂、长效 β_2 受体激动剂（long-acting beta2-agonist，LABA）、缓释茶碱、甲磺司特、色甘酸钠、抗 IgE 单克隆抗体、抗 IL-5 单克隆抗体、抗 IL-5 受体单克隆抗体和抗 IL-4 受体单克隆抗体等。后者指按需使用的药物，通过迅速解除支气管痉挛从而缓解哮喘症状，亦称解痉平喘药，包括速效吸入和短效口服 β_2 受体激动剂（short-acting beta2-agonist，SABA）、吸入性抗胆碱能药物、短效茶碱和全身性激素等。

（1）糖皮质激素：是最有效的控制哮喘气道炎症的药物。分为吸入、口服和静脉用药。

吸入：ICS 由于其局部抗炎作用强，药物直接作用于呼吸道，所需剂量较小，全身性不良反应较少，已成为目前哮喘长期治疗的首选药物。常用的药物有倍氯米松（beclomethasone）、布地奈德（budesonide）、氟替卡松（fluticasone）、环索奈德（ciclesonide）、莫米松（mometasone）等。通常需规律吸入 1 ～ 2 周或以上方能起效。根据哮喘病情选择吸入不同剂量。对那些需要使用大剂量 ICS 来控制症状或预防急性发作的患者，应当特别关注 ICS 相关的不良反应。ICS 在口咽局部的不良反应包括声音嘶哑、咽部不适和念珠菌感染，吸药后应及时用清水含漱口咽部，选用干粉吸入剂或加用储雾器可减少上述不良反应。ICS 全身不良反应的大小与药物剂量、药物的生物利用度、在肠道的吸收、肝首过代谢率及全身吸收药物的半衰期等因素有关。哮喘患者长期吸入临床推荐剂量范围内的 ICS 是安全的，但长期高剂量吸入激素后也可出现全身不良反应，如骨质疏松、肾上腺皮质轴抑制及增加肺炎发生的危险等。

布地奈德、倍氯米松还有雾化用混悬液制剂，经以压缩空气为动力的射流装置雾化吸入，起效快，在联合应用短效支气管扩张剂的基础上，可用于轻至重度哮喘急性发作的治疗。

口服：常用泼尼松和泼尼松龙。用于吸入激素无效或需要短期加强治疗的患者，起始 30 ～ 60 mg/d，症状缓解后逐渐减量至 ≤ 10 mg/d，然后停用或改为 ICS。不主张长期口服激素用于维持哮喘控制的治疗。

静脉：重度或危重哮喘发作时应及早静脉给予激素。可选择琥珀酸氢化可的松，常用量 100 ～ 400 mg/d，或甲泼尼龙，常用量 80 ～ 160 mg/d。症状缓解后逐渐减量，然后改为口服和吸入剂维持。

（2）β_2 受体激动剂：可分为 SABA（维持时间 4 ～ 6 h）、LABA（维持时间 10 ～ 12 h 或以上）。

SABA：为治疗哮喘急性发作常用的药物。有吸入、口服、静脉三种制剂，首选吸入给药。常用药物有如沙丁胺醇（salbutamol）和特布他林（terbutaline）等。吸入剂包括气雾剂、干粉剂和雾化溶液。这类药物应按需间歇使用，不宜长期、单独使用。主要不良反应有心悸、骨骼肌震颤、低钾血症等。

LABA：与 ICS 联合是目前最常用的哮喘控制性药物。LABA 可分为快速起效的 LABA（如福莫特罗、茚达特罗、维兰特罗及奥达特罗等）和缓慢起效的 LABA（如沙美特罗）。目前常用 ICS 加 LABA 的联合制剂有：氟替卡松 / 沙美特罗吸入干粉剂、布地奈德 / 福莫特罗吸入干粉剂、丙酸倍氯米松 / 福莫特罗气雾剂和糠酸氟替卡松 / 维兰特罗干粉剂等。因福莫特罗属快速起效的 LABA，因此 ICS/ 福莫特罗联合制剂也可按需用于哮喘急性发作的治疗。特别注意：LABA 不能单独用于哮喘的治疗。

（3）白三烯调节剂：包括白三烯受体拮抗剂（LTRA）和 5- 脂氧合酶抑制剂，是 ICS 之外可单独应用的长期控制性药物之一，可作为轻度哮喘的替代治疗药物和中重度哮喘的联合用药。在我国主要使用 LTRA，如孟鲁司特（montelukast）和扎鲁司特（zafirlukast）。LTRA 可减轻哮喘症状、改善肺功能、减少哮喘的恶化，但其抗炎作用不如 ICS。LTRA 服用方便，尤其适用于伴有过敏性鼻炎、阿司匹林哮喘、运动性哮喘患者的治疗。该药物不良反应通常较轻微，主要是胃肠道症状，少数有皮疹、血管性水肿、转氨酶升高、精神症状不良反应，停药后可恢复正常。

（4）茶碱：具有舒张支气管平滑肌及强心、利尿、兴奋呼吸中枢和呼吸肌等作用，低浓度茶碱具有一定的抗炎作用，是目前治疗哮喘的有效药物之一。茶碱包括两种剂型，口服剂型常用于轻至中度哮喘急性发作以及哮喘的维持治疗；静脉剂型主要用于重度和危重度哮喘。茶碱的不良反应有恶心呕吐、心律失常、血压下降及多尿等，茶碱使用后血药浓度的个体差异大，有条件的应在用药期间监测其血药浓度，安全有效浓度为 6～15 mg/L。

（5）抗胆碱药物：通过阻断节后迷走神经通路，降低迷走神经张力而起到舒张支气管、减少黏液分泌的作用。吸入性抗胆碱药物，如短效抗胆碱药物（short-acting muscarinic antagonist，SAMA）异丙托溴铵和长效抗胆碱药物（long-acting muscarinic antagonist，LAMA）噻托溴铵。抗胆碱药物可通过气雾剂、干粉剂和雾化溶液给药。本品与 β_2 受体激动剂联合应用具有互补作用。雾化吸入 SAMA 异丙托溴铵与 SABA 沙丁胺醇复合制剂是治疗哮喘急性发作的常用药物。哮喘治疗方案中的第 4 级和第 5 级患者在吸入 ICS ＋ LABA 治疗基础上可以联合吸入 LAMA。妊娠早期、患有青光眼、前列腺肥大的患者应慎用此类药物。

（6）生物靶向药物：已经上市的治疗哮喘的生物靶向药物包括抗 IgE 单克隆抗体、抗 IL-5 单克隆抗体、抗 IL-5 受体单克隆抗体和抗 IL-4 受体单克隆抗体，这些药物主要用于重度哮喘患者的治疗。

抗 IgE 单克隆抗体：重组人源化抗 IgE 单克隆抗体如奥马珠单抗（omalizumab）在成人和 12 岁以上青少年过敏性哮喘中的应用已有大量的循证医学证据。临床研究结果显示，中重度哮喘患者在已接受 ICS 治疗的基础上使用奥马珠单抗治疗 28～52 周后，哮喘急性发作显著减少，哮喘症状有效改善，急诊率和住院率降低，还可减少 ICS 剂量、减少口服激素和急救药物使用。奥马珠单抗的总体安全性良好，常见不良反应为发热、头痛、注射部位疼痛、肿胀、红斑、瘙痒，大多数为轻中度，且多为一过性。

其他生物靶向药物：美泊利单抗（mcpolizumab）和瑞利珠单抗（rcslizumab）是抗 IL-5 单克隆抗体，适用于血嗜酸性粒细胞计数升高且大剂量 ICS 或两种以上控制药物治疗仍控制不佳的哮喘患者。此外，苯拉唑单抗（benralizumab），一种针对 IL-5 受体 α 亚单位的人源化单克隆抗体，以及杜比单抗（dupilumab），一种 IL-4 和 IL-13 共同受体 α 亚单位的单克隆抗体，也可以改善重度哮喘的控制并减少吸入糖皮质激素的剂量。

2. 急性发作期的治疗　　急性发作期的治疗目标是尽快缓解气道痉挛，纠正低氧血症，恢复肺功能，预防进一步恶化或再次发作，防治并发症。

（1）轻度：在第 1 h 内每 20 min 吸入 SABA 1～2 喷，随后根据病情可调整为每 3～4 h 吸入 1～2 喷，直到症状缓解。在使用 SABA 时应该同时增加控制药物（如 ICS）的剂量，增加的 ICS 剂量至少是基础使用剂量的 2 倍，最高剂量可用到 2000 μg/d 二丙酸倍氯米松或等效剂量的其他 ICS 治疗。如果控制药物使用的是布地奈德-福莫特罗联合制剂，则可以直接增加吸入布地奈德-福莫特罗（160/4.5 μg 规格）1～2 吸，但该药物每天不要超过 8 吸。若效果不佳可口服泼尼松 0.5～1.0 mg/kg 或等效剂量的其他口服激素治疗 5～7 天。

（2）中度：在第 1 h 可每 20 min 吸入 4～10 喷，随后根据治疗反应，症状明显减轻可调整为每 3～4 h 吸入 2～4 喷，若症状减轻可每 1～2 h 重复吸入 6～10 喷。也可以采用雾化吸入 SABA 和 SAMA 的雾化溶液，每 4～6 h 1 次。若仍然效果不佳可口服泼尼松 0.5～1.0 mg/kg 或等效剂量的其他口服激素治疗 5～7 天。

（3）重度-危重度：持续雾化吸入 SABA，联合雾化吸入短效抗胆碱药、激素混悬液以及静脉茶碱类药物，吸氧。尽早静脉应用激素，推荐用法：甲泼尼龙 80～160 mg/d，或氢化可的松 400～1000 mg/d 分次给药，待病情得到控制和缓解后改为口服用药。维持水、电解质平衡，纠正酸碱失衡。经过上述治疗，临床症状和肺功能无改善甚至继续恶化，应及时给予机械通气治疗，其指征主要包括：呼吸肌疲劳、$PaCO_2 \geqslant 45$ mmHg，意识改变。大多数哮喘急性发作并非由细菌感染引起，应严格控制抗菌药物使用指征，除非有明确的细菌感染的证据，如发热、脓性痰及肺炎的影像学依据等。

对所有急性发作的患者都需要制订个体化的长期治疗方案。

3. 慢性持续期的治疗　慢性持续期的治疗应在评估和监测患者哮喘控制水平的基础上，定期根据长期治疗分级方案做出调整，以维持患者的控制水平。对于哮喘患者的初始治疗，应根据患者症状发作的频次选择合适的级别，在两相邻级别之间时建议选择高的级别，以保证初始治疗的成功率。哮喘长期治疗方案分为 5 级（见图 2-9-2）。

如果使用该级治疗方案不能够使哮喘得到控制，治疗方案应该升级直至达到哮喘控制为止。当达到哮喘控制之后并能够维持至少 3 个月以上，且肺功能恢复并维持平稳状态，可考虑降级治疗。降级治疗应该在严密的监督和管理下进行，包括：①降级治疗应选择适当时机，需避开患者呼吸道感染、妊娠、旅行期等；②每 3 个月减少 ICS 剂量 25% ~ 50% 通常是安全可行的；③每一次降级治疗都应视为一次试验，有可能失败，需要密切观察症状控制情况、PEF 变化、危险因素等，并按期随访，根据症状控制及急性发作的频率进行评估，并告知患者一旦症状恶化，需恢复到原来的治疗方案。

4. 过敏原特异性免疫治疗（allergen specific immune therapy，AIT）　是指将诱发哮喘发作的特异性变应原（如尘螨、豚草等）配制成各种不同浓度的提取液，通过皮下注射、舌下含服或者其他途径给予对该变应原过敏的患者，使其对此种变应原的耐受性增高，当再次接触此变应原时，不再诱发哮喘发作，或发作程度减轻。AIT 适用于过敏原明确，且在严格的环境控制和药物治疗后仍控制不良的哮喘患者。AIT 存在过敏反应的风险，应在医师指导下进行。

（三）支气管热成形术（bronchial thermoplasty，BT）

支气管热成形术是一项通过支气管镜放置的探头输送射频能量，消融气道平滑肌的非药物治疗手段。BT 可以通过减少气道平滑肌的数量、降低平滑肌收缩力而改善哮喘控制水平，提高患者生活质量，并减少药物的使用。其短期疗效与安全性正逐渐被越来越多的研究所证实，但其远期疗效仍有待进一步观察。

【哮喘的教育与管理】

哮喘患者的教育和管理是哮喘防治工作中重要的组成部分，是提高疗效、减少急性发作、提高患者生活质量的重要措施，要贯穿于整个哮喘治疗过程中。为每位初诊哮喘患者制订长期防治计划，使患者在医生和专科护士指导下学会自我管理，包括了解哮喘的激发因素及避免诱因的方法、掌握正确的吸入技术、熟悉哮喘发作先兆及相应处理办法、学会在家中自行监测病情变化并进行评估、重点掌握峰流速仪的使用方法、坚持记哮喘日记、学会哮喘发作时进行简单的紧急自我处理方法、知道什么情况下应去医院就诊，以及和医生共同制订防止复发、保持长期稳定的方案。

【预后】

通过长期规范化治疗，成人哮喘临床控制率可达 80%。重度哮喘患者或者治疗不规范、依从性差、伴有合并症的患者则不易控制。若长期反复发作，可并发肺源性心脏病。

（黄克武）

起始治疗

	1级	2级	3级	4级	5级
	症状少于1个月2次	症状1个月2次或更多，但少于1天1次	大部分天数有症状，或每周1次以上因哮喘夜醒	大部分天数有症状，或每周1次以上因哮喘夜醒，或肺功能较差	严重难治性哮喘患者也可能需要短程OCS
药物					
推荐选择控制药物	按需低剂量ICS-福莫特罗	低剂量ICS或按需低剂量ICS-福莫特罗	低剂量ICS-LABA	中剂量ICS-LABA	高剂量ICS-LABA，参考表型评估并添加治疗：如抗IgE治疗、抗IL-5/5R治疗、抗IL-4R治疗
其他可选控制药物	按需使用SABA时即联合低剂量ICS	LTRA或使用SABA时即联合低剂量ICS	中剂量ICS或低剂量ICS加LTRA	高剂量ICS，加噻托溴铵或加LTRA	高剂量ICS+LABA加其他治疗，如加LAMA，或加低剂量OCS（注意不良反应）
首选缓解药物	按需使用低剂量ICS-福莫特罗		处方维持和缓解治疗的患者按需使用低剂量ICS-福莫特罗		
其他可选缓解药物	按需使用 SABA				

注：ICS：吸入性糖皮质激素；LABA：长效β₂受体激动剂；SABA：短效β₂受体激动剂；LTRA：白三烯受体拮抗剂；OCS：口服糖皮质激素；LAMA：长效抗胆碱药物

图 2-9-2　哮喘长期治疗方案

肺血栓栓塞症

肺栓塞（pulmonary embolism，PE）是以各种栓子阻塞肺动脉或其分支为其发病原因的一组疾病或临床综合征的总称，包括肺血栓栓塞症（pulmonary thromboembolism，PTE）、脂肪栓塞综合征、羊水栓塞、空气栓塞、肿瘤栓塞等，其中 PTE 为 PE 的最常见类型。引起 PTE 的血栓主要来源于下肢深静脉，下肢深静脉血栓形成（deep venous thrombosis，DVT）与 PTE 合称为静脉血栓栓塞症（venous thromboembolism，VTE），是 VTE 在不同部位、不同阶段的两种临床表现形式。肺动脉内反复血栓栓塞，以及栓塞后血栓不溶、机化，产生肺血管重构，导致血管狭窄或闭塞，肺血管阻力（pulmonary vascular resistance，PVR）增加，肺动脉压力进行性增高，最终可引起右心室肥厚和右心衰竭，称为慢性血栓栓塞性肺动脉高压（chronic thromboembolic pulmonary hypertension，CTEPH）。

【流行病学与危险因素】

（一）流行病学

大部分关于 PTE 流行病学、危险因素和自然病史的现存数据来自于 VTE 的研究。在美国，VTE 的年发病率为 1.08‰，每年有 90 万例 VTE 发生。在欧盟的 6 个主要国家，症状性 VTE 的发生例数每年＞ 100 万。随着年龄增加，VTE 发病率增加，年龄＞ 40 岁的患者较年轻患者风险增高，其风险大约每 10 年增加 1 倍。亚洲国家 VTE 并不少见，亚洲地区部分国家尸检 VTE 发生率与西方国家结果相近。以我国为例，近年来国内 VTE 的诊断例数迅速增加。最近来自国内 90 家医院的数据结果显示：从 2007 年至 2016 年，基于住院患者资料及 2010 年我国人口普查数据，PTE 人群患病率从 2007 年的 1.2/10 万上升至 2016 年的 7.1/10 万。各家医院诊治 PTE 与 DVT 的病例数不断攀升，整体例数增加 5 倍之多，除与 VTE 诊断意识提高及 CT 等检查技术改进等要素相关之外，医院获得性 VTE 事件（即住院后新发 VTE）增加已成为主要因素。

PTE 是一种致死率和致残率都很高的疾病。新近国际注册登记研究显示，PTE 的 7 天全因病死率为 1.9%～ 2.9%，PTE 的 30 天全因病死率为 4.9%～ 6.6%。随着国内医师对 PTE 认识和诊治水平的提高，我国急性 PTE 的住院病死率逐年下降，从 2007 年至 2016 年，住院病死率从 8.5% 下降为 3.9%。

（二）危险因素

任何可以导致静脉血流淤滞、血管内皮损伤和血液高凝状态的因素（Virchow 三要素）均为 VTE 的危险因素，可分为遗传性和获得性两类。

遗传性风险因素：由遗传变异引起，常以反复发生的动、静脉血栓形成为主要临床表现。＜ 50 岁的患者如无明显诱因反复发生 VTE 或呈家族性发病倾向，需警惕易栓症的存在。

获得性风险因素：获得性风险因素是指后天获得的易发生 VTE 的多种病理生理异常，多为暂时性或可逆性危险因素，如手术，创伤，急性内科疾病（如心力衰竭、呼吸衰竭、感染等），某些慢性疾病（如抗磷脂综合征、肾病综合征、炎性肠病、骨髓增殖性疾病等）；恶性肿瘤是 VTE 重要的风险因素，但不同类型肿瘤的 VTE 风险不同，血液系统、肺、消化道、胰腺以及颅脑恶性肿瘤被认为具有最高的 VTE 风险，恶性肿瘤活动期 VTE 风险增加。

VTE 与动脉性疾病，特别是动脉粥样硬化症有某些共同的危险因素，如吸烟、肥胖、高胆固醇血症、高血压和糖尿病等。心肌梗死和心力衰竭也能够增加 VTE 的风险。获得性风险因素可以单独致病，也可同时存在，协同作用。年龄是独立的危险因素，随着年龄的增长，VTE 的发病率逐渐增高。部分 VTE 患者经较完备的检测手段也不能明确风险因素，称为特发性 VTE。部分特发性 VTE 患者存在隐匿性恶性肿瘤，应注意筛查和随访。

【病理与病理生理】

PTE 血栓可来源于下腔静脉、上腔静脉或右心腔，其中大部分来源于下肢深静脉。随着颈内静脉、锁骨下静脉置管和静脉内化疗的增多，来源于上腔静脉路径的血栓亦较前有增多趋势；右心腔来源的血栓所占比例较小。PTE 血栓栓塞可以是单一部位的，也可以是多部位的。病理检查发现多部位或双侧性的血栓栓塞更为常见。影像学发现栓塞更易发生于右侧和下肺叶。PTE 发生后，栓塞局部可能继发血栓形成，参与发病过程。

栓子阻塞肺动脉及其分支达一定程度（30%～50%）后，因机械阻塞作用，加之神经体液因素（血栓素 A2 和 5- 羟色胺的释放）和低氧所引起的肺动脉收缩，导致 PVR 增加，动脉顺应性成比例下降。PVR 的突然增加导致了右心室后负荷增加，肺动脉压力升高。右心扩大致室间隔左移，使左心室功能受损，因此，左心室在舒张早期发生充盈受阻，导致心输出量的降低，进而可引起体循环低血压和血流动力学不稳定。心输出量降低，主动脉内低血压和右心室压升高，使冠状动脉灌注压下降，特别是右心室内膜下心肌处于低灌注状态。

PTE 的呼吸功能不全主要为血流动力学障碍的结果。心输出量降低导致混合静脉血氧饱和度下降。PTE 导致血管阻塞、栓塞部位肺血流减少，肺泡死腔量增大；肺内血流重新分布，而未阻塞血管灌注增加，通气血流比例失调而致低氧血症。部分患者（约 1/3）因右心房压力增加，而出现卵圆孔再开放，产生右向左分流，可能导致严重的低氧血症。远端小栓子可能造成局部的出血性肺不张，引起局部肺泡出血，表现为咯血，并可伴发胸膜炎和胸腔积液，从而对气体交换产生影响。由于肺组织同时接受肺动脉、支气管动脉和肺泡内气体三重氧供，故肺动脉阻塞时较少出现肺梗死。如存在基础心肺疾病或病情严重、影响到肺组织的多重氧供，则可能导致肺梗死。

部分急性 PTE 经治疗后血栓不能完全溶解，血栓机化，肺动脉内膜发生慢性炎症并增厚，发展为慢性 PTE；此外，DVT 多次脱落反复栓塞肺动脉亦为慢性 PTE 形成的一个主要原因，肺动脉血栓机化的同时伴随不同程度的血管重构、原位血栓形成，导致管腔狭窄或闭塞，PVR 和肺动脉压力逐步升高，形成肺动脉高压，称之为 CTEPH；多种影响因素如低氧血症、血管活性物质（包括内源性血管收缩因子和炎性细胞因子）的释放可以加重这一过程，右心后负荷进一步加重，最终可致右心衰竭。

【临床表现与诊断】

（一）疑诊：对于有危险因素的患者，如果出现相应的临床表现应该高度怀疑 PTE 的可能

1. 临床表现

（1）症状：急性 PTE 临床表现缺乏特异性，容易被漏诊或误诊，其严重程度亦有很大差别，从轻者无症状到重者出现血流动力学不稳定，甚至猝死。在 PTE 的诊断过程中，要注意是否存在 DVT，特别是下肢 DVT。

常见症状：①呼吸困难，尤以活动后明显，为 PTE 最多见的症状；②胸痛，包括胸膜炎性胸痛或心绞痛样疼痛；③晕厥，可为 PTE 的唯一或首发症状；④烦躁不安、惊恐甚至濒死

感；⑤咯血，常为少量咯血，大咯血少见；⑥咳嗽、心悸等。各病例可出现以上症状的不同组合。临床上有时出现肺栓塞"三联征"，即同时出现呼吸困难、胸痛及咯血，但仅见于约 20% 的患者。

（2）体征：①呼吸系统体征：以呼吸急促最常见，还可有发绀，肺部哮鸣音和（或）细湿啰音，或胸腔积液的相应体征。②循环系统体征：包括心动过速，血压变化，严重时可出现血压下降甚至休克，颈静脉充盈或搏动，肺动脉瓣区第二心音亢进（P2 > A2）或分裂，三尖瓣区收缩期杂音。③其他：可伴发热，多为低热，少数患者可有中度（38℃）以上的发热。

（3）DVT 的症状与体征：主要表现为患肢肿胀、周径增粗、疼痛或压痛、皮肤色素沉着，行走后患肢易疲劳或肿胀加重。双侧下肢的周径测量方法：大、小腿周径的测量点分别为髌骨上缘以上 15 cm 处，髌骨下缘以下 10 cm 处，双侧相差 > 1 cm 即考虑有临床意义。

2. 临床可能性评估　结合 VTE 的易患因素、症状以及体征，通过不同的可能性评估量表可以将 PTE 疑诊患者分为不同程度的临床可能性。最常用的评估是修订版 Geneva 评分和 Wells 评分（表 2-10-1）。

表 2-10-1　**PTE 临床可能性评估量表**

简化 Wells 评分	计分	修订版 Geneva 评分	计分
PTE 或 DVT 病史	1	PTE 或 DVT 病史	1
4 周内制动或手术	1	1 个月内手术或骨折	1
活动性肿瘤	1	活动性肿瘤	1
心率（次 / 分）		心率（次 / 分）	
≥ 100	1	75 ～ 94	1
		≥ 95	2
咯血	1	咯血	1
DVT 症状或体征	1	单侧下肢疼痛	1
其他鉴别诊断的可能性低于 PTE	1	下肢深静脉触痛及单侧下肢水肿	1
		年龄 > 65 岁	1
临床可能性		临床可能性	
低度可能	0 ～ 1	低度可能	0 ～ 2
高度可能	≥ 2	高度可能	≥ 3

注：PTE：肺血栓栓塞症；DVT：深静脉血栓形成

3. 实验室及其他检查

（1）血浆 D- 二聚体：D- 二聚体是交联纤维蛋白在纤溶系统作用下产生的可溶性降解产物，为特异性的纤溶过程标志物。不同原理的试验方法对 D- 二聚体检测的敏感性差异显著。采用酶联免疫吸附分析、酶联免疫荧光分析、高敏感度定量微粒凝集法和化学发光法等 D- 二聚体检测，敏感性高。

D- 二聚体对急性 PTE 的诊断敏感度在 92% ～ 100%，对于低度临床可能性疑诊 PTE 患者具有较高的阴性预测价值，若 D- 二聚体含量 < 500 μg/L，可基本排除急性 PTE。

（2）动脉血气分析：急性 PTE 常表现为低氧血症、低碳酸血症和肺泡-动脉血氧分压差 $[P_{(A-a)}O_2]$ 增大。但部分患者的结果可以正常，40%PTE 患者动脉血氧饱和度正常，20%PTE 患者肺泡-动脉氧分压差正常。

（3）血浆肌钙蛋白：包括肌钙蛋白 I（cardiac troponin I，cTNI）及肌钙蛋白 T（cardiac

troponin T，cTNT），是评价心肌损伤的指标。急性 PTE 并发右心功能不全（right heart dysfunction，RVD）可引起肌钙蛋白升高，水平越高，提示心肌损伤程度越严重。

（4）脑钠肽（brain natriuretic peptide，BNP）和 N- 末端脑钠肽前体（n-terminal portion of proBNP，NT-proBNP）：BNP 和 NT-proBNP 是心室肌细胞在压力负荷增加或心室扩张时合成和分泌的心源性激素；急性 PTE 患者右心室后负荷增加，室壁张力增高，血 BNP 和 NT-proBNP 水平升高，升高的水平可反映 RVD 及血流动力学紊乱的严重程度。

（5）心电图：大多数病例表现有非特异性心电图异常。较为多见的表现包括 $V_1 \sim V_4$ 导联的 T 波改变和 ST 段异常；部分病例可出现 $S_IQ_{III}T_{III}$ 征（即 I 导联 S 波加深，III 导联出现 Q/q 波及 T 波倒置）；其他心电图改变包括完全或不完全性右束支传导阻滞；肺型 P 波；电轴右偏，顺钟向转位等。

（6）胸部 X 线检查：PTE 患者胸部 X 线检查常有异常表现：区域性肺血管纹理变细、稀疏或消失，肺野透亮度增加，肺野局部浸润性阴影，尖端指向肺门的楔形阴影，肺不张或膨胀不全，右下肺动脉干增宽或伴截断征，肺动脉段膨隆以及右心室扩大征，患侧横膈抬高，少至中量胸腔积液征等。但这些表现均缺乏特异性，仅凭胸部 X 线检查不能确诊或排除 PTE。

（7）超声心动图：超声心动图在提示 PTE 诊断和排除其他心血管疾病方面有重要价值。超声心动图检查可发现右心室后负荷增加的征象，包括右心室扩大、右心室游离壁收缩力减低（麦康奈尔征）、室间隔平直、三尖瓣反流峰值压差＞ 30 mmHg（1 mmHg ＝ 0.133 kPa）、下腔静脉扩张吸气塌陷率减低等，在少数 PTE 疑诊患者中，超声心动图可同时发现右心系统（包括右心房、右心室及肺动脉）血栓。

（二）确诊：选择恰当确诊检查

PTE 的确诊影像学检查包括 CT 肺动脉造影（computed tomography pulmonary angiography，CTPA）、核素肺通气 / 灌注（ventilation/perfusion，V/Q）显像、磁共振肺动脉造影（magnetic resonance pulmonary angiography，MRPA）、肺动脉造影等（表 2-10-2）。DVT 的确诊影像学检查包括加压静脉超声（compression ultrasonography CUS）、CT 静脉造影（computed tomography venography，CTV）、放射性核素下肢静脉显像、静脉造影等。

表 2-10-2　血流动力学不稳定的定义

血流动力学不稳定 *	定义
心搏骤停	需要心肺复苏
梗阻性休克	收缩压＜ 90 mmHg 或在血容量足够的情况下，仍需升压药物使血压≥ 90 mmHg 且外周器官低灌注状态（表现为精神状态改变；皮肤寒冷，潮湿；少尿 / 无尿；血乳酸水平升高）
持续低血压	收缩压＜ 90 mmHg 或收缩压下降≥ 40 mmHg，持续时间超过 15 min，且除外由新发心律失常、低血容量或脓毒症引起的血压下降

*：具有以上三种情况中的任意一种即可诊断为血流动力学不稳定

1. PTE 的确诊影像学检查

（1）CTPA：CTPA 目前已成为确诊 PTE 的首选检查方法。其直接征象为肺动脉内充盈缺损，部分或完全包围在不透光的血流之间（轨道征），或呈完全充盈缺损，远端血管不显影；间接征象包括肺野楔形、条带状密度增高影或盘状肺不张，中心肺动脉扩张及远端血管分支减少或消失等。CTPA 可同时显示肺及肺外的其他胸部病变，具有重要的诊断和鉴别诊断价值。

（2）V/Q 显像：典型征象是呈肺段分布的肺灌注缺损，并与通气显像不匹配。但是由于许多疾病可以同时影响患者的肺通气和血流状况，致使 V/Q 显像在结果判定上较为复杂，需密切结合临床进行判读。V/Q 平面显像的 PTE 相关结果分为 3 类：①高度可能：2 个或 2 个以上肺段通气 / 灌注不匹配；②正常；③非诊断性异常：非肺段性灌注缺损或 < 2 个肺段范围的通气 / 灌注不匹配。

V/Q 单光子发射计算机断层显像（single photon emission computed tomography，SPECT）发现 1 个或 1 个以上肺段 V/Q 不匹配即为阳性；SPECT 检查很少出现非诊断性异常；如果 SPECT 阴性可基本除外 PTE。

如果患者胸部 X 线片正常，可以仅行肺灌注显像。SPECT 结合胸部低剂量 CT 平扫（SPECT-CT）可有效鉴别引起肺血流或通气受损的其他因素（如肺部炎症、肺部肿瘤、慢性阻塞性肺疾病等），避免单纯肺灌注显像造成的误诊。

（3）MRPA：MRPA 可以直接显示肺动脉内的栓子及 PTE 所致的低灌注区，从而确诊 PTE，但对肺段以下水平的 PTE 诊断价值有限。

（4）肺动脉造影：选择性肺动脉造影为 PTE 诊断的"金标准"。其敏感度约为 98%，特异度为 95% ~ 98%。肺动脉造影是一种有创性检查，发生致命或严重并发症的概率分别为 0.1% 和 1.5%，随着 CTPA 的发展和完善，肺动脉造影已很少用于急性 PTE 的临床诊断，应严格掌握适应证。

2. DVT 的确诊影像学检查

（1）CUS 通过直接观察血栓、探头压迫观察或挤压远侧肢体试验和多普勒血流探测等技术，可以发现 95% 以上的近端下肢静脉内的血栓。静脉不能被压陷或静脉腔内无血流信号为 DVT 的特定征象和诊断依据。

（2）CTV：CTV 可显示静脉内充盈缺损，部分或完全包围在不透光的血流之间（轨道征），或呈完全充盈缺损。CTPA 联合 CTV 可同时完成，仅需 1 次静脉注射造影剂，为 PTE 及 DVT 的诊断，尤其是盆腔及髂静脉血栓的诊断提供依据。CTPA 联合 CTV 进行检查，可以提高 CT 对 PTE 诊断的敏感性，但同时进行 CTPA 和 CTV 检查的放射剂量明显增多，需要权衡利弊。

（3）放射性核素下肢静脉显像：放射性核素下肢静脉显像适用于对碘造影剂过敏的患者，属无创性 DVT 检查方法，常与 V/Q 显像联合进行。

（4）静脉造影：静脉造影为诊断 DVT 的"金标准"，在临床高度疑诊 DVT 而超声检查不能确诊时，应考虑行静脉造影。其属于有创性检查，应严格掌握适应证。

（三）求因：寻找 PTE 的病因和危险因素

抗凝血酶、蛋白 C 和蛋白 S 是血浆中重要的生理性抗凝血蛋白。抗凝蛋白缺陷患者易在合并其他风险因素或无明显诱因的情况下发生 VTE。抗凝药物可干扰抗凝蛋白检测的结果。在使用上述药物期间不应测定抗凝蛋白，以避免药物对测定结果的干扰，其中抗凝血酶活性检测需在停用肝素类药物至少 24 h 后进行；蛋白 C 和蛋白 S 活性检测在停用 VKA 至少 2 ~ 4 周后进行。

抗磷脂综合征实验室检查应包括狼疮抗凝物、抗心磷脂抗体和抗 β_2 糖蛋白 1 抗体。其他抗体检查包括，抗核抗体、抗可溶性核抗原抗体和其他自身抗体等，主要用于排除其他结缔组织病。如果初次狼疮抗凝物、抗心磷脂抗体和 β_2 糖蛋白 1 抗体检测阳性，应在 3 个月之后再次复查确证。

基因检测是否有助于遗传性易栓症的筛查和诊断尚存争议，近年来少数针对相关基因外显子潜在突变位点的检测，也需建立在先期遗传背景调查和蛋白缺陷表型检测的基础上，作为临床诊断的辅助依据。

（四）危险分层

PTE 危险分层主要基于患者血流动力学状态、心肌损伤标志物及右心室功能等指标进行综合评估，以便于医师采取恰当的治疗方案。血流动力学不稳定的 PTE 为高危；血流动力学稳定的 PTE，可根据是否合并 RVD 和心脏生物学标志物异常将 PTE 患者分为中危和低危。

高危 PTE：血流动力学不稳定，提示高危 PTE。表 2-10-2 是血流动力学不稳定的具体定义。有临床症状及显著的右室衰竭和血流动力学不稳定表现时，提示早期死亡的高风险（院内或发病 30 天内）。

中危 PTE：血流动力学稳定，但存在 RVD 的影像学证据和（或）心脏生物学标志物升高为中危组。中高危：RVD 和心脏生物学标志物升高同时存在。中低危：单纯存在 RVD 或心脏生物学标志物升高。

RVD 的诊断标准：影像学证据包括超声心动图或 CT 提示 RVD。超声检查符合下述其中 2 项指标：①右心室扩张（右心室舒张末期内径 / 左心室舒张末期内径 > 1.0 或 0.9）；②右心室前壁运动幅度减低（< 5 mm）；③吸气时下腔静脉不萎陷；④三尖瓣反流速度增快，估测三尖瓣反流压差 > 30 mmHg。CTPA 检查符合以下条件：四腔心层面发现的右心室扩张（右心室舒张末期内径 / 左心室舒张末期内径 > 1.0 或 0.9）。

心脏生物学标志物包括 BNP、NT-proBNP、肌钙蛋白。其升高与 PTE 短期预后显著相关。

低危 PTE：血流动力学稳定，不存在 RVD 和心脏生物学标志物升高的 PTE。

国外指南推荐将肺栓塞严重程度指数（pulmonary embolism severity index，PESI）或其简化版本（simplified PESI，sPESI）作为划分中危和低危的标准，临床可参考应用。

【治疗】

（一）一般支持治疗

对高度疑诊或确诊急性 PTE 的患者，应严密监测呼吸、心率、血压、心电图及血气的变化，并给予积极的呼吸与循环支持。

对于高危 PTE，如合并低氧血症，应使用经鼻导管或面罩吸氧；当合并呼吸衰竭时，可采用经鼻 / 面罩无创机械通气或经气管插管行机械通气；当进行机械通气时，应注意避免其对血流动力学的不利影响，机械通气造成的胸腔内正压可减少静脉回流、加重 RVD，应采用低潮气量（6 ～ 8 ml/kg）使吸气末平台压 < 30 cmH$_2$O（1 cmH$_2$O = 0.098 kPa）；应尽量避免做气管切开，以免在抗凝或溶栓过程中发生局部大出血。

对于合并休克或低血压的急性 PTE 患者，建议进行血流动力学监测，并给予支持治疗。血管活性药物的应用对于维持有效的血流动力学至关重要。去甲肾上腺素仅限于急性 PTE 合并低血压的患者，可以改善右心功能，提高体循环血压，改善右心冠状动脉的灌注。肾上腺素也可用于急性 PTE 合并休克患者。多巴酚丁胺以及多巴胺可用于心指数较低的急性 PTE 患者。

对于焦虑和有惊恐症状的患者应予安慰，可适当应用镇静剂；胸痛者可予止痛剂；对于有发热、咳嗽等症状的患者可予对症治疗以尽量降低耗氧量；对于合并高血压的患者，应尽快控制血压；另外，应注意保持大便通畅，避免用力，以防止血栓脱落。

（二）急性期抗凝治疗

抗凝治疗为 PTE 的基础治疗手段，可以有效地防止血栓再形成和复发，同时促进机体自身纤溶机制溶解已形成的血栓。一旦明确急性 PTE，宜尽早启动抗凝治疗。目前应用的抗凝药物主要分为胃肠外抗凝药物和口服抗凝药物。

1. 胃肠外抗凝药物

（1）UFH：UFH 为首选静脉给药，先给予 2000 ～ 5000 U 或按 80 U/kg 静注，继之以 18 U/（kg·h）持续静脉泵入。在开始治疗后的最初 24 h 内每 4 ～ 6 h 监测 APTT，根据 APTT 调整剂量（表 2-10-3），使 APTT 在 24 h 之内达到并维持正常值的 1.5 ～ 2.5 倍。达到稳定治疗水平后，改为 APTT 监测 1 次 / 日。对于大剂量应用 UFH，但 APTT 仍不能达标者，推荐测定抗Ⅹa 因子水平，以指导剂量调整。

表 2-10-3　静脉泵入 UFH 时 APTT 的监测与药物调整

APTT 监测	初始剂量及调整剂量	下次 APTT 测定的间隔时间（h）
治疗前检测基础值	初始剂量：80 U/kg 静脉注射，继以 18 U/（kg·h）静脉滴注	4～6
＜ 35 s（＜ 1.2 倍正常值）	予 80 U/kg 静脉注射，继以静脉滴注剂量增加 4 U/（kg·h）	6
35～45 s（1.2～1.5 倍正常值）	予 40 U/kg 静脉注射，继以静脉滴注剂量增加 2 U/（kg·h）	6
46～70 s（1.5～2.3 倍正常值）	无需调整剂量	6
71～90 s（2.3～3.0 倍正常值）	静脉滴注剂量减少 2 U/（kg·h）	6
＞ 90 s（＞ 3 倍正常值）	停药 1 h，继以静脉滴注剂量减少 3 U/（kg·h），恢复静脉滴注	6

注：UFH：普通肝素；APTT：活化部分凝血活酶时间

UFH 可能会引起肝素诱导的血小板减少症（heparin-induced thrombocytopenia, HIT）。对于 HIT 高风险患者，建议在应用 UFH 的第 4～14 日内（或直至停用 UFH），至少每隔 2～3 日行血小板计数检测。如果血小板计数下降＞基础值的 50%，和（或）出现动静脉血栓的征象，应停用 UFH，并改用其他抗凝药。对于高度可疑或确诊的 HIT 患者，不推荐应用 VKA，除非血小板计数恢复正常（通常至少达 150×10^9/L）。

对于出现 HIT 伴血栓形成的患者，推荐应用阿加曲班和比伐芦定。合并肾功能不全的患者，建议应用阿加曲班。病情稳定后（如血小板计数恢复至 150×10^9/L 以上）时，可转为华法林或利伐沙班。

（2）LMWH：LMWH 必须根据体重给药。不同种类的 LMWH 的剂量不同，1～2 次 / 日，皮下注射。对于大多数病例，按体重给药是有效的，但对过度肥胖者或孕妇应监测血浆抗Ⅹa 因子活性并据之调整剂量。抗Ⅹa 因子活性在注射 LMWH 后 4 h 达高峰，在下次注射之前降至最低，2 次 / 日应用的控制目标范围为 0.6～1.0 U/ml。应用 LMWH 的疗程＞ 7 日时，应注意监测血小板计数。

LMWH 由肾清除，对于肾功能不全者慎用，如果应用应调整剂量，并监测血浆抗Ⅹa 因子活性。对于严重肾衰竭者（肌酐清除率＜ 30 ml/min），不建议使用 LMWH，而建议应用静脉 UFH。

（3）磺达肝癸钠：为选择性Ⅹa 因子抑制剂，通过与抗凝血酶特异性结合，介导对Ⅹa 因子的抑制作用。磺达肝癸钠应根据体质量给药，1 次 / 日皮下注射，无需监测。

对于中度肾功能不全（肌酐清除率 30～50 ml/min）患者，剂量应该减半。对于严重肾功能不全（肌酐清除率＜ 30 ml/min）患者禁用磺达肝癸钠。目前没有证据表明磺达肝癸钠可以诱发 HIT。

2. 口服抗凝药物

（1）华法林：胃肠外初始抗凝（包括 UFH、LMWH 或磺达肝癸钠等）治疗启动后，应根据临床情况及时转换为口服抗凝药物。最常用是华法林，华法林初始剂量可为 3.0～5.0 mg，＞ 75 岁和出血高危患者应从 2.5～3.0 mg 起始，INR 达标之后可以每 1～2 周检测 1 次 INR，推荐 INR 维持在 2.0～3.0（目标值为 2.5），稳定后可每 4～12 周检测 1 次。

直接口服抗凝药物（direct oral anticoagulants, DOACs）：DOACs 是指这类药物并非依赖于其他蛋白，而是直接抑制凝血路径中的某一靶点产生抗凝作用，目前的 DOACs 主要包括直接 Xa 因子抑制剂与直接 Ⅱa 因子抑制剂。直接 Xa 因子抑制剂的代表药物是利伐沙班（rivaroxaban）、阿哌沙班（apixaban）和依度沙班（edoxaban）等；直接 Ⅱa 因子（凝血酶）抑制剂的代表药物是达比加群酯（dabigatran）；DOACs 的具体用法详见表 2-10-4。

表 2-10-4　直接口服抗凝药物的特点及其在肺血栓栓塞症中的用法

药物	用法用量	肾清除
达比加群酯	胃肠外抗凝至少 5 日，达比加群酯 110 ～ 150 mg，2 次 / 日	++++
利伐沙班	利伐沙班 15 mg，2 次 / 日 ×3 周，后改为 20 mg，1 次 / 日	++
阿哌沙班	阿哌沙班 10 mg，2 次 / 日 ×7 日，后改为 5 mg，2 次 / 日	+
依度沙班	胃肠外抗凝至少 5 日，依度沙班 30 ～ 60 mg，1 次 / 日	++

如果选用利伐沙班或阿哌沙班，在使用初期需给予负荷剂量（利伐沙班 15 mg，2 次 / 日，3 周；阿哌沙班 10 mg，2 次 / 日，1 周）；如果选择达比加群酯或者依度沙班，应先给予胃肠外抗凝药物 5 ～ 14 日。

由于目前国内尚缺乏 DOACs 特异性拮抗剂，因此患者一旦发生出血事件，应立即停药，可考虑给予凝血酶原复合物、新鲜冰冻血浆等。

（三）溶栓治疗

溶栓治疗可迅速溶解部分或全部血栓，恢复肺组织再灌注，减小肺动脉阻力，降低肺动脉压，改善右心室功能，减少严重 VTE 患者的病死率和复发率。对于高危患者、中高危患者在抗凝治疗观察过程中出现血流动力学不稳定征象时，可考虑溶栓治疗。

溶栓的时间窗一般定为急性 PTE 发生的 14 日以内，但鉴于可能存在血栓的动态形成过程，对溶栓的时间窗不作严格限定。

溶栓治疗的主要并发症为出血。用药前应充分评估出血风险，必要时应配血，做好输血准备。溶栓前宜留置外周静脉套管针，以方便溶栓中取血监测，避免反复穿刺血管。

溶栓治疗的禁忌证分为绝对禁忌证和相对禁忌证（表 2-10-5）。

表 2-10-5　溶栓治疗的禁忌证

绝对禁忌证	相对禁忌证
结构性颅内疾病	收缩压＞ 180 mmHg
出血性脑卒中病史	舒张压＞ 110 mmHg
3 个月内缺血性脑卒中	近期非颅内出血
活动性出血	近期侵入性操作
近期脑或脊髓手术	近期手术
近期头部骨折性外伤或头部损伤	3 个月以上缺血性脑卒中
出血倾向（自发性出血）	口服抗凝治疗（如华法林） 创伤性心肺复苏 心包炎或心包积液 糖尿病视网膜病变 妊娠 年龄＞ 75 岁

注：1 mmHg = 0.133 kPa

常用的溶栓药物有尿激酶、链激酶和 rt-PA。三者溶栓效果相仿，临床上可根据条件选用，具体用法见表 2-10-6。rt-PA 可能对血栓有更快的溶解作用，低剂量溶栓（50 mg rt-PA）与 FDA 推荐剂量（100 mg rt-PA）相比疗效相似，而安全性更好。

表 2-10-6 溶栓药物使用方法

药物	方案
链激酶	负荷量 25 万 U，静脉注射 30 min，继以 10 万 U/h 持续静脉滴注 12 ～ 24 h 快速给药：150 万 U 持续静脉滴注 2 h
尿激酶	负荷量 4 400 U/kg，静脉注射 10 min，继以 2 200 U/（kg·h）持续静脉滴注 12 h 快速给药：2 万 U/kg 持续静脉滴注 2 h
rt-PA	50 mg 持续静脉滴注 2 h

注：rt-PA：重组组织型纤溶酶原激活剂

溶栓治疗结束后，应每 2 ～ 4 h 测定 1 次 APTT，当其水平＜正常值的 2 倍，即应重新开始规范的抗凝治疗。考虑到溶栓相关的出血风险，溶栓治疗结束后，可先应用 UFH 抗凝。

（四）介入治疗

急性 PTE 介入治疗的目的是清除阻塞肺动脉的栓子，以利于恢复右心功能并改善症状和生存率。介入治疗包括：经导管碎解和抽吸血栓，或同时进行局部小剂量溶栓。介入治疗的并发症包括远端栓塞、肺动脉穿孔、肺出血、心脏压塞、心脏传导阻滞或心动过缓、溶血、肾功能不全以及穿刺相关并发症。

对于有抗凝禁忌的急性 PTE 患者，为防止下肢深静脉大块血栓再次脱落阻塞肺动脉，可考虑放置下腔静脉滤器，建议应用可回收滤器，通常在 2 周之内取出。

（五）手术治疗

肺动脉血栓切除术可以作为全身溶栓的替代补救措施。适用于经积极内科或介入治疗无效的急性高危 PTE，要求医疗单位有施行手术的条件与经验。

【VTE 的预防】

VTE 是医院内非预期死亡的重要原因，已经成为医院管理者和临床医务人员面临的严峻问题。早期识别高危患者，及时进行预防，可以明显降低医院内 VTE 的发生率。

1. 基本预防 加强健康教育，注意活动，避免脱水。

2. 药物预防 对于 VTE 风险高而出血风险低的患者，应考虑进行药物预防，目前可选择的预防药物包括：LMWH、UFH、磺达肝癸钠、DOACs 等。对长期接受药物预防的患者，应动态评估预防的效果和潜在的出血风险。

3. 机械预防 对于 VTE 风险高，但是存在活动性出血或有出血风险的患者可给予机械预防，包括间歇充气加压泵、分级加压弹力袜和足底静脉泵等。

（翟振国 王 辰）

肺动脉高压与肺源性心脏病

第1节　肺动脉高压的分类

一、肺动脉高压的血流动力学定义

肺动脉高压（pulmonary hypertension，PH）是一类常见的肺血管疾病，其主要病理生理学特征是静息状态下肺动脉压力升高，同时合并不同程度右心衰竭。肺动脉高压的血流动力学诊断标准为：海平面、静息状态下，经右心导管测定的肺动脉平均压（mean pulmonary artery pressure，mPAP）≥ 25 mmHg（1 mmHg $= 0.133$ kPa）。正常人 mPAP 为（14 ± 3）mmHg，其上限为 20 mmHg。根据血流动力学不同，肺动脉高压可以分为毛细血管前肺动脉高压和毛细血管后肺动脉高压（表 2-11-1）。

表 2-11-1　肺动脉高压的血流动力学分类

定义	血流动力学特征	临床类型
毛细血管前肺动脉高压	mPAP ≥ 25 mmHg 且 PAWP $\leq$ 15 mmHg	1. 动脉性肺动脉高压； 2. 肺部疾病和（或）低氧所致肺动脉高压； 3. 慢性血栓栓塞性肺动脉高压和（或）其他肺动脉阻塞性病变所致肺动脉高压； 4. 未明和（或）多因素所致肺动脉高压
毛细血管后肺动脉高压		1. 左心疾病所致肺动脉高压 2. 未明和（或）多因素所致肺动脉高压
单纯性	mPAP ≥ 25 mmHg 且 PAWP $>$ 15 mmHg 且 PVR ≤ 3 WU	
混合性	mPAP ≥ 25 mmHg 且 PAWP $>$ 15 mmHg 且 PVR > 3 WU	

注：mPAP：肺动脉平均压；PAWP：肺动脉楔压；PVR：肺血管阻力。1 mmHg $= 0.133$ kPa；1 WU $= 80$ dyn·s/cm^5

二、肺动脉高压的临床分类

根据临床表现、病理特点、血流动力学特征和治疗策略的不同，临床上将肺动脉高压分为 5 大类（表 2-11-2）：①动脉性肺动脉高压（pulmonary arterial hypertension，PAH）；②左心疾病所致肺动脉高压；③肺部疾病和（或）低氧所致肺动脉高压；④慢性血栓栓塞性肺动脉高压（chronic thromboembolic pulmonary hypertension，CTEPH）和（或）其他肺动脉阻塞性病变所致肺动脉高压；⑤未明和（或）多因素所致肺动脉高压。

肺动脉高压的严重程度可根据静息状态下 mPAP 水平分为"轻"（$26 \sim 35$ mmHg）、"中"（$36 \sim 45$ mmHg）和"重"（> 45 mmHg）三度。

表 2-11-2 肺动脉高压的临床分类

1. 动脉性肺动脉高压（PAH）

    1.1 特发性肺动脉高压（IPAH）

    1.2 遗传性肺动脉高压（HPAH）

    1.3 药物和毒物相关肺动脉高压

    1.4 疾病相关的肺动脉高压

        1.4.1 结缔组织病

        1.4.2 HIV 感染

        1.4.3 门脉高压

        1.4.4 先天性心脏病

        1.4.5 血吸虫病

    1.5 对钙通道阻滞剂长期有效的肺动脉高压

    1.6 具有明显肺静脉 / 肺毛细血管受累（肺静脉闭塞病 / 肺毛细血管瘤病）的肺动脉高压

    1.7 新生儿持续性肺动脉高压（PPHN）

2. 左心疾病所致肺动脉高压

    2.1 射血分数保留的心力衰竭

    2.2 射血分数降低的心力衰竭

    2.3 心脏瓣膜疾病

    2.4 导致毛细血管后肺动脉高压的先天性 / 获得性心血管疾病

3. 肺部疾病和（或）低氧所致肺动脉高压

    3.1 阻塞性肺疾病

    3.2 限制性肺疾病

    3.3 其他阻塞性和限制性并存的肺疾病

    3.4 非肺部疾病所致低氧血症

    3.5 肺发育障碍性疾病

4. 慢性血栓栓塞性肺动脉高压和（或）其他肺动脉阻塞性病变所致肺动脉高压

    4.1 慢性血栓栓塞性肺动脉高压（CTEPH）

    4.2 其他肺动脉阻塞性疾病：肺动脉肉瘤或血管肉瘤等恶性肿瘤、肺血管炎、先天性肺动脉狭窄、寄生虫（包虫病）

5. 未明和（或）多因素所致肺动脉高压

    5.1 血液系统疾病（如慢性溶血性贫血、骨髓增殖性疾病）

    5.2 系统性和代谢性疾病（如结节病、戈谢病、糖原贮积症）

    5.3 复杂性先天性心脏病

    5.4 其他（如纤维性纵隔炎）

【诊断】

    肺动脉高压的诊断建议从疑诊（临床及超声心动图筛查）、确诊（血流动力学诊断）、求因（病因诊断）及功能评价（严重程度评估）四个方面进行。这四个方面并非严格按照流程分步进行，临床操作过程中可能会有交叉，其中病因诊断贯穿于肺动脉高压诊断的全过程。诊断策略及流程见图 2-11-1。

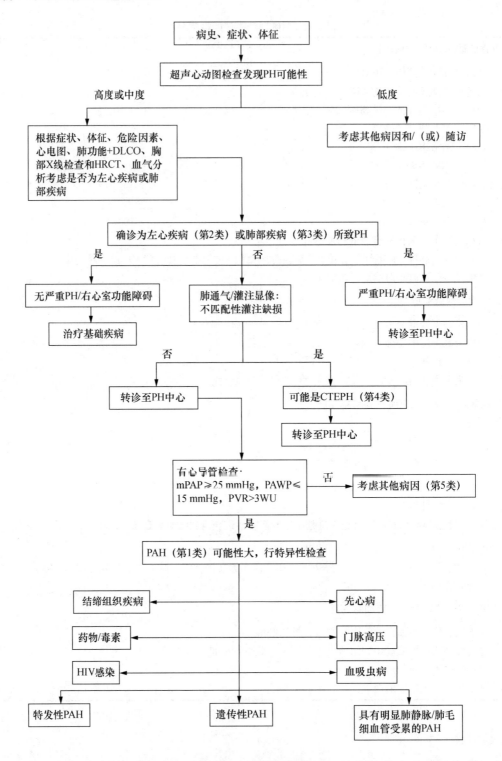

图 2-11-2　诊断流程图

注：CTEPH：慢性血栓栓塞性肺动脉高压；DLCO：CO 弥散量；HIV：人免疫缺陷病毒；HRCT：高分辨率 CT；mPAP：肺动脉平均压；PAH：动脉性肺动脉高压；PAWP：肺动脉楔压；PH：肺动脉高压；PVR：肺血管阻力。1 mmHg = 0.133 kPa；1 WU = 80 dyn · s/cm^5

第 2 节　特发性肺动脉高压

特发性肺动脉高压（idiopathic pulmonary arterial hypertension，IPAH）是一类无明确原因、以肺血管阻力进行性升高为主要特征的恶性肺血管疾病。其血流动力学上属于毛细血管前肺动脉高压，定义为 mPAP $\geq$ 25 mmHg，PAWP $\leq$ 15 mmHg 和 PVR $>$ 3 WU（1 WU = 80 dyn · s/cm^5）。

【流行病学】

欧洲资料显示成年人 IPAH 的患病率约为 5.9/100 万人。目前我国尚无发病率的确切统计资料。IPAH 可发生于任何年龄，多见于育龄妇女，平均发病年龄为 36 岁。

【病理生理学和危险因素】

（一）病理表现

IPAH 的病理改变主要累及远端肺小动脉，其特征性表现为：肺动脉内膜增殖伴炎症反应、内皮间质化，甚至形成向心性或偏心性改变，中膜肥厚及持续的收缩、外膜纤维化、基质重塑以及肺小血管周围炎症浸润而导致其增厚、滋养血管屈曲增生形成丛状病变；还可见病变远端扩张和原位血栓形成，从而导致肺动脉管腔进行性狭窄、闭塞。

（二）病理生理表现

在肺动脉高压疾病的发生发展过程中，涉及多种血管活性分子 [内皮素、血管紧张素 Ⅱ、前列环素、一氧化氮（nitric oxide，NO）、一氧化碳、硫化氢及二氧化硫、雌激素等]、多种离子通道（钾离子通道、钙离子通道、锌离子通道及新型阳离子通道）和多条信号通路 [低氧诱导因子 / 经典型瞬时受体电势（TRPC）通路、丝裂原活化蛋白激酶（MAPK）信号通路、Rho/Rho 相关卷曲螺旋形成蛋白激酶（ROCK）通路、磷脂酰肌醇 3 激酶（PI3K）/AKT 通路、骨形态发生蛋白（BMP）/ 转化生长因子 β（TGF-β）通路、核因子 κB（NF-κB）通路和 Notch 通路]。肺动脉压力的高低取决于肺血流量和肺血管阻力（pulmonary vascular resistance，PVR）的综合效应。PVR 主要由肺小动脉、肺毛细血管和肺静脉阻力构成。肺动脉压力升高导致右心后负荷增加，从而引起右心室肥厚、扩张、功能不全，最终出现右心衰竭。

（三）遗传学

基因突变可解释 20% ～ 50% 的散发型 IPAH 患者的病因，其中 BMPR2 是 IPAH 最常见的致病基因，可解释 25% 的 IPAH 散发病例。中国人群中 BMPR2 突变比例在 IPAH 中为 15%。BMPR2 编码骨形成蛋白 2 型受体，在调控血管增殖中起到重要作用。与不携带突变的患者相比，携带 BMPR2 突变的 IPAH 患者发病更早，临床表型更严重，预后更差。

【临床表现】

（一）症状

IPAH 的临床症状缺乏特异性，主要表现为进行性右心功能不全的相关症状，常为劳累后诱发。

（1）呼吸困难：是最常见的症状，见于 95% 的患者，多为首发症状，初始为活动后的呼吸困难，逐渐发展为静息状态下的呼吸困难。通常会伴有疲劳、虚弱感，与心排血量减少所致的组织缺氧相关。

（2）胸痛：活动后加重，向左肩和腋下放射，休息后缓解。其症状与心绞痛相似，推测与右心后负荷增加、耗氧量增多和冠状动脉供血减少等引起心肌缺血相关。

（3）晕厥：由于肺动脉压升高、心排血量减少、脑组织供血减少所致，常于活动后出现，可以为患者的首发表现，通常提示预后不良。

（4）其他症状：晚期可有小量咯血，有时也可以出现致死性大咯血。增粗的肺动脉压迫喉返神经可引起声音嘶哑。

（二）体征

IPAH 的体征均与肺动脉高压和右心室负荷增加相关，参见本章第 3 节。

【辅助检查】

（1）血液检查：长期缺氧患者可伴血红蛋白增高；脑钠肽可有不同程度升高，与疾病严重度及患者预后具有一定相关性。血液检查可包括风湿免疫病相关自身抗体、肝功能、肝炎标志物、HIV 抗体等。

（2）心电图：PH 心电图可表现为肺性 P 波、QRS 波电轴右偏、右心室肥厚、右束支传导阻滞、QTc 间期延长等。心电图对 PH 诊断的敏感性低，正常心电图并不能排除 PH。异常心电图多见于严重的 PH。

（3）胸部 X 线检查：PH 患者胸部 X 线可见肺动脉段凸出，中心肺动脉扩张，与周围肺动脉纤细或截断形成鲜明对比，表现为"残根"征，以及右心房和右心室扩大的征象。PH 的严重程度与胸片异常程度并无相关性，正常的 X 线胸片不能排除 PH。

（4）肺功能：PH 由于血管的张力增高，肺组织僵硬度增加，可表现为轻度限制性通气功能障碍，同时肺小动脉扩张压迫终末呼吸道或肺泡也可引起轻度气道阻塞。大部分 PAH 患者的弥散功能表现为轻度或中度下降。

（5）动脉血气：轻症 PH 患者的动脉血气分析可完全正常，病情严重者可能存在过度通气，表现为二氧化碳分压下降及低氧血症。

（6）超声心动图和多普勒超声检查：是筛查肺动脉高压最重要的无创性检查方法。超声心动图提示 PH 的征象有：三尖瓣反流速度增加、肺动脉瓣反流速度增加、右心室射血到肺动脉加速时间缩短、右心房室扩大、室间隔形状及功能异常、右室壁增厚及主肺动脉扩张等。多普勒超声心动图估测三尖瓣峰值流速＞ 3.4 m/s 或肺动脉收缩压＞ 50 mmHg 将被诊断为肺动脉高压。

（7）胸部 CT：CT 可显示右心室和右心房扩大、主肺动脉扩张，并可通过测量主肺动脉与升主动脉直径比来评估 PH 可能性。胸部 CT 和 CTPA 有助于除外肺实质疾病或肺血管疾病。

（8）心脏磁共振成像：心脏磁共振（cardiac magnetic resonance，CMR）成像可直接评价右心室大小、形态和功能，并可无创评估血流量，包括心输出量、每搏量和右心室质量。磁共振血管造影（MRA）对导致肺血管堵塞的病因鉴别可能有所帮助，特别适用于孕妇或对碘造影剂过敏者。由于 CMR 具有无创、可重复的特点，且对右心功能的评估与右心导管检查具有较高的一致性，因而可作为 PH 患者基线和随访时对病情严重性判断的手段。

（9）放射性核素肺通气/灌注显像：IPAH 患者可呈弥漫性稀疏或基本正常，也有助于排除慢性栓塞性肺动脉高压。

（10）右心导管检查和急性血管反应试验：右心导管检查是诊断和评价 IPAH 的标准方法，通过右心导管检查可获得血流动力学数据，包括右心房压、右心室压（收缩压、舒张压和平均压）、肺动脉压力（收缩压、舒张压和平均压）、肺动脉楔压（pulmonary artery wedge pressure，PAWP）、心排血量、混合静脉血氧饱和度（mixed venous oxygen saturation，SvO$_2$）和 PVR 等，有助于判断有无心内左向右分流、评价对肺血管扩张剂的反应性和制订治疗策略。急性血管反应试验的目的是筛选出对口服高剂量钙通道阻滞剂（calcium channel blockers，CCBs）有效的患者。IPAH 患者急性血管反应试验阳性患者预后优于阴性患者。用于急性血管反应试验的药物包括吸入 NO、吸入伊洛前列素、静脉用前列环素（依前列醇）和静脉用腺苷。急性肺血管反应试验阳性标准为 mPAP 下降 ≥ 10 mmHg，且 mPAP 绝对值下降到 ≤ 40 mmHg，同时心排血量增加或保持不变。一般仅 10%～ 15% 的 IPAH 患者可达到此标准。

【诊断与鉴别诊断】

右心导管检查测定 mPAP ≥ 25 mmHg，PAWP ≤ 15 mmHg，且除外各种引起肺动脉高压的病因后可诊断 IPAH。其他可引起肺动脉高压的疾病均应与 IPAH 进行鉴别。

【治疗】

（一）一般措施

1. 体力活动和专业指导下的康复　IPAH 患者应在药物治疗的基础上、在专业指导下进行运动康复训练。

2. 妊娠、避孕及绝经后激素治疗　随着靶向药物的广泛应用，妊娠 IPAH 患者死亡率有所下降，但仍在 5%～ 23%，且妊娠并发症多，因此，建议 IPAH 患者避免怀孕。若妊娠期间被确诊为 IPAH，最好在孕 22 周前终止妊娠；选择继续妊娠者，必须转至专业的 PH 中心进行全面评估和密切随访。

3. 择期手术　对 IPAH 患者即使进行择期手术也会增加患者风险，接受择期手术者，硬膜外麻醉可能比全身麻醉耐受性好。

4. 预防感染　IPAH 患者容易合并肺部感染，而肺部感染是加重心力衰竭甚至导致死亡的重要原因之一。因此，尽管没有临床对照试验证据，仍推荐 IPAH 患者预防性应用流感疫苗和肺炎链球菌疫苗。

5. 社会心理支持　研究显示 IPAH 对患者情绪产生重大影响，焦虑发生率为 20%～ 40%，抑郁发生率为 21%～ 55%，58% 的 IPAH 患者存在认知后遗症。因此，应充分评估患者的精神心理状态，鼓励家属给予心理支持，必要时请专科进行干预和支持。

（二）基础治疗

1. 抗凝治疗　早期对 IPAH 患者进行尸检发现半数以上存在血栓形成，抗凝治疗与预后改善相关；此后荟萃分析显示华法林抗凝治疗能改善 IPAH 患者预后。

2. 利尿剂　IPAH 患者出现失代偿性右心衰竭时导致液体潴留、中心静脉压升高、肝瘀血、多浆膜腔积液等，利尿剂可改善上述状况。应用利尿剂治疗时需要监测体重、肾功能、电解质等血生化指标，避免低血容量和电解质紊乱。

3. 氧疗　目前尚缺乏随机对照研究证实 IPAH 患者长期氧疗获益。基于 COPD 患者的证据，建议动脉血氧分压低于 60 mmHg（外周血氧饱和度＜ 91%）的 IPAH 患者进行氧疗，以使动脉血氧分压 ≥ 60 mmHg（外周血氧饱和度 ≥ 91%）。

4. 地高辛及其他心血管药物　地高辛可以增加心脏收缩力，改善心排血量，但其在 PAH 患者中的长期疗效尚不确切；可用于降低 IPAH 患者发生快速房性心律失常的心室率。不建议应用血管紧张素转化酶抑制剂、血管紧张素 Ⅱ 受体阻滞剂、β 受体阻滞剂、硝酸酯类或伊伐布雷定等药物治疗 IPAH。

5. 贫血的治疗　研究显示 IPAH 患者常伴有铁缺乏，并且铁缺乏与 IPAH 严重程度和预后相关。缺铁的 IPAH 患者经静脉补铁治疗后缺铁状况和 6MWD 明显改善，PVR 明显降低。

（三）特异性治疗

1. 钙通道阻滞剂（calcium channel blockers，CCB）　急性血管反应试验阳性患者建议给予足量 CCB 治疗，心率偏慢者考虑应用硝苯地平和氨氯地平，心率偏快者倾向于应用地尔硫䓬。建议起始低剂量，逐渐增加至可耐受的最高剂量。未进行急性血管反应试验或者反应阴性的患者因低血压、晕厥、右心衰竭等可能的严重副作用，不应使用 CCB 类药物。

2. 内皮素受体拮抗剂（endothelin receptor antagonist，ERA）　内皮素在 PAH 发病中起重要作用。内皮素 -1 可通过与肺血管平滑肌细胞中的内皮素受体 A 和 B 结合，引起血管收缩，促进有丝分裂，参与 IPAH 的发生发展。ERA 可以通过干预内皮素途径治疗 IPAH。目前临床上应用的 ERA 药物有波生坦、安立生坦和马昔腾坦。

3. 磷酸二酯酶 -5（PDE5）抑制剂　NO 通过维持血管平滑肌细胞内环磷酸鸟苷（cyclic guanosine monophosphate，cGMP）浓度而达到扩血管效应。肺血管包含大量的 PDE5，它是 cGMP 的降解酶。PDE5 抑制剂可以通过减少 cGMP 的降解，升高其浓度引起血管舒张。目前临床上应用的 PDE5 抑制剂有西地那非、他达拉非和伐地那非。

4. 可溶性鸟苷酸环化酶（soluable guanylate cyclase，sGC）激动剂　利奥西呱是一种新型的 sGC 激动剂，具有独特的双重激活 sGC 机制，其作用效果不依赖于体内 NO 水平，可单独或与 NO 协同提高血浆中的 cGMP 水平，引起血管舒张和抗重塑作用。

5. 前列环素类似物和前列环素受体激动剂　前列环素由血管内皮细胞产生，具有强效扩张血管作用，也是目前最强的内源性血小板聚集抑制剂。研究表明 IPAH 患者肺动脉中前列环素合成酶的表达下降，尿中代谢水平降低，人工合成的前列环素类似物可用于治疗 IPAH。目前临床常用药物包括依前列醇、伊洛前列素、曲前列尼尔和司来帕格。

【预后】

在缺乏特异性治疗（靶向药物）的传统治疗时代，IPAH 自然预后差，中位生存期仅 2.8 年。随着靶向药物治疗进展，IPAH 预后明显改善。日本的研究显示经过靶向药物治疗，IPAH 患者长期生存率显著提高，5 年生存率达 96%，10 年生存率达 78%。2011 年我国研究表明，IPAH 的 1、3 年生存率分别为 92.1%、75.1%，与发达国家报道相近。

第 3 节　肺源性心脏病

肺源性心脏病（cor pulmonale）简称肺心病，是指支气管 - 肺疾病、胸廓疾病、肺血管疾病或呼吸调节功能的病变引起肺循环阻力增加和肺动脉高压，进而引起右心室肥厚、扩大，最终发展为右心衰竭的心脏病。

肺源性心脏病分为急性和慢性两种。急性肺心病主要见于急性肺栓塞（中危或高危肺栓塞）所引起的急性右心室扩张和右心衰竭，具体内容参见"肺血栓栓塞症"。临床上的肺心病通常指慢性肺心病，本节主要论述继发于慢性支气管 - 肺疾病的慢性肺源性心脏病。

【流行病学】

慢性肺心病是我国的常见病、多发病。我国 20 世纪 70 年代全国各省、市、自治区 40 岁以上 5 254 822 人群的抽样调查表明，大于 14 岁人群慢性肺心病的患病率为 4.8‰。1992 年在北京、湖北、辽宁农村调查 102 230 例居民的慢性肺心病患病率为 4.4‰，其中大于 15 岁人群的患病率为 6.7‰。慢性肺心病的患病率存在地区差异，北方地区高于南方地区，高原地区高于平原地区，农村高于城市，并随年龄增高而增加。吸烟者比不吸烟者患病率明显增多，男女无明显差异。冬、春季节和气候骤然变化时，易出现急性发作，急性呼吸道感染常为急性发作的诱因。

【病因】

按原发病发生部位一般可分为 4 类：

1. 慢性支气管-肺疾病　包括以影响气道为主的病变和以影响肺间质或肺泡为主的病变，前者以 COPD 最常见，占我国慢性肺心病的 80%～90%，其次为支气管哮喘、支气管扩张等；后者常见疾病如特发性肺间质纤维化、结节病、慢性纤维空洞性肺结核、放射性肺炎、尘肺以及结缔组织病引起的肺部病变等。

2. 神经肌肉及胸壁疾病　如重症肌无力、多发性神经病、胸膜广泛粘连、类风湿关节炎等造成的胸廓或脊柱畸形等疾病，影响呼吸活动，造成通气不足，动脉血氧分压降低，肺血管收缩，最终导致肺心病。

3. 通气驱动力失常的疾病　如肥胖-低通气综合征、原发性肺泡低通气、睡眠呼吸暂停低通气综合征等，由于肺泡通气不足，导致低氧血症。

4. 肺血管疾病　慢性血栓栓塞性肺动脉高压、肺小动脉炎、累及肺动脉的过敏性肉芽肿病，以及原因不明的特发性肺动脉高压，均可使肺动脉狭窄、阻塞，引起肺血管阻力增加、肺动脉高压和右心室负荷加重，发展成慢性肺心病。

【病理】

1. 肺部基础疾病病变　慢阻肺病是我国导致慢性肺心病的主要疾病，其病理特点详见"慢性阻塞性肺疾病"。

2. 肺血管病变　主要见肺动脉内膜增厚，内膜弹力纤维增多，内膜下出现纵行肌束，弹力纤维和胶原纤维性基质增多，使血管变硬，阻力增加；中膜平滑肌细胞增生、肥大，导致中膜肥厚；小于 60 μm 的无肌层肺小动脉出现明显的肌层。可见肺小动脉炎症，管壁增厚，管腔狭窄或纤维化，甚至完全闭塞；毛细血管网床受压后毁损、减少；还可见肺微小动脉原位血栓形成。

3. 心脏病变　右心室肥厚，心室腔扩张，形成横位心，心尖主要由右心室构成。心尖钝圆、肥厚。心脏重量增加。光镜下可见心肌细胞肥大，核大深染。心肌纤维出现灶性肌浆溶解、灶性心肌纤维坏死或纤维化，心肌间质水肿，炎细胞浸润。

【发病机制】

各种肺胸廓疾病导致肺心病的发病机制虽然不完全相同，但共同点是这些疾病均可造成患者呼吸系统和结构的明显改变，进而引起肺动脉高压。肺动脉高压使右心室负荷加重，再加上其他因素共同作用，最终引起右心室扩大，肥厚，甚至发生右心衰竭。因此，肺动脉高压的发生是肺心病发病机制的中心环节和先决条件。

（一）肺动脉高压

肺部疾病所致肺动脉高压的形成有如下发病机制：

1. 肺血管功能性改变　肺泡低氧是引起肺部疾病所致肺动脉高压最关键也最重要的因素。针对低氧，机体产生低氧性肺血管收缩，这是正常的调节机制，仅作用于肺循环。毛细血管前肺小动脉收缩将有效地关闭通气差的肺单位的灌注，从而维持最佳通气灌注比值。低氧诱发肺血管收缩的机制包括：

（1）体液因素：正常时，肺循环是一个低阻、低压系统，适度的肺动脉张力是由多种收缩血管物质和舒张血管物质共同维持的。缺氧可以使肺组织中多种生物活性物质的含量发生变化，其中包括具有收缩血管作用的物质，如内皮素、组胺、5-羟色胺（5-HT）、血管紧张素 II（AT-II）、白三烯、血栓素（TXA2）、前列腺素 F2（PGF2），也包括具有舒张血管作用的物质，如一氧化氮、前列环素 I2（PGI2）及前列腺素 E1（PGE1）等。肺血管对低氧的收缩反应是上述多种物质共同变化的结果。缺氧使收缩血管物质与舒张血管物质之间的正常比例发生改变，收缩血管物质的作用占优势，从而导致肺血管收缩。

（2）神经因素：缺氧和高碳酸血症可刺激颈动脉窦和主动脉体化学感受器，反射性地引起交感神经兴奋，儿茶酚胺分泌增加，使肺动脉收缩。缺氧后存在肺血管肾上腺素能受体失衡，使肺血管的收缩占优势，也有助于肺动脉高压的形成。

（3）缺氧对肺血管的直接作用：缺氧可直接使肺血管平滑肌细胞膜对 Ca^{2+} 的通透性增高，使 Ca^{2+} 内流增加，肌肉兴奋-收缩耦联效应增强，引起肺血管收缩。

2. 肺血管器质性改变　慢性缺氧除了可以引起肺动脉收缩外还可以导致肺血管重构。其具体机制尚不清楚，可能涉及肺内、外多种生长因子表达的改变以及由此产生的一系列生物学变化，如血小板衍生生长因子、胰岛素样生长因子、表皮生长因子等。其他各种伴随慢性胸肺疾病而产生的肺血管病理学改变也都可以参与肺动脉高压的发病。

3. 血液黏稠度增加和血容量增多　长期慢性缺氧导致促红细胞生长素分泌增加，继发性红细胞生成增多，血液黏滞性增高，肺血流阻力增高。缺氧可使醛固酮增加，使水、钠潴留；缺氧使肾小动脉收缩，肾血流减少也加重水、钠潴留，使血容量增多。慢阻肺病患者还存在肺毛细血管床面积减少和肺血管顺应性下降等因素，血管容积的代偿性扩大明显受限，因而肺血流量增加时，可引起肺动脉高压。

4. 血栓形成及肺血管　部分慢性肺心病急性发作期患者存在多发性肺微小动脉原位血栓形成，引起肺血管阻力增加，加重肺动脉高压。

（二）心脏病变和心力衰竭

慢性胸肺疾病影响右心功能的机制主要为肺动脉高压引起右心后负荷增加，右心室后负荷增加后，右心室壁张力增加，心肌耗氧量增加；右心冠状动脉阻力增加，右心室心肌血流减少，心肌供氧量减少；低氧血症和呼吸道反复感染时的细菌毒素对心肌可以产生直接损害。这些因素长期作用，最终造成右心室肥厚、扩大。当呼吸道发生感染、缺氧加重或其他原因使肺动脉压进一步增高而超过右心室负担时，右心室排出血量就不完全，收缩末期存留的残余血液过多，使右心室舒张末期压增高，右心室扩张加重，最后导致右心衰竭。少数情况下，由于缺氧、高碳酸血症、酸中毒、相对血流量增多等因素，使左心负荷加重，左心室肥厚，甚至进展为左心衰竭。

（三）其他重要器官的损害

各种慢性肺胸疾病所导致的缺氧、高碳酸血症和酸碱平衡紊乱除影响心脏外，尚可使其他重要器官如脑、肝、肾、胃肠及内分泌系统、血液系统等发生病理改变，引起多个器官的功能损害。

【临床表现】

慢性肺心病早期表现为原有肺、胸疾病的各种症状和体征，后期逐步出现肺、心功能不全以及其他器官受损的征象，往往表现为急性发作期与缓解期交替出现，肺、心功能不全随之进一步恶化。

（一）肺、心功能代偿期

1. 症状　表现为肺、胸基础疾病的症状，如慢阻肺病患者可有咳嗽、咳痰、喘息，活动后心悸、呼吸困难、乏力明显，活动耐力下降。

2. 体征　除可见肺、胸疾病的体征外，尚可见肺动脉高压和右心室扩大的体征，如 P2 > A2，三尖瓣区出现收缩期杂音，剑突下心脏搏动增强。部分患者因肺气肿使胸腔内压升高，阻碍腔静脉回流，可有颈静脉充盈，呼气期尤为明显，吸气期充盈减轻；此期肝下界下移是由膈肌下降所致，不要误认为是右心衰竭的表现。

（二）肺、心功能失代偿期

1. 呼吸衰竭详见"呼吸衰竭"一章。

（1）症状：呼吸困难加重，夜间为甚，常有头痛、失眠、食欲下降，但白天嗜睡，甚至出现表情淡漠、神志恍惚、谵妄等肺性脑病的表现。

（2）体征：明显发绀，球结膜充血、水肿，严重时可有视网膜血管扩张、视神经乳头水肿等颅内压升高的表现。腱反射减弱或消失，出现病理反射。因高碳酸血症可出现周围血管扩张的表现，如皮肤潮红、多汗。

2. 右心衰竭

（1）症状：除肺部疾病的症状更明显外，尚可见心悸、食欲下降、腹胀、恶心等右心衰竭的表现。

（2）体征：发绀更明显，颈静脉怒张，心率增快，可出现心律失常，剑突下可闻及收缩期杂音，甚至出现舒张期杂音。肝大且有压痛，肝颈静脉反流征阳性，下肢水肿，重者可有腹水。

【实验室和辅助检查】

慢性肺心病的辅助检查主要包括肺、胸基础疾病的特征和肺动脉高压和右心增大的特征。前者可参见相应疾病如"慢性阻塞性肺疾病"，后者可参见本章第 2 节。

【诊断】

诊断需结合病史、症状、体征和辅助检查全面分析、综合判断。以下各项可作为诊断肺心病的参考：①具有严重的慢阻肺病或其他慢性肺、胸疾病病史；②有慢阻肺病或肺间质纤维化等基础疾病的体征；③出现肺动脉高压的征象；④出现右心室肥厚、扩张的表现；⑤肺心功能失代偿期的患者出现呼吸衰竭和右心衰竭的临床征象。

【鉴别诊断】

1. 冠状动脉粥样硬化性心脏病（冠心病）　肺心病和冠心病均多见于老人，可以同时并存。冠心病患者可发生全心衰竭，并出现肝大、下肢水肿及发绀，这些表现均与肺心病相似。但冠心病有典型心绞痛、心肌梗死的病史或心电图表现，体征及辅助检查可见左心室肥大为主的征象，可有冠心病的高危因素如原发性高血压、高脂血症、糖尿病等。对肺心病合并冠心病者需仔细询问病史，并行有关心、肺功能检查以鉴别。

2. 原发性心肌病　原发性心肌病右心衰竭引起肝大、肝颈静脉反流征阳性、下肢水肿和腹水，与肺心病相似。尤其是伴有呼吸道感染者，可出现咳嗽咳痰、肺部啰音、明显的呼吸困难及发绀，容易误诊为肺心病。但原发性心肌病多见于中青年无明显慢性呼吸道疾病史，无明显肺气肿体征，无突出的肺动脉高压征，心电图无明显顺钟向转位及电轴右偏而以心肌广泛损害多见。心脏大多呈普遍性增大。超声心动图检查可见各心室腔明显增大，室间隔和左心室后壁运动幅度减低可资鉴别。

3. 风湿性心脏病　慢性肺心病可出现由三尖瓣相对狭窄和相对关闭不全引起的舒张中期杂音和（或）收缩期杂音，可酷似风湿性二尖瓣狭窄并关闭不全时的双期杂音，仅凭心脏听诊进行鉴别较为困难。但风湿性心脏病多见于青少年，有风湿活动史，其他瓣膜如主动脉瓣常有病变。而慢性肺心病好发于 40 岁以上患者，常有慢性肺、胸疾病史和右心室肥厚体征，胸部 X 线检查左心房不大。心电图在 Ⅱ、Ⅲ、aVF 导联上常出现肺型 P 波。心脏彩超检查可明确诊断。

4. 发绀型先天性心脏病　这类患者常有右心增大、肺动脉高压及发绀等表现，可与慢性肺心病混淆。先天性心脏病患者多于儿童和青年时发病，但也有少数到老年时才出现比较明显的临床表现；体检无肺气肿体征；心脏听诊可闻及特征性杂音。对诊断有疑问者应行心脏彩超检查，对个别鉴别诊断特别困难者可行心导管及心脏造影检查。

【治疗】

慢性肺心病治疗最为关键的是针对基础肺、胸疾病进行治疗。通过治疗延缓肺、胸疾病的进展，去除急性加重的诱发因素，使肺心功能得到部分恢复。左心疾病、心脏瓣膜疾病、肺栓塞和睡眠呼吸障碍等合并症会加重肺动脉高压和右心衰竭，如果存在也应积极治疗。特异性降肺动脉压的靶向药物可影响通气 / 灌注比值、加重低血压，从而导致缺氧症状恶化，因此不建议用于肺心病的治疗。可用于慢性肺心病的治疗方法包括：

1. 调整生活方式   在所有的生活方式干预措施中，戒烟是最为重要的预防措施。其他措施包括限制钠盐摄入、减肥和运动训练。康复锻炼和呼吸训练对患者有益。肺心病患者要避免过量运动、妊娠和去高原地区。

2. 氧疗   由于肺泡低氧在肺心病的发病中起重要作用，因此通过氧疗纠正缺氧在治疗中处于核心地位。研究表明，慢性缺氧性肺心病患者经过家庭氧疗后可阻止肺动脉压的进一步升高，并降低死亡率。持续氧疗的效果要优于间歇氧疗。高浓度氧疗可能加重二氧化碳潴留，因此，建议给予维持稳定氧饱和度的小流量（ 1 ～ 3 L/min ）吸氧。

3. 利尿剂   利尿治疗可减少循环血容量，以缓解气促、肝瘀血和外周水肿。利尿治疗还可减轻右心前负荷和室壁应力，从而纠正右心衰竭。但过量使用利尿剂也有不利的一面，如使痰液变黏稠，不易咳出；导致低钾、低钠、低氯等电解质紊乱；可使血液黏滞性进一步升高。因此推荐小剂量、联合使用排钾和保钾利尿剂，疗程宜短，间歇用药。

4. 肺移植   由于晚期肺心病患者预后极差且无有效药物治疗，因此在有条件的医疗中心，可考虑及时行肺移植评估，以确定供体和明确移植障碍。

5. 其他

（1）抗凝：不同于 IPAH 患者可从抗凝治疗中获益，目前尚无证据评估抗凝治疗在慢性肺心病患者中的作用。因此只有合并静脉血栓栓塞症的肺心病患者才给予抗凝治疗。

（2）洋地黄类药物：目前证据不支持在慢性肺心病患者中常规使用洋地黄类强心剂，但在合并室上性快速性心律失常，如室上性心动过速或心房颤动者，可使用洋地黄来控制心率。由于慢阻肺病患者对洋地黄非常敏感，因此要特别关注使用剂量和电解质平衡问题，防止洋地黄中毒。

【预后】

慢性肺心病常反复急性加重，随肺功能的损害病情逐渐加重，多数预后不良。通过积极治疗，可在一定程度上提高患者生活质量，延长患者寿命。

（孙雪峰   施举红）

间质性肺疾病

第 1 节 概 论

一、肺间质与间质性肺疾病的概念

肺实质指各级支气管和肺泡结构。肺间质是指肺内支持组织,包括组成支气管血管周围鞘、小叶间隔和脏层胸膜的结缔组织成分,和位于肺泡壁之间的间质,即肺泡上皮基底膜与肺毛细血管基底膜之间的间质。肺泡间隔的结缔组织与邻近终末气道、小叶间隔的结缔组织相延续,可达肺门和胸膜。正常肺间质包括成纤维细胞和巨噬细胞、细胞外基质(extracellular matrix,ECM)及结缔组织纤维。

间质性肺疾病(interstitial lung disease,ILD)是一组以肺泡壁和肺泡腔具有不同形式和程度的炎症和纤维化为特征性病理改变,以进行性呼吸困难和胸部影像呈广泛分布的浸润影为主要临床表现的弥漫性肺疾病的总称。因为 ILD 不仅侵及间质,还累及肺泡腔、外周气道和血管以及它们各自衬附的上皮和内皮细胞,因此,又称为弥漫性实质性肺疾病(diffuse parenchymal lung disease,DPLD)。

二、间质性肺疾病的分类

间质性肺疾病包括 200 多种急性和慢性肺部疾病,其中大多数的病因还不明确,已知的原因有职业或环境暴露、药物毒性和结缔组织疾病等,因此,临床上通常根据其病因和临床表现对其进行分类(表 12-1)。2002 年美国胸科学会 / 欧洲呼吸学会(ATS/ERS)将其简单分类为①已知原因如职业或环境暴露、药物、结缔组织疾病(connective tissue diseases,CTD)等相关的 ILD,②特发性间质性肺炎(idiopathic interstitial pneumonia,IIP),③肉芽肿性 ILD 如结节病,④以及一组罕见但具有特征性的临床影像和病理特征的 ILD,如肺淋巴管平滑肌瘤病(pulmonary lymphangioleiomyomatosis,PLAM)、肺朗格汉斯细胞组织细胞增多症(pulmonary Langerhan's cell histiocytosis,PLCH),等。2013 年 ATS/ERS 对 IIP 分类进行些许更新(表 12-2)。

三、诊断

临床诊断某一种 ILD 是一个动态的过程,需要临床、放射和病理科医生的密切合作,需要根据所获得的完整资料对先前的诊断进行验证或修订。

【临床表现】

(一)症状

1. 呼吸困难 呼吸困难是 ILD 患者的最常见和主要症状。多数 ILD 早期,呼吸困难都不明显,仅在活动时出现,通常不引起重视。而当呼吸困难进行性发展到安静时也出现,病情已

表 12-1　间质性肺疾病的临床分类

Ⅰ. 职业或环境因素相关

i. 吸入有机粉尘——过敏性肺炎或外源性过敏性肺泡炎

ii. 吸入无机粉尘——石棉沉着病、硅沉着病、尘埃沉着病、铍病

iii. 吸入有害气体/烟雾——二氧化硫、二氧化氮、二异氰甲苯、汞蒸汽等

Ⅱ. 药物或治疗相关

i. 药物：呋喃妥因、青霉胺、胺碘酮、博来霉素、甲氨蝶呤、苯妥因钠等

ii. 放射线治疗

iii. 高浓度氧疗

Ⅲ. 肺感染相关

病毒、支原体/衣原体、细菌、真菌

Ⅳ. 结缔组织疾病相关

系统性硬皮病、类风湿关节炎、多发性肌炎/皮肌炎/抗合成酶综合征、干燥综合征、系统性红斑狼疮等

Ⅴ. 血管炎相关

i. ANCA 相关性血管炎：肉芽肿多血管炎、嗜酸性肉芽肿性多血管炎、显微镜下多血管炎

ii. 其他：Goodpasture 综合征、白塞病等

Ⅵ. 液体超负荷相关

左心衰竭、肾衰竭、液体超负荷

Ⅶ. 肿瘤相关

癌性淋巴管炎、淋巴瘤、肺泡癌

Ⅷ. 遗传相关

家族性纤维化性肺泡炎（familial fibrosing alveolitis）、结节性硬化病（tuberose sclerosis）

神经纤维瘤（neurofibromatosis）、脂沉积症（lipid storage disease）、Hermansky-Pudlak 病

Ⅸ. 其他免疫疾病相关

溃疡性结肠炎、慢性活动性肝炎、原发性胆汁性肝硬化、特发性血小板减少性紫癜、脏器移植

Ⅹ. 特发性间质性肺炎（idiopathic interstitial pneumonia，IIP）

i. 特发性肺纤维化（idiopathic pulmonary fibrosis，IPF）

ii. 非特异性间质性肺炎（nonspecific interstitial pneumonia，NSIP）

iii. 隐源性机化性肺炎（cryptogenic organizing pneumonia，COP）

iv. 急性间质性肺炎（acute interstitial pneumonia，AIP）

v. 呼吸性细支气管炎伴间质性肺疾病（respiratory bronchiolitis interstitial lung disease，RBILD）

vi. 脱屑性间质性肺炎（desquamative interstitial pneumonia，DIP）

vii. 淋巴细胞性间质性肺炎（lymphocytic interstitial pneumonia，LIP）

Ⅺ. 结节病

Ⅻ. 其他及少见 ILD

i. 肺淋巴管平滑肌瘤病（pulmonary lymphangioleiomyomatosis，PLAM）

ii. 肺朗格汉斯细胞组织细胞增多症（pulmonary Langerhan's cell histiocytosis，PLCH）

iii. 慢性嗜酸粒细胞性肺炎（chronic eosinophilic pneumonia，CEP）

iv. 肺泡蛋白沉积症（pulmonary alveolar proteinosis）

v. 肺泡微石症（pulmonary alveolar microlithiasis）

vi. 肺淀粉样变（pulmonary amyloidosis）

vii. 特发性肺含铁血黄素沉着症（idiopathic pulmonary haemosiderosis）

viii. 肺静脉闭塞病（pulmonary veno-occlusive disease）

ix. 弥漫性肺出血综合征（diffuse alveolar hemorrhage）

经进展到比较严重阶段。

2. 咳嗽　常常表现为持续性干咳，尤其常见于那些同时累及气道者。

3. 咯血、喘鸣、胸痛等症状　在间质性肺疾病不常见。

4. 全身症状　发热、盗汗、乏力、消瘦、关节肌肉疼痛、肿胀、口眼干燥等肺外表现对于诊断系统疾病如结缔组织疾病等具有提示作用。IPF 很少有发热等全身症状。

表 12-2　特发性间质性肺炎的分类

	分类	临床-影像-病理诊断	相应影像和（或）组织病理形态学类型
主要的 IIP	慢性纤维化性间质性肺炎（IP）	特发性肺纤维化（idiopathic pulmonary fibrosis，IPF）	普通型间质性肺炎（usual interstitial pneumonia，UIP）
		特发性非特异性间质性肺炎（idiopathic NSIP，iNSIP）	非特异性间质性肺炎（nonspecific interstitial pneumonia，NSIP）
	吸烟相关性 IP	呼吸性细支气管炎伴间质性肺疾病（RB-interstitial lung disease，RB-ILD）	呼吸性细支气管炎（respiratory bronchiolitis，RB）
		脱屑性间质性肺炎（desquamative interstitial pneumonia，DIP）	脱屑性间质性肺炎（DIP）
	急性 / 亚急性 IP	隐源性机化性肺炎（cryptogenic organizing pneumonia，COP）	机化性肺炎（organizing pneumonia，OP）
		急性间质性肺炎（acute interstitial pneumonia，AIP）	弥漫性肺泡损伤（DAD）
罕见的 IIP		特发性淋巴细胞性间质性肺炎（idiopathic LIP，iLIP）	淋巴细胞性间质性肺炎（lymphoid interstitial pneumonia，LIP）
		特发性胸膜肺实质弹力纤维增生症（idiopathic PPFE，iPPFE）	胸膜肺实质弹力纤维增生症（pleuroparenchymal fibroelastosis，PPFE）
未分类的 IIP（unclassifiable IIP，uIIP）			

（二）体征

1. 爆裂音或 Velcro 啰音　两肺闻及的吸气末细小的干性爆裂音或 Velcro 啰音是 ILD 的常见体征，尤其是 IPF。爆裂音也可出现于胸部影像学表现正常者。因此，爆裂音对 ILD 缺乏诊断特异性。

2. 吸气性喘鸣（inspiratory squeaks）　有些细支气管炎患者可以在两肺闻及散在的吸气晚期的高调干啰音或吸气性喘鸣。

3. 杵状指　杵状指是 ILD 患者一个比较常见的晚期征象，通常提示严重的肺脏结构破坏和肺功能受损，多见于 IPF。

4. 肺动脉高压和肺心病的体征　ILD 进展到晚期，可以出现肺动脉高压和肺心病，进而表现为发绀、呼吸急促、P_2 亢进、下肢压凹性水肿等征象。但是，在一些结缔组织疾病尤其是系统性硬皮病，肺动脉高压可以为原发性。

5. 皮疹、关节肿胀或皮肤紧绷　可能提示结缔组织疾病。

【相关病史】

详细了解职业或环境暴露史，包括接触物质种类（有机或无机粉尘、化学药物或毒素等）、接触强度、频度和时间；重要的既往病史包括心脏病、过敏性鼻炎和哮喘、结缔组织疾病、肿瘤等；药物应用史，尤其一些 ILD 相关药物，如胺碘酮、呋喃妥因、博来霉素、甲氨蝶呤等；家族史注意结节病、IPF 等有家族聚集倾向；过敏史包括过敏原、过敏反应表现及转归；吸烟史包括每天吸烟支数、烟龄及戒烟时间；宠物嗜好或接触史，包括鹦鹉或鸽子等的接触强度、频度与时间；居住环境，包括温湿条件、室内装饰、空调或湿化器的应用情况；甚至旅行史。这些病史对于某些 ILD 具有病因提示作用。

【影像学检查】

ILD 患者胸部影像多显示双肺弥漫浸润阴影，胸部高分辨薄层 CT（HRCT）更能细致清楚地显示肺实质异常的程度和性质，发现常规 X 线胸片、CT 不能显示的病变。

因此，影像学检查尤其 HRCT 应该重点观察病变性质（如磨玻璃样/实变、结节、小叶间隔增厚、网格、线条、蜂窝或囊腔改变、牵拉性支气管扩张等）、病变分布范围和程度、有无肺门和纵隔淋巴结肿大以及有无胸膜病变。

【肺功能】

ILD 患者以限制性通气功能障碍和气体交换障碍为特征，限制性通气功能障碍表现为肺容量包括肺总量（TLC）、肺活量（VC）和残气量（RV）均减少，肺顺应性降低。第 1 秒用力呼气容积/用力肺活量（FEV_1/FVC）正常或增加。气体交换障碍表现为一氧化碳弥散量（DL_{CO}）减少，（静息时或运动时）肺泡–动脉氧分压差［$P_{(A-a)}O_2$］增加和低氧血症。DL_{CO} 是静态参数中最敏感的指标，和肺容量的降低不成比例。运动肺功能试验极其敏感，能够发现轻微或早期的 ILD 病例，$P_{(A-a)}O_2$ 于运动后增加更明显。肺功能试验有助于判断肺损害的程度和预测疾病的进展，对于纤维化间质性肺疾病患者，如果 1 年内，FVC 绝对下降 5% 或以上或 DL_{CO}（Hb 蛋白校对后）绝对下降 10% 或以上，提示肺纤维化可能进展。

【实验室检查】

应常规进行血常规和血嗜酸粒细胞计数、尿常规、肝肾功能、红细胞沉降率（ESR）、C 反应蛋白检查；常规进行结缔组织疾病和血管炎相关自身抗体检查；如果不能除外结节病，应测定血清中血管紧张素转化酶（ACE），以及血清钙和尿钙水平；如果病原体感染不能除外，应进行病原体检查尤其是巨细胞病毒、肺孢子菌和结核杆菌等；如果肿瘤不能除外，应进行肿瘤相关检查如痰细胞学检查。总之，这些检查对 ILD 的诊断没有特异性，但对 ILD 的病因或伴随疾病具有重要提示作用。

【支气管镜检查】

如果无创性检查不能做出明确诊断，又没有禁忌证，可以考虑纤维支气管镜检查并进行支气管肺泡灌洗（bronchoalveolar lavage，BAL）和（或）经支气管肺活检（transbronchial lung biopsy，TBLB）检查，以了解弥漫性肺部渗出性病变的性质。

支气管肺泡灌洗液（bronchoalveolar lavage fluid，BALF）检查包括细胞计数与分类，淋巴细胞亚类的分析（表 12-3 和表 12-4），还要进行病原体检查和寻找肿瘤细胞。BALF 的微生物学和细胞学检查可以提供诊断信息。BAL 在非感染性疾病、非恶性肿瘤性间质性肺疾病的诊断和分期中的作用还没有得到证实。然而，许多间质性肺疾病都有特征性的细胞学分类改变，如结节病、过敏性肺炎、NSIP 和 LIP 患者的 BALF 含有明显增多的淋巴细胞，IPF 患者的 BALF 含有明显增多的中性粒细胞或嗜酸粒细胞，嗜酸粒细胞肺炎患者的 BALF 中嗜酸粒细胞常大于 20%～40%。BALF 细胞分类也有助于疾病对治疗的反应和预后判断，淋巴细胞

表 12-3　**BALF 的正常细胞学检查结果**

		健康非吸烟者	健康吸烟者
细胞总数 ×10^6		7±3	23±12
巨噬细胞	%	＞80	96±3
淋巴细胞	%	≤15	≤7
嗜中性细胞	%	≤3	＜2
嗜酸粒细胞	%	≤0.5	
嗜碱粒细胞	%	≤0.5	

经引自 Costabel U. Atlas of bronchoalveolar lavage. London：Chapman and Hall；1998.

表 12-4　**BALF 的正常淋巴细胞亚类**

		健康非吸烟者	健康吸烟者
CD3 $^+$ T 细胞	%	63 ~ 83	63 ~ 83
CD4 $^+$ T 细胞	%	40 ~ 70	20 ~ 50
CD8 $^+$ T 细胞	%	20 ~ 40	30 ~ 70
CD4/CD8		1.1 ~ 3.5	0.5 ~ 1.5
NK 细胞（CD57 $^+$）	%	2 ~ 14	1 ~ 11
HLA-DR $^+$	%	＜ 5	＜ 5
IL $_2$R（CD25 $^+$）	%	＜ 6	＜ 6
B- 细胞（CD20 $^+$）	%	＜ 4	＜ 4
朗格汉斯细胞（CD1 $^+$）	%（细胞总数）	＜ 3	＜ 4

经引自 Costabel U. Atlas of bronchoalveolar lavage. London：Chapman and Hall；1998.

升高者对糖皮质激素的治疗反应好，存活时间长。

TBLB 因取样太小，通常不能对 ILD 做出准确诊断。新近兴起的经支气管冷冻肺活检（trans-bronchial lung cryobiopsy，TBLC）能达到 ILD 诊断的肺组织取材要求，与外科肺活检的诊断一致率达 70% 以上，在技术条件良好的医疗机构，冷冻肺活检可以在一定程度上替代外科肺活检。

【外科肺活检】

外科肺活检包括开胸肺活检（open lung biopsy，OLB）和电视辅助胸腔镜（video assisted thoracoscopy，VATS）肺活检。胸腔镜肺活检的损伤较开胸肺活检小，能缩短住院时间，因此在大多数病例被优先使用。

如果已经进行的检查（包括 TBLB 或 TBLC）均无助于建立确定的诊断，若检查的结果可能改变治疗手段，则需要进行外科肺活检。活检能够将大多数病例确定地分类为特定的病理类型，也能够确定或排除其他诊断，如结节病、淋巴瘤，或提示职业病如硬金属疾病。

ILD 患者的诊断步骤概括如图 12-1：第一步确定是否为 ILD，这需要详细的病史、体格检

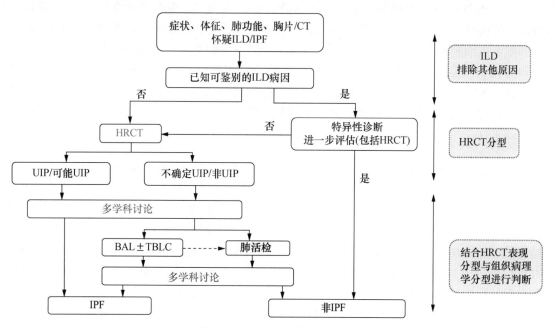

图 12-1　**ILD/IPF 的诊断路径**

注：ILD：间质性肺疾病（interstitial lung diseases），IPF：特发性肺纤维化（idiopathic pulmonary fibrosis），UIP：普通型间质性肺炎（usual interstitial pneumonia），BAL：支气管肺泡灌洗（bronchoalveolar lavage），TBLC：经支气管冷冻肺活检（transbronchial lung cryobiopsy）

查、胸部影像学检查和肺功能试验。第二步确定是否为 IIP，如果有相关的病因如结缔组织疾病、环境因素、药物等可查，则不可能是 IIP，而是非 IIP，具体诊断根据相关病因确定。如果无原因可查，则可能是 IIP，需要做胸部 HRCT。第三步进行 HRCT 诊断，决定是否需要病理肺活检，如果 HRCT 显示了 IPF 的特征性改变，即普通型间质性肺炎（UIP 型）或可能 UIP型，结合相应的临床表现，经多学科讨论（multidisplinary discussion，MDD），可以建立临床IPF 诊断，不需要进一步检查。第四步进行 TBLC 或进一步外科 / 胸腔镜肺活检和病理诊断，如果 HRCT 呈现不确定 UIP 或非 UIP，临床表现也不典型，可以先进行 BAL，如需要可进行TBLC 或进一步外科 / 胸腔镜肺活检进行病理分型，确定是 UIP、NSIP、RB、DIP、DAD、OP和 LIP 中的一种，还是非 IIP，再多学科讨论进行最终诊断。

第 2 节　特发性肺纤维化

特发性肺纤维化（IPF），过去也称隐源性纤维化性肺泡炎（cryptogenic fibrosing alveolitis，CFA），是一种主要发生于肺脏的慢性、进行性、纤维化性间质性肺炎，组织学和（或）胸部HRCT 特征性表现为 UIP，病因不清，好发于老年人。

【流行病学】

IPF 是临床最常见的一种特发性间质性肺炎，其发病率呈现上升趋势。美国 IPF 的患病率和年发病率分别是 14 ～ 42.7/10 万人口和 6.8 ～ 16.3/10 万人口。在 75 岁或 75 岁以上人群中分别是 64.7 ～ 227.2/10 万人口和 27.1 ～ 76.4/10 万人口。我国缺乏相应的流行病学资料，但是临床实践中发现近年来 IPF 的病例呈明显增多的趋势。

【病理改变】

普通型间质性肺炎（UIP）是 IPF 的特征性病理改变类型。UIP 的组织学特征是：①病变时相不一，即低倍视野下见纤维化、蜂窝状改变、间质性炎症和正常肺组织等新老病变并存；②斑片状致密纤维化，常伴平滑肌增生或骨化，肺结构破坏，蜂窝或牵拉性细支气管扩张；③成纤维细胞灶，多散在于致密的纤维化区；④炎症不明显，肺泡间隔轻度淋巴细胞浸润，伴Ⅱ型肺泡上皮细胞增生；⑤病变主要位于胸膜下和间隔旁肺实质；⑥没有提示其他诊断的病理表现。蜂窝状改变是由一些被覆细支气管上皮的囊腔组成的。由于肺泡间隔纤维化，肺泡塌陷，导致终末细支气管牵拉扩张，因此，蜂窝实际来自囊状扩张的细支气管。由此说明 IPF 肺脏组织重建过程是从牵拉支气管扩张到形成蜂窝肺的连续过程。

【发病机制】

目前为止有关 IPF 的病因仍不清楚。但是认识到遗传易感、衰老、吸烟、环境暴露、病原微生物、慢性吸入等增加 IPF 发生的危险。

IPF 的发病机制还不十分清楚。目前认为 IPF 起源于肺泡上皮反复微小损伤后的异常修复，表现为过量细胞外基质产生，肺泡上皮再生异常，异位细支气管化，肺纤维化形成，导致肺结构破坏和肺功能丧失。参与肺纤维化的主要细胞包括异常基底样上皮细胞、持续不断的肌成纤维细胞形成，促纤维化巨噬细胞亚型的转化，内皮细胞支气管周围异位。主要机制包括①端粒酶基因变异，端粒缩短，导致老化加速；表面活性蛋白基因变异，内质网（endoplasmic reticulum，ER）应激；年龄与吸烟相关的蛋白质稳态失衡，导致自噬不全和线粒体自噬，错误折叠蛋白质积聚，内质网应激，线粒体功能不全和氧化应激。②肺泡上皮损伤和异常激活，肺泡上皮损伤启动凝血瀑布和组织修复反应；同时，Ⅱ型肺泡上皮异常激活，产生促纤维化因子，导致成纤维细胞迁移、增生和激活，转化成肌成纤维细胞，产生过量细胞外基质。③成纤维细胞异常激活和老化（老化相关分泌型），释放促炎细胞因子和促纤维化细胞因子，活性氧（ROS），基质金属蛋白酶组织抑制剂（TIMP），致基质金属蛋白酶 MMP/TIMP 失衡，刺激基底膜降解，肺泡上皮细胞凋亡，干扰上皮再生，肌成纤维细胞不断形成产生胶原，细胞外基质过度沉积，肺纤维化持续加重，肺结构破坏。④肺脏巨噬细胞发生表型转化，产生促纤维化因子，如转化生长因子（TGF-β）、血小板衍化生长因子（PDGF）等，直接激活成纤维细胞，在肺纤维化的形成中发挥重要作用。⑤新近更多研究认识到天然免疫基因如 *MUC5b* 和 *TOLLP* 基因变异，微生态改变以及宿主对微生物的反应在肺纤维化形成中发挥重要作用。

总之，肺损伤启动了一个复杂的上皮细胞、基质细胞、内皮细胞、炎症细胞、淋巴细胞以及它们释放的各种细胞因子相互作用的过程，最终导致成纤维细胞增生和过量胶原沉积，肺脏正常结构和功能丧失。

【临床特征】

1. 人口学特征　多于 50 岁以后发病，男 / 女为（1.5 ～ 2）/1，75% 有吸烟史。

2. 症状体征　呼吸困难是最主要的症状，常表现为活动后明显，渐进性加重。其次是干咳。全身症状少见。起病隐匿，大部分患者在就诊前 6 个月已经出现症状。

25% ～ 50% 的患者可见杵状指，90% 的患者胸部听诊可闻及吸气末细小的 Velcro 啰音，从双肺基底部，逐渐扩展到整个肺脏。在疾病晚期可出现明显发绀、肺动脉高压和右心功能不全征象。

3. 影像学改变　IPF 患者最常见的胸部 X 线异常是双肺弥漫网状或网结节模糊影，基底部尤为明显，通常伴有蜂窝样变和肺容积减低。IPF 的组织病理学类型 UIP 在胸部 HRCT 有良好呈现，依其与病理 UIP 的符合程度分型为①典型 UIP（UIP pattern）：病变不均一，以两肺外带胸膜下和基底部分布为主，纤维化病变主要表现为斑片小叶间隔增厚形成的网格、蜂窝，伴牵拉性（细）支气管扩张，无或只有局限性磨玻璃影，与病理诊断的一致性大于 90%。②可能 UIP 型（probable UIP pattern）：两肺外带胸膜下和基底部分布为主的网格伴牵拉性支气管扩张，无蜂窝，与病理符合率为 70% ～ 89%。③不确定 UIP 型（indeterminate for UIP）：如果上述纤维化病变呈弥漫、非胸膜下分布，与病理符合率为 51% ～ 69%。④非 UIP（suggestive of an alternative diagnosis）：不符合 UIP 的纤维化表现，如弥漫磨玻璃、实变、结节、囊腔、"马赛克"；不符合 UIP 的胸膜下肺底分布特征，如支气管血管束分布，胸膜下豁免，淋巴管走行分布，上或中肺分布为主；伴其他改变，如气管、血管、食管、胸膜或心包改变（图 12-2 和图 12-3）。

4. 肺生理功能改变　大部分患者表现为限制性通气障碍，伴 DLco 减低或 DLco/肺泡通气量（V_A）降低，静息状态下低氧血症。IPF 早期静息肺功能可以正常或接近正常，但运动肺功

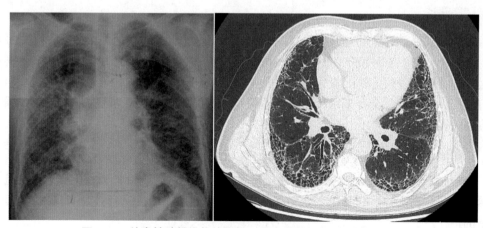

图 12-2　特发性肺纤维化的胸部 X 线和胸部 HRCT 改变

男性患者，63 岁，吸烟 60 包年，活动气短进行性加重 4 年。胸部 X 线片显示双肺弥漫网状影，胸膜下和基底部尤为明显。胸部 HRCT 显示胸膜下、肺底分布明显的网格、蜂窝伴牵拉支气管扩张，呈典型的普通型间质性肺炎（UIP）型

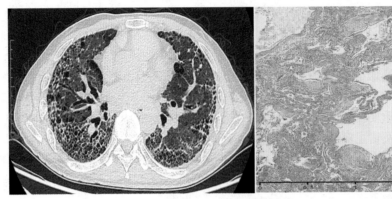

图 12-3　特发性肺纤维化的胸部 HRCT 与组织病理学改变

男性患者，50 岁，吸烟 20 包年，活动气短进行性加重 6 年。胸部 HRCT 显示胸膜下、肺底分布明显的网格、蜂窝伴牵拉支气管扩张，呈典型的普通型间质性肺炎（UIP）型。肺移植肺组织病理（HE）显示肺泡间隔增宽伴炎症细胞浸润和纤维组织增生，密集的纤维瘢痕区伴散在的成纤维细胞灶（HE×200）

能表现为 $P_{(A-a)}O_2$ 增加和氧分压降低。

5. 血液化验　ESR、抗核抗体和类风湿因子可以轻度增高，但没有特异性。

6. 支气管肺泡灌洗　支气管肺泡灌洗液（BALF）检查通常呈现中性粒细胞和（或）嗜酸粒细胞增加，淋巴细胞增加不明显。此 BAL 主要的意义在于除外其他疾病，缩小鉴别诊断范围。

7. 组织病理学检查　TBLB 因为取材太小，不可能做出 UIP 的病理诊断。现在兴起的 TBLC 可以获取较好的肺组织取材，有利于 ILD 的病理组织学诊断，临床或影像学表现不典型、诊断不清楚的患者，在技术条件成熟的医疗机构可以优先采用 TBLC，若还不能明确诊断或诊断能改变治疗决策甚至预后，最后则需要考虑外科肺活检进行病理确诊。根据病理表现特点，对 UIP 诊断的把握度进行分层。典型的 IPF/UIP 的组织病理类型是 UIP。

【诊断】

1. IPF 诊断遵循如下标准　①ILD，但排除了其他原因（如环境、药物和结缔组织疾病等）；②HRCT 表现为 UIP 型或可能 UIP 型或③联合 HRCT 和肺活检病理表现诊断 UIP。

2. IPF 急性加重（acute exacerbation of IPF，AE-IPF）　IPF 患者出现新的弥漫性肺泡损伤导致急性或显著的呼吸困难恶化即为 AE-IPF。诊断标准：①过去或现在诊断 IPF；②1 个月内发生显著的呼吸困难加重；③CT 表现为 UIP 背景下出现新的双侧磨玻璃影伴 / 不伴实变影；④不能完全由心力衰竭或液体过载解释。

【鉴别诊断】

IPF 的鉴别诊断首先通过病史、临床表现和相应检查与其他原因或疾病相关的 ILD 相鉴别。过敏性肺炎多有环境抗原暴露史（如饲养鸽子、鹦鹉等），BAL 细胞分析显示淋巴细胞比例增加。石棉沉着病、硅沉着病或其他职业尘肺多有石棉、二氧化硅或其他粉尘接触史。CTD 多有皮疹、关节炎、全身多系统累及和相应自身抗体阳性。进一步还需要和其他类型的 IIP 进行鉴别（表 12-5）。

【治疗】

IPF 不可能治愈，治疗目的是延缓疾病进展，改善生活质量，延长生存。包括抗纤维化药物治疗、非药物治疗、肺移植、合并症治疗、对症治疗、加强患者教育与自我管理、IPF 急性加重的治疗。

1. 抗纤维化药物治疗　越来越多的证据证明抗纤维化药物吡非尼酮（pirfenidone）和尼达尼布（Netadenib）治疗可以减慢 IPF 肺功能下降，延长生存。吡非尼酮是一种多效性的吡啶

表 12-5　特发性间质性肺炎的临床、影像、病理及预后比较

临床-影像-病理诊断	IPF	NSIP	COP	DIP	RB-ILD	LIP	AIP
病程	慢性（>6个月）	慢性（数月至数年）	亚急性（<3个月）	亚急性/慢性（数周至数月）	慢性（数月）吸烟者	慢性（>12个月）	急性（1~2周）
诊断频率	47%~64%	14%~36%	4%~12%	10%~17%		罕见	罕见（<2%）
发病年龄（岁）	65	50~55	55	40~50	40~50	40~50	50
男/女	3:2	1:1	1:1	2:1	2:1	1:5	1:1
HRCT	外周、胸膜下、基底部明显	外周、胸膜下、对称、基底部明显	胸膜下、支气管周围	弥漫、外周、基底部明显	弥漫	弥漫、基底部明显	弥漫、两侧
	网格、蜂窝肺、牵拉性支气管/细支气管扩张、肺结构变形、局灶/微小磨玻璃影	磨玻璃影、可有网格、实变（不常见）、偶见蜂窝肺、下叶容积缩小，胸膜下正常区域	肺泡腔实变，常多发、伴磨玻璃影、结节	磨玻璃影、伴网格	小叶中心结节、斑片磨玻璃影、支气管和细支气管壁增厚、常伴小叶中心型肺气肿	小叶中心结节、磨玻璃影、间隔和支气管血管增厚、薄壁囊腔	斑片实变、主要影响重力依赖区、斑片磨玻璃影、间或有正常小叶、支气管扩张、肺结构变形
组织学类型	UIP	NSIP	OP	DIP	RB-ILD	LIP	DAD
组织学特征	时相不一、斑片、胸膜下纤维化、成纤维细胞灶	时相一致、轻到中度间质炎症	肺泡腔内机化，呈斑片分布、肺泡结构保持	肺泡腔巨噬细胞聚集、肺泡间隔炎症、增厚	轻度纤维化、黏膜下淋巴细胞浸出、斑片、细支气管中心分布，肺泡管内色素巨噬细胞聚集	密集的间质淋巴细胞浸出、II型肺泡上皮增生、淋巴滤泡	早期：时相一致肺泡间隔增厚，肺泡腔渗出，透明膜　后期：机化，纤维化
对激素治疗反应	对激素或细胞毒制剂反应差	对激素反应较好	对激素反应好	戒烟/激素效果好	戒烟/激素效果好	对激素反应好	对激素的效果不清楚
预后	差，5年病死率50%~80%	中等，5年病死率<10%	好，很少死亡	好，5年病死率5%	好，5年病死率5%	中等	差，病死率>50%

化合物，具有抗炎、抗纤维化和抗氧化特性。通常用法：初始剂量 200 mg 3 次 / 日，每次递增 100 ~ 200 mg，2 周内递增 600 mg 3 次 / 日，如不能耐受，可以适当减量，但至少 400 mg 3 次 / 日。可能出现的不良反应包括胃肠不适、光过敏反应和皮疹、肝功能异常和体重减轻等。尼达尼布是一种多靶点酪氨酸激酶抑制剂，能够抑制血小板衍生生长因子受体（PDGFR）、血管内皮生长因子受体（VEGFR）以及成纤维细胞生长因子受体（FGFR）。通常用法 150 mg 2 次 / 日（间隔约 12 h），如不能耐受，可以减至 100 mg 2 次 / 日。可能出现的不良反应有腹泻、恶心呕吐、肝功能异常、出血等。N- 乙酰半胱氨酸，作为一种祛痰药，高剂量（1800 mg/d）具有抗氧化，进而抗纤维化的作用，研究证实对部分呈 *TOLLIP* 基因 CC 型者可能有用。

2. 非药物治疗　IPF 患者尽可能进行肺康复训练，静息状态下存在明显的低氧血症（PaO_2 < 55 mmHg）或 SpO_2 < 88% 的患者还应该实行长程氧疗，但是一般不推荐使用机械通气治疗 IPF 所致的呼吸衰竭。

3. 肺移植　IPF 肺移植的 5 年存活率超过 50%，肺移植是终末期 IPF 的唯一有效治疗方法。因此，如果可能，应该积极推荐确诊的 IPF 患者考虑肺移植。IPF 患者的肺移植指征：组织病理学或胸部 HRCT 符合 UIP 的改变，具有下列任一表现者，DLco < 39% 预计值；随访 6 个月内 FVC 下降幅度大于 10% 或 DLco 下降大于 15%；6 分钟步行试验 SpO_2 小于 88%；HRCT 的纤维化评分大于 2。

4. 合并症治疗　治疗合并存在的胃-食管反流及其他合并症以减轻或改善相应疾病，对 IPF 合并的肺动脉高压可以酌情选用西地那非、吸入曲前列环素治疗。

5. 对症治疗　减轻患者因咳嗽、呼吸困难、焦虑带来的痛苦，提高生活质量。

6. 加强患者教育与自我管理　建议吸烟者戒烟，预防流感、新冠病毒感染和肺炎。

7. IPF 急性加重的治疗　由于 IPF 急性加重病情严重，病死率高，虽然缺乏随机对照研究，临床上仍然推荐高剂量激素治疗，但是循证医学证据证实大剂量激素冲击治疗基础上联用环磷酰胺静脉治疗不能使 AE-IPF 患者获益。适宜氧疗、激素治疗、防控感染、对症支持治疗是 IPF 急性加重患者的主要治疗手段。一般不推荐使用机械通气治疗 IPF 所致的呼吸衰竭，但酌情可以使用无创机械通气。

【自然病程与预后】

IPF 诊断后中位生存期为 2 ~ 3 年，但 IPF 自然病程及结局个体差异较大。大多数患者表现为缓慢逐步可预见的肺功能下降；少数患者在病程中反复出现急性加重；极少数患者呈快速进行性发展。影响 IPF 患者预后的因素包括：呼吸困难、肺功能下降和 HRCT 纤维化和蜂窝样改变的程度，6 分钟步行试验（6 MWT）的结果，尤其是这些参数的动态变化。基线状态下 DLco < 40% 预计值和 6 MWT 时 SpO_2 < 88%，6 ~ 12 个月内 FVC 绝对值降低 10% 以上或 DLco 绝对值降低 15% 以上都是预测死亡风险的可靠指标。

第 3 节　结节病

结节病（sarcoidosis）是一种原因不明的多系统肉芽肿性疾病，主要侵犯肺和淋巴系统，其次是眼部和皮肤。

【流行病学】

由于部分病例无症状和可以自然痊愈，所以没有确切的流行病学数据。结节病多发于中青年（< 40 岁），发病高峰年龄在 20 ~ 29 岁间，女性发病稍高于男性。斯堪的那维亚国家，德国和日本女性有第二个高峰，发病年龄大于 50 岁。发病率从（3 ~ 4）/10^5 到（11 ~ 36）/10^5

都有报道，以斯堪的那维亚和美籍非洲人群的患病率最高，呈现出明显的地区和种族差异。我国对结节病的认识相对较晚，1958 年报道首例以来，1982 年《中华结核和呼吸杂志》编委会综合报道 129 例。此后结节病相关研究报道增多。结节病在临床已不罕见，为指导结节病的临床诊治，2019 年中华医学会呼吸病学分会间质性肺疾病学组发布了《中国肺结节病诊断和治疗专家共识》，在指导临床规范诊治的同时，也将加强我国结节病研究，促进对结节病的认识。

【病因与发病机制】

1. 遗传因素

（1）家族遗传：结节病具有一定的家族聚集性。ACCESS 是迄今为止病例数最多的一项探讨结节病病因的病例对照研究，来自美国的种族、性别、年龄 ±5 岁和地区匹配的 706 对结节病和对照病例有 10 862 例一级亲属和 17 047 例二级亲属。结果显示家族中结节病在兄弟姐妹发病的相对危险度最高（$OR = 5.8$，$95\%CI = 2.1 \sim 15.9$），高于父母亲（$OR = 3.8$，$95\%CI = 1.2 \sim 11.3$）。结节病患者的一级亲属（兄弟姐妹或父母）中结节病的病例数比对照组高 5 倍。结节病患者的一级亲属和二级亲属的患病危险度增加提示遗传因素在结节病发病中的重要作用。

（2）易感基因：家族和病例对照研究证实与结节病易感和表型关系最为密切的基因位于 6 号染色体的 MHC 区域。其他候选基因如细胞因子、化学趋化因子受体、血管紧张素转化酶（ACE）基因等均不具备可重复性，功能的有效性未能得到证实。

2. 环境因素　一些病原体如 EB 病毒、伯氏疏螺旋体（Borrelia burgdorferi）、痤疮丙酸杆菌（Propionibacterium acne）、结核和其他分支杆菌等作为结节病的可能病因没有被证实。至今为止没有感染性病因或其他因素与结节病发病的确切关系。

3. 免疫机制　结节病以受累脏器，尤其是肺脏的非干酪样坏死性肉芽肿为病理特点，病变组织聚集大量激活的 CD4$^+$T 细胞和巨噬细胞是其特征性免疫异常表现，这些细胞及其产生的细胞因子和其他介质共同促进肉芽肿形成。导致结节病肉芽肿形成的始动因素尚不明确。激活的肺泡巨噬细胞识别、加工、呈递结节病相关的抗原到 CD4$^+$T 细胞，使之激活形成 Th1 细胞，释放干扰素 -γ（INF-γ）和白介素 2（IL-2），Th17 细胞分泌白介素 17（IL-17）；激活巨噬细胞，分泌 CXCL 9/10/11、TNF-α、IL-1β、IL-6、Il-12、IL-13，促进 CD4$^+$T 细胞、巨噬细胞聚集，巨噬细胞转化成巨细胞或上皮样细胞，促进肉芽肿形成和维持。调节 T 细胞（Tregs）激活，分泌 IL-10，抑制 CD4$^+$反应，调节肉芽肿形成与消散。巨噬细胞极化成 M2型，分泌 TGF-β、巨噬细胞炎症蛋白 -4（macrophage inflammatory protein-4，MIP-4），促进肺纤维化形成。

虽然结节病的确切病因和发病机制不清楚，有待进一步研究，但是目前认为结节病是由于遗传易感者受特定的环境暴露刺激，导致受累脏器局部产生增强的 Th1/Th17 细胞免疫反应，从而形成的肉芽肿性疾病。

【病理改变】

结节病的特征性病理改变是非干酪样上皮样细胞性肉芽肿，主要由高分化的单核吞噬细胞（上皮样细胞和巨细胞）和淋巴细胞组成。巨细胞可以有包含体如舒曼小体（Schauman bodies）和星状小体（asteroid bodies）。肉芽肿的中心主要是 CD4$^+$淋巴细胞，而外周主要是 CD8$^+$淋巴细胞。结节病性肉芽肿或消散，或发展成纤维化，纤维化通常始于外周，向中心进展，导致完全纤维化和（或）透明样变。在肺脏 75% 的肉芽肿沿淋巴管分布，接近或位于支气管血管鞘、胸膜下或小叶间隔，开胸肺活检或尸检发现半数以上累及血管。终末期结节病导致肺实质纤维化和蜂窝肺。

【临床表现】

结节病的临床过程表现多样，与起病的急缓和器官受累的不同以及肉芽肿的活动性有关，还与种族和地区有关。

（一）急性结节病（Löfgren's syndrome）

表现为双肺门淋巴结肿大，关节炎和结节性红斑，常伴有发热、肌肉痛、不适。85% 的患者于 1 年内自然缓解。

（二）亚急性 / 慢性结节病

约 50% 的结节病无症状，于体检或胸部 X 线检查中偶尔发现。

1. 系统症状　约 1/3 患者可以有非特异性表现如发热、体重减轻、无力、不适和盗汗。

2. 胸内结节病　90% 以上的结节病累及肺脏，其临床表现比较隐匿。30% ～ 50% 会出现咳嗽、胸痛或呼吸困难，罕见咯血。20% 会出现气道高反应性或伴喘鸣音。罕见胸腔积液、胸膜增厚或钙化以及乳糜胸或气胸。

3. 胸外结节病

（1）淋巴结：在 30% ～ 40% 的患者能触及淋巴结肿大。最常受累的是颈、腋窝、肱骨内上髁、腹股沟淋巴结。肿大的淋巴结分散，可活动，无触痛，不形成溃疡和窦道。

（2）皮肤：25% 的结节病累及皮肤，表现为皮肤结节性红斑（多位于下肢伸侧，6 ～ 8 周内消散）、冻疮样狼疮（lupus pernio）和皮下结节等（图 12-4A）。

（3）眼：11% ～ 83% 累及眼部，以葡萄膜炎最常见，急性前葡萄膜炎可自然缓解或糖皮质激素局部治疗缓解，慢性葡萄膜炎致青光眼、白内障和视力消失。其他眼部病变包括结膜滤泡、泪腺增大、角结膜干燥、泪囊炎和视网膜血管炎。

（4）心脏：尸检发现 30% 累及心脏，但临床只发现 5%，主要表现为心律失常、心力衰竭

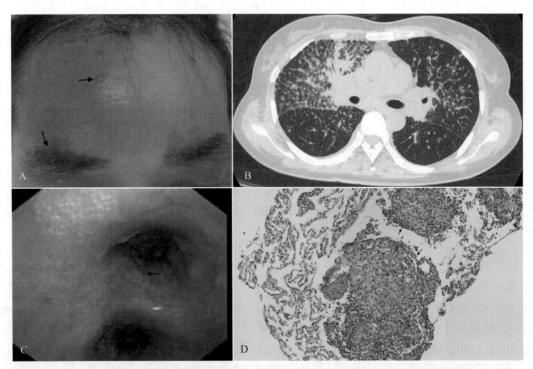

图 12-4　女性患者，50 岁，皮肤结节 1 个月，伴咳嗽、活动后气短，诊断结节病
A. 额面部皮肤结节，伴纹眉处皮肤红斑；B. 胸部 HRCT 显示许多微小结节沿淋巴管走行，位于支气管血管旁间质，小叶间隔和胸膜下，纵隔和肺门淋巴结肿大；C. 纤维支气管镜检查显示支气管黏膜结节；D. 经支气管肺活检病理显示类上皮细胞组成的肉芽肿，无干酪样坏死（HE×200）

或猝死。

（5）肝脏：活检发现 50% ~ 80% 累及肝脏，但临床只发现 20% 有肝大，30% 有血清碱性磷酸酶和转氨酶增高。

（6）肌肉骨骼系统：25% ~ 39% 有关节疼痛，但关节畸形少见。慢性肌病多发生于妇女，并可能是唯一表现。骨囊肿只在有慢性皮肤病变时才出现。

（7）神经系统：临床上可识别的神经系统受累不足 10%，以脑基底部最常见。常见面神经麻痹、下丘脑和垂体病变。

（8）内分泌：2% ~ 10% 有高钙血症，高尿钙的发生率大约是其 3 倍。高钙血症与激活的巨噬细胞和肉芽肿使 1,25-（OH）$_2$D3 的产生调节障碍有关。持续的高血钙和高尿钙可以引起肾脏钙化、肾功能衰竭。

（9）其他系统：腮腺、胃肠、血液、肾脏以及生殖系统等也可受累。

【辅助检查】

（一）影像学检查

1. 胸部 X 线检查 90% 以上的患者表现为胸部 X 线片异常，胸部 X 线片是提示诊断的敏感工具，双侧肺门淋巴结肿大（BHL）（具有或不具有右侧气管旁淋巴结肿大）是最常见的征象（图 12-5）。临床上通常根据后前位胸部 X 线片对结节病进行分期（表 12-6），目前对这种分期尚存在争议。

2. 胸部 CT/HRCT HRCT 的典型表现为沿着支气管血管束分布的微小结节，和融合成球的肺泡渗出。其他异常有磨玻璃样变、索条带影、蜂窝肺、牵拉性支气管扩张，以及血管或支气管的扭曲或变形。病变多侵犯上叶，肺底部相对正常。可见气管前、气管旁、主动脉旁和隆突下区的淋巴结肿大（图 12-4B）。

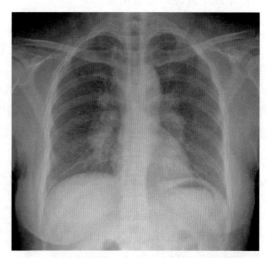

图 12-5 女性患者，40 岁，无症状，体检胸部 X 线片发现双侧肺门淋巴结肿大，诊断结节病Ⅰ期

3. ^{67}Ga 核素扫描 肉芽肿活性巨噬细胞摄取 ^{67}Ga 明显增加，肉芽肿性病变可被 ^{67}Ga 显示，除显示 Panda 和 Lambda 图像（见下文）具有诊断意义外，通常无诊断特异性，但可以帮助判断结节病的活动性。

4. PET/CT PET/CT 可以评价结节病炎症活动程度和影响范围，发现隐匿的结节病累及灶，如心脏结节病等，提示组织活检部位。虽具有敏感性高、诊断变异小、耗时少、同位素暴露强度低的优点，但是昂贵的价格和非确定性诊断价值限制了它在结节病临床诊断中的常规应用。

表 12-6 结节病的胸部 X 线分期

分期	表现
0	无异常 X 线所见
Ⅰ	双侧肺门淋巴结肿大，无肺部浸润影
Ⅱ	双侧肺门淋巴结肿大，伴肺部网状、结节状或片状浸润影
Ⅲ	肺部网状、结节状或片状浸润影，无双侧肺门淋巴结肿大
Ⅳ	肺纤维化，蜂窝肺，肺大泡，肺气肿

（二）肺功能试验

80% 以上的 Ⅰ 期结节病患者的肺功能正常。Ⅱ 期或 Ⅲ 期结节病的肺功能异常者占 40%～70%，特征性变化是限制性通气功能障碍和弥散量降低及氧合障碍。约 1/3 以上的患者同时有气道阻塞。

（三）纤维支气管镜与支气管肺泡灌洗

支气管镜下可以见到因隆突下淋巴结肿大所致的气管隆突增宽，气管和支气管黏膜受累所致的黏膜结节（图 12-4C）。BALF 检查主要显示淋巴细胞增加，CD4/CD8 的比值增加（＞3.5）。结节病可以通过纤维支气管镜黏膜活检、TBLB、经支气管淋巴结针吸活检（transbronchial needle aspiration biopsies，TBNA）和支气管内超声引导（endobronchial ultrasonography，EBUS）活检得到诊断，这些检查的诊断产生率较高，风险很低，成为目前肺结节病的重要确诊手段，尤其是 EBUS-TBNA 已经取代纵隔镜淋巴结活检（图 12-4D）。

（四）其他实验室检查

1. 常规实验室检查   约 1/3 有轻度贫血和全血细胞减少。2%～10% 有高钙血症，30% 有高尿钙症。另外，血清 γ - 球蛋白、C 反应蛋白、红细胞沉降率和碱性磷酸酶也可以增加，但是无诊断特异性。

2. 血管紧张素转化酶（ACE）   ACE 由结节病肉芽肿的类上皮细胞产生，血清 ACE 水平反映体内肉芽肿负荷，可以辅助判断疾病活动性。40%～90% 的活动性结节病患者有血清 ACE 增高，但其他疾病造成的假阳性将近 20%，由于缺乏足够的敏感性和特异性，不能作为诊断指标。

3. 可溶性白介素 -2 受体（soluble interleukin-2 receptor，sIL-2R）   sIL-2R 反映 T 细胞的活动，结节病有肺外脏器受累时伴随着血清 sIL-2R 增高，提示血清 sIL-2R 可能是监测结节病活动和病情严重程度的指标。

4. 结核菌素试验   对 PPD 5TU 的结核菌素皮肤试验无反应是结节病的特点，可以用来鉴别结核和结节病。

【诊断】

1. 有组织学证据的诊断标准   ①相应的临床或胸部 X 线 / 胸部 CT 征象；②组织学检查显示非干酪样肉芽肿；③细菌和真菌检查阴性，除外了其他肉芽肿性疾病。

2. 如果无组织学证据，依据下列标准之一，足以建立结节病的临床诊断。

①有相应的临床或胸部 X 线 / 胸部 CT 征象，而且 BAL 检查显示 CD4/CD8 ＞ 3.5，结节病的诊断多能成立。

②具有双肺门淋巴结肿大、关节炎和结节性红斑三联征，伴有发热、不适和肌肉痛，则可以诊断为 Löfgren 综合征，即急性结节病。

③ ^{67}Ga 扫描显示 Panda 征象（两侧肺门淋巴结和右侧气管旁淋巴结 ^{67}Ga 聚集显像）并 Lambda 征象（腮腺和泪腺 ^{67}Ga 聚集显像），可以诊断结节病，但敏感性只有 13%～48%。

诊断结节病不仅要做到组织 / 细胞学证实，还要评估脏器累及范围与功能损害程度，判断疾病活动性，以决定治疗与否。评价结节病活动性最好的方法是观察活动的情况，包括发作的方式、症状的恶化或持续存在、皮肤损害的变化，并结合胸部 X 线片和肺功能的改变。血清 ACE 水平、^{67}Ga 扫描、胸部 HRCT 以及 BAL 中 CD4/CD8 比值也可以用来反映疾病活动的情况。

【鉴别诊断】   有肺门淋巴结肿大者应该与下列疾病鉴别

1. 肺门淋巴结核   肺门淋巴结肿大一般为单侧性，有时钙化，可见肺部原发灶。患者多在 20 岁以下，常有低度毒性症状，PPD 试验多为阳性。

2. 淋巴瘤　常见全身症状如发热、消瘦、贫血等。胸内淋巴结肿大多为单侧或双侧不对称肿大。借助组织学检查可以鉴别。

3. 肺门转移性肿瘤　肺部和肺外肿瘤转移至肺门或纵隔淋巴结多形成单侧或双侧不对称肿大，通常有原发病灶。借助细胞学和组织学检查可以鉴别。

4. 其他肉芽肿性疾病或弥漫性肺实质疾病　如外源性过敏性肺泡炎、铍病、感染性（结核杆菌和真菌）、化学性因素所致肉芽肿应与结节病进行鉴别，通过临床病史及相关检查可以进行鉴别。晚期形成肺纤维化者还需要与特发性肺纤维化等进行鉴别。

【治疗】

（一）治疗原则

结节病近半数无症状，60% ～ 70% 的结节病可以自然缓解，慢性病程者仅占 10% ～ 30%。因此，对于无活动、无症状的结节病一般无需治疗，但需要随访观察。

（二）治疗药物

1. 糖皮质激素　对于需要治疗的结节病患者，目前推荐系统使用糖皮质激素治疗，其适应证包括①生命或视力受到威胁的脏器受累，如心脏、中枢神经系统或眼部受累；②持续性高钙血症，持续性肾功能不全，严重的肝功能障碍伴门脉高压或黄疸、脾大或脾功能亢进，严重的乏力和消瘦，皮肤损害或慢性肌病；③对于结节病的肺部损害：当出现咳嗽、呼吸困难、胸痛等呼吸系统症状，肺功能障碍严重或逐渐恶化，影像学表现加重时，需要糖皮质激素治疗。激素的用法及用量：对于肺结节病，通常起始剂量为泼尼松（或相当剂量的其他激素）初始剂量为 0.5 mg/（kg·d）或 20 ～ 40 mg/d，2 ～ 4 周后逐渐减量，5 ～ 10 mg/d 维持，总疗程 6 ～ 24 个月。停药后的复发率为 16% ～ 74%。对于有复发倾向的患者，应该适当增加糖皮质激素的剂量。有心脏或神经系统损害时往往使用较高的初始剂量，通常采用 1 mg/（kg·d）。考虑到激素应用过程中的一些副作用，激素应用必须在评价效益和风险的同时遵从个体化原则。

停药后的复发率为 16% ～ 74%。对于有复发倾向的患者，应该适当增加激素的剂量。吸入激素可以缓解支气管受累相关的症状，但对于肺结节病的治疗价值有限。

2. 免疫抑制剂与生物制剂治疗　当激素不能耐受或治疗无效，可考虑使用免疫抑制剂如甲氨蝶呤、硫唑嘌呤、来氟米特、霉酚酸酯，以及生物制剂如英夫利昔单抗（infliximab）或阿达木单抗（adalimumab）。

3. 抗纤维化治疗　对于发展为进展性肺纤维化者可以考虑抗纤维化治疗。

4. 肺移植　肺移植是终末期肺结节病可以考虑的唯一有效的治疗方法。移植指征是活动耐力下降（NYHA 功能Ⅲ级或Ⅳ级），并符合下列任一条：①静息状态下低氧血症；②肺动脉高压；③右房压增高，大于 15 mmHg。

（三）跟踪观察

结节病Ⅰ期随访的原则是每 6 个月复查一次，其他期每 3 ～ 6 个月复查一次，治疗停止后随访至少 3 年，尤其是对糖皮质激素治疗缓解的患者要加强随访复查。严重的肺外病变需要长期随访。

【预后】

结节病的病程和预后变化很大，Ⅰ期肺结节病的自发缓解率为 55% ～ 90%，Ⅱ期肺结节病的自发缓解率为 40% ～ 70%，Ⅲ期肺结节病的自发缓解率为 10% ～ 20%。病死率为 1% ～ 5%，其中 75% 的死亡与进展期肺结节病有关，但是目前还没能确定重症慢性进展性结节病的预后判断指标。

第 4 节　过敏性肺炎

过敏性肺炎（hypersensitivity pneumonitis，HP）也称外源性过敏性肺泡炎（extrinsic allergic alveolitis，EAA），是指易感个体反复吸入有机粉尘抗原后诱发的一种主要通过细胞免疫和体液免疫反应介导的肺部炎症反应性疾病，以淋巴细胞渗出为主的慢性间质性肺炎（NSIP、OP、UIP），细胞性细支气管炎（气道中心炎症）和散在分布的非干酪样坏死性肉芽肿为特征性病理改变。农民肺是 HP 的典型形式，是农民吸入霉干草中的嗜热放线菌或热吸水链霉菌孢子所致，其他包括吸入含动物蛋白的羽毛和排泄物尘埃引起饲鸟者肺（如鸽子肺、鹦鹉肺），生活在有嗜热放线菌污染的空调或湿化器的环境下引起的空调器肺等。各种病因所致 HP 的临床表现相同，可以是急性、亚急性或慢性形式。

【临床表现】

急性形式是最具有特征的表现形式。一般在职业或家居环境抗原接触后 4～8 h 出现畏寒、发热、全身不适伴胸闷、呼吸困难和咳嗽。如果脱离抗原接触，病情可于 24～48 h 内恢复。如果持续暴露，反复急性发作导致几周或几个月内逐渐出现持续进行性发展的呼吸困难，伴体重减轻，表现为亚急性形式。慢性形式是长期暴露于低水平抗原或急性或亚急性反复发作后的结果，主要表现为进行性发展的呼吸困难伴咳嗽和咳痰及体重减轻，肺底部可以闻及吸气末 Velcro 啰音，少数有杵状指。

由于纤维化形成与预后不良或死亡危险高有关，因此，目前倾向于按是否有纤维化进行分型。非纤维化型 HP 多指急性 / 亚急性，HRCT 主要是小叶中心结节、斑片状磨玻璃影、马赛克征象。纤维化型多指慢性 HP，HRCT 下还可见小叶间隔增厚，不规则粗、细网格，伴牵拉性支气管扩张、蜂窝等（图 12-6）。

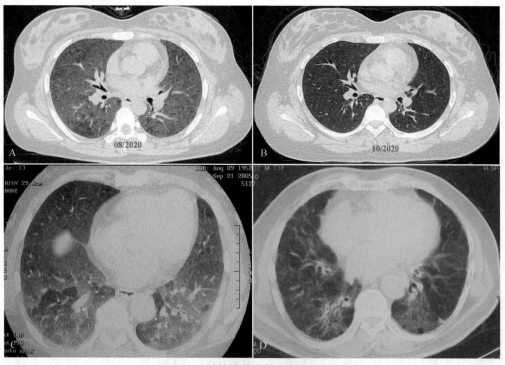

图 12-6　过敏性肺炎的胸部 HRCT 特征

A. 18 岁女性养鸽爱好者，间断咳嗽 1 个月，伴呼吸困难 2 周，胸部 HRCT 显示双肺弥漫磨玻璃样小叶中心结节及空气潴留征。B. 同一患者，脱离鸽子接触，泼尼松 30 mg 1 次 / 日治疗，每周减量 5 mg，症状缓解，复查 CT，病变基本吸收。C. 54 岁女性，鸽子饲养者，CT 显示双肺磨玻璃影伴马赛克征象。D. 73 岁男性，曾饲养鸽子 90 只 10 年，慢性咳嗽 10 余年，伴活动气短 2 年，胸部 CT 显示支气管血管束增重，小叶间隔增厚，斑片网格，伴磨玻璃影，牵拉支气管扩张，病变以支气管血管束分布为主，呈纤维化型 HP

【诊断】

根据明确的抗原暴露史及与疾病的关系，胸部 HRCT 具有细支气管中心结节，斑片状磨玻璃影间或伴实变，气体陷闭形成的马赛克征象等特征性表现，支气管肺泡灌洗液（BALF）检查显示明显增加的淋巴细胞，通常 > 40%，可以做出明确的诊断。TBLB 取得的病理资料能进一步支持诊断，通常不需要开胸肺活检。

【治疗】

根本的治疗措施是脱离或避免抗原接触。轻症避免抗原接触后可以自发缓解，不必特殊治疗。急性重症伴有明显的肺部渗出和低氧血症，经验性使用泼尼松 0.5 mg/（kg·d），1 ~ 2 周或直到临床、影像学和肺功能明显改善后减量，疗程 4 ~ 6 周。亚急性减量至 10 ~ 15 mg后，维持治疗，疗程 3 ~ 6 个月。慢性表现为进展性纤维化时，抗纤维化治疗可能具有一定程度减慢肺功能下降的作用。达到肺移植指征时，可以考虑肺移植。

第 5 节　其他间质性肺疾病

一、嗜酸粒细胞性肺炎

嗜酸粒细胞性肺炎是一种以肺部嗜酸粒细胞浸润伴或不伴有外周血嗜酸粒细胞增多为特征的临床综合征，既可以是已知原因所致，如 Loeffler 综合征、热带肺嗜酸粒细胞增多、变异性支气管肺曲霉菌病、药物或毒素诱发，又可以是原因不明的疾病，如急性嗜酸粒细胞性肺炎、慢性嗜酸粒细胞性肺炎、嗜酸粒细胞肉芽肿血管炎。

慢性嗜酸粒细胞性肺炎（CEP）的发病原因不明，最常发生于中年女性，通常于数周或数月内出现呼吸困难、咳嗽、发热、盗汗、体重减轻和喘鸣，呈现亚急性或慢性病程。胸部 X 线片的典型表现有肺外带的致密肺泡渗出影，中心带清晰，这种表现称作 "肺水肿反转形状（photographic negative of pulmonary edema）"，而且渗出性病变多位于上叶。80% 的患者有外周血嗜酸粒细胞增多。血清 IgE 增高也常见。如果患者有相应的临床和影像学特征，BALF 嗜酸粒细胞 > 40%，高度提示嗜酸粒细胞性肺炎。治疗主要采用糖皮质激素。

二、肺朗格汉斯细胞组织细胞增生症

肺朗格汉斯细胞组织细胞增生症（PLCH）是一种吸烟相关的 ILD，多发生于成年人，临床罕见。病变以呈细支气管中心分布的朗格汉斯细胞渗出形成的肉芽肿性改变，并机化形成 "星形" 纤维化病灶，伴囊腔形成为病理改变特征。起病隐匿，表现为咳嗽和呼吸困难，1/4 为胸部影像偶然发现，也有部分患者因气胸就诊发现。胸部 X 线片显示结节或网格结节样渗出性病变，常分布于上叶和中叶肺，肋膈角清晰。HRCT 特征性地表现为多发的管壁厚薄不等的不规则囊腔，早期多伴有细支气管周围结节（直径 1 ~ 4 mm），主要分布于上、中肺野。主要涉及上中肺野的多发性囊腔和结节或 BALF 朗格汉斯细胞（OKT6 或抗 CD1a 抗体染色阳性）超过 5% 高度提示 PLCH 的诊断。治疗是首先劝告患者戒烟。对于严重或进行性加重的患者，尽管已经戒烟，还需要应用糖皮质激素。

三、肺淋巴管平滑肌瘤病

肺淋巴管平滑肌瘤病（PLAM）是一种临床罕见病，可以散发，也可以伴发于遗传疾病复合型结节性硬化病（tuberous sclerosis complex，TSC）。散发的 PLAM 几乎只发生于育龄妇女。病理学以肺泡壁、细支气管壁和血管壁的类平滑肌细胞（LAM 细胞，HMB-45$^+$）呈弥漫性或结节性增生，导致局限性肺气肿或薄壁囊腔形成，最终导致广泛的蜂窝肺为特征。

临床上主要表现为进行性加重的呼吸困难、反复出现的气胸和乳糜胸，偶有咯血。肺功能呈现气流受限和气体交换障碍，有时伴有限制性通气功能障碍。胸部 HRCT 特征性地显示大小不等的薄壁囊腔（直径 2 ~ 20 mm）弥漫性分布于两侧肺脏。PLAM 与 PLCH 在 CT 上的主要区别是 PLCH 一般不影响肋膈角，囊腔壁更厚，疾病早期有更多的结节。

对于 PLAM 尚无有效的治疗方法。近来研究显示免疫抑制剂雷帕霉素可以使一些患者的肺功能稳定或改善。终末期 PLAM 可以考虑肺移植。

四、肺泡蛋白沉着症

肺泡蛋白沉着症（PAP）以肺泡腔内积聚大量的表面活性物质为特征，主要是由于体内存在的抗粒细胞-巨噬细胞集落刺激因子（GM-CSF）自身抗体导致肺泡巨噬细胞对表面活性物质的清除障碍所致。隐匿起病，10% ~ 30% 诊断时无症状。常见症状是呼吸困难伴咳嗽，偶有咳痰。胸部 X 线片显示两侧弥漫性的肺泡渗出，分布于肺门周围，形成"蝴蝶（butterfly）"样图案。经常是广泛的肺部渗出与轻微的临床症状不相符合，胸部 HRCT 的特征性表现包括①磨玻璃影与正常肺组织截然分开，形成"地图（geographic）"样图案，②小叶间隔和小叶内间隔增厚，形成多边形或"不规则铺路石（crazy paving）"样图案。特征性生理功能改变是肺内分流导致的严重低氧血症。BAL 回收液特征性地表现为奶白色，稠厚且不透明，静置后沉淀分层，BALF 细胞或 TBLB 组织的过碘酸雪夫（PAS）染色阳性和阿辛蓝染色阴性可以证实诊断。

1/3 的患者可以自行缓解。对于有明显呼吸功能障碍的患者，全肺灌洗是首选和有效的治疗。近来发现部分患者对 GM-CSF 替代治疗的反应良好。

五、特发性肺含铁血黄素沉着症

特发性肺含铁血黄素沉着症（IPH）的发病原因不明，多发生于儿童和青少年，以反复发作的弥漫性肺泡出血，导致咯血、呼吸困难和缺铁性贫血为临床特点。胸部 X 线的典型表现是两肺中、下肺野弥漫性分布的边缘不清的斑点状阴影。

诊断主要根据发复的咯血、肺内弥漫分布的边缘不清的斑点状阴影及继发的缺铁性贫血做出初步诊断。常规进行 BAL 检查确诊有无肺泡出血，并可以发现隐匿性出血。BALF 发现游离红细胞或含吞噬红细胞的肺泡巨噬细胞提示近期肺泡出血，发现许多吞噬含铁血黄素的巨噬细胞提示远期肺泡出血。同时也应该常规检测循环自身免疫抗体（如 anti-GBM、ANCA、ANA、RF 等）以除外其他原因所致的弥漫性肺泡出血。

一般而言，IPH 的临床过程比较轻，尤其在成年人，25% 可以自行缓解。但是弥漫性肺泡出血可导致死亡。治疗以支持治疗为主。糖皮质激素联合硫唑嘌呤或环磷酰胺治疗对于改善急性加重期的预后和预防反复出血有益，但是尚无确定的疗效判断指征。

（代华平）

原发性支气管肺癌

第 1 节　肺癌概论

肺癌，或称支气管肺癌，是一种原发于支气管及肺泡上皮的恶性肿瘤。肺癌主要分为两个组织学类型：非小细胞肺癌（non-small cell lung cancer，NSCLC）以及小细胞肺癌（small cell lung cancer，SCLC），此外还有其他一些不太常见的肺癌类型。肺癌是全球癌症相关死亡的最主要原因，根据世界卫生组织 2020 年全球最新癌症负担数据，全球每年约有 180 万人死于肺癌，远高于其次的结直肠癌（94 万）、肝癌（83 万）、胃癌（77 万）和乳腺癌（68 万）。2020 年新发肺癌病例 220 万，仅次于乳腺癌（226 万）。男性肺癌新发病例 144 万，占首位，其次为前列腺癌（141 万），结直肠癌（107 万）；女性乳腺癌新发病例 226 万，占首位，其次为结直肠癌（87 万）和肺癌（77 万）。

【危险因素】

肺癌的主要危险因素是吸烟，发生肺癌的风险随每天吸烟的包数和吸烟的年数而增加。接触二手烟人群患肺癌的相对风险也有所增加。肺癌的其他可能危险因素包括慢性肺部疾病病史（如慢性阻塞性肺疾病、肺间质纤维化）、癌症史、肺癌家族史和接触其他致癌物（砷、铬、石棉、镍、镉、铍、二氧化硅、柴油烟雾和氡气等）。

肺癌的高危人群定义为年龄 55 岁以上，吸烟大于 30 包年，仍在吸烟或者戒烟 < 15 年；或年龄 ≥ 50 岁，吸烟 ≥ 20 包 / 年，同时有其他一项危险因素（氡气暴露史，职业暴露史，恶性肿瘤病史，一级亲属肺癌家族史，慢性阻塞性肺气肿或肺间质纤维化病史）。目前应用胸部低剂量 CT 对高危人群进行筛查，可降低人群肺癌相关死亡率 20%，但需要在有经验的医疗单位开展。

【临床表现】

肺癌的常见症状包括咳嗽、呼吸困难、疼痛、咯血，厌食、疲劳、贫血和发热等。约15% 的肺癌患者在最初诊断时没有任何症状，而是因其他原因（如术前检查）进行胸部影像学检查而意外发现。肺癌患者的临床症状主要有以下几类：

1. 肿瘤本身引起　包括不明原因的刺激性咳嗽、咯血、喘鸣、呼吸困难、胸闷、发热、体重下降、同一部位反复发生肺炎等。

2. 肿瘤转移到淋巴结和侵犯胸腔内邻近结构导致的症状　胸痛、呼吸困难、胸闷、声音嘶哑、上腔静脉阻塞、膈肌麻痹、食管受压、心包积液等症状。

3. 肿瘤远处转移导致的症状　颈部和锁骨上淋巴结肿大、中枢神经系统转移症状（头晕、头痛、恶心、呕吐、肢体活动障碍、癫痫）、脊髓受压症状（肩背痛、下肢无力以及尿便功能障碍）、肝转移时肝大及肝区疼痛等。

4. 副肿瘤综合征　如抗利尿激素分泌不当综合征（syndrome of inappropriate antidiuretic hormone，SIADH）、异位 ACTH 综合征（Cushing 综合征）、肌无力综合征（Eaton-Lambert 综

合征）、边缘叶脑炎、易栓综合征、高钙血症、肺性肥大性骨关节病等。

【诊断和鉴别诊断】

肺癌诊断分为两个部分，包括病理学诊断及分期诊断。经气管镜活检或 CT 引导下经皮穿刺活检是获得病理诊断的常用方法。经支气管镜活检包括黏膜病灶活检、支气管刷检、支气管冲洗、支气管肺泡灌洗、经支气管肺活检、纵隔淋巴结穿刺等，目前新技术包括荧光支气管镜、窄谱成像、磁导航、模拟导航、小探头超声、超声引导下经支气管淋巴结针吸穿刺活检（EBUS-TBNA）等，可辅助医生更准确地取到病灶组织。经支气管淋巴结针吸活检（TBNA）及超声引导下 TBNA 可对纵隔淋巴结进行分期。经食管内镜超声（EUS）可对下肺韧带、食管周围和贲门下淋巴结进行取样。EBUS-TBNA 与 EUS-TBNA 联合应用对纵隔淋巴结可获得 90% 以上的诊断率。其他活检方式包括胸腔积液细胞学检查、胸腔镜活检、浅表淋巴结穿刺活检或手术活检。此外，对于拟诊肺癌，有手术根治机会者可以考虑直接手术。

肺癌的影像学表现类似某些其他疾病，因此需要与以下疾病鉴别：

1. 感染性疾病 如肺结核、结核性胸膜炎、真菌、肺脓肿、不典型病原体感染、隐球菌病，以及更加少见的组织胞浆菌病、球虫病等。

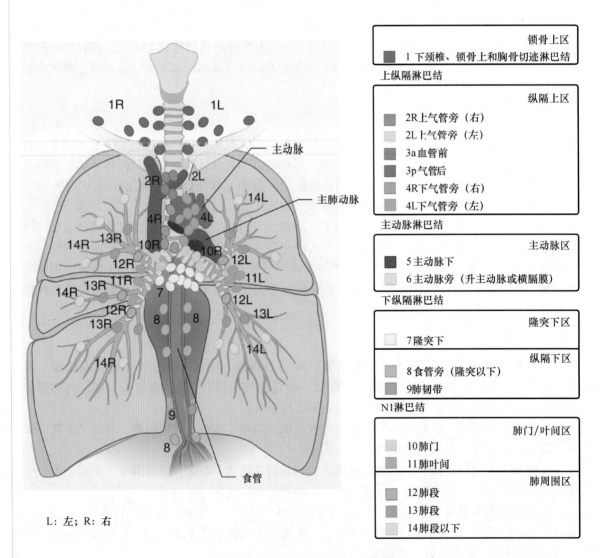

L：左；R：右

图 2-13-1　纵隔淋巴结分区（见附图）

2. 非感染性疾病　如结节病、肉芽肿型血管炎、肺部良性肿瘤、淋巴瘤以及转移瘤。

【病理诊断及分型】

肺癌的病理分型采用 WHO 在 2015 年发布的肺、胸膜、胸腺和心脏肿瘤分类（第 4 版）。在新的分类标准中，支气管上皮来源的肺癌分为如下 8 类：①腺癌，②鳞状细胞癌，③神经内分泌肿瘤，④大细胞癌，⑤腺鳞癌，⑥肉瘤样癌，⑦其他未分类癌，⑧唾液腺型肿瘤。其中最常见的病理类型为肺腺癌，约占新诊断肺癌的 50%，其次为肺鳞状细胞癌（肺鳞癌）。小细胞肺癌约占新诊断肺癌的近 20%。需注意的是约 15% 小细胞可与非小细胞肺癌成分混杂。具体病理分类及肺部其他肿瘤的病理分类详见表 2-13-1。肺癌的病理分型要考虑标本来源，手术标本和小标本的诊断不完全一致。

表 2-13-1　2015 年 WHO 肺部肿瘤分类及病理编码

组织学分型和亚型	ICDO 代码	组织学分型和亚型	ICDO 代码
上皮源性肿瘤		乳头状瘤	
腺癌	8140/3	鳞状细胞乳头状瘤	8052/0
胚胎型腺癌	8250/3	外生型	8052/0
腺泡型腺癌	8551/3	内翻型	8053/0
乳头型腺癌	8265/3	腺上皮乳头状瘤	8260/0
实性型腺癌	8230/3	混合性鳞状细胞及腺性乳头状瘤	8560/0
浸润性黏液腺癌	8253/3	腺瘤	
黏液 / 非黏液混合性腺癌	8254/3	硬化性肺泡细胞瘤	8832/0
胶样腺癌	8480/3	肺泡性腺瘤	8251/0
胎儿型腺癌	8333/3	乳头状腺瘤	8260/0
肠型腺癌	8144/3	黏液性腺瘤	8470/0
微浸润性腺癌		黏液腺囊性瘤	8480/0
● 非黏液性	8256/3	**间叶组织肿瘤**	
● 黏液性	8257/3	肺错构瘤	8992/0
浸润前病变		软骨瘤	9220/0
● 不典型腺瘤样增生	8250/0	具有血管周上皮样细胞肿瘤分化 / 特征的（PEComatous）肿瘤	
原位腺癌		淋巴管肌瘤病	9174/1
● 非黏液性	8250/2	血管周上皮样细胞肿瘤，良性	8714/0
● 黏液性	8253/2	● 透明细胞瘤	8005/0
鳞状细胞癌	8070/3	血管周上皮样细胞肿瘤，恶性	8714/3
角化型鳞状细胞癌	8071/3	先天性支气管周围肌纤维母细胞瘤	8827/1
非角化型鳞状细胞癌	8072/3	弥漫性肺淋巴管瘤病	
基底样鳞状细胞癌	8083/3	炎症性肌纤维母细胞瘤	8825/1
浸润前病变		上皮样血管内皮瘤	9133/3
● 鳞状细胞原位癌	8070/2	胸膜肺母细胞瘤	8973/3
神经内分泌肿瘤		滑膜肉瘤	9040/3
小细胞肺癌	8041/3	肺动脉内膜肉瘤	9137/3

（续表）

组织学分型和亚型	ICDO 代码	组织学分型和亚型	ICDO 代码
混合型小细胞癌	8045/3	EWSR1-CREB1 异位的肺黏液肉瘤	8842/3
大细胞神经内分泌癌	8013/3	肌上皮肿瘤	
混合型大细胞神经内分泌癌	8013/3	肌上皮瘤	8982/0
类癌		肌上皮癌	8982/3
● 典型类癌	8240/3	**淋巴组织肿瘤**	
● 不典型类癌	8249/3	结外边缘区 B 细胞性淋巴瘤（MALT 淋巴瘤）	9699/3
浸润前病变		弥漫性大细胞性淋巴瘤	9680/3
● 弥漫性特发性肺神经内分泌细胞增生	8040/0	淋巴瘤样肉芽肿病	9766/1
大细胞癌	8012/3	血管内大 B 细胞淋巴瘤	9712/3
腺鳞癌	8560/3	肺朗格汉斯细胞组织细胞增生症	9751/1
肉瘤样癌		Erdheim-Chester 病	9750/1
多型细胞癌	8022/3	**异位起源肿瘤**	
梭形细胞癌	8032/3	生殖细胞肿瘤	
巨细胞癌	8031/3	成熟畸胎瘤	9080/0
肉瘤	8980/3	未成熟畸胎瘤	9080/1
肺母细胞瘤	8972/3	肺内胸腺瘤	8580/3
其他未分类癌		黑色素瘤	8270/3
淋巴上皮样癌	8082/3	脑膜瘤，NOS	9530/0
NUT 癌	8023/3	**转移瘤**	
唾液腺型肿瘤			
黏液表皮样癌	8430/3		
腺样囊性癌	8200/3		
上皮-肌上皮癌	8562/3		
多形性腺瘤	8940/0		

MALT，黏膜相关淋巴样组织；NUT，睾丸核蛋白；NOS，胶质母细胞瘤

【分子病理】

近年来，在肺癌中发现了一些分子异常，其中一些分子改变与肺癌的治疗疗效和预后相关，被认为是肺癌的生物学标志物。尤其在非小细胞肺癌中，生物标志物已经成为预测预后标志物。常用的预测性生物标志物包括 EGFR 突变、ALK 基因融合、ROS1 基因融合、BRAF V600E 点突变、NTRK 基因融合、MET14 号外显子跳跃突变、RET 重排，程序性细胞死亡蛋白 1 配体（PD-L1）表达，以及近年来新发现的预测性生物标志如 ERBB2 突变、高水平 MET 扩增和肿瘤突变负荷（TMB）等。预后生物标志物包括 KRAS 突变等。小细胞肺癌中，尚无明确的预测及预后标志物。因此，国际及我国的肺癌研究协会均建议在所有晚期 NSCLC 患者（尤其是肺腺癌、小标本诊断的肺鳞状细胞癌以及腺鳞癌）中检测分子和免疫生物标志物，以对患者的治疗方案进行个体化选择。

【肿瘤分期】

明确肺癌分期有利于选择最佳治疗方案，评价疗效及判断预后。对于疑诊肺癌的患者，胸腹 CT 扫描可确定原发肿瘤的位置、纵隔淋巴结的受累（图 2-13-1）以及转移部位。全身骨扫描、头增强核磁以及 PET/CT 有助于进一步评估转移部位，完善疾病的分期诊断。目前 NSCLC 分期采用国际肺癌研究协会（IASLC）第 8 版非小细胞肺癌 TNM 分期，T 为原发肿瘤，N 为区域淋巴结转移，M 为远处转移，具体分期见表 2-13-2 和表 2-13-3。SCLC 的分期则可采用两种分期方式，一种为美国退伍军人肺癌协会的分期法，按肿瘤是否局限于一侧胸腔，可以安全地包括在一个放射野内，分为局限期（LD）和广泛期（ED），此外可采用 TNM 分期。两种分期方式对大部分患者的结果是一致的，如果考虑采用局部治疗（胸部放疗或手术）建议采用 TNM 分期。

【治疗】

肺癌的治疗方案应根据患者的病理类型（包括分子病理检测结果）、肿瘤分期和体能状况综合选择。

表 2-13-2　IASLC 第 8 版非小细胞肺癌 TNM 分期

T 原发肿瘤	
T0	没有原发肿瘤证据
Tis	原位癌：指局限在黏膜层的鳞状细胞癌或原位腺癌
T1	肿瘤最大径≤ 3 cm
T1a (mi)	微浸润腺癌
T1a ss	无论大小肿瘤局限在气管、支气管壁
T1a ≤ 1 cm	肿瘤最大径≤ 1 cm
T1b 1～2 cm	肿瘤最大径> 1 cm 但≤ 2 cm
T1c 2～3 cm	肿瘤最大径> 2 cm 但≤ 3 cm
T2	肿瘤> 3 cm 但≤ 5 cm 或者肿瘤具有以下任一特征： 　　a）累及主支气管（未累及隆突）或累及肺门的肺不张 　　b）侵犯脏层胸膜
T2a 3～4 cm	肿瘤最大径> 3 cm 但≤ 4 cm
T2b 4～5 cm	肿瘤最大径> 4 cm 但≤ 5 cm
T3 5～7 cm	肿瘤> 5 cm 但≤ 7 cm 或肿瘤具有以下任一特征： 侵犯胸壁、壁层心包、膈神经； 原发肿瘤同一叶内出现单个或多个瘤结节
T4 > 7 cm	肿瘤> 7 cm 或肿瘤具有以下任一特征： 侵犯纵隔、膈肌、心脏、大血管、气管、喉返神经、食管、椎体、隆突； 同侧非原发肿瘤所在叶的其他肺叶出现单个或多个瘤结节
N 区域淋巴结	
N0	无区域淋巴结转移
N1	转移至同侧肺内、支气管旁淋巴结和（或）同侧肺门淋巴结
N2	转移至同侧纵隔和（或）隆突下淋巴结
N3	转移至对侧纵隔淋巴结、对侧肺门淋巴结、同侧或对侧锁骨上淋巴结
M 远处转移	
M0	无远处转移
M1a	恶性胸腔 / 心包积液或胸膜 / 心包结节或对侧肺内结节
M1b	单一胸腔外转移
M1c	多发胸腔外转移（1 个或多个器官）

表 2-13-3　IASLC 第 8 版非小细胞肺癌分期

T/M		N0	N1	N2	N3
T1	T1a	ⅠA1	ⅡB	ⅢA	ⅢB
	T1b	ⅠA2	ⅡB	ⅢA	ⅢB
	T1c	ⅠA3	ⅡB	ⅢA	ⅢB
T2	T2a	ⅠB	ⅡB	ⅢA	ⅢB
	T2b	ⅡA	ⅡB	ⅢA	ⅢB
T3	T3	ⅡB	ⅢA	ⅢB	ⅢC
T4	T4	ⅢA	ⅢA	ⅢB	ⅢC
M1	M1a	ⅣA	ⅣA	ⅣA	ⅣA
	M1b	ⅣA	ⅣA	ⅣA	ⅣA
	M1c	ⅣB	ⅣB	ⅣB	ⅣB

近年来，分子靶向治疗以及免疫治疗在非小细胞肺癌的治疗上获得了突破性的进展，目前对于非小细胞肺癌的治疗采用多学科综合治疗方式，根据分期的不同选择手术、放疗、同步放化疗和全身治疗方案（包括化疗、分子靶向治疗和免疫治疗）。然而，小细胞肺癌近 30 余年治疗进展不大，化疗是小细胞肺癌的基本治疗，近年临床研究提示免疫治疗联合化疗可一定程度延长晚期 / 广泛期小细胞肺癌患者的无进展生存时间以及总生存时间，但获益仍相对有限。

患者的体能状况（performance status，PS）评分是影响治疗选择的一个重要因素。目前国际常用的评价方式有两种，一是 Karnosfky 评价方式，另一种是美国东部肿瘤协作组（Eastern cooperative organization group，ECOG）制定的简化活动状态评分表（简称 ECOG 评分），其中后者在各指南中更常用。ECOG 评分共分 6 级，具体评分方式见表 2-13-4。对于 ECOG 评分大于 2 分的患者，难以从全身化疗中获益。对于因各种原因而无法接受抗肿瘤治疗的患者可采用最佳支持治疗。

表 2-13-4　ECOG 评分表

分级（分）	表现
0 分	活动能力完全正常，与起病前活动能力无任何差异
1 分	能自由走动及从事轻体力活动，包括一般家务或办公室工作，但不能从事较重的体力活动
2 分	能自由走动及生活自理，但已丧失工作能力，日间不少于一半时间可以起床活动
3 分	生活仅能部分自理，日间一半以上时间卧床或坐轮椅
4 分	卧床不起，生活不能自理
5 分	死亡

第 2 节　非小细胞肺癌

非小细胞肺癌是肺癌最常见的病理类型。本节讨论的诊治方案主要针对非小细胞肺癌中的常见病理类型：腺癌、鳞状细胞癌、腺鳞癌、大细胞癌以及类癌，而不包括其他少见类型的非小细胞肺癌。

【病理】

目前根据 2015 年 WHO 病理分类肺腺癌分为：浸润前改变，包括不典型腺瘤样增生和原位腺癌、微浸润型腺癌，以及浸润型腺癌。肺鳞癌分为：鳞状细胞原位癌（为浸润前改变）、角化型鳞癌、非角化型鳞癌、基底样鳞癌。腺鳞癌是由腺癌和鳞状细胞癌成分混合而成的肿瘤，每种成分至少占肿瘤的 10%。大细胞癌是缺乏明确的形态学特征和免疫组化特征的肿瘤，其病理免疫组化鳞癌和腺癌染色均阴性，同时应加做黏蛋白染色以寻找隐匿腺体分化。诊断大细胞癌需要手术切除完整的肿瘤标本，小标本或细胞学标本不能做出大细胞癌的诊断。类癌的治疗方案不同于其他类型非小细胞肺癌，也是非小细胞肺癌病理分类中需要鉴别的类型，评估坏死和有丝分裂计数是区分典型类癌和非典型类癌的主要方式。

免疫组化在非小细胞肺癌的病理诊断和鉴别诊断中有重要价值。在小活检标本和（或）细胞学标本中免疫组化有助于明确肺癌病理类型，鳞状细胞癌通常为甲状腺转录因子 -1（TTF-1）阴性和 p40（或 p63）阳性，而腺癌通常为 TTF-1 阳性，约 80% 以上的肺腺癌 Napsin A 阳性。对于原发灶不明确的肿瘤，免疫组化有助于明确肿瘤来源。

【非小细胞肺癌的分子病理及相应靶向药物和免疫治疗】

随着肺癌驱动基因的研究进展，我国和国际多项研究表明应用靶向治疗可改善驱动基因阳性的非小细胞肺癌患者的预后。目前国际及国内各指南推荐对非鳞非小细胞肺癌进行的检测项目包括 *EGFR* 突变、*ALK* 基因融合、*ROS1* 基因融合、*BRAF* 突变、*MET*14 号外显子跳跃突变、*RET* 基因融合和 PD-L1 表达水平。其他驱动基因，如高水平的 MET 扩增，*ERBB2* 突变，以及肿瘤突变负荷（TMB）也可影响患者的后续治疗选择。在从不吸烟、经小活检标本诊断或为腺鳞癌混合组织学类型的鳞状细胞癌患者中，也可考虑检测上述突变。纯鳞状细胞癌患者中 *EGFR* 突变的发生率非常低，可不常规进行相应的基因检测。基因检测方法首选一次性多基因检测，包括二代测序（next generation sequencing，NGS）或多基因突变扩增系统（amplification refractory mutation system，ARMS）检测。检测的标本首选近期的肿瘤组织和留存的石蜡标本。难以获取肿瘤组织样本时，可应用外周血游离肿瘤 DNA（cell-free/circulating tumor DNA，cf/ctDNA）进行突变检测，但需要正确评估检测结果。

1. 表皮生长因子受体（epidermal growth factor receptor，EGFR）基因突变　是最常见的肺癌驱动基因突变，约 10% 高加索患者及约 50% 亚裔腺癌患者可出现 EGFR 基因突变。EGFR 基因突变主要包括 4 种类型：外显子 19 缺失突变、外显子 21 L858R 点突变、外显子 18 点突变和外显子 20 插入突变。其中最常见的 EGFR 基因突变是外显子 19 的缺失（占 45%）和外显子 21L858R 点突变（占 40%）。这两类突变对 EGFR 酪氨酸激酶抑制剂（tyrosine kinase inhibitors，TKI）治疗敏感，也被称为敏感突变。此外，18 外显子 G719X、20 外显子 S768I 和 21 外显子 L861Q 突变亦均为敏感性突变。EGFR 基因 20 号外显子插入突变往往提示对 EGFR-TKI 耐药。20 外显子的 T790M 突变与第一、二代 EGFR-TKI 获得性耐药有关，还有许多类型的突变临床意义尚不明确。利用组织标本进行 EGFR 突变检测是首选的策略。EGFR 突变的检测方法包括：ARMS 法、Super ARMS 法、cobas、微滴式数字 PCR（ddPCR）和 NGS 法等。针对 EGFR 基因突变的 EGFR-TKI 包括：吉非替尼（gefitinib）、厄洛替尼（erlotinib）、埃克替尼（icotinib）、阿法替尼（afatinib）、达可替尼（dacomitinib）、奥希替尼（osimertinib）和阿美替尼（almonertinib）。

2. 间变淋巴瘤受体激酶（Anaplastic lymphoma kinase，ALK）融合基因　约 5% 的非小细胞肺癌患者存在 ALK 基因重排，东西方人群无明显差异。有研究表明，年龄是 ALK 融合基因阳性的一项独立预测因素。在我国年龄小于 51 岁的非小细胞肺癌患者中 ALK 融合基因阳性率为 18.5%。判断 ALK 融合阳性的检测方法包括：荧光原位杂交技术（FISH）法、RT-PCR 法或 IHC 法（Ventana 法）及 NGS 法。针对 ALK 融合基因的 ALK 抑制剂包括克唑替尼（crizotinib）、色瑞替尼（ceritinib）和阿来替尼（alectinib）等。

3. 其他可考虑的分子检测靶点及相应靶向药物（表 2-13-5）

近年来，免疫检查点抑制剂（PD-1/PD-L1 单抗和 CTLA-4 单抗）逐渐广泛应用于局部晚期或转移性非小细胞肺癌。多项研究结果显示，肿瘤组织 PD-L1 表达与免疫检查点抑制剂疗效呈正相关。PD-L1 表达采用免疫组化法检测，不同的免疫检查点抑制剂对应不同的 PD-L1 免疫组化抗体，包括 22C3、28-8、SP-142、SP-263 等。肿瘤突变负荷（tumor mutational burden，TMB）可能预测免疫检查点抑制剂疗效。利用 NGS 多基因检测 TMB 是临床可行的方法。在组织标本不足时，利用 ctDNA 进行 TMB 估测是潜在可行的技术手段。

表 2-13-5　NSCLC 分子检测靶点及相应靶向药物

检测基因	靶向药物
ROS-1 重排	克唑替尼
BRAF V600E	达拉非尼 * ＋曲美替尼 *、达拉非尼 *、威罗非尼 *
高水平的 MET 扩增或 MET 14 剪切位点突变	克唑替尼、Capmatinib*
RET 重排	卡博替尼 *、凡德他尼 *、Selpercatinib*
HER2 突变	TAK788*、吡咯替尼、Ado-trastumab* emtansine*
NTRK 融合	Entrectinib*、Larotrectinib*

注：* 药物尚未获在中国上市。

目前免疫治疗已经成为 Ⅳ 期无驱动基因突变非小细胞肺癌的一线标准治疗方案，但其对于驱动基因阳性（EGFR 突变、ALK 融合和 ROS1 融合等）患者的疗效欠佳，因此不用于这类患者的一线治疗。免疫治疗的用药方式包括：单药免疫治疗、免疫联合化疗，以及双免疫治疗。其中单药治疗适用于肿瘤组织 PD-L1 表达大于 50% 的患者，与化疗相比，免疫单药治疗可显著降低患者死亡风险并显著延长患者生存时间。此外 PD-L1 表达 1% ～ 49% 阳性的患者也可考虑应用免疫单药一线治疗，疗效与标准化疗相当。免疫联合化疗适用于任何 PD-L1 表达的患者，与化疗相比，联合免疫治疗可同时提高患者的客观缓解率和总生存时间，因此也是各指南推荐的首选方案。目前国家药品监督管理局（National Medical Product Administration，NMPA）批准帕博利珠单抗、卡瑞利珠单抗等多种免疫治疗药物联合化疗作为驱动基因阴性晚期非小细胞肺癌的一线治疗。此外，不论 PD-L1 表达状况，对于肿瘤突变负荷高的患者联合应用纳武利尤单抗和伊匹木单抗双免疫治疗也是有效的一线治疗方案，但伊匹木单抗尚未进入国内市场，该方案也尚未被我国指南推荐。

对于经一线化疗进展的患者，PD-1/PD-L1 是二线治疗新标准。与多西他赛相比，纳武利尤单抗、帕博利珠单抗以及阿替利珠单抗二线治疗晚期非小细胞肺癌患者可以显著地延长生存，因此上述药物也被推荐用于一线未使用免疫治疗的晚期非小细胞肺癌二线治疗。但阿替利珠单抗国内尚未批准肺癌二线治疗适应证。

【非小细胞肺癌的分期治疗】

（一）Ⅰ～Ⅱ期非小细胞肺癌的治疗

手术是早期肺癌的首选治疗方式。对于适宜手术的 Ⅰ～Ⅱ 期患者首选进行解剖性肺叶切除＋肺门纵隔淋巴结清扫术。因合并疾病等各种原因不宜手术患者建议以放疗为基础的方案，Ⅰ 期患者首选立体定向放射治疗。Ⅱ 期患者建议同步放化疗（三维适形放疗 / 适形调强放疗＋化疗）。

术后 Ⅰ A 期患者不建议辅助化疗。Ⅰ B 期患者由于缺乏高级别证据的支持一般不推荐辅助化疗。Ⅱ 期患者术后应给予辅助化疗。手术不完全切除的 Ⅰ～Ⅱ 期患者首选二次手术或术后三维适形放疗 ± 化疗（Ⅰ B 期以上可加化疗）。

（二）ⅢA 或ⅢB 期非小细胞肺癌的治疗

ⅢA/ ⅢB 期患者是最需要多学科综合治疗的患者，标准治疗是同步放化疗，但同时需要根据每一例患者情况考虑联合手术、新辅助治疗、靶向治疗和免疫治疗。

ⅢA 期包括：T3N1M0、T4N0-1M0 和 T1-2bN2M0。根据治疗前初评是否可行完全性切除，可将ⅢA 期非小细胞肺癌分为如下三组：①可完全性手术切除，即 R0 切除；②可能完全性手术切除；③无法完全性切除。ⅢB 期 T3N2M0 患者，对于非侵袭性 T3，可考虑新辅助化疗 ＋手术 ± 辅助化疗 ± 术后放疗，或同步放化疗；对于侵袭性 T3，建议同步放化疗。不可手术切除的ⅢA 期、ⅢB 和ⅢC 期非小细胞肺癌的治疗采用同步放化疗 ± 度伐利尤单抗巩固治疗。不能行同步放化疗的ⅢB 和ⅢC 期患者治疗同Ⅳ期患者，但要考虑合适时机给予局部放疗。

（三）Ⅳ期非小细胞肺癌患者治疗

1. 驱动基因阳性非小细胞肺癌的治疗

（1）EGFR 基因敏感突变的患者推荐 EGFR-TKI（吉非替尼、厄洛替尼、埃克替尼、阿法替尼、达克替尼、奥希替尼）一线治疗。靶向治疗进展后，如局部进展或脑转移，可行局部治疗（放疗 / 手术），并继续原 EGFR-TKI 治疗。系统性进展需行二次活检（或血液检测），根据检测结果选择下一步治疗，例如一 / 二代 EGFR-TKI 治疗进展后 EGFR T790M 阳性，可给予奥希替尼治疗，如无新的驱动基因，可行系统性化疗。

（2）ALK 融合基因阳性患者推荐一线 ALK 抑制剂（阿来替尼、克唑替尼、色瑞替尼）靶向治疗。靶向治疗进展后，如局部进展或脑转移，可行局部治疗（放疗 / 手术），并继续原 /更换 ALK 抑制剂治疗。一代 ALK 抑制剂进展可考虑二代 ALK 抑制剂，二代 ALK 抑制剂进展后建议换用其他二代 ALK 抑制剂、化疗或进入临床研究。

（3）ROS-1 融合基因阳性、BRAF V600E 突变及其他少见突变的一线靶向治疗药物见表2-13-6，靶向治疗进展后可行系统性化疗。

2. Ⅳ期无驱动基因非小细胞肺癌的治疗　对于 PD-L1 表达 ≥ 50% 且驱动基因阴性或未知的患者，推荐帕博利珠单抗一线治疗。驱动基因阴性及 PD-L1 表达 < 50% 或状况未知时，如果 ECOG 评分 0 ～ 1 分，应当尽早开始含铂两药的联合化疗（表 2-13-6），可考虑在此基础上联合贝伐珠单抗（非鳞 NSCLC）或帕博利珠单抗，也可考虑其他获批的免疫检查点抑制剂，4 ～ 6 个周期化疗后，如疗效评价为疾病控制可进行维持治疗；如果 ECOG 评分为 2 分，可考虑单药化疗；如果 ECOG3 ～ 4 分，不推荐细胞毒性药物化疗。一线化疗进展后可考虑选用一种未应用过的非铂类药物行后续治疗，包括：多西紫杉醇、培美曲塞、EGFR-TKI 以及免疫治疗。

3. 孤立转移灶的Ⅳ期非小细胞肺癌的治疗　因孤立脑或肾上腺转移病灶而分为Ⅳ期的非小细胞肺癌如肺内原发病灶可行根治性手术，则可考虑对脑或肾上腺转移灶行立体定向放疗或手术切除同时行肺内病灶手术切除。

【随访】

非小细胞肺癌患者的治疗随访根据分期不同而有所不同。Ⅰ～Ⅱ期和可手术切除ⅢA 期NSCLC R0 切除术后或 SBRT 治疗后前 2 年 6 个月随访 1 次，3 ～ 5 年及 5 年以上 1 年随访 1次。随访内容包括病史、体格检查、吸烟状况评估、胸部平扫 CT，腹部 CT 或 B 超。不可手术切除Ⅲ期、Ⅳ期寡转移灶 NSCLC 接受根治性放化疗结束后前 3 年 3 ～ 6 个月 1 次，包括病史、体格检查、胸腹部（包括肾上腺）增强 CT。头颅增强 MRI 和 PET/CT 检查为非常规检查项目。Ⅳ期患者 6 ～ 8 周随访一次，包括常规胸腹部（包括肾上腺）增强 CT；合并有脑、骨等转移者，可根据症状或定期复查头颅 MRI 和（或）骨扫描。

表 2-13-6　常用非小细胞肺癌一线化疗方案

	化疗方案	剂量	用药时间	时间及周期
NP 方案	长春瑞滨	25 mg/m²	第 1，8 天	每 21 天为 1 个周期，共进行 4～6 个周期
	顺铂	75 mg/m²	第 1 天	
TP 方案	紫杉醇	135～175 mg/m²	第 1 天	
	顺铂或卡铂			
	顺铂	75 mg/m²	第 1 天	
	卡铂	AUC = 5～6	第 1 天	
GP 方案	吉西他滨	1000～1250 mg/m²	第 1，8 天	
	顺铂或卡铂			
	顺铂	75 mg/m²	第 1 天	
	卡铂	AUC = 5～6	第 1 天	
DP 方案	多西他赛	75 mg/m² 或 60 mg/m²	第 1 天	
	顺铂或卡铂			
	顺铂	75 mg/m²	第 1 天	
	卡铂	AUC = 5～6	第 1 天	
AP 方案	培美曲塞	500 mg/m²	第 1 天	
	顺铂或卡铂			
	顺铂	75 mg/m²	第 1 天	
	卡铂	AUC = 5～6	第 1 天	
LP 方案	紫杉醇脂质体	135～175 mg/m²	第 1 天	
	顺铂或卡铂			
	顺铂	75 mg/m²	第 1 天	
	卡铂	AUC = 5～6	第 1 天	

AVC，ROC 曲线下面积

第 3 节　小细胞肺癌

小细胞肺癌约占肺癌的 13～17%，是来源于支气管 / 肺上皮的神经内分泌肿瘤。小细胞肺癌生长迅速，恶性程度高，早期极易发生远处转移，确诊时多为晚期，预后极差。

【病理】

小细胞肺癌肿瘤细胞小，呈圆形、卵圆形或梭形。染色质呈颗粒状，无核仁或不明显，细胞浆少或者裸核，免疫组化 CD56、Syn、CgA、TTF-1、CK、神经元特异性烯醇化酶（NSE）、CAM5.2、Ki-76 阳性。小细胞肺癌需要和其他神经内分泌肿瘤鉴别，具体见表 2-13-7。

【临床表现】

小细胞肺癌早期可无症状，诊断时最常见的症状为乏力（80%）、咳嗽（70%）、气短（60%）、体重下降（55%）、疼痛（40%～50%）、咯血（25%）等。其症状根据病因可以分类为：由原发肿瘤引起的症状和体征、肿瘤在胸腔内增大压迫或侵犯周围组织导致的症状和体征、肿瘤转移灶引起的症状以及副肿瘤综合征。其中相比其他类型的肺癌，小细胞肺癌是最常发生副肿瘤综合征的组织学类型。包括以下表现。

表 2-13-7　小细胞肺癌和其他神经内分泌肿瘤鉴别

	类癌		高级别神经内分泌癌	
	典型类癌	不典型类癌	大细胞肺癌	小细胞肺癌
神经内分泌特征	分化好	分化好	分化差	分化差
细胞大小	中	中	中-大	小-中
有丝分裂比	低	中	高	高
核分裂象 /2 平方毫米	0 ～ 1	2 ～ 10	> 10（中位 70）	> 10（中位 80）
TTF-1 表达	大部分阴性	大部分阴性	50% 阳性	85% 阳性
Syn/CgA 表达	阳性	阳性	80% ～ 90% 阳性	80% ～ 90% 阳性
CD56 表达	阳性	阳性	80% ～ 90% 阳性	80% ～ 90% 阳性
Ki-67 指数	≤ 5%	≤ 20%	40% ～ 80%	50% ～ 100%

1. 内分泌副作用　主要由肿瘤细胞异位激素分泌导致，可随瘤治疗好转。小细胞肺癌可以异位分泌多种激素或具有内分泌功能的多肽物质，除了分泌抗利尿激素（antiduretic hormone，ADH）、促肾上腺皮质激素（ACTH）外，还包括催乳素、生长激素、肾素等激素。

（1）抗利尿激素分泌不当综合征（syndrome of inappropriate antidiuretic hormone secretion，SIADHS）：由异位分泌的 ADH 导致，表现为正常容量性低钠血症伴异常浓缩尿，尿渗透压升高，临床表现为食欲欠佳、恶心、呕吐、乏力、嗜睡、定向力障碍，同时甲状腺功能及肾上腺皮质功能为正常水平。

（2）库欣综合征（Cushing syndrome）：肿瘤细胞异位分泌促肾上腺皮质激素样物质导致，可出现血清 ACTH 升高、高钠血症、低钾血症、碱中毒等。临床表现为体重增加、满月脸、高血压、低钙血症以及乏力。

2. 神经系统副瘤综合征　发病机制为肿瘤细胞表达神经系统抗原从而与神经组织产生交叉免疫反应，导致神经系统功能障碍。对怀疑神经系统副作用的患者需要行全套副肿瘤相关抗体检测。

（1）Eaton-Lambert 综合征：又称肿瘤肌无力综合征，是一种由免疫介导的神经-肌肉接头功能障碍性疾病，可出现抗电压门控钙通道抗体阳性，表现为小脑皮质变性、脊髓变性、周围神经病变、重症肌无力和肌病。

（2）边缘叶脑炎：为自身免疫介导的副肿瘤综合征的一种特殊表现，可出现抗 Hu 等抗体阳性，累及大脑边缘系统的海马回、带状回、额叶眶面等呈脑炎样改变，临床多亚急性起病，进展达数周之久，也可隐袭起病。早期表现为焦虑和抑郁，以后则出现严重的近记忆力减退。其他尚有烦躁、错乱、幻觉、部分或全身性癫痫、嗜睡，有的出现进行性痴呆，偶可缓解，痴呆和记忆力下降具有特征性。头部 CT 和 MRI 少数可见颞叶内侧异常。EEG 可正常，或出现双侧、单侧颞叶慢波或尖波。

（3）亚急性小脑退行性变：可出现抗 Yo 抗体阳性，表现为共济失调和构音困难。

（4）肿瘤相关视网膜病：可表现为视力丧失及光过敏。

【诊断与分期】

胸部增强 CT、腹盆腔增强 CT、头部增强 MRI 或增强 CT 及全身骨显像是 SCLC 分期诊断的主要方法。小细胞肺癌易发生远处转移，在诊断时 10% ～ 18% 存在脑转移，因此，小细胞肺癌患者不论分期，在开始治疗前均建议行头部增强 MRI 评估。此外，PET-CT 在小细胞肺癌的分期中也有很好的作用，但 PET-CT 在诊断脑转移方面不如 MRI 或者 CT。

小细胞肺癌的分期方式包括美国退伍军人肺癌协会的分期法（表 2-13-8）和 TNM 分期系统两种。前者主要基于放疗在小细胞肺癌治疗中的重要地位，而后者对筛选可手术的患者起重要作用。两种分期方式结合有助于更好地判断小细胞肺癌患者的预后以及制订更为准确的治疗方案。

表 2-13-8　美国退伍军人肺癌协会的分期法及其对应的 TNM 分期

	美国退伍军人肺癌协会的分期	对应的 TNM 分期
局限期（LD）	病变限于一侧胸腔，且能被纳入一个放射治疗野内	Ⅰ期、Ⅱ期、部分Ⅲ期（TxNxM0）
广泛期（ED）	病变超过一侧胸腔，且包括恶性胸腔和心包积液或血行转移	Ⅳ期（TxNxM1），以及Ⅲ期中T3～4由于肺部多发结节或结节体积过大而不能被包含在一个放射野内

【小细胞肺癌的分子标志物】

1. 胃泌素释放肽前体（Precursorof Gastrin-Releasing Peptide，proGRP）和神经元特异性烯醇化酶（neuron specific enolase，NSE） 是小细胞肺癌诊断以及治疗效果监测的重要肿瘤标志物。联合检测 proGPR 和 NSE 可以提高小细胞肺癌的诊断率。此外在小细胞肺癌治疗有效的情况下，这两个值会随之下降。

2. 小细胞肺癌的基因检测 小细胞肺癌目前尚无批准的靶向药物或指导治疗的标志物。但对混有非小细胞肺癌成分的复合型小细胞肺癌患者，推荐不吸烟的广泛期患者进行分子检测，以协助诊断。

【治疗】

小细胞肺癌的治疗以化疗为主，常用方案见表 2-13-9。早期可手术患者，手术后也需要辅助化疗。对于体能状况好（PS 0～2分）的局限期患者，同步放化疗是首选方案。目前尚无证据证实免疫治疗在局限期小细胞肺癌中的作用，因此目前不推荐免疫治疗用于局限期小细胞肺癌。广泛期小细胞肺癌的治疗以全身化疗治疗或联合免疫治疗为主，转移灶放疗可用于缓解症状。脑转移的广泛期小细胞肺癌患者可根据症状进行全脑放疗。具体如下：

表 2-13-9　小细胞肺癌常用一线化疗方案

	化疗方案	剂量	用药时间	时间及周期
EP 方案	依托泊苷	100 mg/m²	第 1～3 天	化疗药物每21天为1个周期，共进行4～6个周期，durvalumab 4 周期后每4周重复，直至疾病进展或毒性不可耐受
	顺铂	75 mg/m²	第 1 天	
或	依托泊苷	120 mg/m²	第 1～3 天	
	顺铂	60 mg/m²	第 1 天	
EC 方案	卡铂	AUC 5～6	第 1 天	
	依托泊苷	100 mg/m²	第 1～3 天	
IP 方案	伊立替康	60 mg/m²	第 1 天	
	顺铂或卡铂			
	顺铂	75 mg/m²	第 1 天	
	卡铂	AUC = 5～6	第 1 天	
EP/E + durvalumab 方案	durvalumab	1500 mg	第 1 天	
	依托泊苷	100 mg/m²	第 1～3 天	
	顺铂或卡铂			
	顺铂	75 mg/m²	第 1 天	
	卡铂	AUC = 5～6	第 1 天	

AVC，ROC 曲线下面积

1. Ⅰ期（$T_{1\sim2}N_0$）局限期 SCLC　仅有 T1～2N0 的 SCLC 可能从手术中获益。经过标准的分期评估（包括胸部和上腹部 CT、头部 MRI 和 PET/CT 扫描）的临床Ⅰ期（T1～2N0）患者可考虑手术。手术推荐肺叶切除＋纵隔淋巴结清扫术或取样术，术后患者均需行化疗。术后无淋巴结转移者单纯行化疗，存在淋巴结转移者应行术后化疗同步或序贯纵隔放疗（RT）。对于术后辅助化疗的早期 SCLC，推荐行 PCI（预防性脑照射）。但是功能状态评分（PS）差或者有神经系统异常的患者不推荐行 PCI。如患者 PS 差无法行手术治疗，则推荐行同步放化疗。

2. T1～2N0 以上的其他局限期 SCLC　对于 PS 0～2 分的 T1～2N0 以上局限期 SCLC，推荐行同步放化疗，该方案治疗的有效率为 70%～90%。如 PS 3～4 分（由于肿瘤引起的 PS 差），则推荐化疗为主，辅以放疗。如患者非肿瘤原因导致的 PS 3～4 分，则推荐根据具体情况行个体化治疗，包括支持治疗。

3. 广泛期 SCLC　全身化疗是广泛期小细胞肺癌治疗的主要方式。小细胞肺癌应用双药化疗的有效率约 60%。近年来，研究表明化疗联合阿替利珠单抗可延长广泛期小细胞肺癌患者的无进展生存时间和总生存时间，因此推荐使用卡铂＋依托泊苷＋阿替利珠单抗作为广泛期小细胞肺癌患者一线治疗。此外，美国 FDA 已经批准德瓦鲁单抗联合化疗一线治疗晚期 SCLC，可在化疗基础上提高患者生存期。SCLC 二线治疗与一线治疗结束至复发的时间相关。治疗结束至复发时间超过 6 个月的患者可再次试用一线方案，超过 3 个月的患者定义为敏感复发，首选拓扑替康化疗，也可选择紫杉醇、吉西他滨、多西紫杉醇、长春瑞滨等单药治疗；3 个月以内进展的患者为耐药复发，无明确推荐方案，以上均可试用。此外，美国 FDA 推荐的二线治疗方案还包括帕博利珠单抗、纳武利尤单抗、Lurbinectin，但我国尚未获批。

对于因 SCLC 病情导致体能状况差者，在积极的支持治疗同时仍建议行全身化疗；对于因患者肿瘤外其他原因导致的体能状况差者，则根据具体情况行个体化治疗，包括支持治疗。如患者存在局部症状，如上腔静脉综合征、肺叶阻塞或骨转移等，建议化疗同时行局部姑息性放疗，如骨转移存在骨折的高风险，可考虑行局部放疗或加强骨稳固性治疗。有脊髓压迫者，应首先行局部放疗。合并脑转移者，如无症状，可先行全身化疗再行头颅放疗，而有症状的脑转移患者，则先考虑全颅放疗再行全身化疗，对于特殊患者甚至可考虑全颅放疗加全身化疗，但需注意其副作用。

4. 预防性全脑放疗　对于一线治疗获得完全缓解或部分缓解的局限期 SCLC，推荐行预防性脑放疗。对于广泛期 SCLC，如经治疗后达到很好的疗效，也可考虑行预防性脑放疗，但需慎重选择病例。如能定期随访头部增强 MRI 也可不进行预防性全脑放疗。

【随访】

小细胞肺癌患者根据分期采用不同的随访方式。局限期小细胞肺癌患者第 1～2 年内每 3 个月随访 1 次，第 3 年每 6 个月随访 1 次，3 年后每年随访 1 次。广泛期小细胞肺癌第 1 年内可每 2 个月随访 1 次，第 2～3 年每 3～4 个月随访 1 次，4～5 年每 6 个月随访 1 次，5 年后每年随访 1 次。随访内容包括：病史，体格检查，评估戒烟情况，胸腹盆增强 CT，头部增强 MRI（有转移者 2 个月 1 次，无转移第 1 年每 3～4 个月、第 2 年每 6 个月 1 次），全身骨扫描（每 6 个月至 1 年 1 次），颈部及锁骨上淋巴结超声并按需进行血常规、生化及肿瘤标志物检查。

【疾病预后】

小细胞肺癌局限期经同步放化疗者的中位总生存期仅为 24～30 个月，5 年总生存率为 25%～30%。广泛期经全身化疗联合免疫治疗中位总生存期仅约 10～12 个月，5 年生存率 3%～5%。

（王孟昭）

第 14 章

胸膜疾病

胸膜围衬在肺、纵隔、横膈和胸壁内面，形成一潜在的胸膜腔。包绕在肺表面的称为脏层胸膜，由肺循环供血，没有感觉神经；覆盖胸壁内面、纵隔和横膈的称为壁层胸膜，由体循环供血，有感觉神经和淋巴管。胸膜易受多种疾病累及，胸膜本身的疾病（如炎症和肿瘤）或全身性疾病累及胸膜，均可引起胸腔积液；胸膜腔内进入气体可引起气胸。

第 1 节　胸腔积液

在正常情况下，胸膜腔内含有极少量的液体（每侧约 0.26 ml/kg 体重），呼吸运动时在胸膜之间起润滑作用，其产生和吸收处于动态平衡。任何病理原因导致胸腔内液体产生过多或吸收减少时，即出现胸腔积液（pleural effusion）。

【病因和发病机制】

健康人胸膜腔内压力为负压，呼吸时平均为－5 cmH_2O。胸膜为半透膜，大分子如白蛋白在胸液中的含量明显低于血浆，胶体渗透压约为 8 cmH_2O，而体循环和肺循环血管中的胶体渗透压则高达 34 cmH_2O。壁层胸膜由体循环供血，毛细血管静水压较高（30 cmH_2O）；而脏层胸膜由肺循环供血，静水压较低（10 cmH_2O）。上述不同压力作用的最终结果是，液体由壁层胸膜进入胸膜腔，并从脏层胸膜以相等的速度被吸收。胸膜毛细血管内静水压增高，胶体渗透压降低，毛细血管壁通透性增加，或血管、食管损伤，都可引起胸腔积液。胸膜壁层淋巴管是淋巴回流、防止胸液积聚的主要途径，胸液中的蛋白质也通过淋巴管返回循环血浆。淋巴回流障碍是胸腔积液产生的重要机制之一。

根据胸腔积液发生的机制不同，可将胸腔积液分为漏出液和渗出液。因毛细血管内静水压增高，或胶体渗透压减低出现的积液一般为漏出液；因各种疾病引起毛细血管壁通透性增加、淋巴引流障碍或创伤引起的积液一般为渗出液。渗出液的常见原因有肺炎、结核性胸膜炎、恶性肿瘤等；漏出液的常见原因包括心力衰竭、肾病综合征、肝硬化、低蛋白血症等（表 2-14-1）。

表 2-14-1　胸腔积液的病因

漏出液	渗出液
充血性心力衰竭	感染性疾病
肝硬化	结核、细菌、真菌、病毒、寄生虫感染
肾病综合征	肿瘤
低蛋白血症	胸膜转移癌、淋巴瘤、胸膜间皮瘤
腹膜透析	肺血栓栓塞症
肺血栓栓塞症	胃肠道疾病
上腔静脉阻塞综合征	胰腺炎、食管破裂、腹腔脓肿等
黏液水肿	风湿免疫性疾病
	类风湿关节炎、系统性红斑狼疮等

（续表）

漏出液	渗出液
	药物
	呋喃妥因、胺碘酮、干扰素 -2（IL-2）等
	石棉暴露
	手术后
	腹部手术、冠状动脉旁路移植术等
	肺不张
	乳糜胸
	血胸
	尿毒症胸膜炎
	结节病
	心肌梗死后（Dressler 综合征）
	心脏损伤后综合征
	黄甲综合征（yellow nail syndrome）
	Meigs 综合征

【临床表现和实验室检查】

（一）临床表现

胸腔积液本身引起的症状主要是胸闷和呼吸困难，积液量少时多不明显，500 ml 以上时可感胸闷，大量积液时呼吸困难明显。根据胸液量的不同，体征可表现为患侧胸壁运动受限，气管向健侧移位，局部叩诊浊音，触觉和听觉语颤减低，呼吸音减低，闻及胸膜摩擦音等。不同的疾病尚有不同的临床表现，如结核性胸膜炎和肺炎引起的胸腔积液，可有发热和胸痛，胸痛尤以早期明显，为吸气性；肿瘤则多表现有低热和恶液质；结缔组织病常有其他系统的症状和体征。

（二）影像学检查

胸部 X 线检查是发现胸腔积液的重要手段，300 ～ 500 ml 积液在 X 线下仅表现为肋膈角变钝。积液更多时，则显示典型的积液影，即向外侧、向上的弧形上缘的阴影。平卧时积液散开，使整个肺野透亮度减低。大量积液时显示整个患侧胸腔致密影，纵隔被推向健侧。液气胸时积液上可见气液平面。CT 检查可鉴别胸腔积液和胸膜增厚，同时可发现 X 线检查不易检出的肺内病变、纵隔和气管旁淋巴结，对胸腔积液的病因诊断极有价值。B 超对发现胸腔积液及其定位很有帮助，特别是在积液量较少或积液包裹时，B 超定位可提高胸腔穿刺的准确性和安全性。胸腔穿刺抽出液体，可确定胸腔积液的存在。

（三）诊断性胸腔穿刺和胸腔积液检查

胸腔积液分析对于明确积液性质及病因诊断均至关重要，大多数积液的病因通过胸液分析可确定。怀疑为渗出液时必须作胸腔穿刺，如临床发现存在漏出液的病因，则避免胸腔穿刺。不能确定时也应进行胸腔穿刺检查。

胸腔积液的实验室检查目的一是明确积液性质（漏出液或渗出液），二是明确或提示病因。检测项目包括外观和气味、细胞分类计数、生化指标（pH 值、葡萄糖、蛋白质、酶）、免疫学检查、病原体、肿瘤细胞学和肿瘤标志物检测等。常用实验室检查及其诊断和鉴别诊断意义见表 2-14-2、表 2-14-3。

（四）病理学检查

1. 胸膜针刺活检　经皮闭式胸膜针穿刺活检对胸腔积液病因诊断具有重要意义，可发现肿瘤、结核和其他胸膜肉芽肿性病变。该技术具有简单、易行、创伤性较小等优点，阳性诊断率

表 2-14-2　漏出液和渗出液的鉴别诊断指标

指标	漏出液	渗出液
外观	清澈透明	草黄色或血性，浑浊
比重	< 1.018	> 1.018
黏蛋白试验	阳性	阴性
白细胞数	< 500×10⁶/L	> 500×10⁶/L
蛋白定量	< 30 g/L	> 30 g/L
乳酸脱氢酶（LDH）	< 200 U/L	> 200 U/L

表 2-14-3　常用的胸液检查指标及其诊断意义

检查指标	异常值	疾病
红细胞计数	> 100 000/mm³	恶性肿瘤、创伤、肺栓塞
白细胞计数	> 10 000/mm³	细菌感染（不包括结核）
中性粒细胞	> 50%	急性胸膜炎
淋巴细胞	> 90%	结核、恶性肿瘤
嗜酸粒细胞	> 10%	石棉性胸膜炎、气胸、感染恢复期
病原体染色或培养	阳性	感染（结核、细菌、真菌、寄生虫等）
癌细胞	阳性	恶性肿瘤
腺苷脱氨酶（ADA）	> 45 U/L	结核
葡萄糖	< 3.33 mmol/L	肺炎旁积液／脓胸、结核、恶性肿瘤、类风湿关节炎
pH 值	< 7.20	感染、恶性肿瘤、食管破裂
淀粉酶（胸液／血清）	> 1.0	胰腺炎
癌胚抗原（CEA）	> 10（g/L）	恶性肿瘤
甘油三酯	> 4.52 mmol/L	乳糜胸

40% ～ 75% 不等。CT 或 B 超引导下活检可提高阳性率。

2. 胸腔镜或开胸活检　对于上述检查不能确诊者，必要时可经胸腔镜行胸膜活检。通过胸腔镜可全面检查胸膜腔，观察病变形态特征、分布范围，可在直视下多处活检，诊断率高。对于极少数胸腔镜活检不能诊断的或不宜行胸腔镜检查者，如无特殊禁忌，可考虑开胸活检。

3. 支气管镜检查　对咯血、疑有气道阻塞或气道病变者可行此项检查。

【诊断和鉴别诊断】

胸腔积液的诊断过程包括：①明确有无胸腔积液；②明确胸腔积液是渗出液还是漏出液；③明确胸腔积液的病因。

1. 明确有无胸腔积液　积液量较大（300 ml 以上）时，查体可提示胸腔积液的存在。通过胸部 X 线或 CT、B 超检查可明确胸腔积液。胸腔穿刺抽出液体，可确定胸腔积液的存在。

2. 渗出液和漏出液的鉴别诊断　正确区分漏出液和渗出液对于明确胸腔积液的病因极为重要，有鉴别诊断价值的指标见表 2-14-2。

需指出的是，上述判定漏出液和渗出液的各项指标并不是绝对的，其中以蛋白定量和 LDH 敏感性和特异性较高。LDH > 200 U/L 基本上可以确诊渗出液，但 LDH < 200 U/L 并不能排除渗出液。临床上应同时测定血清蛋白和 LDH，以各自胸液中的含量计算比值，根据 Light 标准：胸液蛋白／血清蛋白 > 0.5，或胸液 LDH／血清 LDH > 0.6，或胸液 LDH 水平大于血清 LDH 正常值上限的 2/3 可诊断为渗出液。

3. 胸腔积液的病因诊断　漏出液的常见病因根据胸液产生的机制不同，可分为两大类。由毛细血管内静水压增高引起者，以充血性心力衰竭最常见，其他还包括缩窄性心包炎、上腔静脉阻塞等；由毛细血管内胶体渗透压降低引起者包括低蛋白血症、肝硬化、肾病综合征等。

渗出液的病因繁杂，可分为以下几大类。感染性疾病中以结核病和肺炎常见，肿瘤疾病多为胸膜转移癌。风湿免疫性疾病如类风湿关节炎、系统性红斑狼疮、皮肌炎等累及胸膜亦较常见。肺栓塞、腹部疾病、胸腹部手术、胸导管阻塞、尿毒症、药物反应等都可分别引起胸腔渗出液、血胸、乳糜胸等。胸腔积液的常见病因及部分少见病因见表 2-14-1。

渗出液的病因，应通过详细询问病史、认真查体和进行相关的辅助检查综合诊断。胸液分析对部分病例可明确诊断，但在很多情况下只能提示诊断。多次进行胸液分析可提高诊断的阳性率，其中常用的检查指标见表 2-14-3。如果怀疑结核或肿瘤，而多次胸液分析又不能确诊时，应进行经皮胸膜活组织检查，病理发现肉芽肿或癌组织，可确诊结核或肿瘤。仍不能确诊者，可考虑胸腔镜下胸膜活检，阳性率可达 90% 以上。

【治疗】

胸腔积液的治疗应以治疗原发病为主。漏出液常在病因纠正后自行消退，如积液量较大，有明显呼吸困难时，胸腔穿刺抽液有助于缓解症状。渗出性胸膜炎以结核、肺炎和肿瘤最常见，治疗原则有所不同。

1. 结核性胸膜炎　在正规抗结核治疗的基础上，配合胸腔穿刺抽液治疗，详见第 2 节。

2. 肺炎旁胸腔积液（parapneumonic effusion）和脓胸（empyema）　细菌性肺炎伴发少量胸腔积液常见，经抗感染治疗后，可自行消退，不需胸腔穿刺抽液或特别治疗。在少数情况下，胸腔积液量较大，需与早期的结核性胸膜炎相鉴别。治疗须在抗感染的基础上，积极胸腔穿刺抽液，必要时行闭式引流。如治疗不及时，细菌在胸膜腔内繁殖，肺炎旁积液可发展成脓胸。脓胸的治疗包括全身抗感染、胸腔引流和胸腔内局部冲洗和使用抗生素。胸腔内联合应用组织型纤溶酶原激活物（t-PA）和脱氧核糖核酸酶（DNase）有助于有效胸腔引流。慢性脓胸出现胸膜增厚、胸廓塌陷、肺功能障碍时，可考虑外科手术治疗。

3. 恶性胸腔积液　恶性肿瘤出现胸腔积液时已属晚期，多不宜手术治疗，预后不良。胸腔留置导管引流可缓解症状。胸膜腔内注入滑石粉或四环素实行胸膜粘连术，可防止胸液形成，为姑息疗法。全身化疗、胸腔内局部化疗或局部放疗，在部分病例可有一定疗效。

【预后】

胸腔积液的预后取决于原发病，具体见有关章节。

第 2 节　结核性胸膜炎

结核性胸膜炎（tuberculous pleuritis）是以胸腔积液为主要表现的常见疾病，尤其在结核病高发国家和地区，是渗出液最常见的原因之一。

【病因和发病机制】

结核性胸膜炎是机体处于高度过敏状态，由结核菌素和蛋白成分引起的反应性胸膜炎症，是结核菌感染累及胸膜的结果。结核菌到达胸膜的途径有：结核杆菌通过淋巴管侵及胸膜；胸膜邻近的结核灶破溃，结核菌或其产物直接进入胸膜腔；急性或亚急性血行播散。

【病理】

结核性胸膜炎病变早期为胸膜充血，白细胞浸润，炎症细胞以淋巴细胞占优势。胸膜表面有纤维素渗出，随之浆液形成，胸膜常有结核结节。显微镜下可见肉芽肿形成，有的可见干酪样坏死，抗酸染色可呈阳性。

【临床表现和实验室检查】

一般认为结核性胸腔积液是一种慢性疾病，但疾病早期可呈急性过程。大多数患者以干咳、胸痛和发热为首发症状。胸痛随呼吸、咳嗽加重，此因胸膜相互贴近摩擦所致，称为"干性胸膜炎"。随着胸液增加，胸痛消失，称为"渗出性胸膜炎"。发热多为低热，但也有体温达 39.0℃ 以上者，特别在年轻患者。病程稍长，可出现盗汗、乏力、食欲减退等结核中毒症状。胸液量较大时有胸闷和呼吸困难。胸部 X 线检查多表现为一侧胸腔的中等量积液，但个别也有双侧积液。肺内常见不到明显的结核病灶。CT 检查有时可发现肺实质内微小的结核病变。γ 干扰素释放试验或结核菌素（PPD）试验多为阳性，但不少病例早期可为阴性，8 周内重复试验一般都会转为阳性。病情早期，血中 WBC 总数可轻度升高，以中性粒细胞为主，此后 WBC 总数多转为正常。红细胞沉降率（血沉）多增快。

胸腔穿刺抽液检查，通常为浆液性或浆液血性，多为草黄色，透明或微浊，呈磨玻璃状。少数可为深黄色、浅红色或血性。比重、蛋白定量和 LDH 测量，符合渗出液特征。胸液涂片或培养发现结核杆菌是唯一的确诊手段，但涂片的阳性率极低（不足 10%），结核杆菌培养阳性率稍高（20% 左右），但需时长，对早期诊断没有实用价值。因此，临床上大多数结核性胸膜炎的诊断是通过结合临床表现，对胸液进行综合分析做出的。一般来说，结核性胸液的白细胞中 50% 以上是成熟的淋巴细胞，若胸液分类计数成熟淋巴细胞占 80% 以上，则强烈提示结核或恶性肿瘤。间皮细胞少见，如果在分类计数中占 5% 以上，则结核的可能性很小。腺苷脱氨酶（ADA）升高（> 45 U/L）是结核性胸液的一个重要特征，只有极个别脓胸和类风湿关节炎患者胸液中 ADA 大于此值。

【诊断和鉴别诊断】

年龄、病史、症状和体征对诊断都有重要参考价值。年轻患者胸膜炎以结核性为常见，如有上述典型症状和胸液特点，诊断不难。胸液为渗出液，分类计数以淋巴细胞为主，ADA 明显升高，是诊断结核的有力证据。ADA 水平越高，特异性亦越高，如 > 70 U/L，其敏感性和特异性均大于 95%。在诊断困难病例，经皮胸膜活检对确诊有重要帮助。活检发现肉芽肿是结核的重要依据，阳性率 60% 左右，尽管真菌感染、结节病、类风湿关节炎也可出现肉芽肿性胸膜炎，但临床少见。

结核性胸腔积液最重要的是与恶性胸腔积液鉴别。特别是在中年及老年患者，胸液分析没有发现结核杆菌，ADA 没有明显升高时，须与肿瘤鉴别。大量血性积液，抽液后又迅速增长者，要慎重考虑恶性肿瘤的可能。胸液细胞学检查找到瘤细胞是最有效的确诊方法，反复检查可提高阳性率。经皮胸膜活检亦可发现肿瘤组织，但阳性率不及细胞学检查。肿瘤标志物以癌胚抗原（CEA）特异性较高，对诊断有提示作用。在疑难病例，可考虑行胸腔镜检查。仔细询问病史和查体、行胸部 X 线和 CT 检查寻找肺内病变、行痰细胞学检查、行支气管镜检查、寻找肺外肿瘤病灶等，对恶性积液的诊断都有重要意义。

结核性胸膜炎的急性期应与细菌性肺炎鉴别，特别是当肺炎伴发胸腔积液时。肺炎多表现为高热，咳嗽，咳痰（特别是黄脓痰）明显，血 WBC 明显升高，影像学检查可发现渗出性病灶。如伴发胸腔积液，胸液细胞数明显升高，分类以中性粒细胞为主。但需注意的是，早期的结核性胸膜炎也可以中性粒细胞为主。抗感染治疗有显效也有助于支持细菌性肺炎的诊断。

风湿免疫性疾病引起的胸腔积液，也可以淋巴细胞为主，有时需与结核性胸膜炎鉴别。胸液中抗核抗体（ANA）滴度增高、类风湿因子（RF）阳性、补体减少等可提示诊断。确诊还需有相应的全身多系统症状和体征以及血清免疫指标阳性等。

早期结核性胸膜炎胸痛明显，胸部 X 线检查胸腔积液不明显时，还应注意与流行性胸痛和肋间神经痛鉴别。

【治疗】

结核性胸膜炎的治疗目的在于治疗和预防后发的活动性结核；解除症状和防止胸膜粘连。首先应及时给予积极的抗结核治疗，药物选择及疗程与其他肺结核相同（参阅第五章　肺结核）。

少量胸液一般不需抽液治疗，抗结核治疗后可自行消退。中等量以上积液应积极抽液，减轻症状，防止胸膜粘连和胸膜增厚。一般每周可抽液 2～3 次，直到积液不易抽出时。每次抽液量不宜超过 1000 ml。积液少或形成包裹时，B 超有助于确定穿刺部位，提高穿刺成功率和减少并发症。胸腔穿刺的并发症有胸膜反应，表现为头晕、出汗、面色苍白、心悸、脉细、四肢发凉，此时应立即停止抽液，嘱患者平卧，必要时皮下注射 0.1% 肾上腺素 0.5 ml，密切观察血压，注意休克的发生。另一个需注意的问题是，抽液不宜过多过快，否则可导致胸膜腔内压力骤减，发生复张性肺水肿（见"气胸"一节）。

积液量大、全身中毒症状明显者，在合理抗结核治疗的同时，可考虑试用糖皮质激素（如泼尼松 30 mg/d），以加快胸液吸收，减少胸膜粘连的发生。

结核性脓胸（tuberculous empyema）是肺结核的一种少见并发症，常因结核空洞破裂、大量细菌溢入胸腔所致。这种情况可引起支气管胸膜瘘，X 线检查可显示液气胸。胸液为脓性、黏稠，含大量淋巴细胞；抗酸染色和结核菌培养常呈阳性。治疗常需在抗结核药物治疗的基础上辅助外科引流。结核性脓胸可导致严重的胸膜纤维化和限制性肺功能障碍；在个别情况下可能需要切除增厚的脏层胸膜（胸膜剥脱术）以改善肺功能。

【预后】

规范的抗结核药物治疗后，结核性胸膜炎患者的发热症状一般在 2 周左右缓解，胸腔积液在 6～12 周可消退。胸膜增厚对药物治疗反应良好，多可明显吸收，罕见发生纤维胸。因此对于存在明显胸膜增厚的病例，至少要在抗结核药物治疗 6 个月以后，才可根据情况考虑进行胸膜剥脱术。

第 3 节　气　胸

胸膜腔是一个不含空气的密闭的潜在性腔隙，任何原因使胸膜破损，空气进入胸膜腔即形成气胸（pneumothorax）。

【病因和发病机制】

气胸可分为自发性气胸（spontaneous pneumothorax）和外伤性气胸（traumatic pneumothorax），前者无外伤史或无明显原因可循；后者由胸部创伤引起，如累及肺、支气管或食管的钝伤或穿透伤。医源性气胸（诊断或治疗措施所致）也可看作是外伤性气胸。自发性气胸又可再分为特发性（primary）和继发性（secondary）。特发性气胸发生在健康人，继发性气胸则发生在有基础肺病的患者。本节主要讨论自发性气胸。

特发性自发性气胸（简称特发性气胸）最多见于 20～40 岁的瘦长体型男性。胸膜腔内压在肺尖最低（负压最大），而负压的大小又与肺的高度相关。个头较高的人，其肺泡受到的平均膨胀压要大。长期如此，在有相应遗传倾向的体型较高的个体，这种现象可导致胸膜下小疱（bleb）形成。特发性气胸最常见的原因是肺尖的胸膜下小疱或肺大疱（bullae）破裂。特发性气胸的复发率较高，大约为 25%，多发生在第一次发病后 2 年内。

继发性自发性气胸（简称继发性气胸）比特发性气胸严重，因为患者有基础肺病。发病年龄比特发性气胸大 15～20 岁。许多肺部疾病与继发性气胸相关，但慢性阻塞性肺疾病（COPD，简称慢阻肺病）是最常见的原因。其他疾病包括哮喘、肺结核、肺炎（如金黄色葡萄球菌肺炎）、肺脓肿、肺癌、尘肺、肺间质纤维化等。

根据脏层胸膜破口的情况以及气胸对胸腔内压力的影响，将自发性气胸分为以下三种类型：

1. 闭合性（单纯性）气胸　气胸发生后脏层胸膜破口自行闭合，不再有空气漏入胸膜腔。胸膜腔内测压显示压力增高，但在抽气后压力下降，不再升高。胸膜腔内残余气体将自行吸收，压力可维持负压，肺逐渐复张。

2. 张力性（高压性）气胸　如果胸膜腔内压力在呼气和吸气时都高于大气压，则说明存在张力性气胸（tension pneumothorax）。其发生机制是胸膜破口形成活瓣状阻塞，吸气时胸膜腔内为负压，空气进入胸膜腔；呼气时胸膜腔内为正压，活瓣关闭，气体不能再经破口返回呼吸道而排出体外。其结果是胸膜腔内气体愈积愈多，形成高压，使肺受压。胸膜腔内测压显示压力明显升高，抽气至负压后，很快又恢复正压。

3. 交通性（开放性）气胸　胸膜破口持续开启，形成支气管胸膜瘘，吸气和呼气时，空气自由进出胸膜腔。胸膜腔内压力在 0 上下波动，抽气后观察数分钟，压力并不降低，多见于有基础肺病如慢阻肺病患者。

【临床表现和实验室检查】

气胸的主要症状是胸痛和呼吸困难。胸痛通常为急性，为胸膜性疼痛。咳嗽、咯血、端坐呼吸亦可出现。个别患者无明显症状。

特发性气胸多在休息时发生，但在部分患者，可有如持重物、屏气、剧烈运动等诱因。呼吸困难和胸痛可在发病后 24 h 内缓解。继发性气胸症状多较严重，呼吸困难症状与气胸程度可不呈比例。

少量气胸（20% 以下）体检可无异常发现。气胸量较大时表现为患侧胸廓饱满，运动度减小，触觉语颤消失，叩诊过清音，呼吸音减低或消失。严重者可出现心动过速、低血压、发绀或气管移位，提示张力性气胸可能。

动脉血气通常表现为低氧血症，因过度通气，多伴低碳酸血症。在有基础肺病患者，可出现严重的低氧血症和二氧化碳潴留。

胸部 X 线检查是诊断气胸的重要方法，可显示肺被气胸压迫、萎陷的程度，肺内病变情况以及有无胸膜粘连、胸腔积液和纵隔移位等。典型的气胸征为无肺纹理的均匀透亮区的胸膜腔积气带，其内侧为呈弧形的线状肺压缩边缘。胸部 CT 可清楚显示胸腔积气的位置，尤其对于发现胸膜下小疱和肺大疱，明确气胸的原因很有意义。紧急情况下床旁超声检查有助于及时发现气胸。

【诊断和鉴别诊断】

突发一侧胸痛，伴有呼吸困难，查体发现气胸体征，可做出初步诊断。胸部 X 线显示气胸征是确诊依据。病情危重不容许做胸部 X 线检查时，可在患侧气胸积气征最明显处试行胸腔穿刺，如测压为正压且抽出气体，说明有气胸存在。抽气后观察胸膜腔内压力变化，可判断气胸类型。

自发性气胸有时酷似其他呼吸和心血管疾病，需予以鉴别。

1. 哮喘和慢阻肺病　均表现有呼吸困难，体征亦有相似之处。但这两种疾病多有长期发作史，仔细询问病史，可资鉴别。X 线检查哮喘和慢阻肺病均可表现有肺容积增大的过度充气征或肺气肿征，需与气胸征鉴别。有时哮喘和慢阻肺病患者突发呼吸困难加重，应考虑并发气胸的可能，应及时行胸部 X 线检查鉴别。

2. 急性心肌梗死　有急起胸痛、胸闷甚至呼吸困难、休克等表现。但多有高血压、冠心病病史。心电图和胸部 X 线检查可鉴别。

3. 肺栓塞　突发胸痛和呼吸困难与气胸的临床表现相似。常伴发热、咯血、血白细胞升高，有栓子来源的基础病。血 D- 二聚体升高有助于快速鉴别。胸部 X 线检查无气胸征。

4. 肺大疱　位于肺周边部位的肺大疱有时在胸部 X 线下被误为气胸。肺大疱为圆形或卵圆形透光区，其边缘看不到发线状气胸线。肺大疱向周围膨胀，将肺压向肺尖区、肋膈角和心膈角，与气胸征不同。

5. 急性胸膜炎　结核或肺炎引起的急性胸膜炎可有突发胸痛和胸闷，常伴发热和其他感染表现。胸部 X 线检查可鉴别。

6. 其他　急腹症、肋软骨炎出现明显胸痛症状者，亦须与气胸鉴别。

【治疗】

（一）一般处理

所有气胸患者均应卧床休息，限制活动。肺压缩在 20% 以下、呼吸困难不明显时不需抽气，气体可在 2 ～ 3 周内自行吸收，但应动态观察积气量的变化。吸氧可提高血氧分压，还可能有促进气胸吸收的作用。必要时给予镇咳等对症治疗。有感染时，应视情况给予相应的抗生素。

（二）排气治疗

排气减压，促进肺尽早复张是气胸急症处理的关键。肺压缩超过 20% 的闭合性气胸，尤其在肺功能不好的基础肺病患者中，抽气是解除呼吸困难的首要措施。可每日或隔日抽气一次，每次不超过 1000 ml，直至肺大部分复张。张力性气胸和闭合性气胸应积极抽气，必要时进行持续胸腔闭式引流。

1. 简易法　一般用 50 ～ 100 ml 注射器和普通针头进行抽气。情况紧急，特别在张力性气胸，没有相应设备时，可用橡皮指套扎在针头的尾部，指套末端剪一小裂缝，针头插入胸膜腔，借助呼气胸腔压升高将气体从指套排出，而吸气时为负压，指套裂缝闭合，空气不能进入胸腔。

2. 气胸箱抽气　可观察抽气前后胸腔内的压力，判断气胸类型，同时记录抽气量。多适用于闭合性气胸。

3. 水封瓶闭式引流正压排气　将引流管插入胸腔，固定后，另端连接于水封瓶。排气管口在水平面下 1 ～ 2 cm，使胸腔内压力保持在 1 ～ 2 cmH$_2$O 以下，如胸腔内积气超过此正压，气体便通过导管排出。闭式引流后水封瓶中不再有气泡逸出，说明肺破口已愈合，漏气停止，继续观察 1 ～ 2 天无变化，用钳子夹住排气管再观察 24 h，病情稳定，胸部 X 线检查于肺已复张，即可拔管。有时虽有气泡冒出水面，但患者气急未缓解，可能是导管不够通畅；或引流管口贴近胸壁或复张的肺，可转动方向或用生理盐水冲洗，必要时更换插管。

4. 持续负压排气　闭式引流持续 1 周以上，气泡仍逸出，说明破口未愈合，应加用负压吸引，以利于肺复张和破口愈合。为了防止负压过大，对肺造成损伤，一般采用调压瓶，使负压不超过 − 12 cmH$_2$O ～ − 8 cmH$_2$O。持续负压吸引 2 ～ 3 天，绝大多数病例肺可复张。

（三）胸膜粘连术

复发性气胸可考虑胸膜粘连术（pleurodesis）治疗。通过胸膜腔插管或在胸腔镜直视下，注入硬化剂（如滑石粉、四环素、50% 葡萄糖等），产生无菌性炎症，使胸膜广泛粘连，闭锁胸膜腔，防止气胸复发。术前应用负压吸引闭式引流，使肺完全复张。为避免药物引起的胸痛，先注入适当利多卡因，让患者转动改变体位，使胸膜充分麻醉，15 ～ 20 min 后注入粘连剂。嘱患者反复转动改变体位，让药液均匀涂布在胸膜表面。如一次无效，可重复注药。观察 2 ～ 3 天，经胸部 X 线检查证实气胸消失，可拔除引流管。经引流管于胸腔内注入患者自体血（1 ml/kg 体重）亦可有效。

（四）外科治疗

经内科积极治疗 3 个月以上，破口不愈合，肺未复张者（慢性气胸）；交通性气胸保守治疗无效者；复发性气胸（约 1/3 气胸 2 ～ 3 年内可同侧复发）保守治疗无效者和血气胸，均需外科手术治疗。手术方法包括肺大疱切除、折叠缝合、瘢痕切除、壁层胸膜部分切除，甚至肺叶或全肺切除。

（五）并发症治疗

1. 纵隔气肿和皮下气肿　高压气胸抽气或安装闭式引流后，气体可沿针孔或切口进入胸壁皮下引起皮下气肿。严重者可蔓延至腹壁和上肢皮下。气体进入肺间质，经血管鞘、肺门进入纵隔，可引起纵隔气肿。X 线检查可见到皮下和纵隔旁透明带。症状和体征包括胸骨后疼痛，呼吸困难和发绀，血压减低，心浊音界缩小或消失，心音遥远。经有效针对气胸进行治疗后，胸腔内气体排出减压，纵隔和皮下气肿可自行吸收。纵隔气肿压力过高，产生压迫症状时，可作胸骨上窝穿刺或切开排气。

2. 脓气胸　由金黄色葡萄球菌、肺炎克雷伯菌、铜绿假单胞菌、结核杆菌以及厌氧菌引起的肺炎、肺脓肿及干酪性肺炎，可并发脓气胸。常有支气管胸膜瘘形成。除积极给予相应的抗菌治疗外，还应根据病情考虑手术治疗。

3. 复张性肺水肿　如果肺快速复张，可出现单侧肺水肿。个别情况下，可发展为双侧，常需插管和机械通气治疗。其原因可能是在肺复张的过程中，机械力损伤肺毛细血管，使通透性增加。临床表现为咳嗽、气急、咳大量泡沫样痰、双肺满布湿啰音，PaO_2 下降，胸部 X 线示肺水肿征。治疗上应立即吸氧，酌情使用糖皮质激素和利尿剂，注意水、电解质平衡。如患者度过最初的 48 h，病情一般可完全恢复。

【预后】

特发性气胸复发率较高，单纯观察者中为 30%～40%，抽气治疗者中为 25%～40%，插管引流者中为 25%～30%，胸膜粘连术后为 10%～25%，手术治疗后为 0.6～2%。继发性气胸的预后取决于原发病的性质、肺功能状态和有无并发症。

第 4 节　胸膜肿瘤

胸膜肿瘤最常见的是胸膜转移癌，临床上常以胸腔积液就诊。胸液分析表现为渗出液，以淋巴细胞为主，找到瘤细胞可确诊。闭式胸膜穿刺活检或胸腔镜下胸膜活检是确立诊断的重要手段。胸膜转移癌常见的原发灶包括肺、胃肠道、乳腺、前列腺、卵巢等。

原发性胸膜肿瘤少见，主要是胸膜间皮瘤。其确切病因仍不清楚，但与石棉接触密切相关。恶性胸膜间皮瘤患者可出现呼吸困难、食欲减低、夜间盗汗、体重下降、胸痛。胸部 CT 表现包括局灶型或环绕型胸膜增厚、数量不等的钙化胸膜斑、以胸膜为基底的肿块、不同程度的胸腔积液。横膈或肺实质亦可累及。胸腔积液中透明质酸水平可升高。胸液细胞学检查常不足以做出诊断，因此常需要进行 CT 引导下胸腔镜活检。PET-CT 可评估纵隔淋巴结，用于疾病分期。胸液生物标志物例如纤蛋白 -3（fibulin-3）和可溶性间皮素相关肽，可能有助于早期发现间皮瘤并与其他累及胸膜的恶性肿瘤进行鉴别。

一部分间皮瘤是良性的。良性孤立型多无症状或体征，常因体格检查或其他原因行胸部 X 线检查发现。

对于病灶为局限型、且没有合并症的恶性胸膜间皮瘤，可尝试手术切除或根治性胸膜外全肺切除术，但临床获益并不确切。放疗可缓解症状，可用于根治性手术后。即使辅以化疗，恶性胸膜间皮瘤预后仍属不良，中位生存时间只有 8～12 个月。初步研究结果提示尼达尼布（nintedanib，一种肺纤维化抑制剂）可增加 4～5 个月的预期寿命。姑息治疗包括滑石粉胸膜粘连术或胸膜剥脱术。良性间皮瘤应予手术切除。

（孙永昌）

第15章

呼吸调节异常疾病

正常通气量的维持需足够的潮气量及呼吸频率,即每分通气量＝潮气量 × 呼吸频率。呼吸控制系统任何环节的病变均可影响呼吸深度及频率,致通气功能紊乱。临床上见到的病例多为几个环节病变同时存在,极少数情况下,单纯呼吸中枢病变即可导致通气功能紊乱。狭义的呼吸控制功能障碍多指以呼吸中枢功能障碍为主者,可分为两大类,一以呼吸节律异常为主,表现为不规则呼吸,血气波动大,例如睡眠呼吸暂停低通气综合征(SAHS);二以呼吸频率和(或)深度异常为主但呼吸节律尚规整,例如肺泡低通气综合征和高通气综合征。

第 1 节　睡眠呼吸暂停低通气综合征

一、定义

睡眠呼吸暂停(sleep apnea,SA)指睡眠时间歇性发生的口鼻呼吸气流消失持续 10 s 以上。SA 可分为阻塞型、混合型及中枢型三种。阻塞型睡眠呼吸暂停(obstructive sleep apnea,OSA)指上气道完全阻塞,呼吸气流消失但胸腹呼吸运动仍存在;中枢型睡眠呼吸暂停(central sleep apnea,CSA)时,呼吸气流及胸腹部的呼吸运动均消失;混合型睡眠呼吸暂停(mixed sleep apnea,MSA)兼有二者的特点,一般先出现 CSA,接着为 OSA。三者常出现在同一患者的睡眠过程中,但以其中的一种为主。上气道部分塌陷时,呼吸气流虽未彻底消失,但通气量已不能满足机体需要,称为低通气(hypopnea),其定义为呼吸气流下降至基础值的 20% ～ 50%,且伴血氧饱和度(SaO_2)下降4%以上或觉醒,临床后果及诊治与 SA 相同(图 2-15-1),常与 OSA 合并。睡眠呼吸暂停低通气综合征(SAHS)指由于睡眠时频发呼吸暂停和(或)睡眠通气不足导致低氧血症和睡眠紊乱,从而引起的一系列病理生理改变及日间不适症状。以阻塞型 SAHS(OSAHS)最为常见,占 90% 以上,其次为中枢型 SAHS(CSAHS),混合型睡眠呼吸暂停低通气综合征(Mixed sleep apnea hypopnea syndrome,MSAHS)在成人中少见。

二、患病情况

在欧美等发达国家,SAHS 的成人患病率约2% ～ 4%,国内多家医院的流行病学调查显示有症状的 SAHS 患病率为 3.5% ～ 4.8%,且南北差异不明显。男女患者的比率大约为(2 ～ 4):1,进入更年期后,女性的发病率明显升高。老年人睡眠时呼吸暂停的发生率增加,但 65 岁以上的重症患者减少。

三、易患因素及发病机制

1. 阻塞型睡眠呼吸暂停的易患因素及发生机制　睡眠呼吸暂停并非一独立的疾病,而是多

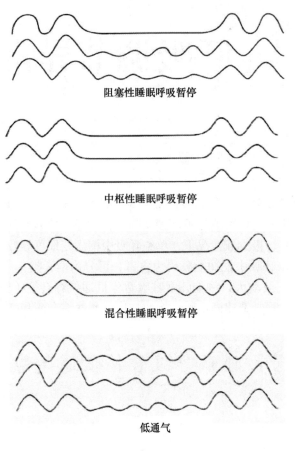

阻塞性睡眠呼吸暂停

中枢性睡眠呼吸暂停

混合性睡眠呼吸暂停

低通气

图 2-15-1　睡眠呼吸紊乱的类型

种病变的一种共同病理表现，其发生是多种因素共同作用的结果（表 2-15-1）。OSA 发生的关键在于睡眠时咽气道的塌陷。气道阻塞的部位可以在鼻咽部、口咽部或喉咽部，80% 以上的患者为口咽和喉咽部的联合阻塞。引起上气道阻塞的原因既有解剖上的异常，又有功能上的缺陷。它们都是通过增加咽气道的可塌陷性、影响其开放与关闭的力量对比而发挥作用。

表 2-15-1　阻塞型睡眠呼吸暂停的易患因素

因素	具体表现
一般因素	男性、老年、肥胖、种族及遗传因素 镇静安眠药物、饮酒、吸烟
上气道解剖狭窄	咽腔解剖结构异常、鼻堵塞
机械性因素	仰卧位睡眠
神经肌肉病变	上气道扩张肌活动减弱　胸廓畸形
中枢神经系统疾病	脑梗死、颅外伤、脑干脑炎后遗症、 脑干肿瘤
心血管系统疾病	慢性心功能不全
呼吸控制功能异常	呼吸中枢驱动减弱 呼吸调节不稳定 呼吸中枢对阻力负荷代偿减弱 上气道局部反射活动的抑制
内分泌系统疾病	甲状腺功能减退症，肢端肥大症

2. 中枢型睡眠呼吸暂停的病因及发生机制　　发生中枢型睡眠呼吸暂停时，中枢呼吸驱动暂时丧失，气流及胸腹部的呼吸运动全部消失，胸腔内的负压为零。CSA 与呼吸控制功能失调的关系较为明确（表 2-15-2）。

表 2-15-2　中枢型睡眠呼吸暂停的病因

因素	具体表现
呼吸驱动降低或消失	化学感受器缺陷：原发性肺泡低通气综合征 自主神经系统功能障碍：Shy-Drager 综合征、糖尿病、家族性自主神经系统功能障碍 大脑前叶病变：卒中、外伤、脑炎 脑干病变：卒中、肿瘤、脑干脑炎、多发性硬化 脊髓病变：颈髓外伤、多发性硬化、脊髓灰质炎 神经–肌肉病变：膈神经病变、重症肌无力、肌肉萎缩、脊柱畸形
呼吸中枢的敏感性继发性钝化	
呼吸中枢驱动不稳定	入睡、缺氧、初入高原、左心功能不全、中枢神经系统病变
气道局部反射活动对呼吸中枢驱动的抑制	咽塌陷、呛咳、刺激咽喉部

四、睡眠呼吸暂停低通气综合征的病理生理及临床表现

（一）病理生理

频发的 SA 可引起严重的血气异常及睡眠紊乱，从而累及全身各个系统。近年来，SA 引发的自主神经系统功能紊乱对心血管系统的损害也引起了广泛的重视（图 2-15-2）。

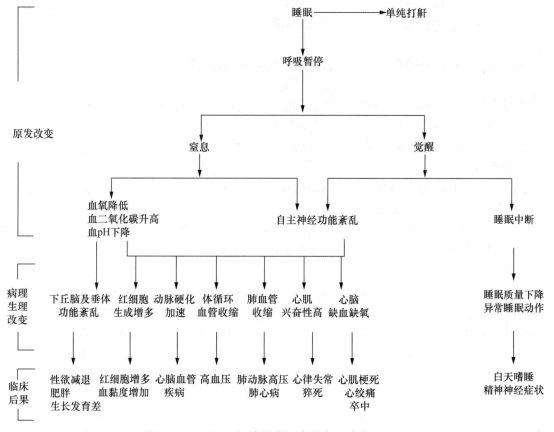

图 2-15-2　睡眠呼吸暂停低通气综合征的病理生理

（二）临床表现

SAHS 患者的临床症状复杂多样，轻重不一，不少患者白天并无不适。临床症状除包括与 SA 本身直接有关者外，SA 引起的多系统损害也可引起相应的临床症状（见表 2-15-3）。其中最主要的临床症状是睡眠打鼾、频繁发生呼吸停止及白天嗜睡。患者的鼾声响亮而不规律，时断时续，声音忽高忽低，称作"复苏性"鼾声（resuscitative snoring）。频发的睡眠呼吸停止现象常由患者的配偶发现，此现象对中重度患者的诊断准确率达 90% 以上。白天不分时间、地点，不可抑制地入睡是中、重度 SAHS 的表现，也是患者就诊的主要原因之一。夜间或晨起口干常提示打鼾伴夜间张口呼吸，对独居者及并不知晓自己是否打鼾者可提供有用的诊断线索。SAHS 患者还会因交通事故、工伤等对家庭及社会造成一定危害。

表 2-15-3　睡眠呼吸暂停低通气综合征的临床症状

白天的临床症状	夜间的临床症状
白天嗜睡	打鼾
疲劳，睡觉不解乏	配偶发现睡眠时呼吸间歇
记忆力减退，工作能力下降，学习成绩差	睡眠时异常动作
激动易怒	失眠易醒、多梦、噩梦
早晨头痛、头晕、口干	多尿、遗尿
阳痿、性欲减退	夜间出汗
与嗜睡有关的意外事故	憋气，胸痛，心慌 胃-食管反流

CSA 也会引起反复缺氧及睡眠紊乱，病理生理改变与 OSAHS 相同。但 CSAHS 肥胖者少，打鼾、日间嗜睡及性功能障碍轻，失眠易醒，可有抑郁症状。

五、睡眠呼吸暂停低通气综合征的诊断及鉴别诊断

1. 诊断标准　全夜 7 h 的睡眠中发生呼吸暂停和（或）低通气达 30 次以上或每小时呼吸暂停和（或）低通气（AHI）超过 5 次且伴有相应临床症状者，即可诊断为 SAHS。经无创通气治疗后，相应的临床症状随 SA 减少而改善有助于确立诊断。

2. 诊断方法

（1）体检：除常规的体检外，对 SAHS 患者应注意肥胖的评估、上气道及心脑血管及内分泌代谢系统的检查，以发现其并发症。

（2）辅助检查：头颅 X 线测量、鼻咽镜检查评价上气道解剖异常的程度。疑甲状腺功能减退者可测定甲状腺激素的水平。疑白天通气不足或出现呼吸衰竭者可行血常规、血气分析及肺功能检查。

（3）睡眠呼吸监测：仔细询问病史及系统查体能够基本了解患者的睡眠及呼吸情况，提供有关 SAHS 的诊断线索、提示可能病因及并发症，并初步判断其严重程度。但要确立诊断，须应用多导睡眠图（polysomnograph，PSG）进行睡眠呼吸监测，监测包括以下三个方面：①睡眠情况：脑电图、眼动图及颏舌肌肌电图。②呼吸情况：口鼻气流、胸部及腹部呼吸运动及动态 SaO_2 监测。

目前家庭化、病床边的简易初筛装置甚至通过远程中心工作系统遥控监测也得到了应用。

3. 病情严重程度的评价　SAHS 患者病情的严重程度是决定患者是否需要进行治疗的主要依据。单纯根据多导睡眠图睡眠呼吸监测结果可以将 SAHS 患者的病情分为正常（AHI

＜ 5 次 / 小时）、轻度（AHI 5 ～ 15 次 / 小时）、中度（AHI 15 ～ 30 次 / 小时）和重度（AHI ＞ 30 次 / 小时），主要依据是大规模多中心临床试验睡眠心脏健康研究（SHHS）证实 AHI 在 15 次 / 小时以上可导致心脑血管并发症的增加。

4. 鉴别诊断　SAHS 可累及全身各个系统，白天的临床表现复杂多样，缺少特异性，极易被误诊为其他系统疾病。避免误诊、漏诊的关键在于加强对睡眠呼吸障碍性疾病的认识。

（1）与其他睡眠呼吸障碍性疾病的鉴别：睡眠呼吸障碍性疾患还包括上气道阻力综合征（UARS）、睡眠低通气综合征（sleep hypoventilation syndrome）、COPD 患者的睡眠低氧血症、神经肌肉疾病患者的睡眠通气不足、夜间哮喘等。这些患者可能并无典型的睡眠打鼾，多导生理记录仪睡眠呼吸监测也无频发的呼吸暂停，但其基本病理生理改变均为低氧、高二氧化碳血症和（或）睡眠结构紊乱，临床后果与 OSAHS 相同。它们与 SAHS 重叠的发生率也相当高。

（2）与其他睡眠障碍性疾病的鉴别：睡眠医学是一门新兴的交叉学科，在国际分类中睡眠障碍性疾患包括 4 大类共 89 种疾病，OSAHS 只是其中较为常见的一种。白天嗜睡是 SAHS 最突出的症状之一，也是患者就诊的主要原因，应加以鉴别（表 2-15-4）。

表 2-15-4　引起成年人白天嗜睡的常见原因

内源性因素	外源性因素	生物节律紊乱	其他
发作性睡病	睡眠习惯不良	时差	抑郁症
周期性嗜眠症	环境原因	倒班	酒精成瘾
原发性嗜睡症	睡眠不足	睡眠 – 觉醒周期不规律	帕金森病
外伤后嗜睡	服用镇静安眠药	睡眠时相延迟或提前	
腿动综合征	饮酒		
睡眠呼吸暂停低通气综合征			

（3）与其他系统合并症及并发症的鉴别：OSAHS 引起的血气紊乱及睡眠障碍可引起全身多系统的损害。不少患者因 OSAHS 的并发症而到相关专业门诊首诊，应注意鉴别。

六、睡眠呼吸暂停低通气综合征的治疗

1. 病因治疗　甲状腺功能减退是 SA 肯定的病因之一，甲状腺素替代治疗后 SA 常可减轻或消失。半数心力衰竭患者可出现 SA，以 CSA 为主，经药物治疗心功能改善后，CSA 可以好转。

2. 氧疗　对于绝大多数 SAHS 患者，氧疗并无必要；有氧疗指征者，也应与气道持续正压通气结合进行，以免单纯吸氧延长 SA 持续时间而引起 CO_2 潴留，加重睡眠紊乱。

3. 一般治疗　指导患者养成良好的睡眠习惯，获得足够的睡眠时间及最好的睡眠质量。减肥、戒烟、戒酒、慎用镇静安眠药物、侧卧位睡眠及应用鼻黏膜收缩剂滴鼻保持鼻道通畅，对轻症患者及单纯打鼾者可能有效。

4. 药物治疗　安宫黄体酮、乙酰唑胺具有呼吸兴奋作用，均曾被试用治疗 CSAHS，但由于疗效差、副作用大，现已少用。目前尚无药物对 SA 有肯定疗效。

5. 口器治疗　主要有下颌移动装置及固舌装置，是针对喉咽部狭窄的治疗手段。前者通过前移下颌骨使舌体前移而扩大上气道，后者直接牵拉舌体而防止舌根后坠。对轻、中度 SAHS 患者或不耐受持续气道正压通气治疗者可试用。

6. 手术治疗　治疗 OSA 的手术复杂多样，必须仔细进行术前检查，严格选择手术适应证，必要时联合应用多种术式分期进行。手术治疗主要基于两个目的：①绕开睡眠时易发生阻塞的

咽气道，建立第二呼吸通道。②针对不同的阻塞部位，去除解剖狭窄、扩大气道。由于其有创性及疗效有限，除一些具有手术适应证者、年轻的轻症患者或 CPAP 治疗失败者外，手术治疗对大多数 OSAHS 患者不作为首选；对 CSAHS 患者无效。主要术式有气管切开造口术，悬雍垂咽软腭成形术（uvulopalatopharyngoplasty，UPPP），扁桃体、腺样体切除术、鼻中隔偏曲矫正、鼻息肉摘除、鼻甲切除等鼻部手术及针对喉咽部解剖狭窄的手术如颌骨前徙术、舌骨悬吊术、舌成形术。

7. 持续气道正压通气治疗　无创正压通气（noninvasive positive pressure ventilation，NPPV）是指无需建立人工气道（如气管插管和气管切开等），在上气道的结构和功能保持完整的情况下实施的气道内正压通气。NPPV 包括持续气道正压（continuous positive airway pressure，CPAP）、双水平气道正压（bilevel positive airway pressure，BiPAP）和自动气道正压（auto-titrating positive airway pressure，APAP）等多种通气模式。近年来，随着计算机和自动控制技术的发展，在以上基本模式的基础上，多种新的无创通气技术相继问世，在提高使用舒适度、增加长期依从性和开拓适应证等方面取得了重要进展。

第 2 节　肺泡低通气及低通气综合征

动脉血 CO_2 分压（$PaCO_2$）是反映肺泡通气量大小的可靠指标。$PaCO_2$ 超过 45 mmHg 即表示存在肺泡低通气（alveolar hypoventilation）。当 $PaCO_2$ 达到 50 ～ 70 mmHg 时，与其相伴的低氧血症可导致红细胞增多、肺动脉高压、肺心病、呼吸衰竭等一系列病理生理改变及临床症状，称为肺泡低通气综合征（alveolar hypoventilation syndrome）。期间流行病学特点目前还不是很清楚，但几乎所有能导致明显高碳酸血症的疾病都伴有睡眠低通气，美国的研究表明在体重指数（BMI）大于 35 kg/m^2 的成年住院患者中，31% 的人有肥胖低通气综合征，他们的并发症发生率和死亡率均明显增高，但绝大多数尚未引起医护人员的注意。

【病因及发病机理】

慢性肺泡低通气的病因很多（表 2-15-5），均通过影响呼吸控制系统的一个或数个环节致肺泡低通气。临床上，常数种机制合并存在，且互为因果。睡眠对低通气有很大影响，肺泡低通气可以只在睡眠时发生，可以伴或不伴呼吸暂停和呼吸不足（hypopnea），已存在的高碳酸血症和低氧血症在睡眠尤其是快动眼睡眠时恶化。脑干功能或器质性病变多引起呼吸节律改变，尤以睡眠状态下显著。单纯代谢性呼吸控制功能异常者，其化学感受器对异常血气及酸碱度变化不能感受或虽能感受但不足以刺激脑干呼吸神经元发出足够强冲动以产生足够通气量，此种患者因其行为性控制系统、传导通路及效应器官均正常，有意识深呼吸尚可使通气量达到正常。但入睡后行为性调节功能减弱或消失，低通气常加重，尤以非快动眼睡眠的 3 期降低明显，表现为原发性呼吸性酸中毒及继发性碳酸氢盐增加。此类患者被称为"不愿呼吸者"（won't breathe）。效应系统受损者，虽经有意识过度呼吸也不能达到正常的通气量，此类可被称为不能呼吸者（can't breathe）。原发性代谢性碱中毒者，其低通气属代谢控制系统正常代偿，故被称为"不应呼吸者"（should't breathe）。

根据睡眠疾病国际分类第三版（ICSD-3）的分类，睡眠相关低通气疾病（sleep related hypoventilation disorders）包括肥胖低通气综合征（OHS）、先天性中枢性肺泡低通气综合征（CCHS）、迟发型中枢性低通气综合征伴下丘脑功能障碍（LO-CCHS）、特发性中枢性肺泡低通气（ICAH）、药物或物质致睡眠相关低通气、疾病致睡眠相关低通气。

表 2-15-5　慢性肺泡低通气的病因

机制	病因
中枢调节受抑制	
药物	麻醉剂、酒精、巴比妥类、苯二氮䓬类
代谢性碱中毒	
中枢性肺泡低通气	脑炎、外伤、出血、肿瘤、卒中、变性、神经脱髓鞘
原发性肺泡低通气	基因异常
慢性缺氧 / 高碳酸血症	COPD、睡眠呼吸障碍、高海拔
甲状腺功能减退	
神经肌肉疾病	
脊髓损伤	
前角细胞疾病	脊髓灰质炎后综合征、肌萎缩性脊髓侧索硬化
外周神经病变	吉兰-巴雷综合征、白喉、膈神经受损
神经肌肉接头病变	重症肌无力、抗胆碱酯酶药中毒、箭毒样药物中毒、肉毒杆菌中毒
肌病	假性肥大型肌营养不良症（DMD）、多发性肌炎
胸廓及肺疾患	
胸壁畸形	脊柱后侧凸、纤维胸、胸廓成形术、肥胖低通气
上呼吸道阻塞	睡眠呼吸暂停、甲状腺肿、会厌炎、气管狭窄
下呼吸道阻塞 / 肺疾病	COPD、囊性纤维化

【病理生理及临床表现】

无论病因及发病机制为何，肺泡低通气综合征的发病关键在于通气不足导致的高 CO_2 及低氧血症，以及继发的血流动力学及神经系统改变（图 2-15-3）。

患者的临床症状主要分为两组，一是与基础疾病有关的症状，二是与通气不足有关的表现。后者的严重程度与 $PaCO_2$ 及 PaO_2 水平、起病缓急和病程长短有关。发绀、红细胞增多、肺动脉高压及肺心病多与长期低氧血症有关，而头痛、意识模糊、嗜睡等神经精神症状多与高

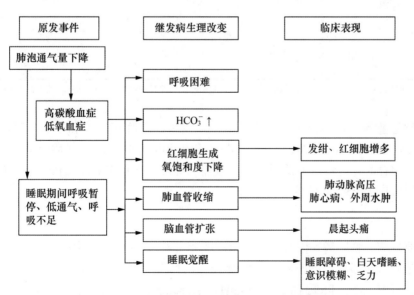

图 2-15-3　低通气患者的病生理改变和临床表现

CO_2 血症及睡眠质量下降有关。由于高碳酸血症和缺氧总是同时出现，二者的区分并非绝对，病情严重者可出现Ⅱ型呼吸衰竭。早期，患者几乎感觉不到或仅有轻微的呼吸不适感，而更多地表现为因睡眠障碍和睡眠剥夺所致的嗜睡、意识模糊、晨起头痛、疲劳、困乏等。随病情进展，患者开始出现呼吸困难，初期只在活动时出现，逐渐发展到静息状态，尤以呼吸控制系统效应器病变为主的"不能呼吸者"表现明显；而以化学感受器敏感性降低为主的"不愿呼吸者"，气短症状并不明显。若高碳酸血症和缺氧进一步发展，则会出现心血管系统失代偿的征象，包括肺动脉高压、右心衰竭或认知障碍。其他一些临床表现则与原发病相关。例如，当有神经肌肉疾病时，可伴随明显肌无力、咳嗽能力减弱、反复的下呼吸道感染等。

【诊断】

低通气综合征的患者的评估包括：①判定是否存在肺泡低通气；②发现引起低通气的病因。

1. 病史及体格检查　与低通气有关的症状及体征缺乏特异性，但系统的病史及体格检查常可提示低通气的病因，发现与低通气有关的并发症并评价其严重程度。另外，还有助于了解原发病的进展情况，估计预后。临床观察到胸腹部矛盾运动常提示膈肌收缩功能受损。

2. 血气分析及肺功能检查　动脉血气分析发现 $PaCO_2$ 升高对确立低通气的诊断具有重要作用。肺功能检查可明确呼吸控制系统受损的环节（表 2-15-6），协助明确病因。

表 2-15-6　肺泡低通气患者的肺功能检查发现

	气体交换功能	流速及容量		呼吸系统阻力及顺应性	最大吸气压及最大呼气压	低氧、高 CO_2 反应性		睡眠呼吸监测
	$P_{(A-a)}O_2$	FEV_1/FVC	FVC			V_E	$P_{0.1}$	
不能呼吸者								
神经肌肉疾患	正常	正常	降低	正常	降低	降低	降低	低通气加重
胸廓疾患	正常	正常	降低	正常	正常	降低	正常	可能有 SA
肺疾患	升高	正常或降低	降低	异常	正常	降低	正常	可能有 SA
不愿呼吸者								
代谢性控制系统	正常	正常	正常	正常	正常	降低	降低	SA
行为性呼吸控制系统	正常	可能异常	可能异常	正常	可能异常	正常	正常	正常

$P_{(A-a)}O_2$：肺泡动脉氧分压差；$P_{0.1}$：吸气开始 0.1 s 时的口腔阻断压，是反映呼吸中枢驱动强弱的指标。SA：睡眠呼吸暂停

3. 睡眠呼吸监测　多导监护仪睡眠脑电图可发现睡眠呼吸暂停和呼吸不足。当 $PaCO_2$ 比清醒状态下平卧时升高 10 mmHg 以上，动脉血氧饱和度在睡眠时下降数分钟且无法用呼吸暂停和呼吸不足解释时，提示睡眠低通气。整夜监测经皮二氧化碳分压（$PtcCO_2$）和夜间氧饱和度的动态变化可作为 PSG 之前的筛查试验。

【治疗】

1. 治疗原发病、去除诱发因素　纠正电解质紊乱及酸碱失衡，慎用镇静安眠药。

2. 药物治疗　孕激素、氨茶碱及乙酰唑胺等均具有呼吸兴奋作用，对部分"不愿呼吸者"有一定疗效，可使 $PaCO_2$ 降低 $10 \sim 20$ mmHg，但起效慢，副作用大。对效应器官病变为主的

"不能呼吸者"效果差。

3. 氧疗　一般高碳酸血症本身较少引起较严重的临床后果，处理上可以比较从容；但严重低氧血症患者应予重视。持续低流量吸氧既可迅速改善 PaO_2，又可避免高流量吸氧加重 CO_2 潴留的危险，必要时与机械通气联合应用。

4. 治疗肺泡低通气综合征的关键在于改善患者的通气状况，机械通气辅助呼吸是最有效的措施。大多数患者经鼻罩应用无创正压通气如 CPAP 或 BPAP 可取得良效，部分患者需长期家庭应用，但多只需睡眠时应用即可。负压通气及膈肌起搏应用较少。对病情危重者可通过气管插管或气管切开进行机械通气，待病情稳定后改为无创通气。

第 3 节　肺泡高通气及高通气综合征

高通气（hyperventilation）指肺泡通气量过高致 CO_2 呼出量远大于机体代谢的 CO_2 产量，$PaCO_2$ 低于 37 ～ 43 mmHg 的正常范围。发生高通气时常出现呼吸性碱中毒及电解质紊乱，以及与此相关的一系列临床表现，称为高通气综合征（hyperventilation syndrome）。这些临床表现均可通过有意识过度通气而诱发。

【病因及发病机制】

高通气是许多病理生理过程的一个表现，病因复杂多样（表 2-15-7），但其发生均与代谢性或行为性呼吸控制系统异常致呼吸中枢驱动过强有关（图 2-15-4）。近年的研究发现，交感神经过度兴奋也是高通气的发生机制之一。

【临床表现】

高通气综合征的临床症状复杂多变，缺乏特异性，其性质及严重程度常取决于原发病。高通气可以引起 $PaCO_2$ 降低，pH 值升高，低钾、低磷及低钙血症。表 2-15-8 所列为与高通气直接相关的症状，与上述酸碱失衡及电解质紊乱有关。

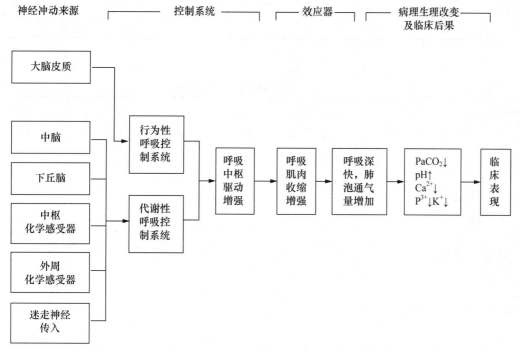

图 2-15-4　高通气综合征的发生机制及病理生理改变

表 2-15-7   高通气的病因

低氧血症
 初入高原
 心肺疾患

呼吸系统疾病
 肺炎
 间质性肺炎、肺水肿、肺间质纤维化
 肺栓塞、肺血管病变
 支气管哮喘
 气胸
 胸廓疾患

心血管系统疾病
 充血性心力衰竭
 低血压

代谢系统疾病
 酸中毒（糖尿病性、肾性、乳酸性）
 肝衰竭

神经精神系统疾病
 焦虑
 中枢神经系统感染、肿瘤

药物性
 乙酰唑胺
 β 受体激动剂
 孕激素
 酒精或咖啡因戒断

其他
 发热
 败血症
 疼痛
 贫血
 妊娠

表 2-15-8   高通气综合征的相关症状

呼吸系统
 气促
 气短
 胸部发紧
 窒息感
 无法深吸气或频繁叹气

神经肌肉系统
 麻木
 手指发紧或搐搦
 肌肉痉挛
 浑身战栗

中枢神经系统
 眩晕
 视物模糊

（续表）

头痛
定向力障碍
失眠
噩梦

循环系统
心悸
胸痛
心动过速
手脚冰凉

消化系统
口干
恶心
上腹部疼痛
腹胀

精神系统
紧张不安
焦虑

其他症状
疲劳多汗

【诊断】

首先确定是否存在高通气。呼吸频率增快及呼吸深度增强常提示可能存在高通气，但只有通过动脉血气分析才能确立诊断。$PaCO_2$ 降低是高通气的直接证据，pH 值可以明确原发性酸碱失衡是呼吸性碱中毒还是代谢性酸中毒，但在存在混合性酸碱平衡失调的情况下，尽管有明显的肺泡高通气，pH 值也可能不升高。肺泡动脉氧分压差 $P_{(A-a)}O_2$ 增加提示肺部疾患是高通气的可能原因。标准碳酸盐（standard bicarbonate，SB）降低提示存在与器质性病变有关的慢性高通气。焦虑等精神因素引起的高通气者，睡眠时的通气量并不增高，睡眠呼吸监测示潮气末或经皮 CO_2 分压并不降低。部分阵发性高通气患者，就诊时血气可能并无异常，但通过自主性过度通气激发试验（hyperventilation provocation test）以 60 次 / 分的频率用力呼吸 3 min，可部分或完全复制出主要症状，有助于明确诊断。

其次是寻找高通气的病因。根据病史、体格检查及必要的实验室检查，绝大多数患者高通气的原因可以明确。肺血管病及焦虑是两种较隐蔽又易被遗忘的常见病因，经常被归为"不好解释的高通气"，临床实践中应予以注意鉴别。精神因素引起高通气需在排除器质性病变后才能做出诊断。

【治疗】

肺泡高通气本身常并无严重临床后果，但应积极查找病因、治疗原发病。对于呼吸性碱中毒较重、症状明显者，通过面罩重复呼吸或吸入低流量 CO_2 可取得显著疗效。对于焦虑等精神因素引起高通气患者，应仔细向患者解释病情，进行心理咨询及缓慢腹式呼吸训练。β 受体阻滞剂及抗焦虑药物对部分患者可能有效。

（韩　芳）

急性呼吸窘迫综合征

急性呼吸窘迫综合征（acute respiratory distress syndrome，ARDS）是指由各种肺内和肺外致病因素（非心源性）导致的急性肺毛细血管内皮细胞和肺泡上皮细胞损伤引起弥漫性肺间质及肺泡水肿，从而出现以进行性恶化的顽固性低氧血症、呼吸窘迫为特征的临床综合征。主要病理特征是炎症导致的肺泡上皮损伤、微血管通透性增高，肺泡腔渗出富含蛋白质的液体，进而导致肺水肿及透明膜形成，常伴肺泡出血。主要病理生理改变是肺容积减少、肺顺应性降低和严重通气/血流比例失调。临床表现为呼吸窘迫、顽固性低氧血症和呼吸衰竭，肺部影像学表现为双肺弥漫性渗出性病变。据统计，10% 的入住 ICU 患者及 23% 的机械通气患者存在ARDS，病死率高达 35% ～ 46%，存活患者长期存在相关后遗症，如认知障碍、抑郁、创伤后应激障碍、持续骨骼肌无力等，造成全球范围内严重公共卫生负担。

【病因和发病机制】

（一）病因

引起 ARDS 的诱发因素可以分为肺内因素（直接因素）和肺外因素（间接因素），据统计，肺炎、胃内容物误吸、创伤和感染中毒症是 ARDS 最主要的病因。这些直接和间接因素及其所引起的炎症反应、影像改变及病理生理反应大体一致。ARDS 的常见危险因素列于表 2-16-1。由于临床绝大部分伴有下列危险因素的患者并不会发展为 ARDS，因此要考虑到基因易感性可能也参与到病理生理过程中。目前已发现了超过 40 种与 ARDS 发生发展及预后相关的候选基因，然而，ARDS 患者获得肺组织病理标本有一定难度，且肺组织内存在多种不同的细胞类型，在病程中基因表达具有异质性，所以将候选基因与 ARDS 易感性和预后以及下游生物事件（如转录和表观遗传事件或蛋白质表达）联系起来仍较难。器官芯片及类器官等新技术有望成为新的研究平台。

表 2-16-1　急性呼吸窘迫综合征的常见危险因素

直接肺损伤危险因素	间接肺损伤危险因素
肺炎（细菌、病毒、真菌及机会性感染）	感染中毒症（非肺源性）
胃内容物误吸	非胸部创伤或失血性休克
肺挫伤	胰腺炎
吸入性肺损伤	严重烧伤
溺水	药物过量
	血制品输注
	体外循环
	肺移植或取栓术后的再灌注水肿

（二）发病机制

ARDS 的发生发展大体可分为渗出期、增殖期、纤维化期三个阶段。损伤之初阶段为渗出期，其特征是固有免疫细胞介导的肺泡呼吸屏障的损伤，以及间质和肺泡内富含蛋白质的水肿液的聚积。肺泡巨噬细胞被激活后分泌促炎细胞因子和趋化因子，导致中性粒细胞和单核细胞或巨噬细胞在肺泡内募集，肺泡上皮细胞和效应 T 细胞被激活，加剧促炎反应和组织损伤。血管内皮激活和微血管损伤连同机械牵拉作用也进一步加重肺泡毛细血管屏障的破坏。上述过程导致肺泡间质及肺泡内的液体溢流。肿瘤坏死因子介导的组织因子的表达促进血小板聚集和微血栓形成，以及肺泡内凝血激活和透明膜形成。在 ARDS 第二阶段或增殖阶段开始的修复过程对宿主的生存至关重要，其特点是成纤维细胞、气道前体细胞和 Ⅱ 型肺泡上皮细胞的增殖及临时基质的形成，一旦上皮的完整性被重建，肺泡水肿和临时基质的重吸收将恢复肺泡的结构和功能。第三阶段纤维化期，广泛的基底膜损伤以及不充分或延迟的再上皮化导致间质和肺泡内纤维化的发展。纤维化并非发生在所有患者中，但与机械通气时间延长和死亡率增加有关。

【病理】

弥漫性肺泡损伤（diffuse alveolar damage，DAD）是 ARDS 典型病理特征，是动态过程及对损伤的非特异反应，以肺组织广泛充血水肿和肺泡腔内透明膜形成为特点。病理过程的三个阶段——渗出期、增殖期和纤维化期常重叠存在，与时间相关，与病因无关。ARDS 肺脏大体表现为双肺肿胀、重量增加，呈暗红色或暗紫色，湿润，重量增加，可有散在出血点，切面膨隆，含血量多，有液体渗出，也可见实变区或萎陷灶。显微镜下可见肺间质毛细血管扩张充血、出血或透明血栓及白细胞栓塞形成，肺间质和肺泡腔内有富含蛋白质的水肿液及炎症细胞浸润。约 72 h 后，由凝结的血浆蛋白、细胞碎片、纤维素及残余的表面活性物质混合形成透明膜，伴灶性或大面积肺泡萎陷，可见 Ⅰ 型肺泡上皮细胞受损坏死，上述过程约第 5 天达到高峰。1～3 周以后，逐渐过渡到增殖期和纤维化期，可见 Ⅱ 型肺泡上皮细胞、成纤维细胞增生和胶原沉积。部分肺泡透明膜经吸收消散而修复，亦可有部分形成纤维化。ARDS 患者容易合并或继发肺部感染，可形成肺小脓肿等病灶。

【临床表现】

ARDS 大多数于原发病起病后 48 h 内发生，几乎不超过 7 天。除原发病的相应症状和体征外，最早出现的症状是呼吸增快，并呈进行性加重的呼吸困难、发绀，常伴有烦躁、焦虑、出汗等。其呼吸困难的特点是呼吸深快、费力，患者常感到胸廓紧束、严重憋气，即呼吸窘迫，不能用常规氧疗改善，亦不能用其他原发心肺疾病（如气胸、肺气肿、肺不张、肺炎、心力衰竭等）解释。早期体征可无异常，或仅在双肺闻及少量细湿啰音；后期多可闻及水泡音，可有管状呼吸音。

【实验室及影像学检查】

1. 动脉血气分析　ARDS 患者早期表现为 P_aO_2 降低，因呼吸频率高合并 P_aCO_2 降低，如果进行性降低，pH 可高于正常，若合并有呼吸肌疲劳等因素，或出现 P_aCO_2 高于正常。根据动脉血气分析和吸入氧浓度可计算如肺泡-动脉氧分压差 $[P_{(A-a)}O_2]$、肺内分流（Q_S/Q_T）、呼吸指数 $[P_{(A-a)}O_2/P_aO_2]$、氧合指数（P_aO_2/FiO_2）等肺氧合功能指标，以 P_aO_2/FiO_2 最为常用。P_aO_2/FiO_2 正常值为 400～500 mmHg，$P_aO_2/FiO_2 \leqslant 300$ mmHg 是诊断 ARDS 的必要条件。需要说明的是 P_aO_2/FiO_2 结果要排除医源性呼气末正压的影响，依据柏林定义（见下文），呼吸末正压（positive end expiratory pressure，PEEP）/持续气道内正压（continuous positive airway pressure，CPAP）应不低于 5 cmH_2O。

2. 胸部 X 线检查　早期可无异常，或呈轻度间质改变，表现为边缘模糊的肺纹理增多，继之出现斑片状以至融合成大片状的磨玻璃或实变浸润影，不能完全用渗出、小叶 / 肺塌陷或结节解释（图 2-16-1A）。其演变过程符合肺水肿的特点，快速多变；后期可出现肺间质纤维化的改变。

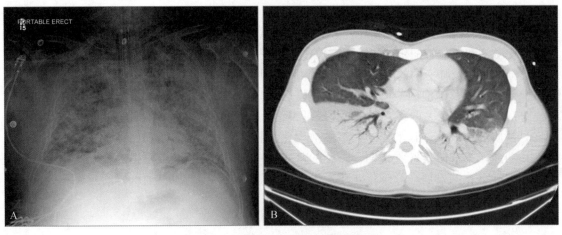

图 2-16-1　ARDS 患者 X 线及病理改变

A. X 线为双肺弥漫性渗出影；B. 胸部 CT 表现为重力依赖区分布为主的双肺浸润影，非重力依赖区通气尚可

3. 胸部 CT 检查　ARDS 典型的肺部 CT 表现为磨玻璃样阴影和肺实变，其分布取决于 ARDS 病因和疾病的严重程度，病情越重实变面积越大，磨玻璃 / 实变影范围越广泛。ARDS 的肺部 CT 表现不均匀，因广泛肺水肿及上肺、肺腹侧重量增加导致下肺、肺背侧压缩性肺不张（图 2-16-1B）。患者由仰卧位变为俯卧位后通气血流快速重新分配可证实这一点。

（四）超声检查

超声检查对明确 ARDS 患者的肺水肿、肺实变等不同病理情况的严重程度及病因有独特的优势。超声在肺部可观察到的各类伪像包括 A 线、B 线、0 线、E 线、W 线和 Z 线等，临床研究中涉及最多的为 B 线。B 线是指与胸膜垂直且延伸至远端的垂直线，也称"彗星尾"征，是 ARDS 患者特征性表现。前、中、后部肺组织的声像图表现不同，提示不同部位、不同肺区损伤程度不同；通常近前胸壁较轻、背部较重，两侧肺的表现多呈非对称性。同时心肺联合超声在 ARDS 的鉴别诊断及治疗评估中亦有重要价值，能够为左心衰竭患者提供更全面的评价。

【诊断】

根据柏林定义，ARDS 诊断需满足如下 4 项条件：

1. 已知病因下 7 天内出现的急性或恶化的呼吸困难。

2. 胸部影像学显示双肺浸润影，不能完全用胸腔积液、肺叶 / 全肺不张或结节影解释。

3. 呼吸衰竭不能完全用心力衰竭和液体超负荷解释。如果临床没有危险因素，需要用客观检查（如超声心动图）来排除静压性水肿。

4. 低氧血症：根据 P_aO_2/FiO_2 确立 ARDS 诊断，并将其按严重程度分为轻度、中度和重度 3 种。需要注意的是上述氧合指数中 P_aO_2 的监测都是在机械通气参数 PEEP/CPAP 不低于 5 cmH_2O 的条件下测得的；所在地海拔超过 1000 m 时，需对 P_aO_2/FiO_2 进行校正，校正后的 $P_aO_2/FiO_2 = P_aO_2/FiO_2 \times$（所在地大气压值 /760）。

轻度：200 mmHg $< P_aO_2/FiO_2 \leq$ 300 mmHg

中度：100 mmHg $< P_aO_2/FiO_2 \leq$ 200 mmHg

重度：$P_aO_2/FiO_2 \leq$ 100 mmHg

【鉴别诊断】

ARDS 需与大面积肺不张、心源性肺水肿、高原肺水肿、弥漫性肺泡出血等鉴别诊断，通常能通过病史、体格检查和影像学、超声及动脉血气等做出鉴别。心源性肺水肿患者一般有基础心脏病，呈端坐呼吸，咳粉红色泡沫样痰，肺湿啰音多在肺底部，胸部 X 线检查可见致密阴影从肺门向外扩展逐渐变淡成典型的蝴蝶状阴影，对强心、利尿等治疗效果好；鉴别困难时，可通过测定肺动脉楔压、超声心动图检测心室功能等做出判断并指导治疗。

【治疗】

治疗原则与一般急性呼吸衰竭相同。主要治疗措施包括：积极治疗原发病、氧疗、机械通气、俯卧位通气、体外膜式氧合（ECMO）以及液体管理等。

（一）原发病的治疗

是治疗 ARDS 的首要原则和基础，应积极寻找原发病并予以积极治疗。感染是 ARDS 的常见原因，尤其是肺部感染，也是 ARDS 的首位高危因素，而 ARDS 又易并发感染，所以对所有患者在诊治过程中都应关注感染的问题，应积极明确致病因素，若考虑有感染，尽快明确致病病原体，并进行积极治疗。其他如创伤、吸入等病因，应针对原发病给予积极处理，阻断危险因素防止其进一步加重肺损伤非常重要。

2019 年底出现的 COVID-19 继发的 ARDS 最具代表性的病理生理改变是肺血管系统内的微血管血栓的快速发展及恶化导致通气-灌注不匹配和右心室负荷显著增高，炎症反应失调和对内皮细胞的直接损伤是微血栓免疫病理的重要因素。此外，SARS-CoV-2 感染的内皮细胞损伤导致肺部血管收缩，在缺氧时加剧，限制血液流向肺通气不良区域。COVID-19 患者这种生理适应性紊乱导致血液分流。为此，COVID-19 相关 ARDS 的治疗重点是通过使用抗病毒药物、类固醇、抗凝剂和俯卧位来缓解这些病理生理异常。

（二）纠正缺氧

应采取积极有效措施尽快提高 PaO_2，改善组织氧合。一般需高浓度给氧，使 $PaO_2 \geqslant$ 60 mmHg 或 $SaO_2 \geqslant 90\%$。需要注意的是，建立合理氧疗方案，平衡对器官的必要输送，同时防止高氧的过度有害影响已经成为一个重要课题。

（三）个体化呼吸支持技术

ARDS 呼吸支持技术不断进步，一旦诊断成立，应尽早进行呼吸支持。轻度 ARDS 患者可考虑应用储氧面罩、经鼻高流量湿化氧疗、无创正压通气等改善氧合，无效或病情加重时尽快气管插管行有创机械通气。呼吸支持的目的是维持充分的通气和氧合，以支持脏器功能。ARDS 患者肺部的典型表现是肺部实变、渗出和正常肺并存，残存的正常肺因其占肺组织比例较小，类似于婴儿肺，当采用较大潮气量通气时，气体容易进入顺应性较好、位于非重力依赖区的肺泡，使这些肺泡过度扩张，造成肺泡上皮和血管内皮损伤，甚至导致肺泡破裂出现纵隔气肿、气胸等严重并发症；而萎陷的肺泡在通气过程中仍处于萎陷状态，在局部扩张肺泡和萎陷肺泡之间产生剪切应力。如果需要进行气管插管有创机械通气，应注意采取肺保护性通气策略，其核心是小潮气量通气（4～8 ml/kg）和一定水平 PEEP，气道平台压（Pplat）≤ 30 cmH_2O，在维持患者有效氧合（S_pO_2 92%）的基础上避免因正压机械通气对残存正常肺组织造成进一步的损伤。另外，ARDS 致病因素千差万别，ARDS 异质性和肺部病变的多形性也提示单一的机械通气策略并不适合于所有患者，因此应依据病理生理特点进行个体化肺保护性通气。主要包括以下 4 方面的内容。

1. PEEP 的滴定　适当水平的 PEEP 可使萎陷的小气道和肺泡再开放，使呼气末肺容量增加，改善氧合，并可减轻肺损伤和肺泡水肿，从而改善肺泡弥散功能和通气/血流比例，减少肺内分流，达到改善氧合和肺顺应性的目的，避免因肺泡的反复萎陷和复张导致的进一步损伤。但 ARDS 肺部病变的不均一性和多形性使得不同患者需要不同的通气策略，且不合适的 PEEP 不但增加胸内正压，减少回心血量，并有加重肺损伤的潜在危险。因此，对于 ARDS 患者要制订个体化通气策略。目前临床上广泛采用的 PEEP 滴定方法有压力容积曲线、跨肺压测定、电阻抗断层成像等手段，有助于优化肺保护通气策略，为机械通气的个体化和精准化提供检测和评估手段。

2. 小潮气量　ARDS 机械通气采用小潮气量，即 4 ～ 8 ml/kg，旨在将吸气平台压控制在 30 cmH₂O 以下，防止肺泡过度扩张。为保证小潮气量，可允许一定程度的 CO_2 潴留和呼吸性酸中毒（pH 7.25 ～ 7.30），即允许性高碳酸血症。合并代谢性酸中毒时需适当补碱。

3. 俯卧位通气　俯卧位通气可以促进肺内通气和血流再分布，可改善背侧重力依赖区肺泡的通气并限制腹侧肺泡过度扩张，有效改善氧合，降低肺循环和右心的后负荷。对于重症 ARDS 患者（$P_aO_2/FiO_2 \leqslant 150$ mmHg），建议常规进行俯卧位通气，若病情允许，每天俯卧位时间建议超过 12 h。对于轻到中度 ARDS 患者俯卧位的实施方案仍需要更多临床证据支持。

4. 肺复张　ARDS 患者存在由于间质和肺泡水肿引起的肺重量增加所致显著依赖性肺不张。在机械通气过程中，肺不张时，由于有效肺容积减少，及开放肺与不张肺交界面肺泡剪切应力增大，机械通气将导致肺损伤进一步加重。PEEP 和肺复张策略可减少肺不张，增加呼气末肺容积。肺复张短暂升高气道压力，打开塌陷的肺泡，增加通气容积。肺复张有多种方法，包括高水平持续气道正压（30 ～ 40 cmH₂O 持续 40 s）法、压力控制通气下逐步增加 PEEP 或高 PEEP 法等。需要说明的是肺复张必然引发肺气压伤的风险明显增加，近年来的相关大样本研究结果并不乐观，临床实施时一定要基于患者的具体病理生理特点，在动态监测肺应力和应变的基础上慎重实施。

（四）体外膜式氧合（extracorporeal membrane oxygenation，ECMO）

ECMO 是重症 ARDS 患者的积极治疗手段，不仅可以有效维持氧合，而且可以通过静脉-动脉（V-A）ECMO 在一定程度上解决循环的问题。随着 ECMO 临床应用的不断成熟和研究证据的增加，ECMO 已成为救治重症 ARDS 的一线治疗技术，ECMO 实施适应证的标准建议如下：①早期有创通气 < 7 天；②仰卧位通气下：$PaO_2/FiO_2 \leqslant 50$ mmHg 超过 3 h，或尝试俯卧位通气后 $PaO_2/FiO_2 \leqslant 80$ mmHg（$FiO_2 > 0.8$，PEEP > 10 cmH₂O）超过 6 h；③吸气相跨肺压 > 25 cmH₂O/ 驱动压 > 15 cmH₂O，治疗 24 h 氧合指数无明显改善；④动脉血 pH 值 < 7.25 且 $PaCO_2 > 60$ mmHg 超过 6 h；⑤出现严重气压伤（纵隔气肿、气胸等），符合任意一条即可。

（六）营养支持和监护

ARDS 时机体处于高代谢状态，应补充足够的营养。静脉营养可引起感染和血栓形成等并发症，在血流动力学稳定的前提下应提倡全胃肠营养，不仅可避免静脉营养的不足，而且能够保护胃肠黏膜，防止肠道菌群异位。ARDS 是入住 ICU 指征，可行镇痛、镇静、肌松等治疗，并采取控制血糖、预防深静脉血栓及应激性溃疡等综合支持手段。动态监测呼吸、循环、水电解质、酸碱平衡及其他重要脏器的功能，以便及时调整治疗方案。

（七）其他治疗

糖皮质激素在 ARDS 治疗中的启动时间、剂量及疗程仍有争议，近期的几项大样本研究证明对以炎症高反应为特征的 ARDS 患者早期应用一定剂量的糖皮质激素可以有效降低病死率。吸入性一氧化氮可一定程度上改善氧合，但对生存率没有显著改善。干细胞治疗 ARDS 仍处于临床试验阶段。

【预后】

ARDS 是一种异质性很强的综合征。近 20 年来的病死率呈现明显下降，这与人们对 ARDS 的发病机制认识的不断深入、动态监测和评估手段的日益增多、个体化呼吸支持策略的不断成熟等有关。ARDS 患者 2 年内死亡率仍较高，与继发的肺间质纤维化和相关并发症有直接的关系，还需要我们不断去研究和探索。

（解立新）

呼吸衰竭与呼吸支持技术

第 17 章

第 1 节　概　述

呼吸衰竭（respiratory failure）是指各种原因引起的肺通气和（或）换气功能严重障碍，使静息状态下亦不能维持足够的气体交换，导致低氧血症伴（或不伴）高碳酸血症，进而引起一系列病理生理改变和相应临床表现的综合征。其临床表现缺乏特异性，明确诊断有赖于动脉血气分析：在海平面、静息状态、呼吸空气条件下，除外心内分流，动脉血氧分压（PaO_2）< 60 mmHg，伴或不伴二氧化碳分压（$PaCO_2$）> 50 mmHg，可诊断为呼吸衰竭。

【病因】

完整的呼吸过程由相互衔接且同时进行的外呼吸、气体运输和内呼吸三个环节组成。参与外呼吸（即肺通气和肺换气）任何一个环节的严重病变都可导致呼吸衰竭。

（一）气道阻塞性病变

上气道病变及气管-支气管的炎症、痉挛、肿瘤、异物、纤维化瘢痕等均可引起气道阻塞。如睡眠呼吸暂停综合征、慢阻肺病、哮喘急性加重时引起气道痉挛、炎性水肿、分泌物阻塞气道等，导致肺通气不足或通气/血流比例失调，发生缺氧和（或）CO_2潴留，甚至呼吸衰竭。

（二）肺组织病变

各种累及肺泡和（或）肺间质的病变，如肺炎、肺气肿、严重肺结核、弥漫性肺间质纤维化、肺水肿、硅沉着病等，均可使有效弥散面积减少、肺顺应性降低、通气/血流比例失调，导致缺氧和（或）CO_2潴留。

（三）肺血管疾病

肺栓塞、肺血管炎等可引起通气/血流比例失调，或部分静脉血未经氧合直接流入肺静脉，导致呼吸衰竭。

（四）胸廓与胸膜病变

胸部外伤所致的连枷胸、严重的自发性或外伤性气胸、严重的脊柱畸形、大量胸腔积液、胸膜肥厚与粘连、强直性脊柱炎等，均可限制胸廓活动和肺扩张，导致通气不足及吸入气体分布不均，从而发生呼吸衰竭。

（五）心脏疾病

各种缺血性心脏疾病、严重心脏瓣膜疾病、心肌病、心包疾病、严重心律失常等均可导致通气和换气功能障碍，从而导致缺氧和（或）CO_2潴留。

（六）神经肌肉疾病

脑血管疾病、颅脑外伤、脑炎以及镇静催眠剂中毒可直接或间接抑制呼吸中枢。脊髓颈段或高位胸段损伤（肿瘤或外伤）、脊髓灰质炎、多发性神经炎、重症肌无力、有机磷中毒、破伤风以及严重的钾代谢紊乱等均可累及呼吸肌，造成呼吸肌无力、疲劳、麻痹，因呼吸动力下降而发生肺通气不足。

【分类】

在临床实践中，通常按照动脉血气、发病急缓及发病机制进行分类。

（一）按照动脉血气分类

1. Ⅰ型呼吸衰竭　即低氧性呼吸衰竭，血气分析特点是 $PaO_2 < 60\ mmHg$，$PaCO_2$ 降低或正常。主要见于肺换气功能障碍（通气/血流比例失调、弥散功能损害、肺动-静脉分流等），如严重肺部感染性疾病、间质性肺疾病、急性肺栓塞等。

2. Ⅱ型呼吸衰竭　即高碳酸性呼吸衰竭，血气分析特点是 $PaO_2 < 60\ mmHg$，同时伴有 $PaCO_2 > 50\ mmHg$。系肺泡通气不足所致。单纯通气不足，低氧血症和高碳酸血症的程度是平行的，若伴有换气功能障碍，则低氧血症更为严重。

（二）按照发病急缓分类

1. 急性呼吸衰竭　某些突发的致病因素，如严重肺部疾病、创伤、休克、电击、急性气道阻塞等，可使肺通气和（或）换气功能迅速出现严重障碍，短时间内即可发生呼吸衰竭。因机体不能很快代偿，若不及时抢救，会危及患者生命。

2. 慢性呼吸衰竭　一些慢性疾病可使呼吸功能的损害逐渐加重，经过较长时间发展为呼吸衰竭。如慢阻肺病、肺结核、间质性肺疾病、神经肌肉病变等，其中以慢阻肺病最常见。早期虽有低氧血症或伴高碳酸血症，但机体通过代偿适应，生理功能障碍和代谢紊乱较轻，仍保持一定的生活活动能力，动脉血气分析 pH 值在正常范围（7.35～7.45）。另一种临床较常见的情况是在慢性呼吸衰竭的基础上，因合并呼吸系统感染、气道痉挛或并发气胸等情况，病情急性加重，在短时间内出现 PaO_2 显著下降和（或）$PaCO_2$ 显著升高，称为慢性呼吸衰竭急性加重，其病理生理学改变和临床表现兼有慢性和急性呼吸衰竭的特点。

（三）按照发病机制分类

可分为通气性呼吸衰竭和换气性呼吸衰竭，也可分为泵衰竭（pump failure）和肺衰竭（lung failure）。驱动或调控呼吸运动的中枢神经系统、外周神经系统、神经肌肉组织（包括神经-肌肉接头和呼吸肌）以及胸廓统称为呼吸泵，这些部位的功能障碍引起的呼吸衰竭称为泵衰竭。通常泵衰竭主要引起通气功能障碍，表现为Ⅱ型呼吸衰竭。气道阻塞、肺组织和肺血管病变造成的呼吸衰竭称为肺衰竭。肺实质和肺血管病变常引起换气功能障碍，表现为Ⅰ型呼吸衰竭；严重的气道阻塞性疾病（如慢阻肺病）影响通气功能，造成Ⅱ型呼吸衰竭。

【发病机制】

各种病因通过肺通气不足、弥散障碍、通气/血流比例失调、氧耗量增加等机制使通气和（或）换气过程发生障碍，导致呼吸衰竭。临床上单一机制引起的呼吸衰竭很少见，往往是多种机制并存或随着病情的发展先后参与发挥作用。

（一）肺通气不足（hypoventilation）

正常成人在静息状态下有效肺泡通气量约为 4 L/min 才能维持正常的肺泡氧分压（PaO_2）和肺泡二氧化碳分压（$PaCO_2$）。肺泡通气量减少会引起 PaO_2 下降和 $PaCO_2$ 上升，从而发生缺氧和 CO_2 潴留。呼吸空气条件下，$PaCO_2$ 与肺泡通气量（VA）和 CO_2 产生量（VCO_2）的关系可用下列公式反映：$PaCO_2 = 0.863 \times VCO_2/VA$。若 VCO_2 是常数，VA 与 $PaCO_2$ 呈反比关系。

（二）弥散障碍（diffusion abnormality）

O_2 和 CO_2 等气体通过肺泡膜进行交换的物理弥散过程发生障碍。气体弥散的速度取决于肺泡膜两侧气体分压差、气体弥散系数、肺泡膜的弥散面积、厚度和通透性，同时气体弥散量还受血液与肺泡接触时间以及心排血量、血红蛋白含量、通气 / 血流比例的影响。静息状态时，流经肺泡壁毛细血管的血液与肺泡的接触时间约为 0.72 s，而 O_2 完成气体交换的时间为 0.25 ~ 0.3 s，CO_2 则只需 0.13 s，并且 O_2 的弥散能力仅为 CO_2 的 1/20，故弥散障碍时常以低氧血症为主。

（三）通气 / 血流比例失调（ventilation-perfusion mismatch）

血液流经肺泡时能否保证血液动脉化，即得到充足的 O_2 并充分排出 CO_2，除需有正常的肺通气功能和良好的肺泡膜弥散功能外，还取决于肺泡通气量与血流量之间的正常比例。正常成人静息状态下，通气 / 血流比值约为 0.8。肺泡通气 / 血流比例失调有两种主要形式：

1. 部分肺泡通气不足　肺部病变如肺泡萎陷、肺炎、肺不张、肺水肿等引起病变部位的肺泡通气不足，通气 / 血流比值变小，部分未经氧合或未经充分氧合的静脉血（肺动脉血）通过肺泡的毛细血管或短路流入动脉血（肺静脉血）中，故又称肺动-静脉样分流或功能性分流（functional shunt）。严重分流是导致难治性低氧血症最重要的原因，如 ARDS 大量肺泡萎陷或肺不张等。这种情况下，提高吸氧浓度并不能提高分流静脉血的血氧分压。分流量越大，吸氧后提高动脉血氧分压的效果越差，若分流量超过 30%，吸氧并不能明显提高 PaO_2。

2. 部分肺泡血流不足　肺血管病变如肺栓塞引起栓塞部位血流减少，通气 / 血流比值增大，肺泡通气不能被充分利用，又称为无效腔样通气（dead space-like ventilation）。通气 / 血流比例失调通常仅导致低氧血症，而无 CO_2 潴留。其原因主要是：①动脉与混合静脉血的氧分压差为 59 mmHg，比 CO_2 分压差 5.9 mmHg 大 10 倍；②氧解离曲线呈 S 形，正常肺泡毛细血管的血氧饱和度已处于曲线的平台段，无法携带更多的氧以代偿低 PaO_2 区的血氧含量下降，而 CO_2 解离曲线在生理范围内呈直线，有利于通气良好区对通气不足区的代偿，排出足够的 CO_2，不至于出现 CO_2 潴留。然而，严重的通气 / 血流比例失调亦可导致 CO_2 潴留。

（四）氧耗量增加

发热、寒战、呼吸困难和抽搐均增加氧耗量。寒战时耗氧量可达 500 ml/min；严重哮喘时，呼吸肌作功增加，氧耗量可达正常的十几倍。氧耗量增加导致肺泡氧分压下降时，正常人可通过增加通气量来防止缺氧的发生。所以，若氧耗量增加的患者同时伴有通气功能障碍，则会出现严重的低氧血症。

【病理生理】

低氧血症和高碳酸血症能够影响全身各系统脏器的代谢、功能甚至使组织结构发生变化。在呼吸衰竭的初始阶段，各系统脏器的功能和代谢可发生一系列代偿性反应，以改善组织供氧、调节酸碱平衡、适应内环境的变化。当呼吸衰竭进入严重阶段时，则出现代偿不全，表现为各系统脏器严重的功能和代谢紊乱直至衰竭。

（一）对中枢神经系统的影响

脑组织的耗氧量很大，约占全身耗氧量的 1/5 ~ 1/4。大脑皮质的神经元细胞对缺氧最为敏感，通常完全停止供氧 4 ~ 5 min 即可引起不可逆性脑损害。低氧对中枢神经系统影响的程度与缺氧发生的速度和程度有关。当 PaO_2 降至 60 mmHg 时，可出现注意力不集中、智力和视力轻度减退；当 PaO_2 迅速降至 40 ~ 50 mmHg 以下时，会引起一系列神经精神症状，如头痛、不安、定向力与记忆力障碍、精神错乱、嗜睡；PaO_2 低于 30 mmHg 时，出现神志丧失乃至昏迷；PaO_2 低于 20 mmHg 时，只需数分钟即可造成神经细胞不可逆性损伤。

CO_2 潴留使脑脊液 H^+ 浓度增加，影响脑细胞代谢，降低脑细胞兴奋性，抑制皮质活动；

但轻度的 CO_2 增加，对皮质下层刺激加强，可间接引起皮质兴奋。CO_2 潴留可引起头痛、头晕、烦躁不安、言语不清、精神错乱、扑翼样震颤、嗜睡、昏迷、抽搐和呼吸抑制等表现，这种由缺氧和 CO_2 潴留所致的神经精神障碍症候群称为肺性脑病（pulmonary encephalopathy），又称 CO_2 麻醉（carbon dioxide narcosis）。肺性脑病早期，患者往往有失眠、兴奋、烦躁不安等症状。除上述神经精神症状外，还可表现为木僵、视物障碍、球结膜水肿及发绀等。肺性脑病的发病机制尚未完全阐明，但目前认为低氧血症、CO_2 潴留和酸中毒三个因素共同损伤脑血管和脑细胞是最根本的发病机制。

缺氧和 CO_2 潴留均会使脑血管扩张、血流阻力降低、血流量增加以代偿脑缺氧。缺氧和酸中毒还能损伤血管内皮细胞使其通透性增高，导致脑间质水肿；缺氧使红细胞 ATP 生成减少，造成 Na^+-K^+ 泵功能障碍，引起细胞内 Na^+ 及水分增多，形成脑细胞水肿。以上情况均可引起脑组织充血、水肿和颅内压增高，压迫脑血管，进一步加重脑缺血、缺氧，形成恶性循环，严重时出现脑疝。另外，神经细胞内的酸中毒可引起抑制性神经递质 γ-氨基丁酸生成增多，加重中枢神经系统的功能和代谢障碍，也成为肺性脑病以及缺氧、休克等病理生理改变难以恢复的原因。

（二）对循环系统的影响

一定程度的 PaO_2 降低和 $PaCO_2$ 升高，可使心率反射性增快、心肌收缩力增强、心排血量增加；缺氧和 CO_2 潴留时，交感神经兴奋使皮肤和腹腔脏器血管收缩，而冠状动脉血管由于主要受局部代谢产物的影响发生扩张，其血流量是增加的。严重的缺氧和 CO_2 潴留可直接抑制心血管中枢，造成心脏活动抑制和血管扩张、血压下降、心律失常等严重后果。心肌对缺氧十分敏感，早期轻度缺氧即可有心电图的异常表现。急性严重缺氧可导致心室颤动或心搏骤停。长期慢性缺氧可导致心肌纤维化、心肌硬化。在呼吸衰竭的发病过程中，缺氧、肺动脉高压以及心肌受损等多种病理变化共同作用，最终导致肺源性心脏病（cor pulmonale）。

（三）对呼吸系统的影响

呼吸衰竭患者的呼吸变化受到 PaO_2 降低和 $PaCO_2$ 升高所引起的反射活动及原发疾病的影响，因此实际的呼吸活动需要视诸多因素综合而定。

低氧血症对呼吸的影响远小于 CO_2 潴留。低 PaO_2（< 60 mmHg）作用于颈动脉体和主动脉体的化学感受器，可反射性兴奋呼吸中枢，增强呼吸运动，使呼吸频率增快甚至出现呼吸窘迫。当缺氧程度缓慢加重时，这种反射性兴奋呼吸中枢的作用将变得迟钝。缺氧对呼吸中枢的直接作用是抑制作用，当 PaO_2 < 30 mmHg 时，此作用可大于反射性兴奋作用而使呼吸抑制。

CO_2 是强有力的呼吸中枢兴奋剂。当 $PaCO_2$ 急骤升高时，呼吸加深加快；长时间严重的 CO_2 潴留，会造成中枢化学感受器对 CO_2 的刺激作用发生适应；当 $PaCO_2$ > 80 mmHg 时，会对呼吸中枢产生抑制和麻醉效应，此时呼吸运动主要靠低 PaO_2 对外周化学感受器的刺激作用来维持。因此对这种患者进行氧疗时，如吸入高浓度氧，由于解除了低氧对呼吸中枢的反射性刺激作用，可造成呼吸抑制，应注意避免。

（四）对肾功能的影响

呼吸衰竭的患者常常合并肾功能不全，若及时治疗，随着外呼吸功能的好转，肾功能可以恢复。

（五）对消化系统的影响

呼吸衰竭的患者常合并消化道功能障碍，表现为消化不良、食欲不振，甚至出现胃肠黏膜糜烂、坏死、溃疡和出血。缺氧可直接或间接损害肝细胞，使谷丙转氨酶（丙氨酸氨基转移酶）升高，若缺氧能够得到及时纠正，肝功能可逐渐恢复正常。

（六）对内环境的影响

呼吸功能障碍导致血 $PaCO_2$ 增高（> 45 mmHg）、pH 值下降（< 7.35）、H^+ 浓度升高（>

45 mmol/L），发生呼吸性酸中毒。早期可出现血压增高，中枢神经系统受累，表现为躁动、嗜睡、精神错乱、扑翼样震颤等。由于 pH 值取决于 HCO_3^- 与 H_2CO_3 的比值，前者靠肾调节（需 1～3 天），而后者靠呼吸调节（仅需数小时），因此急性呼吸衰竭时 CO_2 潴留可使 pH 值迅速下降。

在持续或严重缺氧的患者体内，组织细胞能量代谢的中间过程，如三羧酸循环、氧化磷酸化和有关酶的活性受到抑制，使能量生成减少，体内乳酸和无机磷产生增多，导致代谢性酸中毒（实际碳酸氢盐 AB < 22 mmol/L）。此时患者表现为呼吸性酸中毒合并代谢性酸中毒，可出现意识障碍、血压下降、心律失常甚至心搏骤停。由于能量不足，体内转运离子的钠泵功能障碍，使细胞内 K^+ 转移至血液，而 Na^+ 和 H^+ 进入细胞内，造成细胞内酸中毒和高钾血症。

慢性呼吸衰竭时因 CO_2 潴留发展缓慢，肾可通过减少 HCO_3^- 的排出来维持 pH 值恒定。但当体内 CO_2 长期增高时，HCO_3^- 也持续维持在较高水平，导致呼吸性酸中毒合并代谢性碱中毒，此时 pH 值可处于正常范围，称为代偿性呼吸性酸中毒合并代谢性碱中毒。因血中主要阴离子 HCO_3^- 和 Cl^- 之和相对恒定（电中性原理），当 HCO_3^- 持续增加时血中 Cl^- 相应降低，产生低氯血症。当呼吸衰竭恶化，CO_2 潴留进一步加重时，HCO_3^- 已不能代偿，pH 值低于正常范围（< 7.35），则呈现失代偿性呼吸性酸中毒合并代谢性碱中毒。

第 2 节　急性呼吸衰竭

【病因】

呼吸系统疾病如严重呼吸系统感染、急性呼吸道阻塞性病变、重度或危重哮喘、各种原因引起的急性肺水肿、肺血管疾病、胸廓外伤或手术损伤、自发性气胸和急剧增加的胸腔积液等，导致肺通气和（或）换气障碍；急性颅内感染、颅脑外伤、脑血管病变（脑出血、脑梗死）等可直接或间接抑制呼吸中枢；脊髓灰质炎、重症肌无力、有机磷中毒及颈椎外伤等可损伤神经-肌肉传导系统，引起肺通气不足。前述各种原因均可造成急性呼吸衰竭。

【临床表现】

急性呼吸衰竭的临床表现主要是低氧血症所致的呼吸困难和多脏器功能障碍。

1. 呼吸困难　呼吸衰竭最早出现的症状。多数患者有明显的呼吸困难，可表现为频率、节律和幅度的改变。较早表现为呼吸频率增快，病情加重时出现呼吸困难，辅助呼吸肌活动加强，如三凹征。中枢性疾病或中枢神经抑制性药物所致的呼吸衰竭，表现为呼吸节律改变，如潮式呼吸、比奥呼吸等。

2. 发绀　缺氧的典型表现，当动脉血氧饱和度低于 90% 时，可在口唇、指甲等处出现发绀。另应注意，因发绀的程度与还原型血红蛋白含量相关，所以红细胞增多者发绀更明显，贫血者则不明显或不出现发绀。因严重休克等引起末梢循环障碍的患者，即使动脉血氧分压尚正常，也可出现发绀，称作外周性发绀；而真正由于动脉血氧饱和度降低引起的发绀，称作中央性发绀。发绀还受皮肤色素及心功能的影响。

3. 精神神经症状　急性缺氧可出现精神错乱、躁狂、昏迷、抽搐等症状。如合并急性 CO_2 潴留，可出现嗜睡、淡漠、扑翼样震颤，甚至呼吸骤停。

4. 循环系统表现　多数患者有心动过速；严重低氧血症和酸中毒可导致心肌损害，亦可引起周围循环衰竭、血压下降、心律失常、心搏停止。

5. 消化和泌尿系统表现　严重呼吸衰竭对肝、肾功能都有影响，部分病例可出现丙氨酸氨基转移酶与血浆尿素氮升高，个别病例尿中可出现蛋白、红细胞和管型。因胃肠道黏膜屏障功能受损，导致胃肠道黏膜充血水肿、糜烂渗血或发生应激性溃疡，引起上消化道出血。

【诊断】

除原发疾病、低氧血症及 CO_2 潴留所致的临床表现外，呼吸衰竭的诊断主要依靠血气分析。而结合肺功能、胸部影像学和纤维支气管镜等检查对于明确呼吸衰竭的原因至关重要。

1. 动脉血气分析   对判断呼吸衰竭和酸碱失衡的严重程度及指导治疗均具有重要意义。pH 值可反映机体的代偿状况，有助于鉴别急性或慢性呼吸衰竭。当 $PaCO_2$ 升高、pH 值正常时，称为代偿性呼吸性酸中毒；若 $PaCO_2$ 升高、pH 值 < 7.35，则称为失代偿性呼吸性酸中毒。需要指出，由于血气受年龄、海拔高度、氧疗等多种因素影响，具体分析时一定要结合临床情况。

2. 肺功能检测   尽管在某些重症患者，肺功能检测受到限制，但我们能通过肺功能判断通气功能障碍的性质（阻塞性、限制性或混合性）及是否合并换气功能障碍，并对通气和换气功能障碍的严重程度进行判断。呼吸肌功能测试能够提示呼吸肌无力的原因和严重程度。

3. 胸部影像学检查   包括普通胸部 X 线检查、胸部 CT 检查和放射性核素肺通气 / 灌注扫描、肺血管造影及超声检查等。急性呼吸衰竭患者的胸片常常表现为以下 3 种征象之一：①正常（或相对正常）；②局灶性肺泡充盈影；③弥漫性肺泡充盈影。如果胸片正常（如无病变阴影或相对无病变阴影），很可能是气道疾病（如慢阻肺病和哮喘）或肺血管疾病（如血栓栓塞）。如果存在局灶性肺泡充盈异常，主要考虑肺炎，但肺栓塞和梗死也有可能。当存在弥漫性（双侧）肺泡充盈异常，主要考虑心源性肺水肿、急性呼吸窘迫综合征（如脓毒症、创伤、肺炎、胃内容物误吸等所致）。

4. 纤维支气管镜检查   对明确气道疾病和获取病理学证据具有重要意义。

5. 其他评估   所有急性呼吸衰竭的患者均应进行全血计数、常规血生化检查、凝血酶原时间、尿液检查以发现可能的病因和伴随疾病。其他血液检查视临床表现而定。例如，若急性呼吸窘迫综合征的病因可能是急性胰腺炎，则要查血清脂肪酶；如果造成低通气的可能原因是重度甲状腺功能减退，则要查甲状腺功能相关指标。当怀疑脓毒症时，应留取血培养。如果可能存在药物过量，则建议进行尿液毒理学检查。任何异常积液，尤其是胸腔积液均应常规抽吸送检，以明确诊断。当怀疑肺炎时，需做下呼吸道标本的革兰氏染色和培养。其他特殊检查应根据病史、体格检查、动脉血气水平和胸部 X 线检查结果而定。

【治疗】

急性呼吸衰竭的治疗取决于病因、临床表现和患者的基础情况。以下治疗目标适用于所有患者：改善低氧血症以消除或显著降低其对生命的威胁，为病因治疗争取时间；纠正可能危及生命的酸中毒；维持或改善心排血量；治疗潜在疾病；避免可能发生的并发症。总体治疗原则是：呼吸支持；呼吸衰竭病因治疗；一般支持治疗以及对其他重要脏器功能的监测与支持。

（一）呼吸支持

对于任何类型的呼吸衰竭，保持呼吸道通畅是最基本、最重要的治疗措施。根据患者的血氧饱和度情况选择性进行氧疗，或选择正压机械通气。详见本章第 4 节。

（二）病因治疗

引起急性呼吸衰竭的原发疾病多种多样，在解决呼吸衰竭本身所致危害的前提下，明确并针对不同病因采取适当的治疗措施十分必要，是治疗呼吸衰竭的根本所在。

（三）一般支持疗法

电解质紊乱和酸碱平衡失调的存在，可以进一步加重呼吸系统乃至其他系统脏器的功能障碍并干扰呼吸衰竭的治疗效果，因此应及时加以纠正。加强液体管理，防止血容量不足和液体负荷过大，保证血细胞比容（HCT）在一定水平，对于维持氧输送能力和防止肺水过多具有重要意义。呼吸衰竭患者由于摄入不足或代谢失衡，往往存在营养不良，需保证充足的营养及热量供给。

呼吸兴奋剂是改善通气的一类传统药物，主要通过增强呼吸中枢驱动以增加呼吸频率和潮气量，实现改善通气的目的。急性呼吸衰竭的患者往往由于低氧与 CO_2 潴留，呼吸中枢驱动已有明显增强，并且由于呼吸支持技术的进步、正压通气的广泛应用以及药物本身副作用大，呼吸兴奋剂的应用已经减少。

（四）其他重要脏器功能的监测与支持

呼吸衰竭往往会累及其他重要脏器，因此应及时将重症患者转入 ICU，加强对重要脏器功能的监测与支持，预防和治疗肺动脉高压、肺源性心脏病、肺性脑病、肾功能不全、消化道功能障碍和弥散性血管内凝血（DIC）等。

第 3 节　慢性呼吸衰竭

【病因】

慢性呼吸衰竭多由支气管-肺疾病引起，如慢阻肺病、严重肺结核、肺间质纤维化、肺尘埃沉着症等。胸廓和神经肌肉病变，如胸部手术、外伤、广泛胸膜增厚、胸廓畸形、脊髓侧索硬化症等，亦可导致慢性呼吸衰竭。

【临床表现】

慢性呼吸衰竭的临床表现与急性呼吸衰竭大致相似，但以下几个方面有所不同。

1. 呼吸困难　慢阻肺病所致的呼吸困难，病情较轻时表现为呼吸费力伴呼气延长，严重时发展成浅快呼吸。若并发 CO_2 潴留，$PaCO_2$ 升高过快或显著升高以致发生 CO_2 麻醉时，患者可由呼吸过速转为浅慢呼吸或潮式呼吸。

2. 神经症状　慢性呼吸衰竭伴 CO_2 潴留时，随 $PaCO_2$ 升高可表现为先兴奋后抑制现象。兴奋症状包括失眠、烦躁、躁动、夜间失眠而白天嗜睡（昼夜颠倒现象）等，但此时切忌应用镇静或催眠药，以免加重 CO_2 潴留，诱发肺性脑病。肺性脑病主要表现为神志淡漠、肌肉震颤或扑翼样震颤、间歇抽搐、昏睡甚至昏迷等，亦可出现腱反射减弱或消失、锥体束征阳性等。此时应与合并脑部病变进行鉴别。

3. 循环系统表现　CO_2 潴留使外周体表静脉充盈、皮肤充血、温暖多汗、血压升高、心排血量增多而致脉搏洪大；多数患者心率增快；因脑血管扩张产生搏动性头痛。部分患者合并慢性肺源性心脏病，可能同时出现心悸、胸闷、脉律不齐、乏力等表现。

【诊断】

慢性呼吸衰竭的血气分析诊断标准参见急性呼吸衰竭，但在临床上 II 型呼吸衰竭患者还常见于另一种情况，即吸氧治疗后，PaO_2 回升至大于 60 mmHg，但 $PaCO_2$ 仍高于正常水平。

【治疗】

治疗原发病、保持气道通畅、恰当的氧疗等治疗原则与急性呼吸衰竭基本一致。

（一）氧疗

慢阻肺病是导致慢性呼吸衰竭的常见呼吸系统疾病，患者常伴有 CO_2 潴留，氧疗时需注意防止血氧含量过高。CO_2 潴留是通气功能不良的结果。慢性高碳酸血症患者呼吸中枢的化学感受器对 CO_2 反应性差，呼吸主要靠低氧血症对颈动脉体、主动脉体化学感受器的刺激来维持。若血氧迅速上升，解除了低氧对外周化学感受器的刺激，便会抑制患者呼吸，造成通气状况进一步恶化，导致 CO_2 上升，严重时陷入 CO_2 麻醉状态。

（二）正压机械通气

根据病情选用无创机械通气或有创机械通气。慢阻肺病急性加重早期及时应用无创机械通气可以防止呼吸功能不全加重，缓解呼吸肌疲劳，减少后期气管插管率，改善预后。

（三）抗感染等针对急性加重病因的治疗

慢性呼吸衰竭急性加重的常见诱因是感染，一些非感染因素诱发的呼吸衰竭也容易继发感染。积极处理引起慢性呼吸衰竭急性加重的病因是治疗相应患者的重点。

（四）纠正酸碱平衡失调

慢性呼吸衰竭常有 CO_2 潴留，导致呼吸性酸中毒。呼吸性酸中毒的发生多为慢性过程，机体常通过增加碱储备来代偿，以维持 pH 值于相对正常水平。当以机械通气等方法较为迅速地纠正呼吸性酸中毒时，原已增加的碱储备会使 pH 值升高，使得氧解离曲线左移，对机体造成严重危害。故在纠正呼吸性酸中毒时，应注意同时纠正潜在的代谢性碱中毒，治疗目标以恢复至稳定期 CO_2 及碱剩余水平为宜。

慢性呼吸衰竭的其他治疗方面与急性呼吸衰竭和急性呼吸窘迫综合征有类同之处，不再复述。

第4节　呼吸支持技术

呼吸支持技术是治疗急慢性呼吸衰竭时最重要的基础治疗手段之一，包括保持呼吸道通畅、纠正缺氧和改善通气等。

一、保持呼吸道通畅

对任何类型的呼吸衰竭，保持呼吸道通畅是最基本、最重要的治疗措施。气道不畅使呼吸阻力增加，呼吸功耗增多，会加重呼吸肌疲劳；气道阻塞致分泌物排出困难将加重感染，同时也可能发生肺不张，使气体交换面积减少；如气道急性完全阻塞，会发生窒息，短时间内致患者死亡。

保持气道通畅的方法主要有：若患者昏迷应使其处于仰卧位，头后仰，托起下颌并将口打开；清除气道内分泌物及异物；若以上方法不能奏效，必要时应建立人工气道。人工气道的建立一般有三种方法，即简便人工气道、气管插管及气管切开，后两者属气管内导管。简便人工气道主要有口咽通气道、鼻咽通气道和喉罩，是气管内导管的临时替代方式，在病情危重不具备插管条件时应用，待病情允许后再行气管插管或气管切开。气管内导管是重建呼吸通道最可靠的方法。

若患者有支气管痉挛，需积极使用支气管扩张药物，可选用 β_2 肾上腺素受体激动剂、抗胆碱药、糖皮质激素或茶碱类药物等。

二、氧疗

即氧气疗法，指通过不同吸氧装置增加肺泡内氧分压以纠正机体低氧血症的治疗方法。

（一）吸氧浓度

确定吸氧浓度的原则是在保证 PaO_2 迅速提高到 60 mmHg 或脉搏容积血氧饱和度（SpO_2）达 90% 以上的前提下，尽量降低吸氧浓度。Ⅰ型呼吸衰竭的主要问题为氧合功能障碍而通气功能基本正常，较高浓度（＞ 35%）给氧可以迅速缓解低氧血症而不会引起 CO_2 潴留。而对于 Ⅱ 型呼吸衰竭，往往需要将给氧浓度设定为达到上述氧合目标的最低值。

（二）吸氧装置

1. 鼻导管或鼻塞　主要优点为简单、方便，不影响患者咳痰、进食；缺点为氧浓度不恒定，易受患者呼吸的影响。高流量时对局部鼻黏膜有刺激，氧流量不能大于 7 L/min。吸入氧浓度在低流量时与流量呈线性关系：吸入氧浓度（%）＝ 21 ＋ 4× 氧流量（L/min）。

2. 面罩　主要包括简单面罩、带储气囊无重复呼吸面罩和文丘里（Venturi）面罩。主要优点为吸氧浓度相对稳定，可按需调节，且对鼻黏膜刺激小；缺点为在一定程度上影响患者咳痰、进食。

3. 经鼻高流量氧疗（high flow nasal cannula，HFNC）　近年来出现的一种新型的呼吸支持技术。该系统主要由 3 部分组成：高流量产生装置、加温湿化装置和高流量鼻塞。HFNC 可以实现气体流量和氧气浓度单独调节，一般要求输送的最大流量至少达到 60 L/min，FiO_2 调节范围 0.21 ～ 1.0。该系统的主要生理学效应包括：吸入氧气浓度更加稳定；产生一定水平的气道内正压（2 ～ 7 cmH_2O），每增加 10 L/min 的气体流量，气道内压力在张口呼吸条件下平均增加 0.35 cmH_2O，在闭口呼吸情况下平均增加 0.69 cmH_2O，因此能增加呼气末肺容积、改善气体交换和降低呼吸功耗；减低生理死腔，改善通气效率；加强气道湿化，促进纤毛黏液系统的痰液清除能力和改善患者治疗的耐受性；促进气体分布的均一性。

4. 正压机械通气与体外膜式氧合　当机体出现严重的通气和（或）换气功能障碍时，以人工辅助通气装置（有创或无创正压呼吸机）来改善通气和（或）换气功能，即为正压机械通气。机械通气能维持必要的肺泡通气量，降低 $PaCO_2$；改善肺的气体交换效能；使呼吸肌得以休息，有利于恢复呼吸肌功能。正压机械通气可分为经气管插管进行的有创正压通气及经鼻 / 面罩进行的无创正压通气（non-invasive positive pressure ventilation，NIPPV）。

气管插管的指征因病而异。当通过常规氧疗或 NIPPV 不能维持满意通气及氧合，或呼吸道分泌物增多，咳嗽和吞咽反射明显减弱甚至消失时，应行气管插管使用机械通气。机械通气过程中应根据血气分析和临床资料调整呼吸机参数。机械通气的主要并发症包括：通气过度，造成呼吸性碱中毒；通气不足，加重原有的呼吸性酸中毒和低氧血症；血压下降、心排血量下降、脉搏增快等循环功能障碍；气道压力过高或潮气量过大导致气压伤，如气胸、纵隔气肿或间质性肺气肿；人工气道长期存在可并发呼吸机相关肺炎（ventilator associated pneumonia，VAP）。

无创正压通气无需建立有创人工气道，简便易行，与机械通气相关的严重并发症发生率低。但患者应具备以下基本条件：①清醒能够合作；②血流动力学稳定；③不需要气管插管保护（即患者无误吸、严重消化道出血、气道分泌物过多且排痰不利等情况）；④无影响使用鼻 / 面罩使用的面部创伤；⑤能够耐受鼻 / 面罩。

体外膜式氧合（ECMO）是体外生命支持技术中的一种，通过将患者静脉血引出体外后经氧合器进行充分的气体交换，然后再输入患者体内。按照治疗方式和目的，ECMO 可分为静脉−静脉方式 ECMO（VV-ECMO）和静脉−动脉方式 ECMO（VA-ECMO）两种。VV-ECMO 是指将经过体外氧合后的静脉血重新输回静脉，因此仅用于呼吸功能支持；而 VA-ECMO 是指将经过体外氧合后的静脉血输至动脉，因减少了回心血量，VA-ECMO 可以同时起到呼吸和心脏功能支持的目的。因此，ECMO 是严重呼吸衰竭的终极呼吸支持方式，主要目的是部分或全部替代心肺功能，使之充分休息，减少呼吸机相关肺损伤的发生，为原发病的治疗争取更多的时间。

（詹庆元）

第18章 烟草或健康问题

吸烟危害健康是不争的医学结论。每年烟草使用导致全球 800 多万人死亡，其中有 700 多万人缘于直接使用烟草，有大约 120 万人属于接触二手烟雾的非吸烟者。我国是世界上最大的烟草生产国、消费国以及受害国，每年因吸烟相关疾病所致的死亡人数超过 100 万，如对吸烟流行状况不加以控制，至 2050 年将突破 300 万。

【吸烟对健康的危害】

1. 吸烟与恶性肿瘤 烟草烟雾中含有 69 种已知的致癌物，这些致癌物会引发机体内关键基因突变，正常生长控制机制失调，最终导致细胞癌变和恶性肿瘤的发生。有充分证据说明吸烟可以导致肺癌、口腔和口咽部恶性肿瘤、喉癌、膀胱癌、宫颈癌、卵巢癌、胰腺癌、肝癌、食管癌、胃癌、肾癌等，且吸烟量越大、吸烟年限越长，疾病的发病风险越高。此外，有证据提示吸烟可以增加急性白血病、鼻咽癌、结直肠癌、乳腺癌的发病风险。

2. 吸烟与呼吸系统疾病 吸烟对呼吸道免疫功能、肺部结构和肺功能均会产生影响，引起多种呼吸系统疾病。有充分证据说明吸烟可以导致慢性阻塞性肺疾病、呼吸系统感染、肺结核、多种间质性肺疾病，且吸烟量越大、吸烟年限越长，疾病的发病风险越高。此外，有证据提示吸烟可以增加支气管哮喘、小气道功能异常、静脉血栓栓塞症（肺栓塞）、睡眠呼吸暂停、尘肺的发病风险。

3. 吸烟与心脑血管疾病 吸烟会损伤血管内皮功能，导致动脉粥样硬化的发生，使动脉血管腔变窄，动脉血流受阻，引发多种心脑血管疾病。有充分证据说明吸烟可以导致动脉粥样硬化、冠状动脉粥样硬化性心脏病、脑卒中、外周动脉疾病，且吸烟量越大、吸烟年限越长，疾病的发病风险越高。此外，有证据提示吸烟可以增加高血压的发病风险。

4. 吸烟与生殖和发育异常 烟草烟雾中含有多种可以影响人体生殖及发育功能的有害物质。吸烟会损伤遗传物质，对内分泌系统、输卵管功能、胎盘功能、免疫功能、孕妇及胎儿心血管系统及胎儿组织器官发育造成不良影响。有充分证据说明女性吸烟可以降低受孕概率，导致前置胎盘、胎盘早剥、胎儿生长受限、新生儿低出生体重以及婴儿猝死综合征。此外，有证据提示吸烟还可以导致勃起功能障碍、异位妊娠和自然流产。

5. 吸烟与糖尿病 有证据提示吸烟可以导致 2 型糖尿病，并且可以增加糖尿病患者发生大血管和微血管并发症的风险，影响疾病预后。

6. 吸烟与其他健康问题 有充分证据说明吸烟可以导致髋部骨折、牙周炎、白内障、手术伤口愈合不良及手术后呼吸系统并发症、皮肤老化、缺勤和医疗费用增加，幽门螺旋杆菌感染者吸烟可以导致消化道溃疡。此外，有证据提示吸烟还可以导致痴呆。

7. 电子烟对健康的危害 电子烟自上市后在全球迅速流行，目前我国电子烟的使用率为 0.9%，电子烟使用者约有 1035 万。有充分证据表明电子烟是不安全的，会对健康产生危害。对于青少年，电子烟本身会对青年的身心健康和成长造成不良影响，同时亦会诱导青少年使用卷烟。

【二手烟暴露对健康的危害】

二手烟中含有大量有害物质及致癌物，不吸烟者暴露于二手烟同样会增加多种吸烟相关疾病的发病风险。有充分的证据说明二手烟暴露可以导致肺癌、烟味反感、鼻部刺激症状和冠心病等。二手烟暴露对孕妇及儿童健康造成的危害尤为严重，有充分证据说明孕妇暴露于二手烟可以导致婴儿猝死综合征和胎儿出生体重降低。此外，有证据提示孕妇暴露于二手烟还可以导致早产、新生儿神经管畸形和唇腭裂。对于儿童，有充分的证据说明儿童暴露于二手烟会导致呼吸道感染、支气管哮喘、肺功能下降、急性中耳炎、复发性中耳炎及慢性中耳积液等疾病。

【戒烟的健康益处】

吸烟会对人体健康造成严重危害，控烟是疾病预防的最佳策略，戒烟是已被证实减轻吸烟危害的唯一方法。吸烟者戒烟后可获得巨大的健康益处，包括延长寿命、降低吸烟相关疾病的发病及死亡风险、改善多种吸烟相关疾病的预后等，如美国因减少吸烟与早诊早治已导致过去 20 年癌症尤其是肺癌的死亡率显著下降。吸烟者减少吸烟量并不能降低其发病和死亡风险。任何年龄戒烟均可获益。早戒比晚戒好，戒比不戒好。与持续吸烟者相比，戒烟者的生存时间更长。

【烟草依赖】

吸烟可以成瘾，称为烟草依赖，是造成吸烟者持久吸烟并难以戒烟的重要原因。烟草中导致成瘾的物质是尼古丁，其药理学及行为学过程与其他成瘾性物质（如海洛因和可卡因等）类似，故烟草依赖又称尼古丁依赖。

烟草依赖是一种慢性高复发性疾病［国际疾病分类（ICD-10）编码为 F17.2］。根据《中国临床戒烟指南（2015 年版）》，烟草依赖的诊断标准如下：

在过去 1 年内体验过或表现出下列 6 项中的至少 3 项，可以做出诊断。

（1）强烈渴求吸烟。

（2）难以控制吸烟行为。

（3）当停止吸烟或减少吸烟量后，出现戒断症状。

（4）出现烟草耐受表现，即需要增加吸烟量才能获得过去吸较少量烟即可获得的吸烟感受。

（5）为吸烟而放弃或减少其他活动及喜好。

（6）不顾吸烟的危害而坚持吸烟。

对于患有烟草依赖的患者，可根据法氏烟草依赖评估量表（Fagerström test for nicotine dependence，FTND）和吸烟严重度指数（heaviness of smoking index，HSI）评估严重程度。两个量表的累计分值越高，说明吸烟者的烟草依赖程度越严重，该吸烟者从强化戒烟干预，特别是戒烟药物治疗中获益的可能性越大。

【戒烟及烟草依赖的治疗】

（一）戒烟劝诫

对于有戒烟意愿的吸烟者，应提供戒烟帮助；对于尚无戒烟意愿的吸烟者，应激发戒烟动机，并鼓励他们尝试戒烟。目前常以"5R"方案增强吸烟者的戒烟动机，"5A"方案帮助吸烟者戒烟。

"5R"法：①相关（Relevance）：使吸烟者认识到戒烟与他们密切相关；②危害（Risk）：使吸烟者认识到吸烟的潜在健康危害；③益处（Rewards）：使吸烟者认识到戒烟的益处；④障碍（Roadblocks）：使吸烟者认识到在戒烟过程中可能会遇到的障碍，并让他们了解现有的戒烟治疗方法；⑤反复（Repetition）：反复对吸烟者进行动机干预。

"5A"法：包括询问（Ask）吸烟情况，建议（Advise）戒烟，评估（Assess）戒烟意愿，提供戒烟帮助（Assist）和安排（Arrange）随访。

（二）戒烟咨询与戒烟热线

戒烟咨询是一种有效的戒烟方法，在使用戒烟药物的同时进行戒烟咨询会明显提高戒烟效果。专业人员的戒烟咨询可增强吸烟者戒烟的决心，有效帮助吸烟者处理戒烟过程中出现的问题，并指导吸烟者按照正确的方法最终成功戒烟。戒烟咨询可采取面对面的方式，由专业戒烟医务人员在戒烟门诊进行。如不能进行面对面戒烟咨询，戒烟热线是另外一种有效的戒烟咨询方法。

与其他戒烟干预措施相比，戒烟热线具有易获得、服务对象广泛、更符合成本效益的优势。我国专业戒烟热线（400-808-5531）由经专业培训的热线咨询员为呼叫者提供戒烟咨询服务。

（三）戒烟药物治疗

《中国临床戒烟指南（2015年年版）》推荐3类能够有效增加长期戒烟效果的一线临床戒烟用药，包括尼古丁替代疗法（nicotine replacement therapy，NRT）类药物、盐酸安非他酮缓释片和酒石酸伐尼克兰。

1. NRT类药物　NRT类药物通过向人体提供尼古丁以代替或部分代替从烟草中获得的尼古丁，从而减轻戒断症状。NRT类药物辅助戒烟安全有效，可使长期戒烟可能性增加1倍。目前，NRT类药物包括贴片、咀嚼胶、喷剂、含片和吸入剂5种剂型。

2. 盐酸安非他酮　盐酸安非他酮是一种有效的非尼古丁类戒烟药物，作用机制可能包括抑制多巴胺及去甲肾上腺素的重摄取以及阻断尼古丁乙酰胆碱受体等。盐酸安非他酮缓释片可使长期（＞6个月）戒烟率增加1倍。盐酸安非他酮缓释片为处方药，吸烟者使用前应咨询专业医生，并在医生指导下用药。

3. 酒石酸伐尼克兰　酒石酸伐尼克兰是一种新型戒烟药物，为 α4β2 尼古丁乙酰胆碱受体的部分激动剂，同时具有激动及拮抗的双重调节作用。酒石酸伐尼克兰与尼古丁乙酰胆碱受体结合后，一方面发挥激动剂的作用，刺激脑内释放多巴胺，可缓解戒烟后的戒断症状；另一方面，它的拮抗特性可以阻止尼古丁与尼古丁乙酰胆碱受体结合，减少吸烟的欣快感。Meta分析结果显示，与安慰剂组相比，酒石酸伐尼克兰组的长期戒烟率可提高2倍以上。

2009年美国在酒石酸伐尼克兰的产品标签中增添黑框警告，强调该药的严重神经精神事件风险。2016年12月，酒石酸伐尼克兰的药品标签移除黑框警告。此决定是基于一项随机、双盲、安慰剂对照、关于戒烟药物治疗的安全性及有效性的研究结果（Evaluating Adverse Events in a Global Smoking Cessation Study，EAGLES）。EAGLES研究发现，与安慰剂相比，受试者使用酒石酸伐尼克兰后，在焦虑、抑郁、情感异常、敌意、激动、侵害、妄想、幻觉、伤害他人、癫狂、惊恐、易怒等复合终点上，未见显著差异。

总之，在戒烟治疗的过程中，NRT类药物、盐酸安非他酮和酒石酸伐尼克兰是推荐使用的一线药物。考虑到戒烟的健康获益，这些药物是能够挽救生命的治疗手段，配合行为干预疗法更能提高戒烟成功率。戒烟与烟草依赖治疗比其他常用的临床预防措施如乳房X线照相、肠癌筛查、巴氏早期癌变探查试验、轻到中度高血压的治疗以及高脂血症的治疗更符合成本效益，而且适应人群广泛，因此临床医生应当鼓励和帮助每一位吸烟者戒烟。至今为止还没有任何其他临床干预措施像戒烟一样，能够有效地减少疾病发生、防止死亡和提高生活质量。

（肖　丹）

第二篇推荐阅读

心血管系统疾病

第1章 总论

心血管系统即循环系统通过血液循环供应全身各脏器组织氧和营养物质，递送神经内分泌因子、生物活性物质和介质等，并传送代谢产物，维持机体正常代谢活动的进行。心血管疾病涉及心脏（包括心肌、瓣膜、心包、心脏传导系统）和血管（包括全身动、静脉，如冠状血管、脑动脉、肾动脉、主动脉和周围动静脉以及微循环等），可导致心脏、血管结构和功能的异常，严重危害人们的生命和健康。当前，心血管疾病在全球范围内是造成死亡的首要原因。

研究心血管疾病病因、发病机制、临床表现、诊断、预防、治疗和康复的专门学科即心血管医学（cardiovascular medicine）或心脏病学（cardiology），是临床医学内科学中重要的三级学科，是临床医学发展最快的领域之一。

【流行病学】

20世纪初期，传染病流行、营养缺乏、战争、饥荒是造成居民死亡的重要原因，心血管疾病导致的死亡不足10%。上世纪末期，由于生活条件的改善，生活方式的变化及医疗卫生条件的改善，大部分国家和地区传染病逐渐被控制，传染病造成的死亡比例逐渐减少，非传染性疾病造成的死亡比例逐渐增加。据世界卫生组织（WHO）统计，慢性非传染性疾病占死因构成比在1963年为27.5%，2004年为61.8%，2012年升至85.1%，心血管疾病死亡成为第一位死因，死亡超过1752万，占全部死亡的30%。以美国为例，在第二次世界大战以后由于经济快速发展，人们生活方式发生很大变化，富含热量的膳食包括动物脂肪、精糖明显增加，体力活动减少及吸烟增加等使冠心病死亡率逐年增加，1950年、1960年和1968年男性冠心病死亡率分别为250/10万、305/10万、336/10万；女性分别为120/10万、137/10万、160/10万。由于开展国家胆固醇教育计划、控制高血压等有效预防措施，1968年后冠心病死亡率开始下降，至1976—1985年已下降48%。芬兰北卡莱利（North Karelia）曾为全球心血管疾病死亡率最高的地区之一，自1972年起实施社区干预项目（改变生活习惯、减少黄油摄入、戒烟、健康教育等），至1989年心血管疾病死亡率下降56%。一系列大规模人群流行病学研究及干预研究证明，控制冠心病危险因素（高血压、高胆固醇血症、吸烟、糖尿病、超重、肥胖等）可明显减少心脑血管疾病发病和死亡。

新中国成立前广大人民群众饱受战乱、瘟疫之苦，民不聊生，人均寿命只有35岁左右，多数死于各种急、慢性传染病和饥饿、营养缺乏。新中国成立后由于人民生活和卫生条件逐渐改善，医疗条件逐渐完善及预防接种的普及，传染病发病率、死亡率逐渐下降，上世纪70年代以来，我国基本完成了疾病谱的转变，死亡主要原因由传染病转变为慢性非传染性疾病。目前，慢性非传染性疾病死亡占比已达86%。由于我国近30多年来经济高速发展，快速工业化、城市化、人口老龄化及生活方式改变，而健康管理未及时跟上，心血管疾病危险因素增加，使我国心血管疾病死亡率逐年增加，农村增加的速度更为明显，心血管疾病（包括脑血管疾病）成为第一位死亡原因，在城市和农村分别占死因的43.6%和45.9%，每5例死亡中就有2例死于心血管疾病。据国家卫健委统计，2017年城市心血管疾病死亡率已达216/10万，农村为312/10万，明显高于城市。据估算我国心血管疾病现患人数3.3亿，其中脑卒中1300万，冠心病 1100 万，肺源性心脏病 500 万，心力衰竭 890 万，风湿性心脏病 250 万，先天性心脏病 200 万，高血压 2.45 亿。在内科住院患者中，心血管疾病患者的比例从 50 年前 10% 增加到目前 25% 以上。心血管疾病住院常见病排序 50 年前依次为风湿性心脏病（风心病），高血压性心脏病（高心病）、肺源性心脏病（肺心病）、冠状动脉粥样硬化性心脏病（冠心病）、先天性心脏病（先心病）和梅毒性心脏病；而现今则为冠心病、高心病、风心病、心肌疾病、先心病和肺心病。在住院患者病种构成中风心病明显减少，冠心病明显增加，与心血管疾病人群发病率及死亡率的变化相平行。

【心血管疾病诊断】

心血管疾病的诊断主要依据细致、详尽的病史采集（history taking）、体格检查（physical examination），胸部 X 线摄片（chest X-ray film）、心电图（electrocardiogram，ECG）和恰当的实验室检查（laboratory test），将所获资料进行综合分析，多数常见心血管疾病据此可在诊室或床旁做出临床诊断。对少见、疑难患者可通过现代的无创、有创检查手段确定诊断。

一、症状

心血管疾病常见症状有心悸、气短、呼吸困难、发绀、胸痛、乏力、晕厥、水肿，此外，还有咳嗽、咳痰、头晕、恶心、呕吐等，这些症状也可以见于其他系统疾病，需仔细鉴别。

二、体征

某些体征对心血管疾病的诊断具有特异性，尤其有助于心脏瓣膜疾病、先天性心脏病、心力衰竭和心律失常的诊断。

望诊：观察一般情况、体位（有无端坐呼吸）、呼吸状态，是否有发绀、皮肤苍白、颈静脉怒张等。观察是否有皮疹，皮肤环形红斑、皮下结节有助于风湿热的诊断；两颊呈紫红色（二尖瓣面容）有助于二尖瓣狭窄的诊断；皮肤黏膜斑点、Osler 结节、手掌或足底 Janeway 结节（损害）及甲床下线状出血等有助于感染性心内膜炎的诊断；杵状指（趾）则有助于缺氧、慢性阻塞性肺疾病、肺动脉高压和右向左分流的先天性心脏病的诊断。

触诊：注意有无心尖搏动异常、心前区震颤、心包摩擦感、颈动脉异常搏动、颈静脉充盈或异常搏动、肝颈静脉反流征、肝脾大、下肢水肿及毛细血管搏动等。

叩诊：叩击心界，观察有无心界增大。

听诊：关注心率、心律及各瓣膜听诊区心音变化，有无附加心音、心脏杂音和心包摩擦音。心尖部第一心音减弱常提示心肌收缩力减弱，第一心音亢进常提示二尖瓣狭窄，第四心音常提示心室舒张功能减退，第三心音、奔马律（gallop rhythm）提示心室收缩功能不全。二尖瓣开瓣音提示二尖瓣狭窄，心尖部收缩期喀喇音（click）提示二尖瓣脱垂。心脏杂音如主动脉瓣区粗糙的收缩期吹风样杂音向颈部传导，提示主动脉瓣狭窄，主动脉瓣区或第二主动脉瓣区舒张期叹气样杂音为主动脉瓣关闭不全，心尖部全收缩期吹风样杂音向腋下传导，为二尖瓣关闭不全，心尖部舒张期隆隆样杂音为二尖瓣狭窄，胸骨左缘响亮的收缩期杂音（常伴有震颤）需除外室间隔水平左向右分流病变。闻及杂音要鉴别为功能性或器质性杂音。注意有无心包摩擦音，腹部和周围动脉的血管杂音、枪击音等。还要注意肺部听诊有无啰音。

三、实验室检查

除血、尿常规，血液生化检查外，可检测血脂、高敏 C 反应蛋白对动脉粥样硬化危险进行判别；检测心肌损伤标志物如肌钙蛋白（cTnT、cTnI）、高敏肌钙蛋白、肌红蛋白、肌酸激酶同工酶（CK-MB），对心肌梗死和心肌损伤进行诊断；检测脑钠肽（BNP）和 N 末端脑钠肽前体（NT-proBNP）对心力衰竭进行诊断、鉴别诊断；检测血浆纤维蛋白原和 D- 二聚体了解凝血、纤溶状态；微生物和免疫学检查，如心肌炎、感染性心内膜炎的微生物培养、病毒抗原及抗体等检查，对诊断和治疗选择有重要价值。此外，红细胞沉降率（血沉）、抗链球菌溶血素（ASO）和 C 反应蛋白对风湿活动的判断有参考价值。

四、辅助检查

（1）血压测定：包括诊室血压、动态血压检测和家庭自测血压，后两者可有助于鉴别白大衣高血压和隐蔽性高血压，指导合理用药。

（2）心电图检查：常规心电图可分析心率、心律变化，诊断心律失常、房室增大、心肌缺血、损伤、心肌梗死、电解质紊乱等；24 h 动态心电图检查（Holter）可提高非持续发作的心律失常及短暂心肌缺血的检出率。

（3）运动负荷心电图（如活动平板运动试验、踏车运动试验）：通过运动诱发心肌缺血的ST-T 改变、血压变化及心肌缺血症状，有助于冠心病诊断，并有助于评估病情、预后和治疗效果。

（4）胸部 X 线检查：是判断心脏位置、各房室大小及肺血流改变（肺血少、肺充血、肺淤血）的最基本的常规检查项目。

（5）超声心动图（echocardiogram）：实时 M 型超声心动图和二维超声心动图显示各心腔大小、室壁厚度、运动功能及心功能。实时三维超声心动图则立体显示心脏结构及运动功能，对手术中病变定位、指导心导管操作有重要价值。多普勒超声心动图分析血流发生的时间、方向、流速及血流性质，与二维超声心动图联合应用可更好地观察瓣膜功能，发现有无反流及压力阶差，观察有无心内分流。组织多普勒超声心动图（tissue doppler imaging，TDI）有助于评价心脏收缩、舒张功能。经食管超声心动图（transesophageal echocardiography，TEE）由于食管位置接近心脏，较经胸超声心动图提高了心脏后方心内结构如房间隔、左侧心瓣膜及左侧心脏病变（如左心耳血栓等）的可视性和分辨率。心脏声学造影将含有微小气泡的声学对比剂经血管注入，右心系统声学造影对发绀型先天性心脏病的诊断有重要价值，左心及冠状动脉声学造影则有助于确定心肌灌注状态，了解侧支循环情况及评价血运重建效果。

（6）心脏 CT：可观察心脏、心肌、心包、大血管结构和功能。冠状动脉 CT 造影（CTA）则是评价冠状动脉畸形和病变的有效的无创成像方法，是筛查和诊断冠心病的主要无创性手段。

（7）心脏磁共振成像（MRI）：可观察心脏结构、功能和心肌、心包病变，延迟增强技术可定量测定心肌纤维化或瘢痕组织，识别存活心肌，并应用于心肌疾病的诊断。

（8）心脏核医学检查：包括心血池显像、心肌灌注显像、心肌代谢显像等，常用的成像技术包括单光子发射计算机断层显像（SPECT）和正电子发射计算机断层显像（PET）等，可定量分析心脏功能，检测缺血、坏死心肌及存活心肌。

五、有创性检查

包括右心导管检查及造影（包括床旁漂浮导管检查）、左心导管检查及造影、选择性冠状动脉造影，血管内影像技术如血管内超声（IVUS）、光学相干断层显像（OCT）等，可准确显示心脏结构、功能异常，确定血管尤其是冠状动脉的病变性质、部位、范围、程度等。冠状动脉生理学测定技术——血流储备分数（FFR）测定则可作为冠状动脉缺血的功能性诊断工具，合理选择冠状动脉干预的适应证，改善预后。心内膜心肌活检对心肌、心内膜病变有确诊意义，并指导心脏移植后排异反应的判断和治疗。心包穿刺既是心包积液的诊断方法，也是大量心包积液、心脏压塞的治疗手段。另外，心脏电生理检查，记录、标测心内心电图并结合特定电脉冲刺激，诊断心律失常的种类和发生机制，可为心律失常的介入治疗做必要准备。

综合上述各种心血管疾病诊断方法和技术，可对心血管疾病做出病因、病理解剖和病理生理诊断，例如，对风湿性心脏病的诊断如下：

风湿性心脏病（病因诊断）

二尖瓣狭窄（病理解剖诊断）

主动脉瓣关闭不全（病理解剖诊断）

心脏扩大（病理解剖诊断）

心律失常——心房颤动（病理生理诊断）

心功能（NYHA 分级）Ⅲ级（病理生理诊断）

【 心血管疾病的治疗 】

心血管疾病的治疗目标在于延长患者生命、减少心血管事件（如心肌梗死、脑卒中、血管重建等），减轻症状、改善生活质量。心血管疾病的治疗自 20 世纪 70—80 年代起已从经验医学向循证医学转换，以预后终点（心血管死亡、全因死亡、心血管事件）为主要终点，大规模、前瞻性、多中心、随机对照临床试验对药物或治疗手段提供了客观评价，也改变了人们只重视临床替代指标（如期前收缩、血压、血脂水平等）而忽视对预后终点影响的倾向。医生们曾积极地使用Ⅰ类抗心律失常药物治疗心肌梗死后和慢性心力衰竭时十分常见的室性期前收缩和短阵室性心动过速，然而前瞻性随机临床试验出人意料地发现，虽然药物使上述心律失常明显减少，但显著增加了心血管死亡和总死亡率。类似治疗措施对替代终点和预后终点不一致的情况并不少见，大规模、前瞻性、多中心、随机临床试验为循证指南的制定和修订提供了重要依据。临床医生根据循证医学指南，结合患者的个体特性及医生本人的经验制订出对每一个体患者优化的治疗策略及方案。

在心血管疾病治疗过程中，需不断根据所获得的临床资料及病情变化进行调整，对治疗措施权衡风险 / 获益比，评价卫生经济学效益。需充分告知患者及家属治疗方案，获得知情同意，并充分尊重患者意见。重视从预防、诊断、治疗到康复的全过程。重视实施治疗性生活方式改变（therapeutic lifestyle change，TLC）和各种心血管疾病危险因素（CV risk factors）的控制。

心血管疾病治疗手段主要包括药物治疗和非药物干预（介入治疗、手术）治疗。

（一）药物治疗

药物治疗是心血管疾病治疗的基础，是首选治疗方法。常用的心血管疾病治疗药物按作用机制分类，包括血管紧张素转化酶抑制剂（ACEI）、血管紧张素受体阻滞剂（ARB）、β 受体阻滞剂、血脂调节剂、溶栓药物、抗血小板药物、抗凝药物、强心苷、正性肌力药、利尿剂、钙通道阻滞剂、扩血管药、硝酸酯、α 受体阻滞剂、抗心律失常药等。最近上市的药物有新型调脂药物前蛋白转化酶枯草溶菌素 9（PCSK9）抑制剂以及治疗心力衰竭的血管紧张素受体-脑啡肽酶抑制剂（angiotensin receptor-neprilysin inhibitor，ARNI）等。对心血管疾病患者应用药物治疗应掌握其适应证、禁忌证和适宜剂量，了解药物的药理作用、毒副作用及应用注意事项，特别注意药物间相互作用及用药个体化。大规模随机临床试验已经证实有些药物可减少死亡和心血管事件，有些药物仅能缓解症状，在治疗中应优先考虑应用改善预后药物。如慢性射血分数降低的心力衰竭治疗中"金三角"（ACEI/ARB、β 受体阻滞剂和醛固酮受体拮抗剂）已被证实可抑制神经内分泌活性，延缓心肌重构，改善心力衰竭预后，减少死亡和心力衰竭再住院，所有射血分数降低的心力衰竭患者若无禁忌证均应使用，从小剂量开始逐渐增加剂量至指南推荐剂量或患者最大耐受剂量。近年来研究表明，对射血分数降低心力衰竭在"金三角"治疗基础上添加钠-葡萄糖协同转运蛋白 2（SGLT2）抑制剂，即"新四联"，无论在有或无糖尿病的患者均可进一步减少心血管死亡和心力衰竭再住院以及全因死亡。

中医药也用于心血管疾病的治疗，尤其在冠心病、心肌炎、心力衰竭等患者中应用较为广泛。中西医结合治疗心血管疾病的研究取得了重要进展。

（二）介入治疗

经皮冠状动脉介入治疗（percutaneous coronary intervention，PCI）是在经皮冠状动脉腔内成形术（percutaneous transluminal coronary angioplasty，PTCA）基础上发展起来的冠心病血管重建技术，药物洗脱支架、药物洗脱球囊等新技术的应用改善了预后。循证医学研究已证实，适时 PCI 可明显降低急性冠脉综合征患者的死亡率和心血管事件发生率；对稳定性冠心病可减少用药、改善生活质量，一般不减少死亡和心肌梗死，但对左主干病变、大面积缺血及左心室射血分数（EF）明显降低的患者也可改善预后。在结构性心脏病领域，心脏瓣膜疾病的介入治疗始于 20 世纪 80 年代初的经皮瓣膜球囊扩张术治疗二尖瓣狭窄；在本世纪初发展了经导管主动脉瓣置换术（transcatheter aortic valve replacement，TAVR），前瞻性随机对照试验表明，对外科瓣膜置换术（SAVR）有禁忌、手术高危、中危甚至低危患者，TAVR 对全因病死率这一主要终点均不劣于 SAVR。经导管二尖瓣修复术（如 mitral clip）的安全性和有效性也已得到证实。经导管肺动脉瓣置换，二、三尖瓣置换术或修复术的研究方兴未艾。有适应证的先天性心脏病动脉导管未闭、房间隔缺损和室间隔缺损的经皮封堵治疗，其安全性、有效性可与外科修复术相媲美。

心律失常的介入治疗方面，射频消融术已成为治疗各种快速性心律失常和心房颤动的有效治疗手段。埋藏式心脏起搏器用于缓慢性心律失常的治疗。心脏再同步化治疗（cardiac resynchronization therapy，CRT）通过纠正左右心室不同步，改善心力衰竭患者心功能。埋藏式心脏复律除颤器（implantable cardioverter defibrillator，ICD）是降低心脏性猝死（sudden cardiac death）高危患者病死率的最有效方法。

（三）外科治疗

包括先天性心脏病畸形矫治手术、瓣膜置换或修复术、冠状动脉旁路移植术、心室减容术、大血管手术、心包剥脱术以及心脏移植等。

【心血管医学的进展与展望】

在过去的一个世纪中，心血管医学取得了重大进展，1903 年 W. Eingtoven 首次将心电图应用于临床，拉开了现代心脏病学发展的序幕。1929 年 W. Forssmann 首次在自己身上成功完成右心导管术，1938 年开始心脏外科手术。20 世纪 40 年代美国在波士顿郊区开展的 Framingham 研究开创了心血管疾病流行病学和预防心脏病学研究，提出了冠心病的危险因素及干预策略，为降低人群心血管疾病发病率和死亡率做出重要贡献。1953 年体外循环成功用于临床，使心脏直视手术（open heart surgery）成为可能。1958 年 M. Sones 进行了首例经肱动脉切开途径的选择性冠状动脉造影，1967 年 M. Judkins 完成用预成形导管经股动脉穿刺途径的选择性冠状动脉造影，使这项技术更易操作，便于推广，使心血管影像学诊断跨上了新的台阶，成为冠心病诊断的"金标准"。1961 年冠心病监护病房（coronary care unit，CCU）建立，由于及时发现和处理致命性心律失常，使急性心肌梗死住院病死率下降 50%。1964 年 Carrett、Dennis 和 DeBakey 首次以静脉做旁路移植材料施行主动脉-冠状动脉旁路移植术（coronary artery bypass grafting，CABG）获得成功，1967 年 Kolessov 成功施行了内乳动脉-冠状动脉旁路移植术，开创了冠心病血运重建治疗的时代。1977 年，A. Gruentzig 在瑞士苏黎世完成了首例经皮冠状动脉腔内成形术（PTCA），开创了介入心脏病学（interventional cardiology）新纪元，PTCA 和药物洗脱支架为主的冠心病介入治疗（PCI）成为冠心病血运重建的重要手段，替代了相当一部分 CABG。目前美国每年 PCI 约 90 万例，我国自 1985 年开始这项技术以来，近年发展十分迅速，2019 年已超过 100 万例，例数居世界之首。

上世纪六十年代至九十年代也是心血管药物治疗长足发展的时期，大规模、前瞻性、多中心、随机对照临床试验在心血管疾病的预防和治疗中广泛开展，对药物和治疗方法的安全性、有效性进行了客观评价和再评价。特别值得提及的三类药物：β 受体阻滞剂，ACEI/ARB 和他汀类降胆固醇药不仅可改善临床症状，而且显著降低心血管事件（心肌梗死和脑卒中）发生率，降低心血管死亡和全因死亡率，对心血管疾病的预防和治疗及改善预后有重要意义。

上世纪五十年代至八十年代，针对缓慢性和快速性心律失常的一系列基于心电生理的治疗手段如心脏起搏、电复律除颤和导管射频消融术等相继应用于临床。上世纪六十年代至八十年代以超声心动图为代表的心血管疾病无创诊断技术（包括 CT、核医学检查等）蓬勃发展，为心血管疾病的诊断提供了精准、无创的手段。

在过去的一个世纪，现代心血管医学快速发展，随着新技术的不断涌现和循证医学方法的应用，心血管医学从经验医学向循证医学的模式转变，临床试验-循证指南-教育-实践成为从临床试验到临床实践转化的系统工程。

心血管医学仍面临严峻挑战。目前全球范围内心血管疾病仍是第一位死亡原因，要减少心血管疾病发病和死亡必须有效控制危险因素（如高血压、高胆固醇血症、吸烟、糖尿病、肥胖等），互联网技术推动的心血管疾病防控远程医疗体系建设，将充分发挥基层医疗机构作用，使现有研究成果成功用于危险因素的防治，从而减少心血管疾病的发生。人工智能和大数据共享平台的构建，为疾病防控和精准医学服务。新一代基因测序技术的发展，将用于心血管疾病诊断和精准治疗，基于基因的心血管疾病预防和治疗将有重大突破。探索新的生物标志物，将助力动脉粥样硬化的早期诊断、急性冠脉综合征的预警、早期诊断和危险度分层。心力衰竭作为心脏病学最后的战场，其防治研究将进一步加强。新药研制、新的治疗方法和技术的开发，如干细胞、生物医用材料、再生医学、细胞治疗及基因治疗等，实现精准化、个体化，将使心血管疾病治疗上升到一个新的台阶。新一代血管重建技术和装置，瓣膜修复、置换技术和装置以及人工器官的研发，将进一步降低心血管疾病病死率和致残率。心血管疾病康复研究将促进患者的功能恢复，使临床医学形成预防-诊断-治疗-康复的完整体系。

消除心血管疾病及其对人类生命和健康的威胁是心血管医学的最终目标。我们正在逐步接近这个目标，但要达到终极目标还需要付出艰苦的努力！

（高润霖）

第2章 心力衰竭

第1节 概 述

心力衰竭（heart failure）是多种原因导致心脏结构和（或）功能的异常改变，使心室收缩和（或）舒张功能发生障碍，从而引起的一组复杂临床综合征，主要表现为呼吸困难、疲乏和液体潴留（肺淤血、体循环淤血及外周水肿）等。心力衰竭以肺循环和（或）体循环淤血以及组织血液灌注不足为主要特征，最终损害了患者的工作能力和生活质量。此外，许多典型的症状和体征不直接来自于衰竭的心脏，而是来自远隔的组织和器官，这些组织和器官功能障碍，不能单纯用灌注压降低来解释。心力衰竭曾被认为始发于左心室射血分数降低的基础上，但是流行病学研究显示，约一半患者发生于正常射血分数基础上（LVEF ≥ 50%），即射血分数保留的心力衰竭。心力衰竭是一种进行性病变，一旦发生，即使没有新的心肌损害，临床亦处于稳定阶段，仍可自身不断发展。

【病因】

（一）基本病因

引起心力衰竭的原因很多，在病理生理方面，以原发性心肌损害及心肌收缩期或舒张期负荷过重为主，影响心脏的泵血功能。如果病因持续存在，则各种心脏病最终发展为心力衰竭。

1. 原发性心肌损害

（1）心肌病变：心肌梗死、心肌炎以及各种心肌病（扩张型心肌病、肥厚型和限制型心肌病等），引起心肌细胞变性坏死、心肌纤维化，使心肌舒张功能下降。

（2）心肌原发或继发性代谢障碍：糖尿病心肌病最常见。维生素 B1 缺乏、硒缺乏、某些毒素沉积等引起心肌能量代谢障碍，导致心肌损害。

2. 心室负荷过重

（1）压力负荷（后负荷）过重：左心室或右心室流出道狭窄（主动脉或肺动脉狭窄），高血压或肺动脉高压，肺源性心脏病、肺栓塞及肺阻塞性疾病时，心脏后负荷过重，引起心脏舒缩功能障碍。

（2）容量负荷（前负荷）过重：瓣膜关闭不全（如主、肺动脉瓣关闭不全），心内或大血管间反流（房间隔、室间隔缺损，动脉导管未闭，动静脉瘘等），高动力循环状态（甲状腺功能亢进、慢性贫血、脚气病、妊娠与分娩等），使回心血量增多，心室舒张期容量增加，前负荷增加，引起心肌收缩功能障碍。

（二）心力衰竭的诱因

（1）感染：任何原因的感染都可诱发心力衰竭。其原因可能与感染引起的发热、心动过速、低氧血症和机体代谢率增加，加重心脏的血流动力学负荷有关。呼吸道感染是最常见、最重要的诱因，感染性心内膜炎也不少见，常因发病隐匿而漏诊，泌尿系感染、风湿热也是常见原因之一。

（2）心律失常：快速性心律失常减少心室充盈时间，增加心肌耗氧，加重原有心肌损害，最常见的是心房颤动。心动过缓降低患者的心排血量。房室收缩不协调、室内传导阻滞等都会损伤心肌功能，降低心排血量。

（3）肺栓塞：长期卧床、低心排血量、心房颤动的患者易发生盆腔和下肢静脉血栓。肺栓塞可以升高肺动脉压，加重和诱发右心衰竭。

（4）体力、饮食、环境和情绪变化：过度体力劳动、钠盐摄入过多、饮酒过量、停服治疗心力衰竭的药物、吸食毒品、居住环境温度的急剧变化、情绪过于激动（兴奋、暴怒、悲痛）等也会诱发心力衰竭。

（5）药物作用：抑制心肌收缩力的药物，如：β 受体阻滞剂、钙通道阻滞剂、抗心律失常药物、麻醉药、抗肿瘤药物等。引起水钠潴留的药物，包括肾上腺皮质激素、雌激素、洋地黄中毒等。

（6）高心排血量状态：甲状腺功能亢进、贫血等加重心脏负荷和心肌耗氧，患者需要提高心排血量来满足组织的需求。

（7）妊娠分娩：孕妇在妊娠期间血容量增加，心率加快，机体处于高动力循环状态，分娩时子宫收缩使回心血量明显增加，加上分娩时用力，均增加耗氧量，加重心脏负荷。

（8）其他：如输液（尤其是含钠液体）、输血过多过快；不恰当地停用利尿药物；高血压急性加重或停用降压药；急、慢性肾衰竭；在心肌缺血基础上发生急性心肌梗死；有基础心脏病的患者处于应激状态下（外伤、外科手术等）。

【病理生理】

在心力衰竭发生和发展过程中，体内出现一系列代偿性活动，使心血管系统的功能维持于相对正常状态。在一定时期内，这些代偿性活动可以使心功能维持在正常范围，当代偿状态转化为失代偿时，就出现了心力衰竭。

（一）Frank Starling 机制

根据 Frank Starling 机制，增加前负荷可以使心排血量增加。心脏的前负荷在心室顺应性不变的情况下，主要取决于心室舒张末期容积。心力衰竭时由于神经体液的调节，钠水潴留和容量血管的收缩，使静脉回心血量增加，引起心室舒张末期容积增加和心肌纤维长度增加，心搏量相应地增加。实际工作中常用左心室舒张末期压力（亦称充盈压）来反映前负荷。前负荷不足或过度都可以引起心排血量下降，这一过程可以用心室收缩功能曲线来反映。充盈压在 12 ～ 15 mmHg 是人体最适前负荷，在此区间心搏量随前负荷增加而增加。一般情况下，左心室充盈压在 5 ～ 6 mmHg，表明心室具有较强的储备。与此同时心搏量的增加是有一定限度的，当左心室舒张末期压力达到 15 ～ 18 mmHg 时，Frank Starling 机制达最大效应，此时心搏量不再增加，甚至反而降低。图 3-2-1 为左心室收缩功能曲线。

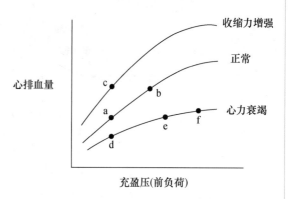

图 3-2-1　左心室收缩功能曲线

不同血流动力学背景下 Frank-Starling 曲线。在正常情况下，随着前负荷的增加，心排血量增加（点 a →点 b）。心脏收缩能力增强（例如应用正性肌力药），在相同的前负荷下，心排血量增加（点 a →点 c）。同样，心脏收缩能力减弱（例如心力衰竭），在相同前负荷下，心排血量降低（点 a →点 d）。如果要维持相同的心排血量，需要增加前负荷（点 a →点 e）。而进一步增加前负荷（点 a →点 f），心排血量只有微弱增加

（二）心肌肥厚

长期压力负荷加重时，可使心肌肥厚。心肌肥厚早期出现线粒体合成增多，满足肥大心肌对氧的需求，继之出现心肌纤维增多，心肌

细胞增粗，但是细胞核及线粒体的增大增多的速度及程度落后于心肌纤维的增多，逐渐满足不了心肌细胞的需求，最终因能量不足而发生坏死。在此过程中，心肌细胞数量并不增加。

单位重量肥大心肌的收缩性是降低的，但由于整个心脏的重量增加，所以心脏总的收缩力增强，因此肥大心脏可以在相当长的时间内处于功能稳定状态，使每搏量和每分输出量维持在适应机体需要的水平，患者在相当长的时间内不会出现心力衰竭的症状。若病因持续，上述各种代偿仍不足以克服心功能障碍，则心输出量将显著减少且出现心力衰竭临床症状，此时心脏发展到失代偿状态。

（三）神经体液机制

1. 交感-肾上腺素能系统（sympathetic-adrenergic system，SAS）活性升高　心力衰竭患者的交感神经系统活动加强，体力活动增加时，循环中去甲肾上腺素含量较正常人显著增多，24 h 尿中去甲肾上腺素排出量也显著高于正常人；通过心交感神经和肾上腺髓质释放儿茶酚胺增加，使心率加快、外周小动脉紧张性增加、回心血量增加、兴奋 β 肾上腺素能受体增加心肌收缩力以提高心排血量；通过刺激肾素释放激活肾素-血管紧张素系统（renin-angiotensin system，RAS）、兴奋 α_1 受体，促进心肌细胞生长等。但是，长期过度激活将使 β 肾上腺素能受体基因表达下调，受体数目和反应性下降。去甲肾上腺素还对心肌细胞有直接毒性作用，促使心肌细胞凋亡，参与心室重塑的病理过程。此外，交感神经兴奋还可使心肌应激性增强而有促心律失常作用（图 3-2-2）。

2. 肾素-血管紧张素-醛固酮系统（renin-angiotensin-aldosterone system，RAAS）激活　心排血量降低，肾血流量减少，RAAS 激活，使心肌收缩力增强，增加外周循环阻力，调节血

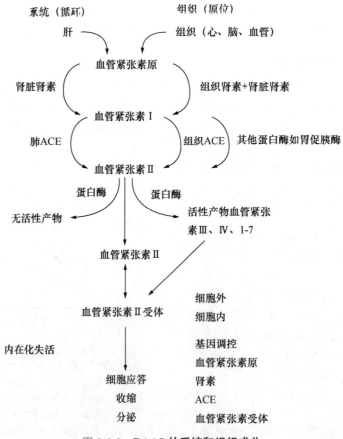

图 3-2-2　RAAS 的系统和组织成分

在心肌、血管、肾和脑等组织中，具有不依赖循环血管紧张素系统生成血管紧张素 II 的功能。组织水平生成的血管紧张素 II 可能在心力衰竭病理生理中具有重要作用。ACE：血管紧张素转化酶

液再分配，保证心、脑等重要脏器的血液供应，相应的非重要脏器的血液供应减少。但是长期活性升高却有不利作用。外周血管阻力增加和钠、水潴留加重心脏前、后负荷而进一步抑制左心室功能。血管紧张素 Ⅱ 直接作用调整心肌结构和功能，同时促进体外细胞凋亡。醛固酮可引起血管及心肌肥厚和纤维化，造成血管顺应性下降和左心室舒张功能不全。这些因素长期存在，将进一步加重患者的心力衰竭，加速心源性死亡。

3. 心力衰竭时各种体液因子的变化

（1）利钠肽（natriuretic peptide）：包括 A 型利钠肽（A-type natriuretic peptide，ANP）、脑钠肽（B 型利钠肽，B-type natriuretic peptide，BNP）和 C 型利钠肽（C-type natriuretic peptide，CNP）。ANP 主要由心房肌细胞分泌，可介导多种生物活性作用，如扩张血管，排钠利尿，抑制 RAAS，对抗肾上腺素能神经系统及精氨酸加压素（AVP），抑制血管平滑肌增生等。BNP 主要储存在心室肌中，由心室肌分泌，其结构与作用均与 ANP 十分相似，正常时血液微循环中 BNP 的水平比 ANP 低很多，BNP 可使血管扩张，排钠利尿。BNP 水平随心室壁张力而变化并对心室充盈压具有负反馈调节作用。CNP 主要存在于血管系统内，为内皮细胞所分泌，可扩张周围血管，降低动脉压，抑制内皮素，但其排钠利尿作用微弱，亦不抑制 RAAS。

心力衰竭时心室壁张力增加，ANP、BNP 和 CNP 显著增加，且与心力衰竭严重程度呈正相关。血浆 BNP 可用于鉴别心源性和肺源性呼吸困难，BNP 正常者，基本可除外心源性呼吸困难。BNP 前体的 N 末端片段，N 末端脑钠肽前体（NT-proBNP）比 BNP 更稳定，半衰期更长，其浓度可反映短暂时间内新合成的 BNP，且不受药物（血管紧张素受体-脑啡肽酶抑制剂、重组人脑钠肽等）影响，能够提供更可靠信息。

（2）精氨酸加压素（arginine vasopressin，AVP）：是一种垂体激素，由下丘脑分泌，具有缩血管、抗利尿、增加血容量、调控血浆渗透压的作用。当心排血量下降和严重低血压引起组织灌注不足时，AVP 分泌增加。正常时心房张力性受体敏感性升高，从而抑制由于心房扩张而引起的 AVP 释放；心力衰竭时敏感性下降引起 AVP 释放，循环 AVP 水平升高。AVP 通过 V_1 受体引起血管收缩，通过 V_2 受体减少游离水清除，导致水潴留增加，同时增加心脏前后负荷。心力衰竭早期，AVP 的效应有一定的代偿作用，而长期的 AVP 增加将使心力衰竭进一步恶化。

（3）内皮素（endothelin）：是循环中内皮细胞分泌的具有较强缩血管作用的肽类物质。内皮素还可引起心肌细胞肥大，造成心室重构。内皮素可能与心力衰竭患者肺动脉高压的调控有关，因其血浆浓度与肺动脉压、肺血管阻力相关。急性心肌梗死患者血浆内皮素水平与这些患者的心功能 Killip 分级程度相关。目前已经分离出三种内皮素肽（内皮素 1、2 和 3）和两种内皮素亚型（A 和 B）。去甲肾上腺素、血管紧张素 Ⅱ、凝血酶等活性物质和组织生长因子等细胞因子可促进内皮素分泌。目前已有研究显示内皮素拮抗剂可改善心力衰竭患者的血流动力学及心室重构，但其对于疾病进展和生存率的长期获益还没有报道。

（4）炎性细胞因子：肿瘤坏死因子 α 和白介素 1β 在心力衰竭过程中起着重要作用。肿瘤坏死因子 α 水平与心率变异性相关，诱导急性心功能不全。肿瘤坏死因子 α 和白介素 1β 引起体外心肌细胞肥大，可能通过一氧化氮调控引起心肌细胞凋亡。

（5）一氧化氮（NO）：NO 可能在心肌能量调节中起到重要作用，可直接诱导心肌细胞凋亡，调控去甲肾上腺素和血管紧张素引起的心肌肥厚。

（四）心肌损害和心室重构

心肌重构（myocardium remodeling）是指心力衰竭时由于心肌损害及心脏负荷的改变，心肌及心肌间质在细胞结构、功能、数量及遗传表型等方面所出现的适应性变化。引起心脏重构的因素包括去甲肾上腺素（NE）、血管紧张素 Ⅱ（Ang Ⅱ）、醛固酮、内皮素（ET）、炎性细胞因子、氧化应激、心肌细胞机械性劳损等。心肌重构时心肌纤维及线粒体增加，细胞外基质中胶原蛋白质量和数量也有相应改变。由于心肌细胞形状和细胞外基质改变引起了心室重构。

　　心室重构（ventricular remodeling）是指在心肌损害及心脏负荷改变的基础上发生心室质量、容量、形状和组成成分的改变。压力超负荷引起收缩期室壁压力增高，导致心肌纤维中肌节的并联性增生，使心肌纤维变粗，室壁厚度增加，心腔无明显扩张，形成向心性肥大。长期的容量负荷增加，舒张期室壁张力增加可引起心肌纤维中肌节的串联性增生，心肌纤维长度增加，心室腔因而扩大，即发生离心性肥大。心室重构一定程度上增加心排血量，满足患者的需要，但是持续心肌重构引起心肌硬度变化、心室顺应性改变，使心室舒张功能减退，逐步促进心力衰竭的发展（图 3-2-3）。

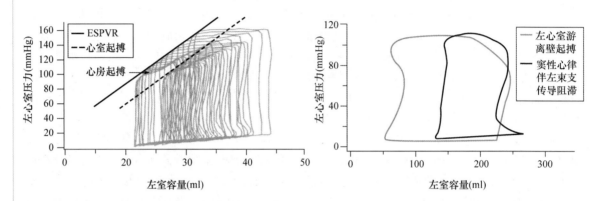

图 3-2-3　左图，短暂阻塞腔静脉后实验动物的左心室压力-容积环。左上角说明左心室收缩末期压力-容量关系（ESPVR）。心房起搏产生正常左心室激动，心室起搏导致左心室激动和收缩不同步，ESPVR 曲线平行左移。右图，使用传统导管技术，记录了一个扩张型心肌病患者的无规则卷曲左心室压力-容积环，该患者由于左束支传导阻滞导致非同步左心室激动。左心室游离壁起搏可减轻收缩不同步，导致左心室压力-容积点左移

（五）舒张功能不全

　　心室舒张功能不全的机制主要分为两种。

　　1. 心肌的主动松弛功能异常　在心肌缺血、低氧血症等能量代谢障碍时，肌浆网钙泵摄取 Ca^{2+} 的能力下降，钠钙交换体 Ca^{2+} 的亲和力下降，心肌细胞内钙超载，同时肌球-肌动蛋白复合体解离障碍等引起心肌不能有效松弛从而影响舒张功能。如冠心病存在明显心肌缺血时，在出现收缩功能障碍之前就已经存在舒张功能不全。

　　2. 心肌的顺应性降低　心室顺应性指心室在单位压力变化下引起容积的改变，与心室僵硬度呈反比。长期的压力负荷增高，引起心肌纤维增加导致心肌肥厚，同时心肌纤维化本身、心肌胶原含量增加、心肌缺血和水肿及间质增生都可引起心肌僵硬，即心肌顺应性降低。心肌顺应性降低，心室的扩张充盈受限，心排血量下降，当左心室舒张末期压力进一步增高时，出现肺淤血、肺动脉高压、肺水肿等左心衰竭的症状和体征。主要见于高血压及肥厚型心肌病，此时心肌的收缩功能多尚可保持，心脏射血分数正常，故又称射血分数保留的心力衰竭（HFpEF）（图 3-2-4）。

【心力衰竭分型】

（一）急性心力衰竭和慢性心力衰竭

　　急性心力衰竭以左心衰竭最常见，多见于突然发生的大面积心肌梗死、心瓣膜破裂和严重心肌病等，进展迅速，心排血量急剧下降，常表现为急性肺水肿和心源性休克。慢性心力衰竭是一个缓慢发展的过程，常伴心室扩大或心肌肥厚、水肿、静脉淤血表现，常见于高血压、肺心病、冠心病、心脏瓣膜疾病等。

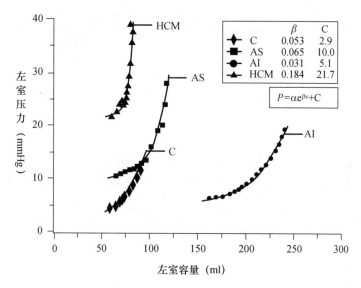

图 3-2-4　对照组（C）和主动脉瓣狭窄（AS）、主动脉瓣反流（AI）及肥厚型心肌病（HCM）患者舒张期左心室压力-容积曲线

患者因为舒张僵硬度的升高，HCM 平行上移，AS 小幅上移。心腔僵硬度常数（β），在 HCM 为 0.184，AS 为 0.065，对照组为 0.053，但随着舒张充盈压微小提高，左心室舒张容积增大，AI 相关曲线右移（因为低舒张期心腔僵硬度）。这类患者 β 为 0.031

（二）左心衰竭、右心衰竭和全心衰竭

左心衰竭是由于左心室损伤或负荷过重导致心排血量降低，出现肺循环淤血，常见于高血压、冠心病、二尖瓣关闭不全等。右心衰竭多见于肺动脉高压、慢性阻塞性肺疾病及先天性心脏病等，以体循环淤血为主要表现；全心衰竭同时具有左心衰竭和右心衰竭的表现，多见于心肌病和心肌炎等，也可由一侧心力衰竭波及另一侧引起。

（三）低排血量型和高排血量型心力衰竭

低排血量型心力衰竭多见于高血压、冠心病、心脏瓣膜疾病、心肌炎、心包疾病等，特点是外周循环异常，多表现为血管收缩、发冷、苍白、脉压低等。高排血量型心力衰竭多见于甲状腺功能亢进、动静脉瘘、维生素 B1 缺乏病（脚气病）、贫血、妊娠和变形性骨炎（Paget 病）等代谢增高或后负荷减低的疾病，多表现为四肢皮温较高、潮红、脉压增大等，此时心排血量较发病前下降，但仍属正常范围甚至高于正常时。

（四）射血分数降低的心力衰竭（HFrEF）、射血分数轻度降低的心力衰竭（HFmrEF）和射血分数保留的心力衰竭（HFpEF）

对于心力衰竭的描述主要基于左心室射血分数（left ventricular ejection fraction，LVEF）。依据 2016 年欧洲心脏病学会（ESC）心力衰竭指南建议，LVEF < 40% 者称为射血分数降低的心力衰竭（heart failure with reduced ejection fraction，HFrEF），即传统概念中的收缩性心力衰竭。LVEF ≥ 50% 的心力衰竭称为射血分数保留的心力衰竭（heart failure with preserved ejection fraction，HFpEF），通常存在左心室肥厚或左心房增大等充盈压升高，舒张功能受损的表现。LVEF 在 40% ～ 49% 之间的心衰曾称为射血分数中间值的心力衰竭（heart failure with mid-range ejection fraction，HFmrEF），2021 年 ESC 心力衰竭指南改为射血分数轻度降低的心力衰竭（heart failure with mildly reduced ejection fraction，HFmrEF）这些患者通常以轻度收缩功能障碍为主，同时伴有舒张功能不全的特点，可转变为 HFrEF 或 HFpEF，目前认为其临床特征、对治疗的反应等更偏向于 HFrEF。其分类及诊断标准见表 3-2-1。

表 3-2-1　心力衰竭的分类及诊断标准

诊断标准	HFrEF	HFmrEF	HFpEF
1	症状和（或）体征	症状和（或）体征	症状和（或）体征
2	LVEF ＜ 40%	LVEF40% ～ 49%	LVEF ≥ 50%
3		利钠肽升高，并符合以下至少一条：①左心室肥厚和（或）左心房扩大，②心脏舒张功能异常	利钠肽升高，并符合以下至少一条：①左心室肥厚和（或）左心房扩大，②心脏舒张功能异常
备注	随机临床试验主要纳入此类患者，有效的治疗已得到证实	此类患者临床特征、病理生理、治疗和预后尚不清楚，单列此组有利于对其开展相关研究	需要排除患者的症状是由非心脏疾病引起的，有效的治疗尚未明确

注：HFrEF，射血分数降低的心力衰竭；HFmrEF，射血分数轻度降低的心力衰竭；HFpEF，射血分数保留的心力衰竭；LVEF，左心室射血分数；利钠肽升高为 B 型利钠肽（BNP）＞ 35 ng/L 和（或）N 末端 B 型利钠肽前体（NT-proBNP）＞ 125 ng/L；心脏舒张功能异常指标见慢性心力衰竭的"实验室和其他相关检查"经胸超声心动图部分

【心功能的判定与分级】

（一）心功能分级

1. 美国纽约心脏病学会（NYHA）心功能分级

Ⅰ级：患者患有心脏病，但活动量不受限制，平时一般活动不引起疲乏、心悸、呼吸困难或心绞痛。

Ⅱ级：心脏病患者的体力活动受到轻度限制，休息时无自觉症状，但平时一般活动下可出现疲乏、心悸、呼吸困难或心绞痛。

Ⅲ级：心脏病患者体力活动受到明显限制，小于平时一般活动即引起上述症状。

Ⅳ级：心脏病患者不能从事任何体力活动。休息状态下也出现心力衰竭症状，体力活动后加重。无需静脉给药，可在室内或床边活动者为Ⅳa级；不能下床并需静脉给药支持者为Ⅳb级。

2. 心力衰竭的分期　心肌重构最初可以对心功能产生部分代偿，但随着心肌重构的加剧，心功能逐渐由代偿向失代偿转变，出现明显的症状和体征。故根据心力衰竭发生发展过程，分为 4 个阶段，旨在强调心力衰竭重在预防（表 3-2-2）。

3. 欧洲心脏病学会（ESC）2016 年 Killip 分级　ESC 2016 年急性和慢性心力衰竭诊断与治疗指南中急性心力衰竭 Killip 分级：适用于评价急性心肌梗死时的心力衰竭（泵衰竭）的严重程度。

表 3-2-2　心力衰竭发生发展的临床分期

心力衰竭阶段	定义	患病人群	NYHA 心功能分级
阶段 A（前心力衰竭阶段）	患者为心力衰竭的高危人群，无心脏结构或功能异常，无心力衰竭症状和（或）体征	高血压、冠心病、糖尿病、肥胖、代谢综合征、使用心脏毒性药物史、酗酒史、风湿热史、心肌病家族史等	无
阶段 B（前临床心力衰竭阶段）	患者已发展成器质性心脏病，但从无心力衰竭症状和（或）体征	左心室肥厚、陈旧性心肌梗死、无症状的心脏瓣膜疾病等	Ⅰ
阶段 C（临床心力衰竭阶段）	患者有器质性心脏病，既往或目前有心力衰竭症状和（或）体征	器质性心脏病患者伴运动耐量下降（呼吸困难、疲乏）和液体潴留	Ⅰ～Ⅳ
阶段 D（难治性终末期心力衰竭阶段）	患者器质性心脏病不断进展，虽经积极的内科治疗，休息时仍有症状，且需要特殊干预	因心力衰竭反复住院且不能安全出院者，需要长期静脉用药者，等待心脏移植者，使用心脏机械辅助装置者	Ⅳ

Ⅰ级：无心力衰竭症状与体征，病死率 0 ～ 5%。

Ⅱ级：有心力衰竭症状与体征，出现肺部啰音及第三心音奔马律，病死率 10% ～ 20%。

Ⅲ级：严重的心力衰竭症状与体征，出现急性肺水肿，病死率 35% ～ 40%。

Ⅳ级：出现心源性休克，低血压（收缩压＜ 90 mmHg）及周围血管收缩征象如少尿、发绀和大汗，病死率 85% ～ 95%。

4. 急性心力衰竭的分型和分级　ESC 2016 年急性和慢性心力衰竭诊断与治疗指南根据是否存在充血（分为"湿"和"干"）和外周组织低灌注情况（分为"暖"和"冷"）的临床表现将急性心力衰竭患者分为 4 型："干暖""干冷""湿暖"和"湿冷"，其中"湿暖"型最常见。大多数急性心力衰竭患者表现为收缩压正常或升高（＞ 140 mmHg，高血压性急性心力衰竭），只有少数（5% ～ 8%）表现为收缩压低（＜ 90 mmHg，低血压性急性心力衰竭）。低血压性急性心力衰竭患者预后差，尤其是同时存在低灌注时（图 3-2-5）。急性心肌梗死患者并发急性心力衰竭时推荐应用 Killip 分级，因其与患者的近期病死率相关。

（二）6 min 步行试验

6 min 步行试验是一种运动试验，方法简单易行：在平坦的地面划出一段长达 30.5 m（100 英尺）的直线距离，两端各置一椅作为标志。患者在其间往返走动，步履缓急由患者根据自己的体能决定。在旁监测人员每 2 min 报时一次，并记录患者可能发生的气促、胸痛等不适。如患者体力难支可暂时休息或中止试验。6 min 后试验结束，监护人员统计患者步行距离进行结果评估。测定 6 min 的步行距离，如 6 min 步行距离＜ 300 m，提示预后不良。6 min 步行距离＜ 150 m 为重度心力衰竭；150 ～ 450 m 为中度心力衰竭；＞ 450 m 为轻度心力衰竭。本试验除用于评价心脏的储备功能外，常用来评价心力衰竭治疗的疗效。

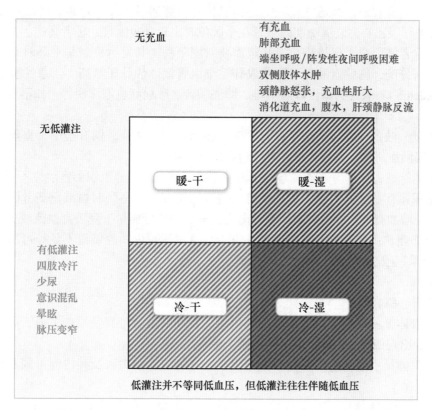

图 3-2-5　基于充血 / 不充血和（或）外周组织低灌注的急性心力衰竭患者的临床表现

第 2 节   慢性心力衰竭

【流行病学】

慢性心力衰竭（chronic heart failure，CHF）是各种心血管疾病发展的最后阶段，多数急性心力衰竭经住院治疗后症状部分缓解而转入慢性阶段，而慢性心力衰竭也常因各种诱因急性加重。流行病学调查显示，发达国家心力衰竭患病率为 1.5% ～ 2.0%，70 岁以上人群患病率超过 10%。我国人口老龄化加剧，冠心病、高血压、糖尿病、肥胖等慢性病的发病呈上升趋势，医疗水平的提高使心脏疾病患者生存期延长，导致我国心力衰竭患病率呈持续升高趋势。最新调查结果显示，我国年龄 35 岁以上居民中，心力衰竭患病率为 1.3%，即约有 1370 万患者，在过去 15 年间增加约 900 万人，不但给患者造成巨大身心痛苦，也给家庭和社会带来沉重经济负担。

【临床表现】

（一）左心衰竭

主要表现为肺循环淤血和心排血量减低。

1. 症状

（1）呼吸困难：是心力衰竭最常见的表现，随着病情加重而进展。①劳力性呼吸困难：呼吸困难开始仅在剧烈活动和体力劳动后出现，随着左心室衰竭进展，较轻的体力劳动也可以诱发。②夜间阵发性呼吸困难：多在夜间睡眠时发生，患者因胸闷、气急而惊醒，伴焦虑和窒息感，迅速坐起和喘气，常伴哮鸣音，过去称为"心源性哮喘"。采取坐位后 10 min 到 1 h 可自行缓解。其发生机制主要包括：平卧时下肢静脉回流增多，肺循环充血；睡眠时迷走神经张力增高，小支气管收缩，肺通气量减少；膈肌抬高，肺活量减少；熟睡时呼吸中枢敏感性降低等。③端坐呼吸：心力衰竭晚期的患者在平卧位时出现呼吸困难，轻者高枕、半卧位可减轻或缓解，严重者需要全天保持坐位，甚至需要双腿下垂。其发生机制是平卧时来自腹部及下肢的血液重新分配，胸腔血液过多而造成肺毛细血管流体静脉压增高。④急性肺水肿（acute pulmonary edema）：表现为极度呼吸困难、肺底啰音、咳粉红色泡沫痰等。如不及时治疗，可致患者死亡。

（2）咳嗽、咳痰、咯血：常于夜间发生，多为白色泡沫痰，偶有痰中带血丝，由于肺泡和支气管黏膜淤血所致。急性肺水肿时呈粉红色泡沫痰。

（3）疲倦、乏力、体力下降：与心排血量下降引起骨骼肌等组织器官灌注不足有关。

（4）泌尿系症状：心力衰竭早期就可出现夜尿增多，与平卧时血液重新分配，肾血管收缩减弱，尿量增加有关。心力衰竭加重时出现少尿，与心排血量下降后肾血流减少有关。

（5）脑部症状：严重心力衰竭患者，由于心排血量减少，脑供血不足等可出现头痛、精神错乱、失眠、记忆力减退、焦虑等症状。

2. 体征

（1）原有心脏病体征。

（2）一般体征：可于活动后出现呼吸困难，晚期的患者可有发绀、黄疸、恶病质等。由于血流量减少出现四肢苍白、发凉、指（趾）端发绀。

（3）心脏体征：最常见的是左心室增大；心率加快，心尖区及其内侧可闻及舒张期奔马律，P2 亢进。

（4）外周血管体征：可有交替脉，其产生是由于心力衰竭时左心室射出的每搏量交替，心功能恢复后消失。

（5）肺部体征：心力衰竭患者在两肺底可闻及湿啰音，与肺静脉压和肺毛细血管压力增高引起液体漏入肺泡有关。急性肺水肿的患者可闻及双肺满布粗大湿啰音，伴哮鸣音。干啰音和喘鸣音见于支气管充血。

（二）右心衰竭

右心衰竭是各种心血管疾病引起右心舒缩功能障碍导致的一系列临床综合征。多继发于左心衰竭，单纯右心衰竭少见。主要临床表现为：液体潴留，运动耐量下降或疲劳，房性、室性心律失常。

1. 症状

（1）呼吸困难：单纯右心衰竭由于不存在肺淤血，所以呼吸困难常较轻。继发于左心衰竭基础上的右心衰竭由于右心室射血量减少，肺淤血减轻，呼吸困难反而较单纯左心衰竭减轻。

（2）消化道症状：肝和胃淤血引起厌食、恶心、呕吐、消化不良、腹胀、呃逆等。淤血引起肝大，牵拉肝包膜引起右上腹不适、疼痛。长期肝淤血可引起黄疸、肝硬化。

（3）泌尿系症状：肾淤血可引起夜尿、少尿、蛋白尿、血尿、管型尿、肾功能减退等。

2. 体征

（1）原有的心脏病体征。

（2）心脏体征：胸骨左缘可闻及舒张期奔马律。心脏右心室增大，可伴心前区抬举样搏动，可有三尖瓣相对性关闭不全，此时三尖瓣区可有收缩期吹风性杂音。

（3）静脉充盈：当患者半卧位或坐位时可见颈外静脉充盈，右侧多见。压迫患者肝区或右上腹时，由于静脉回流增加，可见颈外静脉充盈加剧或怒张，称肝颈静脉反流征，有助于与其他原因引起的肝脏疾病相鉴别。

（4）肝大和压痛：常在水肿之前出现。急性期肝大多于肋缘下可触及，质软、压痛明显。长期肝淤血可导致肝硬化，出现黄疸，肝触诊质硬，压痛多不明显，此时多有肝功能改变，腹水形成。

（5）胸腔积液和腹水：胸膜静脉压升高导致静脉回流受阻，体液漏出到胸膜腔，引起胸腔积液，多为双侧，单侧多见于右侧。肝静脉和腹膜静脉压力升高引起腹水。

（6）水肿：心力衰竭引起的水肿多为对称、可凹陷，常从肢体下垂部位开始，能起床活动的患者常出现于双足、踝部和胫前部，卧床患者多见于骶部。长期水肿的部位可见皮肤色素沉着、变硬等皮肤营养代谢障碍的表现。

（三）全心衰竭

某些心肌病、心肌炎和贫血等使左、右心同时受损可引起全心衰竭，也可在一侧心力衰竭基础上引起另一侧发病，同时出现左心衰竭与右心衰竭的症状和体征。但是在左心衰竭基础之上出现右心衰竭，肺淤血减轻，呼吸困难多较单纯左心衰竭时减轻。

【实验室与其他相关检查】

（一）实验室检查

1. 利钠肽　B 型利钠肽（B-type natriuretic peptide，BNP）或 N 末端 B 型利钠肽前体（N-terminal pro-BNP，NT-proBNP）推荐用于心力衰竭的筛查、诊断和鉴别诊断、病情严重程度以及预后评估。BNP＜35 ng/L、NT-proBNP＜125 ng/L 时通常可排除慢性心力衰竭，但其敏感性与特异性较急性心力衰竭低。利钠肽水平与年龄、肾功能、体重、实验室检测方法等有关，诊断慢性心力衰竭时需结合上述情况进行分析。

2. 血液检查　慢性心力衰竭患者多有贫血，与肾功能下降造成促红细胞生成素减少有关，继发感染时可有白细胞升高，红细胞沉降率（血沉）可增快。

3. 尿常规及肾功能检查　多有蛋白尿和高比重尿，肌酐和尿素氮常增高。可有细胞管型和少量红细胞。慢性心力衰竭患者肾功能减退与心脏衰竭导致前向血流障碍引发肾前性灌注不足、右心房压力增高等血流动力学改变，以及交感神经系统激活、慢性炎症、活性氧/一氧化氮（NO）失衡、RAAS 持续激活等非血流动力学因素有关，属于慢性（或 2 型）心-肾综合征（cardiorenal syndrome，CRS）的范畴。同时药物治疗过程中可能引起肾功能进一步恶化，所以应定期检测肾功能。

4. 肝功能检查　谷草转氨酶（AST）、谷丙转氨酶（ALT）、乳酸脱氢酶（LDH）常升高，提示肝功能受损，心力衰竭加重时可进一步升高。血清胆红素多有升高。在心力衰竭较重者，多有低蛋白血症。

5. 电解质检查　在重度心力衰竭患者常伴有水、电解质紊乱。最常见的是低钠血症，亦可伴有低钾血症、低磷血症和低镁血症等，也常因合并肾功能不全或用药造成血钾升高。电解质紊乱可进一步加重患者病情，影响预后，所以应定期检测。

6. 甲状腺功能检查　甲状腺功能亢进症（甲亢）可能引起心房颤动，甲状腺功能减退症（甲减）可以引起心肌损伤，出现心包积液、心动过缓等，甲状腺功能检查作为心力衰竭初始常规检查，有助于明确心力衰竭的病因或诱因。

7. 其他

（1）怀疑有病毒性心肌炎，可检查病毒学和抗肌球蛋白质抗体。

（2）心脏肌钙蛋白（cardiac troponin，cTn）：主要用于明确是否合并急性冠脉综合征，也用于慢性心力衰竭的预后评估。

（3）反映心肌纤维化、炎症、氧化应激的标志物：如可溶性 ST2、半乳糖凝集素 -3 及生长分化因子 -15 也有助于心力衰竭患者的危险分层和预后评估，联合使用多项生物标志物可能是未来的发展方向。

（二）其他检查

1. 心电图　心电图无特征性改变，但可以提供基础心脏病的信息，所有怀疑慢性心力衰竭患者均应行心电图检查，明确心律、心率、QRS 波形态、QRS 波宽度等。患者一般有心电图异常，心电图完全正常的可能性极低。怀疑存在心律失常或无症状性心肌缺血时应行 24 h 动态心电图。心电图可以发现低血钾引起的 T 波低平伴 U 波增高、洋地黄中毒时典型的 ST-T"勺状"改变等心力衰竭诱发和加重因素。

2. 胸部 X 线　通过心脏的大小和形状来发现原发心脏病，可见心脏房室肥大、心包积液、胸腔积液等。肺淤血时可见肺门增大，边缘模糊，肺纹理增多。间质性肺水肿可见肺门血管影增粗，模糊不清，出现 Kerley 线（最常见的是 B 线），加重时可见双肺斑片状影，甚至"蝶翼状"阴影。

3. 经胸超声心动图　评估心脏结构和功能的首选方法，可提供房室容量、左右心室收缩和舒张功能、室壁厚度、瓣膜功能和肺动脉高压的信息。左心室射血分数（LVEF）可反映左心室收缩功能，推荐改良双平面 Simpson 法。在图像质量差时，建议使用声学对比剂以清晰显示心内膜轮廓。超声心动图是目前临床上唯一可判断舒张功能不全的成像技术，但单一参数不足以准确评估，建议多参数综合评估。HFpEF 主要的心脏结构异常包括左心房容积指数 > 34 ml/m²，左心室质量指数 ≥ 115 g/m²（男性）或 95 g/m²（女性）；主要的心脏舒张功能异常指标包括 E/e′ ≥ 13、et 平均值（室间隔和游离壁）< 9 cm/s；其他间接指标包括纵向应变或三尖瓣反流速度。

4. 心脏磁共振（cardiac magnetic resonance，CMR）　CMR 是测量左右心室容量、质量和射血分数的"金标准"，当超声心动图未能做出诊断时，CMR 是最好的替代影像检查。CMR 也是复杂性先天性心脏病的首选检查方法。对于扩张型心肌病患者，在临床和其他影像学检查不能明确诊断的情况下，应考虑采用延迟钆增强（late gadolinium enhancement，LGE）以鉴别缺血性与非缺血性心肌损害。LGE 和 T1 成像是评估心肌纤维化的首选影像检查。对于疑似心肌炎、淀粉样变、结节病、Chagas 病、Fabry 病、致密化不全心肌病和血色病的患者，

CMR 可以显示心肌组织的特征。

5. 核素心室造影及核素心肌灌注显像　包括单光子发射计算机断层成像（single-photon emission computed tomography，SPECT）和正电子发射计算机断层成像（positron emission computed tomography，PET），核素心室造影可测量射血分数、左心室容积、左心室功能的压力容积分析等，能较早发现左心室舒张功能异常。放射性核素显像可以评价心肌血流、心肌代谢和心室功能，如评价左心室功能、心肌缺血范围及心力衰竭与冠状动脉的关系。

6. 有创血流动力学检查

（1）右心导管检查：最常用的是球囊漂浮导管，可测量肺动脉、肺毛细血管楔压、心排血量等。

（2）左心导管检查：可测定左心室收缩 / 舒张末期压力、心排血量、分流量、反流量、冠状动脉血流量等，判断瓣膜狭窄程度。

7. 运动或药物负荷超声心动图　可用于心肌缺血或存活心肌、部分心脏瓣膜疾病患者的评估。对存在劳力性呼吸困难，LVEF 正常但静息舒张功能参数未能做出诊断的患者，负荷超声心动图有一定辅助作用。

8. 冠状动脉造影或 CT 血管成像　有冠心病危险因素、无创检查提示存在心肌缺血的心力衰竭患者，可以明确心力衰竭病因。

9. 心肺运动试验　心肺运动试验能量化运动能力，可用于心脏移植和（或）机械循环支持的临床评估，指导运动处方的优化，原因不明呼吸困难的鉴别诊断，适用于临床症状稳定 2 周以上的慢性心力衰竭患者。

10. 其他检查

（1）心肌活检：用于经规范治疗病情仍快速进展，临床怀疑心力衰竭是由可治疗的特殊病因所致且只能通过心肌活检明确诊断的患者。

（2）基因检测：对肥厚型心肌病、特发性扩张型心肌病、致心律失常性右心室心肌病可以进行基因检测和遗传咨询。

（3）6 min 步行试验：用于评估患者的运动耐力。

【 诊断与鉴别诊断 】

（一）诊断

心力衰竭的诊断和评估依赖于病史、体格检查、实验室检查、心脏影像学检查和功能检查，首先，根据病史、体格检查、心电图、胸部 X 线判断有无心力衰竭的可能性；然后，通过利钠肽检测和超声心动图明确是否存在心力衰竭，再进一步确定心力衰竭的病因和诱因；最后，还需评估病情的严重程度及预后，以及是否存在并发症及合并症，图 3-2-6 为慢性心力衰竭的诊断流程。

（二）鉴别诊断

1. 左心衰竭应与某些肺部疾病相鉴别

（1）急性肺水肿与哮喘：两者都有较重的呼吸困难，双肺满布哮鸣音。支气管哮喘患者多有相似的发作史，与接触变应原、冷空气、物理化学刺激等有关，咳白色泡沫痰，可自行缓解或治疗后缓解，非发作期体检可无异常。急性肺水肿多见于有高血压、冠心病、心脏瓣膜疾病等基础心脏病的老年患者，咳粉红色泡沫痰，除哮鸣音外还可闻及干湿啰音，胸部 X 线检查可发现肺水肿的征象，超声心动图多有收缩或舒张功能改变，射血分数降低等提示心力衰竭。

（2）慢性血栓栓塞性肺动脉高压：多因急性肺动脉血栓栓塞后肺动脉内血栓未完全溶解，或反复发生栓塞。最常见的症状为呼吸困难，需要与慢性心力衰竭引起的呼吸困难相鉴别。急性肺栓塞患者同时存在咯血、胸痛，可有下肢深静脉血栓、心房颤动及心脏附壁血栓等病史。

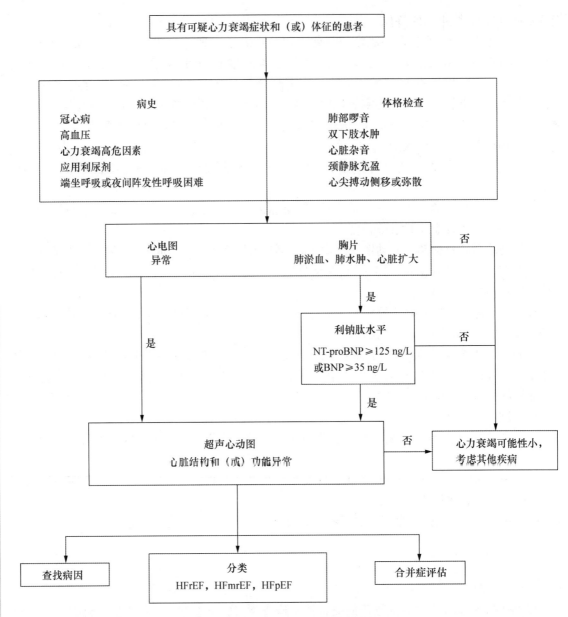

图 3-2-6   慢性心力衰竭的诊断流程

NTproBNP，N 末端 B 型利钠肽前体；BNP，B 型利钠肽；HFrEF，射血分数降低的心力衰竭；HFmrEF，射血分数轻度降低的心力衰竭；HFpEF，射血分数保留的心力衰竭

血浆 D- 二聚体在急性肺栓塞时升高。CT 肺动脉造影可发现肺动脉内血栓。放射性核素肺通气 / 血流灌注扫描，典型征象是呈肺段分布的肺血流灌注缺损，并与通气显像不匹配。

2. 右心衰竭需要与心包积液、缩窄性心包炎、肝硬化腹水、水肿等相鉴别

（1）心包积液、缩窄性心包炎：二者与右心衰竭均可出现肝大、腹水，但右心衰竭多伴有心脏杂音或肺气肿；心包积液时扩大的心浊音界可随体位而变动，心音遥远，无杂音，有奇脉，影像学检查易鉴别；缩窄性心包炎心界不大或稍大，无杂音，有奇脉。

（2）腹水：右心衰竭晚期可以出现腹水，应与肝硬化、低蛋白血症、盆腔疾病引起的腹水相鉴别。肝硬化腹水患者，多有乙型肝炎、丙型肝炎或药物性肝病等病史，其与心力衰竭患者腹水的不同在于无颈静脉怒张及肝颈静脉反流征。

（3）水肿：下肢水肿可在静脉曲张、静脉炎、肾脏或肝脏疾病、淋巴回流障碍、月经前后出现。肾性水肿多从眼睑、颜面开始逐渐波及全身，常发展迅速，多伴有肾脏病变，如可出现严重的蛋白尿、管型尿、血肌酐明显升高。肝源性水肿多有肝功能改变和门脉高压表现，如蜘蛛痣、腹壁静脉曲张、脾功能亢进等。

【治疗】

慢性心力衰竭治疗目标是改善临床症状和生活质量，预防或逆转心脏重构，减少再住院，降低死亡率，其治疗流程如图 3-2-7。

（一）心力衰竭治疗的评估

1. 临床状况的评估

（1）NYHA 心功能分级：临床一直沿用 NYHA 心功能分级作为评价心力衰竭治疗后症状变化的标准。

（2）6 min 步行试验：作为心力衰竭患者运动耐力的客观指标，也可评价药物治疗效果。

2. 疾病进展的评估　死亡率是临床预后的主要指标。大规模临床试验设计以存活率来评价治疗效果已对临床实践产生重要影响。但是，死亡率并不能完全评价疾病进展，很多心力衰竭患者虽然存活但症状却恶化，需要反复多次住院，且需要强化和昂贵的治疗。因此，需结合疾病进展情况来进行综合评定。

评价疾病进展包括以下方面：①死亡；②猝死；③症状恶化（NYHA 心功能分级加重）；④因心力衰竭加重而需要增加药物的剂量或者增加新药治疗；⑤因心力衰竭或其他原因需住院治疗，其中住院事件在临床和经济效益方面最具意义。

（二）心力衰竭的一般治疗

1. 去除或缓解基本病因　所有心力衰竭患者都应对导致心力衰竭的基本病因进行评价。凡有原发性瓣膜病合并心力衰竭 NYHA 心功能Ⅱ级及以上，主动脉瓣疾病伴有晕厥、心绞痛者均应给予手术修补或置换瓣膜。缺血性心肌病心力衰竭者伴心绞痛，左心室功能低下但证实有存活心肌者，冠状动脉血运重建术可望改善其心脏功能。其他如甲状腺功能亢进症治疗，室壁瘤手术矫正等均应注意。

2. 去除诱发因素　控制感染，治疗心律失常，特别是心房颤动合并快速心室率；纠正贫血、电解质紊乱；注意是否并发肺梗死等。

3. 调整生活方式　如戒烟、戒酒，肥胖患者应减轻体重。控制高血压、高脂血症、糖尿病。饮食低脂、低盐，限钠（< 3 g/d）有助于控制 NYHA 心功能Ⅲ～Ⅳ级心力衰竭患者的淤血症状和体征。轻中度症状患者常规限制液体并无益处，对于严重低钠血症（< 130 mmol/L）患者水摄入量应< 2 L/d。重度心力衰竭患者应限制入水量，应每日称体重以早期发现液体潴留。严重心力衰竭伴明显消瘦者，应给予营养支持。失代偿期需卧床休息，多做被动运动以预防深部静脉血栓形成。应鼓励慢性心力衰竭病情稳定的患者进行动态运动，以避免去适应状态。重度心力衰竭患者，可在床边小坐，其他不同程度的心力衰竭患者，可每日多次小量步行，每次 3～5 min；心力衰竭稳定、心功能较好者，可在专业人员监护下进行症状限制性有氧运动，如步行，每周 3～5 次，每次 20～30 min。但避免进行等长运动。在呼吸道疾病流行季节，可给予流感、肺炎球菌疫苗等预防感染。

4. 密切观察病情演变及定期随访　应特别了解患者对饮食及药物治疗的顺从性，药物的不良反应等，及时发现病情恶化并采取措施。

5. 注意避免应用的药物　非甾体抗炎药如吲哚美辛（消炎痛）、Ⅰ类抗心律失常药等。

（三）慢性心力衰竭的药物治疗

1. 利尿剂　利尿剂可消除水钠潴留，有效缓解心力衰竭患者的呼吸困难及水肿，改善运动耐量。恰当使用利尿剂是心力衰竭药物取得成功的关键和基础。与任何其他心力衰竭治疗药物

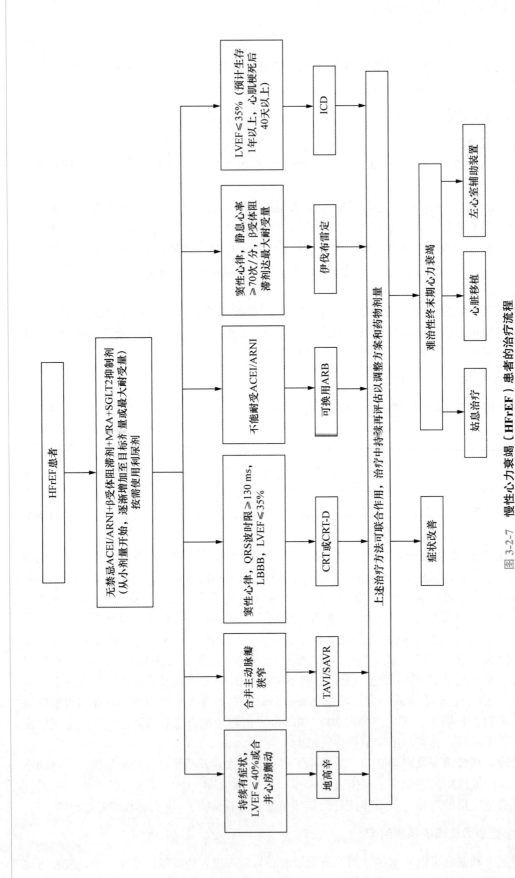

图 3-2-7   慢性心力衰竭（HFrEF）患者的治疗流程

HFrEF，射血分数降低的心力衰竭；ACEI，血管紧张素转化酶抑制剂；ARNI，血管紧张素受体-脑啡肽酶抑制剂；ARB，血管紧张素 Ⅱ 受体阻滞剂；SGLT2：钠-葡萄糖协同转运蛋白 2；MRA：醛固酮受体拮抗剂；LVEF，左心室射血分数；LBBB，左束支传导阻滞；CRT，心脏再同步化治疗；CRT-D，具有心脏复律除颤功能的 CRT；ICD，埋藏式心脏复律除颤器；1 mmHg ＝ 0.133 kPa

比较，利尿剂能更快地缓解心力衰竭症状，使得肺水肿和外周水肿在数小时或数天内消退；相反，洋地黄、ACEI 或 β 受体阻滞剂可能需数周或数月方能显效。若利尿剂用量不足，会降低对 ACEI 的反应，增加使用 β 受体阻滞剂的风险。另一方面，不恰当地大剂量使用利尿剂则会导致血容量不足，增加发生低血压、肾功能恶化和电解质紊乱的风险。

（1）适应证：有液体潴留证据的心力衰竭患者均应使用利尿剂。

（2）禁忌证：从无液体潴留的症状及体征；痛风是噻嗪类利尿剂的禁忌证；已知对某种利尿剂过敏或者存在不良反应。托伐普坦禁忌证：低容量性低钠血症；对口渴不敏感或对口渴不能正常反应；与细胞色素 P450 3A4 强效抑制剂（依曲康唑、克拉霉素等）合用；无尿。

（3）各类利尿剂的作用机制和应用

1）袢利尿剂：有明显液体潴留的患者，首选袢利尿剂，主要作用于髓袢升支粗段，抑制 Na^+-K^+-2Cl^- 同向转运体，排钠排钾，属于强效利尿剂，最常用呋塞米（速尿），呋塞米的剂量与效应呈线性关系。托拉塞米、布美他尼口服生物利用度更高。通常呋塞米每日 20 mg，逐渐加量直到尿量增加、体重每日减轻 0.5 ～ 1.0 kg。重度心力衰竭患者可增至 100 mg 每日 2 次，静脉注射效果优于口服。

2）噻嗪类利尿剂：仅适用于有轻度液体潴留、伴有高血压且肾功能正常的心力衰竭患者。以氢氯噻嗪（双氢克尿噻）为代表，作用于肾远曲小管近段和髓袢升支远段，抑制钠离子重吸收，同时利用 Na^+-K^+ 交换抑制钾离子重吸收。轻度心力衰竭可选择此类利尿剂，氢氯噻嗪 12.5 ～ 25 mg，每日 1 次，每日最大剂量 100 mg。

3）保钾利尿剂：以螺内酯（安体舒通）为代表，主要抗醛固酮并直接抑制 Na^+-K^+ 交换，具有保钾作用，多与上述两种利尿剂合用预防低血钾。对于慢性 HFrEF 患者，多在 ACEI 与 β 受体阻滞剂滴定至最大耐受剂量后症状或体征仍不能控制，并且满足估算的肾小球滤过率（eGFR）≥ 30 ml/（min·1.73 m²）、血钾 < 5.0 mmol/L 时合用螺内酯。

4）血管加压素受体拮抗剂（托伐普坦）：作用于血管加压素 V2 受体，减少水重吸收。托伐普坦对顽固性水肿或低钠血症者疗效更显著，推荐用于常规利尿剂治疗效果不佳、有低钠血症或有肾功能损害倾向患者。起始剂量 7.5 ～ 15 mg，每日 1 次，每日最大剂量可增至 30 mg。

（4）不良反应及处理

1）电解质丢失：利尿剂导致的低钾、低镁血症是心力衰竭患者发生严重心律失常的常见原因。血钾 3.0 ～ 3.5 mmol/L 可给予口服补钾治疗，而对于血钾 < 3.0 mmol/L 者应采取口服和静脉结合补钾，必要时经深静脉补钾。低钠血症时应注意区别缺钠性低钠血症和稀释性低钠血症，后者按利尿剂抵抗处理。若低钠血症合并容量不足时，可考虑停用利尿剂。低钠血症合并容量过多时应限制入量，考虑托伐普坦及超滤治疗。

2）激活神经内分泌系统：利尿剂的使用可激活内源性神经内分泌系统，特别是肾素血管紧张素系统（renin-angiotensin system，RAS）。虽然血管紧张素 Ⅱ（angiotensin Ⅱ，AT Ⅱ）水平升高有助于支持血容量不足时的血压和肾功能，但神经内分泌的短期激活会增加电解质丢失的发生率和严重程度；长期激活则会促进疾病发展，除非患者同时接受神经内分泌拮抗剂治疗。因而，利尿剂应与 ACEI 以及 β 受体阻滞剂联合应用。

3）低血压和肾功能恶化：首先应区分容量不足和心力衰竭恶化，纠正低钠及低血容量水平，若无淤血的症状及体征，应先减量利尿剂；若仍伴有低血压症状，还应调整其他扩血管药物的剂量。利尿剂治疗中可出现肾功能损伤（血肌酐、尿素氮升高），应分析可能的原因并进行处理，如果联合使用袢利尿剂和噻嗪类利尿剂者应停用噻嗪类利尿剂；若因容量不足导致肾灌注不足，需要明确容量状态和容量分布。

4）高尿酸血症：对高尿酸血症患者可考虑生活方式干预和加用降尿酸药，痛风发作时可用秋水仙碱，避免用非甾体抗炎药。

托伐普坦的不良反应：主要是口渴和高钠血症。慢性低钠血症的纠正不宜过快，避免血浆渗透压迅速升高造成脑组织脱水而继发渗透性脱髓鞘综合征。

2. 肾素-血管紧张素-醛固酮系统（renin-angiotensin-aldosterone system，RAAS）抑制剂

（1）血管紧张素转化酶抑制剂（ACEI）：ACEI 治疗慢性心力衰竭主要通过两个机制，一方面抑制 ACE 减少血管紧张素Ⅱ（ATⅡ）而抑制 RAAS；另一方面作用于激肽酶Ⅱ，抑制缓激肽降解，提高心肌组织局部缓激肽水平。早期应用足量 ACEI 能降低 HFrEF 患者的住院风险和死亡率，改善症状和运动能力。随机对照试验证实在 HFrEF 患者中，无论轻、中、重度心力衰竭，无论有无冠心病，都能获益。

1）适应证：所有 HFrEF 患者均应使用 ACEI，除非有禁忌证或不能耐受。

2）禁忌证：①使用 ACEI 曾发生血管神经性水肿（导致喉头水肿）；②妊娠妇女；③双侧肾动脉狭窄。以下情况须慎用：①血肌酐 > 221 μmol/L（2.5 mg/dl）或 eGFR < 30 ml/（min·1.73 m²）；②血钾 > 5.0 mmol/L；③症状性低血压（收缩压 < 90 mmHg）；④左心室流出道梗阻（如主动脉瓣狭窄、梗阻性肥厚型心肌病）。

3）应用方法：尽早使用，从小剂量开始，逐渐递增，每隔 2 周剂量倍增 1 次，直至达到最大耐受剂量或目标剂量。滴定剂量及过程需个体化，开始服药和调整剂量后应监测血压、血钾及肾功能。调整到最佳剂量后长期维持，避免突然停药。

4）不良反应及处理：①肾功能恶化：如果肌酐升高 > 30%，应减量；若升高 > 50%，应停用。②高钾血症：血钾 > 5.5 mmol/L，应停用 ACEI；血钾 > 6.0 mmol/L 时，应采取降低血钾的措施，如口服钾结合剂。③低血压：无症状性低血压通常不需要改变治疗。对于症状性低血压，可调整或停用其他有降压作用的药物；若无液体潴留，利尿剂可减量；必要时暂时减少 ACEI 剂量；若血钠 < 130 mmol/L，可增加食盐摄入。④干咳：与缓激肽增加有关。⑤血管神经性水肿：发生血管神经性水肿患者终身禁用 ACEI。

（2）血管紧张素受体阻滞剂（ARB）：ARB 可阻断 ATⅡ与 AT1 受体结合，阻断 RAAS 效应，并不抑制缓激肽的降解。ARB 耐受性好，长期使用可改善血流动力学，降低心力衰竭的心血管死亡率和（或）因心力衰竭再住院率，特别是对不能耐受 ACEI 的患者。目前没有研究显示 ARB 类药物能够降低心力衰竭患者的全因死亡率。

1）适应证：推荐用于不能耐受 ACEI 的 HFrEF 患者；对因其他适应证已服用 ARB 的患者，如随后发生 HFrEF，可继续服用 ARB。

2）禁忌证：除血管神经性水肿外，其余同 ACEI。

3）应用方法与不良反应监测：从小剂量开始，逐渐增至推荐的目标剂量或可耐受的最大剂量。开始应用及调整剂量后 1～2 周内，应监测血压、肾功能和血钾。不良反应包括低血压、肾功能恶化和高钾血症等，极少数患者也会发生血管神经性水肿。ACEI 与 ARB 联用不能使心力衰竭患者获益更多，反而增加不良反应，因此不主张两者合用。

（3）血管紧张素受体-脑啡肽酶抑制剂（angiotensin receptor-neprilysin inhibitor，ARNI）：ARNI 有 ARB 和脑啡肽酶抑制剂的作用。脑啡肽酶是一种跨膜蛋白，负责机体内源性血管活性物质的降解，主要作用底物包括利钠肽、缓激肽、血管紧张素Ⅱ及其他内源性活性肽，B 型利钠肽可以促进排钠、排尿，具有较强的舒张血管作用。但单用脑啡肽酶抑制剂会提高血管紧张素Ⅱ水平，使 RAAS 激活更明显。ARNI 的代表药物是沙库巴曲缬沙坦钠，其在体内分解为前体药物 AHU377 与缬沙坦，其中 AHU377 转化为有活性的 LBQ657 发挥抑制脑啡肽酶的作用。PARADIGM-HF 试验显示，与依那普利相比，沙库巴曲缬沙坦钠使主要复合终点（心血管死亡和心力衰竭住院）风险降低 20%。对于全射血分数谱的心力衰竭患者，沙库巴曲缬沙坦钠较安慰剂成功且显著降低主要终点事件高达 46%。

1）适应证：对于 NYHA 心功能Ⅱ～Ⅳ级、有症状的慢性 HFrEF 患者，若能够耐受 ACEI/ARB，推荐以 ARNI 替代 ACEI/ARB，以进一步减少心力衰竭的发病率及死亡率。

2）禁忌证：①有血管神经性水肿病史；②双侧肾动脉严重狭窄；③妊娠妇女、哺乳期妇女；

④重度肝损害（Child-Pugh 分级 C 级），胆汁性肝硬化和胆汁淤积；⑤已知对 ARB 或 ARNI 过敏。以下情况者须慎用：①血肌酐＞ 221 mmol/L（2.5 mg/dl）或 eGFR ＜ 30 ml/（min·1.73 m²）；②血钾＞ 5.4 mmol/L；③症状性低血压（收缩压＜ 95 mmHg）。

3）应用方法：患者由服用 ACEI/ARB 转为 ARNI 前血压需稳定，并停用 ACEI 36 h，因为脑啡肽酶抑制剂和 ACEI 联用会增加血管神经性水肿的风险。小剂量（每次 25 ～ 100 mg，每日 2 次）开始，每 2 ～ 4 周剂量加倍，逐渐滴定至目标剂量（每次 200 mg，每日 2 次）。中度肝损伤（Child-Pugh 分级 B 级）、≥ 75 岁患者起始剂量要小。起始治疗和剂量调整后应监测血压、肾功能和血钾。在未使用 ACEI 或 ARB 的有症状 HFrEF 患者中，如血压能够耐受，基于两项研究（TRASITION 研究和 PIONEER 研究）的结果首选 ARNI 也可以考虑。

4）不良反应及处理：主要是低血压、肾功能恶化、高钾血症和血管神经性水肿，相关处理同 ACEI。

（4）醛固酮受体拮抗剂（MRA）：研究证实在使用 ACEI/ARB、β 受体阻滞剂的基础上加用醛固酮受体拮抗剂，可使 NYHA 心功能 Ⅱ ～ Ⅳ 级的 HFrEF 患者获益，降低全因死亡、心血管死亡、猝死和心力衰竭住院风险。螺内酯等保钾利尿剂可以阻断醛固酮效应，抑制心室重塑，改善慢性心力衰竭远期预后。

1）适应证：LVEF ≤ 35%、使用 ACEI/ARB/ARNI 和 β 受体阻滞剂治疗后仍有症状的 HFrEF 患者；急性心肌梗死后且 LVEF ＜ 40%，有心力衰竭症状或合并糖尿病者。

2）禁忌证：①血肌酐＞ 221 mmol/L（2.5 mg/dl）或 eGFR ＜ 30 ml/（min·1.73 m²）；②血钾＞ 5.0 mmol/L；③妊娠妇女。

3）应用方法：螺内酯，初始剂量 10 ～ 20 mg，每日 1 次，至少观察 2 周后再加量，目标剂量 20 ～ 40 mg，每日 1 次。依普利酮是一种选择性醛固酮受体拮抗剂，初始剂量 25 mg，每日 1 次，目标剂量 50 mg，每日 1 次。通常醛固酮受体拮抗剂应与袢利尿剂合用，避免同时补钾及食用高钾食物，除非有低钾血症。使用醛固酮受体拮抗剂治疗后 3 日和 1 周应监测血钾和肾功能，前 3 个月每月监测 1 次，以后每 3 个月 1 次。

4）不良反应及处理：主要是肾功能恶化和高钾血症，如血钾＞ 5.5 mmol/L 或 eGFR ＜ 30 ml/（min·1.73 m²）应减量并密切观察，血钾＞ 6.0 mmol/L 或 eGFR ＜ 20 ml/（min·1.73 m²）应停用。长期应用螺内酯可引起男性乳房疼痛或乳房增生症（约 10%），与其激素样作用有关，为可逆性，一般停药后即可消失，或改为依普利酮。

3. β 受体阻滞剂　目前有证据用于心力衰竭的 β 受体阻滞剂有选择性 β1 受体阻滞剂，如美托洛尔、比索洛尔；兼有 β1、β2 和 α1 受体阻滞作用的制剂，如卡维地洛、布新洛尔。β 受体阻滞剂长期治疗慢性心力衰竭，能改善临床症状和左心室功能，降低死亡率和住院率。

（1）适应证：病情相对稳定的 HFrEF 患者均应使用 β 受体阻滞剂，除非有禁忌证或不能耐受。

（2）禁忌证：心源性休克、病态窦房结综合征、二度及以上房室传导阻滞（无心脏起搏器）、心率＜ 50 次 / 分、低血压（收缩压＜ 90 mmHg）、支气管哮喘急性发作期。

（3）应用方法

1）尽早使用，NYHA 心功能 Ⅳ 级患者应在血流动力学稳定后使用。

2）小剂量起始，逐渐滴定：因 β 受体阻滞剂的负性肌力作用可能诱发和加重心力衰竭，在治疗时其生物学效应需持续用药 2 ～ 3 个月才逐渐产生，故起始剂量须小，每隔 2 ～ 4 周可剂量加倍，逐渐达到目标剂量或最大可耐受剂量，并长期使用。静息心率降至 60 次 / 分左右的剂量为 β 受体阻滞剂应用的目标剂量或最大耐受剂量。

3）个体化：滴定的剂量及过程需个体化，要密切观察心率、血压、体重、呼吸困难、淤血的症状及体征。有液体潴留或最近曾有液体潴留的患者，必须同时使用利尿剂。突然停药会导致病情恶化。在慢性心力衰竭急性失代偿期，可继续维持使用；心动过缓（50 ～ 60 次 / 分）

和血压偏低（收缩压 85 ～ 90 mmHg）的患者可减少剂量；严重心动过缓（＜ 50 次 / 分）、严重低血压（收缩压＜ 85 mmHg）和休克患者应停用，但在出院前应再次启动 β 受体阻滞剂治疗。

（4）不良反应及处理

1）心力衰竭恶化：液体潴留加重，先增加利尿剂剂量，如无效或病情严重，β 受体阻滞剂应减量。出现明显乏力时，需排除睡眠呼吸暂停、过度利尿或抑郁等，若考虑与 β 受体阻滞剂应用或加量相关，则应减量。

2）心动过缓和房室传导阻滞：心率＜ 50 次 / 分，或出现二度及以上房室传导阻滞时，应减量甚至停药。

3）低血压：一般出现于首剂或加量的 24 ～ 48 h 内，处理同 ACEI，若伴有低灌注的症状，β 受体阻滞剂应减量或停用，并重新评估患者的临床情况。

4. 钠-葡萄糖协同转运蛋白 2（SGLT2）抑制剂　SGLT2 是高容量、低亲和力的转运蛋白，主要位于肾近曲小管 S1 节段，重吸收健康人约 97% 的尿葡萄糖，同时促进尿钠的排出，通过渗透性利尿减少血浆容量和血压。目前心力衰竭领域研究获益明确的钠-葡萄糖协同转运蛋白 2 抑制剂包括恩格列净（empagliflozin）、达格列净（dapagliflozin）、索格列净（sotagliflozin）等，其中索格列净是钠-葡萄糖协同转运蛋白 1、2 抑制剂，其选择性为 1：20。SGLT2 抑制剂能够降低 HFrEF 患者的心血管死亡或因心力衰竭住院以及全因死亡率，对心脏、肾脏以及代谢等都有影响。

（1）适应证：HFrEF 成人患者，NYHA Ⅱ ～ Ⅳ级，伴或不伴 2 型糖尿病，降低心血管死亡和因心力衰竭住院的风险。

（2）禁忌证：基于慢性肾脏病流行病学合作组方程（CKD-EPI）的 eGFR ＜ 30 ml/（min · 1.73 m^2）的 HFrEF 患者禁忌使用达格列净；基于 CKD-EPI 的 eGFR ＜ 20 ml/（min · 1.73 m^2）的 HFrEF 患者禁忌使用恩格列净；透析患者禁用。

（3）应用方法：达格列净，初始剂量 10 mg，每日 1 次。恩格列净，初始剂量 10 mg，每日 1 次。上述剂量也是其使用的靶剂量。

（4）不良反应及处理

1）低血糖：与二甲双胍、二肽基肽酶 -4 抑制剂（DPP-4）、噻唑烷二酮类等药物联合使用时，低血糖发生风险无明显增加；与胰岛素或磺脲类药物联合使用时低血糖发生率增加，因此联用降糖治疗时需要注意调整胰岛素或磺脲类药物的剂量。

2）泌尿生殖道感染：SGLT2 抑制剂治疗后生殖道感染的发生率为 4.8% ～ 5.7%，但多为轻中度感染，常规抗感染有效；女性较男性发生率稍高。

3）酮症酸中毒：非常少见，使用 SGLT2 抑制剂会使发生酮症酸中毒及酮症的患者症状不典型，血糖通常不超过 13.9 mmol/L，如出现相关症状需立即检测血酮体和动脉血酸碱度以明确诊断。确诊后立即停用 SGLT2 抑制剂，并遵循酮症酸中毒的处理方法。

4）血容量不足：SGLT2 抑制剂具有渗透性利尿的作用，可导致血容量不足相关的不良反应，如症状性头晕、头晕、脱水等。心力衰竭合用利尿剂时需要监测低血压症状和体征等。

5. 洋地黄类药物　通过抑制 Na^+-K^+-ATP 酶，产生正性肌力作用，增强副交感神经活性，减慢房室传导。研究显示慢性心力衰竭患者长期使用地高辛对死亡率的影响是中性的，但降低住院风险。死亡风险与血清地高辛浓度独立相关，浓度 ≥ 1.2 μg/L 患者的死亡风险最高，无论是否伴心力衰竭，启动地高辛治疗与心房颤动患者的死亡率独立相关。

（1）适应证：应用利尿剂、ACEI/ARB/ARNI、β 受体阻滞剂和醛固酮受体拮抗剂，仍持续有症状的 HFrEF 患者；伴有快速心房颤动 / 心房扑动的 HFrEF 是应用洋地黄的最佳指征。

（2）禁忌证：①病态窦房结综合征、二度及以上房室传导阻滞患者；②心肌梗死急性期（＜ 24 h），尤其是有进行性心肌缺血者；③预激综合征伴心房颤动或心房扑动；④梗阻性肥厚型心肌病。

（3）应用方法：地高辛 0.125 ～ 0.25 mg，每日 1 次，老年、肾功能受损、低体重患者可 0.125 mg，每日 1 次或隔天 1 次，应监测地高辛血药浓度，建议维持在 0.5 ～ 0.9 μg/L。毛花苷丙（西地兰）或毒毛花苷 K 为快速起效的静脉注射剂，可用于慢性心力衰竭急性加重时。

（4）不良反应及处理：不良反应常出现于地高辛血药浓度＞ 2.0 μg/L 时，也见于地高辛血药浓度较低时，如合并低钾血症、低镁血症、心肌缺血、甲状腺功能减退症。

1）心律失常：最常见为室性期前收缩，快速性房性心律失常伴有传导阻滞是洋地黄中毒的特征性表现。单发性期前收缩、一度房室传导阻滞于停药后可自行消失；对快速性心律失常合并血钾降低时可静脉补钾，血钾不低时可用利多卡因或苯妥英钠，一般禁用电复律，易导致心室颤动；对缓慢性心律失常或房室传导阻滞可应用阿托品，不宜应用异丙肾上腺素，易导致室性心律失常。

2）胃肠道症状，如恶心、呕吐。

3）神经精神症状少见，如视觉异常、定向力障碍、黄视、绿视。

6. 伊伐布雷定　通过特异性抑制心脏窦房结起搏电流（If），减慢心率。研究显示伊伐布雷定使心血管死亡和心力衰竭恶化住院的相对风险降低 18%。

（1）适应证：NYHA 心功能 Ⅱ ～ Ⅳ 级、LVEF ≤ 35% 的窦性心律患者，合并以下情况之一可加用伊伐布雷定：①已使用 ACEI/ARB/ARNI、β 受体阻滞剂、醛固酮受体拮抗剂，且 β 受体阻滞剂已达到目标剂量或最大耐受剂量，心率仍≥ 70 次 / 分；②心率≥ 70 次 / 分，对 β 受体阻滞剂禁忌或不能耐受者。

（2）禁忌证：①病态窦房结综合征、窦房传导阻滞、二度及以上房室传导阻滞、治疗前静息心率＜ 60 次 / 分；②血压＜ 90/50 mmHg；③急性失代偿性心力衰竭；④重度肝功能不全；⑤心房颤动或心房扑动；⑥依赖心房起搏。

（3）应用方法：起始剂量 2.5 mg，每日 2 次，治疗 2 周后，根据静息心率调整剂量，每次剂量增加 2.5 mg，使患者的静息心率控制在 60 次 / 分左右，最大剂量 7.5 mg，每日 2 次。老年、伴有室内传导障碍的患者起始剂量要小。对合用 β 受体阻滞剂、地高辛、胺碘酮的患者应监测心率和 QT 间期，低钾血症和心动过缓合并存在是发生严重心律失常的易感因素。避免与强效细胞色素 P4503A4 抑制剂合用。

7. 其他药物

（1）血管扩张药：对于无法使用 ACEI/ARB/ARNI 的有症状 HFrEF 患者，合用硝酸酯与肼屈嗪治疗可能有助于改善症状。

（2）非洋地黄类正性肌力药：包括 β 受体兴奋剂（多巴胺、多巴酚丁胺）、磷酸二酯酶抑制剂（米力农、氨力农），由于心力衰竭患者处于血液或能量供应不足状态，不宜长期应用正性肌力药，容易加重心肌损害。

（3）能量代谢：心肌细胞能量代谢障碍在心力衰竭的发生和发展中发挥一定作用，如曲美他嗪、左卡尼汀、磷酸肌酸等可以改善患者症状和心脏功能，改善生活质量，远期预后效果暂不明确。

（4）中医药治疗：研究发现在标准治疗基础上联合应用中药芪苈强心胶囊，比较对照组可显著降低慢性心力衰竭患者的 NT-proBNP 水平，改善次要评价指标，对死亡率的影响还需进一步验证。

（5）可溶性鸟苷酸环化酶（sGC）激动剂：维利西呱（vericiguat）通过与一氧化氮无关的结合位点直接刺激 sGC，增强环磷酸鸟苷（cGMP）途径，使 sGC 对内源性一氧化氮敏感，改善心肌和血管功能，延缓心室重构，并通过全身和肺血管舒张降低心室后负荷。VOCTORIA 试验显示，与安慰剂相比，在沙库巴曲缬沙坦基础上加用维利西呱组，心血管死亡或首次住院治疗心力衰竭的发生率降低 10%，但全因死亡率无统计学差异。维利西呱为反复恶化慢性心力衰竭患者提供了新的治疗途径。

（四）慢性心力衰竭的非药物治疗

1. 心脏再同步化治疗（CRT）　慢性心力衰竭患者在药物优化治疗至少 3 个月后仍存在以下情况应进行 CRT 治疗，以改善症状及降低病死率：①窦性心律，QRS 波时限≥ 150 ms，左束支传导阻滞（left bundle branch block，LBBB），LVEF ≤ 35% 的症状性心力衰竭患者；②窦性心律，QRS 波时限≥ 150 ms，非 LBBB，LVEF ≤ 35% 的症状性心力衰竭患者；③窦性心律，QRS 波时限 130 ～ 149 ms，LBBB，LVEF ≤ 35% 的症状性心力衰竭患者；④窦性心律，QRS 波时限 130 ～ 149 ms，非 LBBB，LVEF ≤ 35% 的症状性心力衰竭患者；⑤需要高比例（＞40%）心室起搏的 HFrEF 患者；⑥对于 QRS 波时限≥ 130 ms，LVEF ≤ 35% 的心房颤动患者，如果心室率难控制，为确保双心室起搏可行房室结消融；⑦已植入起搏器的 HFrEF 患者，心功能恶化伴高比例右心室起搏，可考虑升级到 CRT。CRT 方法包括双心室起搏、希氏束起搏等。

2. 埋藏式心脏复律除颤器（ICD）　一级预防适应证：①缺血性心脏病患者，优化药物治疗至少 3 个月，心肌梗死后至少 40 天及血运重建至少 90 天，预期生存期＞ 1 年：LVEF ≤ 35%，NYHA 心功能Ⅱ～Ⅲ级，推荐 ICD 植入；LVEF ≤ 30%，NYHA 心功能Ⅰ级，推荐植入 ICD，减少心脏性猝死和总死亡率。②非缺血性心力衰竭患者，优化药物治疗至少 3 个月，预期生存期＞ 1 年：LVEF ≤ 35%，NYHA 心功能Ⅱ～Ⅲ级，推荐植入 ICD，减少心脏性猝死和总死亡率。

二级预防适应证：慢性心力衰竭伴低 LVEF，曾有心脏停搏、心室颤动或伴血流动力学不稳定的室性心动过速。

3. 左心室辅助装置（LVAD）　适用于严重心脏事件后或准备进行心脏移植者的短期过渡治疗，通过减轻心脏负荷而达到减少心脏作功的作用。

4. 心脏移植　不耐受药物治疗的末期心力衰竭治疗的金标准。移植术临床成就的稳固改善来源于仔细挑选接受者，更好的供体心脏处理以及早期应用对免疫抑制反应和同种异体移植物排斥起到革命性作用的环孢素。

（五）难治性终末期心力衰竭的治疗

经优化内科治疗后，严重的心力衰竭症状仍持续存在或进展，常伴有心源性恶病质，且需反复长期住院，死亡率高，即为难治性心力衰竭的终末阶段。诊断难治性终末期心力衰竭须谨慎，应排查有无其他参与因素，以及是否已经恰当使用了各种治疗措施。

1. 液体潴留　难治性终末期心力衰竭患者通常有明显的水钠潴留和电解质紊乱，容易合并利尿剂抵抗。目前没有公认的利尿剂抵抗定义，一般认为符合下列情况可认定为利尿剂抵抗：①每天使用呋塞米 80 mg 以上仍然持续性水肿；②或钠排出量占负荷的比例＜ 0.2%；③口服呋塞米 160 mg，每天 2 次，排钠量＜ 90 mmol/L。推荐治疗措施包括：①合理控制 24 h 液体出入量，保持出量多于入量 500 ～ 1500 ml；②纠正低钠、低钾血症，选择利尿剂或联合使用托伐普坦治疗；③床旁超滤治疗，以减轻液体潴留。

2. 神经内分泌抑制剂的应用　患者对 ACEI/ARB 和 β 受体阻滞剂耐受性差，一旦液体潴留缓解，ACEI/ARB 和 β 受体阻滞剂从极小剂量开始应用。

3. 静脉应用正性肌力药物或血管扩张药　此类患者可考虑静脉滴注正性肌力药物和血管扩张药，作为姑息疗法短期（3 ～ 5 天）治疗，以缓解症状。

（六）HFpEF 与 HFmrEF 的治疗

对 HFpEF 和 HFmrEF 患者进行心血管疾病和非心血管疾病合并症的筛查及评估，并给予相应的治疗，以改善症状及预后。主要针对症状、心血管基础疾病和合并症、心血管疾病危险因素，采取综合性治疗手段。

1. 利尿剂　有液体潴留的 HFpEF 和 HFmrEF 患者应使用利尿剂，有助于降低肺静脉压，利尿剂使用方法同 HFrEF。

2. 基础疾病及合并症的治疗　对于合并高血压、冠心病、心房颤动、糖尿病等疾病者需要积极治疗。

3. 醛固酮受体拮抗剂　研究发现螺内酯可降低 HFpEF 患者因心力衰竭住院风险。对 LVEF ≥ 45%，BNP 升高或 1 年内因心力衰竭住院的 HFpEF 患者，可考虑使用醛固酮受体拮抗剂以降低住院风险。

4. β 受体阻滞剂、ACEI/ARB/ARNI　可减轻心室重构，改善舒张功能和心肌顺应性。

5. 不合并收缩功能障碍时，禁用正性肌力药

6. SGLT2 抑制剂　可能会成为改善全范围射血分数心力衰竭患者预后的药物。

【预后及预防】

下列参数与心力衰竭患者的不良预后相关：LVEF 下降、利钠肽持续升高、NYHA 心功能分级恶化、低钠血症、运动峰值耗氧量减少、血细胞比容降低、QRS 波增宽、慢性低血压、静息心动过速、肾功能不全、不能耐受常规治疗、难治性容量超负荷等。

建议对所有患者进行临床评估以识别心力衰竭危险因素，临床证据显示通过控制心力衰竭危险因素、治疗无症状的左心室收缩功能异常等有助于延缓或预防心力衰竭的发生。

（一）对心力衰竭危险因素的干预

1. 高血压　高血压是心力衰竭最常见、最重要的危险因素，长期有效控制血压可以使风险降低 50%。应根据高血压指南控制高血压以预防或延缓心力衰竭的发生。对存在多种心血管疾病危险因素、靶器官损伤或心血管疾病的高血压患者，血压应控制在 130/80 mmHg（1 mmHg = 0.133 kPa）以下。

2. 血脂异常　根据血脂异常指南进行调脂治疗以降低心力衰竭发生的风险。对冠心病患者或冠心病高危人群，推荐使用他汀类药物预防心力衰竭。

3. 糖尿病　糖尿病是心力衰竭发生的独立危险因素，尤其女性患者发生心力衰竭的风险更高。推荐根据目前糖尿病指南控制糖尿病。近来研究显示 SGLT2 抑制剂能够降低具有心血管高危风险的 2 型糖尿病患者的死亡率和心力衰竭住院率。

4. 其他危险因素　对肥胖、糖代谢异常的控制也可能有助于预防心力衰竭发生。戒烟和限酒有助于预防或延缓心力衰竭的发生。

5. 应用利钠肽筛查高危人群　Framingham 研究证实 BNP 可预测新发心力衰竭的风险。经利钠肽筛查（BNP > 50 ng/L）心力衰竭高危人群，然后接受专业团队的管理和干预，可预防心力衰竭发生。故建议检测利钠肽水平以筛查心力衰竭高危人群（心力衰竭 A 期），控制危险因素和干预生活方式有助于预防左心室功能障碍或新发心力衰竭。

（二）对无症状性左心室收缩功能障碍的干预

对心肌梗死后无症状性左心室收缩功能障碍［包括 LVEF 降低和（或）局部室壁运动异常］的患者，推荐使用 ACEI 和 β 受体阻滞剂以预防和延缓心力衰竭发生，延长寿命；对不能耐受 ACEI 的患者，推荐 ARB。在急性 ST 段抬高型心肌梗死的早期进行冠状动脉介入治疗减少梗死面积，可降低发生 HFrEF 的风险。在急性心肌梗死后尽早使用 ACEI/ARB、β 受体阻滞剂和醛固酮受体拮抗剂，特别是存在左心室收缩功能障碍的患者，可降低心力衰竭住院率和死亡率。稳定性冠心病患者可考虑使用 ACEI 预防或延缓心力衰竭发生。所有无症状的 LVEF 降低患者，为预防或延缓心力衰竭发生，推荐使用 ACEI 和 β 受体阻滞剂。存在心脏结构改变（如左心室肥厚）的患者应优化血压控制，以预防发展为有症状的心力衰竭。

第3节　急性心力衰竭

急性心力衰竭（acute heart failure）是由多种病因引起的急性临床综合征，心力衰竭症状和体征迅速发生或急性加重，伴有血浆利钠肽水平升高，常危及生命，需立即进行医疗干预，通常需要紧急入院。临床上以极度烦躁、气促、咳白色泡沫或粉红色泡沫痰，双肺干、湿啰音为特点。急性心力衰竭预后很差，住院病死率为3%，6个月的再住院率约50%，5年病死率高达60%。急性心力衰竭分为急性左心衰竭和急性右心衰竭，以前者最常见。

【病因与发病机制】

急性心力衰竭起病急，发展迅速，心排血量在短时间内急剧下降，引起组织器官灌注不足。可以发生于有基础心脏病的患者中，如慢性心力衰竭在某种诱因或无明显诱因下的急性发作；也可以出现在没有基础疾病的正常人群，常由以下原因引起：

（1）广泛的急性心肌梗死、急性心肌炎等急性弥漫性心肌损害，引起心脏收缩无力，左心室排血量急速下降。

（2）严重的瓣膜病变（二尖瓣或三尖瓣狭窄等）、心室流出道梗阻、急性大动脉栓塞或急进型高血压等引起心脏压力负荷过重。腱索断裂、房室间隔破裂、输液过快或过多等引起心脏容量负荷过重。

（3）各种急性心律失常如室性心动过速、心室颤动、心房颤动或心房扑动、室上性心动过速或重度的心动过缓等引起心排血量减少。

（4）急性心脏压塞如急性心包积液、积血等限制心脏舒张。由于以上原因的存在，心输出量急剧减少，机体代偿作用未得到发挥，同时肺静脉和肺毛细血管压力突然明显增高，大量浆液由毛细血管渗出至肺间质和肺泡内，发生急性肺水肿，严重者可出现心源性休克。

【临床表现】

1. 病史及一般症状和体征　大多数患者既往有心血管疾病及心血管疾病危险因素。原心功能正常患者出现原因不明的疲乏或运动耐力明显减低，以及心率增加15～20次/分，可能是左心功能降低的最早期征兆。呼吸困难是最主要的表现，根据病情的严重程度表现为劳力性呼吸困难、夜间阵发性呼吸困难、端坐呼吸等。查体可发现心脏增大、舒张早期或中期奔马律、P_2亢进、肺部干湿啰音、体循环淤血体征（颈静脉充盈、肝颈静脉反流征阳性、下肢和骶部水肿、肝大、腹腔积液）。

2. 急性肺水肿　急性肺水肿是急性左心衰竭最常见的表现。患者突然出现严重的呼吸困难、被迫坐起、面色苍白、口唇青紫、大汗淋漓、烦躁不安、有恐惧和濒死感觉，可咳出或自鼻、口涌出大量白色或粉红色泡沫样痰，严重者甚至咯血。存在慢性心力衰竭的患者可表现为呼吸困难的进行性或突然性加重。发作时心率、脉搏和呼吸增快，呼吸频率可达到30～40次/分。听诊早期双肺底可闻及少量湿啰音，晚期双肺满布干、湿啰音或哮鸣音，原心脏杂音常被肺内啰音掩盖而不易听出。心尖部可闻及第一心音减弱，频率快，同时有舒张早期第三心音而构成奔马律，肺动脉瓣第二心音亢进。胸部X线检查示除原有心脏病的心脏形态改变以外，可见肺门血管模糊不清，肺纹理增粗，出现Kerley线及以肺门为中心的蝶形阴影。超声心动图检查提示心腔扩大，室壁运动异常，射血分数下降等。血流动力学检查示肺毛细血管楔压增高，合并休克时心排血量降低。

3. 心源性休克　严重者可出现心源性休克（cardiogenic shock）、晕厥甚至心搏骤停。表现为在血容量充足的情况下存在低血压（收缩压＜90 mmHg），伴有组织低灌注的表现：尿量＜0.5 ml/（kg·h）、四肢湿冷、意识状态改变、血乳酸＞2 mmol/L、代谢性酸中毒（pH值＜7.35）。

4. 急性右心衰竭　急性右心衰竭时，肝淤血引起右上腹不适，常会被误诊为急性胆囊炎；

胸腔积液引起气促，腹水引起腹胀；可见颈静脉怒张。

【诊断与鉴别诊断】

急性心力衰竭的诊断主要依据临床表现，同时辅以相应的实验室检查、胸部 X 线检查和超声心动图等，应与其他原因引起的肺水肿相鉴别。急性肺水肿与支气管哮喘的鉴别前文已述。其他原因引起的肺水肿，如化学物理因素引起的肺血管通透性改变及肺间质淋巴引流不畅等，根据病史、症状和体征不难鉴别。

【治疗】

急性心力衰竭治疗目标：稳定血流动力学状态，纠正低氧，维护脏器灌注和功能；纠正急性心力衰竭的病因和诱因，预防血栓栓塞；改善急性心力衰竭症状；避免急性心力衰竭复发；改善生活质量，改善远期预后。治疗原则为减轻心脏前后负荷、改善心脏收缩和舒张功能、积极治疗诱因和病因。在急性心力衰竭的早期阶段，应根据临床评估（如是否存在充血和低灌注），选择最优化的治疗策略。急性心力衰竭治疗流程见图 3-2-8。

（一）一般处理

（1）调整体位：静息时呼吸困难明显者，应半卧位或端坐位，双腿下垂以减少回心血量，降低心脏前负荷。

（2）吸氧：无低氧血症的患者不应常规吸氧。当 $SpO_2 < 90\%$ 或动脉血氧分压（PaO_2）< 60 mmHg 时应给予氧疗，使患者 $SpO_2 \geqslant 95\%$（伴慢性阻塞性肺疾病者 $SpO_2 > 90\%$）。方式：①鼻导管吸氧：低氧流量（$1 \sim 2$ L/min）开始，若无 CO_2 潴留，可采用高流量给氧（$6 \sim 8$ L/min）；②面罩吸氧：适用于伴呼吸性碱中毒的患者。

（3）镇静：阿片类药物如吗啡可缓解焦虑和呼吸困难，急性肺水肿患者可谨慎使用。应密切观察疗效和呼吸抑制的不良反应。伴明显和持续低血压、休克、意识障碍、慢性阻塞性肺疾病等患者禁忌使用。苯二氮䓬类药物是较为安全的抗焦虑和镇静剂。

（二）根据急性心力衰竭临床分型确定治疗方案，同时治疗心力衰竭病因

（1）"干暖"：最轻的状态，机体容量状态和外周组织灌注尚可，只要调整口服药物即可。

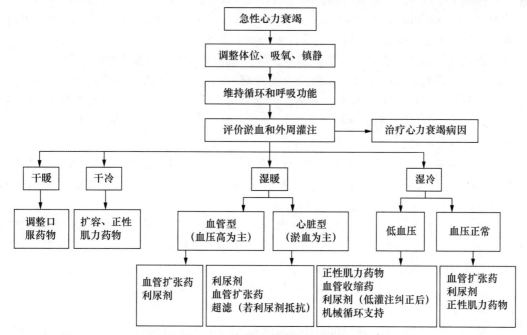

图 3-2-8　急性心力衰竭治疗流程

（2）"干冷"：机体处于低血容量状态、出现外周组织低灌注，首先适当扩容，如低灌注仍无法纠正可给予正性肌力药物。

（3）"湿暖"：分为血管型和心脏型两种，前者由液体血管内再分布引起，高血压为主要表现，首选血管扩张药，其次为利尿剂；后者由液体潴留引起，淤血为主要表现，首选利尿剂，其次为血管扩张药，如利尿剂抵抗可行超滤治疗。

（4）"湿冷"：最危重的状态，提示机体容量负荷重且外周组织灌注差，如收缩压正常，则给予血管扩张药、利尿剂，若治疗效果欠佳可考虑使用正性肌力药物；如收缩压降低（< 90 mmHg），则首选正性肌力药物，若无效可考虑使用血管收缩药，当低灌注纠正后再使用利尿剂。对药物治疗无反应的患者，可行机械循环支持治疗。

（三）药物治疗

1. 利尿剂　首选静脉袢利尿剂，如呋塞米、托拉塞米、布美他尼，应及早应用。既往没有接受过利尿剂治疗的患者，宜先静脉注射呋塞米 20 ～ 40 mg（或等剂量其他袢利尿剂）。如果平时使用袢利尿剂治疗，最初静脉剂量应等于或超过长期每日所用剂量。有低灌注表现的患者应在纠正后再使用利尿剂。需监测患者症状、尿量、肾功能和电解质。可选择推注或持续静脉输注的方式，根据患者症状和临床状态调整剂量和疗程。

2. 血管扩张药　血管扩张药通过扩张周围血管，减轻心脏前和（或）后负荷，改善心脏功能。收缩压是评估患者是否适宜应用此类药物的重要指标。收缩压 > 90 mmHg 的患者可使用，尤其适用于伴有高血压的急性心力衰竭患者；收缩压 < 90 mmHg 或症状性低血压患者，谨慎使用。有明显二尖瓣或主动脉瓣狭窄的患者应慎用。HFpEF 患者因对容量更加敏感，使用血管扩张药应谨慎。

（1）硝普钠：适用于严重心力衰竭、后负荷增加以及伴肺淤血或肺水肿的患者，特别是高血压危象、急性主动脉瓣反流、急性二尖瓣反流和急性室间隔穿孔合并急性心力衰竭等需快速减轻后负荷的疾病。初始剂量为 0.2 ～ 0.3 μg/（kg·min），最大剂量 5 μg/（kg·min），每 5 ～ 10 min 增加 5 μg/min，使用不应超过 72 h，停药应逐渐减量，并加用口服血管扩张药，以避免反跳现象。

（2）硝酸酯类药物：适用于急性心力衰竭合并高血压、冠心病心肌缺血、二尖瓣反流的患者。紧急时亦可选择舌下含服硝酸甘油。硝酸酯类药物持续应用可能发生耐药。硝酸甘油初始剂量为 5 ～ 10 μg/min，最大剂量 200 μg/min。每 5 ～ 10 min 增加 5 ～ 10 μg/min。硝酸异山梨酯初始剂量为 1 mg/h，逐渐增加剂量，最大剂量为 5 ～ 10 mg/h。

（3）重组人利钠肽：重组人利钠肽通过扩张静脉和动脉（包括冠状动脉），降低前、后负荷；同时具有一定的促进钠排泄、利尿及抑制肾素-血管紧张素-醛固酮系统和交感神经系统的作用。该药对于急性心力衰竭患者安全，可明显改善患者血流动力学和呼吸困难的相关症状。负荷量 1.5 ～ 2 μg/kg 静脉缓推或不用负荷量，继之 0.0075 ～ 0.01 μg/（kg·min）维持，根据血压调整用药剂量。

（4）乌拉地尔：为 α 受体阻滞剂，可有效降低血管阻力，增加心输出量，可用于高血压合并急性心力衰竭、主动脉夹层合并急性心力衰竭的患者。根据血压调节剂量为 100 ～ 400 μg/min，严重高血压者可缓慢静推注射 12.5 ～ 25 mg。

3. 正性肌力药物　适用于低血压（收缩压 < 90 mmHg）和（或）组织器官低灌注的患者。短期静脉应用正性肌力药物可增加心输出量，升高血压，缓解组织低灌注，维持重要脏器的功能。常见不良反应有低血压、心动过速、心律失常等，用药期间应持续心电、血压监测。

（1）多巴酚丁胺和多巴胺：通过兴奋心脏 β 受体产生正性肌力作用，正在应用 β 受体阻滞剂的患者不推荐应用多巴酚丁胺和多巴胺。

（2）磷酸二酯酶抑制剂：通过抑制环磷酸腺苷（cyclic adenosine monophosphate，cAMP）降

解，升高细胞内 cAMP 浓度，增强心肌收缩力，同时有直接扩张血管的作用，主要药物为米力农。

（3）左西孟旦：是钙增敏剂，与心肌肌钙蛋白 C 结合产生正性肌力作用，不影响心室舒张，还具有扩张血管的作用。

4. 血管收缩药　对外周动脉有显著缩血管作用的药物，如去甲肾上腺素、肾上腺素等，适用于应用正性肌力药物后仍出现心源性休克或合并明显低血压状态的患者，升高血压，维持重要脏器的灌注。血管收缩药可能导致心律失常、心肌缺血和其他器官损害，用药过程中应密切监测血压、心律、心率、血流动力学和临床状态变化，当器官灌注恢复和（或）循环淤血减轻时应尽快停用。

5. 洋地黄类药物　可轻度增加心输出量、降低左心室充盈压和改善症状。主要适应证是房颤伴快速心室率（> 110 次 / 分）的急性心力衰竭患者。使用剂量为毛花苷 C（西地兰）0.2 ～ 0.4 mg 缓慢静脉注射，2 ～ 4 h 后可再用 0.2 mg。近期应用过洋地黄者应从小剂量应用。急性心肌梗死后 24 h 内应尽量避免使用。

6. 抗凝治疗　抗凝治疗（如低分子量肝素）建议用于深静脉血栓和肺栓塞发生风险较高且无抗凝治疗禁忌证的患者。

7. 改善预后的药物　慢性 HFrEF 患者出现失代偿和心力衰竭恶化，如无血流动力学不稳定或禁忌证，可继续原有的优化药物治疗方案，包括 β 受体阻滞剂、ACEI/ARB/ARNI、醛固酮受体拮抗剂，可根据病情适当调整用量。但血流动力学不稳定（收缩压 < 85 mmHg，心率 < 50 次 / 分），血钾 > 5.5 mmol/L 或严重肾功能不全时应停用。β 受体阻滞剂在急性心力衰竭患者中可继续使用，但并发心源性休克时应停用。对于新发心力衰竭患者，在血流动力学稳定后，应给予改善心力衰竭预后的药物。

（三）非药物治疗

1. 主动脉内球囊反搏（intra-aortic billon pump，IABP）　可有效改善心肌灌注，降低心肌耗氧量，增加心输出量。适应证：①急性心肌梗死或严重心肌缺血并发心源性休克，且不能由药物纠正；②伴血流动力学障碍的严重冠心病（如急性心肌梗死伴机械并发症）；③心肌缺血或急性重症心肌炎伴顽固性肺水肿；④作为左心室辅助装置（left ventricular assist device，LVAD）或心脏移植前的过渡治疗。

2. 机械通气

（1）无创呼吸机辅助通气：有呼吸窘迫者（呼吸频率 > 25 次 / 分，SpO_2 < 90%）应尽快给予无创通气。无创通气不仅可减轻症状，而且可降低气管内插管的概率。无创正压通气可使血压下降，使用时应监测血压，低血压患者需谨慎使用。

（2）气道插管和人工机械通气：适用于呼吸衰竭导致低氧血症［动脉血氧分压（PaO_2）< 60 mmHg］、动脉血二氧化碳分压（$PaCO_2$）> 50 mmHg 和酸中毒（pH 值 < 7.35），经无创通气治疗不能改善者。

3. 肾替代治疗　高容量负荷如肺水肿或严重外周水肿，且存在利尿剂抵抗的患者可考虑超滤治疗。肾替代治疗可能造成与体外循环相关的不良反应，如生物不相容、出血、凝血、血管通路相关并发症、感染、机械相关并发症等。

4. 机械循环辅助装置　对于药物治疗无效的急性心力衰竭或心源性休克患者，可短期（数天至数周）应用机械循环辅助治疗，包括经皮心室辅助装置、体外生命支持（extracorporeal life support，ECLS）装置和体外膜式氧合（extracorporeal membrane oxygenation，ECMO）装置。其中 ECLS 或 ECMO 可作为急重症心力衰竭或心源性休克的过渡治疗，以便进一步评估是否需要接受心脏移植或长期机械循环辅助治疗。

（李为民　臧雁翔　李璐依霏）

第3章

心律失常

第1节 概 述

正常情况下，心脏以适当频率发生有规律的搏动，这种搏动的冲动起源于窦房结（sinoatrial node，SAN），以一定的顺序和速率传导至心房和心室，协调心脏各部位同步收缩、形成一次心搏，为正常节律（rhythm）。心律失常（cardiac arrhythmia）是指心脏冲动的起源部位、频率、节律、传导速度或传导路径的异常。心律失常可见于生理情况，不需特殊处理；更多见于病理性状态，如病态窦房结综合征、心房颤动、室性心动过速等可引起明显症状，如黑矇、晕厥，甚至导致猝死等严重后果，需要积极处理。

【心脏传导系统的解剖】

心脏传导系统由负责正常心电冲动形成与传导的特殊的心肌细胞组成，包括窦房结、结间束、房室结、希氏束、左右束支以及浦肯野纤维（图 3-3-1）。

窦房结是心脏正常窦性心律的起搏点，为"最高司令官"，位于上腔静脉入口与右心房后壁的交界处，长 10～20 mm，宽 2～3 mm，主要由 P（起搏）细胞和 T（移行）细胞组成。窦房结通常起搏频率为 60～100 次 / 分，冲动在 P 细胞形成后通过 T 细胞传导至窦房结以外的心房组织。窦房结的血供主要源自窦房结动脉，起源于右冠状动脉者约占 60%，起源于左冠状动脉回旋支者占 40%。

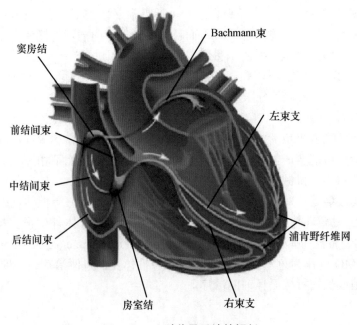

图 3-3-1 心脏传导系统的解剖

结间束连接窦房结与房室结，分为前、中和后三束。房室结位于房间隔的右后下部、三尖瓣隔瓣与冠状窦开口之间，长约 7 mm，宽约 4 mm。其上部为移行细胞区，与心房肌接续；中部为致密部，肌纤维交织排列；下部纤维呈纵向走行，延续至希氏束。90% 的房室结由右冠状动脉间隔支供血，因此，右冠状动脉近端闭塞时容易发生房室结区缺血，导致房室传导阻滞。

希氏束为索状结构，始于房室交界处的房室结，向下延续于室间隔内，希氏束在中间纤维体和三尖瓣隔瓣之间穿过房间隔分为左、右束支。右束支走行于间隔，直达右心室乳头肌基底部，在右心室心尖部呈扇形进入心肌，因右束支主干细而长，易受损而发生传导阻滞。左束支起源于间隔膜部右冠窦和无冠窦下方，分成左前分支和右后分支，左束支最先抵达室间隔左心室面，为最早激动的心脏部位。左、右束支分支相互吻合成网，称为浦肯野（Purkinje）纤维网，深入心室肌、潜入心内膜下。

正常情况下，心电的活动顺序是冲动在窦房结形成后，经结间束和普通心房肌传导，至房室结及左心房；冲动在房室结内传导非常缓慢，经过房室结抵达希氏束后再次加速传导至左右束支、浦肯野纤维，几乎同时激动心内膜下心肌，最后传导至心外膜下心肌，完成一次心动周期，形成 QRS-T 波群。

心脏的传导系统受交感神经及迷走神经的双重支配。迷走神经兴奋性增加抑制窦房结的自律性与传导性，延长窦房结与周围组织的不应期，减慢房室结传导、延长不应期；交感神经作用与迷走神经相反。

【心律失常的分类】

心律失常按发生部位分为室上性（包括窦性、房性、房室交界区）和室性心律失常两大类；按发生机制分为冲动形成异常、冲动传导异常两类；按照心室率的频率快慢分为缓慢性及快速性心律失常。表 3-3-1 为心律失常的综合性分类。

表 3-3-1　心律失常的综合性分类

发生部位	过速	过缓	逸搏
窦性心律失常	窦性心动过速 阵发性 非阵发性	窦性心动过缓 窦性停搏 窦房传导阻滞	
房性心律失常	房性期前收缩 房性心动过速 心房扑动或颤动		房性逸搏
房室交界性心律失常	房室交界性期前收缩 房室交界性心动过速	房室传导阻滞	房室交界性逸搏
室性心律失常	室性期前收缩 室性心动过速 心室扑动或颤动	室内传导阻滞	室性逸搏
综合征	预激综合征 长 QT 综合征 早复极综合征		
其他	起搏器介导心律失常		

【心律失常的病因与诱因】

1. 生理因素　某些生理因素如紧张、焦虑或饮用浓茶、咖啡、酒精性饮料等，常是快速性心律失常的诱发因素。运动员或长期体力劳动者常伴有窦性心动过缓，夜间睡眠或其他迷走神经张力增高状态可有窦性心动过缓、一度或二度Ⅰ型房室传导阻滞。

2. 器质性心脏病　各种器质性心脏病时发生的心肌缺血、缺氧、炎症、损伤、坏死和瘢痕形成等均可导致心肌细胞的电生理异常，是导致心律失常产生的重要原因或病理基质。急性心肌缺血、重症心肌炎、充血性心力衰竭或心源性休克等易发生严重的心律失常，如快速性心房颤动、室性心动过速、高度房室传导阻滞等，常导致严重的血流动力学障碍，发生心搏骤停，甚至心脏性猝死。

3. 其他系统疾病

（1）循环系统之外的各系统疾病：均可引发心律失常，如甲状腺功能亢进症、严重贫血、急性脑血管疾病、慢性阻塞性肺疾病等，发生心律失常的原因为疾病可影响心肌细胞本身的特性，引起心电生理不稳定，血流动力学异常引起的心脏扩大等。

（2）电解质紊乱和酸碱平衡失调：电解质紊乱，特别是低钾血症和高钾血症，以及酸碱平衡失调均可导致心律失常。其发生机制为上述因素可使心肌细胞的膜电位异常，以致自律性、兴奋性、传导性出现异常。

（3）物理和化学因素的作用与中毒：中暑、电击伤等物理因素，农药、工业毒物等化学物质，动物毒素（如蛇毒）和有毒植物（如乌头）均可引起心律失常，严重者可致死。

（4）医源性因素：多与诊疗操作和药物治疗有关，心血管介入诊疗过程中因导管对心脏的直接刺激或冠状动脉注入造影剂可引起一过性心律失常、严重者可发生心室颤动。药物治疗包括作用于心血管受体的药物（如肾上腺素、阿托品、β受体阻滞剂等）、洋地黄类药物过量、抗肿瘤药（如多柔比星等）、抗生素（喹诺酮类）等均可引起心律失常。

4. 遗传因素　研究发现某些心脏结构及功能正常者发生的心律失常与遗传性因素有关，如遗传性病态窦房结综合征、家族性心房颤动、原发性离子通道疾病（包括长QT综合征、早复极综合征、Brugada综合征）等。

【发生机制】

1. 冲动形成异常（abnormal impulse initiation）　冲动形成异常包括自律性异常和异常触发活动。

（1）自律性异常（abnormal automaticity）：自律性是指心肌细胞自动达到阈值电位后产生自发动作电位的能力，自律性异常指①正常节律点的自律性异常：具有自律性的心肌细胞如窦房结、结间束、房室结和希氏束-浦肯野纤维系统等因自主神经兴奋性改变或其内在病变，导致不适当的冲动发放；或②异常节律点形成：无自律性的心肌细胞，如心房和心室肌细胞，在病理状态下出现异常自律性，如心肌缺血、药物、电解质紊乱、儿茶酚胺增多等均可导致自律性异常增高而形成各种快速性心律失常。自律性异常引起的心律失常初始可表现为频率逐渐增快（"温醒现象"）或在终止时频率逐渐减慢（"冷却现象"），通常快速起搏不能诱发，因此不宜用电生理检查进行诱发。

（2）异常触发活动（triggered activity）：是指心房、心室与希氏束-浦肯野组织在动作电位后产生的除极活动，又称为后除极（after depolarization）。后除极包括早期后除极和延迟后除极，前者发生于动作电位2相或3相（图3-3-2 A和B），主要与内向钙电流（ICa^{2+}）有关，后者发生于动作电位4相（图3-3-2 C），由细胞内Ca^{2+}超载或RyR2通道功能异常引起。若后除极的振幅增高并达到阈值，便可引起一次激动，持续的反复激动即形成快速性心律失常。它可见于局部儿茶酚胺浓度增高、心肌缺血再灌注、低血钾、高血钙和洋地黄中毒时。

2. 冲动传导异常（abnormal impulse conduction）

（1）冲动传导障碍：冲动抵达部位的心肌处于不应期，可以形成生理性阻滞或干扰现象，例如心房颤动患者的心室率通常远低于心房率，由于过快的心房激动在房室结发生生理性阻滞所致。发生病理性不应期延长则称为病理性传导阻滞。

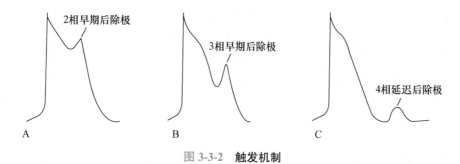

图 3-3-2　触发机制

（2）传导途径异常：正常情况下心房和心室之间的电传导只能通过房室结进行，房室旁路是最常见的异常传导途径，窦性或房性冲动经房室旁路传导均可引起心室预激，房室旁路和正常房室传导途径（房室结-希氏束）之间折返可形成房室折返性心动过速。

（3）折返激动（reentrant activity）：当心脏内存在解剖上或功能上分离的两条或多条径路时，冲动可以从一条径路下传，从另一条径路上传，再从前一条径路下传，循环往复，即为折返激动。折返是快速性心律失常中最常见的发生机制，产生折返激动必须具备三个基本条件：①折返环：心脏某一部位存在两条或以上的传导路径（α、β 通路）；②单向阻滞：一条通路（β 通路）的不应期长于另一通路的不应期（α 通路），冲动抵达折返环时，该通路（β 通路）发生单向传导阻滞；③传导缓慢：不应期较短的通路（α 通路）必须比另一条通路（β 通路）传导较慢，使环形通路的其他部分有时间恢复兴奋性，从而使激动在折返环内往复折返，产生持续的快速性心律失常（图 3-3-3）。

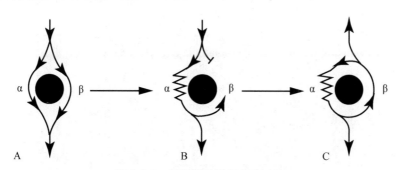

图 3-3-3　折返激动引起心动过速

A. 心脏某一部位存在两条或以上的传导路径（α、β 通路）；**B**. β 通路的不应期长于 α 通路的不应期，发生单向阻滞；**C**. 不应期较短的通路（α 通路）比另一条通路（β 通路）传导慢，使环路的其他部分有时间恢复兴奋性，从而使激动在折返环内往复折返

【诊断】

心律失常的诊断应依据患者的病史、体格检查、辅助检查。

1. 病史　心律失常的诊断应从详尽的病史采集入手。采集涉及心律失常相关的症状及发作诱因、发作特点、发作频率、持续时间、终止方式及对血流动力学的影响，如是否伴有重要器官供血不足（黑矇或晕厥）、诱发及加重心功能不全。详细了解可能与心律失常病因和诱因相关的资料，如既往有无器质性心脏病、甲状腺功能异常、其他基础疾病史、目前接受的治疗药物、有无猝死家族史等。

2. 体格检查　系统检查的基础上对心脏进行重点查体，应注意检查心率与节律，某些体征有助于心律失常的诊断。如发生期前收缩时，心脏听诊第一心音增强，而第二心音减弱；折返性心动过速发作时，心律绝对规则，第一心音强度一致；心房颤动时心律绝对不规则，第一心音强弱不等；三度房室传导阻滞时，可听到"大炮音"、颈静脉可见巨大 a 波（canon wave）；完全性右束支传导阻滞时，肺动脉瓣第二心音分裂明显；完全性左束支传导阻滞时，可出现第二心音反常分裂。

3. 体表心电图检查　体表心电图是诊断心律失常的重要手段，通常记录 10 s 心电信息，故应尽可能记录到心律失常发作时 12 导联心电图，并记录足够长时间的能清楚显示 P 波的心电图导联（通常选择 I、II 或 V₁ 导联）。分析心电图时应注意：P 波和 QRS 波频率、节律和形态，P 波与 QRS 波关系，RR 间期是否固定。非心律失常发作时的心电图对心律失常的诊断也有辅助价值，例如反复心悸患者心电图提示预激波、PR 间期缩短，需高度怀疑房室折返性心动过速引起心悸可能；黑矇患者心电图可见房室传导阻滞，需考虑缓慢性心律失常引起临床症状；合并有陈旧性心肌梗死 Q 波患者心悸发作时需警惕室性心动过速引起；青年患者反复晕厥、心电图 QT 间期异常延长或缩短，考虑遗传性心律失常。比较心律失常发作时和非发作时 QRS 波形态、T 波形态还有利于找出隐藏的 P 波，分析心律失常的类型。

4. 长时程心电记录　长时程心电记录包括动态心电图、事件记录器、植入式事件记录器，其中 24 h 动态心电图可记录 24～72 h 的心电图；事件记录器适用于间歇发作且不频繁的心律失常诊断，可连续记录＞14 天单导联心电图，当患者出现症状时可手动标记并记录，通过手机连接上传动态心电图数据，优于动态心电图的诊断阳性率；植入式心脏起搏器通过微创手术埋植于患者皮下，可记录和监测长达 36 个月的心电信息，用于发作次数较少、晕厥原因未明患者的诊断。

目前随着可穿戴设备的进步，诞生了多种可穿戴腕式装置（苹果手表、华为手表、FitBit、Kardia Mobile）、胸带监测装置（芬兰 Polar H7、美国 QardioCore）等，在无症状心房颤动诊断（图 3-3-4）、明确症状相关性心律失常中起到重要作用，进一步增加疾病的检出率。

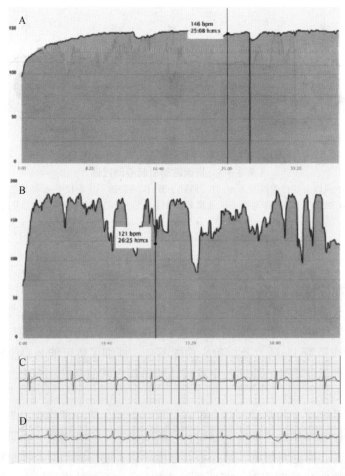

图 3-3-4　**Kardia Mobile 记录到的心房颤动发作心电图：Kardia Mobile 可实时记录不同运动状态下的心率变化**
A 为窦性心律的心室率；**B** 为心房颤动的心室率，心率变异性增大；**C** 为记录的窦性心律单导联心电图；**D** 为心房颤动心电图

5. 平板运动试验 平板运动试验（exercise stress test，EST）是通过逐渐增加运动负荷、观察心率变化及运动诱发心律失常的情况，包括：①运动引起儿茶酚胺或肾上腺素分泌增加，易诱发期前收缩、快速性房性心律失常及室性心律失常；②运动诱发心律失常与心肌缺血同时发生，缺血缓解后心律失常消失；③心率增快使潜在的传导阻滞显露；④用于窦房结变时功能不良的诊断。

6. 直立倾斜试验 直立倾斜试验（head-up tilt test，HUTT）是调整倾斜床台，使受试者被动处于头高位倾斜状态，从而激发和诊断血管迷走性晕厥的一项检查技术，在不明原因晕厥患者的诊断中有重要价值。

7. 食管电生理检查 食管电生理检查利用食管与左心房后壁紧密相邻的解剖学特点，将电极置于食管心房水平，可记录到清晰的心房电活动。食管心电图能清晰识别心房与心室电活动，便于确定房室分离，有助于鉴别室性心动过速与室上性心动过速伴心室内差异性传导或束支传导阻滞（图 3-3-5）。食管心电图结合快速心房起搏或程序电刺激，能诱发或终止折返性室上性心动过速（特别是终止妊娠期室上性心动过速发作），确定是否存在房室结双径路。食管心房刺激技术亦用于评价窦房结和房室结功能。目前随着心脏内电生理检查技术的普及应用，经食管电生理检查的应用逐渐减少。

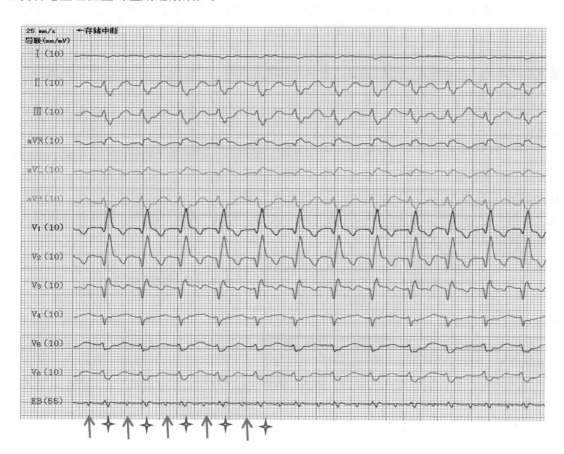

图 3-3-5 **食管心电图在鉴别宽 QRS 波心动过速中有重要作用**

↑示心房波，✦示心室波，房室传导比例为 1:1，有明确的房室关系，诊断为房性心动过速 1:1 下传伴完全性右束支传导阻滞

8. 心腔内电生理检查 心腔内电生理检查是将多电极导管通过静脉和（或）动脉，放置在右心房、希氏束、冠状窦、右心室或左心室、房室旁路等心腔内不同部位记录局部电活动，结合程序电刺激、快速心房或心室起搏，测定心脏不同部位的电生理功能，如窦房结恢复时间、房室传导不应期、AH/HV 间期等；也可用于诱发临床上出现的心动过速；或评价各种治疗方

法的效果（如药物、导管消融、起搏器和埋藏式心脏复律除颤器等）。

临床心腔内电生理检查的适用范围为：①诊断价值：包括窦房结和房室结功能、确立心动过速起源及类型、不明原因晕厥的诊断、评判抗心律失常治疗疗效及起搏器功能。②治疗：直接终止或射频消融根治心动过速。③判断预后：评估患者是否易发室性心动过速、有无猝死风险，如遗传性心律失常 Brugada 综合征患者，可通过电生理检查是否诱发室性心动过速、心室颤动指导危险分层。

9. 三维心脏电生理标测及导航系统   X 线二维影像指导下的心腔内电生理标测在复杂心律失常诊断中难度较大，治疗成功率较低，近年来推出的三维标测系统 CARTO 及 EnSite 等，可记录立体的心脏电解剖图，尤其是与 CT 或 MRI 等心脏影像结合，有助于准确判断心律失常的起源、传导途径和机制，从而指导有效的经导管射频消融治疗。

【治疗】

1. 心律失常治疗原则

（1）立即终止引起严重的血流动力学障碍的心律失常：恶性心律失常（如心房颤动伴旁路前传、持续性室性心动过速、尖端扭转型室性动过速、心室扑动、心室颤动、窦性停搏等）常可引起低血压、休克、急性肺水肿，甚至发生阿-斯综合征、心脏性猝死，此时应选用电复律、临时心脏起搏和抗心律失常药物等，尽快脱离危险状态、稳定血流动力学。

（2）治疗病因和诱因：病因和诱因治疗是心律失常治疗的关键，需根除可逆病因和诱因，如电解质紊乱、药物中毒、心肌缺血、甲状腺功能亢进症、贫血等，去除病因可达到预防和根治心律失常的目的。

（3）个体化选择抗心律失常治疗方法：心律失常治疗方案选择时，要综合考虑心律失常种类与诊断、对血流动力学影响、基础心脏病、抗心律失常药物的促心律失常作用。如窦性心律不齐、偶发期前收缩、一度或二度 I 型房室传导阻滞等，如患者无器质性心脏疾病，常为自主神经功能失衡引起，多不需要抗心律失常药物治疗；心肌梗死合并心律失常发作时，可使用 β 受体阻滞剂和 ACEI 类药物改善预后，抗心律失常药物长期使用可增加死亡率；左心室射血分数低于 35% 的心力衰竭患者发生恶性心律失常、心脏性猝死风险高，需要植入埋藏式心脏复律除颤器作为一级预防。

2. 心律失常主要治疗方法

（1）一般治疗：包括休息、吸氧、镇静，去除心律失常发生的诱发因素。

（2）兴奋和刺激迷走神经：如压迫眼球、屏气、刺激咽部、压迫颈动脉窦等，主要用于终止室上性心动过速。

（3）抗心律失常药：选择药物时注意药物的促心律失常、促心力衰竭作用，具体应用见本章第 7 节。

（4）电学治疗：如除颤或电复律（体内 / 体外）、起搏器、射频消融术，具体应用见本章第 8 节。

（5）外科治疗：主要是通过切除产生心律失常的组织治疗顽固性心律失常。

第 2 节   窦性心律失常

正常窦性心律的冲动起源于窦房结，频率为 60 ~ 100 次 / 分。心电图显示窦性心律的 P 波在 I 、 II 、aVF 导联直立，aVR 导联倒置，PR 间期 0.12 ~ 0.20 s。窦性心律失常（sinus arrhythmia）是一组以窦房结自律性异常和窦房传导障碍为病理基础的快速性和缓慢性心律失常，前者表现为窦性心动过速，后者表现为窦性心动过缓、窦性停搏、窦房传导阻滞。

一、窦性心动过速

窦性心动过速（sinus tachycardia）指窦性心律的频率超过 100 次 / 分。

【病因】

生理因素是引起窦性心动过速的常见原因，如运动、焦虑、紧张、饮用浓茶或咖啡、过量饮酒。非心源性疾病也常引起窦性心动过速，如甲状腺功能亢进症、发热、贫血、休克、酸中毒、低氧血症等。器质性心脏病包括心肌炎、心包积液、各种原因引起的心功能不全均可发生窦性心动过速。

窦房折返性心动过速（sinus nodal reentrant tachycardia）是一种少见的阵发性心动过速，常由房性期前收缩（房早）触发、呈突发突止，P 波形态与窦性心律一致，与多种原因引起的右心房扩大、缺血、纤维化有关。持续无休止性窦性心动过速是一种极少见的窦性心律失常，称为不适当的窦性心动过速（inappropriate sinus tachycardia），可能与交感神经张力异常升高有关。

【心电图特点】

窦性 P 波的频率 > 100 次 / 分，多数频率在 100 ~ 150 次 / 分（图 3-3-6），偶尔高达 180 ~ 200 次 / 分，刺激迷走神经可使其频率逐渐减慢，停止刺激后又加速至原有频率。伴有房室传导或室内传导异常者，PR 间期可延长或 QRS 波宽大畸形。

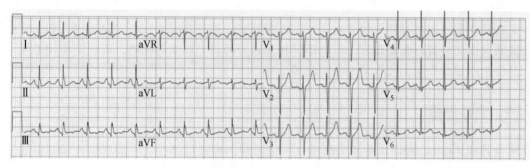

图 3-3-6　**窦性心动过速**
Ⅱ 导联 P 波直立，PR 间期 130 ms，心率 121 次 / 分

【临床处理】

窦性心动过速的治疗应针对病因和去除诱因，如治疗心力衰竭、纠正贫血、控制甲状腺功能，必要时 β 受体阻滞剂或非二氢吡啶类钙通道阻滞剂（如地尔硫䓬）可用于减慢心率。

二、窦性心动过缓

窦性心动过缓（sinus bradycardia）系指窦性心律的频率慢于 60 次 / 分。

【病因】

窦性心动过缓常见于某些生理状况，如运动员、睡眠状态等，因迷走神经张力过高引起；心脏和其他系统的病理状态，如下壁心肌梗死、各种病因引起的颅内压增高、黄疸、甲状腺功能减退症等；还可由于使用特殊药物引起，如 β 受体阻滞剂、非二氢吡啶类钙通道阻滞剂、胺碘酮等。

【临床表现】

生理性窦性心动过缓常无症状，病理性和药物性窦性心动过缓除病因和诱因症状外，可有心悸、胸闷、头晕、乏力等不适，严重者可诱发晕厥、心功能不全、低血压甚至休克等。

【心电图特点】

窦性 P 波的频率＜ 60 次 / 分（图 3-3-7），常伴有窦性心律不齐（不同 PP 间期的差异大于 0.12 s）。

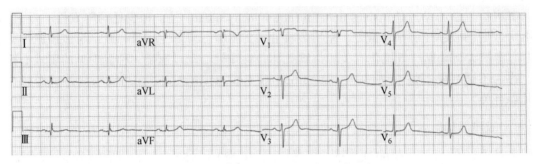

图 3-3-7　窦性心动过缓：心率 51 次 / 分

【治疗】

无症状性窦性心动过缓一般无需治疗，有症状者应进行病因治疗、去除诱因，如纠正甲状腺功能减退症、改善心肌缺血等，可应用阿托品或异丙肾上腺素等药物，但长期应用效果不稳定，易发生严重副作用，故应考虑心脏起搏治疗。

三、窦性停搏

窦性停搏（sinus arrest）系指窦房结在一定时间内丧失自律性、不能产生冲动而引起的心律失常，又称窦性静止（sinus arrest）。

【病因】

迷走神经张力增高或颈动脉窦过敏均可引起窦性停搏，此外急性下壁心肌梗死、窦房结变性或纤维化、高钾血症、脑血管意外、洋地黄中毒、过量使用 β 受体阻滞剂等均可导致窦性停搏。

【临床表现】

窦性停搏除出现相关病因症状外，其症状取决于窦性停搏时限的长短，严重者可出现眩晕、黑矇、晕厥，甚至发生阿-斯综合征（Adams-Stokes syndrome）。体格检查可及心搏暂停长间歇。

【心电图特点】

在较正常 PP 间期显著延长的间期（＞ 3 s）内无 P 波发生，或 P 波与 QRS 波群均不出现，长的 PP 间期与基本的窦性 PP 间期无倍数关系，长时间的窦性停搏后，下位的潜在起搏点，如房室交界区（图 3-3-8）或心室，可发出单个逸搏或逸搏心律。

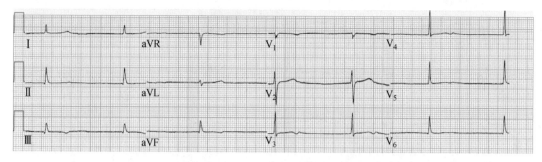

图 3-3-8　窦性停搏，房室交界区逸搏心律，心率 38 次 / 分

【治疗】

可参照病态窦房结综合征。

四、窦房传导阻滞

窦房传导阻滞（sinoatrial block，SAB，窦房阻滞）指窦房结冲动传导至心房时发生延缓或阻滞，理论上 SAB 分为三度，由于体表心电图不能显示窦房结电活动，因而无法确立一度窦房阻滞的诊断。三度窦房阻滞与窦性停搏鉴别困难，特别是发生窦性心律不齐时。二度窦房阻滞分为两型：莫氏（Mobitz）Ⅰ型即文氏（Wenckebach）阻滞，表现为 PP 间期进行性缩短，直至出现一次长 PP 间期，该长 PP 间期短于基本 PP 间期的 2 倍（图 3-3-9）；莫氏Ⅱ型阻滞时，长 PP 间期为基本 PP 间期的整倍数。窦房阻滞后可出现逸搏心律。窦房阻滞的病因及治疗参见病态窦房结综合征。

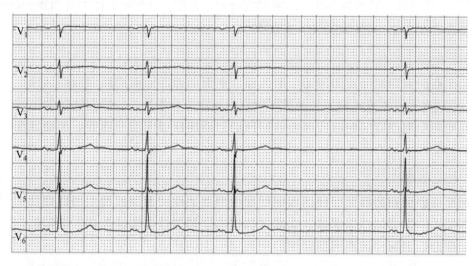

图 3-3-9　二度Ⅱ型窦房阻滞，可见规律窦性 PP 间期后出现长 PP 间期，长的 PP 间期（2.4 s）为基本 PP 间期（1.2 s）的 2 倍

五、病态窦房结综合征

病态窦房结综合征（sick sinus syndrome，SSS）简称病窦综合征，是由于窦房结病变导致窦房结冲动形成障碍和（或）冲动传出障碍而产生多种心律失常的综合表现，包括窦性心动过缓、窦房传导阻滞、窦性停搏（图 3-3-10）。病态窦房结综合征也可合并房性心动过速、心房扑动、心房颤动等，表现为心动过缓-心动过速综合征（慢快综合征）。

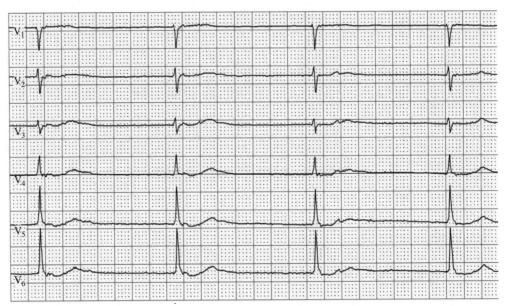

图 3-3-10　病态窦房结综合征，动态心电图记录到严重窦性心动过缓（窦性心率为 33～35 次 / 分），房室交接区逸搏心律（心室率约为 38 次 / 分）

【病因】

心肌淀粉样变性、窦房结纤维化与脂肪浸润、窦房结退行性变、甲状腺功能减退症、某些感染（布鲁菌病、伤寒）等，均可损害窦房结，导致窦房结起搏与窦房传导功能障碍；窦房结周围神经和心房肌的病变，窦房结动脉供血减少也是 SSS 的病因；颈动脉窦过敏、迷走神经张力增高、高钾血症、脑血管意外、睡眠呼吸暂停综合征，某些抗心律失常药物如洋地黄类、β 受体阻滞剂的使用，可导致窦房结功能障碍。

【临床表现】

与心动过缓直接相关的临床症状，如头晕、乏力、活动耐量下降、黑朦、晕厥、阿-斯综合征、心力衰竭等，主要机制为心动过缓所致的脑血流低灌注。一般起病较为隐匿，进展缓慢，从出现症状到症状严重可长达 5～10 年或更长时间；少数急性发作，见于急性心肌梗死和病毒性心肌炎。

【心电图特点】

心电图主要表现包括：①严重的窦性心动过缓（心率＜ 50 次 / 分），且非药物作用引起；②窦性停搏和（或）窦房传导阻滞；③慢-快综合征：阵发性心动过速（心房颤动、心房扑动、室上性心动过速）和心动过缓交替出现。

其他心电图改变为：①在未应用抗心律失常药物下，持续心房颤动发作前后无可维持的窦性心律；②持久、缓慢的房室交界性逸搏节律，部分患者可合并房室传导阻滞和室内传导阻滞；③变时性功能不全（chronotropic incompetence）：心率的增加不能达到满足机体代谢需求的水平（运动时心率储备小于预计值的 80%）。

【心电生理与其他检查】

1. 动态心电图　动态心电图可连续记录 24 h 心电变化，较体表心电图更易发现上述心电图异常，判断心动过缓与临床症状是否存在关联。可有以下表现：24 h 总心搏数低于 8 万次（严重者低于 5 万次），反复出现大于 2 s 的长间歇，快速房性心律失常终止时出现窦性停搏或严重窦性心动过缓。

2. 运动心电图　踏车或平板运动试验时，若运动后心率不能明显增加，提示窦房结变时功能不全，行运动试验时必须严密监护观察，备好抢救措施，以防发生意外。

3. 经食管心电图或心电生理检查检测窦房结功能　通过经食管插入双极起搏电极置入食管中下段临近左心房后侧记录到食管心电图，或者经心腔内心电生理检查评价窦房结的起搏和窦房传导功能。病态窦房结综合征患者其反映窦房结起搏功能的窦房结恢复时间（sinus node recovery time，SNRT）≥ 1400 ms，校正的 SNRT（窦房结恢复时间减去窦房结自身心律 PP 间期）≥ 550 ms；反映窦房传导功能的窦房传导时间（sinoatrial conduction time，SAC）> 120 ms。

【诊断】

依据窦性缓慢性心律失常所引起重要器官供血不足的症状和特征性的心电图表现，并排除生理因素（运动员或高迷走张力情况下出现的窦性心动过缓）、药物作用（β 受体阻滞剂、洋地黄中毒）和其他疾病（如颅内压增高、甲状腺功能减退症、重度睡眠呼吸暂停综合征、高钾血症、阻塞性黄疸等）对窦房结功能的影响，可诊断病窦综合征。

【治疗】

1. 病因治疗　病毒性心肌炎或急性心肌梗死导致的病窦综合征患者，在急性期如果血流动力学不稳定，可以植入临时起搏器，并积极治疗原发病；怀疑药物过量引起者，立即停用可疑药物；高钾血症者及时降钾治疗；纠正重度睡眠呼吸暂停等。

2. 药物治疗　临床缺乏长期有效提高心率的药物，短时间应用可适当提高心率、为心脏起搏治疗争取时间，可选用 β 受体兴奋剂（异丙肾上腺素）、M 受体阻滞剂（阿托品）。

3. 起搏治疗　排除引起病窦综合征的可逆因素，存在与心动过缓相关的临床症状，慢-快综合征、变时功能不良或因病情需要口服 β 受体阻滞剂或其他影响心率药物者，宜首选安装人工起搏器。

第 3 节　房性心律失常

一、房性期前收缩

房性期前收缩（atrial premature contractions），简称房早，是指起源于窦房结以外心房的任何部位的心房激动，是临床上常见的心律失常。

【病因】

多为功能性，正常成人进行 24 h 动态心电图，60% 有房性期前收缩，常发生在紧张、焦虑或饮酒后。在器质性心脏病如风湿性心脏病、冠心病、高血压、甲状腺功能亢进症和低钾血症等患者中，房性期前收缩发生率明显增加。

【临床表现】

除病因相关表现外，多无明显症状，部分患者可有心悸、胸闷、乏力症状。心脏听诊期前收缩时第一心音增强，第二心音减弱或消失，其后有较长间歇。

【心电图特征】

①P′ 波提前出现、形态不同于窦性 P 波，取决于房早出现的心房部位；②P′R 间期 > 120 ms；③P 波与 P′ 波形成配对间期，其长短反映房早的提前程度；④房早下传的 QRS 波群形态及时相多正常，也可因进入左或右束支的不应期而发生室内差异性传导，出现宽大的

QRS 波群；⑤多为不完全性代偿间歇：房性期前收缩之后的长间歇（称为代偿间歇）与配对间期之和多短于两倍窦性 P-P 间期（代偿间歇不完全）（图 3-3-11）。

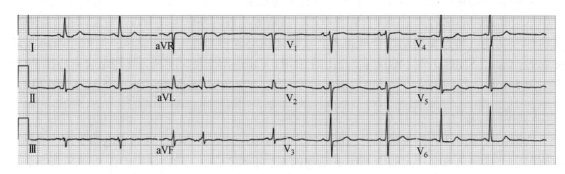

图 3-3-11　房性期前收缩

【治疗】

无器质性心脏病的房性期前收缩患者，一般无需治疗，症状显著者可使用 β 受体阻滞剂等。伴有器质性心脏病的房性期前收缩患者，可积极治疗原发病，随着病情缓解，房性期前收缩可减少或消失。对房性期前收缩可诱发阵发性室上性心动过速或心房颤动的患者，可选用 I 类或 III 类抗心律失常药物治疗。

二、房性心动过速

房性心动过速（atrial tachycardia）为连续发生的 3 个或以上的快速心房激动，简称房速。房速按照电生理机制可分为自律性房速、折返性房速和触发活动性房速；按照发作持续时间分为阵发性房速和持续性房速；根据起源点不同，分为局灶性房速（focal atrial tachycardia）和多源性房性心动过速（multifocal atrial tachycardia），后者是严重肺部疾病常见的心律失常，最终可能发展为心房颤动。

【病因】

慢性阻塞性肺疾病、急性心肌梗死、慢性充血性心力衰竭、病态窦房结综合征及其他心脏疾病，如风湿性心脏病、心包疾病、心肌炎、心肌病、先天性心脏病等，洋地黄中毒、低氧血症、低钾血症及甲状腺功能亢进症、心脏外科手术和导管消融术后所导致的手术瘢痕也可引起房性心动过速。

【临床表现】

房速在临床上可表现为心悸、头晕、胸痛、憋气、乏力等，也可能无任何症状，取决于心动过速的心室率、持续时间以及是否并存器质性心脏病。合并器质性心脏病的患者甚至可表现为晕厥、心肌缺血或肺水肿等。持续无休止发作的房速可引起心动过速依赖性心肌病，表现为心脏扩大、射血分数下降和慢性充血性心功能不全。当房室传导比例发生变化时，听诊心律不恒定，第一心音强度变化。

【心电图表现】

局灶性房速的心电图特点：①P′波的形态异于窦性 P 波；②频率多为 150～200 次 / 分；③当心房率加快时可出现二度房室传导阻滞；④P 波之间的等电位线仍存在（心房扑动时等电位线消失）；⑤刺激迷走神经不能终止心动过速，仅能加重房室传导阻滞（图 3-3-12）。

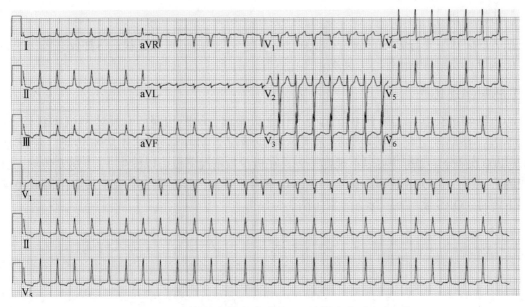

图 3-3-12　局灶性房性心动过速，P′ 波频率为 170 次 / 分

多源性房速的心电图特点为 P′ 波形态有 2 种或以上，各形 P′ 波频率或间期不同，当 P′ 波形态有 3 种或 3 种以上时，又称为紊乱性房速。

【诊断】

根据房速的临床表现和心电图特点可明确诊断。部分房速频率较快或并存功能性束支传导阻滞，P′ 波可重叠于 T 波或 QRS 波群中，通过记录食管心电图可清楚显示 P′ 波，或者静脉注射三磷酸腺苷或腺苷，如出现房室传导阻滞而心动过速不终止，则可诊断房速。

【治疗】

积极治疗基础疾病。如对感染的控制、低氧血症和电解质紊乱的纠正。对洋地黄中毒引起者，需立即停用洋地黄。

控制心室率可选用 β 受体阻滞剂、非二氢吡啶类钙通道阻滞剂和洋地黄以减慢心室率。

转复窦性心律可用 Ⅰa 类、Ⅰc 类和 Ⅲ类（胺碘酮、伊布利特等）抗心律失常药物，血流动力学不稳定者宜立即行直流电复律。部分房性心动过速患者药物治疗效果不佳时，可考虑导管消融治疗。

三、心房扑动

心房扑动（atrial flutter，AFL），简称房扑，为心房激动频率达 250 ～ 350 次 / 分的快速房性心律失常。

【病因】

多见于器质性心脏病如风湿性心脏病、冠心病、高血压性心脏病、心肌病等。此外，肺栓塞，慢性充血性心力衰竭，二、三尖瓣狭窄与反流导致心房扩大，甲状腺功能亢进症，酒精中毒，心包炎等，亦可出现房扑。部分患者也可无明显病因。房扑常发生于心房的特殊部位，折返激动是主要的发生机制。围绕三尖瓣环逆钟向或顺钟向折返的房扑临床上最常见，也称为典型房扑；围绕上腔静脉、界嵴、肺静脉前庭以及二尖瓣环折返的房扑较少见，称为非典型房扑。

【临床表现】

患者的症状主要与房扑的心室率相关，心室率不快时患者可无症状；房扑伴有极快的心室率，可诱发心绞痛与充血性心力衰竭。

【心电图表现】

心电图特征包括：①窦性 P 波消失，代之以振幅、间距相同的有规律的锯齿状扑动波，称为 F 波，扑动波之间的等电位线消失，多数情况下房扑显示 2：1 房室传导，频率常为 250～300 次 / 分。②房扑可以不规则下传，在极少数情况下也可以发生 1：1 房室传导，引起极快的心室率。③ QRS 波形态正常，当出现室内差异性传导、原先有束支传导阻滞或经房室旁路下传时，QRS 波增宽、形态异常（图 3-3-13）。

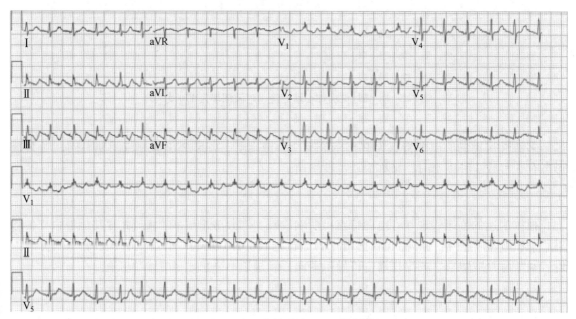

图 3-3-13　心房扑动伴 2：1 房室传导

【治疗】

1. 药物控制心室率　房扑心室率较快且引起症状明显者需控制心室率。宜选择房室交界区阻滞剂，如非二氢吡啶类钙通道阻滞剂（首选维拉帕米）或 β 受体阻滞剂。对合并心功能不全的患者可选择洋地黄类药物来控制心室率和改善心功能。

2. 药物转复窦性心律　Ⅰc 类和Ⅲ类抗心律失常药物可以转复房扑和预防复发。在应用抗心律失常药物复律前应先控制心室率，避免因房扑频率减慢后房室传导加快而导致心室率增加。

3. 非药物治疗　直流电复律及食管调搏可以有效终止房扑。在房扑心室率极快、引起急性肺水肿或心源性休克而危及患者生命时，首选体外同步心脏电复律。对于孕妇或者大量服用洋地黄的房扑患者可以考虑直流电复律。药物治疗无效或不能耐受药物的副作用者可选择射频消融治疗。

4. 预防血栓栓塞　持续性心房扑动患者发生血栓栓塞的风险明显增高，可选择新型口服抗凝药或华法林预防，抗凝策略同心房颤动。

四、心房颤动

心房颤动（atrial fibrillation，AF），简称房颤，是指规则有序的心房电活动消失，代之以快速无序的颤动波，心房激动频率达 350～600 次 / 分，是严重的心房电活动紊乱。

【分型】

见表 3-3-2。

表 3-3-2　房颤的临床分类

名称	临床特点
首诊房颤	首次确诊（首次发作或首次发现）
阵发性房颤	持续时间＜ 7 天，自行终止或经治疗转复
持续性房颤	持续时间＞ 7 天，非自限性
长期持续性房颤	持续时间＞ 1 年，患者有意愿转复
永久性房颤	持续时间较长、医生或患者不愿意复律

【病因】

　　器质性心脏病如心脏瓣膜疾病、心肌病、冠心病是房颤的常见病因。房颤的危险因素包括年龄、性别、种族、遗传等多个方面。发生机制十分复杂，涉及心房的特殊结构、心房自主神经节的功能，以及心房电重构和结构重构等。肺静脉等异位兴奋灶在房颤的触发中发挥着重要的作用。房颤的维持依靠单一的高频局灶位点进行驱动，在心房内颤动样传导，进而表现为房颤。目前也有研究证实转子（rotor）参与房颤的维持机制。

【临床表现】

　　房颤的临床表现与房颤的类型、心室率、心脏结构和功能以及是否形成血栓有关。心室率不快时可无症状；反之，可表现为心悸、气促、乏力、心前区不适感和运动耐量下降，并诱发或加重心功能不全，甚至诱发急性肺水肿。房颤易形成左心房附壁血栓，其中脑栓塞是重要的致残和致死的原因。心脏听诊可发现心率快慢不一、心音强弱不等、节律绝对不规整、心率快于脉率（脉搏短绌）。

【心电图表现】

　　P 波消失，代之以小而不规则的基线波动，形态与振幅均变化不定，称为 f 波；频率为350 ～ 600 次 / 分；心室律极不规则；QRS 波形态通常正常（图 3-3-14），当心室率过快、发生室内差异性传导时 QRS 波增宽变形。

　　一旦房颤患者心室律变得规则，需考虑以下可能：①转复为窦性心律；②转为房性心动过速；③转为心房扑动伴固定房室传导比例；④发生完全性房室传导阻滞，需根据心电图进行诊断。

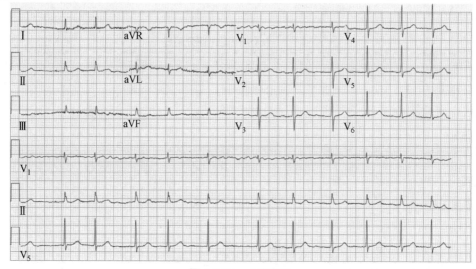

图 3-3-14　心房颤动

【诊断】

标准的 12 导联心电图或≥ 30 s 单导联心电图记录到没有可识别的 P 波，且 RR 间期不规则的心电事件可诊断心房颤动。亚临床房颤包括心房高频事件（CIED 记录到频率＞180～190 次 / 分、持续时间＞ 5～6 min 的心房活动），以及植入或可穿戴性电子设备记录到，且经过医生评阅后确定的房颤。

【治疗】

1. 抗凝及预防卒中   抗凝治疗是房颤治疗的重要内容，对于非瓣膜性房颤患者，需使用 CHA_2DS_2-VASc 评分系统（表 3-3-3）进行血栓栓塞的危险分层。CHA_2DS_2-VASc 评分≥ 2（男性）或 3 分（女性）者需抗凝治疗，药物优选新型口服抗凝药物（NOAC），对于使用华法林者，所用剂量应将凝血酶原时间国际标准化比值（international normalized ratio，INR）维持在 2.0～3.0，并且治疗窗内的时间（time in therapeutic range，TTR）需超过 70%；评分 1 分（男性）或 2 分（女性）者，需权衡获益和风险后优选抗凝治疗；评分为 0 分（男性）或 1 分（女性），无需抗凝治疗。房颤患者抗凝治疗前需同时进行出血风险评估，临床上常用 HAS-BLED 评分系统（表 3-3-4），HAS-BLED 评分≥ 3 分为高出血风险。对于高出血风险患者应积极纠正可逆的出血因素，不应将 HAS-BLED 评分增高视为抗凝治疗的禁忌证。对于合并瓣膜疾病患者，需应用华法林抗凝。对于有长期抗凝药禁忌者，可选择左心耳封堵术预防血

表 3-3-3 CHA_2DS_2-VASc 评分

CHA_2DS_2-VASc	评分
充血性心力衰竭（C）	1
原发性高血压（H）	1
年龄≥ 75 岁（A）	2
糖尿病（D）	1
脑卒中（S）	2
血管疾病（严重冠状动脉疾病、陈旧性心肌梗死、外周血管病变或主动脉斑块）（V）	1
年龄 65～74 岁（A）	1
女性（Sc）	1
满分	9

（注意年龄≥ 75 岁与年龄 65～74 岁不能同时计分）

表 3-3-4   HAS-BLED 评分系统

HAS-BLED	评分
未控制的高血压（H）	1
肝功能或肾功能异常（A）	1 或 2
脑卒中（S）	1
出血（B）	1
INR 不稳定（L）	1
年龄＞ 65 岁（E）	1
药物 * 或饮酒（D）	1 或 2
满分	9

注：* 指抗血小板药物或 NSAID 药物使用

栓栓塞事件。

房颤或房扑 ≥ 48 h 或持续时间不明确，口服抗凝药物治疗 3 周或经食管超声心动图证实左心耳无血栓，可进行房颤复律，复律后继续抗凝 4 周；对于房颤或房扑 < 48 h 且高危卒中患者，复律前或复律后立即静脉用肝素或低分子量肝素或 NOAC，随后长期抗凝治疗。

2. 症状管理

（1）控制心室率：可以缓解症状和改善心功能，可选用非二氢吡啶类钙通道阻滞剂（维拉帕米、地尔硫草）、β 受体阻滞剂，房颤并发心功能不全者，宜选用洋地黄类药物，目标静息心室率 ≤ 110 次 / 分。药物较难控制时可考虑行房室结消融联合起搏器植入术。

（2）转复窦性心律：存在房颤相关症状的患者，节律控制可改善症状及生活质量，转复和维持窦性心律可选用 I c 类（普罗帕酮、氟卡胺）和 Ⅲ 类抗心律失常药物（胺碘酮、伊布利特），其中 I c 类用于无器质性心脏病房颤患者转复，Ⅲ 类抗心律失常药物用于器质性心脏病患者房颤转复。药物复律无效或者血流动力学不稳定的患者可选择体外同步复律。对于抗心律失常药物治疗失败，尤其是合并射血分数减低的患者，可选择导管消融治疗。

3. 心血管合并症和危险因素的管理　加强对高血压等其他合并症和生活方式的管理，例如戒烟、减肥、避免饮酒过量和适当运动。

【预后】

对于器质性心脏病，尤其是心力衰竭患者，持续性房颤是独立的危险因素，可增加心源性或全因死亡率。对于心脏结构和功能正常者，持续性房颤引起的血栓栓塞是主要的致残和致死原因。

第 4 节　房室交界性心律失常

房室交界性心律失常包括房室交界性期前收缩、房室交界性逸搏和逸搏心律、非阵发性房室交界性心动过速以及房室结折返性心动过速。

一、房室交界性期前收缩

房室交界性期前收缩（atrioventricular junctional premature contractions），简称交界区期前收缩 / 交界区早搏，是早于基础心律（常为窦性心律）而提前出现的房室交界区的异位激动，其可前向传导激动心室，也可逆向传导激动心房。

【病因】

病因包括器质性心脏病如缺血性心脏病、风湿性心脏病等，也可发生于非器质性心脏病患者及洋地黄中毒、低钾血症等。

【临床表现】

除原发病相关表现外，多无明显症状，偶尔有心悸。

【心电图表现】

①提前出现的 QRS 波群，其形态与窦房结性 QRS 波群基本相同；②当受到交界区单向传导阻滞影响时，交界区早搏仅下传激动心室形成 QRS 波群，其前后无 P 波形成；③当交界区早搏逆传激动心房时，可形成逆行 P′ 波；当逆行 P′ 波出现在 QRS 波群之前时，P′ R 间期 < 0.12 s；也可表现为逆行 P′ 波重叠在 QRS 波群之中或之后，RP′ 间期 < 0.20 s。交界区早搏多伴有完全性代偿间歇（图 3-3-15）。

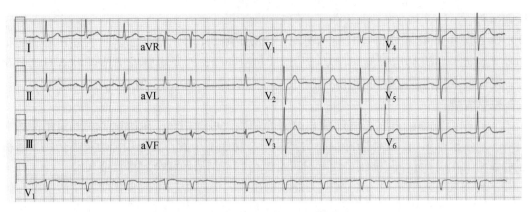

图 3-3-15　房室交界性期前收缩

【治疗】

交界区早搏的治疗主要是针对病因或诱因，对于早搏频发且症状明显者，可口服 β 受体阻滞剂或钙通道阻滞剂，预后良好。

二、房室交界性逸搏和逸搏心律

房室交界性逸搏（AV junctional escape beats）是当窦房结发出冲动缓慢或下传至交界区延迟时，房室交界区的次级节律点被动激动的替代反应。房室交界性逸搏心律（AV junctional escape rhythm）指房室交界性逸搏连续发生而形成的节律（图 3-3-16）。

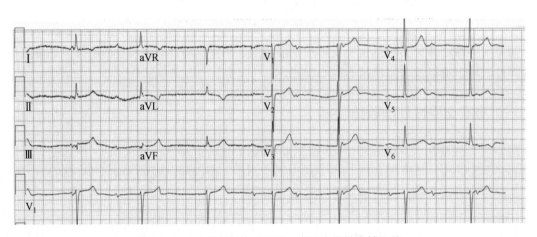

图 3-3-16　三度房室传导阻滞、房室交界性逸搏心律

【病因】

可见于窦性心动过缓、期前收缩后长间歇、二度或三度房室传导阻滞等。

【临床表现】

患者可有心动过缓的相关症状和体征。

【心电图表现】

①延迟出现，常发生于窦性心动过缓、期前收缩后长间歇、二度或三度房室传导阻滞之后，频率一般为 40～60 次 / 分；②QRS 波群形态正常，或与窦房结性 QRS 波群相差不大；③若 QRS 波群之前存在窦性 P 波，则 PR 间期 < 0.10 s，该 QRS 波群并非窦性 P 波下传所致，

窦性 P 波与交界性 QRS 波群为两个同时存在的独立节律，该现象连续发生于若干次搏动时称为"干扰性房室分离"，是一种生理现象；也可以没有 P 波或在 QRS 波群前后出现逆行 P′ 波。

【治疗】

针对病因和原发的缓慢性心律失常进行治疗。

三、非阵发性房室交界性心动过速

非阵发性房室交界性心动过速（nonparoxysmal atrioventricular junctional tachycardia，NPJT）又称加速性交界性心动过速（accelerated junctional tachycardia，AJT），是由于房室交界区内传导功能或激动形成异常而引起的一种短阵发作的主动性交界性心律失常（图 3-3-17）。

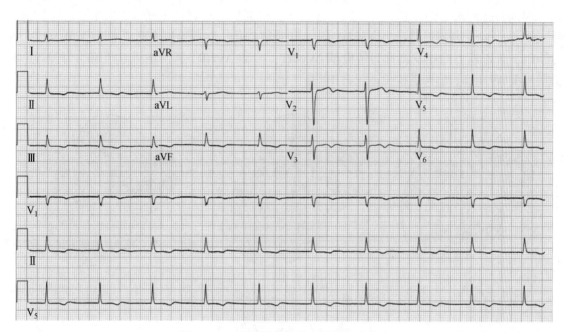

图 3-3-17　非阵发性房室交界性心动过速

【病因】

洋地黄中毒、风湿热、急性心肌梗死及心脏外科术后是其最常见的病因，亦偶见于正常人。

【临床表现】

心律失常发作时心率逐渐增快，终止时心率逐渐减慢，患者多无症状，少数人可有心悸表现，很少引起血流动力学异常。

【心电图表现】

①节律相对规则，心率多为 70 ～ 130 次 / 分；②交界区异位起搏点自律性增高，激动下传心室，QRS 波群形态正常；③根据异位节律点能否逆传入心房而表现为窦性 P 波或逆行 P′ 波，逆行 P′ 波可出现在 QRS 波群之前，P′ R 间期 < 0.12 s，但多重叠在 QRS 波群之中或出现在 QRS 波群之后，此时 RP′ 间期 < 0.20 s；④当窦性心律与非阵发性交界性心律接近时，心室的激动可受到交界区或窦房结心律的交替控制，这是 NPJT 很重要的一个特征。

【治疗】

NPJT 不会引起明显血流动力学异常且通常能自行终止，故针对其本身无需特殊处理，治疗主要针对其病因。

四、阵发性房室结折返性心动过速

阵发性房室结折返性心动过速（paroxysmal atrioventricular nodal reentrant tachycardia，AVNRT）是指发生在房室结及其周围区域的折返性心动过速，占室上性心动过速的 40% 左右。AVNRT 发生的三要素：①房室结存在传导速度和不应期不同的两条或多条传导通路，表现为纵向的解剖性或功能性分离，即房室结双径路，其中传导速度快、有效不应期长的被称为快径路，传导速度慢、有效不应期短的被称为慢径路；②适时的房早下传至房室结时遇到快径路不应期，只能改由慢径路下传，当激动传到两条径路的共同下端时，一方面下传激动心室，另一方面激动通过脱离不应期的快径路逆传激动心房；③此时慢径路脱离不应期，激动逆传激动心房的同时再次沿慢径路下传，周而复始形成折返性心动过速（见本章第 1 节心律失常总论，图 3-3-18）。若折返路径为慢径路前传，快径路逆传，则称为慢快型或常见型 AVNRT，约占 90%；若折返方向相反则称为快慢型 AVNRT；少数 AVNRT 其两条折返径路均为慢径，称为慢慢型 AVNRT；后两者少见，仅占 10%。

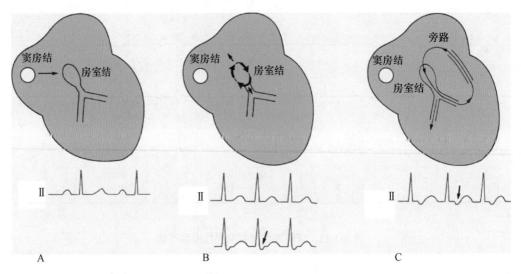

图 3-3-18　**A.** 窦性心律时传导路径，由窦房结传至房室结；**B.** 房室结折返性心动过速传导路径，在房室结内形成折返；**C.** 房室折返性心动过速，通过房室结、旁路之间形成折返环

【病因】

AVNRT 多见于无器质性心脏病的正常人，女性多于男性，青少年至 30 岁人群多见。情绪激动、焦虑、紧张、体力劳动、吸烟、饮酒或饮茶过多是常见诱因，部分女性与月经周期有关。

【临床表现】

发作为突发突止，表现为阵发性心悸、乏力、头晕、胸闷、呼吸困难、黑矇等，晕厥较为罕见。症状的严重程度取决于心室率、心动过速持续时间，是否合并基础心脏病以及患者本身的耐受性。

【心电图表现】

①心动过速多由房性或交界性期前收缩诱发，其下传的 PR 间期显著延长，随之引起心动过速；②RR 间期规整，心室率 150～250 次/分；③P' 波呈逆行性，慢快型 AVNRT 其 P' 波

多埋藏在 QRS 波群中无法辨认，少数位于 QRS 波群终末部分（V₁ 及 aVR 导联可见伪 r′ 波，Ⅱ、Ⅲ、aVF 导联可见伪 s 波），P′ 波与 QRS 波群关系固定，RP′ 间期 < 90 ms，RP′ 间期小于 P′ R 间期（图 3-3-19）；快慢型 AVNRT 其 P′ 波位于下一个 QRS 波群之前，RP′ 间期 > P′ R 间期；慢慢型 AVNRT 其 P′ 波位于 QRS 波群之后，RP′ 间期 < P′ R 间期，但 RP′ 间期 > 90 ms；④迷走神经刺激可以终止心动过速。

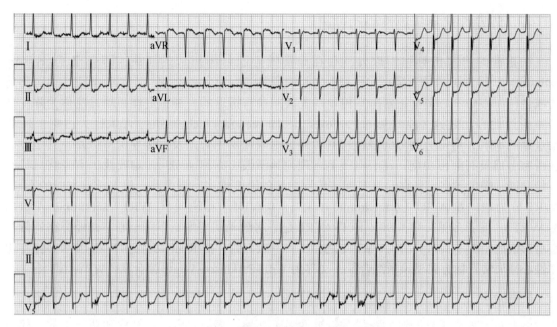

图 3-3-19　慢快型房室结折返性心动过速

【治疗】

1. 急性期处理

（1）刺激迷走神经：对于血流动力学稳定的患者，可以首先尝试迷走神经刺激的方法，如 Valsalva 动作（深吸气屏住，然后再用力做呼气动作）、颈动脉窦按摩（患者取仰卧位，先按摩右侧，无效时再按摩左侧，每次 5 ～ 10 s，切勿同时按摩双侧）、按压眼球、刺激咽喉及潜水反射（将面部浸入冷水）等，但其转复成功率不足 20%。改良版 Valsalva 动作可将转复成功率提高至 43%，其具体操作方法为：患者取 45° 半卧位，深吸气后口含 10 ml 注射器（压力约 40 mmHg）用力吹气 15 s 并屏住，随即辅助患者取平卧位并抬高其双腿至 45° ～ 90°，观察 1 min 后恢复半卧位，若未成功可重复。

（2）对迷走神经刺激无反应且血流动力学稳定的患者，可选用抗心律失常药物。静脉注射腺苷为首选药物（6 mg 或 12 mg），转复成功率约 96%，其起效快，半衰期短（小于 6 s），不良反应有头晕、恶心、呼吸困难、面色潮红、窦性心动过缓、房室传导阻滞等。腺苷无效时可静脉注射维拉帕米（首次 5 mg，10 min 后可重复给药 5 mg）或地尔硫草（0.25 ～ 0.35 mg/kg），但需警惕低血压。静脉应用胺碘酮（5 mg/kg，10 min）也可有效终止 AVNRT。静脉用 β 受体阻滞剂，如美托洛尔 2 ～ 15 mg 或普萘洛尔 0.5 mg/kg，减慢心率的疗效优于终止心动过速的疗效。此外，顿服地尔硫草 120 mg 或 β 受体阻滞剂（如普萘洛尔 80 mg）也可有效终止心动过速，成功率约 94%。对于无器质性心脏病的 AVNRT 患者，可选择 Ⅰ 类抗心律失常药（如氟卡尼 3 mg/kg 顿服、普罗帕酮 1 ～ 2 mg/kg 静脉注射）。若患者对上述方法均无反应或存在血流动力学不稳定时，应给予直流电复律。

2. 慢性期治疗　对于 AVNRT 发作不频繁、持续时间短的患者，可不长期服用抗心律失常药物，教导患者学习迷走神经刺激方法（见上文）。药物预防可选择维拉帕米、地尔硫草或琥珀酸美托洛尔，无器质性心脏病患者也可应用普罗帕酮或氟卡尼，胺碘酮长期使用存在心外副作用。

3. 导管消融治疗　射频消融可根治此型心动过速，成功率达 95% 以上。与抗心律失常药物治疗相比，导管消融可以显著改善患者生活质量、降低心律失常再住院风险并减轻患者的经济负担，对于发作频繁、症状明显且药物治疗无效的患者可作为一线治疗方法。

五、阵发性房室折返性心动过速

在正常的房室传导组织以外，存在异常的心肌纤维组成的肌束，即旁路（accessory pathways），最常见的是连接心房和心室之间的旁路，称为房室旁路，又称 Kent 束。由旁路前传或逆传，心房、心室及正常房室传导系统共同参与折返的一种室上性心动过速称为阵发性房室折返性心动过速（paroxysmal atrioventricular reentrant tachycardia，AVRT），占室上性心动过速的 50%。房室旁路分为显性房室旁路、隐匿性房室旁路及慢传导房室旁路，其中，显性房室旁路具有前传功能，在心电图上表现为预激波（亦称 δ 波），隐匿性房室旁路只具有逆传功能；慢传导房室旁路是具有递减传导功能的隐匿性房室慢旁路。根据折返方向的不同，AVRT 分为顺向型 AVRT（orthodromic AVRT，O-AVRT）和逆向型 AVRT（antidromic AVRT，A-AVRT），前者多见（约占 90%）。O-AVRT 是心房激动从房室结下传至心室，经旁路逆传至心房形成的（图 3-3-18）；A-AVRT 与之相反。一般而言，由 Kent 束引起的心室预激并伴有快速性心律失常者称为典型预激综合征，又称为 Wolf-Parkinson-White 综合征（WPW 综合征）。

【病因】

旁路是一种先天性心脏发育异常，男性多于女性。多数患者心脏结构和功能正常，部分患者合并二尖瓣脱垂、心肌病、先天性心脏结构异常如 Ebstein 畸形、大血管转位、法洛四联症等。

【临床表现】

突发突止，类同 AVNRT 和其他阵发性室上性心动过速。预激综合征伴心房颤动是一种潜在危及患者生命的心律失常，如果旁路的前向不应期短，心室率可以极快，可导致心室颤动。

【心电图表现】

1. 心室预激　心电图特点为：①PR 间期< 0.12 s；②QRS 波时限> 0.10 s；③QRS 波起始粗钝，形成 delta 波（δ 波）或预激波；④PJ 间期正常，约为 0.27 s；⑤可有继发 ST-T 改变；⑥分为 A 型和 B 型预激综合征，其中 A 型预激综合征的预激波在胸前 V_1 ～ V_3 导联呈正向，QRS 波以 R 波为主（图 3-3-20）；B 型预激综合征的预激波在 V_1 导联为负向，QRS 波以 S 波为主（图 3-3-21）。

2. AVRT

（1）O-AVRT 的心电图特点为：①常由期前收缩触发，频率多为 150 ～ 250 次/分，节律规则；②QRS 波群形态和时限多正常；③P′ 波位于 QRS 波群之后且不与 QRS 波群重叠，RP′ 间期> 90 ms，RP′ 间期< P′R 间期，P′ 波与 QRS 波群关系固定为 1:1；④迷走神经刺激可使其终止（图 3-3-22）。

（2）A-AVRT 的心电图特点为：①常由期前收缩触发，频率多为 200 次/分以上，节律规则；②QRS 波群宽大畸形；③P′ 波位于 QRS 波群之后且不与 QRS 波群重叠，P′ 波与 QRS 波群关系固定为 1:1；④迷走神经刺激常不能使其终止。

3. 心室预激合并心房颤动　显性房室旁路合并心房颤动时，若冲动经旁路下传，由于其不应期短，会产生极快的心室率，心电图表现为窦性 P 波消失，可见一系列快速、宽大畸形、

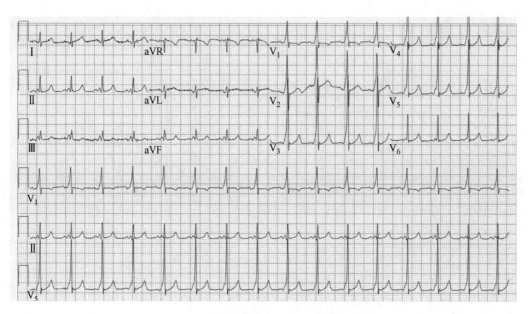

图 3-3-20　A 型预激综合征的心电图特点

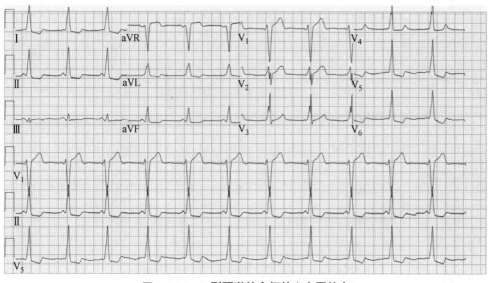

图 3-3-21　B 型预激综合征的心电图特点

极不规则的 QRS 波群（图 3-3-23），呈 1∶1 传导时心室率可达 300 次 / 分，甚至演变为心室颤动，是需要紧急处理的心律失常。

【治疗】

O-AVRT 治疗可参照 AVNRT。A-AVRT 可选用静脉注射普罗帕酮或胺碘酮，若无效应及时进行同步直流电复律，伊布利特、普鲁卡因胺或氟卡尼等抗心律失常药物能够减慢旁路传导。预激综合征患者发生心房颤动或心房扑动时，可伴有晕厥、低血压，应立即电复律，治疗药物宜选择延长房室旁路不应期的药物，如普鲁卡因胺或普罗帕酮，应当避免使用利多卡因、洋地黄、维拉帕米等抑制房室结传导的药物。

导管消融旁路可根治房室折返性心动过速以及预激综合征。对于心动过速发作频繁或伴发心房颤动或扑动的预激综合征患者，应尽早行导管消融治疗。暂时无条件或者患者主观拒绝行导管消融时，为有效预防心动过速的复发，可选用普罗帕酮或胺碘酮等抗心律失常药物。

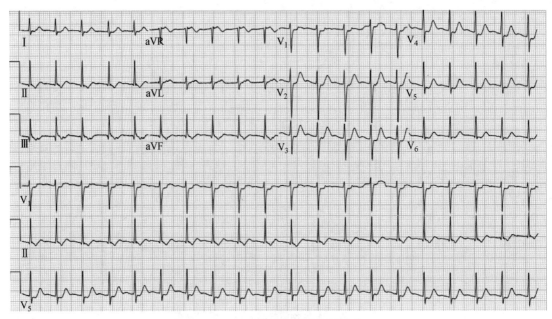

图 3-3-22　**O-AVRT 的心电图特点**

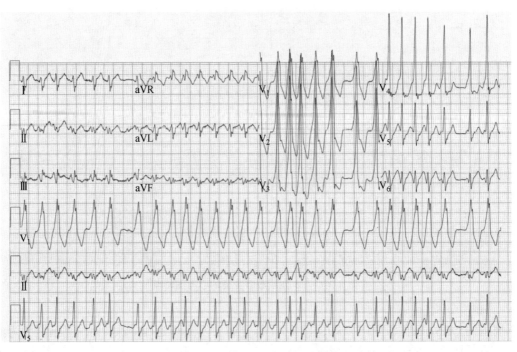

图 3-3-23　**心室预激合并心房颤动**

第 5 节　室性心律失常

室性心律失常（ventricular arrhythmia）是指起源自心室肌或希氏束-浦肯野传导系统的心律失常，主要包括室性期前收缩、室性心动过速、心室扑动和心室颤动。室性心律失常的发生机制包括局部心肌或浦肯野纤维自律性增加、触发激动形成、局部瘢痕心肌或病变浦肯野纤维折返形成。室性心律失常多发生在结构性心脏病和离子通道病患者，但亦可见于心脏结构正常的人群。室性心律失常的临床表现差异很大，患者可无症状，或表现为心悸或黑矇，甚至发生心脏性猝死（SCD）。室性心律失常的危险分层和预后判断需要依据临床症状、室性心律失常类型、基础心脏疾病确定。

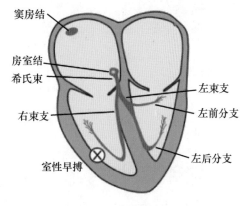

图 3-3-24 **心室期前收缩起源点**

一、室性期前收缩

室性期前收缩（premature ventricular beats）亦称室性早搏，简称室早，是指在窦性激动尚未到达心室之前，希氏束及其分支以下心室肌的异位兴奋灶提前除极产生激动（图 3-3-24），引起心室除极，为最常见的室性心律失常，可单独出现、也可成对出现，也可触发室性心动过速及心室扑动 / 颤动。

【流行病学】

在健康人群中室早发病率为 1% ～ 4%，通过 12 导联心电图筛查发现室早患病率约为 1%，而通过 24 ～ 48 h 动态心电图检测则高达 40% ～ 75%。室早的发病率随年龄增长而增加，在 < 11 岁的儿童中发病率< 1%；而在 > 75 岁的人群中发病率可高达 69%。室早常有昼夜节律变化，大部分人在日间交感神经兴奋性高时更多，亦有部分人在夜间更多。

【病因与发病机制】

（1）结构性心脏病：包括冠心病急性心肌梗死或陈旧性心肌梗死、心脏瓣膜疾病、高血压性心室肥厚、心肌病、心肌炎、先天性心脏病、各种原因引起的心力衰竭。

（2）心脏结构和功能正常的患者：也常发生室早，常起源于右心室流出道、左心室流出道或主动脉窦、左心室间隔部，不良生活方式如精神紧张，过度劳累，过量烟、酒、咖啡摄入是常见的诱因。

（3）药物作用：如抗心律失常药物（奎尼丁、洋地黄等）的致心律失常作用、抗肿瘤药、三环类抗抑郁药物毒副作用。

（4）内分泌疾病：如甲状腺功能亢进症等。

（5）电解质紊乱：如低钾血症、低镁血症等引起。

各种原因导致心室肌自律性增高，早期或晚期后除极引起的触发活动，以及心室肌局部的微折返均可能引起室早。

【临床表现】

室早的临床表现差异很大，除病因相关表现外、偶发室早可无明显症状；频发室早可引起心悸、心跳停顿、咽部牵拉不适或室早后心搏增强感等，甚至出现黑矇、晕厥前兆，同时，需详细询问有无晕厥症状或猝死家族史，对室早危险分层有重要作用。

长期频发室早可引起心脏扩大和心功能不全的临床表现（室早诱导性心肌病）。心脏听诊时，可闻及提前出现的心搏，第一心音增强，第二心音减弱或消失，其后有一较长间歇。同时，桡动脉搏动减弱或消失，可见颈静脉巨大 a 波。

【辅助检查】

1. 体表 12 导联心电图特点

（1）室早的典型表现为提前出现的宽大畸形 QRS 波群，时限多超过 120 ms，QRS 波前无相关 P 波，ST 段和 T 波的方向与 QRS 波群主波方向相反（图 3-3-25）。

（2）常有完全性的代偿间歇。室早很少能逆传心房，提前激动窦房结，故窦房结冲动发放

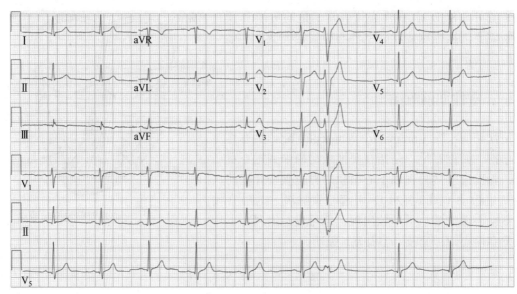

图 3-3-25　**室性期前收缩**

未受干扰，室性期前收缩后出现完全性代偿间歇，即包含室性期前收缩在内前后 2 个下传的窦性搏动间期，等于 2 个窦性 RR 间期之和。这与房性早搏不同，房早之后的代偿间歇不完全。

（3）频发室早常呈现联律出现，最多见的表现为二联律，即每个窦性心搏后出现 1 个室早，也可为三联律或四联律，即 2 个或 3 个窦性心搏后出现 1 个室早。室早可单个出现，也可连续 2 次出现，称为成对或连发室早。基础心率较慢时，室性期前收缩可插入 2 个连续窦性搏动之间，不产生室性期前收缩后的代偿间歇，称为插入性或间位性室早。

（4）室早可根据形态不同分类：①单形性或单源性室早：室性早搏起源自单一兴奋灶、同一导联 QRS 波形态相同；②多形性或多源性室早：室性早搏起源自心室不同兴奋灶，同一导联 QRS 波形态不同。心电图对于判断室早的起源部位是不可缺少的，下壁导联 QRS 波呈高大直立的 R 波形是流出道起源室早的特点。

（5）恶性室性早搏：即可触发室性心动过速或心室颤动的室早，包括短联律间期室早（联律间期 ≤ 300 ms），R-on-T 室早（室早发生在前一心搏的 T 波之上），或频发、多源室早，易发生在急性心肌缺血、严重心功能不全、严重电解质紊乱（低钾、低钙、低镁）、心脏性猝死生还等危重情况下。

2. 动态心电图　动态心电图可评价室早的总数、不同时间的分布情况、与自主神经张力变化的关联、是否有多种形态、是否触发心动过速，以及与患者临床症状的关系，具有重要价值。

3. 平板运动试验　对于室早患者，尤其是症状与运动存在关联时，应考虑运动试验检查以确定运动是增加还是减少室早，评估是否可诱发持续性室性心律失常。运动试验阴性有助于排除儿茶酚胺敏感性多形性室速（CPVT）作为室早原因的可能性。对运动恶化的室早患者应尽快予以进一步检查，因为这部分患者很可能需要治疗。

4. 超声心动图　超声心动图可评估心室的结构和功能、瓣膜形态与功能及肺动脉压力等，在室早的危险分层和治疗策略中具有重要作用。

5. 心肌增强磁共振成像（MRI）　心肌增强 MRI 能提供额外的诊断和预后信息，指导管理多种合并室早的结构性心脏病，包括扩张型心肌病（DCM）、肥厚型心肌病（HCM）、心脏结节病、淀粉样变和致心律失常性右心室心肌病（ARVC）等，延迟钆增强 MRI 发现室壁运动障碍或心肌瘢痕有助于判断预后。

【诊断与危险分层】

根据症状及心脏听诊可拟诊室早，心电图表现是确诊依据，偶发或间断发作的室早，需记录动态心电图以协助诊断。需除外室上性早搏伴差异性传导、间歇性心室预激等。

目前已知可能与室早预后不良相关的因素见表 3-3-5。

表 3-3-5　室早预后不良相关因素

合并结构性心脏病或心脏离子通道病
黑矇、晕厥前兆，合并有猝死家族史
短联律间期室早（R-on-T）
非流出道起源室早
室早 QRS 波时限过宽
24 h 室早＞ 2000 次
复杂室早 / 非持续性室速
插入性室早
多种室早形态
运动时室早增多

【治疗】

对于无结构性心脏病的室早患者，治疗策略不宜过于积极，经医师反复解释并告知室早的良性特征后患者临床症状仍不缓解者可给予适当治疗；对于合并结构性心脏病的室早患者，尽管症状也可成为治疗室早的依据，但更应侧重于结构性心脏病的治疗；对于疑似室早诱导性心肌病患者，应积极治疗室早。

（1）健康教育：改变生活方式，告知患者室早的良性特性并给予安抚、消除焦虑情绪。

（2）去除诱因、治疗原发病：如急性心肌梗死合并恶性室早时需尽快实施再灌注治疗，及纠正电解质紊乱，改善甲状腺功能，去除室早诱因；对于冠心病陈旧性心肌梗死、射血分数下降的心功能不全患者，长期使用 β 受体阻滞剂、ACEI 或 ARB 类药物、醛固酮受体拮抗剂治疗，通过改善心功能、逆转心脏重构而减少室早，可明显降低心源性死亡率。

（3）药物治疗：对于健康教育后症状仍然不能有效控制者，可考虑使用 β 受体阻滞剂或非二氢吡啶类钙通道阻滞剂，但疗效有限。Ⅰ、Ⅲ类抗心律失常药可能更有效，在无结构性心脏病室早患者中应用此类药物的风险-获益尚不确定，甚至会增加合并严重结构性心脏病患者的死亡率，因此药物治疗前应进行谨慎地评估。近年来，中药治疗室性心律失常取得了一些进展，参松养心胶囊与稳心颗粒可以减少室早，缓解临床症状。

（4）导管消融术：对于室早诱导性心肌病患者推荐导管消融术，以期根治室早、改善心功能；症状明显、频发室早（24 h 室早＞ 10 000 次）患者，可以推荐导管消融术治疗；R-on-T 室早、短联律间期室早，药物控制不佳时可行导管消融术治疗。室早消融的成功率与其起源部位高度相关，流出道室早的导管消融成功率较高，而部分区域的室早如冠状静脉、心外膜、左心室顶部及乳头肌等部位起源的室早消融难度相对较大。室早导管消融术较安全，目前报道的室早消融术的并发症发生率＜ 1%。

【预后】

偶发单形性室早其预后取决于原发心脏疾病，无器质性心脏病的频发室早，尤其是 24 h ＞ 20 000 次可引起心脏扩大，控制室早后心脏结构可恢复正常。器质性心脏病伴有心功能不全者，室早是心脏性猝死的危险因素。

二、室性心动过速

室性心动过速（ventricular tachycardia）简称室速，是指起源于希氏束分支以下的特殊传导系统或心室肌、连续 3 个或 3 个以上的快速性心室激动，频率多为 100 ～ 250 次 / 分。按照发作持续时间分为非持续性室速（nonsustained VT，NSVT）及持续性室速（sustained VT，SVT），其中非持续性室速是指持续时间＜ 30 s 且血流动力学稳定、能够自行终止的室速；持续性室速是指单形性室速持续时间≥ 30 s，或持续时间虽＜ 30 s，但室速发作时伴随血流动力学障碍需早期进行干预治疗的室速。及时正确判断及治疗室速具有重要的临床意义。

【流行病学】

在无器质性心脏结构病变的健康人群中，约 3% 可记录到室速；在器质性心脏病患者中室速发生率增加，心肌梗死患者中发生率为 7% ～ 12%，扩张型心肌病引起的心力衰竭患者中发生率高达 80%。

【病因】

室速常发生于器质性心脏病患者，室速病因可概括为三个方面：

（1）器质性心脏病：冠心病、急性心肌梗死、陈旧性心肌梗死、扩张型心肌病、肥厚型心肌病、致心律失常性右心室心肌病、高血压心脏病等。

（2）无明显器质性心脏病的原发性心电异常：如特发性室速、Brugada 综合征、先天性长 QT 综合征（LQTs）、短 QT 综合征和儿茶酚胺敏感性多形性室速等。

（3）其他因素：包括药物和毒物的作用，电解质和酸碱失衡等。

【发生机制】

根据室速的发生机制可分为自律性增高、触发活动及折返三类。局灶起源室速，如特发性右心室流出道室速与自律性增高及触发活动有关；折返性室速的折返环路通常位于心肌病变组织和（或）瘢痕组织内，其介导的心动过速如陈旧性心肌梗死后室速多为大折返性室速（图 3-3-26）。

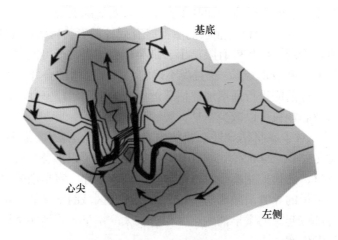

图 3-3-26　三维 CARTO 系统标测出室速的折返环（黑色箭头所示）

【临床表现】

室速的临床表现取决于心动过速的频率、发作持续时间、是否存在器质性心脏病及心功能不全。非持续性室速症状较轻，类同于室早；持续性室速如心室率≤ 160 次 / 分或持续时间不长，且心功能正常者，临床症状多类同于阵发性室上性心动过速。当室速频率快、持续时间长，或并存心室扩大和心功能不全时，常有严重的血流动力学影响，可诱发或加重心功能不全，引起急性肺水肿、心源性休克。部分多形性室速、尖端扭转型室速，发作后很快蜕变为心室颤动，可导致心源性晕厥、心搏骤停，甚至引起心脏性猝死。

心脏查体时除了心率、脉率过快外，合并有房室传导阻滞的患者，可因房室收缩不同步导致心尖区第一心音强弱不等，房室同时收缩时会出现颈静脉大炮 a 波。此外可发现基础心脏病的原有体征，以及随症状严重性不同可能出现的低血压、冷汗或肺部湿啰音等体征。

【心电图特点】

（一）典型特点

体表心电图和动态心电图是室速诊断的主要依据，常见的室速心电图特征如下：室速频率多在 100 ～ 250 次 / 分，节律规则或轻度不齐，QRS 波群宽大畸形，时限多＞ 120 ms，ST 段和 T 波常融合不易分辨，T 波多与 QRS 波群主波相反。QRS 波群可为单一形态（单形性室速）或多种形态（多形性室速），P 波重叠在 QRS 波群和 ST-T 波之中，如能分辨 P 波，则多与 QRS 波群无关而呈现房室分离（房室无关联、心室率常快于心房率，图 3-3-27）。此时 P 波偶可传导至心室而引起正常的 QRS 波群，称为心室夺获，或夺获心室波与室速波共同形成一个介于二者之间的 QRS 波群，称为室性融合波。

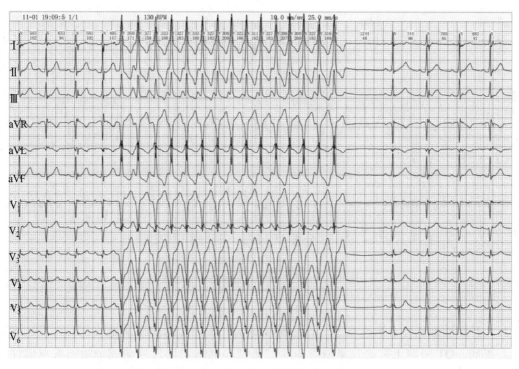

图 3-3-27　窦性心律，短阵室性心动过速

（二）特殊类型室速的心电图特点

1. 特发性室速　指发生在无器质性心脏病、代谢紊乱及离子通道疾病患者中的室速，根据起源部位可分为心室流出道特发性室速及左心室特发性室速。

（1）心室流出道特发性室速：可起源于右心室流出道（多见，图 3-3-28）或左心室流出道（多为主动脉根部），室速多为单形性反复发作，中青年多见，运动时易诱发，严重者可致晕厥或猝死。除上述室速心电图表现外，QRS 波在下壁 Ⅱ、Ⅲ、aVF 导联表现为高大 R 波，aVR 和 aVL 导联多呈 QS 形态。V₁ 导联呈左束支传导阻滞（LBBB）形态，V₁ 导联为 rS 型，移行区在 V₃ ～ V₄ 导联为右心室流出道起源；V₁ 导联呈右束支传导阻滞（RBBB）形态或呈 LBBB 形态，V₁ 导联 R 波较高、时限较宽（＞ QRS 波群的 50%）、移行区多在 V₂ 导联为左心室流出道起源。

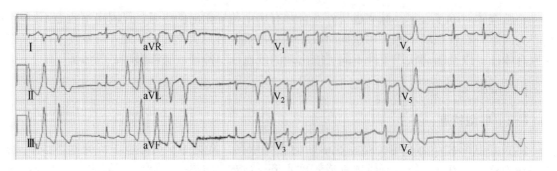

图 3-3-28   右心室流出道特发性室性心动过速

（2）左心室特发性室速：室速起源于左心室间隔部，QRS 波群呈右束支传导阻滞图形，时限较短、多在 0.11 ～ 0.14 s，V₁ ～ V₆ 导联的 S 波逐渐加深。该型室速可被维拉帕米终止，又称为维拉帕米敏感性室速（图 3-3-29）。

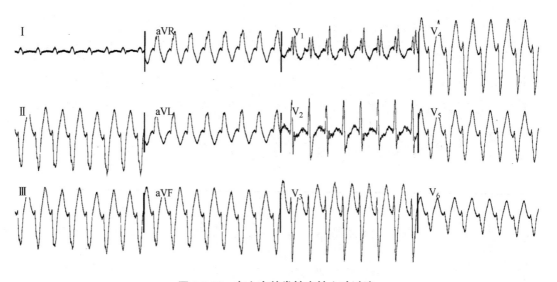

图 3-3-29   左心室特发性室性心动过速

2. 儿茶酚胺敏感性多形性室速   是一种少见的严重遗传性离子通道疾病，多发生于无器质性心脏病、QT 间期正常的儿童或青少年，典型心电图表现为运动或情绪诱发双向性室速（bidirectional ventricular tachycardia，bVT，图 3-3-30）或多形性室速（polymorphic ventricular tachycardia，pVT），自行恢复或恶化为心室颤动，导致晕厥和猝死。

3. 尖端扭转型室速（torsade de points，TDP）   是多形性室速的一种特殊类型，因发作时 QRS 波群的振幅与波峰呈周期性改变，宛如围绕等电位线连续扭转而得名，频率 200 ～ 250 次 / 分（图 3-3-31），当室性期前收缩发生在舒张晚期、落在前面的 T 波终末部时（R-on-T）可诱发室速。尖端扭转型室速亦可进展为心室颤动和猝死。本型室速的病因可为先天性、电解质紊乱（如低钾血症、低镁血症）、抗心律失常药物（如 I a 类或Ⅲ类）、三环类抗抑郁药、心动过缓（特别是三度房室传导阻滞）等。治疗上需首先寻找和去除导致 QT 间期延长的获得性病因，停用明确或可能诱发 TDP 发作的药物；其次予以静脉注射镁盐，但 I a 类或Ⅲ类抗心律失常药物可使 QT 间期更加延长，故不宜使用。先天性长 QT 综合征治疗首选 β 受体阻滞剂，无效者可考虑左颈胸交感神经切除术，或植入 ICD 治疗。

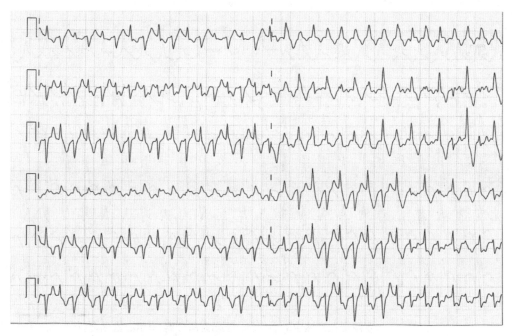

图 3-3-30　儿茶酚胺敏感性多形性室速患者平板运动试验过程中记录到的双向性室速

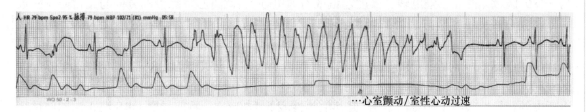

图 3-3-31　尖端扭转型室性心动过速

【诊断与鉴别诊断】

根据室速的临床表现和心电图特点部分患者易于诊断，不少情况下需与室上性心动过速伴宽 QRS 波群的心电图进行鉴别，包括室上性心动过速伴差异性传导、束支传导阻滞或室内传导阻滞，逆向型房室折返性心动过速，经房室旁路前传的房速、房扑或房颤，以及起搏器介导的心动过速等。鉴别诊断时需注意以下方面：

1.重视临床资料的收集　器质性心脏病史（包括心肌梗死、心绞痛、充血性心力衰竭、心脏性猝死等）发生的宽 QRS 波心动过速多数为室速（>90%）。室上性心动过速患者常无器质性心脏病史且大多数血流动力学比较稳定。

2.分析心电图特征

（1）室房分离：室房分离是鉴别室速与室上性心动过速的重要条件，室房分离即为心室率快于心房率，50% 室速患者存在室房分离，食管心电图有助于识别，室房分离诊断室速的特异性为 100%。室房分离时 P 波在 R 波振幅较低的导联最容易识别——肢体导联，根据草堆原理，出现"风吹草低见牛羊"的现象（图 3-3-32）。

（2）室性融合波和室上性夺获：室性融合波是指室上性 QRS 波与室速 QRS 波形成的融合波，而不是另一个部位的室早与室速的 QRS 波形成的融合波，在宽 QRS 波心动过速时，融合波的出现意味着存在房室分离，常见于频率较慢（心室率 <140 次/分）的心动过速、无室房逆传从而允许室速的两个 QRS 波之间出现一次室上性激动，并能经正常房室结下传（图 3-3-32）。

（3）无人区电轴：无人区电轴（no man's land）是指当 QRS 波的额面平均电轴位于 −90°

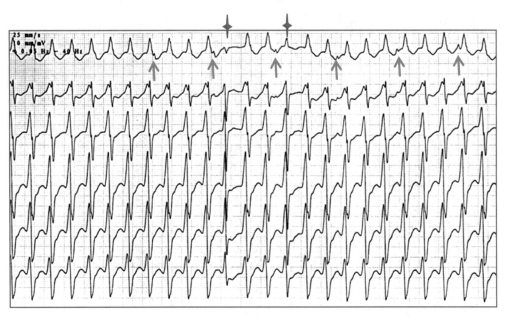

图 3-3-32   ↑示隐匿在室速中的心房波，显示室房分离，✝示心室融合波

至−180°区域（西北象限电轴、极度左偏或右偏电轴），此时心室除极的方向与正常心室除极的方向完全相反。判断方法为：当 I、aVF 导联的主波均向下时，电轴处于无人区，约 10% 室速具有无人区电轴（图 3-3-33）。

（4）QRS 波同向性：QRS 波极向均为正向或负向的表现被称为 QRS 波同向性，可以分为正向同向性（图 3-3-34A）和负向同向性（图 3-3-34B）。胸前导联 QRS 波负向同向性在室速诊断中的特异性很高（90% 以上），但其敏感性较低（20%）；胸前导联 QRS 波正向同向性特异性为 60%～70%。

（5）aVR 导联的鉴别作用：见图 3-3-35。

【治疗】

稳定血流动力学、终止室速发作并转为窦性心律、预防室速复发和预防心脏性猝死是室速治疗的重要原则。

1. 急性期治疗   目的为尽快终止室速发作。

（1）临床血流动力学不稳定的患者，首选同步电复律治疗，能量双向 150～200 J，无效时可酌情递增能量。

（2）血流动力学稳定的患者，可先行抗心律失常药物治疗，无效时考虑同步电转复。与器质性心脏病有关的室速，可静脉注射胺碘酮；缺血性心脏病引起的室速，可静脉推注利多卡因；与洋地黄类药物中毒有关的室速，停用洋地黄、补充钾和镁盐的同时，静脉推注苯妥英钠；左心室特发性室速可静脉注射维拉帕米；心室流出道特发性室速可静脉注射普罗帕酮（具体药物使用方法见本章第 7 节）。

（3）尖端扭转型室速：继发性长 QT 综合征并发的尖端扭转型室速，在病因治疗的同时提高基础心率、静脉注射硫酸镁等可终止和预防短时间内复发。先天性长 QT 综合征并发的尖端扭转型室速，可选择 β 受体阻滞剂或利多卡因。

（4）儿茶酚胺敏感性多形性室速：该类患者发生 bVT 或 pVT 时血流动力学多稳定，去除诱因（运动或情绪激动）、使用 β 受体阻滞剂可终止发作。

2. 慢性期治疗   目的是治疗原发病、去除诱因，预防室速的复发，改善预后并预防室性心律失常引起的猝死。

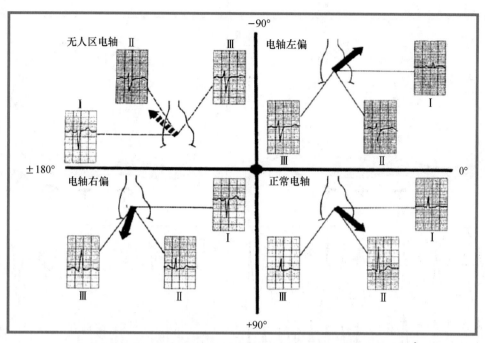

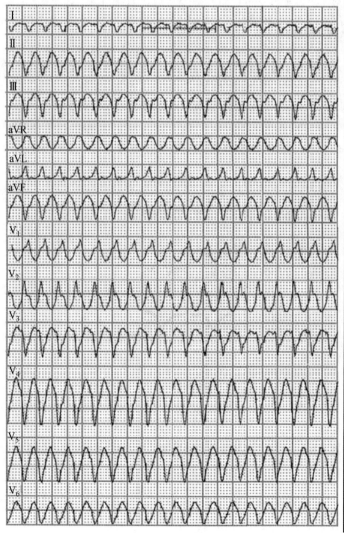

图 3-3-33 无人区电轴室速

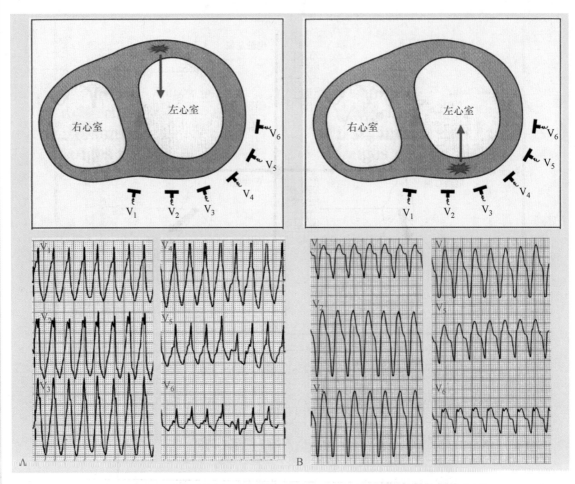

图 3-3-34　**A. 室速时的 QRS 波正向同向性；B. 室速时的 QRS 波负向同向性**

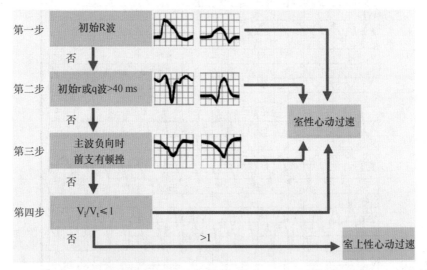

图 3-3-35　**aVR 导联 QRS 波群形态鉴别室性心动过速，其中 Vi、Vt 为起始和终末 40 ms 内的室波振幅**

（1）药物治疗：抗心律失常药物是目前应用最为广泛和有效的治疗手段。对于大部分器质性心脏病室速，作为长期维持用药和预防猝死，宜选择 β 受体阻滞剂、Ⅲ类抗心律失常药胺碘酮或索他洛尔，其中 β 受体阻滞剂可明显改善器质性心脏病患者预后。对于心脏结构和功能正常且无临床症状的非持续性室速，大多数不需要治疗。

（2）埋藏式心脏复律除颤器（ICD）：抗心律失常药物不能完全预防室性心律失常患者心脏性猝死的发生，ICD能有效地降低心脏性猝死的发生率和总死亡率。建议合并器质性心脏病的持续性室速，或者经其他治疗无效的无器质性心脏病持续性室速患者植入ICD治疗。

（3）射频消融术：适用于经抗心律失常药和（或）ICD植入治疗后仍有室速的患者，或者持续性特发性室速患者。

三、心室扑动与心室颤动

心室扑动（ventricular flutter）与心室颤动（ventricular fibrillation）简称室扑与室颤，是心室发生快速无序的激动，致使心室规律有序的激动和舒缩功能消失，是致死性心律失常（图3-3-36）。

【病因】

室扑与室颤是心脏性猝死的主要原因（约占80%），常见于急性心肌梗死等严重的器质性

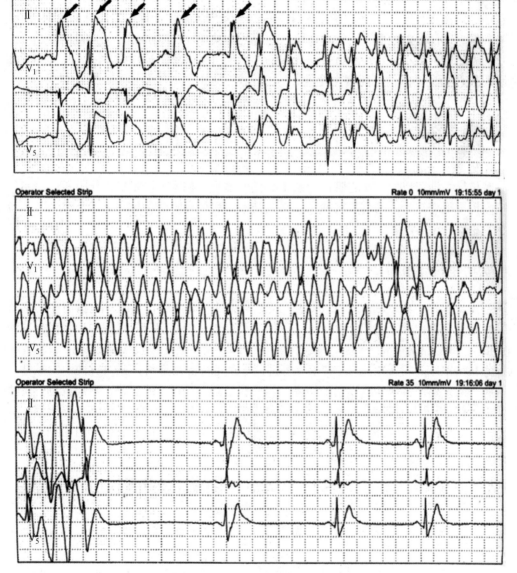

图 3-3-36　动态心电图记录到冠状动脉痉挛诱发缺血性 J 波，发生室性心动过速、蜕变为室扑及室颤，后转为窦性心律

心脏病患者，先天性离子通道疾病包括长 QT 综合征、儿茶酚胺敏感性多形性室速、Brugada 综合征等患者常发生室扑或室颤；也可见于严重的药物中毒（包括抗心律失常药物）、电解质紊乱、严重的缺血缺氧、心脏手术、麻醉、电击伤等。少数患者原因不清楚，称为特发性室颤。

【临床表现】

发病突然，表现为意识丧失、抽搐、呼吸停顿，直至死亡。体格检查心音消失，不能触及颈动脉等大动脉搏动与脉搏，无法测到血压，呼吸不规则或停止以及瞳孔散大、对光反射等消失。

【心电图检查】

室扑和室颤是短时间内可致死性心律失常，临床上难以记录全导联心电图，动态心电图或连续心电监护导联表现为 P 波、QRS 波、ST 段和 T 波无法分辨，仅见相对规则、振幅相等的正弦波，称为室扑波，频率 200 ～ 250 次 / 分；持续时间较短，于数秒内蜕变为形态、振幅和间隔绝对不规则的震颤波，称为室颤波，频率 250 ～ 500 次 / 分；如不及时抢救，心电活动多在数分钟内迅速消失。

【治疗】

室扑或室颤发作时，需争分夺秒进行抢救，如发生于院外，目击者应立即进行心肺复苏；住院患者需立即体外电除颤、心肺复苏治疗（参照本篇第 13 章第 7 节"心脏性猝死"）；对于心肺复苏成功者，需积极寻找导致室扑或室颤发生的可逆因素，治疗原发病、改善心功能，并考虑植入 ICD 预防心脏性猝死再次发生。

第 6 节　心脏传导阻滞

心脏传导阻滞可以发生在心脏传导系统的任何水平，临床上以窦房传导阻滞、房室传导阻滞和室内传导阻滞较为常见且具有临床意义，其中窦房传导阻滞参见"窦性心律失常"章节内容，本节主要介绍后两者。

一、房室传导阻滞

房室传导阻滞（atrioventricular block）是最常见的一种心脏传导阻滞，指由于房室传导系统中某个或多个部位的不应期异常延长，致使激动自心房向心室传导过程中，发生传导速度延缓（一度），或者部分不能下传（二度），甚至全部不能下传（三度）的现象。房室传导阻滞可以发生在房室结、希氏束或左 / 右束支等部位。房室传导阻滞可以是一过性、间歇性或持久性，后者一般是器质性病变或损伤的结果。当心房激动下传过早或过快，致使其到达房室交界区时，后者仍处于不应期，从而发生传导延迟或中断的现象称为功能性房室传导阻滞，其房室传导系统各部位的不应期并无异常，是一种生理现象，须与真正的房室传导阻滞相鉴别。

【病因】

（1）先天性因素：包括先天性房室传导阻滞（与母体系统性红斑狼疮有关）、先天性心脏畸形（大动脉转位）、遗传性因素（SCN5A 基因突变等）。

（2）退行性因素：包括 Lev 病（心脏纤维支架的钙化或硬化）和 Lenegre 病（传导系统本身的原发性硬化变性疾病）。

（3）继发性因素：包括心肌缺血、感染（莱姆病、急性风湿热等）、心肌炎、心肌病、药物中毒、电解质紊乱、结缔组织病、神经肌肉病以及心导管手术及心脏外科手术所致传导系统损伤等。

（4）迷走神经张力增高：部分正常人或运动员可发生一度或二度Ⅰ型房室传导阻滞，多与迷走神经张力增高相关，常发生于夜间。

【临床表现】

除病因相关的临床表现外，一度房室传导阻滞患者常无症状；二度Ⅰ型和Ⅱ型房室传导阻滞常有心悸症状，也可无症状；三度房室传导阻滞的症状取决于心室率的快慢，常有乏力、疲倦、黑朦、眩晕或晕厥，甚至发生阿斯综合征及心脏性猝死。

体格检查心脏听诊时，一度房室传导阻滞可表现为第一心音强度减弱；二度房室传导阻滞有间歇性心搏脱漏；三度房室传导阻滞心律整齐，因房室分离，第一心音强度经常变化，第二心音可呈正常或反常分裂，可闻及响亮清晰的大炮音，为心房、心室几乎同时收缩所致。

【心电图特点】

1. 一度房室传导阻滞 可发生于心房、房室结、希氏束或束支-浦肯野系统，其中房室结是传导延迟最常见的部位。其心电图特征为：① PR 间期超过 0.20 s（14 岁以下儿童为 0.18 s），每个 P 波后均有一个下传的 QRS 波群，QRS 波群形态正常或呈束支传导阻滞图形（图 3-3-37）。②正常情况下 PR 间期随心率的增快而缩短，心率增快而 PR 间期增加 > 0.04 s 时，应考虑一度房室传导阻滞可能。

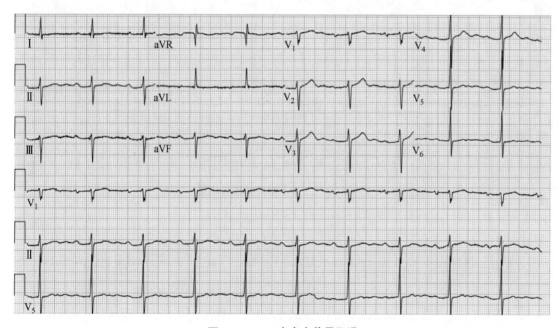

图 3-3-37 一度房室传导阻滞

2. 二度房室传导阻滞 心电图特点为固定频率的 P 波（通常 < 100 次 / 分）、房室以一定比例传导，但存在传导阻滞，分为二度Ⅰ型房室传导阻滞、二度Ⅱ型房室传导阻滞、2 : 1 房室传导阻滞、高度房室传导阻滞。

（1）二度Ⅰ型房室传导阻滞：又称为莫氏（Mobitz）Ⅰ型或文氏型（Wenckebach）房室传导阻滞。其心电图特征为：①一系列 P 波下传心室时，PR 间期逐渐延长，直至一次心搏脱落（P 波后无下传 QRS 波），心搏脱落后的第一个 PR 间期缩短，后 PR 间期又逐渐延长，周而复始，称为文氏现象；②随着 PR 间期逐渐延长，PR 间期增量（即 PR 间期超过前一个 PR 间期的量）却逐渐减少，在 PP 间期规则时，RR 间期亦随之逐渐缩短，直至一次心搏脱落；

③心搏脱落后长间歇的 RR 间期短于或等于正常 PP 间期的 2 倍（图 3-3-38）。二度Ⅰ型房室传导阻滞的房室传导比例多为 3∶2 或 5∶4，阻滞部位大多发生在房室结水平，很少进展为三度房室传导阻滞。

（2）二度Ⅱ型房室传导阻滞：又称为莫氏（Mobitz）Ⅱ型房室传导阻滞。其心电图特征为：①一个或数个 QRS 波群突然脱漏，其前后 PR 段均恒定，时限多正常或延长；②下传的 QRS 波群形态正常或呈束支传导阻滞图形（图 3-3-39）。二度Ⅱ型房室传导阻滞多发生于房室结以下部位，有进展为三度房室传导阻滞风险。

（3）2∶1 房室传导阻滞：房室以固定比例 2∶1 传导（图 3-3-40），无法做出分型诊断，可能是莫氏Ⅰ型或Ⅱ型房室传导阻滞。

（4）高度房室传导阻滞：二度房室传导阻滞中，连续 2 个或者 2 个以上的 P 波不能下传者常称为高度房室传导阻滞，其是介于二度与三度房室传导阻滞之间的一种过渡类型。

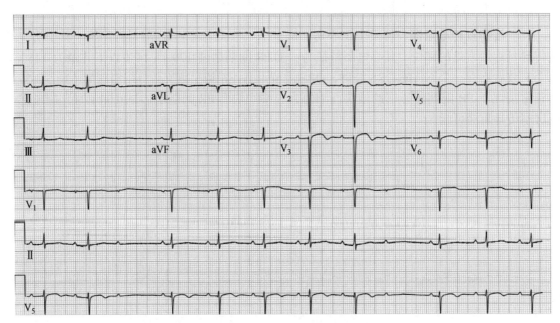

图 3-3-38　二度Ⅰ型房室传导阻滞

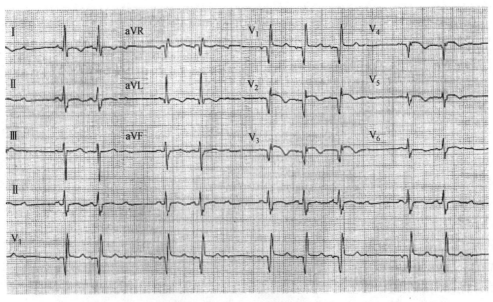

图 3-3-39　二度Ⅱ型房室传导阻滞

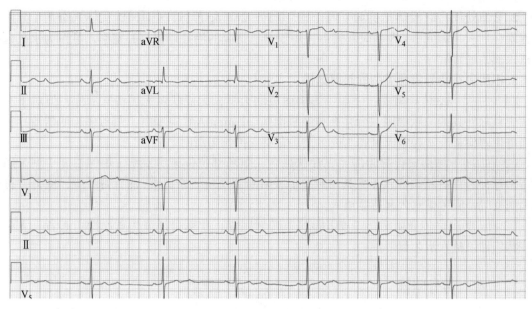

图 3-3-40　2 : 1 房室传导阻滞

3. 三度房室传导阻滞　由于房室传导系统某部分传导能力降低，心房冲动全部受阻无法下传至心室而引起房室分离，又称完全性房室传导阻滞，是最高度的房室传导阻滞。其心电图特征为：①P 波与 QRS 波群相互独立，互不相关，即完全性房室分离；②心房率快于心室率，心房冲动可来自窦房结或异常心房节律；③心室律缓慢而匀齐，心室节律常由阻滞区域下方的逸搏节律控制，QRS 波群形态正常，心室率为 40 ～ 60 次 / 分，少数情况下，心室节律也可由阻滞区以下较远部位的逸搏节律控制，此时 QRS 波群时限常增宽，心室率＜ 40 次 / 分，节律不稳定（图 3-3-41）。

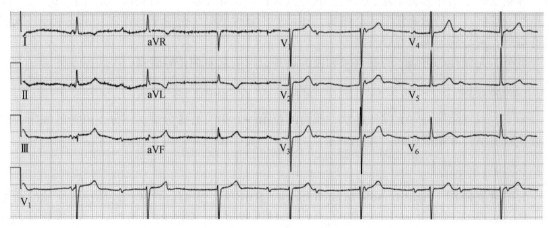

图 3-3-41　三度房室传导阻滞

【治疗】

在针对病因及诱因治疗的基础上，根据房室传导阻滞发生的部位、病程、阻滞程度及伴随症状选择治疗方法。

1. 纠正可逆因素　包括心肌缺血、电解质紊乱、重度睡眠呼吸暂停、合并黏液性水肿的甲状腺功能减退症、莱姆病等可逆病因，其中莱姆病心脏损害最常见的表现是房室传导阻滞（AVB），通常位于房室结水平，在抗生素治疗后大多数可以恢复。

2. 紧急处理 M 受体拮抗剂（阿托品，$0.5 \sim 2.0$ mg 静脉注射）、β 受体兴奋剂（异丙肾上腺素，$1 \sim 4$ μg/min）及临时起搏器可用于紧急情况的治疗以提高心室率，可作为永久起搏器植入前的过渡治疗。

3. 不同房室传导阻滞类型的起搏选择

（1）一度房室传导阻滞：一般不影响血流动力学，无症状者无需特殊治疗；但对于有晕厥病史且除外其他晕厥原因、合并有神经肌肉病、Lamin A/C 突变时，需考虑起搏器治疗，尤其当电生理检查证实为希氏束和（或）左、右束支传导阻滞时。

（2）二度 I 型房室传导阻滞：无症状患者、阻滞部位位于房室结（均为二度 I 型）通常不需治疗；若伴有相关症状（尤其晕厥史）或阻滞部位位于希氏束-浦肯野纤维，或合并神经肌肉病变时，应考虑永久起搏器植入。

（3）三度房室传导阻滞、二度 II 型房室传导阻滞，排除可逆或生理原因引起者，无论有无症状均建议植入永久起搏器。

二、室内传导阻滞

室内传导阻滞（intraventricular block）系指发生在希氏束分叉以下传导系统的传导阻滞，涉及左束支、右束支、左前分支和左后分支中的单支或多支。单支传导阻滞中以右束支传导阻滞最为常见，其次是左前分支阻滞。多支传导阻滞多为严重心脏病变所致。

【病因】

任何因素使右束支传导减慢或组织学断裂使右心室除极落后于左心室，即可出现右束支传导阻滞，主要见于以下几种情况：①少数完全健康者；②右心室负荷过重的心脏疾病，如风湿性心脏病二尖瓣狭窄、房间隔缺损、急慢性肺源性心脏病等；③冠状动脉硬化引起的心肌缺血；④心肌慢性炎症或退行性改变。

左束支传导阻滞多见于左心室受累的心脏病患者，如充血性心力衰竭、急性心肌梗死、高血压性心脏病、主动脉瓣狭窄、心肌病，亦可见于急性感染、奎尼丁与普鲁卡因胺中毒、风湿性心脏病、冠心病与梅毒性心脏病等。

此外，先天性心脏病、心脏手术和血钾过高也可引起室内传导阻滞。

【临床表现】

单支、双支阻滞通常无临床症状，偶可闻及第一、第二心音分裂。三分支阻滞的临床表现与完全性房室传导阻滞相同。

【心电图特点】

1. 右束支阻滞（right bundle branch block，RBBB） ①胸前导联：最具特征性及诊断意义，V_1、V_2 导联出现由 rsR′ 波组成的"M"型波群或宽大、顿挫的 R 波；V_5、V_6 导联呈 qRS 或 RS 型，S 波宽大而有切迹；②肢体导联：I、II 及 aVL 导联有宽大、粗钝的 S 波，aVR 及 III 导联有宽大、粗钝的 R 波；③继发性 ST-T 改变：与 QRS 波群主波方向相反，即在具有宽大 R 或 R′ 波的导联中 ST 段压低伴 T 波倒置，在具有宽大 S 波的导联中 ST 段抬高伴 T 波直立；④ QRS 波群电轴轻度右偏；⑤ QRS 波群时限 ≥ 0.12 s 为完全性右束支传导阻滞（图 3-3-42），QRS 波群时限 < 0.12 s 为不完全性右束支传导阻滞。

2. 左束支传导阻滞（left bundle branch block，LBBB） ①胸前导联：最具特征性及诊断意义，V_5、V_6 导联 R 波宽大、顶部平坦或有切迹（"M"型 R 波），其前无 q 波；V_1、V_2 导联呈 QS 波或 rS 波，S 波宽大；②肢体导联：I、aVL 导联 R 波宽大有切迹；III、aVR 导联呈 QS 型；③继发性 ST-T 改变：与 QRS 波群主波方向相反，即在具有宽大 R 或 R′ 波的导联

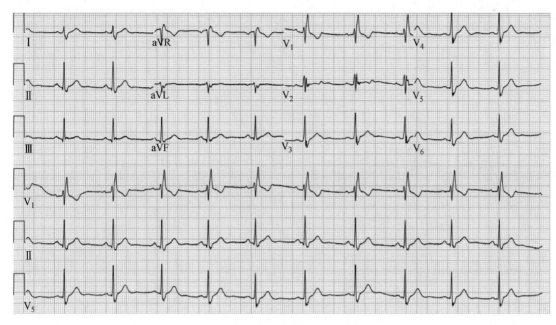

图 3-3-42　完全性右束支传导阻滞

中 ST 段压低伴 T 波倒置，在具有宽大 S 波的导联中 ST 段抬高伴 T 波直立；④ QRS 波群电轴轻度左偏；⑤ QRS 波群时限 ≥ 0.12 s 为完全性左束支传导阻滞（图 3-3-43），QRS 波群时限 < 0.12 s 为不完全性左束支传导阻滞。

3. 左前分支阻滞（left anterior fascicular block） ①肢体导联：最具特征性及诊断意义，Ⅰ、aVL 导联呈 qR 波，$R_{aVL} > R_{I}$；Ⅱ、Ⅲ、aVF 导联呈 rS 图形，$S_{III} > S_{II}$；②胸前导联：单纯左前分支阻滞一般不引起横面向量环改变，故胸前导联 QRS 波群常无明显改变；③额面QRS 电轴左偏达 −45° ~ −90°；④ QRS 波群时限 < 0.12 s（图 3-3-44）。

4. 左后分支阻滞（left posterior fascicular block） ①肢体导联：Ⅰ、aVL 导联呈 rS 型；Ⅱ、Ⅲ、aVF 导联呈 qR 型，$R_{III} > R_{II}$；②胸前导联：单纯左后分支阻滞一般不引起横面向量环改变，故胸前导联 QRS 波群常无明显改变；③额面 QRS 电轴右偏达 + 90° ~ + 140°；④ QRS 波群时限 < 0.12 s。

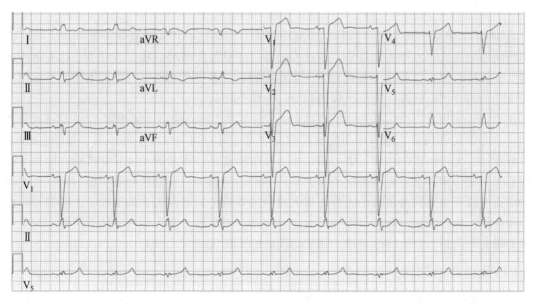

图 3-3-43　完全性左束支传导阻滞

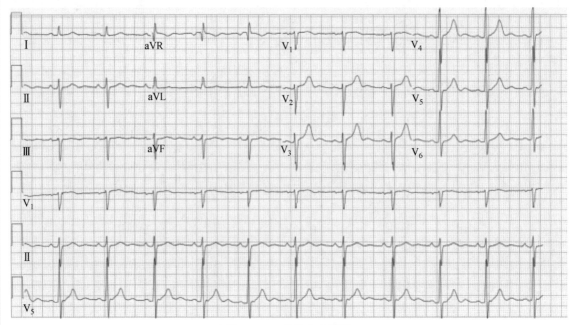

图 3-3-44　左前分支阻滞

【治疗】

（1）单纯左束支传导阻滞或右束支传导阻滞本身无需特殊治疗，主要针对病因治疗；左前分支阻滞若无合并其他传导阻滞或器质性心脏病也无需治疗；左后分支阻滞往往提示有较广泛且严重的心肌损害，常与不同程度的右束支传导阻滞和左前分支阻滞合并存在，容易进展为完全性房室传导阻滞。

（2）以下情况需考虑永久起搏治疗：①束支传导阻滞合并晕厥、电生理检查 HV ≥ 70 ms 或电生理检查证实房室结下阻滞；②交替性束支传导阻滞；③ Kearns-Sayre 综合征或 Anderson-Fabry 病（α - 半乳糖苷酶 A 缺乏病），合并有束支传导阻滞；④ LBBB、QRS 波 > 150 ms 的射血分数下降的心力衰竭患者，考虑 CRT 植入（见第 2 章）。

第 7 节　抗心律失常药物

自 1914 年奎尼丁被发现可控制心房颤动以来，许多抗心律失常药物不断问世，抗心律失常用药的目的是终止心律失常发作，或减少心动过速复发而减轻症状，或减少心律失常而改善预后。但因抗心律失常药物也有致心律失常作用和心脏本身及心脏以外的毒副作用，应用抗心律失常药物需要严格掌握适应证，权衡利弊，个体化用药。

正确合理使用抗心律失常药物的原则包括：①首先注意基础心脏病的治疗以及病因和诱因的纠正。心律失常患者长期应用药物治疗前，应先了解心律失常发生的原因、基础心脏疾病、严重程度、有无可纠正的诱因，如心肌缺血、电解质紊乱、甲状腺功能异常或抗心律失常药物所致心律失常作用。②注意掌握抗心律失常药物的适应证，只有直接导致明显的症状或血流动力学障碍或具有引起致命危险的恶性心律失常时才需要针对心律失常的治疗，无明显预后意义的心律失常，如偶发期前收缩、非持续性心动过速、一度或二度 I 型房室传导阻滞，一般不需要抗心律失常药物治疗。③注意抗心律失常药物的不良反应。

【抗心律失常药物的分类】

根据抗心律失常药物的临床用途，可分为治疗缓慢性心律失常药物和治疗快速性心律失常药物两大类。

（一）治疗缓慢性心律失常药物

治疗缓慢性心律失常药物能增强窦房结的自律性，促进房室传导，但存在副作用及疗效不肯定等弊端。主要可分为以下三类：

（1）肾上腺素能受体兴奋剂：包括肾上腺素、异丙肾上腺素等。肾上腺素亦用于心室颤动和电−机械分离时的心脏复苏。

（2）拟胆碱受体阻滞剂：包括阿托品、山莨菪碱等。

（3）非特异性兴奋、传导促进药：包括糖皮质激素、氨茶碱、甲状腺素和某些中药（生脉散、心宝丸、参类）等。

（二）治疗快速性心律失常药物

1. 抗快速性心律失常药物分类　根据改良的 Vaughan Williams 分类法，根据药物不同的电生理作用分为四类：Ⅰ类为钠通道阻滞剂，Ⅱ类为 β 受体阻滞剂，Ⅲ类为钾通道阻滞剂，Ⅳ类为钙通道阻滞剂，其中Ⅰ类钠通道阻滞剂又分为Ⅰa、Ⅰb、Ⅰc 三个亚类（表 3-3-6）。

表 3-3-6　抗心律失常药物的分类

抗心律失常药物类别	亚类	作用通道和受体	电生理作用			药物
			传导速度	不应期	动作电位时程和 QT 间期	
Ⅰ类	Ⅰa 类	阻滞 Ⅰ Na	↓	↑	↑	奎尼丁、丙吡胺、普鲁卡因胺
	Ⅰb 类	阻滞 Ⅰ Na	↑或↓	↓	↓	利多卡因、苯妥英、美西律、妥卡尼
	Ⅰc 类	阻滞 Ⅰ Na	↓	↑	↑ / =	氟卡尼、普罗帕酮、莫雷西嗪
Ⅱ类		阻滞 β 肾上腺素能受体	↓	=	↑	阿替洛尔、美托洛尔、艾司洛尔、纳多洛尔、普萘洛尔
Ⅲ类		钾通道阻滞剂	↓	=或↑	↑	多非利特、索他洛尔、胺碘酮、决奈达隆、伊布利特、多非利特
Ⅳ类		钙通道阻滞剂	↓	↑	=	维拉帕米、地尔硫䓬
其他						

注：↓：传导速度减慢或不应期、动作电位时间缩短；↑：传导速度增快或不应期、动作电位时间延长；=：不变

2. 抗快速性心律失常药物作用机制

（1）Ⅰ类药物：阻滞快钠通道，降低 0 相上升速率（Vmax），减慢心肌传导，根据对动作电位时程和 QT 间期的不同影响分为Ⅰa、Ⅰb 和Ⅰc 类。Ⅰa 类药物明显延长动作电位时程和 QT 间期，对室性和室上性心律失常均有一定的疗效，长时间使用有致心律失常作用，不提高生存率，代表药物有奎尼丁、丙吡胺、普鲁卡因胺。Ⅰb 类药物缩短动作电位时程，不延长QT 间期，对室性心律失常有较好的疗效，尤其是急性缺血相关的室性心律失常，代表药物有利多卡因、美西律。Ⅰc 类药物延长动作电位时程，不明显延长 QT 间期，对室性和室上性心律失常均有良好的疗效，代表药物为氟卡尼、普罗帕酮、莫雷西嗪，注意心力衰竭、缺血性心肌病等器质性心脏病患者使用Ⅰc 类药物易诱发心室颤动、无休止室性心动过速，属于禁用。

（2）Ⅱ类药物：阻滞 β 肾上腺素能受体，降低交感神经效应，减少由 β 受体介导的心律失常，长期口服降低病理状态心肌复极离散度，并能提高致颤阈值，降低冠心病和心力衰竭患者的猝死率。美托洛尔、阿替洛尔、艾司洛尔等为选择性 β1 受体阻滞剂；普萘洛尔、纳多洛尔等为非选择性 β1、β2 受体阻滞剂。

（3）Ⅲ类药物：为钾通道阻滞剂，延长心肌细胞动作电位时程，延长复极时间，延长有效不应期，有效地终止室性和室上性心律失常。副作用为延长 QT 间期、诱发尖端扭转型室

速。代表药物有胺碘酮、索他洛尔、多非利特、伊布利特等，其中胺碘酮是目前广泛应用的抗心律失常药物。

（4）Ⅳ类药物：为钙通道阻滞剂，主要阻滞心肌细胞 I_{CaL}，减慢窦房结和房室结的传导，可有效地终止房室结折返性心动过速，减慢房颤的心室率，也能终止维拉帕米敏感性室性心动过速。由于负性肌力作用较强，因此在心功能不全时不宜选用。代表药物有维拉帕米和地尔硫䓬。

（5）其他药物：腺苷经快速静脉注射可作用于腺苷受体，产生短暂且较强的拟迷走神经效应，抑制房室结传导功能，可快速有效终止室上性心动过速。洋地黄类药物对房室结也有较强的抑制作用，适用于伴有心功能不全的室上性心动过速的治疗。伊伐布雷定为 If 离子通道阻滞剂，用于不能耐受或禁用 β 受体阻滞剂的窦性心动过速患者。

临床常见的抗心律失常药物的适应证、常用剂量、不良反应见表 3-3-7。

【抗心律失常药物的致心律失常作用】

抗心律失常药物治疗导致新的心律失常或使原有心律失常加重，称为致心律失常作用（proarrhythmia），发生率为 5% ～ 10%。各种抗心律失常药物致心律失常作用的发生机制不同，分别与复极延长、早期后除极导致尖端扭转型室速或减慢心室内传导、易化折返等有关。充血性心力衰竭、应用洋地黄与利尿剂、QT 间期延长者在使用抗心律失常药物时更易发生致心律失常作用。大多数致心律失常现象发生在开始治疗后数天或改变剂量时，较多表现为持续性室速、QT 间期延长与尖端扭转型室速。因此，只有对于症状严重者方可考虑抗心律失常药物的应用，必须严格掌握应用抗心律失常药物的指征。

表 3-3-7　常用抗心律失常药物用法

类别	药名	适应证	治疗量	维持量	主要不良反应
Ⅰa	奎尼丁（quinidine）	房性与室性期前收缩；心房扑动与颤动；房室结内折返性心动过速；预激综合征；室速；预防上述心律失常复发	复律．口服 0.2 ～ 0.4 g，每 2 h 1 次，共 5 次；治疗期前收缩：口服 0.2 g，3 ～ 4 次 / 日	口服 0.2 ～ 0.3 g，3 ～ 4 次 / 日，长效制剂 0.3 g，每 8 ～ 12 h 1 次	恶心、呕吐等消化道症状；视觉、听觉障碍、意识模糊；皮疹、发热、血小板减少、溶血性贫血；窦性停搏、房室传导阻滞、QT 间期延长与尖端扭转型室速、晕厥、低血压等心血管反应
	普鲁卡因胺（procainamide）	同上	静注 100 mg/5 min，共 1.0 ～ 1.2 g；静点 5 ～ 10 mg/min，共 1 ～ 2 g；口服 0.5 ～ 1.0 g，5 次 / 日	口服 0.25 ～ 0.5 g，每 4 ～ 6 h 1 次	低血压、室内传导阻滞、室性心律失常，长期服用发生红斑狼疮样表现
	丙吡胺（disopyramide）	同上	静滴开始 5 ～ 15 min 内 100 mg，随后静滴 20 ～ 30 mg/h；口服 100 ～ 200 mg，4 次 / 日	口服 100 ～ 200 mg，每 6 ～ 8 h 1 次	抑制心脏传导和心肌收缩、胃肠道反应、口干、尿潴留
	阿义马林（ajmaline）	同上	静注 50 mg（5 ～ 10 min 内）；口服 100 mg，3 次 / 日	口服 50 mg，3 次 / 日	嗜睡、呕吐、肝功能障碍、粒细胞减少、静脉给药可有灼热感
Ⅰb	利多卡因（lidocaine）	血流动力学稳定的室速及室颤 / 无脉性室速（但均不作为首选）	静注 50 ～ 100 mg，然后每 5 ～ 10 min 50 mg，共 250 ～ 300 mg	静滴 1 ～ 3 mg/min	眩晕及不同程度意识障碍；心脏方面：少数引起窦房结抑制、房室传导阻滞

类别	药名	适应证	治疗量	维持量	主要不良反应
	苯妥英（phenytoin）	洋地黄药物中毒所致的室性及室上性心律失常，对其他原因引起的心律失常疗效较差	静注 100 mg（5 min 内），然后每 5～10 min 100 mg，共 300～1000 mg	口服或静注 0.1 g，3～4 次/日	头晕、嗜睡、粒细胞减少、静脉给药有局部刺激感、低血压、呼吸抑制、窦性停搏、室性心律失常等
	美西律（mexiletine）	急、慢性室性快速性心律失常（特别是 QT 间期延长者）；常用于小儿先天性心脏病与室性心律失常	静注 100～200 mg 或静滴 250～500 mg；口服 200～300 mg，3～4 次/日	静滴 1～2 mg/min；口服 200～300 mg，3～4 次/日	恶心、呕吐、运动失调、震颤、步态障碍、皮疹；心脏方面：低血压（发生在静脉注射时）、心动过缓
I c	普罗帕酮（propafenone）	各种类型室上性心动过速；室性期前收缩，难治性、致命性室速	静注 每次 70 mg，3～5 min 内注完；口服 150 mg，3～4 次/日	口服 100～200 mg，3 次/日	眩晕、味觉障碍、视物模糊；胃肠道不适；可能加重支气管痉挛；心脏方面：窦房结抑制、房室传导阻滞、心力衰竭加重
	氟卡尼（flecainide）	同上	静注 1～2 mg/kg，10 min 以上；口服 50～100 mg，3～4 次/日，可逐渐增至 200 mg，3～4 次/日	口服 50～100 mg，2 次/日	头晕、头痛、乏力、胃肠道反应、神经过敏、感觉异常、严重心律失常
	莫雷西嗪（moracizine）	同上	静注 1.8 mg/kg，10 min 内注完；口服 150～300 mg，3 次/日	口服 200 mg，3 次/日	恶心、呕吐、头痛、眩晕、共济失调、低血压
II	普萘洛尔（propranolol）	控制需要治疗的窦性心动过速；症状性期前收缩；心房扑动/心房颤动；多形性及反复发作单形性室速；预防上述心律失常再发；降低冠心病、心力衰竭患者猝死率及总死亡率	静注 0.5～1 mg（5～10 min 内）；口服 10～20 mg，3～4 次/日	口服 10～20 mg，3～4 次/日	加剧哮喘与 COPD；间歇性跛行、雷诺现象、精神抑郁；糖尿病患者可能引致低血糖、乏力；心脏方面：低血压、心动过缓、充血性心力衰竭、心绞痛患者突然撤药引起症状加重、心律失常、急性心肌梗死
	美托洛尔（metoprolol）	同上	口服 25～50 mg，2～3 次/日	口服 25 mg，2 次/日	同上
	比索洛尔（bisoprolol）	同上	口服 2.5～10 mg，1 次/日	口服 2.5～10 mg，1 次/日	同上
	艾司洛尔（esmolol）	同上	静滴每分钟 25～300 μg/kg	—	同上
III	胺碘酮（amiodarone）	各种室上性（包括心房扑动与颤动）与室性快速性心律失常（不用于 QT 间期延长的多形性室速）；心肌梗死后室性心律失常、复苏后预防室	静注 150 mg（10 min 内），此后静滴 0.5～1 mg/min；口服 200 mg，3～4 次/日	口服 200 mg，1～2 次/日	转氨酶升高；光过敏、角膜色素沉着；胃肠道反应；甲状腺功能亢进或甲状腺功能减退；心脏方面：心动过缓，致心律失常副作用很少发生，偶尔发生尖端扭转型室速

（续表）

类别	药名	适应证	治疗量	维持量	主要不良反应
		性心律失常复发，尤其适用于器质性心脏病、心肌梗死后伴心功能不全的心律失常			
	索他洛尔（sotalol）	同上	静注每次 20～30mg，10 min 以上；口服 80～160 mg，2 次/日	口服 80 mg，2次/日	类似普萘洛尔的不良反应，偶有神经系统反应和严重心律失常
	伊布利特（ibutilide）	近期发作的房扑或房颤转复，房性心动过速，阵发性室上性心动过速	体重＞60 kg：10 min 静注 1 mg；体重＜60 kg：10 min 静注 0.01 mg/kg	0.5～1 mg/min	室性心律失常，特别 QT 间期延长后的尖端扭转型室速
IV	维拉帕米（verapamil）	各种折返性室上性心动过速，预激综合征利用房室结作为通道的房室折返性心动过速；心房扑动与颤动时减慢心室率；某些特殊类型室速	静注 5～10mg(5～10 min 内)；口服 80 mg，3～4 次/日	口服 80 mg，3～4次/日	心脏方面：已应用 β 受体阻滞剂或有血流动力学障碍者易引起低血压、心动过缓、心搏停顿；禁用于：严重心力衰竭，二度及三度房室传导阻滞，心房颤动经房室旁路前传，严重窦房结病变，室速，心源性休克以及其他低血压状态
	地尔硫䓬（diltiazem）	心房扑动与颤动时减慢心室率等	静注每次 75～150 μg/kg；口服 60～90mg，3 次/日	口服 60 mg，3次/日	类似维拉帕米的不良反应，可致皮疹
其他	伊伐布雷定（ivabradine）	用于不能耐受或禁用 β 受体阻滞剂的窦性心动过速患者	口服 2.5～7.5 mg，2 次/日	口服 2.5～7.5 mg，2 次/日	心动过缓或者一度房室传导阻滞，与心动过缓相关的头晕、头痛；闪光现象（光幻觉）和复视等眼部疾病
	腺苷（adenosine）	房室结折返或利用房室结的房室折返性心动过速的首选药物；心力衰竭、严重低血压者及新生儿均适用；鉴别室上速伴室内差异性传导与室速	常用剂量为 6～12 mg，在 2 s 内静脉快速弹丸式注射，然后用 5～10 ml 生理盐水快速推注，使药物尽快到达心脏，2～5 min 无效者，可再次静注 6～12 mg		潮红，呼吸困难，胸部压迫感，通常持续短于 1 min，可有短暂的窦性停搏、室性期前收缩或短阵室速，禁用于病态窦房结综合征、房室传导阻滞、哮喘者
	洋地黄类	控制心房扑动或颤动时的心室率，尤其适合心功能不全合并快速性心房扑动或颤动的控制	毛花苷丙（西地兰）0.4～0.8 mg 稀释后缓慢静脉注射，必要时 30 min 后可以再追加 0.2～0.4 mg，24 h 内总量不应超过 1.2 mg	地高辛 0.125～0.25 mg，1 次/日或 1 次/隔日	心脏方面：房室传导阻滞、室性心律失常；恶心、呕吐等消化道症状；视物模糊、黄视、绿视等视神经系统症状

COPD，慢性阻塞性肺疾病

第 8 节　心律失常的介入治疗

心律失常的介入治疗主要包括导管射频消融（catheter ablation，CA）、心脏起搏（cardiac pacing）和埋藏式心脏复律除颤器。

一、导管射频消融

导管射频消融是通过心脏电生理技术在心内标测定位后，将导管电极置于引起心律失常的病灶处或异常传导径路区域，应用高能电流、激光、射频电流、细胞毒性物质、冷冻等方法，使该区域心肌坏死或损坏，达到治疗顽固性心律失常的目的。

【射频消融的适应证】

导管消融的适应证包括症状性局灶性房速、微折返房速、大折返房速或房扑；房室结折返性心动过速、房室折返性心动过速、预激综合征；药物治疗效果不佳的症状性房颤；症状明显或药物治疗效果不佳或不明原因左心室功能障碍的频发室性期前收缩、室性心动过速等。

【导管消融方法】

首先明确心律失常的诊断；经心内电生理检查进一步明确心律失常的基础上确定准确的消融靶点；依据不同的靶点位置，经股静脉或股动脉置入消融导管，并到达消融靶点；根据心律失常类型及消融部位放电消融，能量 5 ～ 30 W，时间持续或间断 10 ～ 60 s；电生理诱发验证是否已成功消融靶点，如反复电生理刺激不能诱发，表示消融成功。

【导管消融并发症】

导管消融总体而言是较安全的，但近年来随着导管消融适应证的不断扩大，术式复杂程度的增加，导管消融的并发症仍须得到重视，其总体发生率约 5%。导管消融相关并发症包括穿刺部位出血、血肿、感染、心脏压塞、气胸、血胸、房室传导阻滞、血栓栓塞事件、迷走反射、血管损伤及各种心律失常等，严重者可导致死亡。

二、心脏起搏治疗

心脏起搏器是通过发放一定形式的电脉冲刺激心脏，形成心脏的冲动和传导使之激动和收缩，用以治疗由于心律失常所致的心脏功能障碍。心脏起搏器技术作为心律失常介入治疗的重要方法已从单纯治疗缓慢性心律失常，扩展到了治疗快速性心律失常，超速起搏可以有效终止折返性的快速性心律失常；在心力衰竭等领域，生理性起搏对减少病死率，改善患者的生存质量起到了积极的作用；起搏器的储存功能和分析诊断功能的完善，对心律失常的诊断和心脏电生理的研究起到积极作用。起搏治疗的主要目的就是通过不同的起搏方式纠正心率和心律的异常，或心室的协同收缩，提高患者的生存质量，减少病死率。

【适应证】

永久心脏起搏器适应证包括①症状性心脏变时功能不全（cardiac chronotropic dysfunction）；②病态窦房结综合征患者，有明确的临床症状，排除可逆因素后，可考虑植入永久起搏器；③慢性双分支或三分支阻滞伴二度Ⅱ型、高度或间歇性三度房室传导阻滞；④心脏手术后发生不可逆的高度或三度房室传导阻滞；⑤神经肌肉疾病导致的高度或三度房室传导阻滞；⑥窦房结功能障碍和房室传导阻滞患者，因其他情况必须采用具有减慢心率的药物治疗时，应植入起搏器保证适当的心室率；⑦颈动脉窦刺激或压迫诱导的心室停搏导致的反复晕厥。

【起搏器类型】

根据电极导线植入的部位分为：①单腔起搏器：常见的有 VVI 起搏器（电极导线放置在右心室）、AAI 起搏器（电极导线放置在右心耳），当自身心室或心房率低于起搏器设置低限频率时起搏；②双腔起搏器：植入的两根电极导线分别放置在右心耳（心房）、右心室（间隔或心尖部），进行房室顺序起搏；③三腔起搏器：临床常选择右心房＋双心室三腔心脏起搏，主要用于心力衰竭患者以改善房室同步及左右室同步，改善心功能。

【起搏器的代码及类型】

见二维码附加资源。

附加资源
3-3-1

三、埋藏式心脏复律除颤器

对曾经发生过心搏骤停而幸存的以及心脏性猝死高危患者，埋藏式心脏复律除颤器（ICD）可以作为有效的治疗和预防手段。植入了 ICD 的患者，发生危及生命的室速或室颤时，可以被 ICD 立即识别，并能被 ICD 释出的高能量脉冲波电击转复，提高了患者的生存率（图 3-3-45）。ICD 不能治疗基础心脏疾病病变，但能有效终止持续性室速及室颤，防止发生心脏性猝死。目前 ICD 不仅具有除颤功能，还具有抗心动过速起搏以及抗心动过缓起搏治疗功能。当心动过速的频率落入室速区，ICD 系统识别后首先进行抗心动过速起搏治疗以终止心动过速，若无效或心动过速恶化，则进行低能量的心律转复电击治疗，若仍无效则进行较高能量的除颤治疗，除颤治疗后，若心率慢，还可进行起搏治疗。因此，恰当地设定室速识别区和室速的抗心动过速方案有重要意义，在保证患者安全的前提下，尽可能地实现无痛性治疗。

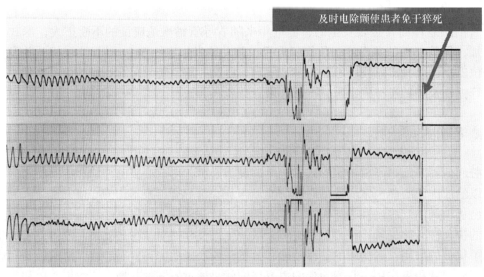

图 3-3-45   ICD 植入后检测到室颤发作，及时放电治疗使患者免于猝死

【适应证】

见二维码附加资源。

附加资源
3-3-2

（张　萍　杨　靖）

第 4 章

高血压

血管内血液对血管壁的侧压力称为血压（blood pressure，BP）。高血压（hypertension）是以体循环动脉血压增高为主要表现，由遗传、环境及多种危险因素相互作用所致的临床综合征，可分为原发性及继发性两大类。在大多数患者中，高血压的病因不明，称之为原发性高血压或高血压病（primary hypertension，PH 或 essential hypertension，EH）。在部分患者中，血压升高是某些疾病的一种临床表现，本身有明确而独立的病因，称为继发性高血压（secondary hypertension，SHT）。

第 1 节　原发性高血压

【流行病学】

（一）高血压的流行与防控现状

《中国心血管病报告 2018》显示，我国 18 岁及以上居民的高血压患病率为 27.9%，高血压患病率随年龄增加而明显升高，65 岁及以上人群的高血压患病率超过 50%。高血压患病年轻化趋势日益显著，18～24 岁、25～34 岁和 35～44 岁人群高血压患病率分别为 3.5%、5.8% 和 14.1%。高血压患病率整体呈现北方高、南方低，且大城市如北京、天津、上海等更高。但农村地区居民的高血压患病率增长速度较城市快，2012—2015 年全国调查结果显示农村地区的患病率首次超越了城市地区。不同民族间比较，藏族、满族和蒙古族人群高血压的患病率较汉族人群高，而回、苗、壮、布依族人群高血压的患病率均低于汉族人群。18 岁及以上居民的高血压知晓率为 51.6%、治疗率为 45.8%、控制率 16.8%，我国高血压整体防治状况仍有待进一步改善。

（二）高血压的疾病负担

心脑血管疾病在我国居民死亡原因中位列第一，而高血压是心脑血管疾病死亡的最重要的危险因素。高血压带来了沉重的疾病负担。中国疾病预防控制中心的一项研究报告显示，2017 年我国因高血压死亡的人数达 254 万，其中约 69% 为卒中死亡、54% 为缺血性心脏病死亡、41% 为其他心血管疾病死亡，另外 43% 的慢性肾脏病死亡可归因于高血压。还有研究显示高血压是老年性痴呆的高危因素。

（三）高血压流行的重要影响因素

高血压的主要影响因素包括遗传、年龄、超重／肥胖、高盐摄入、吸烟、过量饮酒、运动量不足、长期精神紧张、空气污染等。个体具有的危险因素越多，程度越严重，血压水平越高，高血压患病风险越大。

（1）膳食与血压：不健康的饮食习惯是高血压的重要危险因素，高盐、高脂饮食可导致血压升高。多个荟萃分析结果显示减少食盐摄入量可降低血压，预防高血压发生。目前世界卫生组织推荐量为每人每日食盐摄入量＜ 5.0 g。膳食纤维可以降低钠盐吸收，增加钠离子排出，抑制血压升高。增加不饱和脂肪酸（如大豆油、橄榄油、茶油等植物油以及鱼油）和减少饱和脂肪酸（如猪油、黄油等）的摄入有利于降低血压。过量饮酒可增加血压升高的风险。限制饮酒与血压下降显著相关。

（2）吸烟与血压：吸烟可导致血压升高、心率加快，吸烟者的收缩压和舒张压均明显高于不吸烟者，有高血压家族史、肥胖、血脂异常的吸烟者患高血压的风险更高。吸二手烟也可导致血压升高，且对女性影响尤甚。戒烟可显著降低高血压患者心脑血管疾病进展的风险。

（3）超重 / 肥胖与血压：超重和肥胖可增加高血压和心脑血管疾病的患病风险，尤其是中心性肥胖。

（4）运动与血压：积极规律的运动可降低高血压的患病风险，改善体质和健康水平。

（5）精神心理因素与血压：高血压发病与长期精神紧张、焦虑、高负荷压力等因素显著相关。对持续存在应激的人群，应加强评估与筛查应激水平及心身健康状况。焦虑、抑郁状态可增加高血压的患病风险；反过来，高血压患者更容易出现焦虑、抑郁症状。焦虑和抑郁症状还会影响高血压的治疗效果，直接降低高血压非药物治疗（如生活方式干预）效果，增加高血压药物治疗的不依从性。

【病因】

高血压是一种由遗传与环境因素共同导致的复杂性疾病，高血压的发病受到多个微效基因及环境因素的共同作用。截至 2020 年，近 100 项关于高血压疾病的全基因组关联研究已经发现超过 600 个基因、约 1500 个单核苷酸多态位点（single nucleotide polymorphisms，SNP）与高血压相关。明确和高血压相关的基因约 180 个，其中血管紧张素转化酶（angiotensin converting enzyme，ACE）、血管紧张素原（angiotensinogen，AGT）、前列环素合成酶（prostacyclin synthase，PGIS）、去甲肾上腺素转运蛋白（norepinephrine transporter，NET）、β1 肾上腺受体（adrenoceptor beta 1，ADRB1）、α - 内收蛋白（adducin 1，ADD1）、内皮细胞一氧化氮合酶（endothelial nitric oxide synthase，eNOS）等基因已用于高血压的风险评估和药物疗效预测。全基因组关联研究表明了高血压的多基因复杂性，未来基因研究在高血压的病因、发病机制、药物治疗和监测方面将会提供更多的证据。

【发病机制】

1. 肾素-血管紧张素-醛固酮系统（renin-angiotensin-aldosterone system，RAAS） 肾小球入球动脉球旁细胞分泌肾素，肾素作用于肝合成的 AGT 而生成血管紧张素 I（angiotensin I，Ang I），血管紧张素 I 再经肺循环中的 ACE 的作用转化为血管紧张素 II（angiotensin II，Ang II）。血管紧张素 II 作用于血管紧张素 II 的 1 型受体，可使血管平滑肌收缩，外周阻力增加；刺激肾上腺皮质球状带，使醛固酮分泌增加，水钠潴留，血容量增加；交感活性增高，使去甲肾上腺素分泌增加，血管对儿茶酚胺反应性增强，导致血压升高。RAAS 在高血压的发生和发展中具有十分重要的作用。肾灌注降低、肾小管内液钠浓度减少、血容量降低、低钾血症、精神紧张、寒冷、直立运动等均可激活肾素-血管紧张素-醛固酮系统。近年来发现很多组织，例如血管壁、心脏、中枢神经、肾脏及肾上腺，也有 RAAS 各种组成成分。组织 RAAS 对心脏、血管的功能和结构所起的作用，可能在高血压发生和维持中有更大影响。另有研究表明 Ang I 和 Ang II 可以通过多条途径产生另一种重要的调节肽血管紧张素 1-7（angiotensin 1-7，Ang1-7），Ang1-7 通过与 G 蛋白偶联的 Mas 受体发挥扩血管以及抑制血管平滑肌细胞增殖作用，起到降压和心血管保护作用。

2. 中枢神经和交感神经系统 反复的过度紧张与精神刺激可以引起高血压。当大脑皮质兴奋与抑制过程失调时，皮质下神经中枢功能发生变化，各种神经递质浓度与活性异常，包括去甲肾上腺素、肾上腺素、多巴胺、神经肽 Y、5- 羟色胺、血管加压素、脑啡肽、脑钠肽和中枢肾素 - 血管紧张素系统，最终使交感神经系统活性亢进。交感神经兴奋性增高作用于心脏，可导致心率增快、心肌收缩力加强和心排血量增加；作用于血管 α 受体可使小动脉收缩、外周血管阻力增加和血压升高。肾交感神经活性增强可增加近端肾小管的 α1 受体介导的钠水重吸收、使肾血管收缩导致肾血流量减少，还可激活 β1 受体使肾素释放致 Ang Ⅱ 生成，Ang Ⅱ 可使血管收缩、去甲肾上腺素释放增多和钠盐重吸收增强，还可作用于延髓头端腹外侧核引起肾交感神经的激活而产生正反馈作用，这些因素均可增加心排血量及外周阻力使血压增高。

3. 血管内皮功能异常　血管内皮通过代谢、生成、激活和释放各种血管活性物质，在血液循环、心血管功能的调节中起到极为重要的作用。内皮细胞生成舒张因子和收缩因子。舒张因子包括前列环素（prostacyclin，PGI_2）、一氧化氮（nitric oxide，NO）。收缩因子包括内皮素（endothelin，ET）、内皮依赖性血管收缩因子（endothelium derived contracting factor，EDCF）、Ang Ⅱ 等，均有血管收缩作用。在内皮素的三种异构体中，内皮素 -1（ET-1）是内皮细胞生成的唯一内皮素，是已知的最强的缩血管物质之一。

正常情况下，舒张因子与收缩因子的作用保持一定的平衡。血压升高使血管壁剪切力和应力增加，可损害血管内皮及其功能，NO 与 PGI_2 生成减少，而 ET-1 与血栓素（thromboxane A_2，TXA_2）释放增加，血管平滑肌细胞对舒张因子的反应减弱而对收缩因子的反应增强，导致血管舒张功能减弱、收缩功能增强。血管内皮功能损害可引起血管内皮的渗透性增加和平滑肌增生，使得单核细胞易于迁移，并伴有脂质的沉积和炎症因子的激活，最后形成粥样斑块。此外，血管内皮功能异常还表现为内皮的抗血栓形成能力明显减弱。因此内皮功能障碍可能还是高血压导致靶器官损害的重要因素。

4. 胰岛素抵抗　胰岛素抵抗（insulin resistance，IR）是指必须以高于正常的血胰岛素释放水平来维持正常的糖耐量，提示机体组织对胰岛素处理葡萄糖的能力减退。约 50% 原发性高血压患者存在不同程度的 IR，在肥胖、血甘油三酯升高、高血压及糖耐量减退同时并存的四联症患者中最为明显。近年来认为 IR 是 2 型糖尿病和高血压发生的共同病理生理基础，但 IR 是如何导致血压升高的，尚未获得肯定解释。多数认为是 IR 造成继发性高胰岛素血症引起的。继发性高胰岛素血症使肾水钠重吸收增强，交感神经系统活性亢进，刺激 Na^+-H^+ 交换，使细胞内 Na^+、Ca^{2+} 增加，增强血管平滑肌对血管加压物质（如去甲肾上腺素、Ang Ⅱ）和血容量扩张的敏感性、促进血压升高。此外 IR 还促使血管壁增厚，血管腔变窄，使外周血管阻力增加而导致血压升高。在一定意义上，IR 所致交感活性亢进使机体产热增加，是对肥胖的一种负反馈调节，这种调节以血压升高和血脂代谢障碍为代价。

5. 肠道微生物结构和功能紊乱　研究证实，高血压前期人群和高血压患者的肠道菌群基因数目与多样性显著降低，且肠道菌群的肠型和结构组成显著区别于健康人。将高血压患者的粪菌移植给无菌小鼠，能够有效诱发受体小鼠血压升高，直接揭示了肠道菌群与宿主高血压发病的明确关系。研究表明肠道菌群紊乱可能参与高血压由发病至心脏靶器官损害的全过程，在高血压的早期干预及全程管理中具有重要意义。

【临床表现】

高血压早期并无特异的临床症状，且血压的高低与症状的轻重并不成正比。当有靶器官损害时则有相应的临床表现。

1. 症状　常见症状有头晕、头痛、颈项板紧、疲劳、心悸等，也可出现视物模糊、鼻出血等较重症状。典型的高血压头痛在血压下降后即可消失。当有靶器官损害时则有相应的临床表现。

2. 体征　主要是寻找有无继发性高血压的线索。观察有无库欣面容、神经纤维瘤性皮肤斑、甲状腺功能亢进性突眼征或下肢水肿；听诊颈动脉、胸主动脉、腹部动脉和股动脉有无杂音；触诊甲状腺；进行全面的心肺检查；检查腹部有无肾脏增大（多囊肾）或肿块；检查四肢动脉搏动和神经系统体征等。

【实验室与其他相关检查】

1. 血压评估　测量血压是诊断高血压和评估其严重程度的主要依据。目前评价血压水平的方法有诊室血压、家庭血压监测及动态血压监测三种。

（1）诊室血压（office blood pressure，OBP）：诊室血压是目前诊断高血压和分级的标准方法。

（2）家庭血压监测（home blood pressure monitoring，HBPM）：对于评估血压水平及严重程度、评价降压效应、改善治疗依从性、增强治疗的主动参与具有独特的优势，且无白大衣效应，可重复性较好。目前，患者家庭血压监测在评价血压水平和指导降压治疗上已经成为诊室血压的重要补充。然而，对于精神焦虑或根据血压读数常自行改变治疗方案的患者，不推荐家庭自测血压。推荐使用符合国际标准的上臂式全自动或半自动电子血压计，正常上限参考值：135/85 mmHg。

（3）动态血压监测（ambulatory blood pressure monitoring，ABPM）：目前认为 24 h 动态血压的正常参考范围为：24 h 平均血压 < 130/80 mmHg，白天均值 < 135/85 mmHg，夜间均值 < 120/70 mmHg。动态血压监测可诊断白大衣高血压，发现隐蔽性高血压，检查难治性高血压的原因，评估血压升高程度、短时变异和昼夜节律以及治疗效果等。

2. 相关危险因素及靶器官评估　包括：测量身高和体重、腰围及臀围，计算体重指数（body mass index，BMI）：BMI＝体重 / 身高^2（kg/m^2）；血液生化（钠、钾、空腹血糖、总胆固醇、甘油三酯、高密度脂蛋白胆固醇、低密度脂蛋白胆固醇和尿酸、肌酐）；全血细胞计数、血红蛋白和血细胞比容；餐后 2 h 血糖、糖化血红蛋白；红细胞沉降率、血同型半胱氨酸；尿液分析（尿蛋白、尿糖和尿沉渣镜检）；心电图、超声心动图、颈动脉超声、眼底、胸部 X 线检查、脉搏波传导速度（pulse wave velocity，PWV）以及踝臂血压指数（ankle-brachial index，ABI）等。对有合并症的高血压患者，进行相应的脑、心和肾功能检查。

3. 继发性高血压筛查　对怀疑继发性高血压患者，根据需要选择相应检查项目。

【诊断与鉴别诊断】

（一）诊断

1. 按血压水平分类　按照中国高血压健康管理规范（2019 年），目前我国采用正常血压［收缩压（SBP）< 120 mmHg 和舒张压（DBP）< 80 mmHg］、正常高值血压［SBP 120 ～ 139 mmHg 和（或）DBP 80 ～ 89 mmHg］和高血压［SBP ≥ 140 mmHg 和（或）DBP ≥ 90 mmHg］进行血压水平分类。以上分类适用于 18 岁以上成年人。

18 岁以上任何年龄的成年人高血压定义为：在未使用降压药物的情况下，非同日 3 次测量诊室血压，SBP ≥ 140 mmHg 和（或）DBP ≥ 90 mmHg。血压水平分类和定义见表 3-4-1。

ABPM 的高血压诊断标准为：平均 SBP/DBP 24 h ≥ 130/80 mmHg；白天 ≥ 135/85 mmHg；夜间 ≥ 120/70 mmHg。HBPM 的高血压诊断标准为 ≥ 135/85 mmHg，与诊室血压的 140/90 mmHg 相对应（表 3-4-2）。

对于儿童青少年，目前国际上统一采用不同年龄性别血压的 90、95 和 99 百分位数作为诊断"正常高值血压""高血压"和"严重高血压"的标准。为方便临床医生，建议首先采用简化的"公式标准"（表 3-4-3）进行初步判断，其判定的结果与"表格标准"诊断儿童高血压的一致率接近 95%。对公式标准筛查出的可疑高血压患儿，再进一步采用"表格标准"确定诊断。

表 3-4-1　血压水平分类和定义

分类	收缩压（mmHg）	舒张压（mmHg）
正常血压	＜ 120 和	＜ 80
高血压前期	120 ～ 139 和（或）	80 ～ 89
高血压	≥ 140 和（或）	≥ 90
1 级高血压（轻度）	140 ～ 159 和（或）	90 ～ 99
2 级高血压（中度）	160 ～ 179 和（或）	100 ～ 109
3 级高血压（重度）	≥ 180 和（或）	≥ 110
单纯收缩期高血压	≥ 140 和	＜ 90

注：当收缩压和舒张压分属于不同分级时，以较高的级别作为标准

表 3-4-2　基于诊室血压、ABPM 和 HBPM 的高血压标准

		SBP/DBP（mmHg）
诊室血压		≥ 140 和（或）≥ 90
ABPM	24 h 平均值	≥ 130 和（或）≥ 80
	白天平均值	≥ 135 和（或）≥ 85
	夜晚平均值	≥ 120 和（或）≥ 70
HBPM		≥ 135 和（或）≥ 85

表 3-4-3　用于中国 3 ～ 17 岁儿童青少年高血压筛查的简化的公式标准

性别	SBP（mmHg）	DBP（mmHg）
男	$100 + 2 \times Age$	$65 + Age$
女	$100 + 1.5 \times Age$	$65 + Age$

注：Age 为年龄（岁）；本表基于"表格标准"中的 95 百分位数阈值制定，用于快速筛查可疑的高血压儿童

　　一般来说，左、右上臂的血压相差＜ 1.3 ～ 2.66 kPa（10 ～ 20 mmHg）。如果左、右上臂血压相差较大，要考虑一侧锁骨下动脉及远端有阻塞性病变。如疑似直立性低血压的患者还应测量平卧位和站立位血压。对于高血压患者准确诊断和长期管理，除诊室血压外，更要充分利用 HBPM 和 ABPM 的方法，对部分高血压患者群体，可考虑无人值守的自动化诊室血压测量（automated office blood pressure measurement，AOBP），全面评估血压状态，从而更有效地控制高血压。

　　2. 按心血管风险分层　高血压患者的预后不仅与血压水平有关，而且与是否合并其他心血管危险因素以及靶器官损害程度有关。高血压患者发生心脑血管疾病的重要危险因素见表 3-4-4。发生心脑血管疾病风险升高的高危个体如下：①血压处于 130 ～ 139/85 ～ 89 mmHg 或 1 级高血压，且合并≥ 3 个主要危险因素的患者；② 2 级高血压合并 1 ～ 2 个主要危险因素的患者；③ 3 级高血压患者，无论是否合并主要危险因素。

表 3-4-4　高血压患者发生心脑血管疾病的重要危险因素

危险因素	内容
血压水平	血压升高：130 ～ 139/85 ～ 89 mmHg
	1 级高血压：140 ～ 159/90 ～ 99 mmHg
	2 级高血压：160 ～ 179/100 ～ 109 mmHg
	3 级高血压：≥ 180/110 mmHg

（续表）

危险因素	内容
主要危险因素	年龄：男性＞ 55 岁，女性＞ 65 岁 吸烟（含被动吸烟） 糖耐量受损（餐后 2 h 血糖 7.8～11.0 mmol/L）和（或）空腹血糖受损（6.1～6.9 mmol/L） 血脂异常：总胆固醇≥ 5.7 mmol/L 或低密度脂蛋白胆固醇＞ 3.3 mmol/L 或高密度脂蛋白胆固醇＜ 1.0 mmol/L 早发心血管疾病家族史（一级亲属发病年龄：男性＜ 55 岁，女性＜ 65 岁） 中心性肥胖（腰围，男性≥ 90 cm，女性≥ 85 cm）或肥胖（体重指数≥ 28 kg/m²）
其他危险因素	早发停经（＜ 50 岁） 静坐生活方式 心率（静息心率＞ 80 次/分） 高尿酸血症（男性＞ 420 μmol/L，女性＞ 360 μmol/L） 24 h 尿钠＞ 100 mmol/L（相当于食盐摄入量＞ 6.0 g/d）

（二）鉴别诊断

一旦诊断高血压，必须鉴别是原发性还是继发性。继发性高血压的诊断与治疗参见第 2 节和相关章节。

【并发症】

目前认为血管内皮功能障碍是高血压最早期和最重要的血管损害。若血压长期升高可导致心、脑、肾、血管等靶器官损害及并发症。

1. 脑　长期高血压使脑血管发生缺血与变性，形成微动脉瘤，一旦破裂可发生脑出血。高血压促使脑动脉粥样硬化，粥样斑块破裂可并发脑血栓形成。脑小动脉闭塞性病变引起针尖样小范围梗死病灶，称为腔隙性脑梗死。高血压的脑血管病变部位，特别容易发生在大脑中动脉的豆纹动脉、基底动脉的旁正中动脉和小脑齿状核动脉。这些血管直接来自压力较高的大动脉，血管细长而且垂直穿透，容易形成微动脉瘤或闭塞性病变，因此脑卒中通常累及壳核、丘脑、尾状核、内囊等部位。

2. 心脏　血压增高使左心室后负荷加重，儿茶酚胺与 Ang Ⅱ 等生长因子刺激心肌细胞肥大和间质纤维化，导致左心室心肌肥厚，继而左心室腔扩大，病情进展可出现心力衰竭，称为高血压性心脏病。左心室肥厚可以使冠状动脉血流储备下降，特别是在氧耗量增加时，导致心内膜下心肌缺血。持久的血压增高促进脂质在大、中动脉内膜沉积而发生动脉粥样硬化，如发生冠状动脉粥样硬化，可使心肌缺血而加重上述心脏的变化。

3. 肾　长期持续高血压使肾小球内囊压力升高，肾小球纤维化、萎缩，肾动脉硬化，导致肾实质缺血和肾单位不断减少。慢性肾衰竭是长期高血压的严重后果之一，尤其在合并糖尿病时。恶性高血压时，入球小动脉及小叶间动脉发生增殖性内膜炎及纤维素样坏死，可在短期内出现肾衰竭。

4. 大血管　血管参与高血压的发病过程，同时也是长期持续高血压造成动脉粥样硬化的靶器官。在高血压人群中，血管疾病是诱发卒中、心脏病、主动脉夹层和肾衰竭的主要因素。

5. 视网膜　视网膜小动脉早期发生痉挛，随着病程进展出现硬化。血压急骤升高可引起视网膜渗出和出血。

【治疗】

高血压治疗的根本目标是降低发生心、脑、肾及血管并发症和死亡的总危险。

（一）目标与原则

1. 降压治疗的目标　一般高血压患者血压降至＜ 130/80 mmHg；老年高血压患者血压降至＜ 140/90 mmHg，如患者可以耐受，可进一步降至＜ 130/80 mmHg；糖尿病以及高危或极高危患者血压降至＜ 130/80 mmHg；慢性肾脏病白蛋白尿 30 ～ 300 mg/d 或更高时血压降至＜ 130/80 mmHg，并尽可能减少尿蛋白到最低水平。

2. 降压达标的方式　除高血压急症和亚急症外，大多数高血压患者，应根据病情在 4 周内或 12 周内将血压逐渐降至目标水平。年轻、病程较短的高血压患者，可较快达标。但病程较长或已有靶器官损害或并发症的老年患者，降压速度宜适度减慢。

3. 降压药物治疗的时机　所有患者应改善生活方式，监测血压及其他危险因素，同时评估靶器官损害情况。血压≥ 140/90 mmHg 和（或）高于目标血压的患者应尽早启动药物治疗；高危患者应立即启动药物治疗。

4. 多重心血管危险因素协同控制　大部分高血压患者合并其他心血管危险因素。降压治疗后尽管血压控制在正常范围，其他危险因素依然对预后产生重要影响，因此降压治疗时应同时控制其他心血管危险因素。降压治疗方案除了必须有效控制血压，还应兼顾对糖代谢、脂代谢、尿酸代谢等多重危险因素的控制。

（二）生活方式干预

生活方式干预在任何时候对任何高血压患者，包括正常高值血压人群和需要药物治疗的高血压患者，都是合理、有效的治疗，应遵循均衡膳食、合理营养、适量运动、全面锻炼、戒烟戒酒、保持心理平衡的原则。

主要措施包括：①减少钠盐摄入，每人每日食盐摄入量降至＜ 5 g，增加钾摄入。②平衡膳食，食物多样化，控制每日总能量摄入，多吃新鲜蔬菜、水果和豆类等富钾的食物，少吃肥肉、动物内脏、油炸食品等高脂肪食物，少吃咸肉、咸菜等腌制品，炒菜少放油。③控制体重，使 BMI ＜ 24 kg/m^2；腰围：男性＜ 90 cm；女性＜ 85 cm。建议腰围-身高比＜ 0.5。④适量运动，循序渐进，可采取短时间、多次积累的方式，每日累计 30 ～ 60 min 中等强度有氧运动，如快走、跑步、游泳、骑自行车、跳广场舞、太极拳（剑）、跳广播操、打乒乓球等球类运动。每周至少 5 日；肌肉力量练习与有氧运动相结合。高危患者运动前需进行评估。⑤增强心理健康意识，减轻精神压力，必要时进行专业心理咨询和心理治疗。⑥戒烟戒酒，避免接触二手烟。

（三）药物治疗

1. 降压药应用基本原则

（1）联合治疗：对血压≥ 160/100 mmHg，高于目标血压 20/10 mmHg 的高危患者，或单药治疗未达标的高血压患者进行联合降压治疗，包括自由联合或单片复方制剂。对血压≥ 140/90 mmHg 的患者，也可起始联合治疗。

（2）优先使用长效降压药：长效降压药能有效控制 24 h 血压，更有效预防心脑血管并发症发生。

（3）个体化治疗：根据患者合并症的不同和药物疗效及耐受性，兼顾患者经济条件及个人意愿，选择适合患者的降压药物。

2. 降压药物的种类　目前常用降压药物可归纳为五大类，即利尿剂、β 受体阻滞剂、钙通道阻滞剂（CCB）、血管紧张素转化酶抑制剂（ACEI）和血管紧张素 Ⅱ 受体阻滞剂（ARB）。五大类降压药物均可作为初始和维持用药的选择，应根据患者的危险因素、亚临床靶器官损害以及合并临床疾病情况，合理使用药物，见表 3-4-5。此外，α 受体阻滞剂或其他种类降压药有时亦可应用于某些高血压人群。

表 3-4-5   常用降压药物名称、剂量及用法

药物分类	药物名称	单次剂量	用法（每日）
利尿药	氢氯噻嗪（hydrochlorothiazide）	12.5 mg	1～2次
	螺内酯（spirolactone）	20 mg	1～3次
	阿米洛利（amiloride）	5～10 mg	1次
	呋塞米（furosemide）	20～40 mg	1～2次
	吲达帕胺（indapamide）	1.25～2.5 mg	1次
β 受体阻滞剂	美托洛尔（metoprolol）	50 mg	2次
	阿替洛尔（atenolol）	50～100 mg	1～2次
	比索洛尔（bisoprolol）	5～10 mg	1次
	卡维地洛（carvedilol）	12.5～25 mg	1～2次
	拉贝洛尔（labetalol）	100 mg	2～3次
钙通道阻滞剂	硝苯地平控释片（nifedipine GITS）	30～60 mg	1次
	尼卡地平（nicardipine）	40 mg	2次
	尼群地平（nitrendipine）	10 mg	2次
	非洛地平缓释片（felodipine SR）	5～10 mg	1次
	氨氯地平（amlodipine）	5～10 mg	1次
	左旋氨氯地平（levamlodipine）	1.25～5 mg	1次
	拉西地平（lacidipine）	4～6 mg	1次
	乐卡地平（lercanidipine）	10～20 mg	1次
	维拉帕米缓释片（verapamil SR）	240 mg	1次
	地尔硫草缓释片（diltiazem SR）	90～180 mg	1次
	贝尼地平（benidipine）	2～8 mg	1次
血管紧张素转化酶抑制剂	卡托普利（captopril）	12.5～50 mg	2～3次
	依那普利（enalapril）	10～20 mg	2次
	贝那普利（benazepril）	10～20 mg	1次
	赖诺普利（lisinopril）	10～20 mg	1次
	雷米普利（ramipril）	2.5～10 mg	用次
	福辛普利（fosinopril）	10～20 mg	1次
	西拉普利（cilacapril）	2.5～5 mg	1次
	培哚普利（perindopril）	4～8 mg	1次
血管紧张素Ⅱ受体阻滞剂	氯沙坦（losartan）	50～100 g	1次
	缬沙坦（valsartan）	80～160 mg	1次
	厄贝沙坦（irbesartan）	150～300 mg	1次
	替米沙坦（telmisartan）	40～80 mg	1次
	奥美沙坦（olmesartan）	20～40 mg	1次
	坎地沙坦（candesartan）	8～12 mg	1次
	阿利沙坦（allisartan）	240 mg	1次
α 受体阻滞剂	哌唑嗪（prazosin）	0.5～5 mg	2～3次
	特拉唑嗪（terazosin）	1～10 mg	1～2次
	多沙唑嗪（doxazosin）	1～16 mg	1次

注：具体使用剂量及注意事项请参照药物使用说明书

3. 各类降压药物作用特点（表 3-4-6）

表 3-4-6　常用降压药的临床选择

分类	适应证	主要不良反应	禁忌证	
			绝对禁忌证	相对禁忌证
二氢吡啶类 CCB	老年高血压 周围血管疾病 单纯收缩期高血压 稳定型心绞痛 颈动脉粥样硬化 冠状动脉粥样硬化	踝部水肿，头痛，潮红	无	快速性心律失常 心力衰竭
非二氢吡啶类 CCB	心绞痛 颈动脉粥样硬化 室上性快速性心律失常	房室传导阻滞，心功能抑制	二度至三度房室传导阻滞 心力衰竭	
ACEI	心力衰竭 冠心病 左心室肥厚 左心室功能不全 心房颤动预防 颈动脉粥样硬化 非糖尿病肾病 糖尿病肾病 蛋白尿 / 微量白蛋白尿 代谢综合征	咳嗽，血钾升高，血管神经性水肿	妊娠 高血钾 双侧肾动脉狭窄	
ARB	糖尿病肾病 蛋白尿 / 微量白蛋白尿 冠心病 心力衰竭 左心室肥厚 心房颤动预防 ACEI 引起的咳嗽 代谢综合征	血钾升高，血管神经性水肿（罕见）	妊娠 高血钾 双侧肾动脉狭窄	
噻嗪类利尿剂	心力衰竭 老年高血压 高龄老年高血压 单纯收缩期高血压	血钾降低，血钠降低，血尿酸升高	痛风	妊娠
袢利尿剂	肾功能不全 心力衰竭	血钾降低		
醛固酮受体拮抗剂	心力衰竭 心肌梗死后	血钾增高，男性乳房发育	肾衰竭 高血钾	
β 受体阻滞剂	心绞痛 心肌梗死后 快速性心律失常 慢性心力衰竭	支气管痉挛，心功能抑制	二度至三度心脏传导阻滞 哮喘	慢性阻塞性肺疾病 周围血管疾病 糖耐量减低 运动员
α 受体阻滞剂	前列腺增生 高脂血症	直立性低血压	直立性低血压	心力衰竭

注：ACEI：血管紧张素转化酶抑制剂；ARB：血管紧张素Ⅱ受体阻滞剂；CCB：钙通道阻滞剂

（1）利尿剂：主要通过利钠排尿、降低容量负荷而发挥降压作用。用于控制血压的利尿剂主要是噻嗪类利尿剂，常用的主要是氢氯噻嗪和吲达帕胺。此类药物尤其适用于老年高血压、单纯收缩期高血压、盐敏感性高血压或伴心力衰竭的患者，也是难治性高血压的基础药物之一。不良反应往往发生在大剂量时，因此推荐使用小剂量。痛风患者禁用。对高尿酸血症以及明显肾功能不全者慎用，后者如需使用利尿剂，应使用袢利尿剂，如呋塞米等。保钾利尿剂如阿米洛利、醛固酮受体拮抗剂如螺内酯等也可用于控制难治性高血压。

（2）β受体阻滞剂：主要通过抑制过度激活的交感神经活性、抑制心肌收缩力、减慢心率发挥降压作用。分为三类：①非选择性β受体阻滞剂，如普萘洛尔，该类药物在心血管领域已较少应用；②选择性β1受体阻滞剂，如比索洛尔、美托洛尔和阿替洛尔，是临床中常用的β受体阻滞剂；③有周围血管舒张功能的α/β受体阻滞剂，如卡维地洛、拉贝洛尔、阿罗洛尔等。β受体阻滞剂尤其适用于伴快速性心律失常、冠心病、慢性心力衰竭、交感神经活性增高以及高动力状态的高血压患者。长期应用β受体阻滞剂者突然停药可发生反跳现象，即原有的症状加重或出现新的症状，较常见的有血压反跳性升高，伴头痛、焦虑、心悸等，称之为撤药综合征。

（3）钙通道阻滞剂（calcium channel blocker，CCB）：CCB主要通过阻断血管平滑肌细胞上的钙离子通道发挥扩张血管降低血压的作用，分为二氢吡啶类与非二氢吡啶类，前者主要作用于血管，后者的血管选择性差，对心脏具有负性变时、负性传导及负性肌力作用，主要包括维拉帕米和地尔硫䓬。临床上多以二氢吡啶类CCB为降压用药，尤其适用于老年高血压、单纯收缩期高血压以及伴以冠状动脉痉挛为主的变异型心绞痛、冠状动脉或颈动脉粥样硬化及周围血管疾病的患者。心力衰竭患者应使用氨氯地平和非洛地平。双通道或三通道钙通道阻滞剂（如西尼地平、贝尼地平等）可同时阻滞L、T、N型钙通道，不但起到扩张血管、降低血压的作用，而且能扩张肾入球、出球小动脉，从而降低肾小球的内压，增加肌酐清除率等，对肾有独特的保护作用。

（4）血管紧张素转化酶抑制剂（angiotensin converting enzyme inhibitor，ACEI）：ACEI通过抑制血管紧张素转化酶（ACE），阻断血管紧张素Ⅱ（AngⅡ）的生成，抑制激肽酶的降解而发挥降压作用；同时ACEI还能促进ACE-2的活性，减少AngⅠ变为AngⅡ的同时，使Ang1-7肽生成增多，产生扩张血管及利钠利尿、抗增殖、抗血栓、抗纤维化的作用。此类药物对于高血压患者具有良好的靶器官保护和心血管终点事件预防作用。

（5）血管紧张素Ⅱ受体阻滞剂（angiotensinⅡreceptor blocker，ARB）：ARB通过阻断血管紧张素Ⅱ的1型受体（AT1受体）而发挥降压作用。虽然ARB与ACEI的降压和心血管保护作用有许多相似之处，但ARB干咳等副作用较少，较ACEI有更好的耐受性。

（6）直接肾素抑制剂：阿利吉仑为非肽类低分子量且口服有效的肾素抑制剂，可阻断RAAS起源，而不增加缓激肽，可有效降低血压，有良好的耐受性。

（7）α受体阻滞剂：不作为高血压治疗的首选用药，适用于高血压伴前列腺增生的患者，也用于难治性高血压患者。此类药物有不影响脂类代谢的优点。为避免直立（体位）性低血压，开始时应在入睡前给药。

（8）血管紧张素受体-脑啡肽酶抑制剂（angiotensin receptor neprilysin inhibitor，ARNI）：沙库巴曲缬沙坦的高血压适应证于2021年在中国获批，是能够全程覆盖心血管疾病前期高危因素-高血压到心血管疾病终末阶段-心力衰竭的创新药物。

4. 降压药物的联合应用

（1）联合治疗应采用不同降压机制的药物。推荐的两药联合治疗方案包括：ACEI或ARB＋噻嗪类利尿剂；二氢吡啶类CCB＋ACEI或ARB；二氢吡啶类CCB＋噻嗪类利尿剂；二氢吡啶类CCB＋β受体阻滞剂。不推荐ACEI＋ARB。

（2）多种药物的联合应用：在上述各种两药联合方式中加上另一种降压药物便构成三药联合方案，其中二氢吡啶类 CCB ＋ ACEI（或 ARB）＋噻嗪类利尿剂组成的联合方案最为常用。四药联合方案主要适用于难治性高血压患者，可以在上述三药联合基础上加用第 4 种药物，如 β 受体阻滞剂、醛固酮受体拮抗剂、氨苯蝶啶、可乐定或 α 受体阻滞剂等。

（3）单片复方制剂（single-pill combination，SPC）：新型的单片复方制剂一般由不同作用机制的两种降压药物组成，多数每天口服 1 次，使用方便，可改善依从性，是联合治疗的新趋势。应用时注意其相应组成成分的禁忌证或可能的不良反应。

（四）器械干预

去肾交感神经术（renal denervation，RDN）是一种新兴技术。该方法仍主要处于临床研究阶段，需积累更多数据及循证证据。其他一些器械降压方法，如：压力感受性反射激活疗法、髂动静脉吻合术、颈动脉体化学感受器消融、深部脑刺激术（deep brain stimulation，DBS）和减慢呼吸治疗等也在研究中。

（五）难治性高血压

在改善生活方式基础上应用了可耐受的足够剂量且合理的 3 种降压药物（包括利尿剂）至少治疗 4 周后，诊室和诊室外（包括家庭血压或动态血压监测）血压值仍在目标水平之上，或至少需要 4 种药物才能使血压达标时，称为难治性高血压（resistant hypertension，RH）。对于难治性高血压，部分患者存在遗传学和药物遗传学方面的因素，多数患者还应该寻找原因，针对具体原因进行治疗，常见原因如下：①假性难治性高血压，由血压测量错误、"白大衣现象"或治疗依从性差等导致；②生活方式未获得有效改善，比如体重、食盐摄入未得到有效控制，过量饮酒、未戒烟等；③降压治疗方案不合理；④同时服用干扰降压作用的药物（见本章第 2 节）；⑤继发性高血压（见本章第 2 节）。

难治性高血压的处理应该建立在对上述可能原因评估的基础上，进行有效生活方式干预，合理制订降压方案，除外继发性高血压，增加患者依从性，大多数患者血压可以得到控制。

（六）高血压急症和亚急症

高血压急症（hypertensive emergencies）是指原发性或继发性高血压患者，在某些诱因作用下，血压突然和明显升高（一般超过 180/120 mmHg），伴有进行性心、脑、肾等重要靶器官功能不全的表现。高血压急症包括高血压脑病、急性脑卒中（缺血性、出血性）、急性左心衰竭、急性冠脉综合征、主动脉夹层、子痫前期和子痫等。高血压亚急症（hypertensive urgencies）是指血压明显升高但不伴严重临床症状及进行性靶器官损害。血压升高的程度不是区别高血压急症与亚急症的标准，区别两者的唯一标准是有无新近发生的急性进行性靶器官损害。高血压急症和亚急症降压治疗的紧迫程度不同，前者需要迅速降低血压，采用静脉途径给药，见表 3-4-7；后者需要在 24 ～ 48 h 内降低血压，可使用快速起效的口服降压药。

高血压急症处理首先快速降压，但应避免重要器官血流灌不足，一般情况下，初始阶段（1 h 内）血压控制的目标为平均动脉压的降低幅度不超过治疗前水平的 25%。在随后的 2 ～ 6 h 内将血压降至较安全水平，一般为 160/100 mmHg 左右。如果可耐受，临床情况稳定，在随后 24 ～ 48 h 逐步降至正常水平。如果降压后发现有重要器官缺血表现，血压降低幅度应更小，在随后的 1 ～ 2 周内，再将血压逐步降到正常水平。但如合并主动脉夹层、急性脑卒中等特殊情况需根据相应治疗原则降压治疗。高血压亚急症可在 24 ～ 48 h 将血压缓慢降至 160/100 mmHg。高血压急症患者整体评价流程见图 3-4-1。

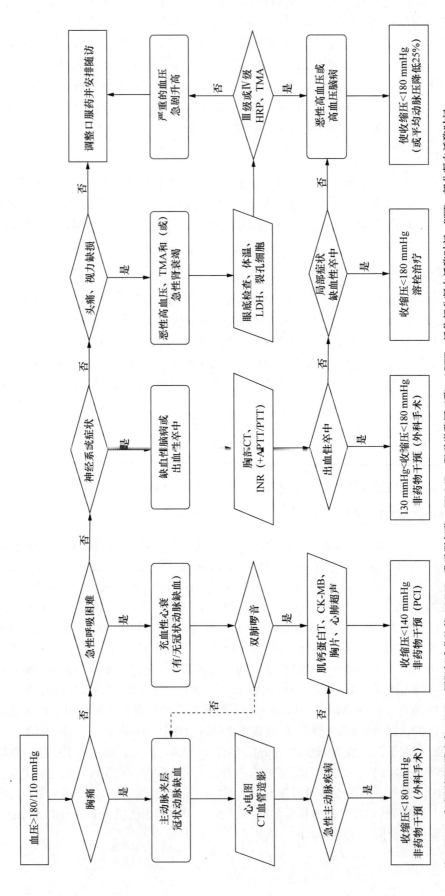

图 3-4-1 高血压急症患者整体评价流程

注: HRP: 高血压视网膜病变; INR: 国际标准化值; LDH: 乳酸脱氢酶; CK-MB: 肌酸激酶同工酶; APTT: 活化部分凝血活酶时间; PTT: 部分凝血活酶时间; TMA: 血栓性微血管病变

表 3-4-7　高血压急症常用的静脉治疗药物

药物	常用方法	常用剂量范围	开始作用时间	常见副作用及补充说明
硝普钠	静脉点滴	$0.25 \sim 10\ \mu g/(kg \cdot min)$	即刻	注意：遮光使用；连续使用一般不超过 5 天；严密监测下调节给药速度；副作用：恶心、呕吐、头痛、眩晕、定向力障碍、甲状腺功能减退、高铁血红蛋白、低血压、氰化物中毒等
硝酸甘油	静脉点滴	$5 \sim 100\ \mu g/min$	即刻	头痛、恶心、呕吐、药物耐受
乌拉地尔	静脉注射 静脉点滴	每次 $12.5 \sim 25$ mg $100 \sim 400\ \mu g/min$	$2 \sim 5$ min	一般先用 $12.5 \sim 25$ mg，静脉注射，根据需要 5 min 后可重复一次，然后持续静脉滴注；副作用：直立性低血压、头痛、头晕、恶心、疲倦、皮疹、视物模糊
酚妥拉明	静脉点滴	$2 \sim 8\ \mu g/(kg \cdot min)$	$1 \sim 2$ min	可先用 $5 \sim 10$ mg 加 20 ml 液缓慢静脉注射，血压下降后改用静脉滴注维持；副作用：心悸、心率加快、直立性低血压
尼卡地平	静脉点滴	$5 \sim 15$ mg/h	$5 \sim 10$ min	心动过速、头痛、潮红
艾司洛尔	静脉注射 静脉点滴	$250 \sim 500\ \mu g/(kg \cdot min)$ $50 \sim 100\ \mu g/(kg \cdot min)$	$1 \sim 2$ min	低血压、恶心
地尔硫䓬	静脉点滴	$5 \sim 15\ \mu g/(kg \cdot min)$	15 min	低血压、心动过缓
硫酸镁	静脉注射 肌内注射	每次 1.0 g（加液体 20 ml 缓注） 每次 2.5 g		常用于子痫或先兆子痫 10% 硫酸镁 10 ml 加 5% 葡萄糖溶液 20 ml 静脉注射 25% 硫酸镁 10 ml 肌内注射
呋塞米	静脉注射	每次 $20 \sim 80$ mg		常用于急性左心衰竭和伴颅内压增高、脑水肿的情况，应注意血容量和水、电解质平衡

注：以上药物剂量及次数仅供参考，实际使用时详见有关药品说明书

第 2 节　继发性高血压

　　继发性高血压是指由某些确定的疾病或病因引起的血压升高，当原发病治愈后血压也会随之下降或恢复正常，约占所有高血压的 5% ～ 10%。继发性高血压除了高血压本身造成的危害以外，与之伴随的电解质紊乱、内分泌失衡、低氧血症等还可导致独立于血压之外的心血管损害，其危害程度较原发性高血压更大，早期识别、早期治疗尤为重要。因此，及早明确诊断能明显提高治愈率及阻止病情进展。

　　一些药物不仅可使血压正常者血压升高，也可使原有高血压加重，诱发高血压危象，或成为难治性高血压，因此在诊断和治疗高血压前必须询问并尽量排除药物相关性高血压。引起高血压的常用药物有：①非甾体抗炎药（NSAIDs），如阿司匹林、吲哚美辛（消炎痛）、布洛芬、安乃近及对乙酰氨基酚等；②口服避孕药，如炔诺酮、炔诺孕酮及其复方制剂；③肾上腺皮质激素，包括糖皮质激素，如氢化可的松、可的松及地塞米松等，以及盐皮质激素如去氢皮质酮等；④拟肾上腺素药物，如肾上腺素、去甲肾上腺素、异丙肾上腺素、间羟胺和麻黄碱等；⑤单

胺氧化酶抑制剂；⑥三环类抗抑郁药；⑦环孢素和免疫抑制剂；⑧重组红细胞生成素；⑨其他如可卡因、甘草和某些中药等。

以下几种情况应警惕继发性高血压的可能：①发病年龄＜40岁的2级高血压或儿童青少年时期出现任何级别高血压；②高血压程度严重（3级）或出现高血压急症；③高血压伴自发或利尿剂引起的低钾血症；④夜尿增多、血尿、泡沫尿或有肾脏疾病史；⑤阵发性高血压，发作时伴头痛、心悸、皮肤苍白及多汗等；⑥双侧上肢血压相差＞20 mmHg，股动脉等搏动减弱或不能触及；⑦降压效果差，不易控制；⑧夜间睡眠时打鼾并出现呼吸暂停；⑨长期口服避孕药及糖皮质激素等药物者；⑩长期血压稳定的患者突然出现血压难以控制。

新诊断的高血压患者应进行常见继发性高血压的筛查，难治性高血压患者更应考虑继发性高血压的可能，并进行全面筛查。必要时建议到高血压专科就诊。常见继发性高血压的诊断和治疗见表3-4-8。

表 3-4-8　常见继发性高血压的诊断和治疗

病因	提示的症状和体征	相关检查	治疗
肾实质性高血压	高血压合并肾损伤，包括蛋白尿、尿沉渣异常，肾小球滤过率下降，血肌酐升高等	尿常规 尿白蛋白排泄率 尿微量白蛋白/尿肌酐比值 血肌酐	推荐 ACEI 和 ARB 作为优选降压药物，尤其合并蛋白尿者往往需要联合治疗
肾血管性高血压	持续高血压达2级或以上，伴有明确的冠心病、四肢动脉狭窄等 顽固性或恶性高血压 高血压伴持续的轻度低钾血症 脐周血管杂音伴高血压 既往高血压可控制，降压药物未改变的情况下突然血压难以控制 重度高血压患者左心室射血分数正常，但反复出现一过性肺水肿 难以用其他原因解释的肾功能不全或非对称性肾萎缩 服用 ACEI/ARB 后出现血肌酐明显升高或伴有血压显著下降	彩色多普勒超声 计算机断层扫描血管显像 磁共振动脉成像 必要时可行血管造影明确	动脉粥样硬化：药物治疗是基石，推荐给予戒烟、降压、抗血小板和调脂等综合治疗，介入治疗首选置入支架 纤维肌性发育不良及大动脉炎：首选经皮球囊扩张成形术；大动脉炎活动期尽早适量应用糖皮质激素及免疫抑制剂，炎症控制2个月以上方可考虑手术治疗；必要时考虑外科治疗
阻塞性睡眠呼吸暂停综合征（OSAHS）	患者血压增高同时存在肥胖，伴鼻咽及颌面部解剖结构异常 睡眠过程中打鼾，白天嗜睡明显，晨起头痛、口干 顽固性高血压或隐蔽性高血压，晨起高血压，或血压节律呈"非勺型"或"反勺型"改变的高血压 夜间反复发作难以控制的心绞痛 夜间难以纠正的心律失常 顽固性慢性心力衰竭 顽固性难治性糖尿病及胰岛素抵抗 不明原因的肺动脉高压 不明原因的夜间憋醒或夜间发作性疾病	整夜多导睡眠监测是诊断的金标准	病因治疗 改变生活方式：减肥，戒烟、戒酒，白天避免过于劳累，慎用镇静催眠药物及其他可引起或加重 OSAHS 的药物，侧卧睡眠等 无创气道正压通气治疗是目前成人最为肯定的治疗方法 口腔矫正器 外科治疗

（续表）

病因	提示的症状和体征	相关检查	治疗
原发性醛固酮增多症（PA）	2 级及以上高血压，药物抵抗性高血压，常规药物控制效果不佳 高血压伴自发或利尿剂引起的低钾血症 高血压伴肾上腺意外瘤 <40 岁出现高血压或有脑血管意外家族史的高血压患者 PA 患者一级亲属中的所有高血压患者	筛查：ARR 确诊试验：初筛 ARR 阳性的患者可选择下列确诊试验：盐水负荷试验、卡托普利试验等 定位诊断：推荐肾上腺 CT 薄层扫描；PA 分型、定位诊断的金标准是双侧肾上腺静脉采血；如确诊 PA 患者年龄<20 岁、有 PA 或有年轻人卒中的家族史，则应做基因检测以确诊或排除家族性 PA，如 GRA	单侧病变首选手术切除 双侧病变或手术后复发或不愿意接受手术治疗的患者，可应用螺内酯，不能耐受的患者可改用依普利酮 必要时可合用其他降压药物，如为 GRA 可应用地塞米松或泼尼松
嗜铬细胞瘤/副神经节瘤（PPGL）	伴有 4P 征的高血压 顽固性高血压 血压易变不稳定者 麻醉、手术、血管造影检查、妊娠中血压升高或波动剧烈者，不能解释的低血压 有 PPGL 家族遗传背景者 肾上腺意外瘤 特发性扩张型心肌病	定性检查：血、尿儿茶酚胺，血、尿甲氧基肾上腺素和去甲肾上腺素 定位检查：CT/MRI，间位碘苄胍显像、生长抑素受体显像、^{18}F-FDG-PET/CT 显像等 推荐对所有 PPGL 患者进行基因检测	手术切除是 PPGL 最有效的治疗方法，强调与麻醉科等多学科充分合作，PPGL 术前充分准备是手术成功的关键 无法手术患者可考虑放射性核素治疗、放疗或化疗
库欣综合征	年轻患者出现骨质疏松症、高血压等与年龄不相称的临床表现 具有库欣综合征的临床表现，且进行性加重，特别是有典型症状如肌病、多血质、紫纹、瘀斑和皮肤变薄的患者 体重增加而身高处于同年龄人群百分位下降，生长停滞的肥胖儿童 肾上腺意外瘤	定性检查：24 h 尿游离皮质醇，午夜唾液皮质醇测定，1 mg 过夜或经典小剂量地塞米松抑制试验，促肾上腺皮质激素测定，大剂量地塞米松抑制试验，CRH 兴奋试验或去氨加压素兴奋试验 定位诊断：CT 或 MRI，生长抑素受体显像，双侧岩下窦取血	首选手术治疗，必要时联合放疗和（或）化疗 药物治疗适用于轻症不愿手术者或作为手术、放疗后的辅助治疗
主动脉缩窄	严重的上肢高血压、头痛、下肢乏力或间歇性跛行、心力衰竭等	主动脉 CT 血管成像或磁共振动脉成像	手术治疗 主动脉腔内介入治疗

ARR，血浆醛固酮与血浆肾素活性比值；GRA，糖皮质激素可抑制性醛固酮增多症；CT，计算机断层成像；MRI，磁共振成像；^{18}F-FDG-PET，氟脱氧葡萄糖正电子发射断层成像；CRH，促肾上腺皮质激素释放激素

（蔡 军 刘小宁）

第5章

动脉粥样硬化

动脉粥样硬化（atherosclerosis，AS）是一种慢性动脉疾病，其特征为大、中动脉内-中膜弥漫性纤维脂肪病变，形成脂质条纹并逐渐发展为特征性的动脉粥样硬化斑块。动脉粥样硬化斑块的发展和破裂可导致血管管腔狭窄，乃至闭塞，产生多种并发症，包括缺血性心脏病、缺血性脑卒中和缺血性周围动脉疾病等。这些并发症统称为动脉粥样硬化性心血管疾病（arteriosclerotic cardiovascular disease，ASCVD）。ASCVD是目前全球成人最主要的死亡原因。动脉粥样硬化的病因至今不清，但认识到胆固醇在其中发挥了关键作用被认为是20世纪最重要的科学成果之一。近40年基于降低循环低密度脂蛋白胆固醇（low density lipoprotein cholesterol，LDL-C）水平的ASCVD防治策略取得巨大成就，但剩余的ASCVD风险仍然巨大。

【 **流行病学** 】

心血管疾病（cardiovascular disease，CVD）是导致过早死亡和医疗费用增高的主要原因，2019年全球疾病负担研究提示CVD负担呈持续增长，其中缺血性心脏病和缺血性脑卒中等ASCVD是最主要的临床表型和死亡原因，占2019年CVD死亡的50%以上。中国亦如此，2016年约240万中国人死于ASCVD，占CVD死亡人数的61%，占所有死亡人数的25%。

动脉粥样硬化的流行特征近10余年发生了明显变化。首先，动脉粥样硬化发病高风险地区已从发达国家转向发展中国家。自20世纪中叶以来，大多数高收入国家的缺血性心脏病和缺血性卒中的患病率和死亡率明显下降，英国血管疾病导致的死亡占比由1950年的22%下降至2010年的6%；但是，低中收入国家的现状却令人堪忧，在全球范围内，75%的CVD死亡发生在低中收入国家。其次，女性和年轻人群中ASCVD发病率增高，并呈持续增长趋势。

【 **发病机制与病理生理** 】

有许多假说试图从不同角度解释动脉粥样硬化的发病机制和病理生理过程，其中以脂质浸润假说最为著名。该假说认为胆固醇在动脉粥样硬化发病中发挥决定性的作用。高浓度的循环胆固醇损伤血管内皮细胞，上调其黏附分子表达，使单核细胞向血管内皮聚集和黏附，最终迁移进入血管内皮下，并分化为巨噬细胞；同时，由于受损的血管内皮通透性增高，富含胆固醇的LDL颗粒进入动脉内皮下被化学修饰，其中最主要的是氧化修饰，形成氧化的LDL（oxidatively modified low density lipoprotein，ox-LDL）。巨噬细胞吞噬ox-LDL形成动脉粥样硬化的标志性病变——泡沫细胞。泡沫细胞死亡裂解释放脂质，产生脂质条纹，在此基础上脂质进一步聚集形成动脉粥样硬化斑块的脂质核心。同时泡沫细胞释放的生长因子作用于血管中膜的平滑肌细胞，使之迁移至内膜并产生细胞外基质，促进动脉粥样硬化斑块的纤维帽形成。

动脉粥样硬化斑块导致血管管腔狭窄及阻塞主要源于动脉粥样硬化斑块逐渐增大和（或）斑块突然破裂继发血栓形成，其中后者是导致急性冠脉综合征（acute coronary syndrome，ACS）最常见的原因，占所有ACS的55%～65%。冠状动脉壁上的斑块突然破裂，诱发冠状动脉内血栓形成，使该冠状动脉供血区域心肌灌注血流锐减乃至中断，形成ACS。这种容易破裂的斑块被称为"易损斑块"。易损斑块的组织学特点为纤维帽薄（≤65 μm）、脂质核心大（大于斑块面积的 30%），有较多的炎性细胞浸润。冠状动脉斑块侵蚀也与 ACS 发病相关，它好发于年轻人，特别是 50 岁以下的女性，它与 30% ～ 35% 的 ACS 发生相关。钙化结节是否也可损伤斑块、诱发血栓形成还有争议。

20 世纪 90 年代，Ross 教授提出动脉粥样硬化的"炎症假说"，认为"动脉粥样硬化是一种慢性炎症性疾病"，但炎症和人类动脉粥样硬化的因果关系一直缺乏有力的证据支持。CANTOS（Canakinumab Anti-Inflammatory Thrombosis Outcomes）研究是第一个证实在不影响胆固醇水平情况下，抑制炎症可以明显减少 ASCVD 事件的大型随机对照临床研究。其后使用秋水仙碱的 COLCOT（Colchicine Cardiovascular Outcomes）研究和 LoDoCo2（Low Dose Colchicine after Myocardial Infarction）研究也证实了上述发现。残留炎症风险可能是未来动脉粥样硬化防治的一个新靶点。

高血压、高胆固醇血症、低高密度脂蛋白胆固醇血症、吸烟、肥胖、早发 ASCVD 家族史和年龄（男 ≥ 45 岁，女 ≥ 55 岁）与动脉粥样硬化的发生有显著相关性，明显增加 CVD 风险，被称为 CVD 主要危险因素。包括脂蛋白（a）、甘油三酯、同型半胱氨酸和 C 反应蛋白在内的新型危险因素和 CVD 之间的关系还有待进一步研究论证。

上述"脂质浸润假说"和"炎症假说"中的许多环节仅在动物实验中得到证实，动脉粥样硬化的发病机制还有许多未知和挑战。

【临床表现】

动脉粥样硬化有一个持续多年甚至几十年的漫长无症状期，通常要到后期才出现症状。症状主要取决于动脉血管病变以及受累器官缺血程度，根据发生限流性病变血管以及导致限流的原因不同，临床表现亦不相同（图 3-5-1）。一般认为动脉血管管腔狭窄大于 50% ～ 75% 时，体力或情绪应激会诱发患者出现症状。近年的研究发现斑块特征（如斑块长度和偏心率等）以及患者的凝血状态也是影响血管流量以及是否出现症状的重要因素。动脉粥样硬化好发于血管分叉和曲率高的部位，例如主动脉、冠状动脉、颈动脉、下肢动脉等。冠状动脉和脑动脉粥样硬化引发的临床症状和体征最常见，也是最严重的两种临床类型。严重的冠状动脉粥样硬化可以导致心绞痛、急性心肌梗死、心律失常，心力衰竭和猝死。

【辅助检查】

动脉粥样硬化相关的辅助检查包括筛查动脉粥样硬化的危险因素、评估动脉粥样硬化病变程度和发现合并症。危险因素的筛查可以确定动脉粥样硬化的高危人群，约 85% ～ 90% 的患者至少伴有 1 种主要危险因素。随着基因检测手段的丰富和成本的降低，除了筛查高血压、糖尿病、血脂异常等传统危险因素外，遗传性危险因素的筛查也逐步开展，但至今采用基因异常预测动脉粥样硬化发生发展的能力非常有限，因此，除家族性高胆固醇血症（familial hypercholesterolemia，FH）等少数遗传性疾病外，不推荐动脉粥样硬化风险评估常规采用基因检测。

影像学检查是确诊和量化动脉粥样硬化病变的主要手段，近年来该领域发展迅速。动脉粥样硬化的影像学检查包括有创和无创两大类。有创影像检查包括有创血管造影、血管内超声（intravenous ultrasound，IVUS）、光学相干断层扫描（optical coherence tomography，OCT）、近红外光谱（near infrared reflectance spectroscopy，NIRS）以及其他处于发展成熟中的方法（如近红外荧光成像、血管内光声成像、荧光寿命成像显微镜技术等）。有创性检查在易损斑块的识别和判断中发挥重要作用。由于成像原理不同，不同检查对易损斑块的识别能力不同。无创性检查包括超声或多普勒超声、正电子发射断层扫描（positron emission tomography，PET）、计算机断层成像动脉血管造影（computed tomography angiography，CTA）、磁共振血管成像（magnetic resonance angiography，MRA）以及正在研发中的其他技术（如超微血管成像、纳米

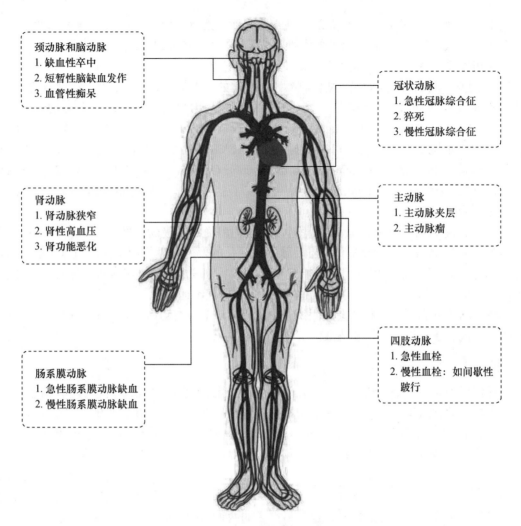

颈动脉和脑动脉
1. 缺血性卒中
2. 短暂性脑缺血发作
3. 血管性痴呆

冠状动脉
1. 急性冠脉综合征
2. 猝死
3. 慢性冠脉综合征

肾动脉
1. 肾动脉狭窄
2. 肾性高血压
3. 肾功能恶化

主动脉
1. 主动脉夹层
2. 主动脉瘤

四肢动脉
1. 急性血栓
2. 慢性血栓：如间歇性跛行

肠系膜动脉
1. 急性肠系膜动脉缺血
2. 慢性肠系膜动脉缺血

图 3-5-1　动脉粥样硬化的主要临床表现

技术和分子成像等）。无创成像技术方便易行，有助于动脉粥样硬化病变的早期识别和诊治。尽管基于影像学的动脉粥样硬化诊断技术取得了显著进步，但至今仍没有一种成像方法能十全十美地评估动脉粥样硬化。融合两种或多种成像模式的多模态成像（multimodality imaging）技术，以及采用包括纳米技术在内的新技术可能是未来动脉粥样硬化影像学发展的方向。

【诊断与鉴别诊断】

动脉粥样硬化的确诊有赖于影像学结果，冠状动脉造影至今仍是诊断冠状动脉粥样硬化和冠状动脉粥样硬化性心脏病的"金标准"。但详尽的病史和认真的查体对动脉粥样硬化，特别是合并症的诊断和鉴别诊断具有重要意义。典型的症状和体征是心绞痛、脑卒中等的诊断基础。动脉粥样硬化性疾病需要与非动脉粥样硬化性血管狭窄（例如大动脉炎）相鉴别。

【预防与治疗】

CVD 总体风险评估是动脉粥样硬化防治决策的基础。1960 年，Framingham 的研究人员首先提出了 CVD 危险因素的概念，其后世界各地的流行病学家们提出了包括 FRS-CHD、AHA/ACC-ASCVD、SCORE 和中国 ASCVD 发病危险评估的新方案在内的一系列基于危险因素的 CVD 风险评估方法，用以评估在某个时间范围内（通常为 10 年）发生心血管事件的可能性。依据发生风险的大小采取不同强度的干预措施是 ASCVD 防治的重要策略。未来遗传学和影像学指标的采用可能会推进 CVD 风险评估向更精准方向发展。

　　动脉粥样硬化及 ASCVD 是由遗传、环境和生活方式相互作用而导致的一种慢性非传染性疾病。在满足日常营养需求的基础上，要控制摄入的总能量，科学饮食，戒烟限酒，坚持恰当的运动。科学的生活方式是动脉粥样硬化防治的基础，应该贯穿全生命周期。要重视改善睡眠、防治空气污染和降低环境压力等在动脉粥样硬化防治中的作用，加强心血管危险因素的防和治。

　　降低循环胆固醇，特别是 LDL-C 浓度是动脉粥样硬化防治最有效的策略。他汀类药物的问世，掀开了更有效防治动脉粥样硬化的新篇章，也推动了 LDL-C 在动脉粥样硬化发病中核心作用的认识。他汀类药物是目前公认的动脉粥样硬化防治的首选药物，它可以明显延缓动脉粥样硬化的发生发展，大规模的随机对照临床研究提示他汀类药物使 LDL-C 每降低 1 mmol/L，则心血管事件风险就随之减低 20%。胆固醇肠道吸收抑制剂依折麦布、PCSK9 抑制剂阿利西优单抗和依洛优单抗也被证明在降低 LDL-C 的同时，可以减少 ASCVD 的风险。Inclisiran、Bempedoic acid、Evinacumab 等新型降胆固醇药物正在研发中。

　　二十碳五烯乙基也显示有降低心血管风险的潜力，但机制不清。近年来发现作为降糖药研发的钠-葡萄糖偶联转运体 2（sodium-glucose cotransporter 2，SGLT-2）抑制剂和胰高血糖素样肽 1（glucagon-like peptide-1，GLP1）受体激动剂可以降低心血管事件和心力衰竭风险，为 ASCVD 的防治提供了新的视角。虽然，CANTOS 等研究提示抗炎治疗有可能成为动脉粥样硬化防治的一个重要措施，但卡那奴单抗和秋水仙碱等用于动脉粥样硬化的防治还面临挑战，如何使药物更高效、更安全，以及更精准地确定有效人群还是亟待解决的问题。

　　血小板是动脉粥样硬化斑块破裂、血栓形成病理过程的关键参与者，因此抗血小板治疗是 ASCVD 二级预防和合并症治疗的重要手段之一，但在 ASCVD 的一级预防中目前原则上不推荐常规抗血小板治疗。

　　包括经皮冠状动脉血运成形术和冠状动脉旁路移植术在内的心肌血运重建可缓解心肌缺血症状和改善预后。合并症、心肌缺血程度和血运重建的完全性是影响血运重建获益和选择重建方式的重要因素。

【预后】

　　动脉粥样硬化是动脉慢性炎症性疾病，有相当长的无症状期，从倡导科学的生活方式和干预危险因素着手，早防早治，可以明显改善预后。一旦冠状动脉、脑动脉、肾动脉等的动脉粥样硬化病变导致器官功能受损，则预后欠佳。

　　过去 100 年，对动脉粥样硬化的研究不断深入，抗动脉粥样硬化取得巨大成就，但仍有许多未知和挑战。我们对动脉粥样硬化发病机制虽然有了初步了解，但要认识动物实验的局限性，继续不懈探索人类动脉粥样硬化的真正病因。另外，动脉粥样硬化的防治重点随着科学的进步会不断变化，要努力运用各种现代技术和工具，创新防治思路和措施，提高动脉粥样硬化的防治效率。

（陈　红）

第6章 冠状动脉粥样硬化性心脏病

冠状动脉粥样硬化性心脏病（coronary atherosclerotic heart disease）是因冠状动脉粥样硬化管腔狭窄和（或）功能异常如冠状动脉痉挛等导致局部心肌血流灌注不足、氧供需失衡、组织缺血缺氧、甚至坏死的心脏疾病，简称冠心病（coronary heart disease，CHD）。根据发病特点和治疗原则不同，冠心病分为两大类：稳定性冠心病（stable coronary artery disease，SCAD）和急性冠脉综合征（acute coronary syndrome，ACS）。稳定性冠心病一般包括稳定型心绞痛、缺血性心肌病和急性冠脉综合征之后稳定的病程阶段。急性冠脉综合征包括不稳定型心绞痛（unstable angina，UA）、非 ST 段抬高型心肌梗死（non-ST-segment elevation myocardial infarction，NSTEMI）和 ST 段抬高型心肌梗死（ST-segment elevation myocardial infarction，STEMI）。冠心病还包括冠状动脉疾病的其他表现形式。

第 1 节　稳定型心绞痛

稳定型心绞痛（stable angina pectoris）也称劳力性心绞痛，是阻塞性冠状动脉疾病最常见的临床表现之一。临床特点是短暂的胸骨后压榨性疼痛或憋闷感（心绞痛），可向心前区和（或）左上肢尺侧放射，诱因常为劳力负荷增加或情绪激动，持续数分钟，休息或应用硝酸酯类药物后迅速缓解。数月内疼痛发作的程度、性质、频率、持续时间和诱因无明显变化。

【发病机制】

稳定型心绞痛主要是由心肌的供氧和需氧失衡引起的。发病机制主要是冠状动脉存在固定狭窄或部分闭塞基础上出现心肌需氧量的增加。当冠状动脉狭窄或闭塞时，其扩张性降低，冠状动脉血流量减少，对心肌的供血量相对比较固定，此时心肌的血液供应尚能维持静息状态的需要，休息时可无症状，心脏负荷突然增加的状态下如劳力、情绪激动、饱餐、受寒及运动，心率增快、心肌张力和心肌收缩力增加等导致心肌氧耗量增加，而冠状动脉相对比较固定的供血不能满足心肌对血液的需求时，即可引起心绞痛。

【病理】

根据冠状动脉造影结果统计，稳定型心绞痛患者中存在左主干狭窄约 5% ~ 10%，存在 1、2 或 3 支冠状动脉狭窄程度 > 70% 约各占 25%，其他约占 15%。冠状动脉造影无显著狭窄提示患者心肌供血和氧供不足的病因可能为冠状动脉痉挛、冠状动脉循环的小动脉病变、血红蛋白和氧的解离异常、交感神经过度激活、儿茶酚胺分泌过多或心肌代谢异常等。

【临床表现】

（一）症状

心绞痛以发作性胸痛为主要临床表现，疼痛的特点如下。

（1）部位：疼痛多见于胸骨后，可波及心前区，范围有手掌大小，也可横贯前胸，界限不清。可放射至左肩、左臂内侧达无名指和小指，或至颈、咽或下颌部。不同患者症状的部位可有不同，但同一患者症状的部位常固定不变。

（2）性质：胸痛常为压迫、发闷、紧缩或胸口沉重感，有时被描述为颈部扼制或胸骨后烧灼感，偶伴濒死的恐惧感。胸痛发作时，患者往往被迫停止正在进行的活动，直至症状缓解。

（3）持续时间：疼痛出现后逐渐加重，通常持续数分钟至 10 余分钟，多为 3 ～ 5 min，一般不超过半小时。

（4）诱因：常见的诱因包括体力消耗（如走上坡路、逆风行走等）或情绪激动（如过度兴奋、焦急、愤怒等）。受凉、饱餐、吸烟、心动过速等也可诱发。疼痛多发生于劳力或情绪激动的当时，而不是劳累之后。

（5）缓解方式：一般情况下，停止诱发症状的活动即可缓解，或舌下含服硝酸甘油等硝酸酯类药物常可在 1 ～ 3 min 缓解。

（二）体征

通常无特异性体征，心绞痛发作时可出现心率增快、血压升高、表情焦虑、出汗，有时可闻及第三或第四心音，可有暂时性心尖部收缩期杂音，是乳头肌缺血导致功能失调引起二尖瓣关闭不全所致。体格检查对于鉴别由贫血、心脏瓣膜疾病、梗阻性肥厚型心肌病等疾病引发的心绞痛有重要意义。

【实验室与影像学检查】

1. 实验室检查　检查血糖、血脂了解冠心病危险因素；胸痛明显者需查血清心肌损伤标志物，与急性心肌梗死相鉴别，包括：心肌肌钙蛋白 I（cTnI）或心肌肌钙蛋白 T（cTnT）、肌酸激酶（CK）及同工酶（CK-MB）；检测血常规明确有无贫血；必要时查甲状腺功能。

2. 心电图检查

（1）静息心电图：心绞痛发作间期心电图可无异常，也可能有陈旧性心肌梗死改变或非特异性 ST 段和 T 波异常。静息心电图正常并不能除外存在心肌缺血。胸痛患者均建议行静息心电图检查。

（2）心绞痛发作时心电图：特征性心电图异常为 ST-T 发生明显改变，发作后恢复至发作前水平。因心绞痛发作时心内膜下心肌更容易缺血，故常见反映心内膜下心肌缺血的 ST 段压低（水平型或下斜型压低，≥ 0.1 mV），T 波低平或倒置，ST 段改变比 T 波改变更具特异性。少数在平时有 T 波持续倒置或低平的患者，发作时可变为直立（"假性正常化"）。如 T 波改变与平时心电图比较有明显差别也有助于诊断。

（3）动态心电图（Holter）：连续记录 24 h 或 24 h 以上的心电图，可发现 ST-T 改变或各种心律失常，将出现上述心电图改变的时间与患者活动状态及症状出现的时间进行匹配分析。胸痛发作时出现的 ST-T 改变有助于心绞痛的诊断。若 ST-T 改变时段患者无胸痛症状，即为无痛性心肌缺血。

3. 诊断心肌缺血的负荷试验　包括运动负荷试验和药物负荷试验（多巴酚丁胺、双嘧达莫或腺苷负荷试验）。最常见的是运动负荷试验，通过增加心脏负担以激发心肌缺血。负荷试验的指征：临床上可疑冠心病患者；具备冠心病危险因素患者是否存在心肌缺血的筛查；冠状动脉旁路移植术（搭桥）及心脏介入治疗前后的评估；对陈旧性心肌梗死患者非梗死部位心肌缺血的检测。负荷试验的禁忌证：心肌梗死急性期、高危不稳定型心绞痛、明显心力衰竭、严重心律失常或急性疾病者等。

（1）心电图负荷试验：运动负荷的运动形式主要包括平板或踏车。以达到按年龄预计可达到的最大心率（HR_{max} = 220 －年龄）或亚极量心率（85% ～ 90% 的最大心率）为负荷目

标，前者称为极量运动试验，后者称为亚极量运动试验。运动中应持续监测心电图改变。运动
前、运动中每当运动负荷增加一次均应记录心电图，运动终止后即刻及此后每 2 min 均应重复
心电图记录，直至心率恢复至运动前水平。心电图记录时同步测定血压。负荷试验过程中若出
现症状（胸痛、轻度头晕、低血压、显著呼吸困难、室性心动过速等）应停止运动。运动试验
阳性标准：心电图 2 个以上导联 J 点后 0.06 ～ 0.08 s 的 ST 段出现水平或下斜性下移 ≥ 0.1 mV
（图 3-6-1）。

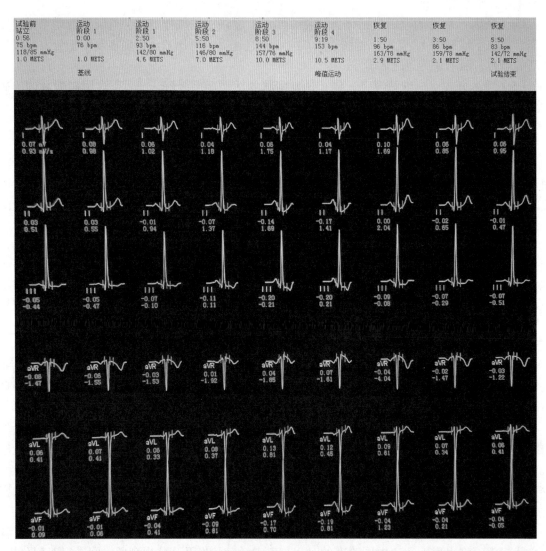

图 3-6-1　静息心电图可见 Ⅲ、aVF 导联 ST 段轻度压低 0.01 ～ 0.05 mV；运动时心电图可见 Ⅱ、Ⅲ、aVF 导
联 ST 段水平或下斜型压低超过 0.1 mV，持续时间超过 2 min；恢复期心电图上述导联 ST 段很快回到基线水
平，运动试验阳性

　　（2）超声心动图负荷试验：有运动能力的患者首选超声心动图运动负荷试验，因其可提
供生理状态下的数据，如运动时长和运动量、心率、血压和心电图变化等。如患者静息状态下
存在室壁节段性运动异常和（或）患者不能进行充分运动时，建议行多巴酚丁胺药物负荷检
查。超声心动图负荷试验只能以室壁增厚异常作为缺血的标志，心肌声学造影超声心动图还可
额外评估心肌灌注水平。

　　（3）放射性核素心肌负荷试验：^{99m}Tc 标记的放射性药物是最常用的示踪剂，静脉注射使
正常心肌显影而缺血区不显影的"冷点"显像法，配合单光子发射 CT（single photon emission

computed tomography，SPECT）行运动负荷试验。SPECT 较运动负荷心电图能更精确地诊断冠心病。当患者无运动能力时，可使用药物负荷试验。应用正电子发射断层成像（positron emission tomography，PET）进行心肌灌注显像，图像质量、诊断准确性优于 SPECT，但 SPECT 应用更为广泛。

4. 超声心动图检查　超声心动图可检测心脏结构和功能。稳定性冠心病患者的静息经胸超声心动图大部分无异常表现，有陈旧性心肌梗死或严重心肌缺血者，可检测到坏死区或缺血区室壁运动异常。超声心动图有助于排除其他结构性心脏疾病，如心脏瓣膜疾病、肥厚型心肌病等。

5. 多层螺旋 CT 冠状动脉成像（CTA）　CTA 为显示冠状动脉解剖结构的影像技术，具有较高的阴性预测价值，若 CTA 未见狭窄病变，一般可不进行有创检查。对于根据临床症状诊断的稳定型心绞痛患者可考虑行 CTA 检查，以了解冠状动脉病变情况。CTA 对狭窄部位病变程度的判断存在一定局限性，特别当冠状动脉存在明显钙化病变时，会显著影响狭窄程度的判断，而冠心病患者普遍存在冠状动脉钙化，因此 CTA 对冠状动脉狭窄程度的显示仅能作为参考。研究表明冠状动脉钙化量与狭窄之间存在直接相关性。哮喘、过敏体质、频发期前收缩或心房颤动者慎行 CTA 检查。禁忌证：碘造影剂过敏，严重心、肾功能不全者，未经治疗的甲状腺功能亢进，妊娠期妇女。

6. 放射性核素检查

（1）放射性核素心肌显像：^{201}TI（铊）可随冠状动脉血流被正常心肌细胞摄取。静息状态下，铊显像所示灌注缺损主要见于心肌梗死后瘢痕部位。近年来，^{99m}Tc-MIBI（甲基异腈类化合物）取代 ^{201}TI 进行心肌显像。

（2）放射性核素心腔造影：^{99m}Tc 标记体内红细胞，进行心室血池显影，通过对心动周期中不同时相的显影图像分析，可测定左心室射血分数及显示心肌缺血室壁局部运动障碍。

（3）正电子发射断层成像（PET）：^{18}F、^{11}C、^{13}N 等示踪剂通过正电子发射断层进行心肌显像，除了可以评估心肌血流灌注情况以外，可以了解心肌代谢情况，结合心肌血流灌注及代谢显像匹配分析可准确评估心肌的活力。

7. 冠状动脉有创检查

（1）冠状动脉造影：冠状动脉造影（coronary angiography，CAG），是诊断冠心病的"金标准"，可发现各支动脉狭窄性病变的部位及程度。CAG 是应用心导管经桡动脉或股动脉送到主动脉根部，分别插入左、右冠状动脉口，注入含碘造影剂，在不同的投射方位下摄影使左、右冠状动脉及其主要分支能够清楚显影。依据冠状动脉供血范围将其供血类型分为左冠状动脉优势型、右冠状动脉优势型和均衡型，优势型是依据左室间隔后半部分和左室后壁的供血血管为标准。通常冠状动脉狭窄 70% ～ 75% 或以上会严重影响血供。

（2）冠状动脉内超声显像（intravenous ultrasound，IVUS）（图 3-6-2）、冠状动脉内光学相干断层成像（optical coherence tomography，OCT）、冠状动脉血流储备分数测定（fractional flow reserve，FFR）以及定量冠状动脉血流分数（quantitative flow ratio，QFR）等也可用于稳定型心绞痛的诊断及指导治疗。

8. 胸部 X 线检查　对于稳定性冠心病患者，胸部 X 线不能为诊断或危险分层提供特征性信息，但对某些可疑心力衰竭患者的评估有意义，且有助于鉴别诊断肺部疾病。

【诊断与鉴别诊断】

（一）诊断

依据典型心绞痛的发作特点，结合存在的冠心病危险因素，除外其他原因所致的胸痛，一般可建立诊断。缺乏心绞痛发作时心电图者可行心电图负荷试验。冠状动脉 CTA 有助于评价

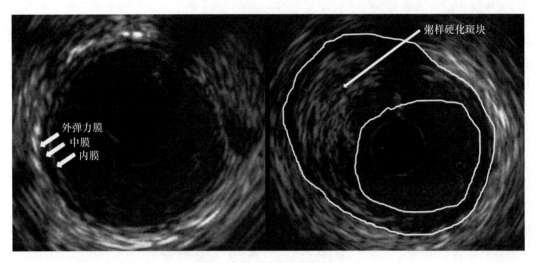

图 3-6-2　冠状动脉内超声显像

左图为正常冠状动脉内影像，可以看到血管内膜、中膜和外弹力膜；右图为粥样硬化斑块的冠状动脉内影像，可以看在血管内膜及外弹力膜之间有粥样硬化斑块，管腔面积明显缩小

冠状动脉是否存在狭窄及狭窄程度。CAG可明确冠状动脉病变严重程度及诊断，指导进一步治疗。

（二）心绞痛严重程度分级

根据加拿大心血管病学会（Canadian Cardiovascular Society，CCS）分级方法，心绞痛严重程度分为四级（表3-6-1）。

表 3-6-1　心绞痛严重程度分级（CCS 分级方法）

分级	定义
Ⅰ级	一般体力活动（如步行和登楼）不受限，但在强、快或持续用力时发生心绞痛
Ⅱ级	一般体力活动轻度受限。快步、饭后、处于寒冷或寒风中、精神应激或醒后数小时内发作心绞痛。一般情况下平地步行 200 m 以上或登楼一层以上受限
Ⅲ级	一般体力活动明显受限。一般情况下平地步行 200 m 以内，或登楼一层引起心绞痛
Ⅳ级	轻微活动或休息时即可发生心绞痛

（三）鉴别诊断

该病需与急性冠脉综合征、其他心脏疾病引起的心绞痛、消化系统疾病等鉴别，鉴别要点见表 3-6-2。

【治疗】

稳定型心绞痛的治疗原则是改善冠状动脉血供和降低心肌耗氧以改善症状，提高生活质量，同时治疗动脉粥样硬化，预防心肌梗死。

（一）一般治疗

对于稳定型心绞痛患者，应避免劳力负荷或情绪激动等诱发因素，如避免过度劳累、饱餐、戒烟限酒、减轻精神负担、保持充足睡眠；积极控制冠心病危险因素，如高血压、糖尿病、血脂异常等；纠正可能诱发心绞痛的临床因素，如肥胖、贫血、甲状腺功能亢进症等。

表 3-6-2　稳定型心绞痛与其他疾病的鉴别诊断要点

疾病	鉴别诊断要点
急性冠脉综合征	不稳定型心绞痛的疼痛部位、性质、发作时心电图等与稳定型心绞痛相似，但发作的劳力性诱因不同，常在休息或轻微活动下即可诱发；心肌梗死疼痛程度更剧烈或持续时间更长，含服硝酸甘油疗效差，心电图常有典型的动态演变过程，心肌损伤标志物增高，可有白细胞计数增高及红细胞沉降率增快
其他心脏疾病引起的心绞痛	严重主动脉瓣狭窄或关闭不全、风湿性冠状动脉炎、梅毒性主动脉炎引起冠状动脉口狭窄或闭塞、肥厚型心肌病、X 综合征等均可引起心绞痛，根据其他临床表现及辅助检查进行鉴别
胸壁疾病	①肋骨炎、肋软骨炎、肋骨骨折、胸锁骨关节炎：局部常有肿胀和压痛。②肋间神经痛：疼痛常累及 1 ～ 2 个肋间，多为持续性刺痛或灼痛，咳嗽、用力呼吸和身体转动可使疼痛加剧
心脏神经症	短暂（几秒）刺痛或持久（几小时）隐痛，患者常喜欢深吸气或叹息性呼吸，以缓解症状，部位多在左胸乳房下心尖部附近，或经常变动。症状多在情绪波动后出现，体力活动时反觉舒适。含服硝酸甘油无效或在十多分钟后才"见效"
不典型疼痛	还需与消化性溃疡、反流性食管炎、胆道疾病、颈椎病等相鉴别

（二）药物治疗

稳定型心绞痛的药物治疗目标是缓解心绞痛症状和预防心血管事件。

1. 缓解症状、改善缺血的药物　目前缓解症状及改善缺血的药物主要包括 3 类：硝酸酯类药物、β 受体阻滞剂和钙通道阻滞剂（calcium channel blocker，CCB）。

（1）硝酸酯类：通过扩张冠状动脉，增加冠状动脉血流量，扩张静脉血管，减少回心血量，降低心室前负荷，减少心肌需氧和改善心肌灌注。①发作时用药：硝酸甘油 0.5 mg，舌下含化，1 ～ 2 min 即开始起作用，约半小时后作用消失，也可应用硝酸甘油喷雾剂；硝酸异山梨酯片 5 mg，舌下含化，2 ～ 5 min 见效，作用维持 2 ～ 3 h。②缓解期的用药：主要为口服应用，常用的硝酸酯类药物包括硝酸异山梨酯和单硝酸异山梨酯等，有普通片和缓释片。每天用药时应注意给予足够的无药间期，以减少耐药性的发生。硝酸酯类药物的不良反应包括头痛、面色潮红、心率反射性加快和低血压等。

（2）β 受体阻滞剂：通过抑制心脏 β 肾上腺素能受体，减慢心率、减弱心肌收缩力、降低血压，从而降低心肌耗氧量，减少心绞痛发作和提高运动耐量。用药后静息心率降至 55 ～ 60 次 / 分，严重心绞痛患者如无心动过缓症状可降至 50 次 / 分。常用药物包括美托洛尔、比索洛尔等。有病态窦房结综合征、二度或三度房室传导阻滞、活动性支气管哮喘的患者禁用 β 受体阻滞剂。

（3）CCB：分为二氢吡啶类和非二氢吡啶类，共同的药理特性为选择性抑制血管平滑肌收缩，使心肌 L 通道开放。不同点在于与钙通道孔隙结合位点不同。CCB 通过改善冠状动脉血流和减少心肌耗氧量发挥缓解心绞痛作用。常用药物有维拉帕米、地尔硫䓬，不建议应用于左心室功能不全的患者。氨氯地平、硝苯地平适用于合并高血压的患者。与 β 受体阻滞剂合用时需谨慎。严重心动过缓、高度房室传导阻滞和病态窦房结综合征的患者禁用维拉帕米、地尔硫䓬。

（4）其他药物：主要包括曲美他嗪、尼可地尔、伊伐布雷定。①曲美他嗪：通过调节心肌能量底物，提高葡萄糖有氧氧化比例，能改善心肌对缺血的耐受性及左心功能，缓解心绞痛，可与 β 受体阻滞剂等抗心肌缺血药物联用。②尼可地尔：为烟酰胺的硝酸盐衍生物，可扩张冠状动脉血管，刺激血管平滑肌上三磷酸腺苷（ATP）敏感性钾离子通道。本药对稳定型心绞痛有效。③伊伐布雷定通过选择性抑制窦房结起搏 If 电流达到减慢心率的作用，从而延长心脏舒张期，改善冠状动脉灌注、降低心肌氧耗，若患者对 β 受体阻滞剂不能耐受、禁忌或效果不佳时，可选用此药。

2. 改善预后的药物　此类药物可改善稳定型心绞痛患者的预后，降低心肌梗死和死亡等不良心血管事件的发生。主要包括抗血小板药物、他汀类等调节胆固醇药物、β 受体阻滞剂和血管紧张素转化酶抑制剂（angiotensin converting enzyme inhibitor，ACEI）或血管紧张素 Ⅱ 受体阻滞剂（angiotensin Ⅱ receptor blockers，ARB）。

（1）抗血小板药物：稳定型心绞痛患者至少需要服用一种抗血小板药物。

1）环氧化酶（cyclooxygenase，COX）抑制剂：通过抑制 COX 活性而阻断血栓素 A_2（thromboxane A_2，TXA_2）的合成，达到抗血小板聚集的作用，包括不可逆 COX 抑制剂（阿司匹林）和可逆 COX 抑制剂（吲哚布芬）。阿司匹林在预防缺血性事件中起着基石作用，若无阿司匹林禁忌证，推荐长期口服阿司匹林，每次 75 ～ 100 mg，每日 1 次口服，其主要不良反应为胃肠道出血或对阿司匹林过敏。阿司匹林禁忌证包括过敏、严重未控制的高血压、活动性消化性溃疡、局部出血和出血体质。吲哚布芬可减少血小板聚集，且对前列腺素抑制率低，胃肠反应小，出血风险少。

2）$P2Y_{12}$ 受体拮抗剂：通过阻断腺苷二磷酸（ADP）受体抑制血小板内 Ca^{2+} 活性而抑制血小板活化，临床上常用的 $P2Y_{12}$ 受体拮抗剂为氯吡格雷。主要应用于冠状动脉支架植入术后及阿司匹林有禁忌者，维持量为 75 mg，每日 1 次口服。

（2）调节胆固醇类药物：已有大量证据表明降低低密度脂蛋白胆固醇（low density lipoprotein cholesterol，LDL-C）可显著降低缺血风险，目前降低 LDL-C 的主要药物包括他汀类药物、胆固醇吸收抑制剂、前蛋白转化酶枯草溶菌素 9（PCSK9）抑制剂等。

1）他汀类药物为首选药物，能有效降低总胆固醇（total cholesterol，TC）和 LDL-C，降低心血管事件发生率和病死率。他汀类药物还有延缓斑块进展、稳定斑块和抗炎等作用。若无禁忌证，稳定型心绞痛的患者均应给予他汀类药物治疗。临床常用的他汀类药物主要有阿托伐他汀、瑞舒伐他汀、辛伐他汀、普伐他汀和氟伐他汀等。他汀类药物的总体安全性很高，但在采用大剂量他汀类药物进行强化调脂治疗时，应用时应注意监测转氨酶及肌酸激酶等生化指标。

2）胆固醇吸收抑制剂主要为依折麦布，选择性抑制小肠胆固醇转运蛋白，有效减少肠道内胆固醇吸收而降低血浆胆固醇水平及肝胆固醇储量。若经过单独他汀治疗后胆固醇水平不达标或不能耐受大剂量他汀治疗的患者，可在他汀类药物基础上加用依折麦布，能够进一步降低胆固醇水平。

3）PCSK9 抑制剂通过增加低密度脂蛋白（low density lipoprotein，LDL）受体的再循环，增加 LDL 的清除，降低 LDL-C 的水平，减小斑块体积，改善动脉粥样硬化。目前依洛尤单抗、阿利西尤单抗已在中国获批上市。适用于杂合子家族性高胆固醇血症或临床动脉粥样硬化性心血管疾病患者，通过控制饮食及最大耐受剂量他汀治疗下仍需进一步降低 LDL-C 时。

（3）ACEI 或 ARB：稳定型心绞痛合并高血压、糖尿病、心力衰竭或左心室收缩功能不全、慢性肾脏疾病的高危患者，若无禁忌证，均可考虑使用 ACEI 或 ARB。临床常用的 ACEI 类药物包括卡托普利、福辛普利、依那普利和培哚普利等。ARB 类药物包括替米沙坦、厄贝沙坦、氯沙坦和缬沙坦等。具有适应证但不能耐受 ACEI 治疗的患者，可用 ARB 类药物替代。

3. 血运重建治疗　选择药物保守治疗还是血运重建治疗（包括经皮冠状动脉介入治疗或冠状动脉旁路移植术），需根据冠状动脉的病变解剖特征、患者的临床特征以及医疗机构手术经验等综合判断决定。

（1）经皮冠状动脉介入治疗（PCI）：是指一组经皮介入技术，包括经皮球囊冠状动脉成形术、冠状动脉支架植入术和斑块旋磨术等。与药物治疗相比，PCI 术能使患者的生活质量提高，但心肌梗死的发生率和死亡率无显著差异。支架内再狭窄和支架内血栓是影响疗效的因素。新型药物洗脱支架及新型抗血小板药物的应用使 PCI 治疗效果不断提高。

（2）冠状动脉旁路移植术（CABG）：该手术是通过取患者自身的大隐静脉作为旁路移植材料，一端吻合在主动脉，另一端吻合在病变冠状动脉段的远端，或游离内乳动脉吻合到病变冠状动脉远端，从而改善心脏供血。应注意术后移植的血管还可能闭塞。对能耐受外科手术者，左主干合并 2 支以上冠状动脉病变，尤其是病变复杂程度评分较高者，或多支血管病变合并糖尿病者，首选 CABG。应个体化权衡利弊，慎重选择手术适应证。

（3）冠心病的杂交治疗：指冠状动脉旁路移植术与介入手术联合进行的治疗手段，方法是通过外科手术行左内乳动脉（LIMA）与左前降支的 CABG，其余冠状动脉则采用介入治疗中的经皮冠状动脉血管成形术（PTCA）或支架植入术达到再血管化。

PCI 或 CABG 术的选择需要根据冠状动脉病变的情况和患者对外科手术的耐受程度及患者的意愿等综合考虑。

【预后】

稳定型心绞痛患者大多数能生存很多年，但有发生急性心肌梗死或猝死的危险，若伴有室性心律失常或传导阻滞预后较差，决定预后的主要因素为冠状动脉病变范围和心脏功能。左冠状动脉主干病变最为严重，三支冠状动脉病变伴心功能降低（LVEF ＜ 40%）患者的生存率与左冠状动脉主干病变相似，左前降支近段病变较其他两支病变严重。

（郭彩霞　江　雪）

第 2 节　不稳定型心绞痛及非 ST 段抬高型心肌梗死（非 ST 段抬高型急性冠脉综合征）

急性冠脉综合征（ACS）是指由于冠状动脉供血突然减少，导致心肌缺血或坏死，进而引发一系列症状的临床综合征。根据心肌损伤标志物及心电图动态演变，可将 ACS 进一步分为，非 ST 段抬高型急性冠脉综合征（non-ST-segment elevation acute coronary syndrome，NSTE-ACS）和 ST 段抬高型心肌梗死（STEMI）。NSTE-ACS 则根据心肌损伤标志物的测定结果，进一步分为不稳定型心绞痛（UA）和非 ST 段抬高型心肌梗死（NSTEMI），两者具有相似的发病机制与临床表现，需接受及时而规范的治疗。

UA 与 NSTEMI 是同一疾病的不同阶段，是否存在由严重心肌缺血所致的心肌坏死是二者的"分水岭"。随着近年心肌损伤标志物检测灵敏度的提升，因急性胸痛就诊的患者，诊断 UA 的占比下降而诊断 NSTEMI 的占比升高。

【病因与发病机制】

NSTE-ACS 主要是由于在破裂或糜烂的斑块表面形成血小板黏附聚集和（或）血栓形成，导致管腔严重狭窄或不完全阻塞，造成心肌氧供减少而无法满足氧需，引起心肌发生缺血与坏死。在发生 NSTE-ACS 时，机体处于应激状态，交感神经兴奋，心率增快、室壁张力增高，显著增加心肌耗氧量，进一步加重心肌的氧供需失衡。部分 NSTE-ACS 则完全归因于冠状动脉功能性狭窄（血管痉挛）或微循环功能障碍及血栓形成，将在本章的第 4 节进行详细描述。

【病理】

（一）冠状动脉粥样硬化病变

NSTE-ACS 患者的冠状动脉多有弥散性粥样硬化病变，根据动脉粥样硬化斑块病理分期，NSTE-ACS 的粥样斑块为第Ⅵ期，即复杂病变期。第Ⅵ期病理特征是在第Ⅴ期（病理特征为细胞外脂质池融合形成更大的脂核，表面覆盖一层纤维帽）粥样斑块基础上，发生斑块破溃、糜烂伴或不伴血栓形成，少部分则为斑块内出血所致的壁内血肿。组织学常显示，斑块破裂或溃疡后，血栓多位于斑块或邻近斑块处，含有丰富的血小板、纤维蛋白（白血栓）及红细胞和白细胞（红血栓）。早期的血栓常常较小，主要为白色血栓，随后形成红色血栓。

（二）心肌病变

UA 存在心肌缺血改变，根据缺血程度及时间不同，病理特征为不同程度的心肌细胞水肿、心肌纤维呈现波纹状改变及收缩带形成等表现。NSTEMI 常在冠状动脉管腔不完全闭塞时发生，心肌坏死仅累及心室壁的内 1/3 或全层的一半，心电图上有 ST 段压低和（或）T 波倒置，而无病理性 Q 波形成。

【临床表现】

NSTE-ACS 的临床表现与心肌缺血坏死面积的大小、部位和侧支循环状况密切相关。

（一）诱因

NSTE-ACS 的诱因主要包括剧烈运动和过度情绪激动、饱食、寒冷、手术、创伤、休克、发热、心动过速、低氧血症、低血糖、注射麦角胺或可卡因等药物或毒品。但相较稳定型心绞痛，诱发 NSTE-ACS 的刺激阈值更低，甚至常常缺乏诱因。

（二）症状

1. 胸痛　性质与稳定型心绞痛相似，通常程度更重，持续时间更长，可达数十分钟，胸痛在休息时也可发生。典型者为突发的胸部紧缩或胸骨后压榨样疼痛，可向胸前、颈部、下颌、左肩和左上肢放射（双上肢及右上肢较为少见），可为间歇性或持续性。患者多伴有恐惧、烦躁不安、出汗、恶心、呕吐、呼吸困难等，持续时间多超过 20 min。休息或舌下含服硝酸甘油只能暂时甚至不能完全缓解症状。部分患者无典型的胸痛，如"无痛性心肌梗死"，多见于老年、糖尿病患者。

2. 其他症状　部分患者疼痛位于上腹部，易被误诊为急性胃炎、胰腺炎、胆石症等。部分患者仅表现为呼吸困难、晕厥、焦虑和神经质、极度虚弱、急性消化不良或心搏骤停。不典型症状多见于老年、糖尿病、女性、慢性肾脏疾病及痴呆患者。

（三）体征

体格检查可无特殊表现。严重心肌缺血可引起心功能不全，如新出现的肺部啰音或啰音增加，第三心音和第四心音，也可出现因乳头肌功能不全所致的二尖瓣关闭不全的一过性收缩期杂音。体格检查的另一个重要目的在于发现冠心病以外疾病的特征性体征（如气胸、肺炎、胆囊炎或胰腺炎等），有助于 NSTE-ACS 的鉴别诊断。

【实验室与影像学检查】

1. 心电图　连续动态地完成心电图检查对于 ACS 早期诊断、心律失常的及时发现、病情严重程度的初步判断及治疗策略的选择有重要的临床意义。症状发作时心电图与发作间期或既往心电图对比，可提高心电图异常的诊断价值。

（1）UA 的心电图表现：发作时，病变血管支配区域的对应导联出现 ST 段压低（≥ 0.1 mV）和（或）T 波低平倒置（图 3-6-3）；缓解期，相应导联的 ST 段恢复至基线或原有水平伴随或不伴随 T 波的恢复（图 3-6-4）。

（2）NSTEMI 的心电图表现：梗死区域对应导联或广泛导联 ST 段持续性压低和（或）T 波倒置，而无病理性 Q 波形成（图 3-6-5）。

（3）其他心电图表现：部分 NSTE-ACS 患者发作前或间期的心电图即已有 ST 段压低或 T 波倒置，而发作时相应导联出现 ST 段压低恢复或 T 波直立，临床上称为"假性正常化"。左主干病变时的心电图特征是广泛导联（至少 8 个导联）的 ST 段压低 > 0.1 mV 及 T 波倒置，而 V_1 和 aVR 导联 ST 段抬高，而且 aVR 导联的 ST 段抬高振幅大于 V_1 导联（图 3-6-6）。

2. 心肌损伤标志物检查　血清心肌损伤标志物的检测有助于区分 UA 和 NSTEMI，目前临床工作中常使用肌钙蛋白，尤其是高敏肌钙蛋白，肌钙蛋白升高提示存在心肌梗死，高敏肌钙蛋白阴性排除心肌梗死的准确性达到了 99%。测定 cTnI 和 cTnT 可发现 CK-MB 正常的小量梗死或微梗死病例，测值阳性与否或高低有预后意义。其他心肌损伤标志物将在本章第 3 节中进一步介绍。

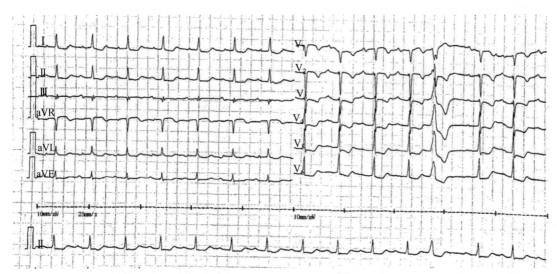

图 3-6-3　不稳定型心绞痛发作时心电图表现：Ⅰ、aVL、Ⅱ、aVF、V_3 ～ V_6 导联 ST 段压低

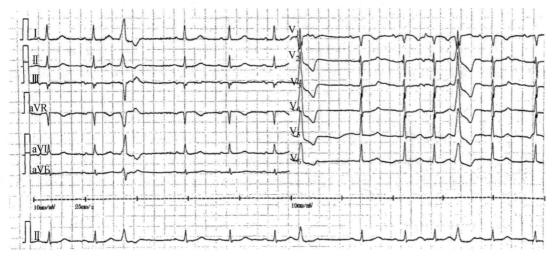

图 3-6-4　不稳定型心绞痛缓解时心电图表现：与图 3-6-3 相比，Ⅰ、aVL、Ⅱ、aVF、V_3 ～ V_6 导联 ST 段基本回升至基线水平

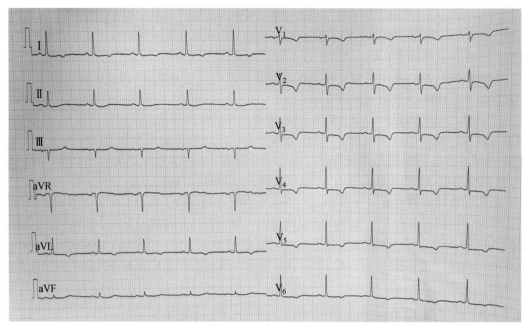

图 3-6-5   **NSTEMI 心电图表现：Ⅰ、aVL、V$_1$ ～ V$_6$ 导联 ST 段压低伴 T 波倒置**

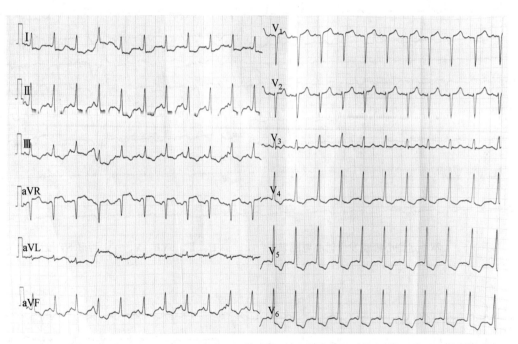

图 3-6-6   **左主干病变心电图表现：aVR、V$_1$ 导联 ST 段抬高，Ⅰ、aVL、Ⅱ、Ⅲ、aVF、V$_4$ ～ V$_6$ 导联 ST 段压低**

需要注意的是，其他非心肌梗死引起心肌损伤的疾病和心外疾病（如心动过速、心力衰竭、高血压急症、主动脉夹层、肺栓塞和急性脑血管疾病等），同样可以导致肌钙蛋白的升高，因此，需要综合心电图及临床表现对患者做出更为准确的诊断。

3. 其他实验室检查   血白细胞升高见于部分 NSTEMI 患者；脑钠肽（BNP）或 N 末端脑钠肽前体（N-terminal pro-brain natriuretic peptide，NT-pro BNP）升高提示心功能受损，同时还反映 NSTE-ACS 患者预后不良。

4. 超声心动图   尽管超声心动图不能直接用于 NSTE-ACS 的诊断，但可作为一种诊断辅助，评价心脏的结构与功能。具体内容详见本章第 1 节。

5. 放射性核素检查与磁共振检查   两种检查不适用于急性期患者。急性期过后，可用于评价梗死和非梗死组织的灌注程度及心肌的再灌注状态。

6. 计算机断层成像　对于 NSTE-ACS 诊断不明确且低危的患者，可行血管 CT 检查进行排除，同时还可及早发现其他引起胸痛的急症，如主动脉夹层或肺栓塞。

7. 冠状动脉造影和其他侵入性检查　冠状动脉造影能够提供详细的血管相关信息，可明确诊断、指导治疗并评价预后。在长期稳定型心绞痛基础上出现 UA 的患者常有多支冠状动脉病变，而新发的静息心绞痛患者可能只有单支冠状动脉病变。冠状动脉造影正常或无阻塞性病变的患者可能为冠状动脉痉挛、血栓自发性溶解、微循环灌注障碍等所致。

其他冠状动脉介入检查手段包括 IVUS、OCT、FFR 等，可以更准确地提供斑块大小、性质、是否有斑块破溃及血栓形成等信息，指导冠心病介入治疗。

【诊断与鉴别诊断】

（一）诊断

根据典型的心绞痛症状、典型的缺血性心电图改变及心肌损伤标志物（cTnI、cTnT 或 CK-MB）测定，具有动脉粥样硬化的客观征象和（或）存在一种或多种心血管危险因素，无其他可导致心肌缺血的特殊病因则可以做出 UA/NSTEMI 诊断。UA 与 NSTEMI 同属非 ST 段抬高型急性冠脉综合征，两者的区别主要是根据血中心肌损伤标志物的测定，未超过正常范围诊断 UA，超过正常范围诊断 NSTEMI。需要注意的是，心电图及心肌损伤标志物均需要动态监测其变化。

根据心绞痛的临床特点，将 UA 进一步分型为：

（1）静息型心绞痛（rest angina）：发作于休息时，持续时间通常 > 20 min。

（2）初发型心绞痛（new-onset）：2 个月内发生的很轻的体力活动可诱发（程度至少达 CCS Ⅲ 级）。

（3）恶化型心绞痛（increasing angina）：在相对稳定的劳力性心绞痛基础上心绞痛逐渐增强（程度更剧烈、频率增加、持续时间延长或发作阈值减低，按 CCS 分级至少增加 Ⅰ 级水平，程度至少 CCS Ⅲ 级）。

（二）鉴别诊断

根据 NSTE-ACS 的临床表现，常需要与主动脉夹层、心包炎、急性肺栓塞、气胸、消化性溃疡、反流性食管炎等进行鉴别。具体鉴别详见本章第 1 节。与稳定型心绞痛的鉴别点在于，诱发 UA 的诱因强度较低，甚至缺乏诱因，且 UA 发作持续时间更长且不易被硝酸酯类药物迅速缓解。与 STEMI 的区别在于 NSTE-ACS 缺少前者心电图 ST 段抬高的动态演变过程。

【治疗】

（一）危险分层

治疗 NSTE-ACS 应强调早期诊断、早期危险分层并根据危险分层确定治疗策略。对于 UA 患者，经典的 Braunwald 分级用于判断心绞痛严重程度，至今依然沿用，如表 3-6-3 所示。GRACE、TIMI 等多种风险预测模型均适用于 NSTE-ACS 患者风险评估。GRACE（风险）评分作为目前最为常用的 NSTE-ACS 患者住院及出院缺血事件发生风险的预测工具，可对患者进行危险分层并指导治疗策略的制订（见二维码数字资源 3-6-1）。结合患者病史、生命体征、心电图、心肌酶学变化可进一步对患者进行初步的危险分层，便于为患者制订合理的诊疗方案，具体危险分层如表 3-6-4 所示。

数字资源
3-6-1

（二）一般处理

患者应立即卧床休息，消除紧张情绪及顾虑，保持环境安静，给予心电、血压及血氧饱

表 3-6-3　不稳定型心绞痛严重程度分级（Braunwald 分级）

分级	定义
Ⅰ级	严重的初发心绞痛或恶化型心绞痛，无静息疼痛
Ⅱ级	亚急性静息型心绞痛（1 个月内发生过，但 48 h 内无发作）
Ⅲ级	急性静息型心绞痛（在 48 h 内有发作）
临床环境	
A	继发性心绞痛，在冠状动脉狭窄基础上，存在加剧心肌缺血的冠状动脉以外疾病
B	原发性心绞痛，无加剧心肌缺血的冠状动脉以外疾病
C	心肌梗死后心绞痛（心肌梗死后 2 周内发生的不稳定型心绞痛）

表 3-6-4　NSTE-ACS 危险分层

极高危（至少包含以下一项）	高危（至少包含以下一项）	低危
1. 血流动力学不稳定； 2. 心源性休克； 3. 药物治疗后仍存在反复发作或难治性胸痛； 4. 致命性心律失常； 5. 心肌梗死机械并发症； 6. 与 NSTE-ACS 直接相关的急性心力衰竭； 7. 至少 6 个导联出现 ST 段压低大于 1 mm 且 aVR 和（或）V$_1$ 导联 ST 段抬高	1. 确诊为 NSTEMI； 2. 存在新的动态 ST 段改变； 3. 心搏骤停复苏后不伴有 ST 段抬高或心源性休克； 4. GRACE 风险评分＞140	无上述极高危或高危表现者

和度监测，建立静脉通道。对存在明显焦虑的患者，可应用小剂量的镇静剂（通常是苯二氮䓬类）。对于氧饱和度低于 90%、呼吸窘迫或存在其他低氧血症临床表现的患者，给予面罩或鼻导管吸氧，维持 SaO$_2$＞90%。经上述处理约半数患者心绞痛症状可减轻或缓解。对于胸痛不缓解者可予止痛剂，如吗啡。非甾体抗炎药不作为止痛药物应用。

（三）药物治疗

1. 抗血小板药物　血小板的活化和凝血级联反应在 NSTE-ACS 的初始阶段和进化过程中起着关键作用。因此，充分的血小板抑制和暂时的抗凝治疗对 NSTE-ACS 患者至关重要。

（1）阿司匹林：所有 NSTE-ACS 患者在无用药禁忌的情况下，都应尽快接受阿司匹林治疗。如就诊前未曾服用者，建议首剂应选 150 ～ 300 mg 嚼服，以后 75 ～ 100 mg/d 维持治疗。已知对阿司匹林过敏或不能耐受、活动性消化道出血、凝血功能障碍或严重肝病的患者可选用其他药物。

（2）P2Y$_{12}$ 受体拮抗剂：除非有极高出血风险等禁忌证，所有确诊 NSTE-ACS 患者均建议在阿司匹林基础上联合应用一种 P2Y$_{12}$ 受体拮抗剂，即双联抗血小板治疗（dual antiplatelet therapy，DAPT），并维持至少 12 个月。替格瑞洛：首次 180 mg 负荷剂量，维持剂量为 90 mg 每日二次。氯吡格雷：负荷量为 300 ～ 600 mg，维持剂量为 75 mg 每日一次。

（3）血小板膜糖蛋白（GP）Ⅱb/ Ⅲa 受体拮抗剂：该类药物作用于血小板聚集的终末环节，有强效的抗血小板作用。目前临床使用的主要有阿昔单抗、依替非巴肽和替罗非班，可静脉给药，也可冠状动脉内给药。在有效的 DAPT 以及抗凝药物治疗情况下，不需在冠状动脉造影术前常规给予血小板膜糖蛋白Ⅱb/ Ⅲa 受体拮抗剂，对于高危、血栓负荷较重的患者或者未给予适当负荷量 P2Y$_{12}$ 受体拮抗剂的患者可给予该类药物静脉应用。

2. 抗凝药物　接受介入诊疗的 NSTE-ACS 患者都应在抗血小板治疗的基础上接受抗凝药物治疗。常用抗凝药包括肝素（UFH）、低分子量肝素（LMWH）、磺达肝癸钠和比伐芦定等。肝素仍是目前冠状动脉介入诊疗中首选的抗凝药物，在部分出血高风险的患者，介入术中可使用比伐芦定替代肝素，降低出血风险。低分子量肝素可降低肝素诱导的血小板减少症发生风险，且具有可预测的剂量-效应关系，因此成为 NSTE-ACS 患者抗凝治疗的重要选择。磺达肝癸钠可作为介入诊疗前药物保守治疗患者的抗凝治疗选择。术后抗凝治疗，如无室壁瘤伴血栓形成或心房颤动等抗凝指征，术后可停用抗凝药物。

3. 硝酸酯类药物　该类药物用于心绞痛的治疗与预防，常用药物包括硝酸甘油、硝酸异山梨酯和单硝酸异山梨酯。禁用于心肌梗死早期（有严重低血压及心动过速时），严重贫血，青光眼，颅内压增高，硝酸甘油过敏者。此外，缺血症状已缓解者，不建议常规使用硝酸酯类药物。

4. β 受体阻滞剂　对没有禁忌证的患者，特别是有交感神经兴奋性增高所致的心动过速和（或）高血压或心律失常时应尽早启用。该类药物可减慢心率，降低血压，减少心肌耗氧量，改善心肌缺血，抑制交感风暴，并可有效改善 NSTE-ACS 患者预后。目前临床常用的药物包括静脉用药艾司洛尔，口服药物美托洛尔、比索洛尔等。对于缺血严重或存在交感风暴的患者，可先应用静脉制剂，再改为口服药物。目标心率为静息状态下 50 ～ 60 次 / 分，并以此目标，逐渐滴定药物剂量。

5. ACEI 或 ARB　对于 NSTE-ACS 患者长期应用 ACEI 能降低心血管事件发生率，因此，如果不存在低血压（收缩压＜ 100 mmHg 或较基线下降 30 mmHg 以上）或其他用药禁忌证（如双侧肾动脉狭窄、肾衰竭和已知的过敏），都应尽早给予口服 ACEI，对于不能耐受 ACEI 的患者，可尝试用 ARB 替代。

6. 调脂药物

（1）他汀类药物：确诊 NSTE-ACS 的患者应尽快启动他汀类药物治疗，目标是将 LDL-C 控制在 1.8 mmol/L 以下，对既往有心肌梗死病史、缺血性卒中史、合并症状性周围动脉疾病的 NSTEMI 患者，或 NSTEMI 合并多个危险因素（如年龄≥ 65 岁、杂合子家族性高胆固醇血症、既往 CABG 或 PCI 手术史、糖尿病、高血压、吸烟及慢性肾脏病 3 ～ 4 期等）的患者，可考虑将 LDL-C 治疗目标值设定为 1.4 mmol/L。

（2）胆固醇吸收抑制剂：在他汀类药物治疗无法达到治疗目标时，可加用胆固醇吸收抑制剂口服，进一步降低 LDL-C 和不良事件发生风险。

（3）PCSK9 抑制剂：存在他汀治疗的禁忌证，或经过上述治疗仍无法达到治疗目标时，可考虑使用 PCSK9 抑制剂治疗。

（四）PCI 治疗

PCI 是 NSTE-ACS 患者血运重建的主要方式，药物洗脱支架（drug eluting stent，DES）的应用进一步改善 PCI 的远期疗效，拓宽了 PCI 的应用范围。根据 NSTE-ACS 患者的危险分层情况，可有策略地开展 PCI 治疗，具体策略如图 3-6-7 所示。对于危险分层中的极高危风险 NSTE-ACS 患者，应即刻启动 PCI 治疗（就诊 2 h 内），对于具有高风险的 NSTE-ACS 患者，应进行早期介入诊疗（就诊 24 h 内）。

注意，若首诊于无 PCI 条件的医疗机构，如为极高危风险患者，建议即刻转诊至有 PCI 条件的医疗机构尽快进行介入诊疗；如为高危风险患者，建议同日转诊至有 PCI 条件的医疗机构尽快进行介入诊疗。

（五）冠状动脉旁路移植术（CABG）

选择何种血运重建策略主要根据临床因素、术者经验和基础冠心病的严重程度。CABG 最大的受益者是病变严重、多支血管病变和左心室功能不全的患者（尤其是合并糖尿病患者）。

（六）健康教育

充分对 NSTE-ACS 患者进行健康教育。首先对患者进行全面的疾病介绍并安排定期的随访，提高患者对疾病的认识及冠心病二级预防治疗的依从性。此外，贯穿全生命周期的生活方式管理，包括戒烟、控制体重、活动、健康饮食方式、限制饮酒等，可有效减少心脏缺血事件

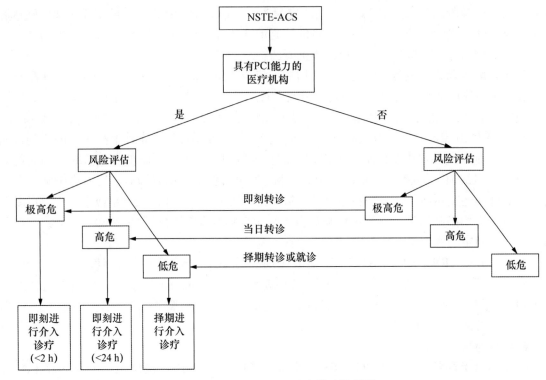

图 3-6-7　**NETE-ACS 介入诊疗流程图**

再发及其他不良事件的发生风险。对于存在明显心脏功能障碍的患者，应进行科学的评估并接受专业的心脏康复治疗，以提高患者的生活质量。此外，对于存在心理障碍的患者还应进行适当的心理干预。

【预后】

NSTE-ACS 患者的预后与心肌缺血程度、坏死范围、治疗是否及时及有无并发症密切相关。尽管 NSTE-ACS 短期预后优于 STEMI，但前者的冠状动脉病变往往更加弥漫及复杂，因此其远期预后较 STEMI 更差。

（郭彩霞　马　铮）

第3节　ST 段抬高型心肌梗死（STEMI）

STEMI 是指急性心肌缺血性坏死，大多是在冠状动脉病变的基础上，发生冠状动脉血供急剧减少或中断，使相应的心肌严重而持久地急性缺血所致。通常原因为在冠状动脉不稳定斑块破裂、糜烂基础上继发血栓形成导致冠状动脉血管持续、完全闭塞。STEMI 是冠心病的严重类型之一，是致死致残的重要原因。STEMI 的发病率在我国呈逐年上升的趋势，根据我国流行病学统计，2001—2011 年，我国男性 STEMI 患者住院率从 4.6/10 万增长至 18/10 万；女性 STEMI 患者从 1.9/10 万增长至 8/10 万。农村地区 STEMI 的病死率远高于城市。

【病因与发病机制】

STEMI 的发生主要是由于冠状动脉的粥样硬化斑块破裂并导致急性血栓形成，大量血栓栓塞导致冠状动脉管腔急性闭塞，冠状动脉血流急剧减少或中断，最终造成心肌缺血、缺氧、坏死。

斑块破裂的机制尚不十分明确，目前研究表明，炎症反应可能发挥了重要的作用。除此以外，增加冠状动脉剪切力也会促发斑块破裂，常见的原因包括交感神经张力增高及心动过速，因此重体力活动、情绪激动、饱餐、寒冷、休克或失血等状态都可能成为诱发斑块破裂的因素。

斑块破裂后，血小板在破裂处聚集，随后各种 "激动剂"（如胶原蛋白、ADP、肾上腺素、血清素等）促进血小板活化并引起血小板的交联凝集。另外，斑块破裂后，内皮细胞受损暴露组织因子，从而激活凝血级联反应，促进纤维蛋白原转化为纤维蛋白。因此 STEMI 患者冠状动脉内的血栓是富含白色血栓（富含血小板）与红色血栓（富含纤维蛋白和红细胞）的混合血栓。血栓堵塞冠状动脉后使冠状动脉血流突然减少或中断，最终造成心肌坏死。另外，如果并发严重心律失常、休克或心力衰竭时，会使冠状动脉血流进一步减少，扩大梗死面积。

根据缺血时间及程度的不同，除可逆性的心肌缺血，心肌还可出现顿抑、冬眠、坏死等不同改变，这些改变与预后直接相关。在短暂而严重的心肌缺血事件后，心肌发生持久的功能异常，而在心肌恢复灌注数天后可逐步恢复，这一改变被称为心肌顿抑。心肌冬眠则是慢性心肌血流灌注不足引起的持续可逆性的左心室功能异常，是机体为适应慢性心肌缺血而降低心肌耗氧量的一种自我保护形式。当冬眠心肌的血流灌注改善后，心功能可逐渐恢复。而心肌坏死是因持续而严重心肌缺血，导致不可逆的心肌损伤。

缺血首先对心肌细胞的能量代谢产生严重影响，使心肌细胞中依赖 ATP 的钠钾泵受到抑制，导致细胞内钾离子浓度降低，钠离子浓度升高，肌细胞静息电位显著降低。缺血心肌细胞静息电位显著降低引起的自律性增高，细胞内钙超载引起的触发活动，缺血坏死区域心肌细胞复极离散度的增加及 ATP 敏感钾通道开放引起的动作电位时程缩短是心肌梗死患者出现各种心律失常的电生理学基础。

心肌缺血坏死的范围是影响心肌梗死患者心脏舒缩功能的决定性因素。通常认为，心肌梗死面积 < 8% 时，基本对心功能无影响；心肌梗死面积 > 10% 时，可引起射血分数减低；心肌梗死面积 > 20% ～ 25% 时，可出现左心室功能衰竭；心肌梗死面积 > 40% 时，可出现心源性休克。同时，心肌缺血及坏死可损害心脏舒张功能，导致心室充盈障碍及充盈压力升高。

【病理】

（一）冠状动脉病变

绝大多数 STEMI 患者冠状动脉梗死相关动脉（infarct related artery，IRA）斑块出现破裂或溃疡，导致继发血栓形成使管腔完全闭塞，STEMI 时超过 90% IRA 完全闭塞，约 75% 管腔内可见血栓。血栓多位于斑块或邻近斑块处，常为白色血栓与红色血栓的混合血栓。常见的 IRA 与相应的心肌梗死（myocardial infarction，MI）部位依次如表 3-6-5 所列。

表 3-6-5　冠状动脉与 MI 部位的对应关系

冠状动脉	MI 部位
左冠状动脉主干	左心室广泛梗死
左冠状动脉前降支	左心室前壁、心尖部、高侧壁、前间隔和二尖瓣前乳头肌梗死
左冠状动脉回旋支	左心室下侧壁、膈面（左冠状动脉占优势时）和左心房梗死，可能累及房室结
右冠状动脉	左心室膈面（右冠状动脉占优势时）、后间隔和右心室梗死，并可累及窦房结和房室结

（二）心肌病变

冠状动脉闭塞 20 ～ 30 min，心肌损伤通常为可逆性的。随时间推移，坏死的心肌量逐渐增加，6 ～ 12 h 后心肌坏死过程接近完成。6 h 至梗死后 3 天，心肌呈凝固性坏死，并出现心肌间质充血、水肿及炎症细胞浸润。随后坏死的心肌组织逐渐溶解，形成肌溶灶。坏死的心肌组织约 1 ～ 2 周开始吸收，并逐渐纤维化，6 ～ 8 周后形成瘢痕而愈合，称为陈旧性心肌梗死

（old myocardial infarction，OMI）或愈合性心肌梗死。心肌坏死和愈合过程中，在心室压力和重构的作用下，坏死心室壁向外膨出，可产生心脏破裂（心室游离壁破裂、室间隔穿孔或乳头肌断裂）或逐渐形成心室壁瘤。

【临床表现】

STEMI 的症状与梗死的大小、部位和侧支循环建立情况密切相关。

（一）先兆

50%～81% 的患者在发病前 1 天至 4 周有乏力、胸部不适、心悸、烦躁、心绞痛等先驱症状，其中以不稳定型心绞痛最突出。特点是发作较以往频繁、性质较剧、持续较久、硝酸甘油疗效差、诱因不明显（常有静息发作）。伴随症状多而严重，如恶心、呕吐、大汗和心动过速或心功能不全和血压下降等。

（二）发病症状

1. 疼痛　是最先出现的症状，疼痛部位和性质类似于心绞痛，但诱因多不明显，多发生在清晨，程度较重，持续时间较长，可达数小时或更久，休息和含服硝酸甘油多不能缓解。患者常烦躁不安、出汗、恐惧或有濒死感。少数患者无明显胸痛，一开始即表现为急性心力衰竭或休克，在老年及糖尿病患者多见。部分患者疼痛位于上腹部，被误诊为胃穿孔或胰腺炎等急腹症，部分患者疼痛放射至下颌、背部上方，被误诊为骨关节病。

2. 全身症状　可有发热、心动过速、白细胞增高、红细胞沉降率（血沉）增快等，由坏死物质吸收所引起，一般发生在梗死后 24～48 h，程度与梗死范围常呈正相关，体温在 38℃左右，很少超过 39℃，持续约 1 周。

3. 胃肠道症状　可伴有恶心、呕吐、上腹胀痛，多见于下壁心肌梗死，由坏死组织刺激迷走神经反射和心排血量下降、组织灌注不足引起。

4. 心律失常　见于 75%～95% 的患者。多发生在起病 1～2 天，24 h 内最为多见，可伴乏力、头晕、心悸甚至是意识丧失。各种心律失常中以室性心律失常最为常见，尤其是室性期前收缩。室性心动过速、心室颤动可引起患者意识丧失，甚至是猝死。缓慢性心律失常常见于下壁心肌梗死患者，如窦性心动过缓、房室传导阻滞。前壁心肌梗死如发生房室传导阻滞提示梗死可能累及浦肯野纤维，预后较差。室上性心律失常较少见，多发生于心力衰竭患者。

5. 心力衰竭　常见急性左心衰竭，常在疾病初期或在疼痛、休克好转阶段出现。发生率约 32%～48%。主要是由于心肌舒缩能力减弱或室壁收缩不协调所致，出现呼吸困难、咳嗽、发绀、烦躁等症状，严重者可发生肺水肿，随后可有颈静脉怒张、肝大、水肿等右心衰竭表现。右心室梗死患者可一开始即出现右心衰竭表现，伴有低血压。

6. 低血压及休克　血压下降常见，严重者出现休克。心源性休克定义为在心脏充盈状态合适的情况下，仍有严重持续的低血压（收缩压＜ 90 mmHg）伴有组织低灌注（静息心率增快、意识状态改变、少尿、四肢湿冷）。心肌梗死后休克的发生率约 20%，可在梗死后数小时到 1 周内发生，通常是心源性休克，主要是由于梗死面积广泛（＞ 40%），心排血量急剧下降所致，也可能存在神经反射引起周围血管扩张，有些患者也有血容量不足的因素。患者可出现烦躁不安、面色苍白、皮肤湿冷、尿量减少（＜ 20 ml/h）、脉搏细速、神志淡漠等休克表现。

STEMI 时，重度左心衰竭与心源性休克可以不同程度合并存在，常统称为心脏泵功能衰竭。Forrester 等根据血流动力学并结合临床情况，提出了如下分类方法（表 3-6-6），其中，Ⅰ～Ⅳ类患者的死亡率分别是 3%、9%、23% 和 51%。

（三）体征

1. 心脏体征　心脏浊音界可正常也可轻度至中度扩大。心率增快或减慢或心律不齐。第

表 3-6-6　**Forrester 等对血流动力学分类**

分类	表现
Ⅰ类	无肺淤血和周围灌注不足；肺毛细血管楔压（PCWP）和心排指数（CI）正常
Ⅱ类	单有肺淤血：PCWP 增高（＞18 mmHg），CI 正常 $[＞2.2L/(min \cdot m^2)]$
Ⅲ类	单有周围灌注不足：PCWP 正常（＜18 mmHg），CI 降低 $[＜2.2L/(min \cdot m^2)]$
Ⅳ类	合并有肺淤血及周围循环灌注不足：PCWP 增高（＞18 mmHg），CI 降低 $[＜2.2L/(min \cdot m^2)]$

一心音常减弱，可出现第四心音（心房性）奔马律，大面积心肌梗死严重心功能不全者心尖部可出现第三心音（心室性）奔马律。10%～20% 患者在起病第 2～3 天出现心包摩擦音，为反应性纤维性心包炎所致。当发生机械并发症时也可闻及相应的杂音，具体特点在本节【并发症】中阐述。

2.血压　除极早期因交感神经活跃可致血压增高外，几乎所有患者都有血压降低。起病前有高血压者，血压可降至正常，且可能不再恢复至发病前水平。

3.胸部体征　有左心衰竭或左心室顺应性降低的患者常有肺部湿啰音。Killip 根据肺部湿啰音的严重程度提出了急性心肌梗死（acute myocardial infarction，AMI）的预后分级——Killip 分级（表 3-6-7），临床研究结果提示，这种分级对判断患者的晚期预后仍有实用价值。

表 3-6-7　**Killip 分级**

分级	肺部表现
Ⅰ级	无肺部啰音和第三心音
Ⅱ级	肺部啰音在 1/2 肺野以下，有或无第三心音
Ⅲ级	肺部啰音超过 1/2 肺野并伴有肺水肿
Ⅳ级	心源性休克

4.其他　可有与心力衰竭或休克相关的其他体征。

【并发症】

1.乳头肌功能不全或断裂　总发生率约 50%。可发生在心肌梗死后 2～7 天，后内侧乳头肌比前侧乳头肌更易受累，通常多见于下壁心肌梗死患者，预后差。乳头肌或腱索断裂后二尖瓣发生急性反流，患者可突发心力衰竭、肺水肿甚至是心源性休克，查体可闻及二尖瓣区收缩期杂音或原有杂音明显增强。当怀疑乳头肌或腱索断裂时也应及时行超声心动图予以明确（图 3-6-8）。

2.心脏破裂　游离壁破裂通常发生在 MI 的 24 h 以内以及 1 周左右，常见于前壁心肌梗死的患者，死亡率可高达 90%。临床表现为循环崩溃、突发的意识丧失、电-机械分离、休克以及心脏压塞的症状，若不及时抢救，患者可在几分钟内死亡。室间隔穿孔可发生在 STEMI 的 24 h 内，常见于前壁心肌梗死患者，预后较差，常死于严重心力衰竭或心源性休克，患者常表现为突发的心力衰竭或原有症状明显加重，甚至是心源性休克，最典型的表现是查体时可在胸骨左缘 3～4 肋间闻及粗糙的收缩期杂音，有些患者可伴有震颤。当怀疑室间隔穿孔时需立即行超声心动图予以确认（图 3-6-9）。

3.心室壁瘤　或称室壁瘤，主要见于左心室，发生率为 5%～20%。是由梗死区域室壁逐渐变薄和外向扩张所致，瘤体有较宽的基部与心室腔相通，瘤壁含有某些心肌成分，是心室重构过程的表现。室壁瘤可导致心脏扩大、心力衰竭、心律失常和血栓栓塞。心电图 ST 段持续抬高和超声心动图、同位素血池扫描及左心室造影检查可确定诊断。

4.血栓栓塞　有 10%～20% 的 STEMI 患者可出现血栓栓塞的并发症，且许多栓塞的发生较为隐蔽，难以发现。动脉系统的血栓来源主要是左心室附壁血栓，而肺栓塞的血栓来源主

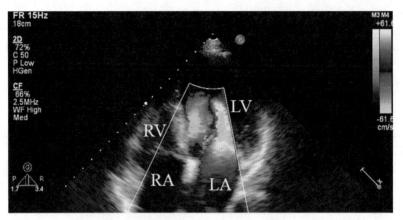

图 3-6-8　急性心肌梗死并发乳头肌功能不全，致二尖瓣大量反流
LA：左心房；LV 左心室；RA：右心房；RV 右心室

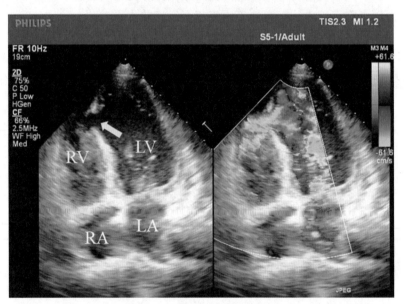

图 3-6-9　急性前壁心肌梗死并发室间隔穿孔（箭头所指）
LA：左心房；LV 左心室；RA：右心房；RV 右心室

要是下肢静脉。大面积心肌梗死、心力衰竭以及左心室附壁血栓均是动脉系统栓塞的危险因素。

5. 心肌梗死后综合征　发生率约 25%，多发生在 MI 的 3～5 天至数周内，表现为心包炎、胸膜炎或肺炎，有发热和胸痛，偶有关节肿痛，实验室检查有白细胞增高和红细胞沉降率（血沉）增快，可能为机体对坏死物质的过敏性反应。

【实验室检查及其他】

（一）心电图

常呈现动态演变过程，对 STEMI 的诊断、定位、评估病情、发现心律失常均有帮助。

1. 特征性改变　在面向透壁心肌坏死区的导联上出现以下特征性改变：①ST 段抬高呈弓背向上型；②宽而深的 Q 波（病理性 Q 波，Q 波时限＞0.04 ms，振幅＞1/3R 波）；③T 波倒置，往往深而宽，两支对称。在背向心肌坏死区的导联上则出现相反的改变，即 R 波增高，ST 段压低，和 T 波直立并增高。

2. 动态性改变　①超急性期改变：起病数小时内，可尚无异常或出现高尖 T 波（异常高大且两支不对称）。②急性期改变：高尖 T 波即与抬高的 ST 段融合成弓背向上的单向曲线，数小时到 2 天内出现病理性 Q 波（图 3-6-10），同时 R 波减低。Q 波在 3～4 天内稳定不变，以后 70% ～ 80% 永久存在。③亚急性期变化：在早期如不进行治疗干预，ST 段抬高持续数日至 2 周左右，逐渐回到等电位线，T 波变为平坦或倒置。④慢性期改变：数周至数月后，T 波倒置呈 V 型，两支对称，波谷尖锐。T 波倒置可永久存在，也可在数月、数年内逐渐恢复。

3. 定位和定范围　可根据心电图出现特征性改变的导联数来判断（表 3-6-8）。

4. 其他心电图表现　可有各种心律失常。特别是新出现的左束支传导阻滞（left bundle branch block，LBBB）伴有胸部不适，应高度怀疑 MI。

（二）血清心肌损伤标志物

增高水平与心肌坏死范围及预后明显相关（表 3-6-9）。

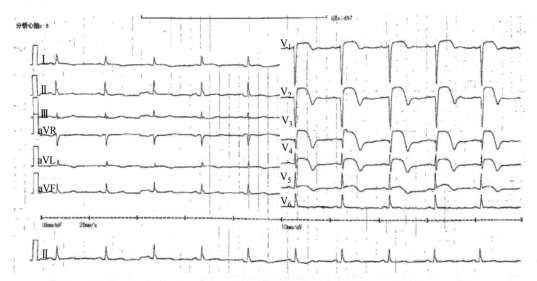

图 3-6-10　急性广泛前壁心肌梗死，$V_1 \sim V_5$ 导联 ST 段抬高伴 T 波倒置，$V_1 \sim V_3$ 导联波形呈 rS 形或 QS 形

表 3-6-8　心肌梗死部位与对应 ST 段抬高的导联

心肌梗死部位	ST 段抬高的导联
前间壁	$V_1 \sim V_3$
前壁	$V_3 \sim V_5$
前侧壁	I 、aVL、$V_5 \sim V_7$
广泛前壁	$V_1 \sim V_5$（也可伴有 I 、aVL 导联 ST 段抬高）
高侧壁	I 、aVL
下壁	II 、III 、aVF
后壁	$V_7 \sim V_9$
右心室	$V_{3R} \sim V_{5R}$

表 3-6-9　常用的心肌损伤标志物及其时间变化趋势

心肌损坏死标志物	开始升高时间	达峰时间	持续时间
cTnT	3 ～ 4 h	2 ～ 5 天	10 ～ 14 天
cTnI	4 ～ 6 h 或更早	24 h	7 ～ 10 天
CK	4 ～ 8 h	24 h	48 ～ 72 h
CK-MB	4 h	16 ～ 24 h	3 ～ 4 天
MYO	1 ～ 4 h	6 ～ 7 h	24 h
LDH	24 ～ 48 h	3 ～ 6 天	8 ～ 14 天
AST	6 ～ 12 h	24 ～ 48 h	3 ～ 6 天

1. 心脏特异性肌钙蛋白（cTn）　是诊断心肌坏死最特异和敏感的首选心肌损伤标志物。通常 cTnI 或 cTnT 在起病 3 ～ 4 h 后开始升高，可持续升高 7 ～ 14 天。cTn 的动态演变过程与再灌注程度、梗死面积等密切相关。

2. 肌酸激酶（CK）及同工酶（CK-MB）　CK 在心肌梗死 4 ～ 8 h 后开始升高，48 ～ 72 h 内恢复正常。CK-MB 是相对心脏特异的同工酶，心肌梗死后 4 h 开始升高，当 CK-MB/CK 比值超过 10% 时更有助于心肌梗死的诊断。CK-MB 峰值约在 16 ～ 24 h，3 ～ 4 天降至正常，其峰值的高低与心肌坏死的面积和预后有关。

3. 肌红蛋白（MYO）　梗死 1 ～ 4 h 后开始升高，约 24 h 恢复正常。MYO 测定有利于 MI 早期诊断，但由于 MYO 缺乏心肌特异性，若胸部不适发生于 4 ～ 8 h 而无 MI 典型心电图表现时，不能仅依靠 MYO 阳性来诊断 MI。

4. 乳酸脱氢酶（LDH）和谷草转氨酶（AST）　LDH、AST 的特异性及敏感性远不如上述心肌损伤标志物，基本已不再用于诊断 AMI。

（三）其他实验室检查

血白细胞在发病后 2 h 开始升高，2 ～ 4 天达峰值，一般不超过（12 ～ 15）×10^9/L，大面积心肌梗死时，偶可达 20×10^9/L，可伴有单核细胞比例增加。红细胞沉降率（血沉）增快在发病后 4 ～ 5 天达高峰，可持续几周，增快的数值与梗死大小和预后无关。血糖、炎症标志物（如 C 反应蛋白等）也有不同程度升高，并与 MI 预后有关。

（四）超声心动图

大部分 STEMI 患者可以在超声心动图上观察到相应梗死区域的室壁运动异常，也可以及时发现 STEMI 后心脏机械并发症的发生。需要指出的是超声心动图有助于发现主动脉夹层、肺栓塞、心包病变等，这对于急性胸痛的病因筛查至关重要。

（五）放射性核素及磁共振成像检查

这两项检查均不适用于急性期患者。但可在急性期过后完善放射性核素或磁共振成像进一步评估心肌梗死的部位、范围和心脏功能等。

【诊断与鉴别诊断】

（一）STEMI 的诊断

根据典型的临床症状，结合特征性心电图以及实验室检查结果（特别是肌钙蛋白），发现本病并不困难。另外，对于老年患者，症状可不典型，当出现原因不明的心力衰竭、心源性休克、心律失常，或持续的胸闷、胸痛等症状时需警惕 STEMI，及时完善心电图、肌钙蛋白等相关检查。

对于 STEMI 患者还应根据 Killip 分级充分评估其心脏功能，同时还需进行危险分层的评估，以便早期识别高危患者。若患者具有以下临床情况则视为高危：高龄、有严重基础疾病（如糖尿病、肾功能不全等）、重要脏器出血病史（如脑出血、消化道出血等）、大面积心肌梗死［广泛前壁心肌梗死、下壁合并右心室和（或）正后壁心肌梗死、反复再发心肌梗死］、合并严重并发症（恶性心律失常、急性心力衰竭、心源性休克和机械并发症等）、院外心搏骤停。

（二）STEMI 的鉴别诊断

1. 心绞痛　胸痛部位、性质与心肌梗死类似，持续时间 3 ～ 5 min，通常 < 15 min，硝酸甘油效果显著。心电图可有暂时性 ST 段或 T 波变化。与 STEMI 最关键的区别是硝酸甘油的缓解效果、ST 段的动态演变以及有无心肌损伤标志物的增高。

2. 急性心包炎　多为心前区锐痛，呈刀割样，随呼吸或咳嗽加剧。疼痛除放射到肩部和颈部外，斜方肌脊部放射为其特点。临床上症状常与发热同时出现，早期可闻及心包摩擦音。典型的心电图表现是除 aVR 导联外，各导联 ST 段弓背向下抬高，T 波倒置，无异常 Q 波形成。

3. 急性肺动脉栓塞　可突发胸痛、呼吸困难或休克，胸痛常位于胸部两侧，性质似胸膜炎样疼痛。严重的肺栓塞多伴有低氧血症表现；也可有右心负荷急剧增高的表现如肺动脉瓣区第二心音（P2）亢进、颈静脉充盈、肝大、下肢水肿等。典型心电图为 I 导联 S 波加深，III 导联 Q 波明显和 T 波倒置（即 $S_I Q_{III} T_{III}$）。

4. 主动脉夹层　疼痛程度开始即达高峰，常位于胸部正中，性质似撕裂或刀割样，可向背部、腹部和下肢放射，常伴有一个或多个部位动脉搏动消失。超声心动图、CT 或磁共振成像检查可提供诊断信息。

5. 急腹症　急性胰腺炎、急性胆囊炎或消化性溃疡穿孔等，疼痛多位于上腹部，可伴有恶心、呕吐和大汗或休克，有时可放射至背部或肩部。仔细询问病史和体格检查、心电图及血液生化指标检查可协助诊断。

【治疗】

治疗 STEMI 应强调争分夺秒，时间就是生命，时间就是心肌。治疗原则是早期、快速并完全地开通 IRA，挽救濒死的心肌，防止梗死扩大，缩小心肌缺血范围，保护心脏功能，预防和及时处理并发症，挽救患者生命并改善预后。

（一）院前及院内急救

50% 的 AMI 患者在到达医院前就已死亡，而大多数 STEMI 患者的死亡原因是心室颤动导致的猝死。因此，STEMI 患者院前急救的主要任务是尽快将 STEMI 患者安全转运至医院，并尽早进行再灌注治疗。对于疑似 STEMI 的患者院前急救的内容主要包括：①识别 AMI 的症状；②当发生生命危险时，急救医疗小组可以快速开始复苏，包括除颤；③将患者转运到富有经验的医疗机构；④尽早完成再灌注治疗。为了加快诊疗速度，应在首次医疗接触（FMC）后 10 min 内完成首份 12 导联心电图，对于下壁心肌梗死需加做 $V_{3R} \sim V_{5R}$ 和 $V_7 \sim V_9$ 导联，即记录 18 导联心电图。对有持续性胸痛症状但首份心电图不能明确诊断的患者，需在 15 ～ 30 min 内复查心电图，对症状发生变化的患者随时复查心电图，与既往心电图进行比较有助于诊断。将患者送达急诊室后，尽快完成病史采集、查体、抽血和心电图检查。需特别指出的是，患者出现典型的胸痛症状，有明显的 ST 段抬高并可确诊为 STEMI 时可尽早行再灌注治疗，绝不可因等待心肌酶或 cTn 的检测结果而延误再灌注治疗。

（二）住院治疗

1. 监护和一般治疗　急性期需卧床休息，保持环境安静，保持大便通畅，防止不良刺激。行心电、血压、呼吸和血氧饱和度监测。建立静脉通道。如果动脉血氧饱和度＜ 90% 或动脉氧分压＜ 60 mmHg 可给予吸氧治疗，2 ～ 4L/min 经面罩或鼻导管给予，必要时应用机械辅助通气。

2. 解除疼痛

（1）吗啡：通常给予小剂量 3 mg 静脉注射，可间隔 5 min 重复使用，总量不宜超过 15 mg，避免大剂量一次皮下注射。注意低血压、呼吸抑制等副作用。对极度烦躁、焦虑患者可应用镇静剂（如苯二氮䓬类药物）。

（2）硝酸酯类药物：可以降低心肌耗氧量，并改善心肌供氧，但使用期间应严密监测血压，避免低血压。若并发心力衰竭、大面积前壁心肌梗死、持续性缺血或高血压的患者可静脉给予硝酸甘油治疗。对无低血压、心动过缓或心动过速的 MI 患者也可静脉应用硝酸甘油 24 ～ 48 h。而收缩压＜ 90 mmHg、临床怀疑右心室梗死以及 24 h 内应用过磷酸二酯酶 5 抑制剂（如西地那非）的患者不应使用硝酸酯类药物治疗。

（3）β 受体阻滞剂：可以通过降低心肌耗氧量以改善症状，并可缩小 MI 面积，减少心室颤动的发生，对降低急性期病死率有肯定的疗效。对于没有以下情况的患者应在发病 24 h 内开始口服 β 受体阻滞剂：①心力衰竭或低心排血量；②心源性休克高危患者；③其他使用 β 受体阻滞剂的相对禁忌证（PR 间期 > 0.24 s、二度或三度房室传导阻滞、活动性哮喘或反应性气道疾病）。可口服美托洛尔，从小剂量开始，逐渐加量。若患者耐受良好，2 ～ 3 天后更换为相应剂量的长效缓释制剂。β 受体阻滞剂的使用应个体化，以将患者静息心率控制在 50 ～ 60 次 / 分为宜。

（4）抗血小板治疗：是所有 ACS 治疗中的最重要环节之一，所有 STEMI 患者均需要联合应用包括阿司匹林和 P2Y$_{12}$ 受体拮抗剂在内的双联抗血小板治疗，负荷剂量后给予维持剂量，用法与 UA/NSTEMI 相同，见上一节。

（5）抗凝治疗：除非有禁忌，所有 STEMI 患者均应在抗血小板治疗基础上联合应用抗凝治疗。抗凝治疗可建立和维持梗死相关血管的通畅，并可预防深静脉血栓和心室内血栓形成，常用的药物有普通肝素、低分子量肝素、比伐芦定等。

（6）再灌注治疗：是治疗 STEMI 最为重要的手段，通过一定的方法恢复梗死区供血以挽救缺血心肌，从而达到改善症状及预后的作用。目前再灌注手段主要有 PCI、溶栓及 CABG。图 3-6-11 为经救护车收治且入院前已确诊为 STEMI 患者的再灌注治疗流程。需要注意的是，若患者自行就诊于具有 PCI 能力的医院，则应在 FMC 90 min 内完成直接 PCI 治疗，力争 60 min 内完成再灌注。

1）直接 PCI：是指不予药物溶栓而直接采用球囊扩张和（或）支架植入的方法开放 IRA。若患者能在 120 min 内转运至有 PCI 资质的医院完成再灌注治疗或患者首诊于有 PCI 资质的医院则应首选直接 PCI 作为再灌注的手段，力争 90 min 内完成再灌注。图 3-6-12 为 STEMI 患者行急诊 PCI 术前及术后的冠状动脉造影影像。表 3-6-10 及表 3-6-11 分别为直接 PCI 的指征及禁忌证。

对于直接 PCI 的患者，术中抗凝首选普通肝素。静脉推注普通肝素 70 ～ 100 U/kg，维持活化凝血时间（ACT）250 ～ 300 s。若存在肝素使用的禁忌证或出血风险高则可换用比伐芦定抗凝，比伐芦定静脉推注 0.75 mg/kg，继而以 1.75 mg/（kg·h）静脉滴注至操作结束 3 ～ 4 h。

2）溶栓：对于就诊于不具备 PCI 资质的医院或者患者转运时间较长的情况，溶栓治疗也是再灌注的选择之一，且发病 3 h 以内溶栓效果与直接 PCI 相当。因此，若无法及时行 PCI 开通 IRA，选择溶栓也是挽救患者生命的有效手段。表 3-6-12 至表 3-6-14 为溶栓的指征及禁忌证。表 3-6-15 是常用的溶栓药物及剂量。

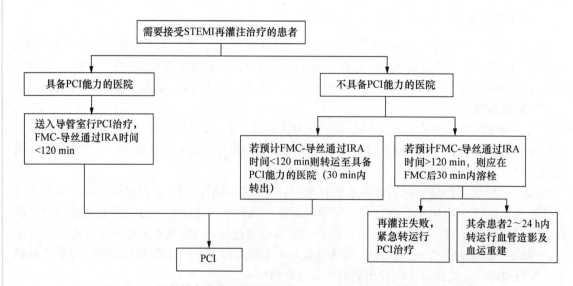

图 3-6-11　经救护车收治且入院前已确诊为 STEMI 患者的再灌注治疗流程

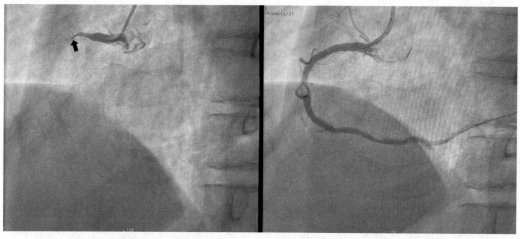

图 3-6-12　左图：冠状动脉造影示右冠状动脉近段闭塞；右图：冠状动脉造影示右冠状动脉近段闭塞处植入支架后

表 3-6-10　直接 PCI 指征

直接 PCI 指征
①发病 12 h 内并且有持续新发的 ST 段抬高或新发左束支传导阻滞
②发病 12 ～ 48 h 内，但有临床和（或）心电图进行性缺血证据
③发病超过 12 h 并伴有心源性休克或心力衰竭

表 3-6-11　直接 PCI 禁忌证

直接 PCI 禁忌证
①发病超过 48 h
②无心肌缺血表现、血流动力学和心电稳定的患者

表 3-6-12　STEMI 患者溶栓指征

①急性胸痛发病未超过 12 h，预期 FMC 至导丝通过 IRA 时间＞ 120 min，无溶栓禁忌证
②发病 12 ～ 24 h 仍有进行性缺血性胸痛和心电图至少相邻 2 个或 2 个以上导联 ST 段抬高＞ 0.1 mV，或血流动力学不稳定的患者，若无直接 PCI 条件且无溶栓禁忌证，应考虑溶栓治疗

表 3-6-13　STEMI 患者溶栓绝对禁忌证

①既往任何时间发生过颅内出血或未知原因卒中
②近 6 个月发生过缺血性卒中
③中枢神经系统损伤、肿瘤或动静脉畸形
④近 1 个月内有严重创伤、手术、头部损伤、胃肠道出血
⑤已知原因的出血性疾病（不包括月经来潮）
⑥明确、高度怀疑或不能排除主动脉夹层
⑦24 h 内接受非可压迫性穿刺术（如肝活检、腰椎穿刺）

表 3-6-14　STEMI 患者溶栓相对禁忌证

①6 个月内有短暂性脑缺血发作
②口服抗凝药治疗中
③妊娠或产后 1 周
④严重未控制的高血压［收缩压＞ 180 mmHg 和（或）舒张压＞ 110 mmHg］
⑤晚期肝脏疾病
⑥感染性心内膜炎
⑦活动性消化性溃疡
⑧长时间或有创性复苏

表 3-6-15　常用溶栓药物及剂量

药物	剂量	特点
尿激酶	150 万 U 溶于 100 ml 生理盐水，30 min 内静脉滴注	不具有纤维蛋白选择性，再通率低，不建议院前溶栓使用
重组人尿激酶原	一次用 50 mg，先将 20 mg 用 10 ml 生理盐水溶解后，3 min 静脉推注完毕，其余 30 mg 溶于 90 ml 生理盐水，于 30 min 内静脉滴注完毕	再通率高，脑出血发生率低
阿替普酶	用生理盐水稀释后静脉注射 15 mg 负荷剂量，后续 30 min 内以 0.75 mg/kg 静脉滴注（最多 50 mg），随后 60 min 内以 0.5 mg/kg 静脉滴注（最多 35 mg）	再通率高，脑出血发生率低，目前较为常用
瑞替普酶	2 次静脉注射，每次 1000 万 U 负荷剂量，间隔 30 min	2 次静脉注射，使用较方便
rhTNK-tPA	每支 16 mg，用注射用水 3 ml 稀释后于 5 ~ 10 s 内静脉推注	再通率高，一次静脉注射，使用方便

rhTNK-tPA：重组人 TNK 组织型纤溶酶原激活剂

院前溶栓的效果优于入院后溶栓，因此若有条件可以在救护车上予以溶栓。但需要指出的是，院前溶栓治疗须具备以下全部 4 个条件：①急性胸痛持续 30 min 以上，但未超过 12 h；②心电图相邻 2 个或 2 个以上导联 ST 段抬高，在肢体导联 ≥ 0.1 mV、胸导联 ≥ 0.2 mV 或新出现的 LBBB 或右束支传导阻滞（right bundle branch block，RBBB）；③年龄 ≤ 75 岁；④不能在 120 min 内完成急诊 PCI。

溶栓再通的判断标准：根据冠状动脉造影观察血管再通情况直接判断，心肌梗死溶栓治疗（thrombolysis in myocardial infarction，TIMI）分级（TIMI 分级）达到 2、3 级者表明血管再通，或根据：①抬高的 ST 段回落 ≥ 50%；②胸痛症状缓解或消失；③出现再灌注性心律失常，如加速性室性自主心律、室性心动过速甚至心室颤动、房室传导阻滞、束支传导阻滞，或下壁心肌梗死患者出现一过性窦性心动过缓、窦房传导阻滞，伴或不伴低血压；④心肌损伤标志物峰值提前，如 cTn 峰值提前至发病后 12 h 内，CK-MB 峰值提前至 14 h 内等间接判断血栓是否溶解。

静脉溶栓患者的抗凝治疗可选择普通肝素、低分子量肝素等，至少使用 48 h，但不超过 8 天。普通肝素 60 U/Kg 静脉弹丸式注射（不超过 4000 U），随后 12 U/kg 静脉滴注（不超过 1000 U/h），维持 24 ~ 48 h，监测活化部分凝血活酶时间（APTT）为正常水平的 1.5 ~ 2.0 倍。若使用低分子量肝素则弹丸式静脉推注 30 mg，15 min 后给予 1 mg/kg 皮下注射，而后以该剂量每 12 h 皮下注射一次，用到血运重建前或出院前（不超过 8 天），高龄及肾功能不全患者需减量使用。

溶栓治疗后仍有明显胸痛，抬高的 ST 段无明显降低者，应尽快进行冠状动脉造影，如显示 TIMI0 ~ 2 级血流（见二维码数字资源 3-6-2），说明相关动脉未再通，宜立即实施补救性 PCI。溶栓成功后稳定的患者，实施血管造影的最佳时机是 2 ~ 24 h，必要时进行梗死相关动脉血运重建治疗。

3）CABG：患者存在溶栓禁忌或失败、PCI 失败或冠状动脉解剖不适合 PCI，患者有大面积心肌梗死伴心源性休克或血流动力学不稳定或出现机械性并发症，可考虑急诊 CABG。

（7）其他药物治疗

1）ACEI/ARB：ACEI 能抑制心室重构，减少 AMI 的病死率和充血性心力衰竭的发生。若无使用禁忌证，所有 STEMI 患者都应尽早接受 ACEI 治疗，并监测血压，逐渐将 ACEI 增加到目标剂量。不能耐受 ACEI 的患者，可尝试用 ARB 替代。

2）调脂类药物：他汀类及其他调脂药物的使用同 NSTE-ACS 患者，见本章第 2 节。

数字资源
3-6-2

3）醛固酮受体拮抗剂：STEMI 后已接受 ACEI 和（或）β 受体阻滞剂治疗，但仍存在左心室收缩功能不全（LVEF ≤ 40%）、心力衰竭或糖尿病，且无明显肾功能不全的患者，应给予醛固酮受体拮抗剂治疗。

4）钙通道阻滞剂（CCB）：目前尚无证据表明 STEMI 患者常规使用 CCB 可以获益，但若患者无禁忌证（心肌收缩障碍、房室传导阻滞等），且已使用了足够剂量的 β 受体阻滞剂或存在 β 受体阻滞剂禁忌证时，心率仍难以达标的情况下，可使用非二氢吡啶类 CCB 以控制患者心率。

（8）抗心律失常治疗：①室性心律失常：室性期前收缩或成对出现、非持续性室性心动过速使用抗心律失常药物常有良好的效果，如利多卡因、胺碘酮，也可考虑静脉使用 β 受体阻滞剂。发生心室颤动或血流动力学不稳定的室性心动过速时应立即采用非同步直流电除颤或同步直流电复律。如室性心律失常反复可用胺碘酮治疗。治疗过程中需注意电解质平衡，尤其是钾、镁离子。②对缓慢性心律失常：可用阿托品 0.5 ～ 1 mg 肌内或静脉注射。伴有血流动力学不稳定的窦性心动过缓或高度房室传导阻滞的 STEMI 患者，药物治疗无效时宜安装临时起搏器。③室上性快速性心律失常：选用维拉帕米、美托洛尔、地尔硫䓬、洋地黄制剂或胺碘酮等药物治疗，药物不能控制时，可考虑用同步直流电复律治疗。

（9）抗心力衰竭治疗：主要是治疗急性左心衰竭，以应用吗啡和利尿剂为主，可应用氨茶碱解除支气管痉挛，并有一定的增强心肌收缩、扩张外周血管作用，亦可选用血管扩张剂减轻左心室的负荷，或用多巴酚丁胺静脉滴注等治疗。洋地黄制剂可能引起室性心律失常，应慎用，尤其心肌梗死 24 h 内尽量避免使用洋地黄制剂。若心力衰竭严重，且利尿剂无效时可采取血液超滤。

（10）抗休克治疗：①补充血容量：估计有血容量不足，或中心静脉压和肺动脉楔压低者，可用右旋糖酐 40 或 5% ～ 10% 葡萄糖液静脉滴注，输液后如中心静脉压上升 > 18 cmH$_2$O，PCWP > 15 ～ 18 mmHg，则应停止。②应用升压药：补充血容量后血压仍不升，而 PCWP 和 CI 正常时，提示周围血管张力不足，可经静脉滴注多巴胺、多巴酚丁胺或去甲肾上腺素。③应用血管扩张剂：经上述处理血压仍不升，而 PCWP 增高，CI 低或周围血管显著收缩致四肢厥冷并有发绀时，可静脉滴注硝普钠或硝酸甘油，直至左心室充盈压下降。治疗休克的其他措施包括：纠正酸中毒、保护肾功能、避免脑缺血，必要时应用洋地黄制剂等。有条件医院可使用主动脉内球囊反搏（intraaortic balloon counterpulsation，IABP）或左心室辅助装置等，可降低心源性休克的病死率。

（11）右心室心肌梗死的处理：右心室心肌梗死引起右心衰竭伴低血压，而无左心衰竭的表现时，应扩张血容量。在血流动力学监测下静脉滴注输液，直到低血压得到纠正或 PCWP 达到 15 mmHg。如输液 1 ～ 2 L 低血压仍未纠正者可用正性肌力药物，以多巴酚丁胺为优。不宜用利尿剂。

（三）长期治疗

STEMI 患者应在出院前制订出院后的长期治疗计划，包括非药物治疗。

1. 非药物治疗　STEMI 患者的非药物治疗方式与 NSTEMI 类似，均要求患者严格戒烟，控制总热量摄入，尽量减少饱和脂肪酸、反式脂肪酸等摄入。超重和肥胖患者则应积极控制体重。若患者经血运重建及药物治疗后仍然有心功能不全，或曾发生过致命性室性心动过速或心室颤动，则需充分评估患者猝死风险，必要时可安装埋藏式心脏复律除颤器（implantable cardioverter defibrillator，ICD），用以预防心脏性猝死。

2. 药物治疗　STEMI 患者的长期药物治疗应为住院期间药物治疗的延续。所有 STEMI 患者出院后均应长期服用阿司匹林、β 受体阻滞剂和 ACEI。

抗栓治疗在 STEMI 的治疗中至关重要，因此若无特殊情况，STEMI 患者必须严格使用

DAPT，且不可自行停药。DAPT 方案为阿司匹林联合一种 P2Y$_{12}$ 受体拮抗剂，使用方法如前所述。需要强调的是，无论是否接受再灌注治疗的 STEMI 患者均应接受 DAPT 至少 12 个月，若出血风险高，则 DAPT 可维持 6 个月。

β 受体阻滞剂和 ACEI 可改善心肌梗死患者生存率，建议给予最大耐受剂量长期治疗。不能耐受 ACEI 的患者可改用 ARB 类药物。

STEMI 患者需严格进行血脂管理，他汀类及其他调脂药物的使用及降脂目标同 NSTE-ACS 患者，见本章第 2 节。

除此以外，STEMI 患者也应严格管理血压及血糖。血压管理目标为 < 130/80 mmHg（收缩压不低于 110 mmHg），年龄 > 80 岁的患者目标血压为 < 150/90 mmHg。血糖管理方面，应将糖化血红蛋白控制在 7% ～ 8%，具体根据患者年龄、糖尿病病程、一般状况、低血糖史等综合评估。近年来临床研究显示部分胰高糖素样肽 -1 受体激动剂以及钠−葡萄糖协同转运蛋白 2 抑制剂可改善 STEMI 患者预后。

【预后】

STEMI 患者的预后主要取决于梗死的范围、侧支循环的建立、再灌注是否及时与充分。有一半以上的心肌梗死患者在到达医院前死亡，随着再灌注治疗的进展，院内死亡率已由 10 年前的 10% 下降至 6%，发病 1 年内的死亡率为 15%，且年龄越大，死亡率越高。

（郭彩霞　连　政）

第 4 节　冠状动脉疾病的其他表现形式

一、隐匿型冠心病

隐匿型冠心病（latent coronary heart disease）又称无症状性冠心病或无症状性心肌缺血（asymptomatic/silent myocardial ischemia），是指无临床症状，但是存在心肌缺血客观证据（如心电图、心肌血流灌注及心肌代谢等异常）。心肌缺血的心电图表现可以在静息时、负荷状态下出现，常被动态心电图（Holter）或心电监护记录发现。这些患者经过冠状动脉造影或尸检，几乎均证实冠状动脉存在明显狭窄。

【临床表现】

隐匿型冠心病有 3 种临床类型：Ⅰ型患者有心肌缺血客观证据（即存在阻塞性冠心病），但无心绞痛症状；Ⅱ型患者曾有心肌梗死，现有心肌缺血客观证据但无心绞痛症状；Ⅲ型患者有心肌缺血发作（即存在于不同类型心绞痛患者），但有些有症状，有些无症状，其中，Ⅲ型患者临床最多见。

隐匿型冠心病患者可转化为各种有症状的冠心病临床类型，包括心绞痛或心肌梗死，也可以逐渐演变为缺血性心肌病，个别患者发生猝死。及时发现这类患者可及早为他们提供治疗机会。

【诊断与鉴别诊断】

主要根据静息、动态或负荷试验的心电图检查、放射性核素心肌显像，发现无法用其他原因解释的心肌缺血，并结合患者具有动脉粥样硬化的危险因素以做出诊断。能确定冠状动脉存在病变的影像学检查（包括冠状动脉 CT 血管成像、冠状动脉造影或 IVUS 等检查）有重要诊断价值。

鉴别诊断需要考虑能引起 ST 段和 T 波改变的其他疾病，包括各种器质性心脏病，特别是心肌炎、心肌病、心包疾病、电解质平衡紊乱、内分泌疾病和药物相互作用等，可根据上述疾病的临床特点做出鉴别。心脏神经症患者可因肾上腺素能 β 受体兴奋性增高而在心电图上出现 ST 段和 T 波变化，也应予以鉴别。

【治疗】

采用防治动脉粥样硬化的各种治疗，如应用硝酸酯类、β 受体阻滞剂和 CCB 可减少或消除无症状性心肌缺血的发作，联合用药效果更好。建议行冠状动脉造影以明确病变的严重程度，并考虑是否需行血运重建手术治疗。

【预后】

预后与有无症状无关，与冠状动脉病变的范围和程度相关。总缺血负荷（即有症状与无症状缺血之和）可作为预测患者预后的指标。存在 I 型无症状性心肌缺血者其心源性死亡风险可增高 4 ～ 5 倍。

二、缺血性心肌病

缺血性心肌病（ischemic cardiomyopathy，ICM）为冠状动脉粥样硬化病变使心肌长期缺血、缺氧而导致心肌细胞减少、坏死、心肌纤维化、心肌瘢痕形成的疾病。临床特点是心脏变得僵硬、逐渐扩大，发生心律失常和心力衰竭，因此也称为心律失常和心力衰竭型冠心病或心肌硬化型冠心病，属于冠心病的一种特殊类型或晚期阶段。

【临床表现】

1. 心脏增大　患者有心绞痛或心肌梗死病史，常伴有高血压，心脏逐渐增大，以左心室增大为主，可先发生心肌肥厚，以后心脏扩大，后期则两侧心脏均扩大。部分患者可无明显心绞痛或心肌梗死病史，由前述隐匿型冠心病发展而来。

2. 心力衰竭　多逐渐发生，大多先出现左心衰竭。在心肌肥厚阶段，心脏顺应性降低，引起舒张功能不全。随着病情发展，收缩功能衰竭，然后发生右心衰竭，出现相应的症状和体征。

3. 心律失常　可出现各种心律失常，一旦出现常持续存在，其中以期前收缩（室性或室上性）、心房颤动、病态窦房结综合征、房室传导阻滞和束支传导阻滞为多见，阵发性心动过速亦有时发现。有些患者在心脏还未明显增大前已发生心律失常。

【诊断与鉴别诊断】

诊断依靠冠状动脉粥样硬化证据，并且除外可引起心脏扩大、心力衰竭和心律失常的其他器质性心脏病。需满足以下几点：①有明确的心肌坏死或心肌缺血证据；②心脏明显扩大；③心功能不全临床表现和（或）实验室检查依据。如既往有心绞痛或心肌梗死病史，有助于诊断。冠状动脉造影可确立诊断。

鉴别诊断需与心肌病（如特发性扩张型心肌病）、心肌炎、高血压性心脏病、内分泌疾病性心脏病等鉴别。

【治疗】

内科防治非常重要，有助于延缓充血性心力衰竭的发生发展。积极控制冠心病危险因素（如高血压、高脂血症、糖尿病等）；治疗各种原因所致的心肌缺血；纠正心律失常。对缺血区域有存活心肌者，血运重建可显著改善心肌功能。晚期患者是人工心脏或心脏移植手术的主要适应证人群。

【预后】

预后不佳，5 年病死率 50% ～ 84%。心脏显著扩大特别是进行性心脏扩大、严重心律失常和射血分数明显降低，为预后不佳的预测因素。死亡原因主要是进行性充血性心力衰竭、心肌梗死和严重心律失常。

三、冠状动脉痉挛

即变异型心绞痛（variant angina pectoris，PVA），是不同于前述劳力性心绞痛的一种特殊类型的心绞痛，主要临床特点为静息时出现心绞痛伴心电图一过性 ST 段抬高。在 1959 年由 Prinzmetal 及其同事首先描述，又称为 Prinzmetal 心绞痛。

【发病机制】

变异型心绞痛是由冠状动脉痉挛引起的，而不是冠状动脉固定性狭窄。冠状动脉痉挛可通过使用麦角新碱或乙酰胆碱等药物激发。局部痉挛在右冠状动脉最常见，一支冠状动脉的一个节段或单支血管甚至多支血管可同时或相继收缩。正常血管或粥样硬化病变部位血管均可发生痉挛，且冠状动脉的狭窄程度与其临床表现严重程度并不具有相关性。

【临床表现】

吸烟、酒精和毒品是变异型心绞痛重要的诱发因素，患者多较年轻，除吸烟外多无冠心病经典易患因素。变异型心绞痛多在静息时发作，无体力劳动或情绪激动等诱因。发病时间多集中在午夜至上午 8 点之间，行 Holter 或心电监护发现多为无症状性的心电图异常。如长时间冠状动脉痉挛则导致急性心肌梗死、恶性室性心律失常甚至猝死，患者可因心律失常伴发晕厥。

【诊断】

典型的变异型心绞痛心电图表现为胸痛发作时 ST 段抬高，而不是一般心绞痛发作时的 ST 段压低。研究发现，冠状动脉痉挛并非均表现为 ST 段抬高，非完全闭塞性痉挛表现为 ST 段压低或 T 波改变，严重的闭塞性痉挛表现为 ST 段抬高。冠状动脉造影下激发试验（如静脉注射乙酰胆碱）可确定诊断。

【治疗】

戒烟基础上，CCB（地尔硫䓬）和硝酸酯类药物合用是治疗变异型心绞痛的主要手段。β 受体阻滞剂可能会加重或诱发变异型心绞痛；但对有固定狭窄的变异型心绞痛患者并非绝对禁忌。如果患者冠状动脉近端存在孤立、引起血流受限的固定狭窄病变，应考虑血运重建。

【预后】

如无显著冠状动脉固定性狭窄，变异型心绞痛一般预后良好，5 年生存率 89% ～ 97%。多支血管或左主干痉挛的弥漫性 ST 段抬高患者预后不良。

四、心肌桥

冠状动脉通常走行于心外膜下的结缔组织中，如果冠状动脉走行于心肌内，这束心肌被称为心肌桥（myocardial bridging）。走行于心肌桥下的冠状动脉被称为壁冠状动脉。由于壁冠状动脉在每一个心动周期中的收缩期被挤压，而产生远端心肌缺血，临床上可表现为类似心绞痛的胸痛、心律失常，偶可引起心肌梗死或猝死。

【发病机制】

由于心肌桥的存在，心肌桥近端的收缩期前向血流逆转，损伤该处的血管内膜，所以心肌桥处容易有动脉粥样硬化斑块形成。冠状动脉造影显示该节段收缩期血管腔被挤压，舒张期又恢复正常，被称为"挤奶现象"（milking effect）。

大部分心肌桥没有临床意义，冠状动脉造影患者中的检出率为 0.51%～16%，而尸体解剖的检出率为 15%～85%。

【治疗】

无特异性治疗，β 受体阻滞剂等降低心肌收缩力的药物可缓解症状。一旦诊断本病，除非绝对需要，应避免使用硝酸酯类药物及多巴胺等正性肌力药物。由于血管穿孔、支架内再狭窄的发生率显著升高，不宜采用支架治疗。

五、冠状动脉微血管疾病

冠状动脉造影结果正常的胸痛——X 综合征（syndrome X）患者冠状动脉造影无异常发现，但具有心绞痛或类似心绞痛的胸痛，平板运动试验时出现 ST 段下移，绝经期前女性多见。X 综合征患者占因胸痛行冠状动脉造影检查患者总数的 10%～30%。

【发病机制】

该病的发病机制尚不清楚，可能存在冠状动脉微血管病变，包括①对心肌代谢异常或对生理介质的反应性异常，如部分患者运动负荷试验或心房调搏术时心肌乳酸产生增多，提示心肌缺血；②微血管功能障碍，如微血管灌注功能障碍。无明确心肌缺血证据而与痛阈降低改变有关者，称为敏感心综合征（sensitive heart syndrome），可能与交感神经占主导地位的交感和迷走神经平衡失调有关。

【影像学检查】

心电图可以正常，或者有非特异性的 ST-T 改变，近 20% 的患者运动试验阳性。血管内超声及多普勒血流测定可显示有冠状动脉内膜增厚，早期动脉粥样硬化斑块形成及冠状动脉血流储备降低。

【治疗】

本病无特异疗法，需积极控制危险因素。β 受体阻滞剂和 CCB 均能减少胸痛发作次数。

【预后】

通常良好，但由于临床症状始终存在，可迫使患者反复就医，导致过度检查和药品消耗，患者生活质量下降，日常工作受影响。患者中约 2/3 有不同程度的心理障碍。

（郭彩霞　陈　璐）

第7章 心脏瓣膜疾病

心脏瓣膜疾病（valvular heart disease，VHD）是由于炎症、黏液样变性、退行性改变、先天性畸形、缺血性坏死、创伤等原因引起的单个或多个瓣膜发生结构和（或）功能异常引起血流动力学改变，导致心腔结构改变及功能失调的一组心脏疾病。二尖瓣最常受累，其次为主动脉瓣。

风湿热及其所致的瓣膜损害引起风湿性心脏病（rheumatic heart disease，RHD）简称风心病，是 19 世纪和 20 世纪早期大多数国家心脏瓣膜疾病的主要原因，目前患病率已逐渐下降。同时随着人口老龄化进程的加速，与年龄相关的退行性瓣膜病发病率迅速上升，瓣膜黏液样变性和老年瓣膜钙化日益增多，已成为威胁人类健康的重要心血管疾病。心脏瓣膜疾病的主要病因如表 3-7-1 所示。

表 3-7-1　心脏瓣膜疾病的主要病因

主动脉狭窄	主动脉反流	二尖瓣狭窄	二尖瓣反流		三尖瓣反流
			慢性	急性	
二叶式主动脉瓣	二叶式主动脉瓣	风湿性	二尖瓣脱垂	心内膜炎	功能性
风湿性	心内膜炎		左心室扩张	乳头肌功能障碍	三尖瓣脱垂
退行性	主动脉根部扩张		风湿性	乳头肌或腱索断裂	心内膜炎
	风湿性		心内膜炎	人工瓣膜功能障碍	

第 1 节　主动脉瓣疾病

一、主动脉瓣狭窄

【病因】

主动脉瓣狭窄（aortic stenosis，AS）分为先天性与后天获得性（表 3-7-2）。最常见的先天性畸形为二叶式主动脉瓣，发生率约为 1%，男性多见。瓣膜结构异常造成湍流，导致瓣叶损伤，进而发生纤维化及钙化，瓣膜活动度逐渐减低，最后造成瓣口狭窄，通常在 40 岁后发病。

后天获得性主动脉瓣狭窄的常见病因有风心病和退行性老年钙化性主动脉瓣狭窄。前者多由于瓣叶交界处融合所致，且通常合并反流和二尖瓣病变；后者常见于 65 岁以上的老年患者，男性多见。其他少见病因有较大赘生物阻塞瓣口，如真菌性感染性心内膜炎、系统性红斑狼疮、类风湿关节炎伴瓣叶结节样增厚等。

【病理】

风湿性炎症导致瓣膜交界处粘连融合，瓣叶纤维化、钙化、僵硬和挛缩畸形，引起瓣口狭窄。先天性二叶式主动脉瓣畸形出生时多无交界处融合和狭窄，后因畸形致湍流对瓣叶的长期

表 3-7-2　主动脉瓣病变的主要病因

瓣膜损害类型	病因
主动脉瓣狭窄	先天性（二叶瓣、单瓣）
	退行性钙化
	风湿热
	放射
主动脉瓣反流	瓣膜病
	先天性（二叶瓣）
	心内膜炎
	风湿热
	黏液瘤（脱垂）
	外伤
	梅毒
	强直性脊柱炎
	主动脉根部病变
	主动脉夹层
	主动脉中层囊性变性
	马方综合征
	二叶瓣型主动脉
	非综合征型家族性主动脉瘤
	主动脉炎
	高血压

创伤引起纤维化和钙化，约 1/3 于成年期形成椭圆形或窄缝形狭窄瓣口。退行性老年钙化性主动脉瓣狭窄瓣叶边缘较整齐，多无瓣叶间的粘连，瓣叶主动脉面有钙化结节或赘生物限制瓣叶活动，常伴有瓣环钙化。

【病理生理】

正常成人主动脉瓣口面积在 $3 \sim 4$ cm^2，依据血流动力学和自然病程可将主动脉瓣狭窄分为：轻度（瓣口 > 1.5 cm^2）、中度（瓣口 1.0 ~ 1.5 cm^2）和重度（瓣口 < 1.0 cm^2）。当瓣口面积减少至正常 1/3 前，血流动力学改变不明显。当瓣口面积 ≤ 1.0 cm^2 时，左心室收缩压明显升高，主要通过进行性室壁向心性肥厚代偿，产生并保持较高的跨瓣压力阶差，以维持正常收缩期室壁应力和左心室心排血量。当狭窄严重但心输出量正常时，平均跨瓣压差一般 > 50 mmHg。长期左心室肥厚导致其顺应性降低，左心室舒张末压进行性升高，因而使左心房的后负荷增加、左心房代偿性肥厚。肥厚的左心房在舒张末期强力收缩有助于左心室的充盈，使左心室舒张末容量增加，以维持有效的心搏出量。长期左心房负荷增加，将导致肺静脉压、肺毛细血管楔压和肺动脉压等相继增高，临床上出现左心衰竭的症状。

严重主动脉瓣狭窄引起心肌缺血，其机制为：①左心室壁肥厚、心室收缩压升高和射血时间延长，增加心肌氧耗；②左心室肥厚，心肌毛细血管密度相对减少；③舒张期心腔内压力增高，压迫心内膜下冠状动脉；④左心室舒张末压升高致舒张期主动脉左心室压差降低，减少冠状动脉灌注压。后二者减少冠状动脉血流；上述机制导致心肌缺血，进一步损害左心功能，并可导致头晕、黑矇及晕厥等脑缺血症状。

【临床表现】

（一）症状

劳力性呼吸困难、心绞痛和晕厥为典型主动脉狭窄的三联征。三联征出现提示预后不良，若不行手术治疗，心绞痛者约半数 5 年内死亡；出现晕厥的患者，约半数 3 年内死亡；出现充血性心力衰竭患者约半数 2 年内死亡。3% ~ 5% 的患者可在无症状期猝死。

（1）呼吸困难：劳力性呼吸困难为晚期肺淤血引起的常见首发症状，见于95%的有症状患者。随着心肌顺应性的减低以及左心室肥厚造成的舒张功能异常，可出现阵发性夜间呼吸困难、端坐呼吸和急性肺水肿。收缩功能异常通常发生在疾病的晚期，呼吸困难也是收缩功能异常的标志。

（2）心绞痛：是最早出现也是最常见的症状，占有症状患者的50%～70%。常由运动诱发，休息后缓解，反映了心肌需氧和供氧之间的不平衡。主要是由于心肌肥厚、射血时间延长造成耗氧量增加，左心室舒张期压力的增高导致冠状动脉血流减少引起心肌缺血所致，极少数可由瓣膜的附着物栓塞冠状动脉引起。部分患者同时合并冠心病，使心肌缺血进一步加重。

（3）晕厥：占有症状患者的15%～30%，部分仅表现为黑矇，可为首发症状。多发生于直立、运动中或运动后即刻，少数在休息时发生。运动时外周血管扩张，狭窄的主动脉瓣口输出的血流不足以维持动脉血压；休息时晕厥可由于心律失常（心房颤动、房室传导阻滞或心室颤动）导致心排血量骤减所致。以上原因均可引起体循环动脉压下降，脑循环灌注压降低，诱发脑供血不足而产生脑缺血症状。

（二）体征

患者的体征随主动脉瓣狭窄的程度、心搏量、左心室功能及瓣膜硬化和钙化程度而有不同表现。由于左心室肥厚、扩大使左心室心尖搏动相对局限、持续有力，并向左下移位。心底部常出现主动脉收缩期震颤。严重主动脉瓣狭窄的患者，同时触诊心尖部和颈动脉可发现颈动脉搏动在强度上减弱并延迟（细迟脉），老年人也可由于其他血管疾病引起细脉及迟脉，而不是由明显的主动脉瓣狭窄而引起。心底部可闻及收缩期喷射性杂音，呈粗糙、递增递减型，在胸骨右缘第2肋间或左缘第3肋间最响，向颈动脉、胸骨下缘和心尖区传导。老年钙化性主动脉瓣狭窄患者，心底部杂音粗糙，高调成分传导至心尖区，呈低调的音乐样鸽鸣样杂音，在心尖区最响。通常，杂音愈响，持续时间愈长，高峰出现愈晚，提示狭窄程度愈重，左心室衰竭或心排血量减少时，杂音消失或减弱。长舒张期之后，如在期前收缩后的长代偿期间之后或心房颤动的长心动周期时，心搏量增加，杂音增强。可闻及孤立的第二心音，严重狭窄者呈逆分裂，与主动脉瓣活动性下降、左心室射血时间延长、第二心音中主动脉瓣成分延迟相关；若主动脉瓣严重狭窄或钙化，左心室射血时间明显延长，则第二心音主动脉瓣成分减弱或缺如。肥厚的左心室强力收缩产生第四心音（S_4），见于80%～90%有重度主动脉瓣狭窄的成年患者。先天性主动脉瓣狭窄或瓣叶活动尚好者，可在胸骨右、左缘和心尖区听到主动脉瓣喷射音，不随呼吸改变，如瓣叶钙化僵硬，喷射音消失。

晚期收缩压和脉压均下降。但在轻度主动脉瓣狭窄合并主动脉瓣反流的患者以及动脉床顺应性差的老年患者中，收缩压和脉压可正常，甚至升高。

【辅助检查】

（1）X线检查：一般心脏正常或轻度扩大，伴左心缘和心尖圆钝。严重主动脉瓣狭窄患者的胸片也可正常，合并有反流或左心室衰竭时可出现心脏中度或明显扩大，呈心脏左下扩大。狭窄后的升主动脉根部扩张为常见征象。侧位透视下可见主动脉瓣钙化。晚期可有肺淤血征象。

（2）心电图：左心室肥厚伴ST-T继发性改变，R波为主的导联QRS波群电压升高，伴ST段下降和T波倒置。可有房室传导阻滞、室内传导阻滞（左束支传导阻滞或左前分支阻滞）、心房颤动或室性心律失常。

（3）超声心动图：是确诊、评价和随访主动脉瓣狭窄和选择合适手术适应证的最重要的检查方法，主动脉瓣开口的正常范围为1.6～2.6 cm^2。M型和二维超声心动图有助于显示瓣叶数目、增厚、回声增强、钙化，收缩期开放幅度减小（常小于15 mm），开放速度减慢；左心室后壁及室间隔对称性肥厚，左心房可增大，主动脉根部狭窄后扩张等；可发现二叶式、三叶式主动脉瓣畸形。彩色多普勒超声心动图上可见血流于瓣口下方加速形成五彩镶嵌的射流；连续多普勒于主动脉瓣口探及收缩期高速单峰血流频谱,频谱充填,测定主动脉瓣最大血流速度,可计算平均和最大跨瓣压差及瓣口面积,从而评估其狭窄程度。当平均跨瓣压差> 40 mmHg 或主动脉瓣口面积< 1.0 m²,通常作为界定出现临床症状和严重狭窄的临界指标,也是临床采取非药物方法治疗如主动脉瓣置换术的参考标准(图 3-7-1)。

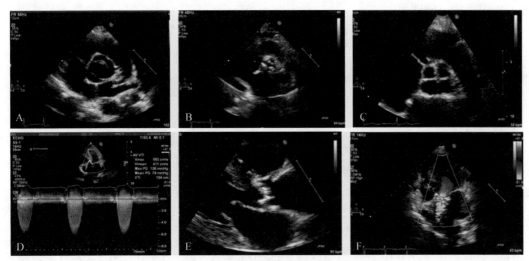

图 3-7-1 主动脉瓣狭窄超声心动图表现

A. 二叶式畸形;B. 三叶式畸形;C. 四叶式畸形;D. 连续多普勒测量主动脉瓣最大射流速度和压差;E. 主动脉瓣狭窄伴主动脉根部扩张;F. 主动脉瓣五彩镶嵌高速射流

(4)心导管检查:主要目的是术前评价主动脉瓣狭窄患者是否合并冠状动脉疾病。所有拟行主动脉瓣膜手术的 35 岁或以上患者和 35 岁以下有心绞痛病史或有 2 个及以上冠状动脉疾病高危因素者都应做此项检查。有症状的主动脉瓣狭窄患者,无创检查不能明确狭窄程度或无创检查结果与临床表现不一致时,应行心导管检查评价血流动力学。左心导管检查和造影可以测量主动脉瓣口面积、狭窄程度及主动脉与左心室之间的压力阶差。严重主动脉瓣狭窄患者当左心室功能正常时,平均跨瓣压差通常高于 50 mmHg,最大压差通常> 70 mmHg。在左心室收缩功能下降时,尽管狭窄严重,但平均跨瓣压差会降低。

(5)其他检查:磁共振成像、高速螺旋 CT、放射性核素显像都能测量左心室射血分数和心脏结构等。磁共振成像能够清楚地显示主动脉瓣狭窄的心脏结构和血流影像,评价左心室容量、功能和体积。

【诊断与鉴别诊断】

有典型主动脉瓣狭窄杂音时较易诊断,合并多瓣膜损害者多为风心病。单纯主动脉瓣狭窄,年龄< 15 岁者,以单叶瓣畸形多见;16 ~ 65 岁者,以先天性二叶瓣钙化可能性大;> 65 岁者,以退行性老年钙化病变多见。确诊有赖于超声心动图。主动脉瓣狭窄的杂音如传导至胸骨左下缘或心尖区时,应与二尖瓣关闭不全、三尖瓣关闭不全或室间隔缺损的全收缩期杂音区别。其他左心室流出道梗阻疾病如先天性主动脉瓣上狭窄的杂音在右锁骨下最响,杂音和震颤明显传导至胸骨右上缘和右颈动脉,喷射音少见,约半数患者右颈动脉和肱动脉的搏动和收缩压大于左侧;先天性主动脉瓣下狭窄者常合并轻度主动脉瓣关闭不全,无喷射音,非单一性第二心音;梗阻性肥厚型心肌病有收缩期二尖瓣前叶前移,导致左心室流出道梗阻,产生收缩中期或晚期喷射性杂音,胸骨左缘最响,不向颈部传导。

【并发症】

(1)心律失常:部分患者可发生心房颤动,使左心房压升高和心排血量明显减少,致严重低血压、晕厥或肺水肿。主动脉瓣钙化侵及传导系统可致房室传导阻滞;左心室肥厚、心内膜下心肌缺血或冠状动脉栓塞可致室性心律失常。

（2）猝死：多发生于先前有症状者。

（3）心力衰竭：左心衰竭后自然病程明显缩短，因此终末期右心衰竭少见。

（4）感染性心内膜炎：少见。年轻人的较轻瓣膜畸形较老年人的钙化性瓣膜狭窄发生感染性心内膜炎的可能性大。

（5）体循环栓塞：少见。栓子可来自钙化性狭窄瓣膜的钙质或增厚的二叶瓣的微血栓。

（6）胃肠道出血：见于严重主动脉瓣狭窄者，原因不明，部分可能是由于血管发育不良、血管畸形所致，多见于老年患者，出血多为隐匿性和慢性。

【治疗】

1. 内科治疗

（1）预防感染性心内膜炎，风心病患者应预防风湿活动。

（2）无症状的轻度狭窄患者每 1～2 年复查一次胸部 X 线、心电图和超声心动图。中、重度狭窄的患者应避免剧烈体力活动，以免诱发心绞痛甚至引起猝死，每 6～12 个月复查一次。

（3）积极转复新发心房颤动并治疗其他可导致症状或血流动力学后果的心律失常。

（4）心绞痛时可试用硝酸酯类药物。

（5）限制钠盐摄入，心力衰竭者可谨慎应用洋地黄类药物和利尿剂。过度利尿引起低血容量可导致左心室舒张末压降低和心排血量减少，发生直立性低血压。禁用作用于小动脉的血管扩张药。药物治疗不能改变主动脉瓣狭窄的机械性梗阻，仅部分地改善症状。

2. 外科治疗 下列情况应行主动脉瓣置换术：

（1）有症状的主动脉瓣狭窄、重度主动脉瓣狭窄（瓣口面积 < 1.0 cm² 或平均跨瓣压差 > 50 mmHg）；

（2）合并冠心病患者行冠状动脉旁路移植术（coronary artery bypass graft，CABG），重度主动脉瓣狭窄患者行主动脉、其他瓣膜手术时；

（3）重度主动脉瓣狭窄伴左心室收缩功能不全（射血分数 < 50%）时，中度主动脉瓣狭窄患者行 CABG 或主动脉、其他瓣膜手术时可行主动脉瓣置换术。

去除梗阻会使临床症状及血流动力学得到明显改善。严重左心室功能不全、高龄、合并主动脉瓣关闭不全或冠心病，可能增加手术和术后晚期死亡风险，但不是手术禁忌证。手术死亡率 ≤ 5%，术后远期预后优于二尖瓣疾病和主动脉瓣关闭不全的换瓣患者。

儿童和青少年的非钙化性先天性主动脉瓣严重狭窄，甚至包括无症状者，可在直视下行瓣膜交界处分离术。

3. 介入治疗

（1）经皮球囊主动脉瓣成形术：使用球囊导管扩张狭窄的主动脉瓣，使狭窄粘连的瓣膜及交界处撕裂和（或）分离，从而使瓣膜口面积增大。对年轻没有钙化的主动脉瓣狭窄患者治疗有效，但不宜用于成年的有钙化的主动脉瓣狭窄患者。手术即时效果明显（如术后跨瓣压差的下降），但术后瓣口面积很少大于 1.0 cm²。严重并发症的发生率大于 10%，6 个月内再狭窄率为 30%，再狭窄和临床症状的加重常发生于 6～12 个月。一般不适用于有严重钙化的老年重度主动脉瓣狭窄患者，但对于高龄、妊娠或合并心力衰竭的外科手术高危患者，可作为外科主动脉瓣置换术的过渡治疗。

（2）经导管主动脉瓣置换术（transcatheter aortic valve replacement，TAVR）：世界上首例 TAVR 于 2002 年完成，我国首例 TAVR 于 2010 年完成。目前全球每年有超过 10 万患者接受 TAVR。TAVR 主要经股动脉途径完成，也可以经心尖等其他途径完成。目前尚不是治疗主动脉瓣狭窄的首选方法，而作为外科手术禁忌或高危患者的另一种选择。随着 TAVR 技术的不断发展和成熟，其适应证逐渐扩大，可用于外科手术中低危的严重主动脉瓣狭窄患者。

【预后】

可多年无症状。但大部分患者的狭窄进行性加重，一旦出现症状，病情恶化，除非施行外科手术，预后一般不好。从出现症状起，平均存活率心力衰竭患者为 2 年，晕厥患者为 3 年，心绞痛患者为 5 年；死亡原因为左心衰竭（70%）、猝死（15%）和感染性心内膜炎（5%）。因此，症状的发展为主动脉瓣狭窄自然病程的临界点。严重主动脉瓣狭窄的患者可发生猝死，但大多出现在有症状患者中，无症状患者的猝死率低于每年 1%。退行性钙化性狭窄的患者主动脉瓣狭窄的进展快于先天性和风湿性患者，人工瓣膜置换术后患者的预后明显改善。

二、主动脉瓣反流

【病因】

主动脉瓣反流（aortic regurgitation），以往又称主动脉瓣关闭不全（aortic insufficiency），可发生于原发的瓣叶疾病和（或）主动脉根部疾病。瓣叶的畸形可见于风心病、先天性畸形、心内膜炎、瓣叶退化或二叶式主动脉瓣等。主动脉根部的病变为根部环形的扩张，从而导致瓣叶闭合不全和（或）脱垂。急性主动脉瓣反流的原因包括感染性心内膜炎所致主动脉瓣瓣膜穿孔或瓣周脓肿，外伤性主动脉瓣叶、主动脉根部和瓣叶支持结构破损或瓣叶急性脱垂，主动脉夹层血肿使主动脉瓣环扩大、人工瓣膜的急性功能失调等。

【病理】

风心病由于瓣叶纤维化、增厚和缩短，影响舒张期瓣叶边缘对合；常因瓣膜交界处融合伴不同程度狭窄，常合并二尖瓣损害。

感染性心内膜炎由于感染性赘生物致瓣叶破损或穿孔，瓣叶因乳头肌、瓣环受损脱垂或赘生物介于瓣叶之间妨碍其闭合引起关闭不全。即使感染被控制，瓣叶纤维化和挛缩可继续。

二叶式主动脉瓣占单纯性主动脉瓣关闭不全病理因素的 1/4。儿童期出现关闭不全多由于一叶边缘有缺口或大而长的瓣叶垂入左心室，成人期多由于进行性瓣叶纤维化挛缩或继发于感染性心内膜炎引起关闭不全。主动脉瓣黏液样变性致瓣叶舒张期脱垂入左心室。强直性脊柱炎患者瓣叶基底部和远端边缘增厚可伴瓣叶缩短，升主动脉弥漫性扩张。梅毒性主动脉炎致主动脉根部扩张，30% 发生主动脉瓣关闭不全。

主动脉夹层血肿可使主动脉瓣环扩大，一个瓣叶被夹层血肿压迫向下，瓣环或瓣叶被夹层血肿撕裂，通常发生于马方（Marfan）综合征、特发性升主动脉扩张、高血压或妊娠患者。

【病理生理】

左心室舒张期压力容量的异常改变是主动脉瓣反流的主要病理基础。舒张期主动脉内血流反流入左心室，左心室舒张末期容量负荷增加，由此产生一系列病理变化，同时也为该疾病提供了血流动力学的主要代偿机制。

左心室在舒张期同时接受左心房充盈血流及主动脉返回的血流，容量负荷过度增加，通过心肌肥厚、心室扩张来维持正常的有效前向血流和全身血液供应。随着主动脉瓣病变的进展，反流量不断增加，左心室代偿不能维持正常的左心室充盈压时，左心室舒张末压增加，同时心肌细胞发生不可逆损害，导致进一步的左心室收缩功能受损、扩张；肺动脉、右心室及右心房压也相应增高，有效心输出量下降。

急性严重主动脉瓣反流时，突然增加的血流使正常的左心室不能代偿突然增加的容量负荷，导致左心室舒张压急剧上升，左心房压增高，导致前向血流的减少。虽然心率代偿性增加，但并不能维持有效心输出量，血压常明显下降，甚至发生心源性休克。

【临床表现】

1. 症状　慢性主动脉瓣反流因左心室代偿的存在可使患者在较长时间内无症状，甚至可耐受运动。症状主要和左心室充盈压的升高有关，表现为左心衰竭，包括劳力性呼吸困难、端坐呼吸、夜间阵发性呼吸困难等。许多患者由于高动力循环可有胸部或头部的强烈搏动感。有效心输出量降低时，出现乏力、体位性头晕等体循环缺血症状。重度主动脉瓣反流可引起晕厥甚至猝死。由于左心室充盈压升高以及冠状动脉灌注压降低，主动脉瓣反流患者中20%有心绞痛发作，但并不一定有冠状动脉病变。

急性严重的主动脉瓣反流时，通常会有进行性加重的血流动力学改变，除非反流程度很轻，多数患者立即出现不同程度的急性左心衰竭或难治性肺水肿的表现，主要为呼吸困难和乏力。

2. 体征

（1）心脏：心尖搏动显著，并向左下移位，常弥散而有力。第一心音减弱，由于收缩期二尖瓣提前关闭引起。第二心音多因主动脉瓣成分减弱或缺如呈单一音，但梅毒性主动脉炎时常亢进。由于通过主动脉瓣的前向血流增加，心底部可闻及收缩期喷射音。由于舒张早期左心室快速充盈增加，心尖部常有第三心音，可闻及第三心音奔马律，与左心室扩大或心力衰竭有关。特征性的主动脉瓣反流杂音为胸骨左缘第3肋间闻及舒张期高调递减性杂音，呈叹气样或泼水样，患者坐位或前倾位和深呼吸时在胸骨左缘听得最清楚；主动脉根部病变患者，于胸骨右缘第2肋间更易闻及。杂音为音乐性时，提示瓣叶脱垂、撕裂或穿孔。主动脉瓣损害所致者，杂音在胸骨左中下缘明显；升主动脉扩张引起者，杂音在胸骨右上缘更清楚，向胸骨左缘传导。老年人的杂音有时在心尖部最响。心底部常闻及主动脉瓣收缩期喷射性杂音，较粗糙，强度2/6～4/6级，可伴有震颤，与左心室心搏量增加和主动脉根部扩大有关。心尖部可闻及低调舒张期杂音（Austin-Flint杂音），与二尖瓣受主动脉瓣反流的冲击产生相对狭窄有关。

（2）周围血管征：严重主动脉瓣反流患者，由于部分血液在舒张期返回到左心室，导致收缩压升高，舒张压降低，脉压增大，出现周围血管征。常见的有随心脏搏动的点头征（De Musset征）、颈动脉和桡动脉触及水冲脉（快速冲击又快速回落）、股动脉枪击音（Traube征）、听诊器轻压股动脉闻及双期杂音（Duroziez征）和毛细血管搏动征（Quincke征）等（表3-7-3）。主动脉根部扩大者，在胸骨旁右第2、3肋间可触及收缩期搏动。

表3-7-3　**主动脉瓣反流的周围血管征**

Corrigan 脉搏	显著增强的颈动脉搏动，呈大起大落状
De Musset 征	点头征，随心搏出现自然的点头动作
Muller 征	随心搏悬雍垂搏动
Quincke 征	毛细血管征，轻按指甲床，其颜色呈红白交替，为毛细血管搏动
Duroziez 征	用听诊器胸件轻压股动脉听到的连续性血管杂音
Traube 征	枪击音，见于四肢动脉，短促如开枪音，为收缩期高速血流冲击听诊器胸件产生的血管音
Hill 征	腘动脉袖带血压大于肱动脉袖带血压60 mmHg以上

（3）严重的急性主动脉瓣反流患者血压低，面色苍白，四肢凉，脉搏细速，脉压可正常或降低，可无明显周围血管征。双肺可闻及对称性湿啰音；心尖搏动正常，闻及主动脉瓣听诊区舒张期杂音，第一心音减弱和第三心音奔马律。由于舒张期主动脉和左心室之间的压力很快即达到平衡，急性主动脉瓣反流的杂音低调且持续时间短。

【辅助检查】

1. X线检查

（1）急性：心脏大小正常，常有肺淤血或肺水肿征。

（2）慢性：左心室增大，后前位片示左心室影向左、向下扩大，表现为心胸比增大，侧位片左心室影向后方扩大，心后间隙减少或消失。升主动脉继发性扩张，并可累及整个主动脉弓。严重的瘤样扩张提示为马方（Marfan）综合征或中层囊性坏死，升主动脉钙化者应除外梅毒。左心衰竭时有肺淤血征。

2. 心电图 左心室容量负荷增加、左心室肥大（以左心室高电压为主，V_5、V_6 导联 R 波显著增大）为主。急性者常有窦性心动过速和非特异性 ST-T 改变。慢性者常有左心室肥厚表现。可有房室传导阻滞或左、右束支传导阻滞。

3. 超声心动图 对于监测主动脉瓣病变进展、选择手术时机有重要价值。彩色超声多普勒血流显像检查是确诊急性主动脉瓣反流的最简便有效的方法，可在主动脉的心室侧探及全舒张期反流束，准确提供反流程度，左心室大小、功能，主动脉扩张、主动脉瓣叶的形态和运动情况和左心房大小及主动脉瓣赘生物等诸多参数。M 型超声可显示舒张期二尖瓣前叶高频颤动，主动脉瓣瓣缘回声增强，关闭可见裂隙，左心室增大，升主动脉增宽；主动脉瓣舒张期纤细扑动为瓣叶破裂的特征。二维超声可显示瓣膜和主动脉根部的形态改变，有助于确定病因。三维和经食管超声心动图可用来补充经胸壁二维超声检查的不足，以评估瓣叶、主动脉根部和瓣环的结构，有利于主动脉夹层和感染性心内膜炎的诊断。

4. 磁共振成像 能全面评估主动脉瓣反流疾病，作用同超声心动图，但准确性更好。但设备价格昂贵、检查时程较长，不容易普及。

5. 心导管检查 当无创检查不能准确判断病情或与临床表现不一致时，建议对主动脉瓣反流患者行心导管检查。在主动脉根部行血管造影并测量左心室压力，以评估反流程度、左心室功能或主动脉根部大小。有冠心病危险因素的患者，建议行冠状动脉造影。

【诊断与鉴别诊断】

典型主动脉瓣关闭不全的舒张期杂音伴周围血管征为诊断提供重要依据，超声心动图对评估主动脉瓣反流的存在和严重程度、确定病因、判断肺动脉高压的程度有特殊价值。由主动脉根部撕裂造成的主动脉瓣反流需要立即明确诊断并进行治疗，应行经食管超声心动图或磁共振成像检查。如果诊断仍不明确，应行心导管检查、冠状动脉造影和主动脉造影。

出现胸骨左缘明显的主动脉瓣舒张早期杂音时，应与 Graham-Steell 杂音鉴别。后者见于严重肺动脉高压伴肺动脉扩张所致肺动脉瓣关闭不全，常有肺动脉高压体征，如胸骨左缘抬举样搏动、第二心音肺动脉瓣成分增强等。

急性主动脉瓣反流由于常常没有相应的体征而被低估危险，应引起注意。

【并发症】

感染性心内膜炎、室性心律失常及心力衰竭较常见；心脏性猝死较少见，多见于左心室严重扩大（左心室舒张末期内径 ≥ 80 mm）的无症状患者。

【治疗】

（一）急性主动脉瓣反流

急性主动脉瓣反流由于舒张期容量迅速增加而左心室不能及时产生相应代偿，导致血流动力学不稳定，有效前向血流减少，左心室及左心房的压力急剧升高，引起肺淤血、肺水肿，室性心律失常，电机械分离或循环衰竭，死亡率极高。外科治疗（人工瓣膜置换术或主动脉瓣修复术）为根本治疗措施，应尽早考虑。

内科治疗一般为术前准备过渡措施，目的在于降低肺静脉压，增加心排血量，稳定血流动力学。可以试用血管扩张药和利尿剂降低前后负荷、改善肺淤血、减少反流量和增加心排血量。血流动力学不稳定者，酌情使用利尿剂、正性肌力药物和升压药物，应尽快手术。禁用主动脉内球囊反搏术；慎用 β 受体阻滞剂，因为其会抑制代偿性心率加快。由主动脉根部撕裂造成的急性主动脉瓣反流需要立即外科手术治疗。真菌性心内膜炎所致者无论反流轻重，均需早日手术。活动性感染性心内膜炎所致的主动脉瓣反流应尽量在 7 ～ 10 天进行强有力的抗生素治疗后再手术。极少数患者若药物可完全控制病情且心功能代偿良好，手术可延缓。

（二）慢性主动脉瓣反流

1. 内科治疗

（1）轻度主动脉瓣反流不需要特殊治疗，建议避免重体力劳动和竞技运动。

（2）无症状的轻度或中度反流者，应限制重体力活动，每 1 ～ 2 年随访，应包括超声心动图检查。

（3）中到重度主动脉瓣反流患者可给予二氢吡啶类钙通道阻滞剂和（或）血管紧张素转化酶抑制剂，以降低左心室负荷，延缓心肌损害的进程。对于主动脉瓣反流伴左心室明显扩大（左心室舒张末期内径大于 65 mm）的患者，即使没有症状也应长期应用，以延长无症状和心功能正常期。

（4）严重主动脉瓣反流和左心室扩大者，无论症状有无，均可使用洋地黄类药物改善心功能。

（5）心力衰竭时应用血管扩张药（尤其是血管紧张素转化酶抑制剂）、利尿剂和洋地黄类药物；舒张压＞ 90 mmHg 者应用降压药；心绞痛时可试用硝酸酯类药物。

（6）主动脉瓣反流患者耐受心律失常的能力极差，应积极纠正心房颤动和缓慢性心律失常。

（7）采取预防感染性心内膜炎的措施，风心病患者应预防风湿活动；对于梅毒性主动脉炎患者应予以青霉素治疗；积极控制感染。

2. 手术治疗　瓣膜置换术应在左心室功能出现不可逆性损害前进行，应基于临床心功能状态和射血分数决定是否进行手术。出现下列情况的严重主动脉瓣反流应手术治疗：

（1）有症状的严重主动脉瓣反流患者，无论左心室收缩功能是否正常。

（2）无症状的慢性严重主动脉瓣反流患者，静息状态存在左心室收缩功能不全（射血分数≤ 50%）。

（3）慢性严重主动脉瓣反流患者，同时行 CABG 或主动脉或其他瓣膜外科手术。

（4）无症状的严重主动脉瓣反流患者，如果左心室收缩功能正常（射血分数＞ 50%），但有严重左心室扩张（舒张末期内径＞ 70 mm 或收缩末期内径＞ 55 mm）。

研究表明，左心室收缩末期内径大于 50 mm 或射血分数＜ 50% 的患者，手术会增加危险。中到重度主动脉瓣反流患者应定期应用非侵入手段监测，以发现左心室失代偿的早期迹象。

手术禁忌证为：LVEF ≤ 15% ～ 20%，左心室舒张末期内径（LVEDD）≥ 80 mm 或左心室舒张末期容积指数（LVEDVI）≥ 300 ml/m^2。

对于左心室射血分数下降时间＜ 14 个月的患者，瓣膜置换术对心功能常有明显的改善作用。若左心室功能障碍存在很长时间，心肌已发生永久性损害，虽然不是手术的禁忌，但远期预后很差。无症状（呼吸困难或心绞痛）和左心室功能正常的严重反流不需手术，但需密切随访。主动脉瓣置换术后应进行严密随访来判断瓣膜功能和左心室功能，术后存活者大部分临床状况明显改善，心脏大小和左心室重量减少，左心室功能有所恢复，但恢复程度不如主动脉瓣狭窄者大，术后远期存活率也低于后者。

【预后】

急性重度主动脉瓣反流如不及时手术治疗，常死于左心衰竭。慢性者无症状期长。轻度主动脉瓣反流如果病情稳定，预期寿命可正常。最大危险是出现感染性心内膜炎和其他瓣膜损害。中度主动脉瓣反流患者如病情稳定，预期寿命接近正常人，若病情进展，10 年死亡率为 15%。有收缩功能不全的患者出现症状的比例每年＞ 25%。重度者经确诊后内科治疗 5 年存活率 75%，10 年存活率 50%。症状出现后，病情迅速恶化，心绞痛患者年死亡率＞ 10%，心力衰竭患者年死亡率＞ 20%。

第 2 节　二尖瓣疾病

一、二尖瓣狭窄

【病因】

二尖瓣狭窄（mitral stenosis，MS）的主要病因为风湿热，2/3 的患者为女性，约半数患者无急性风湿热病史，但多有反复链球菌扁桃体炎或咽峡炎史。单纯二尖瓣狭窄占风心病的25%，二尖瓣狭窄伴二尖瓣反流占 40%，主动脉瓣常同时受累。

二尖瓣狭窄的少见病因有先天性畸形、老年人二尖瓣环钙化及结缔组织病等。

【病理】

风湿性二尖瓣狭窄的病程早期，瓣叶本身病变较轻，弹性尚可，病变主要在二尖瓣叶交界处，呈纤维性增厚、粘连，使瓣孔呈"隔膜型狭窄"；病程后期，瓣叶本身纤维增厚或钙化沉积，伴瓣膜下腱索和乳头肌粘连、缩短，整个瓣膜僵硬而呈"漏斗状狭窄"，瓣口常呈"鱼口"状。

慢性二尖瓣狭窄可导致左心房扩大及其所致的左主支气管升高，左心房壁钙化、附壁血栓形成，肺血管壁增厚，右心室肥厚和扩张等病变，合并心房颤动时血栓发生率增高。

【病理生理】

正常成人的二尖瓣口面积为 $4.0 \sim 6.0 \, cm^2$，瓣口面积缩小至 $1.5 \sim 2.0 \, cm^2$ 为轻度狭窄；$1 \sim 1.5 \, cm^2$ 为中度狭窄；$< 1 \, cm^2$ 为重度狭窄。大于 $1.5 \, cm^2$ 的瓣口通常不会出现静息时症状。随着二尖瓣狭窄加重，跨二尖瓣压为了维持进入左心室的血流量而相应增加。重度二尖瓣狭窄时尽管跨二尖瓣压升高，但左心室充盈量不能进一步增加。二尖瓣狭窄最早出现的血流动力学改变是左心房射入左心室的血流受阻而导致的左心房压力升高。随着左心房压力升高，肺静脉和肺毛细血管压升高，出现肺循环淤血而产生症状。当肺毛细血管压力超过 25 mmHg 时可出现急性肺水肿。后期可形成肺动脉高压，导致右心室扩张和右心室衰竭，继发三尖瓣狭窄和肺动脉瓣反流。二尖瓣狭窄本身进展缓慢，在第一次发作肺水肿或夜间阵发性呼吸困难出现后，至终末期心力衰竭尚有很长的时间，肺血管阻力的升高在症状及病理生理发展过程中起着重要作用。

二尖瓣狭窄主要累及左心房和右心室，单纯二尖瓣狭窄，左心室一般不扩大。二尖瓣在轻到中度狭窄时，左心室的充盈压通常为正常或减低，随着狭窄逐渐加重，左心室充盈异常，每搏量减低。

【临床表现】

1. 症状　二尖瓣狭窄的主要症状是呼吸困难、咯血和咳嗽。

（1）呼吸困难：为最常见的早期症状。多数患者先出现劳力性呼吸困难，随着狭窄加重，出现阵发性夜间呼吸困难和静息时呼吸困难、端坐呼吸；在劳累、精神紧张、呼吸道感染、快速心房颤动或妊娠等情况下，可诱发急性肺水肿。随着病情进展，出现下肢水肿、尿少等右心衰竭症状时，呼吸困难可减轻。

（2）咯血：见于以下几种情况：①扩张的支气管静脉破裂致突然咯大量鲜血，见于早期肺血管弹性功能尚好时；②阵发性夜间呼吸困难或咳嗽时的血性痰或痰中带血；③急性肺水肿时咳大量粉红色泡沫状痰；④体静脉血栓或右心房内血栓脱落导致肺梗死而咯血，为胶冻样暗红色血痰。

（3）咳嗽：多在夜间睡眠或劳动后发生。平卧时干咳可能与支气管黏膜淤血水肿致支气管炎或左心房增大压迫左主支气管有关。

（4）血栓栓塞：为二尖瓣狭窄的严重并发症，有时可为首发症状，与二尖瓣的狭窄程度、心输出量、左心房大小、心力衰竭症状的存在与否无关。

（5）声嘶和吞咽困难：较罕见，是扩张的左心房和肺动脉压迫左喉返神经或食管所致。

2. 体征　重度二尖瓣狭窄患者常呈"二尖瓣面容"，双颧发红，口唇轻度发绀。心尖部触及舒张期震颤。叩诊心界呈梨形，于第 3 肋间向左扩大。心尖部第一心音亢进，可闻及舒张中晚期递增性隆隆样杂音，左侧卧位、呼吸末及活动后更明显；可闻及二尖瓣开瓣音（OS），为紧跟第二心音后的高调附加音，在胸骨左缘第 3～4 肋间至心尖内上方最清楚。开瓣音提示瓣叶柔顺、活动度好。如瓣叶钙化僵硬，活动性差，则第一心音减弱，开瓣音消失。心尖部舒张期隆隆样杂音、拍击性第一心音亢进和二尖瓣开瓣音，是二尖瓣狭窄的特有体征。

肺动脉高压时，胸骨左下缘可扪及右心室收缩期抬举样搏动，第二心音的肺动脉瓣成分亢进及右心奔马律。由于肺动脉扩张，在胸骨左上缘可闻及短的收缩期喷射性杂音和递减型高调叹气样舒张早期杂音（称为 Graham-Steell 杂音）。右心室扩大伴三尖瓣反流时，胸骨左缘第4～5 肋间有全收缩期吹风样杂音，吸气时增强。

左心房血栓脱落造成的体循环栓塞，可发生于无心房颤动患者。长期严重的二尖瓣狭窄，可造成右心房室压力增高，右心衰竭，体循环淤血引起双下肢水肿、少尿甚至出现门脉高压的相关体征。

【辅助检查】

（1）X 线检查：正位胸片可见左心缘变直，肺动脉段隆起，左心房增大，心脏右缘常可见到"双房影"，可见间质性肺水肿（如 Kerley B 线）。严重者由于左心房和右心室扩大、肺动脉干突出、主动脉结缩小，心影呈梨形，称"二尖瓣型心"。左前斜位可见食管后移有左心房压迹。

（2）心电图：左心房增大时，P 波增宽（＞ 0.12 s）伴有切迹呈双峰样，称"二尖瓣型 P 波"；肺动脉高压时，QRS 波群示电轴右偏和右心室肥厚；后期常有心房颤动。

（3）超声心动图：超声心动图可为二尖瓣狭窄的诊断和心功能评估提供定性和定量的客观依据。M 型超声心动图可显示瓣叶增厚，EF 斜率降低，A 峰消失，呈"城墙样"改变，前后叶同向运动（图 3-7-2）。

二维超声心动图可对二尖瓣狭窄程度和瓣膜形态进行评估，显示舒张期前叶呈"鱼钩样"（图 3-7-3），后叶活动度减少，交界处粘连融合，瓣叶增厚，瓣口面积缩小呈"鱼嘴样"（图3-7-4）。左心房、右心室扩大，左心房内可有血栓回声。彩色多普勒超声示二尖瓣狭窄舒张期湍流频谱，分别于左心室内探及源于二尖瓣口的全舒张期红彩射流信号及高速正向湍流频谱，可评估跨二尖瓣压力阶差和肺动脉压力等血流动力学情况。经食管超声心动图有利于左心耳及左心房附壁血栓的检出并对拟行二尖瓣球囊成形术患者二尖瓣反流程度进行评估。当经胸超声心动图无法提供令人满意的资料时，经食管超声心动图可更准确评估二尖瓣瓣膜解剖形态和血流动力学状态。

（4）心导管检查：二尖瓣狭窄患者一般不必进行心导管检查。当超声心动图测定二尖瓣口面积及血流动力学数据与患者的临床症状、体征不一致时，可进行心导管检查，以判断狭窄程度和血流动力学情况。

【诊断与鉴别诊断】

根据心尖部舒张期隆隆样杂音，超声心动图检查结果可确诊。

心尖部舒张期隆隆样杂音应与以下疾病鉴别：

（1）经二尖瓣口血流量及流速增加所致的相对性二尖瓣狭窄：如严重二尖瓣反流、大量左至右分流的先天性心脏病（如室间隔缺损、动脉导管未闭）和高动力循环（如甲状腺功能亢进症、贫血）时，心尖部可有短促的隆隆样舒张中期杂音。

（2）Austin-Flint 杂音：见于严重主动脉瓣反流，由于主动脉瓣舒张反流血液冲击二尖瓣

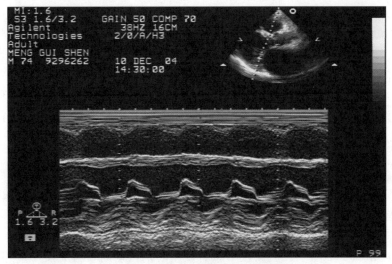

图 3-7-2　风湿性心脏病二尖瓣狭窄

M 型超声心动图显示二尖瓣前后叶增厚，同向运动，前叶曲线"城墙样"改变

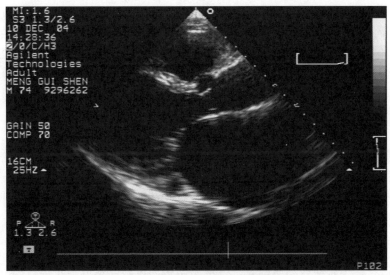

图 3-7-3　风湿性心脏病二尖瓣狭窄

二维超声心动图左心室长轴切面显示二尖瓣前叶瓣尖回声增强，于舒张期开放受限，呈"鱼钩样"改变，左心房增大

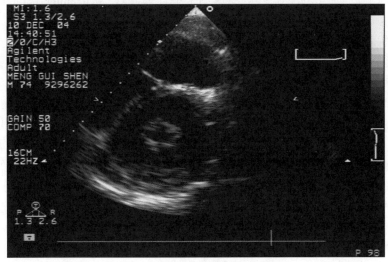

图 3-7-4　风湿性心脏病二尖瓣狭窄

二维超声心动图左心室短轴切面显示二尖瓣叶瓣缘回声增强，于舒张期开放受限，瓣口面积缩小呈"鱼嘴样"

叶所致。

（3）急性风湿性心脏炎时，由于左心室扩大，相对性二尖瓣狭窄产生的杂音（Carey-Coombs 杂音），是活动性二尖瓣炎的体征，容易与二尖瓣狭窄相混淆，但此杂音高调、柔和、易变，炎症控制后消失，借助超声心动图可确诊。

（4）左心房黏液瘤：部分阻塞二尖瓣口时引起类似二尖瓣狭窄的表现。但其舒张期杂音与体位改变明显相关，无开瓣音而有肿瘤扑落音。超声心动图示左心房内云雾样光团的特征表现，可予以鉴别。

【并发症】

（1）心房颤动：为最常见的心律失常并发症。可为首发症状，也可为首次呼吸困难发作的诱因和患者体力活动明显受限的原因。心率加快可导致舒张期充盈缩短，跨瓣压差和左心房压增大，在心房颤动患者中尤为显著。舒张晚期心房收缩功能丧失，使左心室的充盈进一步下降，可使心排血量减少 20%。二尖瓣狭窄患者发生心房颤动时，可突发严重呼吸困难，甚至急性肺水肿。此时应尽快控制心房颤动的心室率或恢复窦性心律。心房颤动的发生率随左心房增大和年龄增长而增加。

（2）急性肺水肿：为重度二尖瓣狭窄的严重并发症。表现为突然出现的重度呼吸困难和发绀，不能平卧，咳粉红色泡沫痰，双肺满布干湿啰音。如不及时救治，可能致死。

（3）血栓栓塞：20% 的患者可发生体循环栓塞，其中 80% 伴心房颤动，2/3 为脑动脉栓塞，其余依次为外周动脉和内脏（脾、肾和肠系膜）动脉栓塞。1/4 的体循环栓塞为反复发作和多部位的多发栓塞。偶尔左心房带蒂球状血栓或游离漂浮球状血栓可突然阻塞二尖瓣口，导致猝死。心房颤动和右心衰竭时，可在右心房形成附壁血栓，导致肺栓塞。

（4）右心衰竭：为晚期常见并发症。常并发三尖瓣反流，可有难治性腹水。右心衰竭时，右心排血量明显减少，肺循环血量减少，左心房压下降，加之肺泡和肺毛细血管壁增厚，呼吸困难可有所减轻，发生急性肺水肿和大咯血的危险减少，但心排血量明显降低。

（5）感染性心内膜炎：较少见，在瓣叶明显钙化或心房颤动患者中更少发生。

（6）肺部感染：常见，多与肺淤血并存。

【治疗】

1. 一般治疗　二尖瓣狭窄的关键在于二尖瓣血流的机械性受阻，药物治疗仅能针对加重症状的诱因发挥作用。

（1）预防风湿活动：应长期甚至终身应用苄星青霉素 G（benzathine penicilin）（根据年龄和体重选择剂量 60 ～ 120 万 U），每月肌注一次。

（2）无症状者避免剧烈体力活动，定期（6 ～ 12 个月）复查。

（3）呼吸困难者应减少体力活动，限制钠盐摄入，口服利尿剂，避免和控制诱发急性肺水肿的因素，如急性感染、贫血等。

（4）预防感染性心内膜炎：以往认为感染性心内膜炎的预防关键在于预测心内膜炎高危患者发生菌血症的可能性并及时进行短期抗生素治疗；在进行外科人工瓣膜或其他心腔内材料植入术时推荐使用抗生素。目前认为菌血症可由刷牙、使用牙线和咀嚼等日常行为引起，且比牙科操作更为常见，而评价怀疑菌血症时短期应用抗生素预防感染性心内膜炎总体获益的试验少，缺乏临床对照研究，同时抗生素致不良反应的风险大于潜在获益，因此对于自体瓣膜疾病患者，指南不再推荐进行心内膜炎的预防。减少日常行为相关菌血症最重要的是保持良好的口腔卫生和保健，包括规律正确的牙齿护理。

2. 并发症的处理

（1）大量咯血：取坐位，应用镇静剂，静脉注射利尿剂，以降低肺静脉压。

（2）急性肺水肿：处理原则与急性左心衰竭所致的肺水肿相似，但因二尖瓣狭窄合并急性肺水肿的基础是左心房衰竭，因此在处理上有所不同：①避免使用以扩张小动脉为主、减轻心脏后负荷的血管扩张药物，应选用扩张静脉系统、减轻心脏前负荷为主的硝酸酯类药物；②正性肌力药物对二尖瓣狭窄的肺水肿无益，仅在心房颤动伴快速心室率时可使用洋地黄制剂以减慢心室率。

（3）心房颤动：主要包括控制心室率，必要时可用药物或电复律；抗凝治疗预防血栓栓塞。

控制心室率可用静脉洋地黄、β 受体阻滞剂及非二氢吡啶类钙通道阻滞剂。如血流动力学不稳定，出现肺水肿、休克、心绞痛或晕厥时，应立即行电复律，并应注意在转复后长期应用华法林抗凝。如复律失败，应尽快用药物减慢心室率。

慢性心房颤动：①如心房颤动病程＜ 1 年，左心房直径＜ 60 mm，无高度房室传导阻滞或病态窦房结综合征，可行电复律或药物转复。成功转复窦性心律后需长期口服抗心律失常药物，预防或减少复发。复律之前 3 周和成功复律之后 4 周需用抗凝药物（华法林）预防血栓栓塞。②如患者不宜复律或复律失败，或复律后不能维持窦性心律而心室率快，则可口服地高辛，每日 0.125 ～ 0.25 mg，控制休息时的心室率在 60 ～ 80 次 / 分左右，日常活动时的心率在90 次 / 分左右。如心室率控制不满意，可加用地尔硫草、维拉帕米或 β 受体阻滞剂。③如无禁忌证，应长期服用华法林，预防血栓栓塞。

（4）预防栓塞：二尖瓣狭窄患者体循环栓塞率为 10%～ 20%，取决于年龄、有无心房颤动、既往有无栓塞史。大约 1/3 的栓塞发生于心房颤动开始 1 个月内，2/3 发生于 1 年之内。栓塞发生率与二尖瓣狭窄程度、心输出量、左心房大小、症状无关。栓塞可以是二尖瓣狭窄的首发症状。对已发生过栓塞的患者，再发率可高达 15%～ 40%。除慢性心房颤动外，有栓塞史或超声检查示有左心房附壁血栓者，无论有无心房颤动，只要无抗凝禁忌证，均应长期使用华法林。

（5）右心衰竭：限制钠盐摄入，应用利尿剂和地高辛。

3. 介入和手术治疗　中到重度的二尖瓣狭窄患者症状进行性加重时，应考虑应用介入或手术方法扩大瓣口面积，减轻狭窄及左心房排血障碍，降低跨瓣压差，缓解症状，改善心功能。如出现明显肺动脉高压，即使症状轻，也应及早干预。

（1）经皮球囊二尖瓣成形术（percutaneous balloon mitral valvuloplasty，PBMV）：为缓解单纯二尖瓣狭窄的首选方法，其并发症发生率低、症状改善明显。将带球囊的导管从股静脉经房间隔穿刺至二尖瓣处，进行球囊扩张，分离融合的瓣叶而扩大瓣口。适应证如下：

1）中、重度二尖瓣狭窄患者，有症状（心功能Ⅱ～Ⅲ级），或无症状但伴肺动脉高压；

2）瓣膜形态合适（瓣叶柔韧性尚可，无明显钙化和瓣膜下结构病变）；

3）无左心房血栓或中、重度二尖瓣反流；

4）近期无风湿活动或感染性心内膜炎；

5）高龄，伴有严重心、肺、肾、肿瘤等疾病不宜进行外科手术，妊娠以及外科分离术后再狭窄的患者。

相对禁忌证：左心房血栓和严重的二尖瓣反流（3 ～ 4 级）。在术前可以用经食管超声心动图除外左心耳及左心房血栓。发现血栓者，应进行 3 个月的华法林抗凝。如因全身情况不佳，外科手术风险增大，也可以在积极抗凝治疗后再次行食管超声检查，如果血栓消失仍可进行 PBMV 治疗。

通常 PBMV 严重并发症少见。主要并发症有：严重二尖瓣关闭不全（2%～ 5%）、体循环栓塞（0 ～ 2.1%）和左心房穿孔所致的心脏压塞（0.2%～ 5.9%）。手术死亡率＜ 0.5%。

（2）直视二尖瓣成形（分离）术：适用于中、重度二尖瓣狭窄，瓣膜形态不适合经皮球囊二尖瓣成形术，或左心房内有血栓的患者。在体外循环下，直视分离融合的交界处、腱索和乳头肌，去除瓣叶的钙化斑，清除左心房内血栓。本方法较闭式分离术解除瓣口狭窄的程度大。由于瓣膜成形术保留了自体瓣膜和瓣下结构的完整、术后血流动力学改善好、手术死亡率低（＜ 2%）、术后并发症少，无须终身抗凝。

（3）人工瓣膜置换术：若二尖瓣狭窄存在严重瓣叶和瓣下结构钙化、畸形，或合并明显二尖瓣关闭不全或主动脉瓣病变者，则不宜行经皮球囊二尖瓣成形术或直视二尖瓣分离术，应施行二尖瓣置换术。目前临床常用的人工瓣膜主要分为机械瓣膜及生物瓣膜。机械瓣膜耐久性好，但因组织相容性较差，需终身服用维生素 K 拮抗剂（华法林）抗凝，抗凝期间监测国际标准化比值（INR），控制于 1.8 ～ 2.5 之间，因此适用于预期寿命较长、血栓栓塞高危（心房颤动、严重左心室功能不全、血栓栓塞史、高凝状态等）的患者；生物瓣血流状态接近天然心脏瓣膜，且表面相容性好，术后只需华法林抗凝 3 ～ 6 个月（INR 要求同机械瓣），减少了抗凝相关并发症，但耐久性较差，一般使用寿命 15 ～ 20 年，因此适用于不适宜抗凝或有抗凝禁忌、希望怀孕的育龄期妇女，或年龄 > 65 ～ 70 岁、合并其他疾病或再次行二尖瓣置换手术可能性小的患者。手术应选择在有症状而无肺动脉高压时进行。严重肺动脉高压增加手术风险，但非手术禁忌，术后肺动脉高压多会减轻。人工瓣膜置换术手术死亡率为 3% ～ 8%，术后并发症发生率均高于分离术。术后存活者心功能可得到较好恢复。

【预后】

二尖瓣狭窄通常进展缓慢，为终身性疾病。从风湿热到出现症状可经过 20 ～ 40 年。一旦出现症状，进展速度即大大加快。症状严重者 10 年存活率仅为 15%，有严重的肺动脉高压时存活率 < 3%。未经治疗的二尖瓣狭窄患者 60% ～ 70% 会出现心力衰竭症状。体循环血栓发生率为 20% ～ 30%，肺循环血栓发生率为 1% ～ 5%。手术治疗极大地提高了患者的生活质量和存活率。

二、二尖瓣反流

【病因】

二尖瓣反流（mitral regurgitation），以往又称为二尖瓣关闭不全（mitral incompetence），可由二尖瓣装置（瓣叶、瓣环、腱索及乳头肌）中任何部分的异常造成。

急性二尖瓣反流的常见原因有腱索断裂，感染性心内膜炎损伤瓣叶或致腱索断裂，急性心肌梗死致乳头肌急性缺血、坏死或断裂，创伤性二尖瓣结构或人工瓣膜损坏等。

慢性二尖瓣反流最常见的原因是风湿性心脏病及二尖瓣脱垂，其他包括冠心病乳头肌功能不全、腱索断裂、老年退行性改变所致二尖瓣环和环下钙化、感染性心内膜炎及左心室显著扩大所致相对性二尖瓣反流等。

【病理】

风湿性心脏病累及二尖瓣时引起二尖瓣叶、腱索和乳头肌纤维化、增厚、僵硬和挛缩，心室收缩时二尖瓣叶不能紧密闭合，常合并二尖瓣狭窄和（或）主动脉瓣病变。

二尖瓣脱垂是最常见的先天性瓣膜疾病，在人群中发病率为 4% ～ 5%，女性多于男性。遗传性二尖瓣脱垂是一种伴有不同外显率的常染色体显性遗传病，一级亲属患病率为 30% ～ 50%，因收缩期二尖瓣叶脱垂入左心房引起瓣膜反流。病理改变为瓣叶的海绵层有过多的黏液样物质，并侵犯纤维层，使瓣叶松弛、冗长和脱垂，腱索细长，瓣环扩大，二者亦有黏液样变性。大多数患者除二尖瓣脱垂外，无其他异常发现。部分二尖瓣脱垂为其他遗传性结缔组织病（如马方综合征、系统性红斑狼疮）的临床表现。

冠心病左心室乳头肌或其基底的左心室心肌慢性缺血或梗死后纤维化，使乳头肌功能失调，引起收缩期瓣叶脱垂入左心房（乳头肌收缩无力）或被牵拉向下（乳头肌挛缩或室壁矛盾运动）所致。

二尖瓣环和环下钙化引起反流，多为退行性改变，多见于老年女性。

感染性心内膜炎时赘生物破坏瓣叶边缘，瓣叶穿孔或炎症愈合后瓣叶挛缩畸形引起二尖瓣反流。

【病理生理】

二尖瓣反流时，左心室收缩期部分血液反流入左心房，增加左心房负荷，同时左心室负荷增大。慢性二尖瓣反流时，反流血液被喷射到低压力的左心房，从而使左心室壁应力及压力可保持正常，疾病初期左心房能够适应增加的容量而充分扩张，左心房和肺静脉压力也保持正常；随着疾病的进展，左心室代偿性肥大、扩张，舒张期充盈压升高，左心室收缩功能减低；后期，持续严重的过度容量负荷导致左心衰竭，左心房压、肺静脉压和左心室舒张末期压明显上升，导致肺淤血、肺动脉高压和右心衰竭发生。

急性二尖瓣反流时因左心房不能代偿性扩张，致使左心房及肺静脉压力骤然上升导致肺淤血。此外，每搏量及心排血量的减低会导致全身血管阻力的代偿性增加，进一步增加了二尖瓣反流的严重程度。患者通常表现为突发的肺水肿及心源性休克。由于左心室和左心房内压很快达到平衡，故二尖瓣反流的杂音此时为柔和的低调的收缩早期杂音。

【临床表现】

1. 症状　急性二尖瓣轻度反流，可仅有轻微的劳力性呼吸困难；严重反流（如乳头肌断裂）则很快发生急性左心衰竭，甚至出现急性肺水肿或心源性休克。慢性二尖瓣轻度反流的患者多无自觉临床症状；严重反流时，由于体循环的供血减少，首发症状常为乏力、易疲倦，呼吸困难出现较晚。风湿性二尖瓣反流的病程发展缓慢，可长期无明显症状；一旦出现临床症状，则提示左心室代偿功能衰减，病情即会迅速恶化（与二尖瓣狭窄相反）；急性肺水肿、咯血均较二尖瓣狭窄少见。若二尖瓣反流不积极治疗，可发生肺动脉高压及左心衰竭。

2. 体征

（1）急性二尖瓣反流：心尖搏动呈高动力型，第二心音肺动脉瓣成分亢进；心尖部可闻及第三心音、第四心音和短促的舒张期隆隆样杂音。心尖部反流性杂音终止于第二心音前，呈低调、递减型，可不如慢性者响。

（2）慢性二尖瓣反流：左心室增大时心界向左下移位。心尖搏动呈高动力型。风心病重度二尖瓣反流时，第一心音减弱。二尖瓣脱垂或冠心病时第一心音常可正常。由于左心室射血时间缩短，第二心音提前，心音分裂增宽。二尖瓣脱垂时可有收缩中期喀喇音。典型的二尖瓣反流杂音为心尖部全收缩期吹风样杂音，向左腋部、左肩胛下区及背部传导；后叶异常时，杂音向胸骨左缘和心底部传导。杂音的强度与左心室收缩力的强弱有关，与反流的程度不一定相关。冠心病乳头肌功能失常时可有收缩早、中、晚期或全收缩期杂音；腱索断裂时杂音可似海鸥鸣或乐音性。严重反流时可出现心尖部第三心音和短促的舒张期隆隆样杂音。

【辅助检查】

（1）X 线检查：急性二尖瓣反流早期出现明显肺淤血征，心影可不增大或左心房轻度增大。慢性重度反流可见左心房、左心室增大，左心衰竭时可见肺淤血和间质性肺水肿征。二尖瓣环钙化在左侧位或右前斜位可见致密而粗的 C 形阴影。

（2）心电图：急性二尖瓣反流常见窦性心动过速。轻度二尖瓣反流可不呈现异常心电图征象。中度以上反流和病程较长者则显示左心房扩大、左心室肥厚和非特异性 ST-T 改变，少数有右心室肥厚征象，常有心房颤动。

（3）超声心动图：二维超声心动图可显示二尖瓣结构的形态特征（瓣叶和瓣下结构增厚、融合、缩短和钙化，瓣叶冗长、脱垂，连枷样瓣叶，瓣环扩大或钙化，赘生物等），有助于明确病因。M 型超声可显示前叶曲线 EF 斜率加快，左心房、左心室及右心室增大。彩色多普勒血流显像、脉冲或连续波多普勒超声可于二尖瓣心房侧和左心房内探及收缩期蓝彩反流束及高速射流频谱，此征象诊断二尖瓣反流的特异性和敏感性接近 100%，且可半定量测量反流程度。若经胸超声心动图不能提供反流程度、明确诊断反流机制和（或）左心室功能时，建议行经食管超声心动图。拟进行外科治疗的严重二尖瓣反流患者，推荐术前行经食管超声心动图检查以明确二尖瓣的解剖结构，评估修复术的可行性并指导修复。

（4）心导管检查：左心室造影可显示左心房室大小、左心室充盈压及压力阶差、左心室收缩功能、收缩期造影剂反流入左心房的量及有效射血量，以及冠状动脉的解剖形态。

需行心导管检查的适应证为：①当无创检查不能明确二尖瓣反流程度、左心室功能或是否需要手术时，应行左心室造影和血流动力学测定；②无创检查评估肺动脉压与二尖瓣反流严重程度不一致时，应行血流动力学检测；③临床表现和无创检查评价二尖瓣反流的严重程度不一致时，应行左心室造影和血流动力学测定；④有冠心病危险因素的患者，行二尖瓣修复术或置换术前，应行冠状动脉造影。

【诊断与鉴别诊断】

如突然发生呼吸困难，心尖部新出现收缩期杂音，X 线心影不大而肺淤血明显且有病因可寻（如二尖瓣脱垂、感染性心内膜炎、急性心肌梗死、创伤和人工瓣膜置换术后），应考虑诊断急性二尖瓣反流。慢性二尖瓣反流多为心尖部有典型杂音伴左心房、左心室增大，超声心动图有助于确诊。由于心尖部杂音可向胸骨左缘传导，应注意与以下情况鉴别：

（1）三尖瓣反流：为全收缩期杂音，胸骨左缘第 4、5 肋间最清楚，右心室显著扩大时可传导至心尖部，但不向左腋下传导。杂音在吸气时增强，常伴颈静脉收缩期搏动和肝收缩搏动。

（2）室间隔缺损：为全收缩期杂音，在胸骨左缘第 4 肋间最清楚，不向腋下传导，常伴胸骨旁收缩期震颤。

（3）主、肺动脉瓣狭窄：血流通过狭窄的左或右心室流出道时，产生胸骨左缘收缩期喷射性杂音。杂音自收缩中期开始，于第二心音前终止，呈吹风样和递减型。主动脉瓣狭窄的杂音位于胸骨右缘第 2 肋间；肺动脉瓣狭窄的杂音位于胸骨左缘第 2 肋间。

（4）梗阻性肥厚型心肌病：杂音位于胸骨左缘第 3、4 肋间。

【并发症】

二尖瓣反流的并发症：常有心房颤动，感染性心内膜炎较二尖瓣狭窄常见，体循环栓塞较二尖瓣狭窄少见，急性者早期出现心力衰竭，慢性者晚期发生。

二尖瓣脱垂的并发症包括：感染性心内膜炎、脑栓塞、心律失常、猝死、腱索断裂、严重二尖瓣反流和心力衰竭。

【治疗】

（一）急性二尖瓣反流

治疗目的是减少反流量，增加前向血流，减轻肺淤血。外科治疗为根本措施，应根据病因、病变性质、反流程度和对药物治疗的反应，采取紧急、择期或选择性手术（人工瓣膜置换术或修复术）。内科治疗一般为术前过渡措施，尽可能在床旁血流动力学监测下进行。血压正常的患者可使用硝普钠或乌拉地尔。有低血压的患者不应单独使用血管扩张药，可与多巴酚丁胺合用。主动脉球囊反搏术可以增加前向血流和平均动脉压，减轻反流量和左心室充盈压，可暂时稳定外科手术前患者的血流动力学。静注利尿剂可降低前负荷。部分患者经药物治疗后症状完全控制，进入慢性代偿期。

（二）慢性二尖瓣反流

1.内科治疗

（1）预防感染性心内膜炎；风心病需预防风湿热。

（2）代偿期慢性二尖瓣反流可应用血管扩张药，如血管紧张素转化酶抑制剂等减轻心脏后负荷，并定期随访。

（3）单纯二尖瓣反流的左心室充盈大多发生在舒张早、中期，除因心房颤动导致心功能显著恶化的少数情况需恢复窦性心律外，多数只需控制心室率。慢性心房颤动、有体循环栓塞史、左心房有血栓者，应长期抗凝治疗。

（4）心力衰竭者，应限制钠盐摄入，使用血管紧张素转化酶抑制剂、利尿剂和洋地黄。

2. 外科治疗　为恢复瓣膜关闭完整性的根本措施，应在发生不可逆的左心室功能不全之前施行，否则手术预后不佳。如果患者出现症状，即使左心室功能正常也应立即手术。

手术适应证：①重度二尖瓣反流伴 NYHA 心功能分级 Ⅲ 或 Ⅳ 级；②NYHA 心功能分级 Ⅱ 级伴心脏大，左心室收缩末期容量指数（LVESVI）> 30 ml/m^2；③重度二尖瓣反流，LVEF 降低，左心室收缩及舒张末期内径增大，LVESVI 高达 60 ml/m^2，虽无症状也应考虑手术治疗；④如无明显的临床症状，左心室功能不全 [LVEF < 60% 和（或）左心室收缩末期内径（LVESD）≥ 40 mm] 也具有干预指征。在达到这两个干预指征之前，如果连续超声随访显示上述指标出现恶化趋势，则也应采取早期手术干预。

手术方法：

（1）二尖瓣修复术：疗效优于替换手术，应尽力提倡，无论从近远期的死亡率、避免长期抗凝、免于感染性心内膜炎与栓塞等方面均更具优势。作用持久，保留了二尖瓣装置，有助于维持正常的左心室形态及功能，术后发生感染性心内膜炎和血栓栓塞少，对于大多数窦性心律的患者不需长期抗凝，可避免许多潜在的由二尖瓣置换术造成的并发症。但对于瓣叶严重钙化或由于乳头肌疾病、心内膜炎而造成的瓣叶断裂，则不适合瓣膜修补术。当 LVEF ≤ 15% ～ 20% 时为手术禁忌。

（2）人工瓣膜置换术：用于无法进行二尖瓣修复术的患者。已确诊的二尖瓣反流患者应当每年监测左心室的大小及功能，以便在心肌发生不可逆损害前行手术治疗。近年来对于二尖瓣反流为主、瓣膜钙化及腱索缩短不明显、左心室明显扩大、术前心功能较差者建议应用保留瓣下结构的二尖瓣置换术。若超声心动图检查左心室舒张末期内径（LVEDD）> 70 mm、LVESD > 45 mm 且 LVEF 处于正常低限或低于正常的患者，即使行二尖瓣置换术，预后也可能不好。严重左心室功能障碍（LVEF ≤ 30%）或左心室重度扩张 [LVEDD ≥ 80 mm，左心室舒张末期容量指数（LVEDVI）≥ 300 ml/m^2]，已不宜换瓣。

术后存活者多数症状和心功能改善，心脏大小和左心室重量减少。手术治疗可较内科治疗明显改善存活率，但效果较单纯二尖瓣狭窄或以狭窄为主者差。慢性二尖瓣反流患者术前发生心房颤动是术后长期生存率下降的独立预测因素。

3. 介入治疗　二尖瓣介入技术是近年来迅猛发展的新技术，旨在针对外科手术高危患者提供非体外循环下的二尖瓣重度反流改善。主要有经皮二尖瓣修复术（MitraClip 术）、经导管介入二尖瓣瓣环成形术、经导管二尖瓣置换术。

（1）经皮二尖瓣修复术（MitraClip 术）：其原理是基于外科二尖瓣修复手术中的 Alfieri 技术。通过输送鞘管经过股静脉，通过房间隔穿刺将夹子送入左心房，借助于经食管超声心动图将夹子直接置于二尖瓣反流柱上，夹住二尖瓣前后叶中点处，反流量明显减少后释放夹子，使其达到外科"缘对缘"修复术的手术效果，人为造成二尖瓣双出口，从而减少二尖瓣口有效面积而减轻二尖瓣反流程度。适应证为经过最佳药物治疗后仍具有严重症状（NYHA Ⅲ ～ Ⅳ 级）、解剖条件适合、无法进行外科手术的重度慢性原发性二尖瓣反流。同开放手术组相比，经皮二尖瓣修复术虽然疗效略差，但安全性较高。

（2）经导管介入二尖瓣瓣环成形术：通过介入的方式植入环状物体缩小二尖瓣环口，达到治疗二尖瓣反流的目的，减少二尖瓣反流。按照介入途径可分为间接途径和直接途径。间接途径指通过介入方法于冠状静脉窦植入一种特制的带张力的"C"形合金装置，通过合金环的环缩，将后瓣"推"向前瓣，从而减少二尖瓣瓣口面积；直接途径通过输送导管的中空管腔将镍合金的硬治疗杆送入冠状静脉或心大静脉，从而向前推动瓣环后壁，促进瓣叶的合拢。此装置技术上简单和容易置入，但是心肌梗死和冠状静脉窦破裂等不良事件发生率较高，在适用人群和继发性病变上仍有许多局限。

（3）经导管二尖瓣置换术：是介入心脏病学领域的前沿技术，目前尚处于起步阶段。与主动脉瓣相比，二尖瓣的解剖和病理都要复杂得多，因此经导管二尖瓣置换技术的发展势必会明显慢于 TAVR。

（4）左心室重塑术：是基于对继发性和功能性二尖瓣反流的病理生理的理解，放置一个通过心室的瓣下弦线用以重塑和减少左心室舒张末期内径的方法。

【预后】

由各种乳头肌、腱索及瓣叶的异常造成的急性严重二尖瓣反流伴血流动力学不稳定情况会危及生命，如不及时手术干预，死亡率极高。慢性重度二尖瓣反流确诊后内科治疗 5 年存活率80%，10 年存活率 60%。单纯二尖瓣脱垂无明显反流，无收缩期杂音者大多预后良好；年龄＞ 50 岁，有明显收缩期杂音和二尖瓣反流，瓣叶冗长增厚，左心房、左心室增大者预后较差。

第 3 节　三尖瓣疾病

一、三尖瓣狭窄

【病因】

三尖瓣狭窄（tricuspid stenosis，TS）最常见的病因为风湿热，其他少见原因包括先天性三尖瓣闭锁、右心房肿瘤和三尖瓣赘生物等。风湿性三尖瓣狭窄很少单独存在，通常合并二尖瓣疾病和（或）主动脉瓣疾病。如同时伴有二尖瓣疾病，则多为二尖瓣狭窄。三尖瓣狭窄的发生率女性多于男性，呈慢性发展过程。

【病理与病理生理】

风湿性三尖瓣狭窄的病理变化和二尖瓣狭窄相似，即瓣膜纤维化增厚、粘连和挛缩，瓣尖边缘融合，形成一个有固定中央孔的隔膜。病变也可累及腱索和乳头肌。但三尖瓣病变的程度和范围较二尖瓣为轻，瓣膜下融合很少见，且很少有钙质沉积。

正常的三尖瓣口面积为 6 ～ 8 cm²，瓣口直径＞ 4 cm。三尖瓣狭窄致舒张期右心房流入右心室的血流受阻，右心房与右心室之间出现舒张期压力阶差。舒张期跨三尖瓣压差于运动和吸气时升高，呼气时降低。平均舒张期压差＞ 1.9 mmHg 提示三尖瓣狭窄；＞ 5 mmHg 时，可使右心房平均压升高导致体循环淤血，出现颈静脉怒张、肝大、腹水和水肿；同时右心室容量减少而使心排血量减少。

【临床表现】

1. 症状　三尖瓣狭窄症状常常因被并存的疾病所掩盖而被遗漏，一旦出现症状，提示病变已到中晚期。患者通常表现为右心衰竭的症状及体征，如疲劳、腹胀、水肿、尿少，可并发心房颤动和肺栓塞。三尖瓣狭窄时，周围静脉水肿严重，而肺淤血的症状（呼吸困难）较轻，与三尖瓣狭窄减少了血流进入肺循环有关。

2. 体征　在多数情况下，三尖瓣病变早期仅根据病史难以诊断，仔细的体格检查可提供一些线索。查体可见颈静脉怒张、搏动；胸骨左下缘可触及舒张期震颤，可闻及三尖瓣开瓣音；胸骨左下缘（或剑突下）可闻及紧随开瓣音后的高调隆隆样舒张中晚期杂音，吸气时杂音增强，称 Carvallo 征，系吸气时静脉回流增加，从而使通过狭窄的三尖瓣口血流增多所致；呼气时或Valsalva 动作屏气期杂音减弱。肝大伴有与心房收缩同时出现的收缩期前搏动、腹水和全身水肿。

【辅助检查】

（1）X 线检查：右心房明显扩大，下腔静脉和奇静脉扩张所造成的以右心为主的心脏扩大，肺血管影显著减少。正位胸片右心缘可见右心房和上腔静脉突出，右心房缘距中线的最大距离常＞ 5 cm。

（2）心电图：无特异性。单纯三尖瓣狭窄为右心房扩大的特征性 P 波，V_1 导联 P 波高尖，无右心室肥厚。如有右心室肥厚表明合并二尖瓣狭窄和肺动脉高压，且可出现右束支传导阻滞；常见并发心房颤动。

（3）超声心动图：三尖瓣叶增厚，前叶曲线呈"城墙样"改变，前后叶同向运动，开放受限，瓣口缩小。右心房大，下腔静脉增宽；彩色多普勒血流显像及多普勒超声于三尖瓣口及右心室内分别探及源于三尖瓣口的全舒张期五彩射流信号及湍流频谱。

（4）心导管检查：可同步测定右心房和右心室压以了解跨瓣压差，但一般不作为常规检查手段。

【诊断与鉴别诊断】

三尖瓣狭窄由于其临床表现常被合并的左心瓣膜疾病的临床表现所掩盖，因此常被漏诊。有典型体征，体循环淤血而肺淤血较轻，可诊断三尖瓣狭窄。风心病二尖瓣狭窄患者，如剑突处或胸骨左下缘有随吸气增强的舒张期隆隆样杂音，无明显右心室扩大和肺淤血，提示同时存在三尖瓣狭窄。房间隔缺损如左至右分流量大，通过三尖瓣的血流增多，可在三尖瓣区闻及第三心音后短促的舒张中期隆隆样杂音。超声心动图或右心导管检查可予以鉴别。

【治疗】

1. 内科治疗　治疗目的在于减轻右心衰竭的症状和体征。应严格限制钠盐摄入；利尿剂可降低右心房压力，消除体循环淤血、继发于水钠潴留引起的症状和体征，长期、大剂量应用利尿剂可减轻肝淤血，降低手术风险。心房颤动时使用洋地黄类药物控制心室率，并予抗凝治疗。

2. 外科手术　手术方式包括三尖瓣修补、结构重建、瓣膜交界处分离术或人工瓣膜置换术。三尖瓣狭窄很少需要进行外科手术治疗，但严重三尖瓣狭窄者如症状明显，跨三尖瓣压差＞ 5 mmHg 或三尖瓣口面积＜ 2.0 cm^2 时，应手术治疗。风心病可作瓣膜交界处分离术；瓣膜严重钙化、僵硬和血栓形成者，可考虑行人工瓣膜置换术；由于右心室压力低，血流慢，三尖瓣机械瓣的血栓发生率高，最好选用生物瓣以减少血栓栓塞风险。三尖瓣置换术死亡率高于二尖瓣或主动脉瓣置换术 2 ～ 3 倍。

经皮球囊导管三尖瓣成形术或分离术属微创手术，国内外已有一定数量的报道，术后患者跨瓣压差降低，右心房压力降低，但有时会引起三尖瓣反流，且远期疗效不明。目前已被美国心脏病协会推荐为单纯严重三尖瓣狭窄的二线治疗（Ⅱb 类推荐）。适于心功能Ⅱ、Ⅲ级；三尖瓣压力阶差＞ 5 mmHg；无风湿活动；无右心房内血栓患者。合并症严重、不适于外科手术的患者可短到中期从中获益。

二、三尖瓣反流

【病因】

三尖瓣反流（tricuspid regurgitation）多为功能性，通常继发于右心室收缩压增高或肺动脉高压所致的右心室和三尖瓣环的扩张、瓣叶闭合不良，而三尖瓣本身的结构正常；多继发于各种心脏和肺血管疾病，如原发性肺动脉高压、二尖瓣病变、先天性心血管疾病（肺动脉瓣狭窄、艾森门格综合征）、肺心病、VVI 起搏器植入术后等导致右心室或三尖瓣环扩张等情况。

器质性三尖瓣关闭不全少见,包括三尖瓣下移畸形(Ebstein 畸形)、风心病、三尖瓣脱垂、感染性心内膜炎、冠心病、类癌综合征、心内膜心肌纤维化等。

【病理与病理生理】

风心病一般可引起三尖瓣瓣叶和(或)腱索的瘢痕而限制瓣叶活动,心脏收缩时瓣叶闭合不良,导致三尖瓣反流,往往合并狭窄。此外,瓣膜和腱索的黏液样变性可引起三尖瓣脱垂伴反流。

若无肺动脉高压,三尖瓣反流能被很好耐受。血流动力学改变:三尖瓣关闭不全时收缩期血液由右心室同时射向肺动脉和右心房,右心房因血流量增加而增大。右心房内反流的血液及上、下腔静脉回流的血液一同进入右心室,使右心室前负荷增加,导致右心室扩大。严重三尖瓣关闭不全时发生右心衰竭。

【临床表现】

1. 症状   症状与三尖瓣狭窄相似。由于单独的三尖瓣关闭不全很少见,故以原发病的症状为主。无肺动脉高压的三尖瓣关闭不全的症状相对较轻。肺动脉高压并存时,心输出量降低,右心衰竭症状明显,表现为疲乏、腹胀等。当病情进展时,所并存的二尖瓣病变引起的肺淤血可减轻,但虚弱、乏力及右心衰竭症状加重。

2. 体征   可见颈静脉怒张伴明显的收缩期搏动,吸气时增强,反流严重者伴颈静脉收缩期震颤,并有明显的 V 波。心界向左扩大,剑突下有明显心脏搏动;心前区有抬举样搏动;心尖区第一心音常减弱,伴肺动脉高压者 P2 亢进,心功能不全时胸骨左下缘常可闻及右心室第三心音奔马律。沿胸骨左缘可闻及高调、吹风样全收缩期杂音,在胸骨左下缘或剑突区最响,右心室显著扩大占据心尖区时,在心尖区最明显。吸气或抬高下肢时静脉血液回流增加,杂音可增强,此特点有助于同二尖瓣反流杂音或通过主动脉流出道产生的杂音相鉴别;当右心衰竭出现,心搏量不能进一步增强时,此现象消失。三尖瓣脱垂有收缩期喀喇音。若急性三尖瓣反流,杂音往往为收缩早期杂音。肝淤血很常见,且经常伴随着可触及的收缩期搏动。右心衰竭者有体循环淤血征。

并发症包括心房颤动和肺栓塞。

【辅助检查】

(1)X 线检查:可见右心房、右心室明显增大。右心房压升高者,可见奇静脉扩张、胸腔积液及腹水引起的横膈上抬。透视时可看到右心房收缩期搏动。全心扩大、无肺淤血和肺动脉高压应考虑三尖瓣病变或者心包积液。巨大右心房提示 Ebstein 畸形。

(2)心电图:常见右心房、右心室肥大,完全性右束支传导阻滞和心房颤动。

(3)超声心动图:示三尖瓣前叶曲线 EF 斜率加快,右心房及右心室增大、上下腔静脉增宽及搏动;三尖瓣活动振幅增大,收缩期前后瓣与隔瓣不能完全闭合。室间隔与左心室后壁同向运动。二维超声心动图可以区别左心的原发性疾病和右心室病变,功能性和器质性的三尖瓣反流。彩色多普勒血流显像及脉冲多普勒于右心房内分别探及源于三尖瓣口的全收缩期蓝彩反流信号及反流频谱,反流束起自三尖瓣环,延伸入右心房腔。轻度反流时,反流束呈细条状;重度反流时,反流束呈喷泉状。通过反流速度和频谱面积可估计三尖瓣反流的严重程度、右心室收缩压以及三尖瓣开放速率。部分正常人彩色多普勒超声下也可发现轻度的三尖瓣反流。三尖瓣反流程度分为三级:Ⅰ级:反流束占部分右心房;Ⅱ级:反流束达右心房后壁;Ⅲ级:反流束进入腔静脉。

(4)右心室造影:不作为常规检查手段,有助于确定三尖瓣反流及其程度。

【诊断与鉴别诊断】

典型患者根据上述特征易于诊断。

需与右心房、右心室增大的其他疾病相鉴别:房间隔缺损、主动脉窦瘤破裂、肺静脉畸形引流等。结合多普勒超声心动图检查容易鉴别。

【治疗】

应根据原发病的性质和心力衰竭的严重程度决定治疗方案。功能性三尖瓣反流治疗的关键是针对原发病以及减轻右心衰竭的症状和体征。

1. 内科治疗　肺动脉高压及右心衰竭相关的三尖瓣反流，可通过治疗潜在的病因而得到显著改善。有严重二尖瓣狭窄和肺动脉高压的患者如果出现右心室扩张和三尖瓣反流，治疗二尖瓣狭窄可以缓解继发的肺动脉高压和改善三尖瓣反流程度。右心衰竭者应限制钠盐摄入，用利尿剂、洋地黄类药物和血管扩张药，同时控制心房颤动的心室率。

2. 外科治疗　三尖瓣反流的手术更需慎重，必须明确三尖瓣反流是功能性还是器质性所致。无肺动脉高压的三尖瓣反流无需手术治疗。重度三尖瓣反流伴二尖瓣疾病需行二尖瓣手术的患者，三尖瓣修复术可使其获益；有症状的原发性重度三尖瓣反流患者，可行瓣环成形术；当三尖瓣不能修补时，可行瓣膜置换术。继发性或瓣叶畸形导致重度三尖瓣反流的患者，不宜行瓣膜修复术，可行三尖瓣置换术。近年来主张对中等度以上的三尖瓣反流，尤其是器质性反流，在其他瓣膜手术完成后，同期施行三尖瓣修复术，以期得到较满意的效果。

第 4 节　肺动脉瓣疾病

一、肺动脉瓣狭窄

【病因】

肺动脉瓣狭窄（pulmonic valve stenosis，PS）95% 以上是由于先天性疾病所致，约占所有先天性心脏病的 8% ～ 10%，分为瓣上、瓣膜、瓣下狭窄，但先天性肺动脉瓣狭窄通常为瓣膜病变。单纯性先天性肺动脉瓣狭窄是成人最常见的先天性肺动脉瓣疾病。法洛四联症由于二叶瓣形肺动脉瓣而引起肺动脉瓣狭窄。后天性瓣膜异常包括风湿性、类癌性，而心脏肿瘤或 Valsalva 窦瘤产生的右心室流出道梗阻引起假性肺动脉瓣狭窄相对少见。

【病理与病理生理】

肺动脉瓣膜狭窄时，瓣膜增厚，瓣叶融合成圆顶状，瓣膜不能充分开放，造成右心室收缩期射血受阻，导致右心室压力超负荷，使右心室肥厚，最后可发生右心衰竭；狭窄越重，跨瓣压力阶差越高，右心衰竭的临床表现出现越早。此外，肺动脉可有狭窄后扩张，由于肺动脉内血流减少，使肺动脉压力降低。

【临床表现】

症状常为隐匿性，可被伴随疾病的症状所掩盖。轻中度狭窄可无症状，只在重体力劳动时可出现心悸、气促等症状；重度狭窄时，运动耐力降低，日常体力劳动可引起呼吸困难、心悸、乏力、胸闷、咳嗽，偶有胸痛或晕厥。后期可出现右心衰竭相关症状。

肺动脉瓣膜狭窄较重者，儿童和青少年可见心前区隆起伴胸骨旁抬举性搏动；胸骨左缘第2、3 肋间可触及收缩期震颤；胸骨左缘第 2、3 肋间亦可闻及粗糙响亮呈喷射性的收缩期杂音，向左锁骨下区传导；P2 减弱并 S2 分裂，吸气更加明显；持久发绀可伴发杵状指（趾）。晚期出现右心衰竭体征。

【辅助检查】

（1）X 线检查：右心房、右心室扩大，肺动脉狭窄后扩张。肺血少、肺野清晰。

（2）心电图：可有右心房室肥大、电轴右偏和右束支传导阻滞表现。轻中度肺动脉瓣狭窄的心电图一般正常。

（3）超声心动图：右心室前壁增厚和（或）右心室腔扩大。主肺动脉增宽（狭窄后扩张），肺动脉瓣叶增厚，开放受限，呈圆顶状。彩色多普勒血流可见自肺动脉瓣口收缩期花色射流束，射流束在主肺动脉内形成喷泉状。多普勒可以测量肺动脉瓣跨瓣压差和肺动脉瓣口面积；经胸超声心动图不能确定肺动脉瓣狭窄的部位时可行经食管超声心动图检查。

【鉴别诊断】

根据典型的杂音，症状及体征，X 线、超声心动图的表现不难确诊。需与肺动脉高压和肺循环血流增多的疾病鉴别：肺动脉高压时无收缩期高速射流；后两者肺动脉瓣无改变。结合超声心动图可鉴别。

【治疗】

1. 介入治疗　轻度狭窄（跨瓣压差 ≤ 40 mmHg）无需治疗；有症状的中度狭窄（跨瓣压差 41 ～ 79 mmHg）及重度狭窄（跨瓣压差 ≥ 80 mmHg）可采用经皮球囊肺动脉瓣成形术（percutaneous balloon pulmonary valvuloplasty，PBPV），其治愈率达 98%，是最安全、手术效果最佳的介入性手术。PBPV 是治疗儿童与成年人单纯肺动脉瓣狭窄的首选方法，最佳年龄为 2 ～ 4 岁，其余各年龄均可进行。

2. 外科手术治疗　瓣膜无弹性的肺动脉瓣狭窄行球囊瓣膜成形术效果差，需要行猪生物瓣置换术或肺动脉瓣同种移植。仅在严重的肺动脉瓣狭窄或右心室容量负荷进行性加重者致顽固性右心室衰竭时，可施行人工心脏瓣膜置换术。

3. 内科治疗　用于改善晚期重症病例右心衰竭的症状，可予以强心、利尿剂等治疗。

二、肺动脉瓣反流

【病因】

肺动脉瓣反流（pulmonic regurgitation）多为继发于肺动脉高压的肺动脉干根部扩张，引起瓣环扩大，见于风湿性二尖瓣疾病、艾森门格综合征等。少见病因包括特发性和马方（Marfan）综合征的肺动脉扩张。原发性肺动脉瓣损害极少见，可发生于感染性心内膜炎、肺动脉瓣狭窄或法洛四联症术后、类癌综合征和风心病等。

【病理与病理生理】

功能性关闭不全的瓣膜无形态改变。感染性心内膜炎者瓣膜增厚，可见团块状赘生物回声。由于肺动脉瓣反流发生在低压、低阻的肺循环，故血流动力学改变通常不重。如无肺动脉高压者，则单纯肺动脉瓣关闭不全引起的右心室容量过度负荷可多年无症状；如有肺动脉高压存在，出现急性反流或反流程度严重者，病情发展较快，加速右心室衰竭发生。

【临床表现】

1. 症状　多与原发疾病相关。在多数情况下，症状继发于右心室衰竭。

2. 体征　胸骨左缘第 2 肋间触及肺动脉收缩期搏动，可伴有收缩或舒张期震颤。胸骨左下缘扪及右心室高动力性收缩期搏动。肺动脉高压时，第二心音肺动脉瓣成分增强。右心室心搏量增多，射血时间延长，第二心音呈宽分裂。胸骨左缘第 2 肋间可闻及肺动脉瓣区收缩早期喀喇音，伴有喷射性收缩期杂音。胸骨左缘第 4 肋间常有第三和第四心音，吸气时增强。继发于肺动脉高压者，胸骨左缘第 2 ～ 4 肋间有第二心音后立即开始的舒张早期叹气样高调递减型杂音，吸气时增强，称为 Graham-Steell 杂音。若无肺动脉高压，杂音呈舒张晚期低调杂音。

【辅助检查】

（1）X 线检查：伴肺动脉高压时，可见肺动脉段及肺门阴影尤其是右下肺动脉影增大。肺动脉段凸出，右心室增大。

（2）心电图：可有右心房、右心室肥大，电轴右偏和右束支传导阻滞表现。

（3）超声心动图：对确诊肺动脉瓣关闭不全有重要价值。多普勒超声技术可精确确定有无肺动脉瓣关闭不全和反流程度，也能发现肺动脉高压，右心房、右心室肥大及并存的瓣膜病变；二维超声心动图有助于明确病因。

【鉴别诊断】

肺动脉瓣关闭不全的 Graham-Steell 杂音有时难与主动脉瓣关闭不全的舒张早期杂音区别，但后者有周围血管征，彩色多普勒超声心动图有助于鉴别。

【治疗】

肺动脉瓣关闭不全很少需要特殊治疗。继发于肺动脉高压的肺动脉瓣关闭不全者，治疗其原发疾病常能改善反流，如缓解二尖瓣狭窄的梗阻。多针对引起肺动脉高压的潜在原因进行治疗；仅在严重的肺动脉瓣反流或右心室容量负荷进行性加重者致顽固性右心室衰竭时，才考虑对该瓣膜进行手术治疗。

第 5 节　多瓣膜病

多瓣膜病（multivalvular heart disease）在风湿性心脏病患者中常见，三尖瓣反流和肺动脉瓣反流多是其他瓣膜损害的结果。从临床上很难评估出每个瓣膜损害的严重程度，有必要在任何择期手术前行左心及右心导管术，以仔细评估瓣膜功能。很少有资料能客观地指导多瓣膜病的治疗。每个病例都应单独考虑，治疗取决于每个受损瓣膜对血流动力学和左心室功能影响的程度以及药物治疗和手术相比的获益。双瓣膜置换术较单瓣膜置换术有较高的手术死亡率及远期死亡率。

慢性获得性心脏瓣膜疾病的各瓣膜受累的典型症状、体征、心电图、胸部 X 线检查和超声心动图表现于表 3-7-3 中列出，可便于横向对比各瓣膜损害的表现。

表 3-7-3　心脏瓣膜疾病的典型症状、体征、心电图、胸部 X 线检查和超声心动图表现 *

	症状	体格检查	心电图	胸部 X 线检查	超声心动图
主动脉瓣狭窄	呼吸困难、心绞痛、晕厥	心尖搏动持久而局限；A2 减低，S2 单一或逆分裂；S4 奔马律；收缩期喷射性杂音；迟脉	左心室肥厚；常有左束支传导阻滞、心房颤动或室性心律失常	左心室轻度增大，升主动脉根部狭窄后扩张，主动脉瓣钙化	主动脉瓣瓣缘回声增强，瓣叶变性、僵硬，瓣口面积减小，左心室大，室壁厚。瓣口探及收缩期高速血流频谱，频谱充填
主动脉瓣反流	头部强烈搏动感、左心衰竭、直立性头晕、晕厥	脉压增大，颈动脉搏动呈双峰，周围血管征；左心室搏动弥散而有力，向左下方移位；S1 减弱，S3 奔马律常见；舒张期递减杂音	左心室肥厚，常合并窄深的 Q 波	左心室及主动脉扩张	主动脉瓣瓣缘回声增强，关闭有裂隙。二尖瓣前叶舒张期高频颤动。左心室增大，升主动脉增宽。左心室流出道内全舒张期高速反流频谱，频谱充填

（续表）

	症状	体格检查	心电图	胸部 X 线检查	超声心动图
二尖瓣狭窄	呼吸困难，咯血，咳嗽，声嘶，晚期右心衰竭	"二尖瓣面容"；S1 亢进，若瓣膜严重钙化，S1 不亢进；开瓣音（OS）；心尖区低调隆隆样舒张中晚期杂音；肺动脉高压的体征，体循环水肿	"二尖瓣型P波"，P波宽度大于 0.12 s 伴切迹，常合并心房颤动。若出现肺动脉高压，则出现电轴右偏，右心室肥厚	左心房、右心室大，右心缘双房影，食管受压向后移位，左主支气管抬高。右心缘直。肺动脉扩张、肺静脉充血	二尖瓣叶增厚，瓣尖显著。前叶曲线 EF 斜率减慢，前后叶同向运动，瓣口缩小。左心房、右心室大，左心房内可有血栓回声。左心室内探及源于二尖瓣口的全舒张期五彩射流信号及高速正向湍流频谱
二尖瓣反流	运动后疲劳及呼吸困难，晚期肺动脉高压及左心衰竭	左心室搏动呈高血流动力学，S3 宽分裂，心尖部全收缩期杂音	左心房增大，左心室肥厚，常有心房颤动	左心房、左心室扩大，肺静脉充血	二尖瓣叶和瓣下结构增厚、融合、缩短及钙化。左心房内探及源于二尖瓣口的全收缩期五彩反流信号及高速反流频谱
二尖瓣脱垂	若有二尖瓣反流，症状同上	一个或多个收缩期喀喇音，通常在收缩中期，后紧跟收缩晚期的杂音，患者常又高又瘦，呈漏斗胸，直背综合征	通常正常，偶尔下壁导联 ST 段压低和（或）T 波改变	同瓣膜反流程度有关系	二尖瓣叶冗长，可呈连枷样，收缩期向左心房内膨出。CD 段下降，收缩中晚期或全收缩期呈"吊床样"改变。反流频谱可起始于收缩中晚期
三尖瓣狭窄	右心衰竭症状，如疲劳，腹部膨隆，体循环水肿	颈静脉怒张。若为窦性心律，颈静脉扩张出现明显的 a 波，胸骨左缘的三尖瓣开瓣音及舒张期杂音可被同时存在的二尖瓣杂音所掩盖。吸气时三尖瓣开瓣音及隆隆样杂音增强	右心房异常，心房颤动常见	右心房增大	右心房大，下腔静脉宽。三尖瓣口及右心室内探及全舒张期射流信号及湍流频谱
三尖瓣反流	右心衰竭症状，如疲劳，腹部膨隆，体循环淤血征	颈静脉扩张，胸骨左缘收缩期杂音，吸气时加重。吸气时右心室第三心音增强。肝增大伴收缩期震颤	右心房异常发现常同引起三尖瓣反流原因有关	右心房、右心室扩张，异常发现常同引起三尖瓣反流的原因有关	三尖瓣前叶曲线 EF 斜率加快。右心房、右心室大。室间隔与左心室后壁同向运动。右心房内探及源于三尖瓣口的全收缩期蓝彩反流信号及反流频谱

* 体格检查的体征受瓣膜功能失常的严重程度和慢性程度的影响

第 6 节　急性风湿热

风湿性心脏病起源于急性风湿热，是心脏瓣膜疾病的主要病因。

急性风湿热（acute rheumatic fever，ARF）是由于 A 型溶血性链球菌感染所致，其病因可能是继发于链球菌感染后的异常免疫反应。急性风湿热通常发生在 4～9 岁的儿童中，男女发生比率相似。

急性风湿热典型表现是心脏弥漫性的炎症，即全心炎。渗出性心包炎很常见，它可造成纤维化并且使心包腔消失。缩窄性心包炎很少见。心肌通常会出现淋巴细胞浸润，且有局灶性的坏死。心肌典型的组织学改变是出现 Aschoff 小体。心瓣膜炎典型表现为瓣叶的边缘出现疣状损害，由浸润的细胞和纤维蛋白所构成。二尖瓣最常受累，其次为主动脉瓣，三尖瓣和肺动脉瓣受累较少。心瓣膜炎可出现一个新的关闭不全杂音，可以多年不出现主动脉瓣狭窄及二尖瓣狭窄，直到纤维化逐渐限制了瓣叶的活动。

急性风湿热通常表现为在链球菌性咽炎后 2～4 周出现的急性发热性疾病。由于不能通过实验室检查来确诊急性风湿热，所以建立一个基于症状及体格检查的诊断标准（修订的 Johns 诊断标准）。当近期确诊有过链球菌性咽炎后出现两个主要标准或者一个主要标准及两个次要标准，即可诊断急性风湿热（表 3-7-4）。

一旦确诊需用规律的青霉素治疗来根除链球菌感染。水杨酸制剂对于发热及关节炎有效。

风湿热反复发作很常见，特别是在初次发作后的前 5～10 年期间。预防性治疗应贯穿这段时间，对于易患链球菌感染的患者（医疗工作者、幼教工作者及新兵），预防时间应为 10 年。有明显的风湿性心脏病的患者有很高的复发率，应长期接受预防性治疗（表 3-7-5）。

表 3-7-4　修订的 Jones 诊断标准

主要表现
　心肌炎
　多关节炎
　舞蹈病
　环形红斑
　皮下结节

次要表现
　临床表现
　　关节痛
　　发热
　实验室检查
　　急性期反应物质增加
　　红细胞沉降率增加
　　C 反应蛋白升高
　　P-R 间期延长 *
　支持先前 A 组链球菌感染的证据
　　咽拭子培养或快速链球菌试验阳性，链球菌抗体滴度升高

* 正常高限 P-R 间期：3～12 岁：0.16 s；12～14 岁：0.18 s；＞17 岁：0.20 s

表 3-7-5　风湿热的预防

药物	剂量	用药方式	一级预防	二级预防
苄星青霉素	120 万单位（＞27 kg） 60 万单位（＜27 kg）	肌内注射	1 次	21 天
青霉素 V	儿童：250 mg 成人：500 mg	口服	10 天，每日 3～4 次 10 天，每日 3 次	每日 2 次
阿奇霉素	12.5 mg/（kg·d）	口服	5 天，每日 1 次	不推荐
头孢氨苄	15～20 mg/kg	口服	10 天，每日 2 次	不推荐
红霉素	20 mg/kg（最大量 500 mg）	口服	不推荐	每日 2 次

（王建安）

感染性心内膜炎

感染性心内膜炎（infectious endocarditis，IE）是发生于心内膜的病原体感染，以瓣膜损害和（或）赘生物形成为特征，也可以发生在心腔内植入物（器械）上。IE 的病原体以细菌为主，根据发病特点可以分为急性 IE（acute infectious endocarditis）和亚急性 IE（subacute infectious endocarditis）。急性 IE 通常由毒力较强的病原体感染所致，如金黄色葡萄球菌，一般起病较急，全身中毒症状较为明显，病情进展迅速，可发生在原有心脏瓣膜疾病或心脏瓣膜正常者，如救治不及时常可于发病后数周甚至数日内因心力衰竭而死亡。亚急性 IE 多起病隐蔽，由毒力相对较弱的病原体感染所致，如草绿色链球菌，常发生在原有瓣膜疾病或心腔内植入装置的患者，临床中毒症状轻，病程迁延较长可达数周至数月，发生迁徙性感染病灶（随血行播散而致）的情况少于急性 IE。

IE 发生于自身瓣膜上的称为自体瓣膜 IE（native valve endocarditis），为 IE 的主要类型。随着我国风湿性心脏瓣膜疾病患病率的下降，自体瓣膜 IE 的发病较前减少。由于心腔内植入器械或装置在心血管疾病中的应用越来越广泛，心脏植入性电子装置（cardiac implanted electrical device，CIED）等发生的 IE 也逐年增多。随着人口老龄化，老年退行性心脏瓣膜疾病增加，老年人群人工瓣膜置换术增多，人工瓣膜相关的 IE 呈上升趋势。发生于心腔内植入器械或植入物的病原体感染，则可以根据植入物分为人工心脏瓣膜相关的 IE（artificial prosthetic valve endocarditis）和心脏植入性电子装置相关的 IE（cardiac implanted electrical device endocarditis），如心脏起搏器（pacemaker，PM）或埋藏式心脏复律除颤器（implantable cardioverter-defibrillator，ICD）相关的 IE。同时，静脉毒品应用导致病原体感染的药瘾者心内膜炎（endocarditis in intravenous drug abusers）因其发病、病史和病原学特点，也应受到关注。

【流行病学】

我国 IE 的患病率较前升高，但尚缺乏准确的流行病学数据，这与疾病的发病特点和临床诊断技术水平有关，也与流行病学大数据调查的难度有关，各国的数据资料也存在一定的差异性。发达国家的 IE 发病率为每年（4 ~ 7）/10 万（人口）。根据欧洲的数据统计，欧洲 IE 的发病率为每年（3 ~ 10）/10 万（人口），男女比例 ≥ 2∶1，70 ~ 80 岁老年人患病率为每年 14.5/10 万（人口），存在随年龄升高的趋势。在美国，IE 的年发病率大约为 11.2/10 万（人口），男女比例为 2.5∶1.6，男性发病率高于女性。在有结构异常的心脏疾病者（如心脏瓣膜病）中 IE 的年发病率明显升高，甚至达到一般人群的 10 倍以上，二尖瓣疾病者 IE 的年发病率可达 100/10 万（人口）。在发展中国家，由于卫生和医疗保健水平相对较低，风湿性心脏瓣膜疾病仍有较高的患病率，因而风湿性心脏瓣膜疾病仍然是超过半数以上 IE 的主要基础心脏病。先天性心脏病患者发生的 IE 占 8% ~ 15%，其他心脏病患者发生的 IE 占 10%，无器质性心脏病人群发生的 IE 约占 10%。

值得注意的是，近年来人工心脏瓣膜相关的 IE（年患病率为 0.3% ~ 0.6%）和心脏植入性电子装置相关的 IE 增多以外，对于静脉应用毒品导致病原体感染的药瘾者心内膜炎应予以足够的重视，其临床特点是以年轻者多见，男性多于女性，最多累及右心及三尖瓣（＞ 50%），其次为主动脉瓣和二尖瓣。由于介入和手术操作治疗的增多，以及血液净化治疗的日益普及，医院内获得性的或医源性的 IE 也呈增多趋势，值得临床关注。医院获得性和社区获得性的 IE 分别占 IE 的 55% 和 45%。

【病因学与病原学】

IE 病因学是心内（瓣）膜的病原体感染及其对瓣膜组织的破坏。60% ～ 80% 的 IE 发生在有结构性心脏病的患者，如风湿性心脏瓣膜疾病、二尖瓣脱垂、先天性心脏病、主动脉瓣和二尖瓣退行性变等，少数发生在心脏结构正常者。IE 的三个要素即病原体、心内（瓣）膜的感染、瓣膜组织的破坏。既然病原体感染是 IE 的病因，对 IE 病原学的认识十分必要。

IE 致病的病原体以细菌为主，其中链球菌和葡萄球菌占所有 IE 感染病原体的 80% 以上，其他的病原体还包括真菌、衣原体、分枝杆菌、立克次体以及病毒等。通常情况下，急性 IE 患者感染的病原体主要是金黄色葡萄球菌，其致病细菌的毒力较强，常发生在无基础心脏瓣膜疾病或心脏结构正常的人群，其他致病病原体还包括毒力较强的肺炎球菌、淋球菌、A 族链球菌和流感杆菌等；亚急性 IE 患者感染的病原体通常是草绿色链球菌（D 族链球菌），其他细菌（如表皮葡萄球菌）较少见。

特殊类型的 IE 病原体差异较大，人工瓣膜置换术后早期（2 个月内），也是其术后 IE 的高发期，发生 IE 的主要致病菌为表皮葡萄球菌和金黄色葡萄球菌，因此应特别关注该阶段患者的体温和感染中毒症状；人工瓣膜置换术 2 个月以后发生 IE 的危险减少，感染的病原体以链球菌为多见。心脏起搏器或埋藏式心脏复律除颤器术后的 IE 可以发生在植入术后的任何阶段，IE 可以发生在心脏植入性电子装置的电极导线上，也可以同时有心脏瓣膜的受累，其感染的病原体以金黄色葡萄球菌常见。心导管介入诊疗术相关的 IE 一般发生在心导管术后的早期，病原体以金黄色葡萄球菌感染为主。静脉使用毒品的药瘾者 IE，大多发生在无心脏瓣膜疾病的年轻者，致病菌主要是金黄色葡萄球菌，其次是铜绿假单胞菌和真菌等。心腔内（附壁）血栓也可以因感染病原体导致 IE。

【发病机制与临床易感性】

IE 发病是由于病原体进入血液造成心内膜（瓣膜）的感染。急性 IE 大多发生在无心脏瓣膜疾病或无结构性心脏病者，而亚急性 IE 则大多发生在原有心脏瓣膜疾病或器质性心脏病患者。心脏瓣膜疾病患者发生的亚急性 IE 以二尖瓣和主动脉瓣疾病最多见，其次可见于心脏结构异常如室间隔缺损、动脉导管未闭、法洛四联症（tetrology of Fallot）和主动脉缩窄（coarctation of aorta）等先天性心脏病和其他器质性心脏病。

正常心内膜和心脏瓣膜是完整的，能够防止血栓和病原体的附着，不易形成附壁的血栓和感染；如果病原体的毒力很强，并进入血液则可能附着（定居）在心脏瓣膜（心内膜）上形成急性 IE。当心脏瓣膜（心内膜）受损时，即可激活凝血与止血系统，导致血小板和纤维蛋白在受损部位的附着或沉积而形成血栓性附着物，发生非细菌性血栓性心内膜炎（nonbacterial thrombotic endocarditis，NBTE）。非细菌性血栓性心内膜炎常成为 IE 的基质，进入血液的细菌黏附于血栓后，血栓是细菌繁殖的"培养基"，即在非细菌性血栓性心内膜炎的基础上发生 IE。因此，心内膜损伤和血液高凝状态是非细菌性血栓性心内膜炎的基础，此基础上的病原体血行感染是 IE 的发病条件。

导致心内膜损伤的主要机制包括炎症免疫性因素和血流动力学因素。炎症免疫性因素见于心肌炎的心内膜和心脏瓣膜炎症、风湿性心脏瓣膜的炎症损害、心肌梗死后的心内膜损伤等。血流动力学因素包括：①高速喷射的血流对心内膜、大血管内膜和心脏瓣膜的冲击导致局部损伤；②血液由高压腔高速流入低压腔并形成涡流 / 湍流；③血流高速通过狭窄的瓣膜口或血管的狭窄结构。非细菌性血栓性心内膜炎演变为 IE 的必备条件是病原体在体内持续存在或存在时间较长，并在心内膜上繁殖。因此，IE 是心内膜损伤、血液高凝状态和病原体持续血行感染共同作用的结果。

【病理与病理生理】

IE 的特征性病理改变是心脏瓣膜和（或）心内膜的赘生物（vegetation）形成。赘生物的大小不一，一般以毫米为单位，小的可 1 mm 以内，大的可超过 10 mm，其构成包括血小板、红细胞、白细胞、纤维素（蛋白）和病原菌。其中血小板、红细胞和纤维蛋白是血栓成分；病原菌通常是细菌为主，可以是生长状态也可以是非生长（停滞或静止）状态，但是赘生物表面的病原菌可以不断繁殖并持续不断地进入血液循环中。

IE 心脏瓣膜上的赘生物可以同时伴有心脏瓣膜和瓣膜装置的破坏，在急性 IE 较为明显，如造成瓣膜的侵蚀、穿孔、腱索断裂，可形成瓣膜的关闭不全或脱垂（prolapse）以及心肌脓肿等。由于赘生物的脱落，可以导致肺循环或体循环的栓塞，如肾栓塞、脾栓塞、肺栓塞、肠系膜动脉栓塞，甚至脑栓塞或出血等。IE 也可以由于小动脉栓子的栓塞和免疫炎症反应导致局部的小血管炎。因脱落的赘生物可能带有病原体，如果病原体定植于赘生物所栓塞的组织或器官并繁殖，可以导致其栓塞部位的感染病灶，甚至可致迁移性脓肿灶。

赘生物的附着位置与心内膜损伤的部位、血流的冲击和心腔内的血液湍流等有关。如风湿性心脏瓣膜疾病的二尖瓣狭窄，由于左心房进入左心室的血流受到二尖瓣狭窄的影响，舒张期充盈左心室的血流速度明显加快。尽管二尖瓣有免疫炎症损伤，但病原体不容易在二尖瓣上停留，因此单纯二尖瓣狭窄合并 IE 的发生率较低。而在二尖瓣狭窄合并关闭不全时，左心室舒张期形成心室内血液湍流，左心室收缩期的二尖瓣反流对二尖瓣的冲击和湍流较大，较单纯二尖瓣狭窄更容易合并 IE（图 3-8-1），其赘生物常附着在二尖瓣叶的心房侧。又如 IE 累及主动脉瓣的赘生物则通常发生在毒力较强的细菌感染时，由于左心室射血的血流冲击，病原体难以在主动脉瓣的心室侧停留，当同时合并瓣膜关闭不全时形成的湍流使得细菌容易停留于瓣膜上，其赘生物常附着在主动脉瓣的心室一侧（图 3-8-2）。室间隔缺损左向右分流时，缺损口及其所对应的右心室内膜常受到血流的冲击而受损，故当其合并 IE 时赘生物通常是在室间隔缺损的右心室侧和（或）室间隔缺损所对应的右心室内膜上。

IE 的临床与病理生理学表现主要包括：①由于心脏瓣膜或瓣膜（环）装置赘生物造成的瓣叶穿孔、瓣叶变形、腱索断裂等引起的血流动力学异常，导致的心力衰竭（30% ～ 40%）并伴有新出现的心脏杂音或原有心脏杂音改变（85%）；②因赘生物病原体导致局部感染和扩散所形成的瓣周、心肌和心包化脓感染，甚至形成脓肿和心肌穿孔等，造成心肌坏死、心律失常和心力衰竭；③由于感染灶破坏了传导系统导致房室或室内传导阻滞；④赘生物脱落导致赘生物碎片栓塞（近 50%），其动脉栓塞可以导致组织器官的栓塞或梗死，如肾、脾、脑组织，

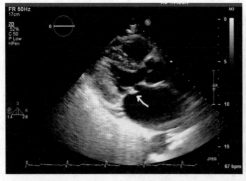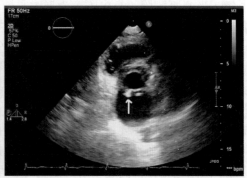

图 3-8-1 风湿性心脏瓣膜疾病二尖瓣狭窄合并关闭不全患者发生感染性心内膜炎时二尖瓣赘生物的超声心动图表现
左图示胸骨旁左心室长轴观，可见二尖瓣叶的赘生物，以后叶左房面赘生物较明显；右图示左心室短轴二尖瓣水平观，可见二尖瓣后叶的赘生物

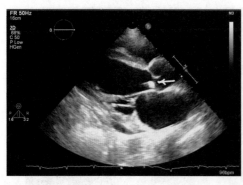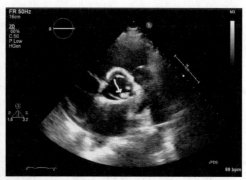

图 3-8-2　主动脉瓣赘生物的超声心动图表现

左图示胸骨旁左心室长轴观，可见主动脉瓣左心室面的赘生物；右图示胸骨旁大动脉短轴观，可见主动脉瓣左冠瓣上的赘生物

脑动脉栓塞导致的脑卒中可达 15%～35%，极少因冠状动脉栓塞导致急性心肌梗死；⑤赘生物脱落的碎片栓塞至动脉的滋养血管造成血管壁的坏死和动脉瘤形成，动脉瘤破裂可引起相应的并发症；⑥携带病原体的赘生物脱落碎片偶可造成栓塞部位的脓肿；⑦间断或短暂的，特别是相对持续的菌血症可导致单个或多个迁徙性感染灶或脓肿；⑧炎症的细胞免疫和体液免疫反应继发于间断的或持续的菌血症，免疫复合物沉积，可出现脾大、小血管或微血管炎，甚至导致微小血管闭塞的组织坏死，如局灶性或弥漫性的肾血管炎（肾小球肾炎）等；⑨右心来源的赘生物脱落碎片可以导致肺动脉（通常是较小肺动脉）的栓塞和肺脓肿。

【临床表现】

（一）发热及其感染相关临床表现

IE 的临床表现较为复杂，通常可有发热，且发热是 IE 最常见的临床症状和体征。亚急性 IE 通常为低热，急性 IE 可以表现为超过 39℃高热，也可随着病程的演变表现为不规则热或间断发热。由于抗生素的应用可以使 IE 患者的发热症状不明显或不表现出发热，患者常伴有寒战、乏力、虚弱、纳差、体重减轻、衰（弱）竭甚至恶液质状态等。

（二）心脏症状与体征

因赘生物和瓣膜及其装置的破坏，85% 的 IE 患者可出现心脏杂音或原有杂音的变化。但是在疾病的初期瓣膜及其装置破坏不明显，可以无杂音或杂音的变化。因此无心脏杂音或杂音变化并不能完全排除 IE。

患者既可因发热而心率加快，也可因心力衰竭而心率加快。在发生心力衰竭的患者可以出现血压降低，心界扩大，心音减弱，第三心音或第三心音奔马律。合并心包感染致心包积液的患者可以出现心音减弱、遥远，心率加快和血压下降，甚至出现心脏压塞（见相关章节）。

（三）心脏以外的临床表现

1. 外周体征　外周体征可以作为临床诊断的依据，但缺乏特异性，这些体征主要与微小血管受累的血管炎或微小栓塞有关。主要的外周表现包括：①出血点或瘀点：可发生于皮肤和黏膜的任何部位，通常以锁骨以上皮肤、口腔黏膜和睑结膜多见，随着病程延长更容易出现；②指趾甲下线形出血：出现于指趾甲下，呈线状，红或褐色；③ Roth 斑：为发生于视网膜的卵圆形出血斑，中心常为白色，多见于亚急性 IE；④ Osler 结节：出现在皮下，有压痛，多位于指趾垫和手鱼际部位，一般为米粒至豌豆大小，常见于亚急性 IE；⑤ Janeway 损害：为无痛性、出血红斑性或脓疱性病损，常见于手掌或足底，大小 1～4 mm，以急性 IE 多见（图 3-8-3，图 3-8-4）。

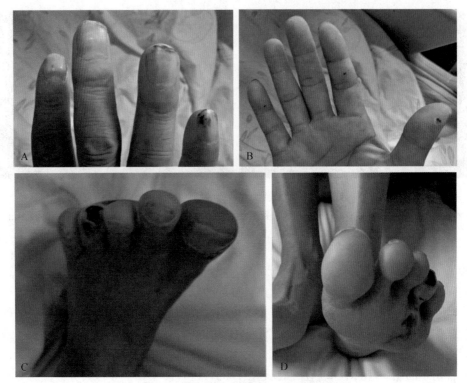

图 3-8-3　感染性心内膜炎的外周和栓塞表现
A. 指甲下线形出血和栓塞；**B**. 右手拇指和示指、小指上的 Osler 结节；**C** 和 **D**. 血管栓塞和血管炎导致的足部坏死

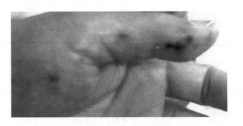

图 3-8-4　发生于患者左手鱼际肌群的 Osler 结节

2. 贫血　50% ～ 70% 的 IE 患者可出现进行性贫血，多为正细胞、正色素贫血，无网织红细胞增生，以轻度至中度贫血为主，重度贫血可见于晚期患者。贫血的机制与感染对骨髓的抑制有关。

3. 脾大　15% ～ 50% 的 IE 患者出现脾大，可有轻触痛，多见于病史较长的亚急性 IE 患者，较少出现于急性 IE 患者。

4. 肌肉和骨关节疼痛　大约 50% 的亚急性 IE 患者可出现骨骼和关节的压痛，为孤立性的单关节疼痛和非对称性的肌肉疼痛，于疾病早期出现，可持续数周。随着抗生素治疗疼痛逐渐缓解直至消失。肌肉和骨关节疼痛可由局部微小血管栓塞、骨膜炎、关节炎或骨膜出血所致。10% ～ 20% 的病程迁延或晚期 IE 患者可出现杵状指（趾）。

（四）其他相关临床表现与特征

心脏植入性电子装置伴发的 IE 通常较为隐匿，大多与起搏器的囊袋感染有关，植入导线的 IE 亦常为植入器械囊袋感染的结果，通常发热和中毒症状不明显，如果同时有心内瓣膜的感染，则与一般的 IE 相似。瓣膜手术后早期（60 天内）的 IE 可被近期手术的合并症所掩盖，当合并瓣周的感染、瓣膜开裂或瓣周漏时可出现心脏杂音或杂音的变化。静脉药瘾者的 IE 多累及三尖瓣，50% 左右的药瘾者的 IE 可仅累及三尖瓣，可有发热，而杂音不明显；IE 的赘生物导致的体循环和肺循环栓塞（15%～40%）是其较为常见的临床表现，也是重要的临床并发症之一。

【实验室与其他相关检查】

1. 常规实验室检查　血常规检查可见白细胞升高或正常，可有白细胞分类的核左移。急性 IE 患者的白细胞明显升高和核左移，亚急性 IE 患者的白细胞可以正常或轻度升高，白细胞核左移不明显。但是 70%～90% 的亚急性 IE 患者表现有正细胞正色素性贫血。

尿常规检查可见 50% 的 IE 患者有蛋白尿和镜检血尿，肾梗死时可见肉眼血尿，肾小球肾炎时可见蛋白尿和红细胞管型。

2. 血培养　血培养是 IE 最重要的实验室检查。一旦可疑 IE，应尽快在应用抗生素之前完成血培养检查。在未应用或近期未应用抗生素的 IE 患者，血培养阳性率可达 95%～100%，但在近期应用了抗生素的患者则阳性率明显降低。因此，一旦考虑 IE 可能，急性者应在患者入院后 3 h 内完成 3 次血培养，每次取血间隔 1 h；亚急性者应在第 1 天内完成 3 次血培养，每次间隔应为 1 h；若次日未见细菌菌落生长，可重复 3 次采血做血培养，随后即开始抗生素治疗。血培养时应该同时做需氧菌和厌氧菌培养；血培养无须在发热时采血，也不必区分动脉血和静脉血，因 IE 的菌血症是持续的，动静脉血的携菌状态是相似的，通常不影响血培养的结果。由于细菌对瓣膜的损害是不可逆的，不能为获得血培养的阳性结果而延误抗生素治疗的启动时间，在住院采血后的次日根据菌落生长决定是否重复采血做血培养，不必等血培养的结果即可开始应用抗生素治疗。

3. 免疫学检查　亚急性 IE 可以刺激机体的体液免疫系统，产生免疫反应，25% 的患者丙种（γ）球蛋白增高，40%～50% 的患者类风湿因子（RF）阳性，80% 的患者循环免疫复合物（CIC）阳性，补体水平降低。一般的免疫学检查缺乏特异性，但在病原体清除后，可逐渐恢复正常。

4. 心电图检查　心电图检查缺乏特异性，但对于 IE 的诊断和病情评估有一定帮助，发生心肌梗死、房室和（或）室内传导阻滞常提示主动脉瓣环或室间隔心肌脓肿和栓塞。化脓性心包炎时可见 ST 段弓背下斜型抬高，T 波低平、双向或倒置，典型者还可见 aVR 导联 ST 段压低，心包积液发生较急或积液量较大时可见肢体导联低电压。

5. 超声心动图学检查　超声心动图检查发现赘生物是最重要的影像诊断和临床诊断证据（图 3-8-1，图 3-8-2），超声心动图检查可同时发现基础心脏病的情况，如心脏瓣膜疾病或先天性心脏病等，还可以了解心脏瓣膜的受损情况。经胸超声心动图发现赘生物的概率（40%～70%）低于经食管超声心动图（75%～95%），经食管超声心动图可以发现小于 5 mm 的赘生物。一般情况下只需要行经胸超声心动图即可，必要时可行经食管超声心动图检查。必须强调，超声心动图未发现赘生物并不能排除 IE 的诊断，必要时可重复超声心动图检查以帮助确诊。

6. 胸部 X 线检查和（或）其他影像学检查

胸部 X 线检查可见心影扩大，因累及二尖瓣和主动脉瓣的 IE 更为多见，常可见心影向左侧和左下扩大，可以表现为肺淤血或肺水肿等左心衰竭征象。同时累及右心者可见右心室、右心房扩大或可见全心扩大。累及主动脉瓣或发生主动脉瘤时，可见主动脉增宽的影像。如有肺栓塞和肺内感染可见多发的小片状影。胸部 CT 和血管造影可帮助主动脉瘤、主动脉夹层和肺栓塞的诊断。头部 CT 或磁共振检查（MRI）可助于脑栓塞 / 梗死、脑脓肿和颅内出血等颅内并发症的诊断。

其他诊断方法还包括聚合酶链反应（PCR）对病原体的确认、镓（Gallium）显像技术、

18 氟代脱氧葡萄糖正电子放射断层成像（^{18}F-FDG PET/CT）技术和标记白细胞显像技术等。

【诊断与鉴别诊断】

IE 应结合临床表现、实验室检查和超声心动图等影像学资料做出诊断。实验室检查中的血培养阳性和超声心动图发现赘生物是 IE 诊断最重要的证据。对临床表现中的心脏杂音变化、外周的瘀点、出血以及血管炎或栓塞应通过查体仔细辨别，对于心脏瓣膜疾病和先天性心脏病患者出现不可解释的发热、年轻人出现不可解释的卒中或蛛网膜下腔出血等，应想到 IE 的可能而加以排查。

目前 IE 的诊断均参照 Duke 标准（表 3-8-1），具有 2 项主要标准，或 1 项主要标准＋3 项次要标准，或具有 5 项次要标准，即可确诊为 IE。如果具有 1 项主要标准＋1 项次要标准，或具有 3 项次要标准，即可疑诊为 IE。

表 3-8-1　感染性心内膜炎的诊断标准（Duke 标准）

主要标准

1. 血培养阳性
   - 两次分开的血培养有感染性心内膜炎的典型细菌：
     - 草绿色链球菌、牛链球菌、HACEK 菌群或金黄色葡萄球菌；或
     - 无原发灶的社区获得性肠球菌；或
   - 持续的血培养阳性，与感染性心内膜炎一致的致病微生物：
     - 血培养抽取时间相隔 12 h 以上的至少 2 次血培养阳性，或
     - 所有 3 次、4 次或 4 次以上的多数血培养阳性（首次与最后一次抽取时间至少相隔 1 h 以上）
   - 贝纳柯克斯体（coxiella burnetii）1 次血培养阳性或逆向 IgG 抗体滴度＞1∶800
2. 心内膜受累的依据
   - 超声心动图 IE 阳性表现（在人工瓣膜置换的患者，依临床标准有"可能"是 IE 的患者，复杂的 IE 如存在瓣周脓肿的患者，建议进行经食管超声心动图检查）定义为：
     - 振动的心内团块，处于瓣膜或支持结构上或在反流喷射路线上，或在植入材料上，而缺乏其他的解剖学解释；或
     - 脓肿，或
     - 新出现的人工瓣膜部分裂开
   - 新出现的瓣膜反流（不包括原先存在的杂音加重或改变）

次要标准

1. 基础疾病和易患人群：存在发生感染性心内膜炎的基础心脏疾病或为静脉滥用药物者（如静脉吸毒）
2. 发热：体温≥38.0℃
3. 血管征象：大动脉的栓子（栓塞）、化脓性肺栓塞/梗死、真菌性动脉瘤、颅内出血、结膜出血和 Janeway 损害
4. 免疫学现象：肾小球肾炎、Osler 结节、Roth 斑，类风湿因子阳性
5. 细菌学依据：血培养阳性但不符合上述主要标准，或与感染性心内膜炎一致的活动性细菌感染的血清学证据
6. 超声心动图：有感染性心内膜炎的表现，但未达到标准

注：HACEK 菌群由 5 个菌属组成，H 代表嗜血杆菌属（haemophilus），A 代表放线杆菌属（actinobacillus），C 代表心杆菌属（cardiobacterium），E 代表艾肯菌属（Eikenella），K 代表金氏菌属（Kingella），为条件致病菌属

Duke 诊断标准比较复杂，对于 IE 患者重点掌握血培养阳性和超声心动图的赘生物阳性发现是诊断的关键。由于 IE 的临床表现涉及全身多个器官和系统，缺乏特异性，有时候起病隐袭，有时以外周症状和体征为首发临床表现。应注意与心腔内血栓、肺血栓栓塞、左心房黏液瘤等鉴别；还应对心脏以外的临床表现，如与急性风湿热、肺炎、肝脓肿、肺脓肿、结核、系统性红斑狼疮、肾炎、腹膜炎以及败血症等相鉴别。

【并发症】

1. 心脏并发症　心脏并发症包括心力衰竭、心肌脓肿、急性心肌梗死、心肌炎症和化脓性心包炎等。心力衰竭是 IE 最常见和重要的并发症，也是对 IE 的预后影响最大的并发症。发生于主动脉瓣、二尖瓣和三尖瓣 IE 的心力衰竭发生率分别是 75%、50% 和 19%。急性心肌梗死可由赘生物脱落或菌栓所致，也可由冠状动脉细菌性动脉瘤引起。细菌的迁徙可致心肌炎症或心肌脓肿，心肌脓肿的穿破或发生心包感染可导致化脓性心包炎。心肌炎症和心肌脓肿可破坏心脏传导系统而导致房室传导阻滞或室内传导阻滞。心肌脓肿和化脓性心包炎多见于急性 IE 患者。

2. 体循环与肺循环栓塞并发症　体循环和肺循环栓塞是 IE 的常见并发症，发生率为 15% ～ 35%。体循环栓塞并发症的发生部位可见于脑、脾、肝、髂动脉或肠系膜动脉等，也可以发生于较小的动脉血管，如四肢的小动脉等（图 3-8-3）。体循环的栓塞可导致被栓塞器官或组织的坏死或坏疽，如下肢部位的坏疽等。肺循环的栓塞多来自三尖瓣的 IE，可导致肺栓塞、肺梗死和肺脓肿，梗死或脓肿波及或破入胸腔可以导致脓气胸。

3. 细菌性动脉瘤　带有细菌的感染性赘生物的脱落碎片阻塞血管腔或动脉壁的滋养血管，导致感染的定植和蔓延而形成真性动脉瘤，常见于动脉分叉处，发生率报道不一，为 2% ～ 10% 不等。动脉瘤破裂可致出血和梗死，颅内动脉瘤的破裂出血症状常不典型，且缺乏先兆症状。

4. 神经系统并发症　神经系统并发症主要由赘生物脱落造成的栓塞所引起。神经系统的赘生物栓塞不少见，大约 65% 赘生物栓塞累及神经系统，但有临床表现的神经系统栓塞见于 15% ～ 40% 的 IE 患者。5% 的 IE 患者可发生因栓塞导致（脑动脉瘤破裂的）颅内出血。IE 还可发生因赘生物细菌迁移导致的脑脓肿、中毒性脑病和化脓性脑膜炎，主要见于急性 IE 患者。

5. 肾脏并发症　IE 患者的肾损害以肾梗死或肾栓塞最为常见，常由赘生物脱落的栓塞所致；免疫复合物可引起局灶性或弥漫性肾小球肾炎，多见于急性 IE；带有细菌的赘生物栓塞导致的肾脓肿相对少见。

6. 迁移性脓肿　迁移性脓肿通常是由带有细菌的赘生物脱落导致栓塞后，细菌繁殖形成脓肿（见体循环与肺循环栓塞并发症），急性 IE 多于亚急性 IE，发生部位以肝、脾、骨髓和神经系统（脑）为多见。静脉药瘾者可发生肺脓肿。

7. 迁延性或长期发热　发热是 IE 的常见表现，依据细菌的毒力和抗生素的使用，发热特点差异较大，通常治疗 2 周后发热好转，细菌毒力较弱者的体温可以在抗生素治疗 2 ～ 3 天后恢复正常。如发热持续不好转，或出现高热，应该注意迁移性脓肿的可能。如抗生素治疗效果不佳，应根据药敏试验选择其他抗生素。有些患者的发热可以有反复或波动，在整个疾病的诊治过程中监测体温变化是非常必要的。

【治疗】

IE 治疗的关键是清除赘生物内的病原体。IE 的治疗原则包括：①菌血症的治疗，清除血液中和赘生物内的病原体；②心力衰竭等心脏并发症的治疗；③心脏以外并发症的治疗；④外科治疗；⑤病因治疗；⑥对症等综合治疗。

（一）抗病原微生物的治疗

IE 抗病原微生物治疗的基本原则：①早期应用；②应用杀菌剂；③联合 2 种（个别 2 种以上）具有协同作用的抗生素；④大（足）剂量；⑤长疗程（通常 4 ～ 6 周）；⑥静脉给药；⑦血培养指导抗生素选择；⑧药物浓度监测可以帮助提高抗生素的最佳治疗效果；⑨注意大剂量、长疗程抗生素治疗的副作用。

1. 经验性治疗　在明确 IE 诊断后，为了尽早清除病原微生物，减少心脏瓣膜的继续损害和并发症风险，可不必等待血培养的结果而经验性选择抗生素治疗；在高度疑诊 IE 的情况下，也可以慎重地选择抗生素行经验性（试验性）治疗。对于疑似 IE 或亚急性 IE、自体瓣膜的 IE 可选择青霉素、阿莫西林或氨苄西林联合庆大霉素，青霉素过敏者可选用头孢类抗生素，如头孢曲松；对于血培养阴性的亚急性 IE 也可选用庆大霉素联合氨苄西林－舒巴坦，或联合头孢曲松治疗；对于发病较急、或考虑为葡萄球菌属感染的 IE 者可选用万古霉素联合庆大霉素和利福平。对于人工瓣膜置换≤ 1 年的 IE 可以应用万古霉素、庆大霉素、头孢吡肟和利福平；人工瓣膜置换＞ 1 年的 IE，抗生素给药方案与自体瓣膜 IE 相似。

2. 已知致病微生物感染性心内膜炎的抗生素选择

（1）链球菌感染性心内膜炎：青霉素敏感株首选大剂量青霉素，对耐药株可增加青霉素剂量或青霉素联合庆大霉素，或庆大霉素联合头孢曲松，也可采用万古霉素或替考拉宁联合庆大霉素。

（2）葡萄球菌感染性心内膜炎：依据耐药菌株情况确定抗生素治疗方案，在药敏结果报告前可首选耐酶青霉素类的苯唑西林或氯唑西林联合氨基糖苷类抗生素。青霉素类过敏者可选用头孢类抗生素，β - 内酰胺酶过敏者可选万古霉素联合利福平。对金黄色葡萄球菌的 IE 可选用万古霉素或万古霉素联合庆大霉素。凝固酶阴性的葡萄球菌（coagulase-negative staphylococci，CNS）大约占 IE 的 10%，常见于瓣膜置换术后的相对早期，对氨苄西林耐药者死亡率达 40%，治疗与金黄色葡萄球菌感染时的抗生素选择相似，常需要考虑外科治疗。

（3）肠球菌感染性心内膜炎：需选用达到有效血浓度的青霉素、氨苄青霉素、万古霉素或替考拉宁联合氨基糖苷类药物庆大霉素或链霉素，如果耐药可以选择高浓度的青霉素联合头孢曲松或头孢噻肟治疗。如果检出致病菌株产生 β - 内酰胺酶，可选用氨苄西林－舒巴坦或万古霉素。随机对照研究中发现氨苄西林联合头孢曲松方案、青霉素联合氨基糖苷类方案、氨苄西林联合氨基糖苷类方案疗效相似。

（4）需氧革兰氏阴性杆菌感染性心内膜炎：可选用哌拉西林联合庆大霉素或妥布霉素，或头孢类（头孢他啶）联合氨基糖苷类抗生素。

（5）贝纳柯克斯体感染性心内膜炎：由贝纳柯克斯体（coxiella burnetii），又称 Q 热（query fever）柯克斯体（立克次体）感染所致的人兽共患的自然疫源性疾病；可选用多西环素联合氯喹，或多西环素联合环丙沙星等喹诺酮类抗生素。

（6）巴尔通体感染性心内膜炎：由巴尔通体（bartonella）感染引起，可选用庆大霉素联合多西环素，或庆大霉素联合阿莫西林或头孢曲松治疗。

（7）真菌感染性心内膜炎：念珠菌心内膜炎可选用两性霉素 B 脂质体，或两性霉素 B 去氧胆酸盐，也可联合氟胞嘧啶治疗，病情稳定和血培养阴性后可予以氟康唑降阶梯治疗。对于曲霉菌心内膜炎可选择伏立康唑，不能耐受的可用两性霉素 B 脂质体，病情稳定后以伏立康唑治疗（＞ 2 年）。

（8）人工瓣膜和心脏植入性电子装置相关的心内膜炎：根据病原微生物选择抗生素。心脏植入性电子装置相关的 IE 发生前，可有前期的植入囊袋感染，由于应用了抗生素，会使血培养呈阴性结果。在细菌培养明确前可以采取经验性治疗。

（9）静脉药瘾者心内膜炎：60% ～ 90% 为金黄色葡萄球菌感染，另外要注意真菌感染的可能。可根据血培养和抗生素药物敏感试验选择抗生素。

（二）抗凝治疗

对于人工瓣膜置换术后的 IE，应该继续予以抗凝，但应停用口服抗凝药而改用肝素抗凝；如果发生了颅内或重要部位的出血则应停用抗凝治疗。对于自体瓣膜发生的 IE 是否需要抗凝存有争议，抗凝治疗有可能增加颅内出血的危险，如无其他抗凝适应证，如下肢深静脉血栓、心腔内血栓或肺栓塞等，一般不建议抗凝治疗。

（三）外科治疗

IE 的手术治疗病死率为 5% ～ 15%，国外报告为 4.1%，抗生素治疗 1 周内的外科手术治疗者院内病死率为 15%，术后再发感染率为 12%，远期术后感染率仅为 1.8%，术后瓣膜功能障碍的发生率为 7%。IE 外科手术导致死亡的原因主要是多器官功能障碍、心力衰竭、难治性败血症、凝血功能障碍和卒中等。

IE 紧急手术（24 h 内）的适应证为主动脉和（或）二尖瓣急性重度反流、阻塞或瓣周漏的难治性肺水肿、心源性休克。外科治疗（一般在 72 h 内）的其他适应证主要包括：①急性主动脉瓣重度反流、阻塞引起的心力衰竭；②二尖瓣急性重度反流、阻塞引起的心力衰竭；③未能得到控制的感染；④形成瓣周脓肿、心肌脓肿；⑤抗生素治疗情况下出现 1 次或以上的栓塞事件，赘生物不断增大或＞ 10 mm；⑥真菌或多重耐药菌感染的 IE；⑦人工瓣膜置换术后 12 个月内发生的 IE，或合并人工瓣膜功能异常；⑧主动脉瓣或二尖瓣 IE 的单个巨大赘生物＞ 30 mm；⑨三尖瓣赘生物＞ 20 mm，且反复发生肺栓塞；⑩主动脉瓣或二尖瓣 IE 的单个巨大赘生物＞ 15 mm，根据患者具体情况也可考虑手术治疗。

（四）其他治疗

心脏及心脏以外并发症的治疗包括心力衰竭的治疗以及所并发的肾炎、肺栓塞、肺脓肿、肝脓肿、脑卒中和其他神经系统并发症的治疗。对于先天性心脏病、心脏瓣膜疾病等基础心脏病，应根据临床指征予以手术或对症治疗；对于引起 IE 的感染灶应根据情况予以清除治疗。对一般情况较差的衰弱（竭）患者的支持治疗也十分重要。

【预后与预防】

1. 预后　IE 的总体预后不佳，院内病死率为 10% ～ 25%，IE 总的病死率为 20% ～ 25%，5 年存活率约 80%。2% ～ 6% 的 IE 患者可能复发，多于停止抗生素治疗后 2 个月内复发。IE 的预后与感染病原微生物的类型、发病特点（急性还是亚急性）、患者原有心脏病、受感染的瓣膜、受感染瓣膜的类型（人工瓣膜还是自体瓣膜）、是否发生并发症、确诊早晚、启动抗生素治疗的时机以及对抗生素治疗的反应（药物敏感性和耐受性）等有关。一般情况下，自体瓣膜 IE 患者经药物联合外科治疗的 5 年存活率超过 80%，人工瓣膜 IE 患者外科治疗的 5 年存活率为 50% ～ 80%，静脉药瘾者发生的右心 IE 患者的病死率较低，约为 10%。心力衰竭并发症是 IE 最为重要的预后因素和死亡原因，其他导致 IE 患者死亡的原因还包括肾衰竭、栓塞、严重感染和中枢神经系统并发症等。

2. 预防　由于 IE 总体的临床预后不佳，因此 IE 的预防尤显重要。保持良好的口腔卫生、口腔牙科操作过程严格无菌和必要的抗生素预防都是非常重要的。血管内介入治疗和经血管的器械植入全过程的严格无菌操作同样是预防 IE 的重要措施，对植入器械高危者可预防性使用抗生素，但对于非植入器械的心血管介入操作在严格的无菌操作下并不需要预防性使用抗生素。对于心脏外科手术者，如心脏瓣膜置换术或先天性心脏病的修补（矫正）术是发生 IE 的高危患者，予以抗生素预防是合理的选择。呼吸道、泌尿生殖道和肠道等外科手术也存在发生 IE 的危险，对于严重感染者，如败血症等也应注意发生 IE 的可能。无菌手术或介入操作预防性使用的抗生素一般在操作前 30 ～ 60 min 给予，对于植入心血管器械者一般可在术后继续使用抗生素 24 ～ 48 h，对于非无菌类手术或操作应加强抗生素预防的强度及延长预防性使用抗生素的时间。

（李广平）

第 9 章

心肌疾病

第1节 概 述

一、介绍

1. 心肌病 心肌病是指除心脏瓣膜疾病、冠状动脉粥样硬化性心脏病、高血压性心脏病、肺源性心脏病、先天性心脏病等以外的以心肌病变为主要表现的一组疾病。1995 年世界卫生组织和国际心脏病学会（WHO/ISFC）工作组将心肌病定义为伴心功能障碍的心肌疾病，分为原发性心肌病和继发性心肌病。原发性心肌病包括扩张型心肌病、肥厚型心肌病、限制型心肌病、致心律失常型右心室心肌病和未定型心肌病。近 20 年来随着病因学和发病学研究的深入，尤其是分子生物学和分子遗传学领域的进展，越来越多的研究证据使得在 30% ～ 50% 以往诊断为原发性扩张型心肌病和 60% ～ 80% 以往诊断为原发性肥厚型心肌病患者中检测到明确的致病基因突变。进入 21 世纪后，欧美的心脏病学术团体纷纷提出了心肌病的新的分类标准，其中家族性 / 遗传性心肌病成为独立的心肌病类型。2008 年欧洲心脏病学会将心肌病定义为非冠状动脉病变、高血压、瓣膜病和先天性心脏病导致的心肌结构和功能异常的心肌疾病。摒弃原发性和继发性心肌病分类，直接根据心肌结构与功能改变的特点将心肌病分为扩张型、肥厚型、限制型、致心律失常型和未定型五大类，各型再分为家族性 / 遗传性和非家族性 / 非遗传性。我国心肌病诊断与治疗建议工作组 2007 年制订的《心肌病诊断与治疗建议》仍推荐将原发性心肌病分为扩张型、肥厚型、致心律失常型、限制型和未定型五类，没有将存在明显遗传背景的 WPW 综合征，长、短 QT 综合征，Brugada 综合征等离子通道病等纳入原发性心肌病。2018 年中华医学会心血管病学分会发表的《中国扩张型心肌病诊断治疗指南》将扩张型心肌病（DCM）分为原发性和继发性，再将原发性 DCM 进一步分为家族遗传性、获得性和特发性 DCM。

2. 心肌炎 心肌炎是以心肌炎症为主的心肌疾病，通常以急性或亚急性方式起病，部分患者因迁延不愈最终发展为心肌病，因此亦将其放入本章论述。

二、病因与发病机制

心肌疾病的发病原因多种多样。原发性心肌病是指原发于心肌组织的心肌疾病。继发于某种全身性疾病的心肌疾病称为继发性心肌病。

（一）遗传因素

随着原发性心肌病的家族聚集性和遗传倾向越来越被人们所关注，大量的临床和基础研究聚焦于心肌病患者的基因病变。至今为止已经确立了很多与原发性心肌病发病有直接因果关系的基因突变，在肥厚型心肌病的发病中尤为明确，在扩张型心肌病，约 30% 的患者也被检测出携带致心肌病变的基因突变。因此，对原发性心肌病患者的全基因组检测，在国内外很多医学中心已经成为常用的实验室检测内容。目前，基因检测的主要意义是进行家系的评估，由于针对基因病变缺乏成熟有效的干预手段，在很大程度上限制了基因检测技术的普遍开展。

大部分家族性心肌病以常染色体显性遗传的方式遗传，偶有常染色体隐性遗传或 X 染色体连锁遗传。因基因突变所表达的突变蛋白可干扰正常等位基因的功能，导致终止密码子提前出现或移码突变，引起蛋白质的截短或不稳定从而引起相应的心肌病。研究显示，机动蛋白基因突变是导致一部分扩张型心肌病和心室致密化不全发病的原因；肌联蛋白的基因突变被认为与扩张型心肌病的家族性集聚发病有关，该基因通过编码 TTN，维持肌小节结构和功能的完整性；细胞骨架蛋白的功能是维持正常的心肌细胞结构以及闰盘连接的稳定性，相关基因的突变导致心肌骨架蛋白的异常，与一部分扩张型心肌病的发病相关。大部分肥厚型心肌病呈常染色体显性遗传，40% ～ 60% 为编码肌小节结构蛋白的基因突变所致，已发现至少 27 个致病基因与肥厚型心肌病相关，这些基因编码粗肌丝、细肌丝、z 盘结构蛋白或钙调控相关蛋白。肥厚型心肌病还可能由其他遗传性疾病引起，包括先天性代谢性疾病（如糖原贮积病、肉碱代谢疾病、溶酶体贮积病、α 半乳糖苷酶缺乏即 Fabry 病），神经肌肉疾病（如 Friedreich 共济失调），线粒体疾病，畸形综合征等。此外，编码肌纤维膜蛋白、心肌和骨骼肌中核膜蛋白、桥粒复合体蛋白质相关基因的突变，都与各种类型的原发性心肌病的发病相关。

基因相关遗传性心肌病的表型在不同个体间差别很大，受表观遗传学特点和环境因素的共同影响。起病时间的早晚、病情的严重程度在同一基因突变的不同患者之间存在差别。在相同基因缺陷的患者中，男性较女性的外显率更高，病情也更严重；此外，同时存在一个以上部位基因突变的患者病情更为严重，预后更差。

（二）获得性因素

获得性致病因素可引起原发性获得性心肌病、继发性心肌病和急性心肌炎，包括环境因素、代谢异常、妊娠、病原体感染、药物、局部放射治疗、系统性疾病累及心脏等。

三、临床表现

不同类型的心肌病临床表现存在差异，不同个体之间疾病进展的速度和严重程度也有差异（表 3-9-1）。部分心肌病患者无不适症状，在常规体检或因其他疾病就诊时心电图和超声心动图发现心脏结构和功能异常。随着病情进展，大多数患者表现为进行性加重的症状、体征和实验室检查的发现。

（1）心力衰竭：患者可表现为左心衰竭、右心衰竭或全心衰竭，在扩张型和限制型心肌病患者中更为突出，是导致患者就诊的最常见原因，也是导致这两类患者死亡的主要原因。通常肥厚型心肌病患者左心衰竭症状出现较晚，但合并严重的流出道梗阻时也可能较早出现症状。

（2）心律失常：各种类型心肌病患者在其病程中可出现各类心律失常。以过早搏动、短阵心动过速、心房颤动等最为常见；部分患者表现为不同程度的缓慢性心律失常（病态窦房结综合征或房室传导阻滞），严重者多见于晚期心肌病变患者。

（3）猝死：主要由于突发的快速性室性心律失常（室性心动过速、心室颤动）所致，最常见于肥厚型心肌病患者，是导致该类患者（尤其是年轻患者）死亡的主要原因。严重流出道梗阻、严重室壁增厚等是猝死发病的危险因素；而在病情稳定的扩张型心肌病患者，致命性的快速性室性心律失常是其死亡的主要原因。剧烈运动、情绪激动、电解质紊乱、突然停用治疗药物是患者猝死的常见诱因，随着 β 受体阻滞剂和埋藏式心脏复律除颤器（ICD）在心肌病治疗中的广泛运用，显著降低了心肌病患者猝死的发生率。

表 3-9-1　三种常见类型心肌病临床特点的比较

	扩张型	肥厚型	限制型
常见首发症状	劳力性呼吸困难	劳力性呼吸困难；可出现胸痛	劳力性呼吸困难，早期出现液体潴留，可以右心衰竭为主
心力衰竭	左心衰竭较右心衰竭早，右心室心肌病患者除外	静息时出现左心衰竭症状的情况发生在后期	常以右心衰竭为主
心律失常	室性心动过速常见；部分可见传导阻滞；心房颤动	室性心动过速；心房颤动	除结节病外，室性心律失常不常见；在结节病和淀粉样变患者可见传导阻滞；可出现心房颤动
心房大小	增大	增大，取决于心室充盈压升高的程度	增大；常显著增大
左室壁厚度	正常或变薄	明显增厚	正常或增厚
左心室舒张末期内径	≥ 60 mm	通常心腔缩小	< 60 mm（心腔可缩小）
左心室射血分数	严重时常 < 30%	通常 > 60%	25% ～ 50%
瓣膜反流	瓣环扩张所致；失代偿早期出现二尖瓣反流；明显三尖瓣反流常伴右心室功能障碍	二尖瓣反流与收缩期前叶前移有关	与心内膜受累相关，常见轻中度二尖瓣和三尖瓣反流
猝死	是病情稳定患者死亡的主要原因	常见。为主要死因，尤其年轻患者	可见

四、诊断

根据患者病史、家族遗传史、心脏结构和功能受损的特点进行心肌病的诊断。心电图和超声心动图是最常用的检查手段。诊断过程包括明确是原发性还是继发性心肌病，并尽可能寻找引起心肌病变的可能病因。其中家族遗传性扩张型心肌病诊断标准为：一个家系中包括先证者在内有 ≥ 2 个成员满足心肌病诊断标准，或一级亲属中有年龄 < 35 岁不明原因猝死者；家族遗传性肥厚型心肌病诊断标准：除先证者外，三代直系亲属中有 2 个或 2 个以上成员诊断肥厚型心肌病或存在相同 DNA 位点变异。

五、家族遗传学评估

对原发性心肌病患者，应关注患者的遗传背景，详细询问患者的家族史。对疑似或确诊遗传性心肌病的患者，应对其近亲（父母、同胞、子女）进行相关筛查（心电图、超声心动图），如有异常发现，应尽可能进行进一步的纵向家系评估，并明确进行特定基因检测的适应证和临床意义。根据对家系先证者和其他成员病情的评估，预估未来家系子代患病的可能性以及病情的严重程度，与患者及家属沟通，为未来家系的繁衍提供恰当的医学建议。

第 2 节　扩张型心肌病

扩张型心肌病（dilated cardiomyopathy，DCM）以左心室、右心室或双侧心室扩大，以及心室收缩功能障碍为特征，心力衰竭是其主要的临床表现，常伴各种心律失常。DCM 分为原发性 DCM 和继发性 DCM。

【病因与发病机制】

1. 原发性 DCM　根据病因和发病机制不同又分为

（1）家族遗传性 DCM：约占原发性心肌病30% ~ 50%，大部分为常染色体隐性遗传。

（2）获得性 DCM：由遗传易感性和环境因素共同作用引起的心肌病，包括免疫性 DCM、酒精性心肌病、围生期心肌病、心动过速性心肌病等。

（3）特发性 DCM：为原因不明的心肌疾病。随着诊断技术和手段的不断提高，该类心肌病的比例越来越小。

2. 继发性 DCM　由全身性疾病累及心脏所致。

【流行病学】

我国原发性 DCM 发病率为 19/10 万，可见于各年龄段，以 30 ~ 50 岁为高发，男性多于女性（2.5∶1），近年发病率呈上升趋势。

【病理特点】

心脏普遍增大，以左心室扩大为著，多数表现为心室壁变薄，心肌组织松弛，可伴组织纤维化和钙化。部分患者心室腔内可见附壁血栓，多位于心尖部。瓣环明显扩大，但心脏瓣膜及冠状动脉多正常。光镜下可见心肌细胞不同程度肥大、变性、间质纤维化和少量炎性细胞浸润。电镜下可见肌纤维溶解、断裂，线粒体肿胀和嵴断裂。

【临床表现】

自然病程下，疾病呈进行性加重的过程，临床上可分为三个阶段：

（1）代偿期：患者无心力衰竭症状和体征，仅有心脏结构改变，心电图主要表现为非特异性 T 波改变。超声心动图显示左心房室扩大为主，右心室心肌病患者表现为右心房室扩大，心室收缩功能受损。

（2）失代偿期：逐渐出现进行性加重的疲劳、乏力、气促、心悸等症状。主要表现为左心衰竭，全心衰竭患者合并下肢水肿、肝大、腹水等表现，可闻及奔马律。超声心动图示心腔进一步扩大和左心室收缩功能显著受损。

（3）终末期：临床表现为顽固性充血性心力衰竭，以全心衰竭为主。体格检查有心室明显增大、奔马律、肺循环和体循环淤血表现。患者常合并各种心律失常，以及不同程度的肾功能受损，肾功能受损越重临床预后越差。部分患者出现体循环栓塞或心室内血栓形成。

【实验室与其他相关检查】

（1）心电图：可见 P 波增高或双峰，QRS 低电压，多数导联 T 波低平或倒置，少数患者有病理性 Q 波。常见各种期前收缩（室性多见）、心房颤动、房室传导阻滞和束支传导阻滞等。

（2）X 线检查：心影增大，心胸比大于 0.5（图 3-9-1），可见肺淤血和胸腔积液。

（3）超声心动图：早期心脏轻度扩大，后期各心腔明显扩大，以左心室为著（图 3-9-2，图 3-9-3），伴左心室流出道增宽。室壁运动普遍减弱，射血分数降低。舒张期二尖瓣活动幅度降低，瓣环扩大导致瓣膜相对关闭不全，常合并二、三尖瓣反流，二尖瓣血流频谱显示不同程度的左心室舒张功能受损。附壁血栓多见于左心室心尖部。

（4）心脏磁共振检查（CMR）：CMR 平扫与延迟增强成像技术不仅可以准确检测心脏结构和功能的改变，而且能清晰识别心肌组织学特征（包括心肌功能、心肌纤维化瘢痕、心肌活性等）。在心肌疾病的诊断与鉴别诊断中已经得到越来越广泛的应用。

（5）心导管检查：双侧心室舒张末期压、左心房压和肺毛细血管楔压增高。心室造影可见心腔扩大，室壁运动减弱，心室射血分数减低。冠状动脉造影多无异常，有助于与冠心病鉴别。

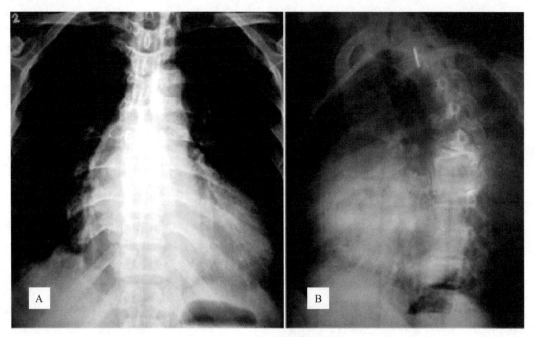

图 3-9-1　扩张型心肌病 X 线表现
心脏呈普大型，双侧心室增大，以左心室为著。（**A**. 正位片；**B**. 左前斜位片）

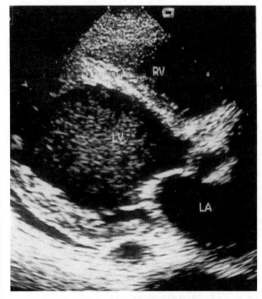

图 3-9-2　扩张型心肌病
左心长轴显示左心房、左心室明显扩大

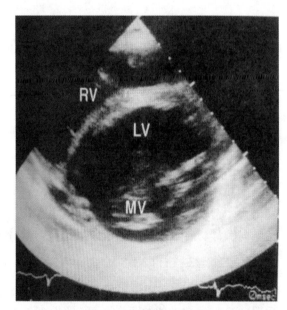

图 3-9-3　扩张型心肌病
左心室短轴显示左心室明显扩大，二尖瓣开口减小

（6）心内膜心肌活检：使用活检钳从右心室或左心室取心内膜心肌组织。病理组织学检查示心肌细胞肥大、变性和间质纤维化。主要用于与继发性心肌病和急性心肌炎的鉴别诊断。

（7）放射性核素检查：核素心血池扫描可见舒张末期及收缩末期左心室容积增大，左心室射血分数降低。运动和药物负荷的核素心肌显像主要用于与缺血性心肌病的鉴别诊断。心肌双核素显像和心脏 PET 检查用于了解存活心肌的范围。

（8）免疫学检查：酶联免疫吸附试验检测具有 DCM 致病作用的抗心肌抗体，包括抗线粒体腺嘌呤核苷异位酶抗体（即抗线粒体 ADP/ATP 载体抗体）、抗肾上腺素能 β1 受体抗体、抗胆碱能 M2 受体抗体、抗肌球蛋白重链抗体和抗 L - 型钙通道抗体。抗心肌抗体的检测有助于扩张型心肌病的诊断、评估和治疗方案的选择。

【诊断与鉴别诊断】

扩张型心肌病诊断标准为：①左心室舒张末期内径（LVEDD）＞ 5.0 cm（女性）和＞ 5.5 cm（男性）。② LVEF ＜ 45% 和（或）左心室缩短速率（FS）＜ 25%。

1. 家族遗传性 DCM　符合 DCM 临床诊断标准，同时具有家族成员的患病史（参见本章第 1 节"四、诊断"部分）。

2. 获得性 DCM　获得性 DCM 的诊断除具备 DCM 的诊断标准外，还需：

（1）免疫性 DCM：血清免疫标志物抗心肌抗体检测阳性，或具有病毒性心肌炎或慢性病毒感染的病史。

（2）酒精性心肌病：长期大量饮酒（WHO 标准：女性＞ 40 g/d，男性＞ 80 g/d，饮酒＞ 5 年），既往无其他心脏病病史，早期发现并戒酒 6 个月后 DCM 的临床症状得到缓解。

（3）围生期心肌病：发生于妊娠期的最后 1 个月至产后 5 个月内。

（4）心动过速性心肌病：发作时间≥每天总时间的 12% ～ 15% 的持续性心动过速，包括房性心动过速、交界性心动过速、心房扑动、心房颤动和持续性室性心动过速等，心室率通常＞ 160 次 / 分。早期诊断并纠正心动过速后，心脏结构和功能可以明显改善。

在进行原发性 DCM 诊断时需排除其他引起心肌损伤的疾病，如高血压、缺血性心脏病、心脏瓣膜疾病、先天性心脏病等。通过病史和辅助检查可明确病因者，应注明病因诊断。

3. 继发性 DCM 诊断　具备 DCM 的诊断标准，同时具有引起心肌病变的其他全身性疾病（风湿免疫性疾病、嗜铬细胞瘤等）。

【治疗】

治疗目标：抑制心室重构的进展，控制心力衰竭和心律失常，尽可能去除或缓解各种致病因素所致心肌损伤，提高患者生存率和生存质量。

治疗措施：针对 DCM 患者慢性心力衰竭、心律失常治疗，猝死预防、栓塞预防，机械辅助装置、心脏移植等方面的药物和非药物治疗策略参见 HFrEF 相关章节。

对于获得性 DCM 和继发性 DCM，针对相关致病因素 / 病因，以及系统性疾病的干预和治疗至关重要。

（1）酒精性心肌病：长期大量饮酒史是诊断此类心肌病的必要条件。治疗关键在于早期诊断和立即戒酒，早期戒酒及标准化抗心力衰竭治疗可以改善或逆转大多数患者的心脏结构和功能，同时应补充维生素 B1（20 mg 3 次 / 日）。如未及时戒酒，酒精性心肌病患者的 5 年病死率可高达 40% ～ 50%。

（2）围产期心肌病：早期诊断、尽早终止妊娠，以及及时的标准抗心力衰竭药物治疗（参见 HFrEF 治疗章节）可使≥ 50% 的患者心脏在半年内恢复正常。需注意药物对胎儿的影响及妊娠对药代动力学的影响。ACEI/ARB 有致畸作用，禁用于妊娠期，在哺乳期使用存在风险；β 受体阻滞剂可能降低胎儿心率、延缓胎儿发育，慎用于妊娠期，在哺乳期使用存在风险；醛固酮受体拮抗剂可能影响胎儿性征发育，妊娠期、哺乳期使用均存在风险。本病患者血液呈高凝状态，可持续至分娩后 4 ～ 6 周，栓塞发生率高，需抗凝治疗。需采取避孕或绝育措施避免再次怀孕后病情反复。

（3）药物性心肌病：传统的蒽环类药物具有明确的心肌毒性作用。确诊或疑诊药物性心肌病则应立即停用有关药物。随着抗肿瘤靶向治疗，特别是近年来抗肿瘤免疫治疗的应用，免疫检查点抑制剂和其他靶向药物引起的致死性心肌损伤日渐增多。对抗程序细胞死亡蛋白 1 及配体（PD-1/PD-L1）免疫检查点抑制剂引起的急性心肌损伤，早期大剂量甲泼尼龙冲击，序贯足量糖皮质激素，并联合免疫抑制治疗具有一定疗效。

（4）糖尿病性心肌病：治疗以控制糖尿病和改善微血管病变为主，首选钠-葡萄糖协同转运蛋白2（SGLT2）抑制剂和（或）胰高血糖素样肽-1（GLP-1）受体激动剂控制血糖，必要时辅以二甲双胍和胰岛素。SGLT2抑制剂对糖尿病心力衰竭的预防和治疗作用在临床试验中已经得到充分证实，应该作为糖尿病心肌病患者的标准药物之一。

（5）克山病：1935年在我国黑龙江省克山县首次发现，故命名为克山病（Keshan Disease）。病因尚未完全阐明，可能与病区生物化学因素（如硒缺乏、膳食营养等）和生物致病因子如肠道病毒感染、真菌毒素等有关。根据流行病学特点（流行地区、流行季节和人群发病情况），结合临床表现，且能排除其他疾病者应考虑克山病。急性克山病早期可应用大量维生素C治疗，5～10 g维生素C加入50%葡萄糖溶液20～40 ml静脉注射，24 h总量15～30 g。频发室性期前收缩（早搏）首选利多卡因静脉注射，严重心动过缓者可安置人工起搏器，急性克山病死亡率高，慢性者也可突然恶化、死亡。慢性克山病治疗主要是控制心力衰竭和心律失常，可采用抗心力衰竭标准药物治疗（见HFrEF治疗章节）。得益于各地防治工作开展，目前发病率及死亡率明显降低。

（6）Takotsubo心肌病：又称心尖气球样变综合征、伤心综合征或应激性心肌病，常发生于遭受强烈情绪或躯体应激的老年女性。发病机制可能与交感神经过度激活、儿茶酚胺释放所致的血管痉挛和心肌损伤有关。由于左心室中下部和心尖部心肌病变呈球形扩张、向心性收缩明显减弱或消失，收缩期心底部收缩使左心室形成章鱼篓（takotsubo）状而得名。临床上可表现为胸痛、低血压和肺水肿，以及类似急性心肌梗死的心电图和心肌酶学改变，而不伴有冠状动脉的严重狭窄或急性闭塞。主要针对急性心力衰竭、心律失常和低血压进行对症支持治疗。可以考虑改善心肌微循环和代谢的药物（尼可地尔、曲美他嗪等），血流动力学稳定的患者可给予β受体阻滞剂（卡维地洛、或美托洛尔等），但这些治疗的有效性并没有得到充分验证。通常症状在数天至数周内逐渐缓解，左心室结构和功能恢复正常。

（7）风湿免疫性心肌病：为风湿免疫性疾病累及心脏所引起的心肌病，治疗上主要采用糖皮质激素联合免疫抑制剂（环磷酰胺、硫唑嘌呤、环孢素等）针对病因进行治疗。急性进展期可采用糖皮质激素（甲强龙）冲击治疗，序贯足量泼尼松［1～1.5 mg/（kg·d）］，逐渐减量至10～15 mg/d长期维持。免疫抑制治疗后约30%～40%患者症状在1～3个月内迅速缓解，心脏缩小，收缩功能显著改善，甚至恢复正常。对积极的免疫抑制治疗后心脏结构与功能恢复不满意的患者，可同时给予抗心力衰竭标准药物治疗（见HFrEF治疗章节）。

【预后】

扩张型心肌病患者的预后主要取决于对所存在致病因素的控制情况和心肌受损的严重程度。在积极控制致病因素的前提下，针对HFrEF的规范药物治疗以及适当的器械治疗可以显著改善患者的生活质量和生存时间，门诊长期随访和心力衰竭诊治单元的医疗照护是规范药物治疗得以实施的重要保证。

第3节　肥厚型心肌病

肥厚型心肌病（HCM）是一种以心肌非对称性心室壁肥厚为特征的心肌疾病，大多数患者呈家族性聚集发病。

【流行病学】

美国成年人（23～35岁）HCM患病率为200/10万；新的研究认为，在包括了携带致病基因的潜在发病者后，估算HCM患病率为500/10万。中国HCM患病率为80/10万，粗略估算中国成人 HCM 患者超过 100 万。HCM 是青少年和运动员猝死的主要原因之一。在三级医疗中心就诊的 HCM 患者年死亡率为 2% ～ 4%，心脏性猝死（SCD）是最常见的死因之一。

【病理特点】

HCM 心脏外观肥大，可达正常心脏的 2 ～ 3 倍。90% 心室壁呈非对称不均匀增厚，多表现为以室间隔肥厚为主，也可表现为左心室向心性肥厚、左心室后壁肥厚、心尖部肥厚等。一些患者可同时存在右心室肥厚，其程度通常较左心室为轻。显微镜下可见心肌纤维排列紊乱及形态异常，也称为心肌细胞紊乱或无序排列，心肌细胞肥大、间质纤维化和心肌间质小冠状动脉异常（管壁增厚、管腔缩小）。电镜下可见心肌细胞肌小节结构异常、肌原纤维排列紊乱、线粒体肿胀、溶酶体增多等多种细胞器数量增多。

【临床分型】

根据超声心动图检查时测定的左心室流出道与主动脉峰值压力阶差，可将 HCM 分为梗阻性（安静时流出道压力阶差 > 30 mmHg）、非梗阻性（安静或负荷运动时压力阶差均 < 30 mmHg）及隐匿梗阻性（安静时压力阶差正常，负荷运动时 > 30 mmHg）3 种类型。梗阻性、隐匿梗阻性和非梗阻性各占 HCM 患者总数的 1/3。

【临床特点】

HCM 患者临床表现差异较大。半数患者无自觉症状。主要临床表现包括：

（1）心力衰竭相关症状和体征：主要是劳力性呼吸困难，有症状患者绝大多数有此表现。引起心力衰竭的原因包括心肌肥厚导致的左心室顺应性下降和舒张末压升高、心室流出道梗阻、二尖瓣反流。以射血分数保留的心力衰竭为多见，终末期 HCM 患者可出现左心室扩大、左心室射血分数降低。

（2）胸痛和心肌梗死：HCM 患者很少合并冠状动脉狭窄。胸痛的主要原因是心脏血液的供需失衡。左心室流出道梗阻一方面引起心输出量下降、冠状动脉血流减少，另一方面左心室腔压力增高使心肌耗氧量增加，此外，肥厚心肌收缩力增强、快速性心律失常等也进一步增加心肌耗氧量。

（3）心悸、晕厥、猝死：HCM 患者肥厚心肌收缩力增强，以及合并各种心律失常是引起心悸的主要原因。在严重左心室流出道梗阻的患者，心房颤动和各种持续性心动过速均可进一步加重流出道梗阻，引起晕厥和猝死。运动时由于交感神经兴奋，肥厚心肌收缩力增强，可导致黑矇、晕厥，甚至猝死。猝死可为 HCM 患者的首发症状，也是患者死亡的主要原因，可为室性心动过速、心室颤动，亦可为停搏、房室传导阻滞所致。肥厚型心肌病患者发生猝死高危预测因素见表 3-9-2。

表 3-9-2　肥厚型心肌病患者猝死高危因素

主要危险因素	心搏骤停（心室颤动）存活者
	自发性持续性室性心动过速
	未成年猝死家族史
	晕厥史
	运动后血压反应异常，收缩压不升高或反而降低，运动前至运动最大负荷点血压峰值差 < 20mmHg
	左心室壁或室间隔厚度 ≥ 30mm
	左心室流出道压力阶差 > 50mmHg
次要危险因素	非持续性室性心动过速、心房颤动
	家族性肥厚型心肌病恶性基因型（如 α-MHC、cTnT 和 cTnI 某些突变位点）

（4）左心室流出道梗阻相关的体征：左心室流出道狭窄造成压力阶差和局部血流速度加快，于胸骨左缘中下段或心尖区内侧闻及粗糙的递增递减型收缩期喷射性杂音，可伴震颤。流出道压力阶差较大时由于漏斗效应，吸引二尖瓣前叶收缩期前移（SAM 征）贴近室间隔，导致二尖瓣关闭不全，于心尖及腋窝部可闻及全收缩期吹风样杂音。导致心肌收缩力、左心室前负荷和流出道压力阶差改变的因素，均可影响胸骨左缘收缩期杂音的响度。应用 β 受体阻滞剂（心肌收缩力减弱）、取下蹲位（流出道压力阶差降低）和下肢被动抬高（心室前负荷增加）可使杂音减轻；而运动、应用正性肌力药物（心肌收缩力增强）、含服硝酸甘油、Valsalva 动作或取站立位（静脉回流减少使心室容量降低）均可使杂音增强。

【实验室与其他相关检查】

（1）心电图：特征性改变包括①常见左心室肥大，部分患者在 Ⅱ、Ⅲ、aVF、V₄ ～ V₆ 导联可见深而不宽的异常 Q 波（＜ 0.04 s），相应导联 T 波直立，有助于与心肌梗死相鉴别。②心尖肥厚型心肌病心电图表现为左心室高电压伴左胸导联 ST 段压低和以 V₃、V₄ 导联为轴心的胸前导联巨大倒置 T 波（图 3-9-4）。所有 HCM 患者均应行动态心电图监测，以评估恶性室性心律失常和猝死的风险。

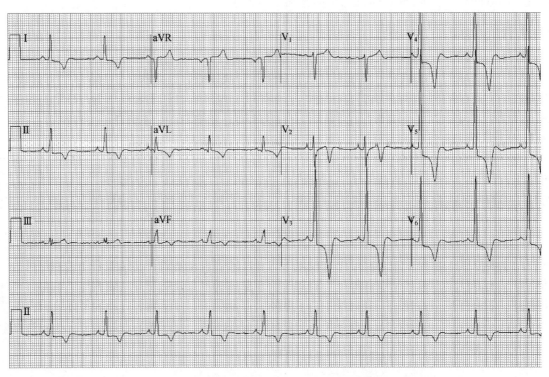

图 3-9-4　左心室高电压伴巨大倒置 T 波（心尖肥厚型心肌病）

（2）X 线检查：心影正常或轻度增大，出现心力衰竭者心影明显增大，可见肺淤血。

（3）超声心动图：是诊断肥厚型心肌病的主要手段之一。严重的左心室壁非对称性或向心性肥厚可达到 20 ～ 30 mm。梗阻性肥厚型 HCM 超声心动图的特征性改变有：①室间隔显著肥厚≥ 15 mm，室间隔厚度 / 左心室游离壁厚度≥ 1.3 ～ 1.5；②左心室流出道狭窄；③二尖瓣前叶收缩期前移贴近室间隔（SAM 征），进一步加重流出道梗阻；④多普勒超声通过测定左心室流出道血流速度可以估算流出道压力阶差，通过检测二尖瓣血流频谱评估左心室顺应性。运动后即刻或含服硝酸甘油后的超声心动图检查有助于检测出潜在梗阻性 HCM（图 3-9-5）。

（4）磁共振成像：能够直观显示心脏结构，测量室间隔厚度、心腔大小和心肌活动度，尤其对特殊部位心肌肥厚具有诊断价值。

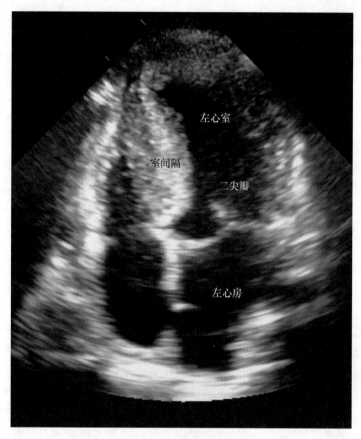

图 3-9-5　**肥厚型心肌病**

肥厚型心肌病的超声心动图可见非对称性室间隔增厚（与左心室侧壁相比）。在收缩期，二尖瓣前向运动贴近肥厚的室间隔。左心房扩大

【**诊断与鉴别诊断**】

1. 诊断　根据劳力性胸痛、呼吸困难、晕厥等症状，结合心脏杂音特点及典型超声心动图改变可诊断肥厚型心肌病。对先证者近亲的心电图和超声心动图筛查有助于早期诊断 HCM。原发性肥厚型心肌病约 60% 是由肌小节蛋白的编码基因突变所致，因此基因诊断是确诊和鉴别诊断的主要手段之一。

2. 鉴别诊断　原发性肥厚型心肌病的诊断需排除高血压心肌肥厚和运动员心脏、冠心病、先心病或主动脉瓣狭窄等引起的心脏肥厚或损伤。此外，糖原贮积症、Danon 病、Fabry 病、Friedreich 共济失调、线粒体肌病、浆细胞病等均可同时出现不同程度的心室壁增厚，结合上述各种疾病心脏病变的特点、全身其他系统的特殊表现，以及相应的基因检测，有助于与原发性 HCM 相鉴别。

【**治疗**】

治疗目标：改善左心室舒张功能，减轻左心室流出道梗阻，缓解症状，预防猝死，提高长期生存率。

1. 一般治疗　对患者进行生活指导，避免剧烈运动、持重和屏气。流出道梗阻者避免使用增强心肌收缩力和减少心脏容量负荷的药物（如洋地黄、硝酸酯类制剂和利尿剂等），以免加重左心室流出道梗阻。

2. 药物治疗　① β 受体阻滞剂减慢心率并降低心肌收缩力，使舒张期充盈时间延长，室壁张力降低，改善胸痛和劳力性呼吸困难，并具有抗心律失常、预防猝死的作用，是临床上首

选的治疗药物。以常规剂量开始，根据心室率和流出道压力差水平逐渐调整到最大耐受剂量，无明显不良反应者应坚持服药，避免突然停药。②钙通道阻滞剂能够选择性抑制细胞膜钙内流，降低细胞膜钙结合力和细胞内钙利用度，降低左心室收缩力，改善心室顺应性和心室流出道梗阻，首选维拉帕米和地尔硫䓬，由于钙通道阻滞剂的血管扩张作用可能加大左心室流出道的压力阶差，存在流出道梗阻患者应小剂量开始，逐渐增加至最大耐受剂量，用药初期需严密观察。③丙吡胺可以改善静息或刺激后出现左心室流出道梗阻患者的症状（剂量可加至最大耐受剂量）；但同时丙吡胺可增加心房颤动时的心室率，故慎用于心房颤动患者。

3. 室间隔消融　经皮室间隔心肌化学消融术通过导管向左冠状动脉前降支的间隔支内注入无水酒精，引起可控制的室间隔上部心肌梗死，扩大左心室流出道，降低压力阶差。适用于劳力性呼吸困难、胸痛、晕厥且内科治疗无效者（静息状态左心室流出道压力阶差≥50 mmHg伴 NYHA 心功能Ⅲ～Ⅳ级）。

4. 外科手术　室间隔部分心肌切除术和室间隔心肌剥离扩大术等。适用于经最大耐受剂量药物治疗仍存在呼吸困难或胸痛（NYHA 心功能Ⅲ或Ⅳ级）或黑矇、晕厥的患者；或静息或运动激发后，流出道压力阶差持续≥50 mmHg。手术并发症包括室间隔穿孔、心室破裂和主动脉瓣反流。

5. 双腔心脏起搏　可用于治疗梗阻性肥厚型心肌病，通过改变心室激动顺序使远离肥厚间隔的心室肌提前激动和收缩，而肥厚的室间隔上段收缩相对滞后，从而减轻流出道梗阻。适用于经最大耐受剂量药物治疗无效（左心室流出道压力阶差持续≥50 mmHg），且存在经皮室间隔心肌消融术或外科室间隔切除术禁忌证的患者。

6. 预防猝死　肥厚型心肌病患者死亡的主要原因是与恶性心律失常相关的心脏性猝死。对既往复苏成功的心搏骤停及不明原因晕厥患者应考虑直接植入埋藏式心脏复律除颤器（ICD）；对其他患者，应采用以下指标评估患者猝死风险：①家族一级直系亲属中有40岁以前猝死病史，或确诊 HCM 患者的一级亲属发生了 SCD；②心电图显示非持续性室性心动过速；③左心室壁最大厚度≥30 mm 是青少年 SCD 的独立危险因素；④有运动低血压反应，即从静息到最大运动量血压升高≤20 mmHg 或从最大运动量到静息血压降低≤20 mmHg；⑤发病年龄越小 SCD 危险越大，尤其是合并非持续性室速、不明原因晕厥或严重左心室肥厚的患者；⑥左心室流出道梗阻严重：有研究报道左心室流出道与主动脉峰值压力阶差（LVOTG）≥30 mmHg 是 SCD 的独立危险因素；⑦同时携带多个基因突变。以上危险因素越多 SCD 风险越高，而植入 ICD 目前被认为是预防 HCM 患者 SCD 的唯一可靠方法。

第 4 节　限制型心肌病

限制型心肌病是以单侧或双侧心室充盈受限和舒张末期压力增高为特征的一组心肌疾病。

【病因与流行病学】

原发性限制型心肌病病因未明，家族性呈常染色体显性遗传，目前缺乏国内的流行病学资料。大多数限制型心肌病是由心肌细胞间异常物质浸润、细胞内异常代谢产物贮积引起的，属继发性心肌病的范畴，以心肌淀粉样变最为常见，为淀粉样蛋白在心肌间质沉积所致。除心脏浸润外，原发性（免疫球蛋白轻链）和家族性淀粉样变性（转甲状腺素蛋白基因异常）常累及神经系统。蒽环类药物和肺部放射治疗可引起以进行性心肌纤维化为表现的限制型心肌病。慢性高嗜酸性粒细胞综合征可引起心内膜心肌纤维化（Löffler 心内膜炎），临床上也主要表现为心室舒张受限。

【临床表现】

限制型心肌病首发症状常为活动耐力下降，伴不同程度气短、心悸、下肢水肿。临床上多表现为全心衰竭，大部分患者以右心衰竭表现为主。查体在窦性心律时常闻及第三、第四心音。颈静脉充盈并在吸气时明显（Kussmaul 征阳性）。常合并心房颤动。临床上需要与缩窄性心包炎和其他以右心衰竭症状为主要表现的心脏疾病相鉴别。

【辅助检查】

1. 超声心动图　心房明显扩大，常累及双侧。心室腔正常或缩小，心室壁增厚，可见附壁血栓形成。房室瓣可有增厚变形。左心室射血分数 30% ～ 50%。约 30% 患者伴心包积液。

2. 磁共振成像　磁共振成像显示心内膜增厚，内膜面凹凸不平，可见钙化灶，有助于与缩窄性心包炎鉴别。

3. 心导管检查　舒张早期心室压力快速下降，其后压力迅速回升至平台状态，使舒张期心室压力呈"平方根"征。此种血流动力学表现也见于缩窄性心包炎患者，鉴别点在于：限制型心肌病左心室充盈压常高于右心室充盈压 5 mmHg 以上，肺动脉压常超过 50 mmHg，右心室舒张末期压力 < 1/3 右心室收缩压。心导管检查是鉴别限制型心肌病和缩窄性心包炎的重要手段。

4. 心内膜心肌活检　可见心内膜增厚和心内膜下心肌纤维化，对继发性限制型心肌病与心内膜弹性纤维增生症等的诊断与鉴别诊断有重要意义。

【诊断与鉴别诊断】

疾病代偿期诊断困难。出现心力衰竭症状后，结合心室无明显扩大、心房扩大明显、舒张期室壁运动轨迹呈"根号样"改变，应考虑本病诊断。主要与缩窄性心包炎相鉴别（见表 3-9-3），心导管检查、心脏磁共振成像有助于进行上述鉴别。

表 3-9-3　限制型心肌病与缩窄性心包炎鉴别

	限制型心肌病	缩窄性心包炎
心脏听诊	二尖瓣和三尖瓣关闭不全杂音，S_3 奔马律	心包叩击音
X 线胸片	心内膜钙化（少见）	心包钙化，肺纹理减少
超声心动图	心内膜增厚，左心室腔缩小，左心房扩大，房室瓣反流，有时出现室壁和瓣膜增厚（淀粉样变性） 二尖瓣及三尖瓣充盈呈限制型，受呼吸影响不明显 二尖瓣环组织速度（Em）< 8 cm/s	心包增厚、钙化，室间隔运动异常，左心室缩小，心房通常不扩大 二尖瓣及三尖瓣呈限制型充盈模式，随呼吸明显改变 二尖瓣环组织速度（Em）> 8 cm/s
CT/MRI	心内膜增厚、钙化，心包无异常	心包增厚、钙化
心导管检查		
RVSP	> 50mmHg	< 50mmHg
RVEDP/RVSP	< 1/3	> 1/3
LVEDP 与 RVEDP 差值	> 5mmHg	< 5mmHg
心肌活检	心内膜增厚，间质纤维化	正常或非特异性心肌肥大及纤维化

RVSP：右心室收缩压，RVEDP：右心室舒张末期压，LVEDP：左心室舒张末期压

继发性限制型心肌病病因繁杂，心脏表现常常是患者多系统病变的一部分，临床诊断难度较大。需综合运用内科学知识，并与血液内科、风湿免疫科、呼吸内科等相关科室密切沟通，

做出正确的病因诊断，为合理治疗创造机会。在除外各种继发性因素后，应考虑原发性限制型心肌病的诊断。

心室壁增厚、心电图低电压、血尿免疫电泳 M 蛋白阳性提示轻链型心脏淀粉样变性，转甲状腺素蛋白相关性淀粉样变性需行基因检测，而心肌活检显示心肌淀粉样物质沉积伴绿色偏振光阳性即可确诊心脏淀粉样变性。

【治疗】

至今缺乏对原发性限制型心肌病特异性治疗方法，以对症治疗为主。心力衰竭对常规治疗反应欠佳，常表现为难治性心力衰竭，糖皮质激素治疗常无效，利尿剂可降低心脏前负荷，减轻肺循环和体循环淤血，降低心室充盈压，改善症状，但利尿后容易引起明显低血压。伴快速心房颤动或心力衰竭者可小剂量应用洋地黄（维持血地高辛浓度 0.8 ～ 1.0 ng/ml），伴附壁血栓或血栓栓塞者应尽早启动抗凝治疗。严重心内膜心肌纤维化者可行心内膜剥脱术，也可考虑心脏移植。ATTR-ACT 试验确立了他法米迪（Tafamidis）治疗转甲状腺素蛋白相关性淀粉样变性的地位（参见本书第七篇血液系统疾病相关章节）。

【预后】

原发性限制型心肌病的预后最差，出现心力衰竭症状后中位生存期为 6 ～ 12 个月。多发性骨髓瘤患者可进行化疗，但其应用受到心功能障碍的限制。部分免疫球蛋白相关性淀粉样变性患者接受心脏移植续贯骨髓移植的治疗，但移植后的心脏出现淀粉样变性的概率仍较高。老年性心脏淀粉样变性的进展速度最慢且预后最好。近年来针对轻链型和 ATTR 型淀粉样变性的研究进展，使这两种类型限制型心肌病患者的临床预后得以改善。

更多学习内容可参考 https://www.ncbi.nlm.nih.gov/books/NBK537234/?report=classic

第 5 节　致心律失常型右心室心肌病

致心律失常型右心室心肌病（ARVC）是指右心室心肌被纤维脂肪组织进行性替代而引起的心肌疾病。早期呈区域性，晚期累及整个右心室、甚至部分左心室和心房，常伴右心室起源的折返性室性心动过速，是青年人猝死的原因之一，男女发病之比约为 2.7∶1。

【病因与发病机制】

家族性发病占 30% ～ 50%，已证实 9 种常染色体显性遗传和 5 种基因突变与致心律失常性右心室心肌病有关。炎症反应也是其发病机制之一。

【病理】

右心室扩大，病变部位区域性心肌变薄、膨隆或瘤样扩张。显微镜下心室肌细胞被脂肪或纤维脂肪组织替代，主要累及右心室流出道、心尖和前下壁。约 2/3 患者镜下可见散在或弥漫性炎性细胞浸润。

【临床表现】

主要表现为室性心律失常和难治性右心衰竭。约半数患者有不同程度心悸，1/3 患者曾发生晕厥，猝死多见于年轻患者。根据临床特点分为三种类型：①心律失常型：右心室折返性室性心动过速多见，可频发黑矇或晕厥，也可以猝死首发。②右心衰竭型：右心室广泛受累，伴体循环淤血表现。③无症状型：仅 X 线显示右心室扩大。

体格检查心浊音界增大，可闻及第二心音分裂、第三心音和相对性三尖瓣关闭不全引起的反流性杂音。

【实验室与其他检查】

1. 心电图　①完全或不完全性右束支传导阻滞。②无右束支传导阻滞患者 $V_1 \sim V_3$ 导联 QRS > 110 ms。③右胸导联 QRS 波群终末部分出现 epsilon 波。④平均信号心电图示晚电位异常。⑤右胸导联出现与右束支传导阻滞无关的倒置 T 波（> 12 岁者）。⑥频发室性期前收缩伴室性心动过速，多呈左束支传导阻滞图形。⑦常见多形性室性心动过速、病态窦房结综合征、房室传导阻滞及室上性心动过速。动态心电图更有助于全面了解心律失常的发生情况和严重程度。

2. 心脏影像学检查　胸片可见右心室扩张和肺血减少。超声心动图示右心室扩大、收缩功能减低，室壁变薄、局部膨隆或囊状突出，可见附壁血栓。磁共振成像显示右心室心肌变薄，脂肪浸润。右心室造影可见弥漫或局限性膨隆、室壁运动障碍和肌小梁肥大。

3. 电生理检查　右心室激动传导速度减慢，病灶部位尤甚，传导速度不匀促进折返性室性心律失常的发生。电生理检测可用于标志室性心动过速部位，指导药物选择或射频消融治疗。

4. 心内膜心肌活检　右心室局部或全部心肌减少、缺如，被脂肪或纤维脂肪组织替代，可见炎性细胞浸润。因取材部位受限，活检阴性不能排除本病。鉴于本病患者右心室心肌菲薄，易导致右心室穿孔，故不宜常规应用。

【诊断与鉴别诊断】

对反复心悸和晕厥患者，根据右心室扩大，心电图室性心律失常和室性心动过速呈左束支传导阻滞图形，结合心脏影像学检查和电生理检查表现应考虑本病。心内膜心肌活检发现心肌组织被脂肪细胞取代即可确诊。需与特发性右心室流出道室性心动过速，以及其他原因引起的以右心室扩大、右心衰竭为主的疾病鉴别（如肺源性心脏病、肺栓塞等）。起源于右心室流出道的特发性室性心动过速多数预后良好，心电图和超声心动图均正常。

【治疗与预后】

抗心律失常药物治疗可选用 β 受体阻滞剂和胺碘酮。室性心动过速反复发作或伴晕厥的高危患者可植入 ICD。射频消融治疗此类患者室性心律失常的成功率低，复发率高。重症患者可考虑心脏移植。出现心房颤动、超声心动图示明显心室扩张或室壁瘤伴心腔内烟雾状回声时应进行抗凝治疗。重症 ARVC 患者临床预后不良。

第 6 节　急性心肌炎

急性心肌炎（myocarditis）是心肌细胞及其间质急性的局灶性或弥漫性炎症病变，可分为感染性和非感染性。

【病因学】

感染性心肌炎由病毒、细菌、螺旋体、立克次体、真菌、原虫和蠕虫等引起。其中病毒性心肌炎最常见，呈全球性分布，发展中国家居多，各年龄均可发病，儿童和 40 岁以下成年人多见。30 余种病毒均可致病，以柯萨奇病毒所致者最常见，埃可病毒、巨细胞病毒、流感病毒、腺病毒等均可致病。感染性心肌炎的发病机制为：①急性或持续性病原体感染所致直接心肌损伤，以及病原体释放毒素所致的中毒性心肌损伤；②病原体尤其是病毒介导的以细胞免疫为主的心肌损伤，这也是病毒感染后慢性心肌损伤的主要致病机制；③病原体诱导的多种炎症细胞因子参与的心肌和微血管损伤。

非感染性心肌炎常由过敏、变态反应、理化因素或药物所致。常见包括风湿免疫性疾病、抗肿瘤化疗和靶向治疗药物引起的心肌炎、放射性心肌炎等。

病理改变：不同病因所致急性心肌炎的病理改变缺乏特异性。大体可见心肌苍白无光泽，局灶性点状出血。心肌细胞损伤表现为细胞坏死、变性和肿胀，心肌间质损伤表现为间质水肿、间质及血管周围大量炎症细胞浸润（见图 3-9-6）。累及瓣膜时可见赘生物，偶见附壁血栓和心包积液。

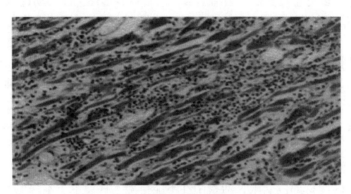

图 3-9-6 **病毒性心肌炎病理表现**
心肌间质可见炎细胞浸润，以单核细胞和淋巴细胞为主，多位于间质及小血管周围或心肌纤维变性、坏死处

【临床表现】

感染性心肌炎患者 50% 以上在发病前 1～3 周有上呼吸道或消化道病毒或其他病原体感染。非感染性患者往往有过敏、风湿免疫性疾病、抗肿瘤放化疗、靶向药物治疗病史。

根据心脏受累的严重程度，临床表现差异很大。轻型患者表现为心肌肌钙蛋白轻度升高，伴有或不伴有心前区不适、心悸，但无心脏扩大及心力衰竭表现，或仅表现为一过性心脏轻度增大。心电图示非特异性 ST-T 改变、房性和（或）室性期前收缩，1～2 周后肌钙蛋白恢复正常，心电图改变消失或遗留期前收缩，心脏结构和功能完全恢复正常；进展型患者肌钙蛋白持续升高，逐渐出现心脏扩大、心力衰竭，进展为扩张型心肌病。暴发性心肌炎多见于急性严重的病毒感染，可出现严重心律失常、心力衰竭、心源性休克，病情凶险，可于数日内因泵衰竭或严重心律失常死亡，也可能在急性期发生猝死。

【实验室与其他检查】

1. 实验室检查 血清肌钙蛋白（I 或 T）升高是诊断急性心肌炎的可靠指标，具有很高的敏感性和特异性。血清 CK-MB 升高也具有诊断价值，其敏感性和特异性均不及肌钙蛋白。此外，血液检查常显示乳酸脱氢酶和谷草转氨酶升高，红细胞沉降率（血沉）增快，C 反应蛋白增高，外周血白细胞增多，但不能用于急性心肌炎的诊断。

2. 心电图 对心肌炎诊断敏感性高，但特异性很低。单纯心电图轻度异常（非特异性 ST-T 改变、单发期前收缩）如不伴有心肌酶、心脏结构和功能的异常，不足以诊断急性心肌炎。心电图出现多种严重心律失常、显著 ST-T 异常，尤其是随临床病情缓解，心电图异常改变明显恢复，对诊断具有很大提示意义。心肌炎致心肌坏死后心电图可出现病理性 Q 波。

3. 心脏影像学检查 1/4 患者胸片显示心脏不同程度扩大，可见肺淤血或肺水肿征象。超声心动图显示不同程度的心脏扩大及室壁运动减弱，射血分数降低等对诊断具有很大的参考价值。心功能严重受损患者可见附壁血栓。磁共振成像可清晰显示心脏解剖结构和急性炎症心肌水肿情况，病变区域炎症和瘢痕形成导致典型的中层心肌延迟强化。

4. 心内膜心肌活检及病毒学检查 心内膜心肌活检的病理学检查可发现病毒核酸、其他病原体感染证据、显微镜下心肌间质炎性细胞浸润伴心肌细胞变性和（或）坏死。可对心肌组织行病毒基因探针原位杂交及原位 RT PCR 以明确诊断。血清病毒学的检查（包括恢复期血清的病毒抗体检测）只能提示患者近期存在病毒感染，对病毒性心肌炎的诊断具有提示意义。

【诊断与鉴别诊断】

主要依靠患者前驱感染症状、近期过敏反应、肿瘤放化疗病史、心脏相关的临床表现、肌钙蛋白升高、心电图异常以及病原学检查结果进行判定。如病情进展迅速，很快出现严重心律失常（持续性室性心动过速、阿斯综合征发作）、急性心力衰竭、心源性休克、急性肾衰竭伴低血压等一项或多项表现者，可诊断为暴发性心肌炎。病原学检查可为病因诊断提供依据，对难以明确诊断者可长期随访。有条件时可做心内膜心肌活检，行病毒基因检测及病理学检查。肌钙蛋白异常升高对急性心肌炎诊断具有很高的特异性，在排除其他原因所致的肌钙蛋白升高后，可以作为确诊急性心肌炎的主要依据之一。

诊断急性心肌炎应注意与风湿性心肌炎、冠心病、代谢性疾病和克山病等相鉴别。

【治疗】

1. 一般治疗　急性期应卧床休息，3 个月内避免重体力活动，严重心律失常和（或）心力衰竭者 6 个月内不参加重体力活动，进食富含维生素和蛋白质的食物。对药物、放化疗引起的心肌炎应立即终止进一步的治疗。重症患者需持续监测心电图、血压、血氧，心功能不全患者需吸氧并限制钠盐摄入，维持出入量平衡；并针对患者的心律失常、心力衰竭进行适当的对症治疗，大多数患者在渡过急性期后，心脏结构和功能可恢复正常。

2. 针对致病病原体的治疗　病毒性心肌炎的治疗常采用抗病毒药物（奥司他韦、阿昔洛韦、更昔洛韦等），α 干扰素能抑制病毒复制并调节免疫功能。但抗病毒治疗对预后的影响并不明确。对细菌、真菌等其他病原体感染引起的急性心肌炎，针对病原体的抗生素治疗对控制病情进展有重要价值。

3. 免疫抑制治疗　急性期出现严重并发症如严重心律失常、心源性休克、心力衰竭者或证实由免疫反应致心肌损伤者可短期应用静脉糖皮质激素。尤其对于风湿免疫性疾病、抗肿瘤化疗和靶向治疗药物引起的心肌炎、放射性心肌炎等，尽早给予足剂量糖皮质激素联合免疫抑制剂（环磷酰胺等）治疗对改善心脏结构、功能及患者长期预后具有十分重要的意义，必要时治疗初期可给予甲泼尼龙冲击治疗后，再序贯足剂量的口服泼尼松治疗。

4. 心肌保护治疗　临床上常用辅酶 Q10、曲美他嗪等，但这些药物的确切疗效并没有得到证实。

（严晓伟）

第10章

心包疾病

第 1 节　急性心包炎

【病因】

急性心包炎（acute pericarditis）是指壁层心包和脏层心包的急性炎症。根据病因可分为感染性心包炎、非感染性心包炎（见表 3-10-1）。在感染性心包炎中，病毒感染是常见病因，非感染性心包炎中，自身免疫性疾病是常见病因。然而，临床工作中有部分急性心包炎无法明确病因，即为急性非特异性心包炎。

表 3-10-1　急性心包炎的分类与特点

类别	特点
感染性心包炎	
病毒	最常见 肠道病毒、疱疹病毒、腺病毒、细小病毒 B19 *病毒感染确诊依靠心包积液中分离出病毒序列，然而该因素常无法确定，因此，多称为特发性急性心包炎，又称为急性非特异性心包炎。该类型心包炎患者在起病数日前常有前驱感染病史，可反复发作
细菌	常见 结核分枝杆菌最常见，多为血性心包积液 化脓性心包炎亦常见，多为脓性心包积液
真菌	罕见
寄生虫	非常罕见
非感染性心包炎	
自身免疫性疾病	系统性红斑狼疮、风湿性关节炎、血管炎、Still 病等
肿瘤	转移瘤（肺癌、乳腺癌、淋巴瘤等），常见，心包积液量大，多为血性，常可导致心脏压塞 心包原发性肿瘤，罕见
代谢性	尿毒症，常见
创伤性和医源性	分为直接损伤（胸廓穿透伤）和间接损伤（辐射损伤） 延迟损伤：包括心脏损伤综合征（心肌梗死后综合征、起搏器植入术后和射频消融术后），常见，多为浆液性心包积液
药物性	多柔比星、柔红霉素、胺碘酮、环孢素、磺胺类等
其他常见原因	心力衰竭、淀粉样变性、主动脉夹层和肺动脉高压

【发病机制】

心包是双层囊状结构，包括壁层心包和脏层心包（图 3-10-1）。壁层心包为纤维性，脏层心包为一层浆膜，二者之间的间隙为心包腔，生理状态下，心包腔由少量液体（15～50 ml）隔开两层脏、壁层心包。急性心包炎的病理表现因病因而异，大部分急性心包炎在早期表现为脏、壁层心包的白细胞浸润、纤维蛋白渗出和微血管增生等，即急性纤维蛋白性心包炎。随疾病进展，心包腔内液体渗出逐渐增多，形成急性渗出性心包炎，出现心包积液（pericardial effusion）。此外，急性心包炎可累及心外膜，出现心肌心包炎，亦可累及胸膜出现胸膜炎。

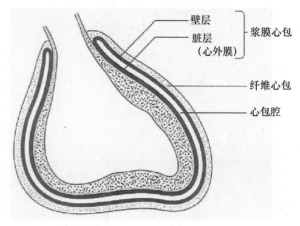

图 3-10-1　正常心包结构

心包积液快速、大量产生时，心包内压力增加，心室充盈急剧减少，进而导致静脉压上升、心输出量减少，即心脏压塞。

【临床表现】

（一）症状

1. 胸痛　85%～90% 的急性心包炎（不论病因）患者出现胸痛症状，胸痛的性质多为剧烈的心前区或胸骨后疼痛，在身体前倾或坐位时疼痛可缓解。伴有心肌炎时可出现胸骨后压榨性疼痛并放射至左侧肩部、手臂，伴有胸膜炎时出现与呼吸活动相关的尖锐疼痛。

2. 呼吸困难　呼吸困难症状是否出现取决于心包积液对气管、肺组织的压迫程度及是否出现心脏压塞，积液量少的急性心包炎较少出现呼吸困难症状。

3. 其他症状　患者可出现导致心包炎的原发病的其他伴随症状，如感染性急性心包炎可出现发热；结核导致的急性心包炎可出现消瘦、盗汗等。积极问诊发现其他伴随症状有助于心包炎病因的筛查。

（二）体征

1. 心包摩擦音　患者是否出现心包摩擦音主要取决于心包积液的量。心包积液量较少时，脏层心包和壁层心包摩擦产生心包摩擦音；心包积液量较多时则心包摩擦音消失，出现心包积液相关体征（见后）。心包摩擦音在胸骨左缘第 3、4 肋间最清晰，前倾体位或者直立位更明显。

2. 心包积液相关体征　心尖搏动减弱或消失，叩诊心界向两侧扩大，听诊心音遥远。左肺受压时可出现左侧肩胛下角处的管状呼吸音，叩诊可呈片状浊音，即 Ewart 征。此外，部分患者出现心率增快、脉压减少甚至奇脉（即吸气时收缩压下降＞10 mmHg）和颈静脉怒张等体征。

3. 原发病因相关体征　结核性心包炎患者可能出现肺结核相关体征如杵状指、肺部啰音等；自身免疫性疾病如系统性红斑狼疮可出现蝶形红斑、关节炎等体征；尿毒症患者可出现慢性肾脏病容、下肢水肿等体征。

【实验室与其他相关检查】

1. 心电图　最早期急性心包炎心电图上可仅表现为窦性心动过速。新发的广泛导联的 ST 段抬高（弓背向下型）且对应的镜像导联无 ST 段压低是急性心包炎的特异性表现，提示心外膜下的心肌受炎症累及。此外，新发的广泛导联的 PR 段压低亦可出现在心包炎急性期。大量心包积液可导致 QRS 波群电交替或肢体导联低电压（图 3-10-2）。

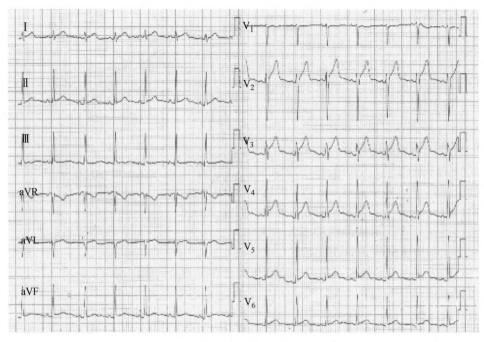

图 3-10-2 急性心包炎的心电图表现

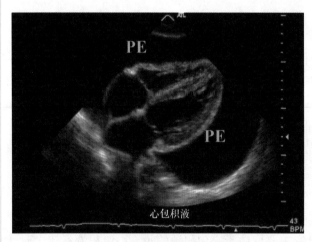

图 3-10-3 心包积液超声心动图表现

2. 超声心动图 超声心动图可发现心包积液，表现为心脏部分或全部被液性暗区包绕，心脏活动度增大（图 3-10-3）。此外，超声心动图可评估心包积液的量。急性心包炎若无合并心包积液，则超声心动图的诊断价值降低。所有疑诊心包积液患者均推荐进行经胸超声心动图（推荐类别 I，证据等级 C）。

3. 胸部 X 线、胸部 CT 和心脏 MR 心包积液量＞ 300 ml 时可在胸部 X 线发现心影增大，呈烧瓶状。若心包积液量较少，则胸部 X 线可无明显改变。心包积液时，胸部 CT 可发现心包部分或全部被液性暗区包绕。胸部 CT 和心脏 MR 可提供心包积液分布、心包厚度的更清晰图像，并进一步筛查心包炎的病因（图 3-10-4）。所有疑诊心包积液患者均推荐进行胸部 X 线检查（推荐类别 I，证

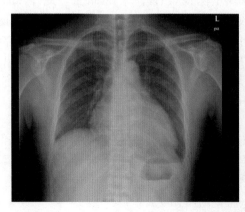
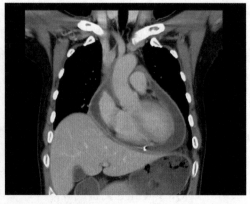

图 3-10-4 心包积液的胸部 X 线和胸部 CT 表现

据等级 C）。怀疑有隔室心包积液、心包增厚或肿瘤的患者均推荐行胸部 CT 和心脏 MR（推荐类别 Ⅱa，证据等级 C）。

4. 实验室检查　全身炎症标志物如白细胞计数、C 反应蛋白（CRP）和红细胞沉降率（ESR）可在心包炎急性期明显升高，且上述指标的动态改变可协助评估心包炎的治疗效果。合并心肌累及的患者（即出现心肌炎）心肌损伤标志物如肌钙蛋白可升高。心包穿刺液分析可明确心包积液是浆液性或为渗出性，并可进行病原微生物培养或寻找肿瘤细胞，对急性心包炎的病因诊断有重要意义。此外，根据心包炎的不同病因，可出现与原发病相关的实验室检查异常。

【诊断与鉴别诊断】

（一）诊断

心包炎是心包的炎症性疾病，根据病程，可分为急性、持续性、复发性和慢性心包炎。新发的心包炎症，病程小于 6 周即急性心包炎；心包炎持续时间在 4 ～ 6 周以上，3 个月以内不缓解的即为持续性心包炎；首次心包炎发作后，4 ～ 6 周无症状期后再次发作即为复发性心包炎；心包炎持续 3 个月以上即为慢性心包炎。

急性心包炎亦称为心包炎性综合征，诊断需符合以下 4 条的任意 2 条：①心包炎所致的胸痛；②心包摩擦音；③心电图上新发的广泛 ST 段抬高或 PR 段压低；④新发或加重的心包积液。此外，需辅以下的诊断补充依据：①全身炎症标志物升高；②心包炎症的影像学征象。对于疑诊急性心包炎的患者，2015 年欧洲心脏病学会（ESC）指南推荐进行以下检查（推荐类别 Ⅰ，证据等级 C）：心电图、经胸心脏彩超、胸部 X 线、全身炎症标志物和心肌损伤标志物。

心包炎累及心肌即为心肌心包炎，其诊断需在满足心包炎诊断的基础上，出现心肌损伤标志物的升高，影像学排除新发的左心室功能障碍。2015 年 ESC 指南推荐以下检查（推荐类别 Ⅰ，证据等级 C）：心包炎疑似合并心肌炎的患者应结合患者的危险因素和临床表现，进行冠状动脉造影术排除急性冠脉综合征；进行心脏磁共振成像评价心肌损伤。

（二）鉴别诊断

1. 急性心包炎的鉴别诊断　急性心包炎若合并心包积液，则可通过心脏彩超等确诊。若急性心包炎未合并心包积液，则其诊断缺乏特异性检查。出现胸痛的急性心包炎患者多为急性纤维蛋白性心包炎，较少出现大量心包积液，需要与急性心肌梗死［特别是急性 ST 段抬高型心肌梗死（STEMI）］进行鉴别诊断。急性心肌梗死的心电图（表 3-10-2）多为冠状动脉分布区域的导联出现早期 T 波高尖和 ST 段抬高，随后动态演变出现 Q 波，且镜像导联可出现 ST 段压低，心肌损伤标志物水平更高。

表 3-10-2　急性心包炎和 STEMI 的鉴别要点

	急性心包炎	STEMI
ST 段抬高形态	弓背向下	弓背向上
ST 段抬高导联分布	广泛导联（aVR 和 V_1 除外）	冠状动脉分布区域
ST 段镜像改变	无	有
心电图动态演变	ST 段持续抬高，不形成 Q 波。数日后恢复基线，T 波倒置	数小时后 T 波倒置，形成 Q 波
心肌损伤标志物	可轻度升高	升高明显，且有峰值

2. 急性心包炎病因的鉴别诊断　在病因诊断方面，需鉴别急性心包炎的病因是感染性疾病还是非感染性疾病，并根据相应的病因积极寻找诊断线索，详见表 3-10-1。

【并发症】

心脏压塞（pericardial tamponade）：心包积液量急剧增加或大量心包积液时，可导致心室充盈明显减少，引起心脏压塞。心脏压塞是心血管危重症，需及时识别。心脏压塞可出现呼吸困难、前倾体位的端坐呼吸，并出现 Beck 三联征，即低血压、心音遥远、颈静脉怒张。心电图多表现为窦性心动过速、肢体导联低电压和电交替。心脏压塞一旦确诊，需及时进行心包穿刺引流。

【治疗】

（一）急性心包炎的治疗

1. 风险评估　首先应对急性心包炎患者进行风险评估，筛查出高风险病例。至少出现 1 项不良预后因素（包括主要和次要不良因素）的患者即为高风险病例，需入院进行病因筛查（推荐类别 I，证据等级 B）。主要不良预后因素包括：①体温＞ 38℃；②亚急性起病；③大量心包积液；④心脏压塞；⑤经阿司匹林或非甾体抗炎药（NSAIDs）治疗至少 1 周不好转。次要不良预后因素包括：①心肌心包炎；②免疫抑制状态；③创伤；④口服抗凝药物。若患者为非高风险病例，则不需入院进行病因筛查，可在门诊进行随访，需短期随访评估门诊治疗 1 周后的效果，以进一步识别不良预后因素（推荐类别 I，证据等级 B）。

风险评估流程图见图 3-10-5。

2. 急性心包炎的治疗（**图 3-10-6**）

（1）一般治疗：限制体力活动。非高风险病例可在症状好转且 CRP、心电图和心脏彩超恢复正常后开始活动。运动员等从事体力活动病例，需在症状好转且 CRP、心电图和心脏彩超恢复正常后，限制活动至少 3 个月（推荐类别 Ⅱa，证据等级 C）。心肌心包炎患者需休息和限制体力活动 6 个月（推荐类别 I，证据等级 C）。

（2）药物治疗：有明确病因的急性心包炎患者，均应进行针对病因的特异性治疗。感染性心包炎应积极寻找病原学证据，根据病原学药敏结果予以特异性抗感染治疗。

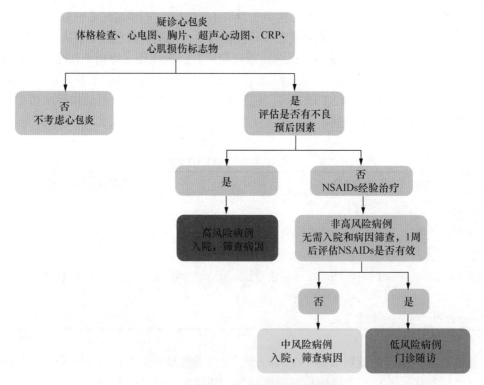

图 3-10-5　急性心包炎的风险评估流程图

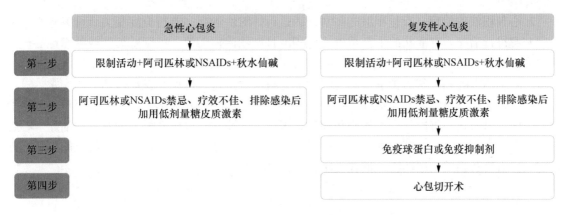

图 3-10-6　急性心包炎治疗流程图

对于所有的急性心包炎，阿司匹林、NSAIDs 和秋水仙碱是一线治疗药物（推荐类别Ⅰ，证据等级 A）。阿司匹林可用 750～1000 mg/8 h，每 1～2 周减量 250～500 mg。NSAIDs 以布洛芬为例，可用 600 mg/8 h，每 1～2 周减量 200～400 mg。秋水仙碱可用 0.5 mg 1 次 / 日（< 70 kg）或 0.5 mg 2 次 / 日（≥ 70 kg），疗程 3 个月。不推荐在急性心包炎、病毒性心包炎患者中使用糖皮质激素（推荐类别Ⅲ，证据等级 C）。阿司匹林、NSAIDs 和秋水仙碱疗效不佳患者，方可加用糖皮质激素，使用糖皮质激素时，应同时进行阿司匹林 /NSAIDs 和秋水仙碱的三联疗法，尽量避免使用大剂量糖皮质激素。使用全量糖皮质激素［如泼尼松 1 mg/（kg·d）］2～4 天后需逐渐减量。对于复发性心包炎，秋水仙碱被发现可减少复发风险，但糖皮质激素可能会增加复发风险。使用阿司匹林、NSAIDs 和秋水仙碱的患者需同时联用胃黏膜保护药物（推荐类别Ⅰ，证据等级 A）。避免使用抗凝药物以防止加重病情。治疗过程中应定期复查 CRP 以评估疗效，及时识别高风险患者。

（3）外科治疗：心包切开术是最终治疗手段，在反复尝试药物治疗无效的患者中方可考虑。

（二）心包积液的治疗（图 3-10-7）

1. 病情评估　疑诊心包积液患者均应行超声心动图，以评估心包积液量、位置及其对血流动力学的影响。根据心包积液量，可分为轻度（< 10 mm）、中度（10～20 mm）和重度（> 20 mm）。轻度心包积液患者多无症状，对血流动力学影响小，可不进行严密监护。中至重度心包积液患者可有不同程度的症状，需入院进行严密监测以及时识别发展为心脏压塞。

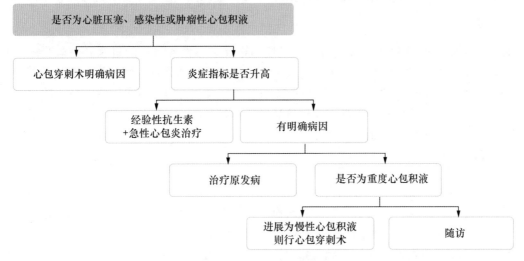

图 3-10-7　心包积液治疗流程图

2.心包积液的治疗　心包积液亦需对病因进行针对性治疗，若与炎症相关，可参考心包炎治疗方案进行治疗。有症状的中至重度心包积液且药物治疗无效、可疑感染性或肿瘤性心包积液均应进行心包穿刺术甚至外科手术治疗（推荐类别Ⅰ，证据等级C）。心包穿刺术需在透视或超声心动图引导和严密监护下，由有经验的专科医生进行。常见并发症包括心律失常、冠状动脉和心包损伤、血胸、心包积气等。外科手术主要通过心包开窗术使心包液引流至心脏周围胸膜腔内，以防止心脏压塞和大量心包积液，多用于肿瘤性心包积液患者的姑息性治疗。心脏压塞患者需进行紧急心包穿刺术甚至外科手术，并可进行适当的补液扩容。心脏压塞患者不推荐使用扩血管药物或利尿药物（推荐类别Ⅲ，证据等级C）。

【预后与预防】

急性特发性心包炎或病毒感染性心包炎患者长期预后良好，且较少出现心脏压塞。心脏压塞多见于恶性肿瘤、结核等病因所致的心包炎，若及时处理，短期预后良好，长期预后与原发病相关。接诊急性心包炎患者时应先评估患者预后不良因素，再决定下一步治疗方案。

特发性小量积液（<10 mm）通常无症状，一般预后良好，不需要特别监测。中到大量心包积液（>10 mm）预后可能较差，尤其是严重积液1/3病例可进展到心脏压塞。对于特发中度心包积液，超声心动图随访的适宜时机是每6个月复查一次。对于大量积液，超声心动图随访每3～6个月一次。考虑相对稳定性或积液量的进展，因人而异地进行随访也是很重要的。

第2节　缩窄性心包炎

【流行病学】

缩窄性心包炎（constrictive pericarditis）临床较为少见，报道表明仅约1.8%的急性心包炎患者会发展为慢性缩窄性心包炎，常在急性心包炎后1年内形成，少数可长达数年。相比于欧美国家，发展中国家更常见的病因为结核。

【病因】

缩窄性心包炎多为慢性，因此也可称为慢性缩窄性心包炎。缩窄性心包炎是由于心包慢性炎症导致心包进行性瘢痕形成而引起，表现为心包丧失弹性，心脏舒张受限，进而全身血液循环障碍。不同原因均可造成缩窄性心包炎，主要病因是结核性或化脓性心包炎、特发性或病毒性心包炎、心脏外科手术，也可见于放射治疗、结缔组织病、恶性肿瘤、石棉肺、尿毒症等。

【发病机制】

心包纤维化、增厚和钙化形成的心包瘢痕，导致了心脏各房室的舒张和充盈受限。心室充盈在舒张早期不受限，但在舒张中、晚期的压力到达心包的弹性极限时压力突然升高呈高原平台型（差距在5 mmHg之内），使得心室舒张末期容量和每搏量减少。为维持心输出量，心率加快，同时上、下腔静脉回流受阻而导致静脉压明显升高，从而出现颈静脉怒张、肝大、腹水、下肢水肿等右心衰竭的症状和体征。

【临床表现】

1.症状　轻到中度缩窄性心包炎患者（静脉压升高10～15 mmHg）主要表现为右心衰竭的症状，如乏力、腹胀、下肢水肿和因肝淤血导致的右上腹腹胀和疼痛等。当病情进展和静脉压超过20 mmHg时，可出现劳力性呼吸困难、咳嗽及端坐呼吸等左心衰竭症状。

2.体征　体格检查可发现颈静脉怒张且吸气时更明显（Kussmaul征）。这是由于在缩窄性心包炎的情况下，吸气时的胸腔内负压并不能传递到心包腔内，结果右心房和右心室不能容纳增加了的静脉回流量，导致颈静脉更加扩张。虽然心脏压塞或限制型心肌病患者的颈静脉压也升高，但 Kussmaul 征不常见。奇脉可见于约 1/3 的缩窄性心包炎病例中。其他的体征主要包括肝大、腹水和水肿等右心衰竭的体征。心脏听诊心率增快，心音呈遥远感，可在胸骨左缘闻及舒张期 S2 后出现的高调额外心音，即"心包叩击音"，是由于心室舒张早期快速充盈突然终止而致。脉搏细弱，外周动脉收缩压降低，脉压变小。

【实验室与其他相关检查】

缩窄性心包炎患者脑钠肽升高幅度偏小，升高程度和心力衰竭临床表现也不一致；肝充血患者可有胆红素水平升高。心电图表现没有特异性，常常表现为 QRS 波低电压、T 波低平或倒置，约 1/3 患者合并心房颤动。胸部 X 线显示心影稍大或正常，心缘变直，上腔静脉扩张等；由结核病所致的缩窄性心包炎且病史较长者，可见心包的环行钙化。超声心动图可见心包增厚、室壁活动减弱或受限、室间隔矛盾运动等；呼吸运动时可见典型的经瓣膜血流动力学变化：吸气时室间隔左移，流经二尖瓣的血流速度显著下降，而呼气时出现相反表现。CT 和 MRI 在检测心包增厚方面较超声心动图更为准确，CT 还可发现心包钙化，典型表现为"盔甲心"（图 3-10-8）。大多数缩窄性心包炎需行右心导管检查以明确诊断，可见患者所有心腔舒张压均等，心室压力曲线描记显示"早期下陷，晚期平台"现象（"平方根"符号样）。与限制型心肌病相比，左、右心室舒张压曲线几乎重叠，运动或容量负荷也不能分开。

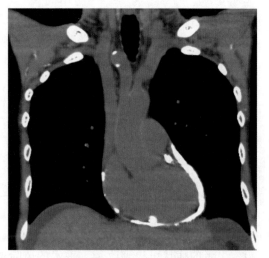

图 3-10-8　慢性缩窄性心包炎患者典型 CT 影像学表现

【诊断与鉴别诊断】

典型的缩窄性心包炎可根据病史、临床表现、辅助检查明确诊断。经右心导管行血流动力学检查有助于确诊。

临床上应与肝硬化、右心衰竭、结核性腹膜炎、心脏瓣膜疾病、肺动脉高压、先天性心脏病相鉴别，根据各种疾病的各自特点其鉴别不难。本病与限制型心肌病均为心脏舒张功能障碍性疾病，临床表现十分相近，鉴别有一定难度，但治疗方法和预后却相差甚大，故明确诊断意义重大。可通过血流动力学检查、CT 或 MRI 进行鉴别，必要时需作心包或心肌活检进一步鉴别，主要鉴别要点见表 3-10-3。

渗出缩窄性心包炎（effusive constrictive pericarditis）是缩窄性心包炎的一种变异。其特点是心包脏层瘢痕形成及心包渗液限制了心肌舒张。患者通常表现为心脏压塞的症状和体征。但当心包穿刺抽液使心包内压力降为零时，心房和心室舒张压仍居高不下且相等。另外，血流动力学检查显示缩窄性心包炎的波形更典型，心房压力曲线形成显著的 Y 降支和心室舒张期切迹－高原波形（dip-plateau）。

【治疗】

限盐和利尿剂可有效治疗轻度缩窄性心包炎。对大多数有症状的患者（包括渗出缩窄性心包炎）心包切除是唯一的根治性疗法，但手术的死亡率较高。大于 50 岁的患者术前应行冠状动脉造影，以排除合并的冠状动脉疾病。心包切除带来的获益通常在数月内逐渐显现，术后约

表 3-10-3   缩窄性心包炎与限制型心肌病的鉴别要点

	缩窄性心包炎	限制型心肌病
体格检查		
Kussmaul 征	存在	可能存在
心包叩击音	可能存在	无
胸部 X 线		
心包钙化	可能存在	无
超声心动图		
心包增厚	存在	无
心肌增厚	无	存在
跨瓣口血流速度增快	存在	无
CT 或 MRI		
心包增厚	存在	无
心导管检查		
RV 和 LV 舒张压相等	是	常 LV > RV
PA 收缩压升高	较少	常见
吸气对收缩压的作用	不一致：LV ↓，RV ↑	一致：LV ↓，RV ↓
心内膜活检	正常	多为异常（如淀粉样变性）

LV，左心室；PA，肺动脉；RV，右心室

90% 患者的症状可得到改善。手术的风险取决于心肌纤维化和钙化侵入范围、心肌萎缩的严重程度、肝和肾功能继发性损害的程度和患者的一般情况。因此，手术治疗应尽可能在疾病早期实施。

【 预后与预防 】

缩窄性心包炎的长期预后与年龄、性别关系不是很大，但与其病因及患者临床特征密切相关。研究表明特发性缩窄性心包炎 5 ～ 7 年生存率 ≥ 80%，而放射性缩窄性心包炎 5 ～ 10 年生存率仅为 30%。

（董吁钢   薛睿聪）

第11章

主动脉疾病

主动脉是输送由左心室射出的血液至全身动脉床的管道，其弹性和顺应性还能起到缓冲功能，在心室收缩期主动脉扩张，以储存部分心脏每搏量和弹性能量，在心室舒张期主动脉收缩，继续使血液流向周围体循环。正常成人主动脉根部和升部的血管直径约 30 mm，胸部降主动脉直径约 25 mm，腹主动脉直径 18～20 mm。主动脉壁由内皮、内皮下结缔组织、薄内膜层、厚中膜层和外膜层构成。主动脉持续暴露于高脉动压力和剪切力下，因而容易受到机械性损伤，并因此产生相关疾病。

主动脉疾病是与冠状动脉疾病和周围血管疾病并列的三大动脉系统疾病之一，包括急性主动脉综合征、创伤性主动脉损伤、假性动脉瘤、主动脉破裂、主动脉瘤、动脉粥样硬化、主动脉炎、遗传性疾病如马方综合征，以及先天性疾病。急性主动脉综合征常是主动脉疾病的首发表现，且需要快速诊断和确定治疗方案以减少极度不良预后的发生。

第 1 节　急性主动脉综合征

急性主动脉综合征（acute aortic syndromes，AAS）为累及主动脉且临床表现相似的一系列急性疾病，包括主动脉夹层（aortic dissection，AD）、主动脉壁内血肿（intramural haematoma，IMH）、主动脉穿透性溃疡（penetrating aortic ulcer，PAU）。

一、主动脉夹层

【流行病学】

主动脉夹层于 1761 年由 Morgagni 首先报道，1820 年由 Laennec 命名为主动脉夹层动脉瘤（aortic dissection aneurysm）。20 世纪 70 年代以后，人们将具有主动脉壁中膜剥离特征的主动脉夹层与主动脉壁结构基本完整的主动脉瘤区分开来。美国主动脉夹层的年发病率为（10～20）/100 万，发病率男女之比为（2～5）：1，目前我国还没有明确的发病率，每年新增主动脉夹层约 3 万例。主动脉夹层起病急、进展快和早期死亡率极高，许多患者确诊前即已死亡，因此，主动脉夹层发病率会明显被低估。

【病因、病理与发病机制】

主动脉夹层的主要病因包括，高血压、主动脉粥样硬化、遗传性疾病、先天性心血管畸形、特发性主动脉中膜退变、主动脉炎性疾病、医源性创伤及妊娠。其中高血压是发生主动脉夹层的最常见病因，约 80% 的主动脉夹层患者合并高血压。

主动脉夹层是主动脉异常中膜结构和异常血流动力学相互作用的结果。影响血流动力学的主要因素是血管的顺应性、离心血液的初始能量。而血流动力学对主动脉管壁的主要作用因素是血流的应力（包括剪切应力与残余应力），常用可监测指标是血压变化率（dp/dt max）。血压变化率愈大，主动脉夹层也就愈易发生且进展愈快。当各种原因造成血管顺应性的下降，使得血流动力学对血管壁的应力增大，造成血管壁的进一步损伤，又使血流动力学对血管壁的应力进一步增大，从而成为一个恶性循环，直至主动脉夹层形成。

主动脉夹层主要导致主动脉破裂、主动脉瓣关闭不全、器官血液供应障碍和左心室后负荷升高几方面病理生理改变。

【分型】

最常用的主动脉夹层分型为 De Bakey 分型，其根据夹层起源及受累部分分为三型：Ⅰ型夹层发生在升主动脉并累及降主动脉，此型最为多见；Ⅱ型夹层仅限于升主动脉；Ⅲ型夹层发生在降主动脉及其远端。另一种分类方法 Stanford 分型将主动脉夹层分为两型：A 型夹层累及升主动脉（近端夹层）；B 型夹层局限在主动脉弓和（或）降主动脉（远端夹层）。

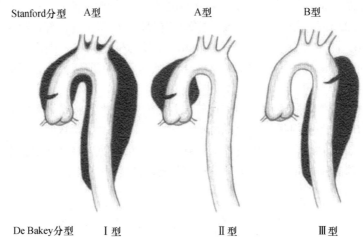

图 3-11-1　主动脉夹层分型示意图

【临床表现】

本病临床表现取决于主动脉夹层动脉瘤的部位、范围和程度，主动脉分支受累情况，有无主动脉瓣关闭不全以及向外破溃等并发症。

（一）症状

1. 疼痛　主动脉夹层的最主要症状为疼痛，急性主动脉夹层中 90% 以上有突发持续性胸背部疼痛，疼痛呈剧烈的撕裂样、刀割样或具有非常特征性的表现，有濒死感，除非鸦片类药物不能缓解，可伴有烦躁、大汗、晕厥和胃肠道症状等。疼痛部位根据破裂口位置以及夹层累及范围有些不同，且可随夹层的扩展逐步向其他部位放射。

2. 呼吸困难　累及主动脉瓣引起主动脉瓣大量反流可出现呼吸困难，急性主动脉瓣反流是近端夹层的重要和常见并发症（> 50%）。

3. 心肌梗死或心脏压塞　累及冠状动脉开口，导致急性心肌梗死，可以掩盖主动脉夹层的表现。夹层破入胸膜腔或心包腔，可导致失血性休克或致命性的心脏压塞。

4. 脏器或肢体缺血　在夹层剥离的过程中累及分支血管，血管真腔被假腔压迫或分支血管内膜断裂可导致相应脏器的供血障碍。无名动脉或颈动脉受累可导致偏瘫、失语等脑梗死表现。累及肾动脉可出现少尿甚至无尿。累及下肢动脉可出现下肢发凉、麻木、无力、疼痛、麻痹。

（二）体征

主动脉夹层的体征缺乏特征性，应进行全面的体格检查。①血压和心率：主动脉夹层患者中 70%～90% 有高血压，若发生心脏压塞，则可出现低血压。窦性心动过速很常见。②心脏杂音：A 型主动脉夹层累及主动脉瓣可导致主动脉瓣反流的体征。③血管杂音：腹部、锁骨下、腹股沟等区域突然出现血管杂音对本病的诊断具有临床意义。④锁骨下动脉受累可导致双上肢的血压不等，脉搏搏动不对称。⑤近 50% 的 A 型主动脉夹层患者急性胸痛伴有无脉。

【辅助检查】

1. 胸部 X 线　胸部 X 线检查方便，可在床头进行，A 型主动脉夹层中 80% ～ 90% 胸部 X 线平片可见纵隔增宽，但特异性不高；胸降主动脉夹层在胸部 X 线片上可表现为降主动脉部位可能比升主动脉更宽。

2. 心电图　心电图没有心肌缺血的证据有助于区分主动脉夹层和心肌梗死。少数情况下，夹层会累及右侧冠状动脉，或更为罕见地累及左侧冠状动脉，引起急性心肌梗死。

3. 超声心动图　超声心动图检查可以简单、快速、准确地检测主动脉夹层，但对主动脉弓和降主动脉夹层的检测较为困难。还可提供关于主动脉瓣反流和心包积液的存在与否及严重程度的重要信息。

4. CT 血管造影（CTA）　CTA 对主动脉夹层的敏感性和特异性均为 98% ～ 100%，为确定治疗方案提供依据，也是随访最有效的方法，其已逐渐取代了主动脉造影的地位，成为诊断主动脉夹层快速、准确、简便的诊断方法。

5. 主动脉造影（DSA）　主动脉造影最突出的优点是可直观动态地显示血管病变和血流，曾是诊断主动脉夹层的金标准，但随着无创检测技术的发展，非侵入性诊断方法已取代了主动脉造影的地位。但 De Bakey Ⅲ型夹层腔内修复治疗时仍依赖于 DSA 技术。

6. 实验室检查　实验室检查对确诊主动脉夹层意义不大，但对鉴别诊断及对影像学补充诊断具有一些价值。急性主动脉夹层患者，多有白细胞计数轻度增高和 D- 二聚体升高。

【诊断与鉴别诊断】

急性主动脉夹层根据病史，结合临床表现和影像学检查结果可以确诊。在鉴别诊断方面常因主要症状不典型需注意与以下疾病鉴别：

1. 急性心肌梗死　急性心肌梗死的疼痛通常逐渐加重，多位于胸骨后或心前区，而主动脉夹层的疼痛常突发剧烈，呈撕裂样、部位较广泛；急性心肌梗死，通常有典型的心电图及心肌损伤标志物改变，而主动脉夹层的心电图无特征性改变，除非少数情况累及冠状动脉；超声心动图和多排螺旋 CT 等影像学检查有助于鉴别。

2. 急性心包炎　表现为剧烈撕裂样和刀割样胸痛、躁动不安、面色苍白、大汗，症状与急性主动脉夹层十分相似。两者的鉴别主要依靠影像学检查。

3. 急性肺栓塞　患者表现为胸痛和胸腔积液。但肺栓塞的胸痛与呼吸动作有关系，可伴呼吸困难。CTA 可协助鉴别主动脉夹层和肺栓塞。肺通气灌注扫描也可帮助确定肺栓塞。

4. 急腹症　疼痛开始于腹部、背部或上腹部胃区时，应与急腹症鉴别。主动脉夹层本身就可以是急腹症的原因。注意了解患者相关病史和进行针对性影像学检查可明确诊断。

【治疗】

主动脉夹层诊断一旦确立，患者应该入住具有血流动力学监测条件的重症监护治疗病房，并采取绝对卧床休息，强效镇静与镇痛，同时严密监测血流动力学指标。主动脉夹层治疗分为内科药物保守治疗、腔内介入治疗和外科手术治疗等。根据主动脉夹层的类型以及并发症情况选择具体治疗措施。

1. 内科药物保守治疗　药物治疗的原则是有效地稳定和终止夹层的继续分离，使疼痛减轻、症状缓解。使用 β 受体阻滞剂控制心室率在 60 次 / 分以下。主动脉夹层患者如有高血压则必须降压，正常血压者降压也是有益的。硝普钠是治疗主动脉夹层首选的降压药物。预防再发可逐渐过渡为长期口服药物控制血压。

2. 腔内介入治疗　Nienaber 等于 1999 年应用经皮覆膜血管内支架植入术治疗 B 型主动脉

夹层患者获得成功。胸主动脉腔内修复术（thoracic endovascular aortic repair，TEVAR）具有创伤小、出血少、恢复快、安全性高、并发症发生率低等优点，已成为治疗 Stanford B 型主动脉夹层，特别是手术高危患者的首选方法。

3. 外科手术治疗　急性期主动脉夹层的治疗目的应以挽救生命为原则，控制临床症状并积极预防和治疗并发症。慢性期主动脉夹层的治疗应针对形成的动脉瘤、主动脉瓣关闭不全和重要脏器缺血进行。几乎所有 A 型主动脉夹层和部分 B 型主动脉夹层患者都需要外科手术治疗。

【预后与预防】

主动脉夹层的自然预后极差。但如得到及时的治疗并进行仔细的随访，其长期预后通常是好的，术后随访结果发现其 5 年生存率可高达 75%～82%，10 年生存率为 60% 左右。药物治疗严格控制血压和 dp/dt max 有益于患者的长期生存。

二、主动脉壁内血肿

【流行病学】

主动脉壁内血肿（Intramural haematoma，IMH）最早于 1920 年被 Krukenberg 尸检时所发现，描述其为"没有内膜破口的夹层"。本病发病率相对较低，国内有报道相对较少，缺乏大规模的随机对照研究，有国外报道显示，其发病约占急性主动脉综合征的 10%～25%。

【病因与发病机制】

慢性原发性高血压（84%）和马方综合征（12%）是两个重要发病因素，其他如糖尿病、妊娠、大量连续的吸烟史或腹主动脉疾病等也常见于主动脉壁内血肿患者，此外医源性因素、创伤性因素和巨细胞性动脉炎等也是可能发病原因，因而其发病原因是多因素的。

关于主动脉壁内血肿的发生机制目前尚有争论，目前主流的学说包括两种：①动脉壁内滋养血管破裂出血学说，但在很多影像学检查和手术中的发现提示很多主动脉壁内血肿实际上可能是微小的内膜撕裂导致，而非滋养血管破裂；②动脉粥样硬化斑块持续侵蚀与弹性内膜的最终破坏，形成穿透性主动脉粥样硬化性溃疡，并在中膜内蔓延形成主动脉壁内血肿。

【分型】

类似于主动脉夹层的 Stanford 分型，也可以将主动脉壁内血肿按照是否累及升主动脉分为 A、B 两型，累及升主动脉和主动脉弓的主动脉壁内血肿为 A 型主动脉壁内血肿，占30%～40%；只累及降主动脉者为 B 型主动脉壁内血肿，可占 60%～70%。

【临床表现】

以突发性的急性胸背部疼痛为主要表现，多见于 Stanford A 型患者，一部分患者可以腹痛为主诉，多见于 Stanford B 型患者，极少数患者无明显症状。疼痛性质主要表现为切割样、撕裂样痛或钝痛，疼痛描述可因个体差异而有所不同。如出现复发性胸痛，则预示着主动脉壁内血肿进展为主动脉夹层或即将破裂。另外，主动脉壁内血肿患者较少出现主动脉瓣反流及脉搏短绌，但更易出现心包积液、心脏压塞。

【实验室与其他相关检查】

1. 心电图及实验室检查　对于所有怀疑主动脉壁内血肿的患者，均先行心电图和心肌酶谱检查。

2. X 线检查　X 线检查多无特异发现，部分 A 型壁内血肿老年患者可出现主动脉迂曲样改变。

3. CT 检查　CT 检查特别是 CTA 检查是主动脉壁内血肿的首选检查方法，CTA 上表现为增厚的主动脉壁无强化，与主动脉腔相比呈明显的低密度。CT 平扫对诊断本病也有较高的敏感性和特异性，主动脉壁增厚和钙化内膜向腔内移位是 CT 平扫诊断主动脉壁内血肿的直接征象。

4. MRI 检查　主动脉壁内血肿的 MRI 表现为 SE 序列 T1 加权图像主动脉腔流空效应呈低信号或无信号，增厚主动脉壁可呈环形或新月形高信号。

5. 经食管超声心动图（TEE）　TEE 诊断主动脉壁内血肿的敏感性和特异性均超过 90%，其优势在于可观察邻近食管的胸降主动脉、主动脉内膜及动脉血流。

【诊断与鉴别诊断】

根据患者的临床特征，结合影像学检查方法可做出诊断。主动脉壁内血肿不易与其他急性主动脉病变相鉴别。此外，影像学检查方法有助于主动脉壁内血肿与主动脉夹层、急性心肌梗死患者的鉴别。

【治疗】

A 型主动脉壁内血肿应进行急诊的外科手术治疗，保守治疗应用于单纯的主动脉壁内血肿，但即使保守治疗也应密切关注并做好随时手术的准备。对于破口位于降主动脉的 A 型主动脉壁内血肿合并 B 型主动脉夹层的患者胸主动脉腔内修复术也有着很好的疗效。对于 B 型主动脉壁内血肿，保守治疗是首选。

【预后】

主动脉壁内血肿患者的自然病史存在较大差异，主要结局包括：①血肿完全吸收；②迅速进展为主动脉夹层或破裂；③形成动脉瘤；④晚期夹层破裂；⑤假性动脉瘤或主动脉破裂；⑥血肿持续存在，主动脉壁内血肿没有完全吸收。

三、主动脉穿透性溃疡

主动脉穿透性溃疡（penetrating aortic ulcer，PAU）指主动脉粥样硬化斑块破裂溃疡形成，溃疡穿透主动脉内弹力膜进入中层。这种病变占所有急性主动脉综合征的 2% ～ 7%。

【病因与发病机制】

主动脉穿透性溃疡是由于粥样硬化斑块侵蚀主动脉中膜导致主动脉进行性扩张，形成球形或梭形动脉瘤，其进展也可合并主动脉壁内血肿，或发展为主动脉夹层，出现假性动脉瘤或主动脉破裂。

【分型】

主动脉穿透性溃疡发生在升主动脉为 A 型穿透性溃疡，如发生在胸中、下降主动脉则为 B 型穿透性溃疡，其中 B 型更常见。

【临床表现】

主动脉穿透性溃疡患者常见于老年男性、吸烟、高血压、冠状动脉疾病、慢性阻塞性肺疾病和并发腹主动脉瘤者。症状可能与主动脉夹层相似。

【实验室与其他相关检查】

CT 是诊断主动脉穿透性溃疡的首选影像学检查方法。特征性的表现是局部溃疡，穿透主动脉内膜进入降主动脉中下段的主动脉壁形成深大的"龛影"。邻近主动脉壁局灶性增厚或高衰减提示相关的主动脉壁内血肿，可并发血液外渗、纵隔血肿或心包出血等。

【诊断与鉴别诊断】

根据患者的临床特征，结合影像学检查方法可做出诊断。鉴别诊断主要与主动脉夹层、假性动脉瘤及真性动脉瘤相鉴别。

【治疗】

主动脉穿透性溃疡的治疗目标主要是预防主动脉破裂及阻止其进展成主动脉夹层。所有主动脉穿透性溃疡患者，推荐使用药物缓解疼痛、控制血压。A 型主动脉穿透性溃疡患者，推荐手术治疗。B 型主动脉穿透性溃疡患者，药物治疗的同时要密切随访。对于一些不适合进行常规手术治疗的患者，胸主动脉腔内修复术具有越来越多的应用前景。

【预后】

A 型主动脉穿透性溃疡，约 50% 可发生主动脉夹层或主动脉破裂。B 型主动脉穿透性溃疡，约 10% 可发生主动脉夹层或主动脉破裂。

第 2 节　主动脉瘤

【流行病学】

主动脉瘤（aortic aneurysm，AA）是指胸主动脉或腹主动脉的病理性扩张，通常超过正常血管直径的 50%。主动脉瘤是第二大常见的主动脉疾病，发病率仅次于主动脉粥样硬化，多见于中老年男性，常见危险因素包括高龄、吸烟、高血压、高脂血症等。

【病因】

主动脉瘤受环境、遗传、生物化学等多因素的影响，最常见的病因是动脉粥样硬化，其他的病因包括主动脉中膜囊性坏死（如马方综合征、Ⅳ型 Ehlers-Danlos 综合征）、退行性病变、血管炎（如 Takayasu 动脉炎、巨细胞动脉炎）、脊柱关节病（如强直性脊柱炎、类风湿关节炎）、感染（如梅毒、结核、真菌）和创伤等。

【发病机制】

主动脉瘤最常见的病理改变是动脉粥样硬化，中膜囊性坏死也很常见。主动脉瘤由主动脉壁弹性蛋白和胶原蛋白降解或缺陷所致，导致主动脉壁变薄，从而改变主动脉的抗张强度和适应搏动伸展的能力。组织病理学表现为基质结构蛋白被破坏、血管平滑肌减少、新生血管形成和慢性炎症。此外，主动脉瘤也具有家族遗传倾向，与弹性蛋白和胶原蛋白降解相关的基因突变有关。

【临床表现】

（一）症状

本病发病缓慢，早期临床表现隐匿，后期由于动脉瘤压迫或侵蚀邻近组织而产生症状，其临床表现与动脉瘤的大小、形状、部位和生长方向有关。

大多数胸主动脉瘤早期无症状。瘤体增大到一定程度常引起胸痛。当压迫气管和支气管时可引起咳嗽、气短、咯血、肺炎和肺不张；压迫食管时引起吞咽困难；压迫喉返神经时引起声音嘶哑；压迫交感神经时引起霍纳（Horner）综合征；压迫膈神经时引起膈肌麻痹；瘤腔内附壁血栓脱落会导致脑、内脏、四肢动脉栓塞。

腹主动脉瘤早期多无症状，随着瘤体的增大，可有腹部强烈的搏动感；疼痛部位主要为腹部、腰背部，侵蚀椎体时可引起神经根性疼痛，动脉瘤性剧烈疼痛通常是破裂的先兆，一旦破裂出血可危及生命；压迫胃肠道、胆管、泌尿系时会引起相应症状。

（二）体征

主动脉弓动脉瘤可在胸骨上窝触及异常搏动；升主动脉瘤可侵蚀胸骨及肋软骨而凸出于前胸，呈搏动性肿块；病变致主动脉瓣关闭不全时，主动脉瓣区可闻及舒张期杂音；压迫上腔静脉可导致上腔静脉梗阻综合征，出现面部、颈部及上肢水肿。腹主动脉瘤在脐周及左上腹可扪及搏动的、膨胀的肿物，半数患者伴有血管杂音。

【实验室与其他相关检查】

1. 实验室检查　当检查提示升主动脉瘤内具有薄层钙化时，应对患者进行梅毒血清学检测。

2. X 线检查　胸主动脉瘤的 X 线检查可发现纵隔影增宽，主动脉明显钙化影。腹主动脉瘤典型的 X 线表现为卵壳形钙化阴影。

3. 超声　能显示瘤体大小、外形、有无斑块及附壁血栓，观察血管腔内病变，还可提供血流动力学参数。

4. CT 和 CTA 检查　CT 平扫及增强扫描能准确显示动脉瘤的形态及其与周围脏器的毗邻关系，可清楚显示附壁血栓及其范围。

5. MRA 检查　可清楚地显示瘤体的部位、形状、大小，对于肾功能不全不宜行 CT 增强扫描的患者，可以考虑行 MRA 检查。

6. DSA 检查　主要作为外科手术或腔内治疗术前评价动脉瘤的手段。

【诊断与鉴别诊断】

1. 诊断　根据病史、体格检查和影像学检查常可做出临床诊断。

2. 鉴别诊断　胸主动脉瘤需与主动脉夹层、纵隔肿瘤、中央型肺癌等疾病相鉴别。腹主动脉瘤需与肾绞痛、腹腔疾病、腹部钝性外伤等相鉴别。

【治疗】

主动脉瘤的患者应戒烟，控制高脂血症和糖尿病，严格控制高血压，通常应包括一种 β 受体阻滞剂。主动脉瘤患者心血管疾病的风险增加，因此应考虑心血管疾病的常规预防。主动脉瘤明确诊断后应积极地施行治疗，包括外科开胸手术、血管腔内修复术和复合手术三大类，如果腔内修复术和外科手术都不适合，建议保守治疗。

【预后与预防】

主动脉瘤的预后主要与动脉瘤大小和膨大速度、破裂倾向以及并存的冠心病等基础疾病的严重程度有关。应积极预防动脉粥样硬化的发生，延缓其进展。

第 3 节　主动脉粥样硬化

一、主动脉血栓栓塞性疾病

与其他血管床的动脉粥样硬化相似，主动脉粥样硬化斑块是由主动脉内膜-中膜的脂质堆积而形成的。

【流行病学】

与其他部位血管出现动脉粥样硬化危险因素相似，包括年龄、性别、高血压、糖尿病、高胆固醇血症、久坐、吸烟和炎症。主动脉斑块与脑血管和周围血管栓塞事件相关。栓子也可以因心脏介入、主动脉内球囊反搏和心脏外科手术而形成。升主动脉粥样硬化是心脏手术后卒中的主要危险因素。

【病因】

主动脉血栓栓塞性疾病的病因与引起其他血管床的动脉粥样硬化进而出现血栓栓塞疾病的病因相似。

【临床表现】

本病常因继发性炎症、纤维组织沉积和斑块侵蚀进而出现血栓导致血栓形成（血栓栓子）或动脉粥样硬化斑块栓塞（胆固醇结晶栓子）。血栓栓子通常较大，阻塞中、大动脉，进而引起休克、短暂性脑缺血发作、肾梗死和周围血管栓塞。胆固醇结晶栓子可阻塞小动脉和细动脉，可引起蓝趾综合征、新发或加重肾功能不全和肠系膜栓塞。

【实验室与其他相关检查】

经胸超声心动图可提供较好的主动脉根部及升主动脉近端影像。经食管超声心动图是一种安全并且重复性好的评价主动脉粥样硬化的方法。CT 可提供主动脉粥样硬化的完整影像，并且在夹层和钙化方面提供有价值的信息。MRI 能提供斑块组成方面更多的细节。

【诊断】

主动脉粥样硬化可分为轻、中、重度动脉粥样硬化，甚至半定量化分为四级（表 3-11-1）。

表 3-11-1　主动脉粥样硬化严重程度的半定量化分级（2014 年 ESC 主动脉疾病指南）

分级	表现
Ⅰ级	正常主动脉
Ⅱ级	内膜增厚但没有腔内不规则增生
Ⅲ级	单独或多发的动脉粥样硬化
Ⅳ级	伴不稳定结构或主动脉溃疡的动脉粥样硬化

【治疗】

1. 抗血栓药物　华法林已被用于主动脉粥样硬化斑块患者的一级或二级预防。不过，目前针对主动脉硬化，尤其是主动脉硬化合并脑卒中等脑血管疾病，抗血小板治疗和抗凝治疗效果之间对比性研究结论尚不明确。

2. 降脂药物　目前还没有随机试验支持他汀类药物对主动脉粥样硬化引起的卒中患者有帮助。不过，在一些小样本主动脉硬化伴家族性高胆固醇血症的研究中发现应用他汀类药物可以减缓主动脉硬化斑块的进展。

3. 手术及介入方法　没有明确的证据推荐主动脉粥样硬化患者行预防性动脉内膜切除术或主动脉弓支架植入术来预防卒中的发生。主动脉弓动脉粥样硬化血栓性疾病的手术往往具有很高风险，一般不建议进行。

二、主动脉粥样硬化闭塞性疾病

慢性主动脉粥样硬化闭塞性疾病通常局限于肾动脉以下的远端腹主动脉。病因包括血管管腔细小、血栓栓塞、主动脉夹层和远端动脉狭窄。全身的高凝状态也可能导致主动脉闭塞。临床表现可能是无任何症状的，也可能突然出现间歇性跛行，也可与男性阳痿相关（Leriche 综合征）。症状的严重程度取决于侧支循环是否充分。阳性体征包括双侧股动脉及其他远端动脉搏动消失以及腹部（脐或脐下）和股总动脉血管杂音，通常可以观察到皮肤萎缩、脱毛和下肢发凉。在缺血晚期，可以看到皮肤皱褶处发红、高处发白。诊断通常是通过体格检查和无创检查确诊，包括腿部压力测量、多普勒血流速度分析、脉搏容量记录和双声像图。可通过 MRI、CT 或主动脉造影术进行解剖学确诊，通常在考虑进行血管再灌注时进行。治疗方法可选择旁路移植或主动脉内膜剥脱术，也推荐进行腔内治疗。

急性主动脉闭塞虽然发生率较低，一旦发病，往往导致患者截肢甚至死亡。腹主动脉远端急性闭塞是临床急症，通常是由于心源性闭塞性栓子造成的。少数情况下，急性闭塞可能源于严重主动脉缩窄段的原位血栓。临床特点是下肢急性缺血，双下肢剧烈疼痛、发凉、下肢苍白和远端脉搏消失。MRI、CT 或主动脉造影可快速确诊。一旦确诊，需进行紧急血栓切除术或血管重建术。

三、主动脉钙化

主动脉钙化常发生在中膜层，钙化的程度与动脉粥样硬化的程度相关。严重的主动脉钙化可在胸部 X 线上看到主动脉有蛋壳样表现（瓷化主动脉）。在主动脉插管、主动脉阻断、冠状动脉旁路移植术等操作中，主动脉钙化会极大增加脑卒中和末梢栓塞的风险。

四、珊瑚礁主动脉

珊瑚礁主动脉是一种十分罕见的近肾和肾动脉的钙化狭窄疾病。严重的钙化斑块长入内腔，并且导致严重的狭窄，诱发肠缺血、肾衰竭或因肾缺血引起的高血压。虽然已经有人提出纤维蛋白-血小板血栓的钙化可能是导致这种病变的原因，但其病因和发病机制仍不清楚。治疗方法一般考虑手术或者血管内治疗。

第 4 节　主动脉炎

主动脉炎是指主动脉炎性疾病，包括微生物引起的主动脉炎（常见于梅毒螺旋体、结核杆菌、葡萄球菌等病原体感染）、风湿性主动脉炎［如合并 HLA-B27 相关脊柱关节病、Behcet综合征、Reiter 综合征、抗中性粒细胞胞质抗体（ANCA）相关血管炎、银屑病关节炎、多发性软骨炎等疾病］、病因不明的大血管炎（如 Takayasu 动脉炎和巨细胞性主动脉炎），还可能与腹膜后纤维化相关。主动脉炎可能导致动脉扩张、动脉瘤形成以及主动脉及其分支血管闭塞，常合并主动脉瓣关闭不全。

一、梅毒性主动脉炎

梅毒性主动脉炎是梅毒螺旋体侵入人体后引起梅毒的晚期表现，最常累及升主动脉和主动脉弓，导致主动脉瓣关闭不全、冠状动脉口狭窄、主动脉瘤和心肌树胶样肿，统称为心血管梅毒。绝大多数患者为后天性感染，先天性少见。

【病因、病理与发病机制】

梅毒螺旋体大多通过性接触而感染人体。从开始感染到晚期发生心血管梅毒的潜伏期为5 ~ 30 年。男性多于女性。螺旋体入血后，经肺门淋巴管引流到主动脉壁的滋养血管引起闭塞性动脉内膜炎，再通过与滋养血管并行的淋巴管传播到主动脉内膜和中膜，主动脉壁的胶原蛋白和弹性组织被破坏导致管腔扩张、动脉壁瘢痕形成和钙化。主动脉内膜出现树胶样改变是梅毒性主动脉炎的特征。病变累及主动脉根部时，可能引起主动脉瓣瓣环及其支持结构被破坏，产生主动脉瓣关闭不全。

【临床表现】

患者多无症状，也可感到胸骨后不适或钝痛。长期主动脉瓣关闭不全引起的反流会加重左心室前负荷，逐渐导致左心衰竭。病变累及冠状动脉开口导致狭窄时，患者可有心绞痛，常在夜间发作，且持续时间较长。如冠状动脉口完全阻塞，可引起猝死。主动脉瘤多发于升主动脉和主动脉弓，也可累及降主动脉和腹主动脉，呈囊状或梭状，但不会发生夹层分离。累及心肌的树胶样肿极罕见，部位最常见于左心室间隔底部。临床上可出现传导阻滞、心肌梗死或顽固的心力衰竭。

【实验室与其他相关检查】

1. 血清学检查　性病研究实验室试验检查早期梅毒阳性率约 70%，Ⅱ 期梅毒阳性率高达 99%，而晚期梅毒阳性率高达 70%。荧光密螺旋体抗体吸附试验作为梅毒确诊试验，早期梅毒阳性率达 85%，Ⅱ 期梅毒阳性率高达 99%，晚期梅毒阳性率至少为 95%。梅毒密螺旋体 IgG 抗体测定具有高度敏感性和特异性，特别适用于怀疑重复感染的病例、先天性梅毒和人类免疫缺陷病毒（HIV）混合感染者。

2. 胸部 X 线检查　可见病变处主动脉增宽，伴动脉壁条索状钙化，以近头臂干处的升主动脉钙化最广泛。

3. CT 和 MRI 检查　CT 可用于胸部 X 线下怀疑病例的进一步筛选，能精确测量动脉瘤的大小。MRI 对胸主动脉病变有高度的诊断精确性。

4. 超声心动图　超声心动图可显示主动脉增宽、钙化、动脉瘤以及主动脉瓣关闭不全。

5. 心血管造影　主动脉造影显示主动脉扩张或膨出部位和大小、主动脉瓣反流程度、左心室大小等。本病冠状动脉狭窄仅限于开口处，而远处冠状动脉无狭窄病变，可与冠状动脉粥样硬化鉴别。

【诊断与鉴别诊断】

患者有冶游史，有典型的梅毒或晚期梅毒临床表现，梅毒血清学反应阳性，诊断不难。但应与风湿性瓣膜病和其他产生异常杂音的心脏疾病、冠状动脉性心脏病以及其他一些梅毒血清学呈假阳性反应的疾病相鉴别。

【治疗与预后】

梅毒性主动脉炎一旦确诊，必须进行驱梅治疗。青霉素是治疗梅毒的特效药物。对青霉素过敏者可选用头孢噻啶或头孢曲松。合并梅毒性主动脉瘤或梅毒性冠状动脉口狭窄，需要时可考虑手术治疗。单纯性梅毒性主动脉炎患者的平均寿命与常人相近，梅毒性主动脉瓣关闭不全患者的存活时间主要取决于有无心力衰竭或心绞痛，有冠状动脉开口闭塞者预后不良。

二、感染性主动脉炎

感染性主动脉炎可能由直接侵犯主动脉壁的细菌、真菌性病原体如葡萄球菌、链球菌、沙门菌和真菌导致。这些病原体通过感染主动脉的动脉粥样硬化斑块引起主动脉炎。细菌蛋白酶导致胶原蛋白降解，随后主动脉壁被破坏导致囊状动脉瘤的形成，被称为细菌、真菌性动脉瘤。

【病因、病理与发病机制】

主动脉壁上原发性细菌感染引起主动脉炎、主动脉瘤，在广泛应用抗菌药物的今天是很罕见的。主动脉炎的病理特征包括急性和慢性炎症、脓肿、出血和坏死。常见的细菌有葡萄球菌、链球菌、肺炎球菌、铜绿假单胞菌、沙门菌、结核杆菌，其他革兰氏阴性细菌同样也能引起主动脉炎和主动脉瘤。

【临床表现与诊断】

大多数患者有寒战、高热，多达 50% 的患者在病变部位有触痛以及动脉瘤扩张的症状，在腹部有时可触到有触痛的腹部包块，中性粒细胞计数增高，红细胞沉降率升高，血培养阳性对诊断有帮助。超声心动图检查可以确立动脉瘤的诊断。CT、MRI 和主动脉造影同样可以做出动脉瘤的诊断。

【治疗与预后】

感染性主动脉炎发展到主动脉瘤非常迅速，动脉瘤最后会破裂，沙门菌属感染和其他革兰氏阴性细菌感染时趋向于早期破裂和死亡，总死亡率超过 50%，所以应早期诊断、早期治疗，静脉内应用足量高敏的抗菌药物，切除感染的主动脉瘤和周围组织，术后继续应用抗菌药物至少 6 周。

三、巨细胞性主动脉炎

巨细胞性主动脉炎是一种全身性血管疾病，病因不明，主要累及大中型血管。多发生在老年人，女性比男性更常见。其病理特点是淋巴细胞浸润，血管壁弹力层破坏，内、外膜增厚，全层血管壁肉芽肿和局灶坏死。临床表现有发热、头痛、视物障碍、卒中和肢体坏疽等。若形成主动脉瘤，可以发生破裂引起主动脉夹层。如果怀疑为巨细胞性主动脉炎，可以进行超声心动图、CT 或 MRI 检查。血清学检查可能发现炎性标志物如 C 反应蛋白、IL-6 等水平增高。治疗主要使用皮质类固醇延缓炎症进展，阿司匹林抗凝以改善缺血症状。

四、风湿性主动脉炎

强直性脊柱炎、类风湿关节炎、银屑病关节炎、反应性关节炎（Reiter 综合征）、多发性软骨炎、白塞病和炎性肠病等风湿免疫性疾病可能与累及升主动脉的主动脉炎有关，并且炎性改变可能蔓延到主动脉窦、二尖瓣瓣叶和邻近的心肌及心脏传导系统。在组织学上类似于梅毒性主动脉炎改变。临床表现包括主动脉瘤、主动脉瓣关闭不全和心脏传导阻滞。

第 5 节　主动脉原发性恶性肿瘤

【流行病学】

主动脉原发性恶性肿瘤是一种很罕见的肉瘤。现有的文献中仅描述了 140 例主动脉原发性恶性肿瘤。患者大部分为男性，平均年龄约 60 岁。研究发现肿瘤约 46% 发生在胸主动脉，25% 发生在胸腹主动脉，27% 发生在腹主动脉。

【发病机制】

主动脉原发性恶性肿瘤的组织病理学异质性较广泛，可能来自内膜、中膜或外膜。多数起源于内膜，可形成沿着血管腔生长的息肉状肿块。源于中膜或外膜的壁瘤通常在后期出现血管外生长。最常见的是内膜肉瘤，来源于内皮细胞或成纤维细胞。此外，主动脉原发性恶性肿瘤存在几种特定的组织学亚型，包括血管肉瘤、平滑肌肉瘤、血管内皮瘤、纤维肉瘤和黏液样肉瘤。

【临床表现】

主动脉原发性恶性肿瘤通常表现为非特异性症状，如发热、乏力、胸腹部或背部疼痛、跛行、周围脉搏减少和体重减轻等。主动脉内膜血管肉瘤最典型和经常报道的临床表现是肠系膜和外周动脉栓塞闭塞。

【实验室与其他相关检查】

MRI 是主动脉原发性恶性肿瘤最敏感的成像技术，肿瘤常表现为异质性增强的叶状肿块。主动脉肿瘤的 CTA 与主动脉造影结果常表现为管腔充盈缺损，远端梗死，动脉瘤形成，破裂或主动脉夹层。超声心动图可显示病变的不均匀性。免疫组织病理学检查有助于区分主动脉原发性恶性肿瘤亚型。

【诊断与鉴别诊断】

由于症状的非典型性且高度可变，这种非常罕见的原发性恶性肿瘤通常在晚期才确诊。通常只有对术中标本进行组织学检查或尸检后才能进行明确的诊断。主动脉原发性恶性肿瘤应与动脉瘤、主动脉夹层、腹主动脉粥样硬化性狭窄、先天性主动脉畸形等疾病鉴别诊断。

【治疗】

1. 手术治疗　整体切除肿瘤侵及的主动脉部分，且手术切缘为阴性，随后以支架干预。其他方法可考虑动脉内膜切除术或主动脉受累部分的血管内移植。

2. 化学疗法和放射疗法　对于肿瘤栓塞，转移或不可切除的肿瘤等情况，可选择行辅助或姑息的化疗及放疗。化疗药物建议使用阿霉素，其他建议的治疗药物包括异环磷酰胺、吉西他滨或多西他赛。

【预后】

主动脉原发性恶性肿瘤的预后很差，大多数患者合发生转移性疾病从而在短时间内死亡。

第 6 节　主动脉遗传相关性疾病

主动脉遗传相关性疾病可分为综合征型和非综合征型疾病，二者大多为常染色体显性遗传。这两种疾病常导致胸主动脉瘤和夹层。除胸主动脉外更广泛的动脉壁亦可受到主动脉遗传相关性疾病的累及。遗传性和非遗传性胸主动脉瘤和夹层无论种类、染色体或遗传因子的表达都会表现有囊性中层坏死，病理学目前无法进行精准诊断。

一、染色体异常和遗传性胸主动脉瘤及夹层症候群

（一）特纳综合征

特纳综合征（Turner syndrome，TS）实质上由部分或全部 X 染色体单体引起。患病女性表现为个子矮小，多种先天性心脏疾病、主动脉异常、代谢和激素改变引起肥胖、糖耐量受损、高脂血症及卵巢功能衰竭。12% 的病例由于主动脉弓缩窄而出现高血压及肱股延迟现象，30% 有二叶式主动脉瓣，75% 的病例存在心血管解剖异常。在心血管解剖异常群体中，血管扩张的好发部位主要为主动脉、肱动脉和颈动脉。约 1/3 的患者出现主动脉弓或者升主动脉根部扩张。特纳综合征成年女性需联合影像学及心血管风险评估。

（二）马方综合征

马方综合征（Marfan syndrome）是最常见的遗传性结缔组织异常疾病。作为常染色体显性遗传疾病，马方综合征本质上和编码纤维蛋白原 -1 的 *FBNI* 基因突变有关。目前，在纤维

蛋白原缺陷的马方综合征小鼠模型体内，人们发现了转化生长因子 β（TGF-β）信号转导增强，而一些特异性抗体或者血管紧张素 Ⅱ -1 型受体阻滞剂可以抑制转化生长因子 β 进而减轻甚至逆转血管并发症。目前，已有研究证实了氯沙坦可以减缓马方综合征患者主动脉根部扩张速率。

（三）Ehlers-Danlos 综合征Ⅳ型

Ehlers-Danlos 综合征Ⅳ型（Ehlers-Danlos syndrome type Ⅳ，EDS- Ⅳ），又称血管型，是一种编码Ⅲ型前胶原的 COL3A1 基因突变引起的罕见的常染色体显性遗传结缔组织病，它影响整个血管和心脏。其诊断的基础是典型的临床体征、无创成像及对于 COL3A1 基因突变的识别。该疾病典型的临床特征是皮肤薄而透明，全身广泛的瘀斑，面部特征改变（鼻细，嘴唇薄，双耳突出，双颊凹陷，面部皮肤紧绷）以及皮肤过早老化。患有该病的个体会因为内脏器官（结肠、子宫）和血管的自发性破裂而过早死亡。并且，该疾病可伴随纺锤形动脉瘤。由于组织脆、出血倾向及愈合差，手术仅在伴潜在致命并发症时实施。

（四）Loeys-Dietz 综合征

Loeys-Dietz 综合征（Loeys-Dietz syndrome，LDS）首次报道于 2005 年，它是一种常染色体显性遗传主动脉瘤综合征，包括动脉迂曲、动脉瘤、眼距过宽三联征，以及和马方综合征一样的悬雍垂裂。有显著颅面部特征改变（腭裂、颅缝早闭、下颌后缩、外斜视、眼球突出）的儿童更容易出现严重的主动脉疾病并发症。该疾病伴胸主动脉瘤患者需干预的瘤体直径阈值尚不明确，目前仍需进一步研究。

（五）动脉迂曲综合征

动脉迂曲综合征（arterial tortuosity syndrome，ATS）是一种非常少见的常染色体隐性遗传疾病。其特征是大、中型动脉出现动脉迂曲、屈曲延长、狭窄及动脉瘤，也可出现局部肺动脉和主动脉狭窄。患者可出现面部特征变化（脸部变长、眼睑下垂、睑裂狭小、喙鼻、上颚高拱和小颌畸形）和（或）与多数结缔组织病相似的皮肤表现（皮肤柔软，可过度拉伸）和（或）有骨骼改变（蜘蛛指症、胸廓畸形、关节松弛和挛缩），这些症状都与马方综合征的症状高度重合。该病的处理包括基本的全身血管成像，随访应根据血管直径进展率和家族史个性化制订。

（六）动脉瘤骨关节炎综合征

动脉瘤骨关节炎综合征（aneurysms-osteoarthritis syndrome，AOS）是一种新的常染色体显性胸主动脉瘤和夹层症候群，占家族性胸主动脉瘤和夹层疾病近 2%。该疾病常与先天性关节异常及早发性主动脉动脉瘤和夹层有关。同时，该疾病患者也可出现轻度颅面、皮肤和骨骼特征的改变，而这些改变与马方综合征和 Loeys-Dietz 综合征的症状重叠。动脉瘤骨关节炎综合征和编码细胞内 TGF-β 信号感受器的 SMAD3 基因突变有关。诊断靠临床表现和 SMAD3 基因突变的鉴定。治疗目前尚无共识。β 受体阻滞剂可能对动脉瘤骨关节炎综合征有益，因为 β 受体阻滞剂对马方综合征和 Loeys-Dietz 综合征治疗有效，而动脉瘤骨关节炎综合征和它们有同样的主动脉变化。然而仍需要根据动脉瘤进展速率来决定是否需要手术治疗。

（七）非综合征型家族性胸主动脉瘤和夹层

许多胸主动脉瘤和夹层患者并无已知的遗传性综合征。其中，在 19% 患者的一级亲属中发现有家族聚集现象。这些非综合征型胸主动脉瘤和夹层可能和二叶式主动脉瓣和（或）动脉导管未闭有关，病理学检查表现为典型的囊性中层坏死。非综合征型胸主动脉瘤和夹层表现为常染色体显性遗传，其临床变异性大（尤其是女性），外显率较低。本疾病的诊断需要首先排除已知的其他遗传性综合征，然后对于患者的家族遗传病史和一级亲属进行调查。目前的干预策略是在基线和随访中，人们根据其可出现血管事件的家族史对其进行广泛的血管成像检查。

二、二叶式主动脉瓣合并主动脉疾病

二叶式主动脉瓣（bicuspid aortic valve，BAV）是成人先天性心脏病中较为常见的类型。

【流行病学】

二叶式主动脉瓣是最常见的先天性心脏缺陷，出生时患病率为 1.2%。男性比女性更容易受到影响，男女比例从 2：1 到 4：1 不等。大于 70% 的二叶式主动脉瓣患者是左冠窦-右冠窦融合，10% ～ 20% 是右冠窦-无冠窦融合，5% ～ 10% 是左冠窦-无冠窦融合。主动脉扩张（不论体表面积时主动脉直径＞ 40 mm，或矮小患者依据体表面积时主动脉直径＞ 27.5 mm/m^2）常与二叶式主动脉瓣有关。

【病因】

Notch1 基因突变与二叶式主动脉瓣相关。本病家族性聚集的发生率很高，为常染色体显性遗传，外显率降低。不同类型的二叶式主动脉瓣与不同形式的主动脉表现有关，但其背后的病理生理学机制仍不清楚。目前人们考虑主动脉扩张和二叶式主动脉瓣之间或是有着共通的遗传途径，或是与血流动力学有关，因为持续的主动脉血流动力学改变会致主动脉扩张，或者是以上两点共同作用。

【临床表现】

二叶式主动脉瓣伴随主动脉瓣狭窄或反流的患者，往往在临床检查中可以发现主动脉瓣狭窄或反流所对应的心脏杂音。而伴随主动脉扩张的患者却很少有症状。二叶式主动脉瓣合并进展性主动脉扩张的患者第一个临床表现通常是主动脉破裂或主动脉夹层。

【实验室与其他相关检查】

目前尚无针对该疾病主动脉成像的特异性研究。临床上，超声心动图是诊断二叶式主动脉瓣最直接、最可靠的检测方法。当伴发主动脉扩张或者主动脉瓣狭窄或反流时，心电图、超声心动图、CT 上可有相应的表现。

【治疗】

目前，临床上通常在主动脉扩张时应用 β 受体阻滞剂治疗。二叶式主动脉瓣狭窄患者可安全实施经皮主动脉瓣置换术（TAVR）。二叶式主动脉瓣患者中主动脉扩张的外科适应证与其他原因导致的主动脉扩张（除马方综合征外）的外科适应证相似。如果主动脉根部直径＞ 45 mm，应考虑主动脉根部置换术。

【预后与预防】

主动脉直径越大，出现主动脉夹层和破裂的风险越大，在主动脉直径＞ 60 mm 时风险更是急剧增加。正规治疗后，该病的预后比马方综合征好，可以与同年龄健康人群相似。

三、先天性主动脉狭窄

先天性主动脉狭窄是指局限性主动脉管腔狭窄，绝大多数狭窄部位在左锁骨下动脉开口处，其他部位（升主动脉、降主动脉、腹主动脉）很少发生。

（于　波）

第12章

周围血管疾病

周围血管疾病（peripheral vascular disease）的定义缺乏特异性，通常泛指心脑血管以外血管疾病的统称，包含周围动脉、静脉和淋巴三个系统的疾病。动脉粥样硬化是周围动脉疾病的最主要病因，此外还有血管炎、血管痉挛、静脉血栓形成、淋巴系统功能不全等其他导致周围血管疾病的情况。

第1节 周围动脉疾病

周围动脉疾病（peripheral arterial disease，PAD）通常指供应上肢和（或）下肢的动脉急性或者慢性堵塞，继而导致动脉狭窄和闭塞下游肢体组织的缺血和丧失。PAD 在世界范围内影响了约 2.02 亿人，其中有超过 2/3 来自中低收入国家，我国尚缺乏 PAD 相关的流行病学资料。

【病因与发病机制】

PAD 最主要病因动脉粥样硬化的发生机制参见本篇第 5 章，常合并存在冠状动脉和脑动脉粥样硬化，与主要不良心脑血管事件的风险高度相关，是冠心病的等危症。常见的传统危险因素包括：高龄、吸烟、糖尿病、血脂异常、高血压、高半胱氨酸血症、慢性肾功能不全和家族史等，少数 PAD 由肌纤维发育不良累及下肢动脉引起。

【病理生理】

产生肢体缺血症状的主要病理生理机制是肢体的血供调节功能失常。其影响因素包括动脉管腔斑块狭窄的进展速度与程度，血栓形成和侧支循环的建立程度，循环中血栓烷、血管紧张素 II、内皮素等血管收缩因子增多，一氧化氮等血管扩张因子减少，以及血液流变学异常等。

PAD 下肢受累远多于上肢，动脉粥样硬化是最主要的病因，临床上最常见的是下肢动脉硬化闭塞症（atherosclerotic obliterans，ASO），依据其发病情况以及临床表现，进一步分为慢性下肢缺血（稳定性下肢动脉疾病、严重下肢缺血）以及急性下肢缺血（图 3-12-1）。

一、慢性肢体缺血

【临床表现】

本病好发于 50 岁以上的男性，大多数患者起病时无任何症状，即使查体时发现脉搏异常、血管杂音，仍有 50% 患者无症状。大约 40% 患者临床症状不典型（如腿部疲劳），只有 10% 患者有典型的间歇性跛行（intermittent claudication，IC）。

（一）症状

1.间歇性跛行 下肢 ASO 的主要临床表现之一，是一种由运动诱发的症状，指下肢运动

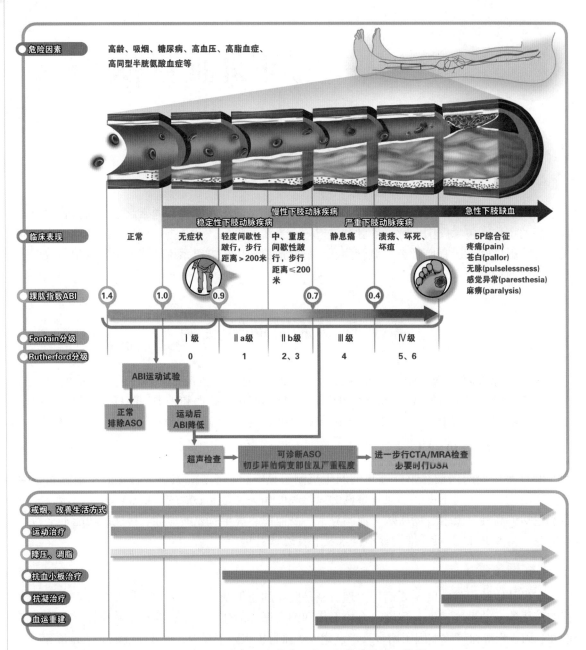

图 3-12-1 **下肢 PAD 的病理生理和临床诊治一览图**

后产生的局部疼痛、痉挛、紧束感、麻木或无力，导致行走受限，短时间休息后疼痛和不适感可缓解，再次运动后症状又出现。疼痛部位常与病变血管相关，臀部、髋部及大腿部疼痛导致的间歇性跛行常提示主动脉和髂动脉部分阻塞。临床最多见的小腿疼痛性间歇性跛行，常为股、腘动脉狭窄病变。踝、趾间歇性跛行则多为胫、腓动脉病变。跛行距离可以提示缺血的程度。

2. 缺血性静息痛 指患肢在静息状态下即出现的持续性疼痛，疼痛部位多位于肢端，通常发生于前足或足趾，静息痛在夜间或平卧时明显，患者需将患足置于特定位置以改善症状，如屈膝位或者将患足垂于床侧，是下肢 ASO 引起肢体严重缺血的主要临床表现之一，预示肢体存在近期缺血坏死风险，已有组织坏疽者往往伴有严重静息痛。

（二）体征

肢体动脉狭窄远端的动脉搏动减弱或消失，狭窄部位可闻及收缩期杂音，若远端侧支循环形成不良致舒张压很低则可为连续性杂音。患肢温度较低及营养不良，皮肤薄、亮、苍白，毛发稀疏，趾甲增厚，严重时有水肿、坏疽与溃疡。

【辅助检查】

1. 踝肱指数（ankle-brachial index，ABI）测定　　也称为踝臂指数，为踝动脉收缩压与肱动脉收缩压的比值，是临床上最简单和常用的检查方法。ABI 正常值为 $1.00 \sim 1.40, 0.91 \sim 0.99$ 为临界值，需要行进一步的诊断性测试。ABI < 0.9 为异常值，ABI 处于 $0.4 \sim 0.9$ 的患者往往出现间歇性跛行，ABI < 0.4 提示下肢动脉有严重狭窄，ABI > 1.40 无法确定或排除 PAD 的诊断。当下肢动脉严重狭窄伴侧支循环形成良好时可呈假阴性（图 3-12-2）。

2. 运动平板负荷试验　　当高度怀疑下肢缺血但静息 ABI 正常时，运动后 ABI 的测量对确诊有帮助。运动后踝收缩压下降 > 30 mmHg 或运动后 ABI 下降幅度 > 20% 具有诊断价值。

3. 节段性血压测量（图见二维码数字资源 3-12-1）　　在下肢不同动脉供血节段用多普勒装置测压，如发现节段间有压力阶差则提示其间有动脉狭窄存在。

4. 多普勒超声检查（图见二维码数字资源 3-12-2）　　目前在临床上作为 PAD 筛查首选的无创检查方法，通过二维超声图像可以测量动脉内中膜厚度、斑块大小，明确斑块性质，结合彩色多普勒成像及频谱多普勒可以诊断动脉狭窄或闭塞的部位和程度，并提供收缩期峰值流速、病变部分与病变近心端的峰值流速比值、搏动指数等血流动力学参数。

5. 磁共振血管造影（MRA）和 CT 血管造影（CTA）（图见二维码数字资源 3-12-3）　　常用的无创性诊断方法，可显示 PAD 的解剖部位和狭窄程度。也常用于术后评估腔内治疗及开放手术的疗效。

6. 动脉造影（DSA）（图见二维码数字资源 3-12-3）　　是目前诊断 PAD 的"金标准"，尤其是在 CTA 和 MRA 成像不佳、不能明确诊断时，DSA 仍是最为重要的检查手段。如果患者行腔内介入治疗的可能性大，可在血管造影明确病变部位及性质后，同期进行腔内介入治疗。

数字资源
3-12-1

数字资源
3-12-2

数字资源
3-12-3

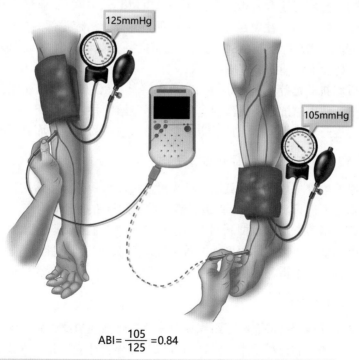

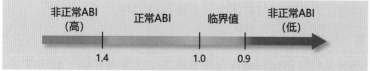

$$ABI = \frac{105}{125} = 0.84$$

图 3-12-2　**ABI 测定方法及临床意义**

【诊断与鉴别诊断】

PAD 的诊断需要针对每位患者的具体情况综合分析，通过病史询问症状和体格检查得到的体征，结合危险因素的评估，以及 ABI、彩色多普勒超声、CTA、MRA 和 DSA 等影像学检查，可以明确临床诊断。根据 Fontaine 和 Rutherford 进行分级和分类（表见二维码数字资源 3-12-4），判断肢体缺血的严重程度。

本病主要应与多发性大动脉炎、周围动脉疾病及血栓闭塞性脉管炎相鉴别（表见二维码数字资源 3-12-5）。

应与假性跛行如椎管狭窄、关节炎、骨筋膜室综合征等鉴别（表见二维码数字资源 3-12-6）。缺血性溃疡伴有剧痛应与神经病变、下肢静脉曲张所致溃疡鉴别。

【治疗】

PAD 的治疗目的是降低不良心脑血管事件以及肢体截肢率，并通过减轻间歇性跛行和静息性疼痛的症状，保持肢体活力以提高生活质量。其治疗包括改变生活方式、控制危险因素、药物及运动康复治疗等。慢性严重下肢缺血可考虑血管腔内介入或外科手术进行血运重建，以改善肢体的血液供应和维持肢体生存能力。

（一）针对动脉粥样硬化相关危险因素的治疗

1. 降脂药物的治疗　建议所有 ASO 患者使用他汀类药物降脂治疗，可以降低全因死亡率及心血管事件。血清低密度脂蛋白胆固醇（LDL-C）的水平是用于评估降脂治疗是否达标的最主要指标。

2. 降血压治疗　对于仅合并高血压的下肢 ASO 患者建议控制血压＜ 140/90 mmHg，对于有高血压同时合并糖尿病或慢性肾病的下肢 ASO 患者建议将血压控制于＜ 130/80 mmHg。

3. 糖尿病的治疗　对于合并糖尿病的下肢 ASO 患者，应控制血糖达到目标值，如糖化血红蛋白（HbA1c）＜ 7.0%。注意足部的日常护理，并及时治疗足部的擦伤、裂伤、溃疡等。

4. 戒烟　是预防和治疗下肢 ASO 的重要措施之一，对于吸烟者应严格要求并督促其戒烟，如戒烟困难可在替代治疗辅助下完成。

5. 抗血小板和抗凝治疗　抗血小板治疗可以降低 ASO 患者心肌梗死、脑卒中及血管源性死亡的风险。推荐使用的抗血小板药物包括低剂量肠溶阿司匹林（75 ～ 150 mg/d）、氯吡格雷等。使用传统抗凝药（如华法林）并不能减少心血管事件的发生，而且可能增加大出血风险。

（二）改善慢性下肢缺血患者症状的治疗

1. 运动和康复治疗　规律的有氧运动可改善最大步行距离、生活质量和生活能力，运动治疗必须在专业指导下进行。Fontaine Ⅳ级患者不推荐进行常规运动治疗。

2. 药物治疗　磷酸二酯酶Ⅲ抑制剂（西洛他唑）、前列腺素类药物（前列腺素 E1、贝前列腺素及伊洛前列素等）可以不同程度地改善下肢缺血引发的间歇性跛行、静息痛。5- 羟色胺 2 受体选择性拮抗剂（沙格雷酯）用于改善 ASO 引起的溃疡、疼痛及冷感等缺血症状。

（三）血运重建治疗

经积极极内科治疗后仍有静息痛、组织坏疽或严重生活质量降低致残疾者可行血运重建术治疗，包括腔内介入治疗和外科手术治疗，前者包括经导管球囊扩张、支架植入与激光血管成形术等方法，外科手术包括人造血管与自体血管旁路移植术等。

（四）截肢手术

用于肢体已经是终末期缺血坏死或存在严重感染（如气性坏疽）的情况。

【预后】

由于本病是全身性动脉粥样硬化疾病（ASCVD）的一部分，其预后与同时并存的冠心病、脑血管疾病密切相关。经血管造影证实，约 50% 有肢体缺血症状的患者同时有冠心病。间歇性跛行患者 5 年生存率为 70%，10 年生存率为 50%，大多死于冠心病和脑血管事件，直接死于周围血管闭塞的比例甚小。伴有糖尿病及吸烟的患者预后更差，约 5% 患者需行截肢术。

二、急性肢体缺血

急性肢体缺血（acute limb ischemia），是指流向肢体的血液突然明显减少或停止时，导致低灌注进而威胁到肢体的生存能力。最常见的原因是血栓形成或栓塞，由斑块破裂引起的动脉原位血栓形成通常代表着慢性动脉疾病的最后阶段，最常见的部位是股动脉或腘动脉。大多数栓子为心源性来源，如近期心肌梗死的附壁血栓、心房颤动导致的左心房和左心耳血栓、心脏瓣膜上的血栓脱落等；也有来自动脉瘤或人工血管腔内的血栓脱落、腹主动脉瘤的胆固醇栓子等。

【临床表现】

急性肢体缺血患者通常在动脉梗阻水平以下的主要肌肉群出现症状，表现为肢体冷和痛。应仔细检查肢体是否有颜色和温度异常，早期可见苍白，但随着时间的推移，常出现发绀；变温或冷是一个重要的发现（特别是与对侧肢体比较），初次检查时可作为基线参考，其颜色和温度的变化往往很明显，与脉搏相关，脉搏的消失有助于定位闭塞部位，但对于微栓子或胆固醇栓子，其脉搏可能是正常的。静脉和毛细血管充盈是急性肢体缺血严重程度的标志。

急性肢体缺血的临床表现，可以概括为 5P，即疼痛（pain）、苍白（pallor）、无脉（pulselessness）、感觉异常（paresthesia）、麻痹（paralysis）。

1. 疼痛　往往是最早出现的症状，由急性动脉闭塞部位动脉痉挛和近端动脉内压突然升高所引起，起于阻塞平面处，以后延及远侧，并演变为持续性。轻微的体位改变或被动活动均可致疼痛加剧，故病肢常处于轻度屈曲的强迫体位。

2. 皮肤色泽和温度改变　由于动脉供血障碍，皮下静脉丛血液排空，因而皮肤呈苍白色。如果皮下静脉丛的某些部位积聚少量血液，则有散在的小岛状紫斑。闭塞远侧肢体的皮肤温度降低并有冰冷感觉。

蓝趾综合征：是急性下肢缺血的一个典型表现，以一个或多个脚趾突然变为青紫色为特点，通常是由近端动脉粥样硬化碎片脱落，栓塞至远端动脉而引起。

3. 动脉搏动减弱或消失　闭塞平面远侧的动脉搏动明显减弱，以至消失；闭塞平面的近侧，因血流受阻，动脉搏动反而更为强烈。

4. 感觉和运动障碍　由于周围神经缺血，引起闭塞平面远侧肢体皮肤感觉异常、麻木甚至丧失；继而出现深感觉丧失，运动功能障碍及不同程度的足或腕下垂。

5. 急性肢体缺血的全身影响　受累肢体由于组织缺血和坏死，可引起严重的代谢障碍（表现为高钾血症、肌红蛋白尿和代谢性酸中毒），最终导致肾衰竭。

【检查与诊断】

突然出现 5P 现象，结合患者自身血栓或栓塞高危因素的病史，即可做出临床诊断，临床分级和分类见二维码数字资源 3-12-7。

下列检查可为确定诊断提供客观依据：①皮肤测温试验：能明确变温带的平面；②多普勒超声：探查肢体主干动脉搏动突然消失的部位，可对闭塞平面做出诊断；③动脉造影和 CTA：能了解闭塞部位，远侧动脉是否通畅，侧支循环状况，有无继发性血栓形成等情况。

数字资源
3-12-7

在确定诊断的同时，还应针对引起动脉栓塞的病因进行相应的检查，以利于制订全身治疗方案。

【治疗】

急性肢体缺血可在数小时内发生肢体神经和肌肉的不可逆性损伤，由于病程进展快，后果严重，诊断明确后，必须采取积极有效的治疗措施。对所有急性肢体缺血患者要立即开始抗凝治疗。对于不可逆的肢体缺血（不可存活的肢体）的患者不应进行血管造影术，应安排截肢。其他所有急性肢体缺血的患者都应行紧急血管造影以确定罪犯病变，并在可能的情况下行急诊血运重建治疗。

及时的血运重建的方法包括：①经皮动脉腔内溶栓、经皮导管机械取栓术和（或）支架植入术，动脉内置管溶栓是经典的微创、有效的腔内治疗方法，全身性溶栓对急性肢体缺血治疗效果有限；②开放式外科血栓切除伴或不伴动脉旁路移植术。急性症状出现时间短于 14 天的患者，建议进行血管内治疗；症状持续时间超过 14 天的患者，建议进行手术血运重建。

心源性或其他来源栓子脱落引起的急性下肢动脉栓塞，动脉切开取栓术是首选的治疗方法。当肢体无法挽救时，需在患者全身情况恶化之前截肢。血运重建后要密切关注缺血再灌注损伤导致的局部和全身并发症，出现骨筋膜室（骨间隔）综合征时，应及时行骨筋膜室切开减压。

非手术治疗：当闭塞动脉较小（如胫腓干远端或腘动脉远端的动脉栓塞）、肢体已出现明显的坏死征象而手术不能挽救肢体、有良好的侧支循环建立可以维持肢体存活以及全身情况不能耐受手术者，采用保守治疗。

三、其他周围动脉疾病

血栓闭塞性脉管炎

血栓闭塞性脉管炎（thrombo angiitis obliterans，TAO）是一种累及上、下肢体远端中小型动脉、静脉和神经的非动脉粥样硬化性、节段性血管炎，也称 Buerger 病（Buerger disease）。发病机制与遗传及自身免疫因素有关，目前认为吸烟是血栓闭塞性脉管炎发生最重要的危险因素。

【临床表现】

本病多见于 40～45 岁以下的男性吸烟患者，女性少见。其临床特点为患肢缺血、疼痛、间歇性跛行、受累动脉搏动减弱或消失伴有游走性血栓性浅表静脉炎，严重者可有肢端溃疡甚至坏死。多在寒冷季节发病，病程迁延，病变常从下肢肢端开始，以后逐渐向足部及小腿发展。约 40% 患者合并雷诺现象。根据以上特点可以诊断本病。

【治疗】

首先戒烟，避免久居于寒冷潮湿的环境，注意患肢保暖并预防外伤。患肢的康复运动训练有助于促进患肢侧支循环建立。内科治疗主要应用伊洛前列素、己酮可可碱和钙通道阻滞剂等血管扩张药，具有解除动脉痉挛、改善肢体血供、缓解疼痛的作用。合并剧烈患肢疼痛患者可应用阿片类止痛药。高压氧治疗能够增加肢体组织供氧量，从而减轻患肢疼痛，促进溃疡愈合。

外科治疗包括交感神经切除术、动脉血栓内膜剥离术及动脉旁路移植术等，但单纯手术治疗往往不能控制病情进展。出现足部坏疽继发感染并出现全身中毒症状或肢体剧痛难忍影响工作生活时，可行截肢术。

多发性大动脉炎

多发性大动脉炎（Takayasu's arteritis）又称 Takayasu 病、无脉症，是主动脉及其分支的慢性、多发性、非特异性炎症，造成罹患动脉狭窄或闭塞。本病好发于青年女性。确切病因尚未明确，可能与自身免疫和遗传因素、雌激素的水平过高有关。

【临床表现】

疾病的早期或活动期，常有低热、乏力、肌肉或关节疼痛、病变血管疼痛以及结节红斑等症状，伴有免疫检测指标异常。当病程进入稳定期，病变动脉形成狭窄或阻塞时，即出现特殊的临床表现。根据动脉病变的部位不同，可分为头臂型，胸、腹主动脉型，混合型和肺动脉型四种类型。

【治疗】

疾病的早期或活动期，服用肾上腺皮质激素类药物及免疫抑制剂，可控制炎症，缓解症状。但在停药后，症状易复发。伴有动脉缺血症状者，可服用扩张血管药物；抗血小板药物可防止血栓形成和蔓延。

如病变动脉已有明显狭窄或闭塞，出现典型的脑缺血、肢体血供不足以及严重高血压等症状时，应进行手术治疗。手术时机应选在大动脉炎活动期已被控制、器官功能尚未丧失前施行。

雷诺综合征

雷诺现象以发作性肢体末端缺血为特征，临床表现为暴露于寒冷后再复温，手指或足趾接连出现苍白、发紫和潮红三期改变。情绪应激也可诱发雷诺现象。雷诺综合征分为两大类：继发性和特发性（也称为原发性）雷诺综合征，而前者常常和其他引起血管痉挛的疾病相关（表见二维码数字资源 3-12-8）。

雷诺现象症状轻，发作不频繁者，禁止吸烟，建议保暖，避免寒冷刺激。症状严重者，需药物治疗，减少发作频率。二氢吡啶类钙通道阻滞剂、突触后 α1 受体阻滞剂哌唑嗪可减少发作频率、减轻严重程度。磷酸二酯酶抑制剂，如西地那非和他达拉非，可改善继发性雷诺综合征（如继发于系统性硬化）患者的症状。对药物治疗无反应者，肢端交感神经切除术可能有效。

数字资源
3-12-8

第 2 节　静脉疾病及淋巴管疾病

一、静脉疾病

血栓性静脉炎

血栓性静脉炎（thrombophlebitis）指静脉血管腔内急性非化脓性炎症伴血栓形成，是一种常见的血管内血栓性疾病。病变主要累及下肢浅静脉和深静脉，上肢或颈静脉亦可受累。包括血栓性浅静脉炎和深部静脉血栓形成。

血栓性浅静脉炎多发生于四肢浅静脉，急性期患肢局部出现疼痛、肿胀，沿受累静脉走行可扪及有压痛的条索状物，其周围皮肤温度稍高、稍红肿。1～3 周后静脉炎症逐渐消退，局部遗留硬条索状物和皮肤色素沉着。

深静脉血栓形成（deep venous thrombosis，DVT），其症状轻重不一，取决于受累静脉的部位、阻塞的程度和范围。患肢肿胀，局部有沉重感，站立和行走时加重，可见阻塞远端静脉压增高所致的浅静脉曲张，也可以肺栓塞表现为首发症状（静脉血栓形成的危险因素详见二维码数字资源 3-12-9）。

【实验室与辅助检查】

1.静脉压测定　患肢阻塞远端静脉压升高。

2.多普勒血管超声　可发现大静脉内的血栓，并测算静脉内血流速度。该检查对近端深静

数字资源
3-12-9

脉血栓形成的诊断性高。

3. 深静脉造影　可显示静脉充盈缺损，用于判断静脉梗阻部位、程度和范围，并明确侧支循环的情况。

4. 放射性核素检查、阻抗容积描记法　对于深静脉血栓形成也具有很高的诊断价值。

5. 血清 D-二聚体检测　可用于急性静脉血栓的筛查，以及对于治疗效果和复发危险程度的评估。D-二聚体＜ 400 U，对于急性静脉血栓的阴性预测价值高，可用于排除急性静脉血栓形成。

【诊断】

血栓性浅静脉炎依据静脉壁损伤病史及典型临床表现可诊断。对于有骨科手术、长期卧床或合并恶性肿瘤等静脉血栓形成危险因素的患者，当其出现一侧肢体肿胀和（或）突发呼吸困难时，应考虑深静脉血栓形成，多普勒血管超声检查可确诊本病。

【治疗】

（一）血栓性浅静脉炎

主要采取保守支持疗法，如休息、患肢抬高、热敷等；非甾体抗炎药（如双氯芬酸等）可止痛并可防止血栓发展。对合并自发性血栓性浅静脉炎或血栓累及股静脉、大隐静脉的患者，应考虑抗凝治疗。

（二）深静脉血栓形成

治疗深静脉血栓形成的主要目的是预防肺栓塞，特别是病程早期，血栓松软与血管壁粘连不紧，极易脱落，应采取积极的治疗措施。

1. 一般治疗　急性期应卧床 3 ～ 5 天，抬高患肢改善静脉回流，待局部肿痛症状缓解后可逐步恢复床旁活动。

2. 抗凝治疗　是最重要的治疗，可以抑制血栓蔓延并降低肺栓塞发生率和死亡率。抗凝治疗应尽早开始，疗程至少 3 个月，高危患者需延长至 6 ～ 12 个月，甚至终身抗凝。目前抗凝治疗早期多采用肝素、低分子量肝素、磺达肝癸钠；长期治疗则多以维生素 K 拮抗剂（华法林）治疗为主，维持国际标准化比值（international normalized ratio，INR）在 2.0 ～ 3.0。近年来新型口服抗凝药（如直接凝血酶原抑制剂达比加群酯，Xa 因子拮抗剂利伐沙班、阿哌沙班等）在血栓性静脉炎患者中应用也取得了令人满意的疗效，并逐渐成为标准治疗。

3. 溶栓治疗　对血栓形成早期有一定的效果，常用于较严重的髂 - 股静脉血栓患者。溶栓药物治疗早期 DVT 是否能减少下肢深静脉血栓后遗症的发生目前尚有争议。

4. 下腔静脉滤器置入术　有出血倾向而不宜抗凝治疗，或深静脉血栓进展迅速已达膝关节以上，用于预防肺栓塞的患者可经皮穿刺置入下腔静脉滤器。

【预防】

为避免肺栓塞的严重威胁，对所有易发生深静脉血栓形成的高危患者均应提前进行预防。有股骨头骨折、较大的骨科或盆腔手术等 DVT 危险因素者，可应用抗凝药物预防。但阿司匹林等抗血小板药物无预防作用。对于有明显抗凝治疗禁忌者，可采用保守预防方法，包括早期起床活动、穿弹力长袜等。定时充气压迫腓肠肌有较好的预防效果，但患者多难以接受。

上腔静脉综合征

上腔静脉综合征（superior vena cava syndrome，SVCS）是上腔静脉或其周围病变引起上腔静脉完全或不完全性阻塞，导致上腔静脉回流右心房的血液受阻，从而表现为上肢、颈和颜面部淤血、水肿，及上半身浅静脉曲张的临床综合征。

【病因】

恶性肿瘤压迫或堵塞是上腔静脉综合征最主要的原因，其中肺癌最常见，其次是淋巴瘤。近年来，与介入检查或治疗（如植入心脏起搏器、上腔静脉留置导管等）相关的中心静脉内血栓形成或中心静脉狭窄也日益成为引发上腔静脉综合征的另一种常见良性原因。其他少见病因包括：升主动脉瘤、心脏压塞、纤维纵隔炎和纵隔淋巴结炎等。

【临床表现】

上腔静脉综合征最常见的症状是面部水肿和颈部肿胀，其他常见症状是上肢肿胀、眶周水肿，结合膜充血，可伴有眼球突出、气短、咳嗽、呼吸困难、头痛、眩晕等。静脉压力的升高可能导致喉部水肿、支气管水肿和脑水肿等危及生命的后果。临床表现的轻重取决于起病缓急、梗阻部位和程度以及侧支循环形成的情况等。体检可发现颈静脉充盈，胸部和上腹部浅表侧支静脉曲张，皮肤发绀等体征。

【诊断】

根据典型的临床表现基本可以做出诊断，但仍需进一步明确其病因。可对患者进行上腔静脉压力测定，当压力 > 30 cmH$_2$O；或者后肘静脉压较运动前上升 > 10 cmH$_2$O；吸气时上肢静脉压升高、呼气时下降，且下肢静脉压正常（≤ 19 cmH$_2$O）等均支持上腔静脉综合征诊断。胸部增强 CT 或 MRI 等检查可鉴别上腔静脉内血栓、狭窄与外源性腔静脉受压梗阻，并明确梗阻部位、范围及程度，并有助于发现原发病因。

【治疗】

治疗整体策略包括对症治疗和病因治疗两方面。对症治疗：主要包括补充氧气、头部抬高、使用利尿剂，以及注射类固醇类药物。病因治疗：存在上腔静脉血栓形成的患者需给予抗凝治疗。恶性肿瘤引起的上腔静脉综合征患者可行放疗和（或）化疗，对于放疗或化疗失败的持续性或复发的上腔静脉综合征患者，血管介入治疗可快速缓解患者的症状，手术干预可作为放疗或化疗失败后晚期胸内疾病患者的补救性治疗措施。

二、淋巴水肿

淋巴水肿是一种淋巴管运输功能受损后所导致的慢性疾病，其特点是单个或多个肢体发生水肿，偶尔也会累及躯干和外阴。其机制是由于淋巴管的缺失、反流以及阻塞，致使对从血管滤出的蛋白进行重吸收，引起组织渗透压增高造成间隙水肿。持续性淋巴水肿导致单核细胞、成纤维细胞和脂肪细胞浸润，形成炎症及免疫反应，造成脂质和胶原沉积于皮肤和皮下组织。

淋巴水肿分为原发性淋巴水肿和继发性淋巴水肿。原发性淋巴水肿与遗传相关，是由于淋巴管发育不全、结构畸形或者管腔阻塞而引起的，原发性淋巴水肿分为先天性淋巴水肿、早发性淋巴水肿和迟发性淋巴水肿三个亚型。继发性淋巴水肿通常是由于原先正常的淋巴管结构遭到破坏或阻塞后引起，最常引起继发性淋巴水肿的病因是丝虫病；链球菌感染可引起复发性细菌性淋巴管炎，继而造成慢性淋巴水肿；其他感染因素还包括性病淋巴肉芽肿和结核感染。肿瘤治疗过程中手术切除或放疗损伤淋巴结也是继发性淋巴水肿的常见原因。其他少见原因包括接触性皮炎、类风湿关节炎、妊娠以及使用止血带。

（梁　春）

第13章

其他心脏问题

第 1 节 肿瘤心脏病学

恶性肿瘤筛查手段和治疗措施不断进展，使肿瘤患者生存率和生存期得到显著改善。然而，抗肿瘤治疗导致的心血管系统损伤逐渐成为肿瘤幸存者的重要死亡原因，已经成为备受关注的临床问题。新兴的肿瘤学与心血管病学的交叉学科——肿瘤心脏病学（onco-cardiology）应运而生，主要涉及抗肿瘤治疗中心血管并发症的诊治和心脏肿瘤的内容。

一、抗肿瘤治疗中心血管并发症的诊治

【流行病学】

世界范围内恶性肿瘤的总体发病率呈上升趋势。资料显示，近 10 年来我国肿瘤发病率每年保持约 3.9% 的增幅；2015 年我国恶性肿瘤发病率为 285.83/10 万，平均每天超过 1 万人确诊为恶性肿瘤。随着筛查手段和诊治技术的进步，肿瘤患者生存率和生存时间已经显著改善；我国恶性肿瘤 5 年生存率约为 40.5%；美国肿瘤患者 45% 生存期超过 10 年，18% 生存期超过 20 年，且目前已有约 1690 万肿瘤幸存者。肿瘤幸存者已经形成一个庞大的人群，以慢性病模式长期存在，抗肿瘤治疗造成的心血管损伤与不良预后是困扰他们的重要问题。

【病因】

抗肿瘤治疗抑制和杀灭肿瘤细胞的同时，也会造成心血管系统损伤；主要包括药物治疗（chemotherapy）和放射治疗（radiotherapy）导致的损伤。药物治疗涉及传统化疗药物（如蒽环类、氟嘧啶类及烷化剂类药物等）、分子靶向治疗药物（如曲妥珠单抗、贝伐珠单抗等）及免疫治疗（新型免疫检查点抑制剂）等。放射治疗的单次剂量、累积剂量及特定放射区域，与心血管系统损伤直接相关。

抗肿瘤治疗造成心血管损伤的结局与抗肿瘤治疗方案及患者基础心脏状态相关；与药物或放疗的种类、剂量、时程、范围相关；不同种类药物联合或药物与放疗联合可能产生协同效应，增加心脏毒性；某些高危人群，如儿童、老人、伴有基础心脏病的患者，抗肿瘤治疗中更易出现心血管系统并发症。

另一方面，心血管疾病与恶性肿瘤具有相似的危险因素，如吸烟、肥胖、高血压、糖尿病和高脂血症等，两者常伴随发生，促进了肿瘤患者心血管疾病的进展。

【发病机制】

抗肿瘤治疗导致心血管损伤的发病机制是多因素、多环节共同作用的结果。尽管确切的分子机制尚未完全明确，但众多研究结果提供了可能的发生机制。

（一）化疗药物

蒽环类（anthracyclines）药物是临床上应用最早、最广泛的抗肿瘤药物，主要包括柔红霉素和阿霉素等药物，是治疗实体肿瘤和血液系统恶性肿瘤最重要的化疗药物。蒽环类药物是造成心血管损伤最主要的药物之一，它可嵌入细胞核 DNA，作用于拓扑异构酶 Ⅱ β 导致 DNA 双链断裂、心肌细胞死亡；蒽环类药物螯合铁离子后触发氧自由基生成增加，可导致心肌细胞膜脂质过氧化和心肌线粒体损伤。蒽环类药物心脏毒性的主要表现为无症状心肌损伤至不同程度的心功能不全。

氟尿嘧啶类［如 5- 氟尿嘧啶（5-fluorouracil）］药物主要导致冠状动脉病变、心律失常和心肌病变；发病机制主要涉及代谢产物蓄积、脂质过氧化、自身免疫介导和直接的心肌损伤、血管内皮损伤或冠状动脉痉挛等。烷化剂［如环磷酰胺（cyclophosphamide）］通过诱导氧化应激、脂质过氧化、毛细血管内皮损伤和微血栓形成等机制，主要造成心肌心包病变和左心功能不全。抑制微管解聚药物［紫杉醇（paclitaxel）］可能通过促进大量组胺释放导致心脏毒性，表现为心律失常、心肌病变和心功能不全。

（二）分子靶向治疗药物

分子靶向治疗（molecular-targeted therapy）具有特异性抗肿瘤作用，开创了肿瘤治疗的新领域；随着广泛应用，这类药物引起的心脏毒性越来越常见。

曲妥珠单抗（trastuzumab）靶向作用于细胞表皮生长因子受体（HER2），阻断 HER2 相关信号通路，显著降低乳腺癌复发和死亡风险。心肌细胞同样表达 HER2；曲妥珠单抗可能通过 HER2 通路影响神经调节蛋白和心肌基因表达，参与氧化应激介导的心肌细胞损伤。临床上曲妥珠单抗相关心脏毒性主要表现为心功能不全和心力衰竭。贝伐珠单抗（bevacizumab）是作用于血管内皮生长因子（vascular endothelial growth factor，VEGF）的单克隆抗体，用于结直肠癌、肺癌、肾癌及乳腺癌的联合及后续维持治疗。贝伐珠单抗常见的心血管毒性作用包括高血压、蛋白尿和心功能不全；机制尚不完全明确，可能与内皮型一氧化氮合酶（eNOS）途径有关。

（三）免疫治疗

免疫检查点抑制剂（immune checkpoint inhibitors，ICIs）的发展推动了抗肿瘤治疗的革命性变化。ICIs 通过免疫相关机制识别和破坏肿瘤细胞。然而，ICIs 可能在靶外器官（如心脏）中诱导免疫相关的不良事件，目前机制尚不完全明确；可能涉及激活 T 细胞交叉免疫反应、体液免疫和细胞因子等环节。心脏损伤最常见的表现是心肌炎，尽管发生率不高，但死亡风险较高。

（四）放射治疗

放射治疗诱发炎症反应，导致血管内皮和微血管损伤；同时，放疗导致氧化应激水平增加，促进基质金属蛋白酶和促炎性细胞因子的聚集。放疗可导致急性心脏损伤，主要是由于辐射损伤和即刻炎症反应所致，最常见的是急性心包炎。迟发性心脏毒性最常见的类型是冠心病，与放疗促进动脉粥样硬化斑块形成、破裂及血栓形成有关。

【主要类型】

抗肿瘤治疗相关心血管损伤分为 9 大类：心功能不全和心力衰竭、冠状动脉疾病、心脏瓣膜疾病、心律失常、高血压、血栓栓塞性疾病、周围血管疾病和卒中、肺动脉高压、心包疾病。在此，介绍 3 种常见的临床类型。

（一）心功能不全和心力衰竭

心功能不全和心力衰竭是抗肿瘤治疗相关最常见、最严重的心血管并发症，曾被认为是

"心脏毒性"的同义词；临床表现从无症状的左心室射血分数（left ventricular ejection fraction，LVEF）下降至症状性心力衰竭（heart failure，HF）。目前尚无统一标准的定义，广泛认可的定义是与基线或抗肿瘤治疗前相比，LVEF 下降超过 10% 且低于正常下限值（通常界定为53%）；无论是否存在临床症状；超声心动图（echocardiography，ECHO）二维斑点追踪技术检测整体纵向应变（global longitudinal strain，GLS）降低达到 19%。肌钙蛋白水平升高标志着抗肿瘤治疗过程中心肌细胞损伤，在识别无症状或亚临床心功能减退方面具有独特价值。

蒽环类药物引起心肌损伤按出现时间分为 3 类，急性心脏毒性：给药后几小时或几天内出现，表现为一过性心功能障碍和心电活动紊乱；慢性心脏毒性：化疗后 1 年内出现，表现为左心功能障碍或亚临床心功能损伤；迟发性心脏毒性：化疗后数年出现，表现为 HF、心肌病变、心律失常等。慢性和迟发性心脏毒性造成的心血管损伤一般为进展性、不可逆性，预后较差。

蒽环类药物所致心脏毒性与累积剂量、给药速度、药物剂型和联合治疗有关；联合其他抗肿瘤药物、放射治疗时，心脏毒性风险显著增加。另外，高龄、女性、合并基础心血管疾病以及糖尿病、肾功能不全的患者，使用蒽环类药物更易发生心肌损伤。

分子靶向治疗药物曲妥珠单抗治疗中也应严密监测患者心功能状态，特别是与蒽环类药物联用时心肌损伤风险更高（临床不建议两者联用）。

（二）冠状动脉疾病

抗肿瘤治疗引起的冠状动脉病变主要包括心肌缺血、心肌梗死等临床类型；最常见的药物有氟尿嘧啶及血管内皮生长因子（VEGF）受体抑制剂类药物。氟尿嘧啶造成心肌缺血发生风险高达 10%～18%。临床多表现为静息性心绞痛和非典型心绞痛症状。一旦发生治疗相关的心肌缺血，应当立即停药；贝伐珠单抗治疗导致冠状动脉内血栓形成和急性心肌缺血的风险增加，这与 VEGF 通路抑制导致的血管内皮损伤有关。

放疗导致的冠心病与放疗区域密切相关，左侧胸部放疗易诱发冠心病；放疗时心脏防护不足、累积放疗剂量和单次放疗剂量较高都是发生冠心病的危险因素。放疗导致的冠心病常无症状，有时急性心肌梗死可能为首发症状。

（三）心律失常

肿瘤患者可发生多种类型的心律失常，可能由肿瘤本身引起或由抗肿瘤药物引起。心律失常可引起明显的症状，影响肿瘤的治疗方案，甚至威胁患者生命安全。心房颤动是常见的心律失常类型，多于胸部手术后出现，如肺癌的肺叶切除术后。缓慢性心律失常包括窦性心动过缓、窦房传导阻滞和房室传导阻滞等；接受纵隔放疗的患者中多见；还可见于转移性心脏肿瘤或肿瘤引起心脏浸润的患者。抗肿瘤治疗可引起 QT 间期延长，进而引起致命性心律失常，如尖端扭转型室性心动过速；特别是在电解质紊乱、合并基础心脏病和合并用药时，更容易发生。

【辅助检查】

1. 心电图（ECG）　ECG 改变常无特异性，可为一过性改变。监测中 ECG 可出现各种类型的心律失常、QT 间期延长、ST 段和 T 波改变等。所有肿瘤患者治疗前、治疗中和治疗后均应行 ECG 检查，监测治疗相关的心脏毒性。

2. 超声心动图　超声心动图检测心脏结构和功能，是筛选和评估抗肿瘤治疗相关心血管损伤常用和重要的影像学方法。超声心动图可检测到心腔扩大，室壁运动异常，心包、瓣膜损伤，心脏肿瘤及肺动脉高压等。LVEF 是评估左心室收缩功能的重要指标，推荐双平面 Simpson 法测量；治疗前、中和后重复超声心动图检查，有助于及时发现左心室功能减退及心血管受累情况。

斑点追踪成像（speckle tracking imaging，STI）技术、三维超声心动图等技术提高了超声心动图评估的准确性、敏感性和应用价值。GLS 是 STI 早期识别亚临床左心室功能损害的最佳参数，GLS 比基线水平下降＞19% 考虑发生心肌损伤的可能性大。

3. 心脏磁共振成像　心脏磁共振成像（cardiac magnetic resonance，CMR）是评估心脏结构和功能最可靠的方法；同时可提供心肌组织方面的信息，造影剂增强的 CMR 能够识别心脏微小结构病变，延迟钆增强可识别心肌瘢痕和纤维化，为病因诊断提供帮助；CMR 具有敏感性、准确性和可重复性好的优势。

4. 心血管核医学检查　核素心肌显像（myocardial perfusion imaging）可用于心肌供血的评估；冠状动脉供血不足时，运动后缺血区域可见明显的灌注缺损。门控心血池显像（gated cardiac blood-pool imaging）可显示左心室容积、功能和室壁运动状态；测量 LVEF 的准确性高、可重复性好；但存在放射性暴露的缺点，常作为超声心动图的辅助及补充检查手段。

5. 心脏损伤标志物（cardiac biomarkers）　多项研究证实，肌钙蛋白 I（troponin I，TNI）是早期识别、评估和监测心脏毒性的有效指标。新出现的 TNI 水平升高显示心肌损伤的可能，预示着未来发生左心功能不全的风险增加。BNP 和 NT-proBNP 已广泛应用于心功能不全的诊断、评估和预后。抗肿瘤治疗过程中 BNP 和 NT-proBNP 的升高与左心室功能的损害相关。

【筛查与监测】

抗肿瘤治疗前，应充分考虑到可能出现心血管损伤，对患者进行基线心血管风险评估，识别高危患者，合理制订肿瘤治疗方案，预防心血管损伤风险。基线筛查的主要内容包括传统的危险因素、基础心脏疾病状态和既往肿瘤治疗史。抗肿瘤治疗中和治疗后，需加强心脏毒性的监测，如定期检查 ECG、超声心动图，测定心脏损伤标志物水平的演变，以便早期发现和处理心血管并发症（表 3-13-1）。

表 3-13-1　患者基线（自身）危险因素与肿瘤治疗相关危险因素评估

患者自身危险因素	肿瘤治疗相关危险因素
年龄，< 18 岁及 > 65 岁	既往抗肿瘤治疗中曾发生过心血管损伤病史
女性	纵隔或左胸放疗；放疗累积剂量 > 30 Gy
早发心血管疾病家族史	蒽环类药物累积剂量高
高血压、糖尿病，高脂血症、吸烟、肥胖、肾功能不全	胸部放疗与蒽环类药物联合治疗，包含蒽环类药物的联合化疗方案
既往心血管疾病史，如高血压、冠心病、心功能不全等	治疗后随访 10 年以上

【治疗】

抗肿瘤治疗可导致多种类型的心血管损伤，应根据具体问题采取针对性治疗。由于绝大多数临床试验将肿瘤患者排除在外，本领域缺乏相关的临床研究证据和专门的诊治指南；目前，治疗措施多参考相应疾病的临床指南。抗肿瘤治疗中出现心血管损伤应及时与心内科医生沟通，权衡肿瘤治疗风险与获益比，妥善制订下一步的治疗方案。

1. 心力衰竭（HF）　推荐应用血管紧张素转化酶抑制剂（angiotensin-converting enzyme inhibitor，ACEI）和 β 受体阻滞剂，两者联合应用可明显改善患者心功能。一旦确诊应尽早使用，且大部分患者心功能恢复后可能仍需坚持治疗。对于无症状 LVEF 下降的患者，特别是伴有 BNP 升高时，应考虑起始一种或一种以上的抗 HF 药物，如 ACEI 或 β 受体阻滞剂。无症状 GLS 下降的患者，现有证据不支持停止或减量现有的肿瘤治疗方案，不支持给予特殊的心脏保护治疗。

2. 心肌缺血　药物和介入治疗的选择都受到限制，因为抗血小板药物和抗凝药物可增加肿瘤患者的出血风险，必须慎用或加以限制。经皮冠状动脉介入治疗后发现恶性肿瘤的患者，酌情尽量缩短双联抗血小板治疗的持续时间，降低出血风险。根据临床情况起始硝酸酯类药物和

（或）钙通道阻滞剂（地尔硫䓬）可能是合理的选择。

3. 心房颤动　管理包括节律控制、心率控制、抗凝治疗和预防卒中。抗凝治疗对于肿瘤患者是一个挑战；肿瘤使机体处于高凝状态和高出血风险，需仔细权衡血栓栓塞（CHA_2DS_2-VASc 评分）和出血并发症的风险（HAS-BLED 评分）。抗凝剂的选择包括低分子量肝素（low molecular weight heparin；LMWH）、维生素 K 拮抗剂（华法林）和新型口服抗凝药（new oral anticoagulants，NOAC）；出血风险高的患者尽量避免华法林的治疗，首选 LMWH，但后者一般为短期和中期用药。NOAC 在肿瘤患者中的抗凝疗效和安全性仍需进一步验证；有限资料显示，NOAC 用于肿瘤患者是安全的。

右丙亚胺（dexrazoxane）是乙二胺四乙酸样螯合剂，可与游离铁离子结合，还可从 Fe^{3+}-蒽环类药物螯合物中夺取 Fe^{3+}，从而抑制 Fe^{3+}-蒽环类药物螯合后诱导的自由基产生，抑制蒽环类药物的心脏毒性。目前，国内外指南均推荐右丙亚胺用于蒽环类药物心脏毒性的预防。需要指出的是，右丙亚胺对心力衰竭本身不具有治疗作用。

二、心脏肿瘤

【分类】

心脏肿瘤相对少见，分为原发性和继发性；根据肿瘤的性质又可分为良性肿瘤和恶性肿瘤。原发性心脏肿瘤很少见，近 90% 为良性肿瘤，如黏液瘤、脂肪瘤和乳头状纤维瘤。原发性心脏恶性肿瘤约占 10%，主要为肉瘤，如血管肉瘤、骨肉瘤和横纹肌肉瘤。继发性心脏肿瘤相对更常见，是由其他器官或组织的肿瘤转移至心脏所致。

【临床特征】

多数心脏肿瘤没有临床症状，常规影像学检查或尸检发现。心脏症状的出现取决于肿瘤大小和发生部位，常为非特异性表现，如呼吸困难、心动过速、低血压、心律失常、HF 甚至大量心包积液引起的心脏压塞等症状。体征包括颈静脉怒张、外周水肿等。心脏症状和体征主要源于心脏肿瘤（特别是恶性肿瘤）导致的心腔内或血管的机械性梗阻、全身性栓塞（肺栓塞、脑栓塞）和浸润性症状（浸润传导系统，引起心律失常）；还可出现非心脏症状，如发热、乏力、贫血等，特别是继发性心脏肿瘤患者的原发肿瘤病变、转移病灶的相关表现。所有心脏肿瘤（无论何种病理类型），均有可能发生危及生命的并发症。

【辅助检查】

ECG 可以正常或呈非特异性改变，如心律失常（心房扑动/心房颤动），心肌缺血（肿瘤心肌浸润）和低电压（大量心包积液）等。

经胸或经食管超声心动图是评估心脏肿瘤最重要的方法，能够显示肿瘤的位置、形态学（大小、形状、心包积液等）、活动度以及邻近心脏结构的关系，并可判断肿瘤栓塞的风险及对血流动力学的影响（心内梗阻）。

CMR 诊断的敏感性、特异性最高；可评估心脏肿瘤的信号特征、形态特征（位置、大小、浸润表现等）和肿瘤的强化情况，具有更高的空间分辨力及软组织分辨力，反映肿瘤的组织学特征，有助于心脏肿瘤良恶性的判断。

心脏 CT 通常作为替代性影像学检查，用于因禁忌证不能行 CMR 检查或已行其他无创性检查而不能确诊（如图像质量不佳等情况）的患者。

正电子发射计算机断层成像（positron emission tomography/Computer tomography，PET-CT）可早期显示原发性心脏恶性肿瘤、继发性心脏恶性肿瘤及其原发病灶；可用于良性或恶性肿瘤的鉴别、评估肿瘤的治疗效果和复发；具有敏感性和特异性高、精准定位的特点。需要注意的是，一些心脏病（如高血压、心肌病、心脏瓣膜疾病等）PETCT 可能表现心肌摄取葡萄糖增加，心肌缺血可表现为符合冠状动脉分布特点的葡萄糖摄取增加，应与恶性肿瘤相鉴别。

【常见的原发性心脏良性肿瘤】

黏液瘤是最常见的原发性心脏良性肿瘤，约占所有心脏肿瘤的 50%～70%；常见于 30～60 岁人群，女性患病率是男性的 1.5～2 倍。黏液瘤为凝胶状结构，大体形态多样，质软、易碎；多有蒂，附着于卵圆窝附近的房间隔；多为单发，75%～85% 位于左心房。

典型病例的临床表现包括栓塞、心内梗阻和全身反应。栓塞是由于肿瘤碎片或表面的血栓脱落，导致体循环或肺循环栓塞。较大的黏液瘤可引起心腔流入道或流出道梗阻、瓣膜关闭不全等。全身反应包括发热、乏力、食欲缺乏、关节痛、贫血和红细胞沉降率（血沉）增快等。黏液瘤的症状和体征可能会突然出现，与突然发生栓塞或体位-肿瘤位置改变导致血流动力学改变有关。

超声心动图是确诊本病最常用且首选的检查方法（图 3-13-1）。无论肿瘤体积大小，应选择尽早外科手术切除治疗。

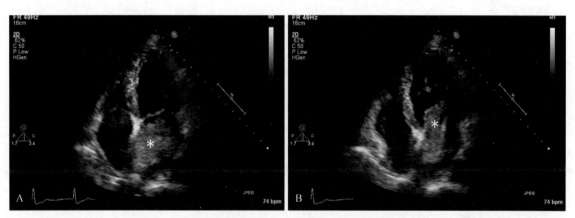

图 3-13-1　**A.** 左心房黏液瘤（ * ），回声不均匀、边界欠清晰；收缩期位于左心房内，经蒂附着于房间隔。**B.** 同一左心房黏液瘤（ * ）；舒张期二尖瓣开放，黏液瘤通过二尖瓣口进入左心室流入道

【继发性心脏肿瘤】

常见转移至心脏的恶性肿瘤为肺癌、血液系统恶性肿瘤和乳腺癌。心包是肿瘤转移最常受累部位，常见症状为心包积液，严重时出现心脏压塞。心肌转移瘤多无临床症状，常于影像学检查中发现。心腔内转移瘤多源自肾癌、肝癌或妇科肿瘤，多经下腔静脉转移至心腔内，右心系统较为常见，常表现为实性团块、条索状、高活动性的肿块等，可以导致全身栓塞症状。继发性心脏肿瘤的患者往往处于恶性肿瘤晚期，治疗主要为姑息性、对症性治疗（如心包穿刺引流术）和原发肿瘤的治疗。最佳治疗方案往往是个体化的，需结合原发肿瘤病情、心脏肿块大小和肿瘤栓塞风险进行决策。

（李虹伟　赵树梅）

第 2 节　老年人心血管疾病

中国人口老龄化问题日益凸显。截至 2019 年底，我国 65 岁及以上人口已达 1.76 亿，预计到 2050 年达 3.8 亿，将占总人口近 30%。心血管疾病是老年人中最常见的诊出疾病，也是主要的致死疾病。缺血性心脏病、心力衰竭、心房颤动、心脏瓣膜疾病等大多数心血管疾病的患病率都随年龄的增长而增加，某些心血管疾病（如病态窦房结综合征）也几乎只存在于老年人中。此外，老年患者中常见的老年综合征（如共病、多重用药、衰弱等），还会进一步促使老年人心血管疾病的发展和恶化，使老年人心血管疾病的管理更加困难。

认识老年人心血管疾病，首先要明确衰老的含义。衰老通常以年龄为衡量标准，但又不局限于年龄，因时间的推移而增加的生物应激损害和机体调节与平衡能力的削弱共同决定了衰老的基本状况。除年龄改变外，衰老的发展也常与机体功能、共病、心血管疾病的危险因素、生活方式、心理状态及社会关系密切相关，这些因素共同决定了老年人心血管疾病的复杂性。

【病理生理】

心血管正常的结构与功能随年龄的增长而逐渐向病理状态转变。衰老相关的分子调节紊乱和机械应力异常将导致血管内皮功能障碍、慢性炎症和血管壁弹性蛋白降解等病理改变，可造成心血管的结构异常与功能障碍。

（一）血管结构与功能改变

血管壁的增厚通常是平滑肌细胞肥大、细胞外基质累积和钙沉积的结果。随着年龄的增长，基质中胶原蛋白生成与交联增多，血管壁的弹性纤维也发生磨损，使动脉的扩张性降低、僵硬度增加。除结构异常外，衰老也会促使血管功能障碍。如内皮舒张因子一氧化氮（nitric oxide，NO）水平随年龄增长而降低，导致外周及冠状动脉的血管舒张反应减弱；伴随衰老的活性氧累积及抗氧化水平降低，会促使 NO 合酶的功能失调，同时也将导致慢性炎症、内质网应激和细胞凋亡。此外，雷帕霉素靶蛋白（mammalian target of rapamycin，mTOR）、腺苷酸活化蛋白激酶（adenosine monophosphate-activated protein kinase，AMPK）及沉默信息调节因子 1（silence information regulator 1，SIRT 1）等调节因子也会因衰老而失调，最终导致血管内皮功能障碍和动脉硬化。

（二）心脏结构与功能改变

衰老相关的心脏结构改变主要包括心肌僵硬度的增加和心脏形态的改变。随着年龄的增长，心肌细胞的肥大与凋亡使细胞数量明显减少，结缔组织内的胶原含量与心脏淀粉样蛋白、脂褐素的沉积显著增加，加重心肌纤维化，促使心肌僵硬度增加，继而导致心室顺应性下降。同时，衰老也会导致心脏形态的改变，包括左心室形状改变与左心室壁增厚。左心室由椭圆形向球形的逐渐转变常与左心室功能障碍和心力衰竭的发病相关。左心室壁增厚也会使心肌收缩的兴奋期延长，虽可维持正常的收缩功能，但却会加重左心室舒张功能不全。此外，心肌收缩力与交感神经调节的减弱常造成心输出量下降，导致心脏应对运动状态的能力减低。

上述衰老相关的血管和心脏结构与功能的改变，使老年人更易出现心血管疾病。如老年人的左心房扩大更有可能诱发心房颤动的症状和临床事件，并进一步加重左心室舒张功能不全。另外，老年人心脏的血流调节与肥厚心肌细胞的耗氧量可能会供需失衡，导致部分老年人更易发生心肌缺血和心力衰竭等心血管疾病。

【心血管疾病中的老年综合征】

老年综合征（geriatric syndromes）对心血管疾病患者的临床表现及管理具有重要影响和意义，其不归属于某一特定系统疾病，而是一种由老年导致的多因素问题，主要包括共病、多重用药、衰弱、认知障碍、谵妄和跌倒等。心血管疾病与老年综合征之间相互联系，心血管疾病是老年综合征的危险因素；老年综合征又可促进心血管疾病的发生发展，且为心血管疾病患者功能减退、治疗欠佳和死亡等不良预后的重要标志。但由于针对心血管疾病治疗的临床试验大多排除了患有共病和多重用药的老年患者，且未能考虑衰弱、认知障碍等影响因素，因此合并老年综合征的心血管疾病患者，其治疗及管理面临诸多挑战。

（一）共病

共病（multimorbidity）指患者存在两种或两种以上的慢性疾病，其患病率随年龄的增长而增加，在 65 ～ 74 岁、75 ～ 84 岁和 85 岁以上的老年人群中，分别为 63%、77% 和 83%。在严重的心血管疾病，如心力衰竭中，共病更为常见且数量更多，超过半数的老年心力衰竭患者伴有 5 种或 5 种以上的合并症，且以非心血管疾病多见。非心血管共病可导致老年心血管疾病的发生发展，是老年患者预后不良的重要决定因素，占老年心力衰竭或心肌梗死患者再入院原因的 50%。此外，老年心血管疾病患者共病和就诊科室较多，导致疾病管理分散，同样增加了预后不良的风险。

（二）多重用药

多重用药（polypharmacy）即同时使用 5 种或 5 种以上的药物，其与共病关系密切，在老年患者中同样常见。据统计，约 40% 的老年患者服用 5 种或更多种类的药物，这其中 20% 服用药物后可能会促进共病的发展。例如，治疗心肌缺血的 β 受体阻滞剂增加了合并慢性阻塞性肺疾病或周围血管疾病患者发生支气管痉挛或跛行的风险，用于治疗关节炎的非甾体抗炎药可增加心肌梗死、心力衰竭和肾功能恶化的风险，以及钙通道阻滞剂可加重慢性便秘等。

（三）衰弱

衰弱（frailty）是一种躯体储备功能下降，易导致不良结局的最具临床意义的老年综合征，其表现为机体脆弱性或易损性增加、恢复能力和维持自体稳态能力降低，是老龄化最典型的表现形式。衰弱在老年心血管疾病患者中常见，其中冠心病合并衰弱的比例约为 21%，失代偿性心力衰竭为 51%，接受经导管主动脉瓣置换术的患者可高达 50% ～ 70%。此外，衰弱是预测老年心血管疾病患者住院、死亡和心脏手术后并发症等预后不良的指标。目前衰弱评估尚无统一标准，一般分为两类：一是以躯体衰弱为核心标准，包括衰弱表型（frailty phenotype）量表和衰弱（FRAIL）量表。二是在躯体功能的基础上，增加了精神心理和社会环境因素等变量的衰弱指数（frailty index）。临床医生应对老年冠心病、心力衰竭及计划实施介入治疗或心脏外科手术的患者进行衰弱评估，并制订个体化的治疗和护理措施，以优化老年心血管疾病的管理，在衰弱的老年心血管疾病患者中达到减缓机体功能减退、降低再入院风险、延缓死亡的目标。

（四）认知障碍和谵妄

与老年非心血管疾病患者相比，心血管疾病患者发生认知障碍（cognitive impairment）的比例更高：住院的老年心力衰竭患者为 47%，接受冠状动脉旁路移植术的患者为 35%。心血管疾病导致的认知障碍多表现为执行功能障碍，并可使老年患者独立生活的能力降低。此外，认知障碍是住院患者发生谵妄（delirium）的危险因素。心血管疾病所致老年患者多重用药、机体活动受限等均为住院患者发生谵妄的常见诱因，而谵妄又会影响老年心血管疾病患者的治疗和预后。据统计，高达 46% 的老年患者在心脏手术后发生谵妄，且出院后或可表现出持续一年的认知能力下降。当前针对谵妄的药物治疗欠佳，非药物干预仍是避免谵妄的关键。

（五）跌倒

跌倒（falls）是老年人最常见的意外伤害，每年至少有 1/3 的老年人发生跌倒。心血管疾病和相关用药与跌倒密切相关，有症状的心血管疾病可导致老年患者步态迟缓、肌肉力量下降、机体功能受限和认知障碍，从而增加跌倒风险；抗高血压药物引起的直立性低血压、祥利尿剂导致的尿失禁同样与老年患者跌倒相关。此外，跌倒和担心跌倒对老年患者增加合理运动造成一定阻碍，并可能对基于循证证据的心血管疾病治疗和生活方式干预产生负面影响。临床应对老年心血管疾病患者进行跌倒风险评估，风险较高的患者需接受多学科干预，以减少跌倒事件的发生。

【衰老与特定的心血管疾病】

（一）缺血性心脏病

1. 概述　缺血性心脏病（ischemic heart disease，IHD）在老年人中更为常见，年龄是其强而独立的危险因素。60～79 岁人群中 IHD 的患病率男性和女性分别为 19.7% 和 12.6%，80 岁以上则升至 31.0% 和 25.4%。老年人动脉粥样硬化病变更为严重，左主干狭窄、多支血管病变和左心室功能障碍的患病率更高。阻塞性冠状动脉粥样硬化斑块是老年人心肌缺血的主要原因，微血管功能障碍、内皮功能障碍、血管痉挛和微栓塞及左心室肥厚伴微血管缺陷的病理生理学机制均可导致老年人的心肌血氧供需失衡。

2. 临床表现及诊断　老年患者缺血性心绞痛的症状不典型，常表现为呼吸困难、疲劳、乏力、上腹部或背部不适，餐后或情绪紧张时易发，且很难与共病鉴别。无症状性心肌缺血在老年人群中也很常见。

许多检查在老年人中应用受限：老年患者基线心电图（electrocardiogram，ECG）的异常较年轻患者更为普遍，会进一步混淆对病情的评估；老年患者冠状动脉钙化普遍高发，冠状动脉 CT 血管成像（coronary computed tomographic angiography，CTA）不能准确评估病变程度；老年人运动耐量较低，应慎行负荷试验，如运动心电图试验、负荷超声心动图检查、负荷放射性核素心肌灌注显像和负荷心脏磁共振成像等。无创检查中高度疑似 IHD 的老年患者应行冠状动脉造影（coronary angiography，CAG），该检查是判断血运重建可行性和必要性的先决条件。

3. 治疗　治疗稳定性缺血性心脏病（stable ischemic heart disease，SIHD）时需特别关注老年患者。超过 1/3 的 SIHD 患者年龄超过 75 岁。老年心绞痛患者的药物治疗应特别注意其不良反应，如阿司匹林会增加出血风险；β 受体阻滞剂和钙通道阻滞剂可能导致心动过缓和低血压；ACEI 和 ARB 可能损害肾功能；硝酸盐会加重直立性低血压等。

在决定是否进行血运重建时，生理状况比实际年龄的影响意义更大。对强化药物治疗后仍有缺血症状且无创检查显示有严重心肌缺血的患者，应综合考虑病变特点、共病情况、机体功能和患者意向来确定是否行经皮冠状动脉介入治疗（PCI）或冠状动脉旁路移植术（CABG）。

（二）急性冠脉综合征

1. 概述　急性冠脉综合征（acute coronary syndrome，ACS）的住院死亡率和并发症发生率随年龄的增长而显著增加。在老年人群中，非 ST 段抬高型急性冠脉综合征（non-ST-elevated acute coronary syndrome，NSTE-ACS）比急性 ST 段抬高型心肌梗死（ST-elevated myocardial infarction，STEMI）更为普遍。女性 ACS 患者的数量和比例在老年人群中有所增加，80 岁以上患者主要由女性构成，且老年女性 ACS 的死亡率通常高于男性。

2. 临床表现　老年 ACS 患者较少出现典型的缺血性胸痛，常表现为自主神经症状，包括呼吸困难、出汗、恶心和呕吐、晕厥先兆或晕厥、衰弱、精神状态改变或意识模糊。老年人活动量较少，其症状一般与体力消耗无关，而可能是由感染或脱水等造成的血流动力学改变引起。此外，老年患者中常见的一些共病（如心动过速、慢性肺部疾病和感染等）容易引起心肌血氧供需失衡而导致 ACS 发生。

3. 诊断　老年患者心电图 ST-T 的动态改变是检测缺血的重要指标。如疑似 ACS 的老年患者检测高敏心肌肌钙蛋白（high sensitivity cardiac troponin，hs-cTn）时应动态监测，不建议使用特定的临界值或单次测量就排除 ACS，因为老年患者升高的 hs-TnT 可能由慢性合并症所致，而单次测量会显著降低诊断准确性。大部分老年 ACS 患者伴有 BNP 的升高，表明预后较差。

4. 治疗　衰老相关的心血管结构与功能的改变导致老年 ACS 患者症状不典型，心血管和非心血管共病的发病率高，多重用药的风险增加，需综合考虑潜在获益和风险、生活质量、预期寿命、患者意向等多重因素制订治疗方案。

（1）药物治疗：治疗老年 ACS 患者，应考虑调整 β 受体阻滞剂、ACEI、ARB 和他汀类药物的剂量以减少药物不良反应。老年患者出血风险高，应采用合适的抗栓治疗策略降低出血风险：对于接受 PCI 治疗的老年 NSTE-ACS 患者，应按照体重和肾功能调整口服抗凝药剂量。

（2）再灌注治疗：早期再灌注能使老年 ACS 患者获得更好的预后，但老年患者存在较多再灌注禁忌证（如出血性脑卒中、顽固性高血压等）或符合适应证而无手术意向，限制了在老年患者中的应用。

在老年 STEMI 患者中，PCI 相比溶栓治疗能带来更大的生存益处，减少再梗死、颅内出血和再次血运重建的风险。此外，与 PCI 相比，溶栓会显著增加 75 岁以上老年患者心肌破裂的风险。

在老年 NSTE-ACS 患者中，出血和其他并发症风险较大，但若无禁忌证，早期介入治疗获益亦更大。对于 80 岁以上的患者，介入治疗在减少综合事件方面（如心肌梗死、紧急血运重建、卒中、死亡等）可能优于药物保守治疗。高龄 ACS 患者的 PCI 治疗应尽可能使用桡动脉入路以提高成功率并减少大出血风险。

（三）心力衰竭

心力衰竭在老年病和心血管疾病中十分重要，其发病率和患病率随年龄增长而明显增加。我国心力衰竭患者中的老年人已超过 3/4，住院患者平均年龄为 67.9 岁。在老年患者中，由于共病（如冠心病、高血压、心房颤动）的增加以及衰老相关的特征性病理改变，射血分数保留的心力衰竭（HFpEF）较射血分数降低的心力衰竭（HFrEF）更为常见，且患病率逐年递增。

老年心力衰竭中最常见的病因是高血压和冠心病，其他常见病因包括糖尿病、心脏瓣膜疾病和心房颤动等。除影响心血管系统外，心力衰竭还可影响肺、肾、骨骼肌等多个系统，并可能伴随共病、多重用药等多种老年综合征，这些都将促使老年心力衰竭患者临床表现复杂、治疗困难与预后不佳。

1. 病理生理学　衰老使心血管系统的结构和功能显著变化，如血管僵硬度增加、心室顺应性下降、心肌代谢异常等，都将促使心力衰竭加重。伴随衰老的心肌僵硬度增加与室壁增厚使心室舒张功能不全在老年患者中更为常见，如心肌舒张早期的峰值充盈率从 20 岁到 80 岁可降低 30% ～ 50%。

2. 临床表现　老年心力衰竭患者的症状和体征常呈非特异性，易导致过度诊断或漏诊。症状上，老年心力衰竭患者可表现为劳力性呼吸困难和端坐呼吸，但肺炎或肺栓塞等其他疾病也可导致该症状，应加以鉴别；与之相反，活动受限或患有神经肌肉疾病的老年患者在心力衰竭发作时，也可能不表现为呼吸困难等典型症状。体征上，老年患者出现肺部湿啰音时除考虑心力衰竭外还应考虑肺炎，出现外周水肿时还应考虑下肢静脉瓣功能不全、肾脏疾病或药物不良反应；此外，即使存在明显的心功能下降，老年患者的体格检查也可能无异常表现。

3. 实验室和其他检查　当症状和体征不足以确诊老年心力衰竭时，应采用客观的实验室指标来帮助诊断。心力衰竭常用诊断指标利钠肽（BNP 和 NT-proBNP）的水平随年龄增长而有所增加，不同条件下（如急性与非急性）心力衰竭的发作也会导致不同的利钠肽水平变化，因此，诊断心力衰竭时需要划分利钠肽界值（表 3-13-2）。

影像学同样是老年心力衰竭辅助检查的重要部分。超声心动图被广泛应用，但由于老年心力衰竭的复杂性和异质性，其诊断也存在一定局限。心脏磁共振成像提供了一种评估老年人心脏结构和功能的替代方法，但在使用静脉造影剂钆时应充分考虑老年患者的肾功能。有心力衰竭症状的老年人特别是 HFpEF 患者，当其舒张末期室间隔厚度＞ 12 mm 时，应采用放射性核素心肌灌注显像筛查心肌淀粉样变性。

表 3-13-2　建议用于心力衰竭诊断的利钠肽界值

	NT-proBNP			BNP		
	< 50 岁	50 ~ 75 岁	> 75 岁	< 50 岁	50 ~ 75 岁	> 75 岁
急性呼吸困难						
排除 HF	< 300				< 100	< 100
灰区	300 ~ 450	300 ~ 900	300 ~ 1800		100 ~ 400	100 ~ 400
可疑 HF	> 450	> 900	> 1800		> 400	> 400
非急性发作						
排除 HF	< 125				< 35	< 35
灰区	125 ~ 600				35 ~ 150	35 ~ 150
可疑 HF	> 600	> 900	> 1800		> 150	> 150

- BNP 与 NT-proBNP 浓度之间具有相关性，但分别有各自的正常范围和临界值，不可互换
- NT-proBNP 与 BNP 的临床应用存在差别
- 急性心力衰竭及慢性心力衰竭中利钠肽界值不同

4. 诊断　目前尚无任何单一的方法可以确诊或排除老年心力衰竭。详细的病史采集与全面的体格检查可为老年患者的临床诊断提供重要依据，但由于老年人往往不能准确提供病史、临床体征不典型以及多种共病的相互影响，尚需参考其他辅助检查全面评估，避免误诊漏诊。因此，老年心力衰竭的诊断应注意临床表现的低特异性、基础病因的复杂性、诊断指标的特殊性及诊断手段的适用性。

5. 治疗　老年心力衰竭的治疗主要包括以下原则：尽可能控制诱发因素，慎重选择药物，合理运用非药物治疗。在此基础上，实现提高生活质量、延缓疾病进展和延长寿命的主要目标。

（1）慢性 HFrEF 的治疗

1）药物治疗：考虑到老年心力衰竭的复杂性，其药物治疗既强调以指南为导向，也要注意个体化。但无论采取何种药物治疗，都有必要经常随访，关注不良反应，调整用药。①利尿剂：使用利尿剂过程中应密切监测患者血清电解质和肾功能，并注意尿失禁或尿潴留的出现。常规利尿剂治疗效果不佳、有低钠血症或有肾功能损害倾向的老年患者，可考虑托伐普坦。②肾素-血管紧张素-醛固酮系统阻滞剂：使用 ACEI 和 ARB 时，应考虑老年人的耐受情况，以最小剂量开始，逐步递增至最大耐受量或目标剂量，密切监测患者临床情况，以降低肾功能恶化、低血压和高钾血症的风险。此外，血管紧张素受体-脑啡肽酶抑制剂（ARNI）对老年心力衰竭患者的血压控制和心功能改善有一定益处。老年人常伴随肾功能受损和高钾血症，使用醛固酮受体拮抗剂时应谨慎。③ β 受体阻滞剂：由于肾上腺素受体功能降低、β 受体阻滞剂代谢-清除能力减弱以及共病增加，老年患者在使用该类药物时应更严密观察、严格用量，并个体化用药，如伴有高血压的老年患者常选择卡维地洛治疗，能更有效地控制血压。④洋地黄制剂：存在肝肾功能减退、多重用药的老年患者，应慎用洋地黄。老年人洋地黄中毒可能不表现为恶心、呕吐等胃肠症状，而是先出现头痛、头晕、黄视、肌无力等，需加以鉴别。⑤其他药物：伊伐布雷定可减少老年患者心肌耗氧，改善冠状动脉血流，降低静息状态下窦性心率 ≥ 70 次 / 分患者的心力衰竭住院率。

2）非药物治疗：左心室辅助装置（LV assist devices，LVADs）可提高终末期的老年患者（特别是 80 岁以上）的生存率和生活质量。心脏再同步化治疗（cardiac resynchronization therapy，CRT）可进一步降低老年患者的死亡率。心脏移植可应用于 60 ~ 70 岁的患者，但其手术风险仍需综合考虑。

（2）慢性 HFpEF 的治疗：目前尚缺乏可降低 HFpEF 发病率或死亡率的治疗手段，因此老年 HFpEF 的治疗多为症状控制和共病管理。利尿剂在改善老年 HFpEF 的症状中起主要作用。

心房颤动、冠心病及高血压等共病的管理也可使老年 HFpEF 患者获益。此外，控制饮食、合理运动、健康教育等生活方式的干预，也对改善患者生活质量、延缓疾病恶化、降低再入院率具有重要意义。

（四）心律失常

老年人常见的心律失常包括室上性心律失常（主要为心房颤动）、室性心律失常和缓慢性心律失常等，其发生率随年龄的增长而增加。衰老通常会使心率变异性降低。即使未确诊心血管疾病，老年患者中仍有约 10% 存在心房异位搏动，6% ～ 11% 存在心室异位搏动。

老年患者出现心律失常的主要原因包括以下方面：随着年龄增长，心脏传导系统会发生退行性病变；传导束的脂肪浸润、窦房结起搏细胞数量减少、心肌细胞内钙处理障碍及肾上腺素能反应迟钝等都将造成传导系统损伤；老年人的多重用药常导致窦房结的自律性和传导性受损。

心律失常的老年患者通常具有以下特点：感觉迟钝、反应较差，往往缺乏自觉症状；多有结构性心脏病，如冠心病、心力衰竭、肺心病等。此外，老年患者常存在多重用药与肝肾功能障碍，药物间的复杂作用与代谢异常会增加心律失常治疗时的用药难度。

1. 心房颤动　心房颤动（atrial fibrillation，AF）是老年人室上性心律失常中最主要的类型，也是老年人中最常见的心律失常。

（1）流行病学及病因：老年心房颤动的发病率和患病率呈逐年上升趋势。我国心房颤动的患病率为 0.77%，其中 80 岁以上老年人患病率高达 7.5%。伴随衰老的心房重构往往导致左心房舒张功能障碍，而心力衰竭和心肌缺血等原发心血管疾病则与心房颤动互为因果、相互促进，促使心房颤动进展加速并恶化预后。同时，老年患者的脑卒中、血栓栓塞、心力衰竭、认知功能下降、痴呆和肾功能损害等共病也会加重心房颤动的危害。

（2）临床表现：老年患者的临床表现主要取决于心脏的结构和功能、心室率的快慢以及病因与合并症。常见症状包括心悸、胸闷和运动耐量下降等，但由于老年患者自觉症状常不明显或不典型，易出现漏诊。

（3）风险评估：随着年龄增长，心房颤动患者的卒中和出血风险不断增加。因此，应积极评估老年患者卒中和出血的风险，以指导临床治疗，减少不良预后。

老年（特别是 75 岁以上）是心房颤动患者血栓栓塞的重要危险因素之一，其他危险因素（包括血栓栓塞病史、高血压、心力衰竭、糖尿病、血管疾病）也随年龄增长而增加。因此，需要定期评估老年患者卒中风险。通常采用 CHA_2DS_2-VASc 评分法，评分 ≥ 2 分者需抗凝治疗。

在抗凝治疗开始前，应对患者抗凝出血的风险进行评估。老年同样是出血的重要危险因素之一，高血压、肝肾功能损害等其他危险因素也与老年相关。评估出血风险常采用 HAS-BLED 评分法，评分 ≥ 3 分时提示出血风险增高。

（4）治疗：老年心房颤动患者的治疗应从老年人的病理生理特点、心功能状态和共病等方面综合考虑，主要包括抗凝治疗、转复并维持窦性心律和控制心室率。

1）抗凝治疗：预防卒中的抗凝药物包括传统的维生素 K 拮抗剂（vitamin K antagonists，VKAs）华法林和非维生素 K 拮抗剂口服抗凝药（non-vitamin K antagonist oral anticoagulants，NOACs）。NOACs 治疗老年患者（包括 75 岁及以上）时的缺血性卒中和大出血事件发生率与华法林相近或更低。因此，老年患者的起始抗凝治疗应首选 NOACs。肾功能障碍的老年患者需定期检测肌酐清除率以指导 NOACs 使用，如肌酐清除率为 30 ～ 50 ml/min 时用药应减量。另外，抗凝治疗中的老年患者应积极控制出血危险因素，如高血压、肝肾功能损害、合并使用阿司匹林或非甾体抗炎药等。对于不能耐受或不依从长期抗凝治疗的老年患者，其卒中预防可以选择经皮左心耳封堵术。

2）转复并维持窦性心律：转复并维持窦性心律的方法包括药物复律、电复律及导管消融，但老年人通常伴有心房的显著扩大和严重的纤维化，因此转复并维持窦性心律的可能性降低。

3）控制心室率：由于老年患者常存在多重用药和肾功能障碍，在选择控制心室率的药物时应更加谨慎，避免不良反应的发生，如 β 受体阻滞剂可能导致缓慢性心律失常。

2. 缓慢性心律失常　缓慢性心律失常主要由窦房结功能障碍和房室传导阻滞引起，其发病率随年龄增长而增加。随着年龄的增长，窦房结起搏细胞数量减少，导致窦房结功能下降，促使缓慢性心律失常。此外，传导系统中衰老相关的退行性病变与损伤，以及老年患者常用的某些药物（如 β 受体阻滞剂）也可能导致缓慢性心律失常。

老年缓慢性心律失常的治疗原则包括：减量或停用相关药物，如 β 受体阻滞剂、钙通道阻滞剂、地高辛和胺碘酮；排除引起缓慢性心律失常的共病，如甲状腺功能减退症；出现不可逆缓慢性心律失常时，应考虑植入心脏起搏器治疗。起搏器治疗可以帮助减少老年患者跌倒和晕厥的发生率，提高运动能力和生活质量，但由于老年人植入起搏器手术风险高、难度大、术后并发症多，故选择时仍需谨慎。

3. 室性心律失常　随着年龄的增长，室性心律失常的发病率逐渐增加。衰老相关的心肌细胞和细胞外基质改变及心室肌肥厚可能会导致老年人室性心律失常。老年室性心律失常临床表现多样，可从完全无症状到发生心搏骤停。大多数危及生命的室性心律失常与老年患者的缺血性心脏病有关。

老年患者的治疗应注意预防心脏性猝死（sudden cardiac death，SCD）的发生。埋藏式心脏复律除颤器（implantable cardioverter defibrillator，ICD）是 SCD 的常见治疗手段，但在老年患者中应用时需考虑共病、生活质量和预期寿命等问题。预期寿命超过 1 年者，可以考虑 ICD 治疗。

（五）心脏瓣膜疾病

心脏瓣膜疾病（valvular heart disease，VHD）可分为先天瓣膜畸形和继发性瓣膜病变两类，其中后者患病率的增加与年龄增长显著相关。心脏瓣膜疾病患者中，老年人群比例明显升高，约为 68.9%。随着人均寿命的延长，老年退行性心脏瓣膜疾病已成为 65 岁及以上人群心脏瓣膜疾病及瓣膜置换的首要原因。此外，高血压和急性心肌梗死引起的心脏瓣膜疾病在老年人中也较为常见。

1. 主动脉瓣狭窄

（1）流行病学：主动脉瓣狭窄（aortic stenosis，AS）是最为典型的老年瓣膜病变，多继发于主动脉瓣钙化。流行病学调查显示，65 岁及以上患者中约 15% 存在主动脉瓣狭窄，其中 2% 为重度狭窄。超过 70% 的主动脉瓣手术在老年患者中进行。

（2）临床特点：老年患者因运动量较低，主动脉瓣狭窄三联症（劳力性呼吸困难、心绞痛和晕厥）可能不明显，颈动脉搏动常因动脉硬化而无延迟。在超声心动图方面，由于老年患者更易发生左心室收缩功能障碍，40% 以上的患者表现为与主动脉瓣狭窄常见的血流动力学模式（高血流速度、高压力阶差）相反的特点，即低血流速度、低压力阶差。在有明显症状的主动脉瓣狭窄的老年患者中，50% 人群存在缺血性心脏病，因此建议所有计划实施瓣膜手术的老年患者进行冠状动脉造影的评估。

（3）治疗：外科主动脉瓣置换术是重度主动脉瓣狭窄的有效治疗方法，但因其创伤大，并不适用于老年患者。经导管主动脉瓣置换术（transcatheter aortic valve replacement，TAVR）为重度主动脉瓣钙化性狭窄、手术风险较高或存在外科手术禁忌证的老年患者提供了治疗机会，该治疗方法可降低老年患者急性肾损伤、大出血和新发心房颤动的发生率。然而，经导管主动脉瓣置换术仍存在诸多风险，因此临床医生需仔细对患者进行术前评估。

2. 主动脉瓣关闭不全

（1）病因：主动脉瓣关闭不全（aortic incompetence，AI）的患病率同样随年龄增长而增加，80 岁及以上老年人中超过 1/4 存在主动脉瓣关闭不全现象。老年患者主动脉瓣关闭不全的常见病因包括高血压、退行性心脏瓣膜疾病、结缔组织病、主动脉夹层和创伤等。

（2）临床特点和预后：高龄患者更易在病程早期出现左心室功能障碍和心力衰竭症状；此外由于动脉硬化，脉压增大并非老年主动脉瓣关闭不全患者的特征性表现。左心室扩张、射血分数降低、中度或重度肺动脉高压均为主动脉瓣关闭不全患者死亡的强有力预测因子。严重的主动脉瓣关闭不全患者可无症状，然而一旦老年人发生心力衰竭，无手术干预情况下的预期寿命约为 2 年。老年患者术后死亡率高，且与左心室功能相关，左心室射血分数正常者死亡率低于 5%，而左心室射血分数低于 35% 的患者死亡率为 14%。

3. 二尖瓣关闭不全

（1）流行病学和病因：二尖瓣关闭不全（mitral incompetence，MI）是老年心脏瓣膜疾病的常见类型之一，其在老年人群中的患病率约为 9% ～ 10%。二尖瓣关闭不全的病因具有多样性，常见病因包括老年退行性改变所致的二尖瓣环和环下部钙化、心肌缺血导致的相关乳头肌功能障碍或左心室扩大等。

（2）治疗：患有重度二尖瓣关闭不全的老年患者，在使用最佳药物治疗的同时需要考虑进行二尖瓣修复或置换术。在心脏发生结构和功能改变之前实施外科手术治疗可使老年患者明显获益，但临床上因老年患者多伴有心功能障碍、共病和衰弱等，常常被认为是手术的高风险人群。二尖瓣钳夹术（MitraClip）提供了一种微创的治疗方法，可改善生活质量、降低死亡风险等，是一种适合老年患者的治疗手段。

4. 二尖瓣狭窄

（1）临床特点：由于衰老相关的左心房扩大和电生理改变，心房颤动在二尖瓣狭窄（mitral stenosis，MS）的老年患者中更为常见，左心房的血液淤滞增加了包括卒中在内的血栓栓塞风险。此外，因为老年患者胸前后径增大或心搏量减少，二尖瓣狭窄时舒张期杂音可能减弱或消失；二尖瓣钙化僵硬可导致第一心音减弱，开瓣音消失。

（2）治疗和预后：在外科手术治疗方面，虽然经皮球囊二尖瓣成形术风险低，但老年患者的预后仍然较差，手术成功率低于 50%，心脏压塞和血栓栓塞等并发症风险较高，围术期死亡率超过 10%。

5. 其他心脏瓣膜疾病 老年患者三尖瓣关闭不全（tricuspid stenosis，TS）通常是由肺动脉高压、慢性肺部疾病或左心衰竭进而导致右心室扩张造成的。此外，感染性心内膜炎也是老年患者三尖瓣反流的原因之一。老年患者在感染后可能没有典型的感染或心脏瓣膜功能障碍症状，导致疾病发展到晚期才被诊断，且常伴有瓣膜破坏、心力衰竭、房室传导阻滞等并发症，常需手术干预治疗。

（任景怡）

第 3 节　女性心血管疾病

心血管疾病（cardiovascular disease，CVD）是威胁女性健康的头号杀手，中国女性占全世界 35 亿女性总数的 1/5，CVD 防控面临严峻挑战。女性的病理生理学特点、药物代谢以及 CVD 临床表现、疾病诊断和防治策略有别于男性，需特别关注。

一、女性 CVD 危险因素

（一）性别特异性 CVD 危险因素

女性除了高血压、血脂异常、糖尿病、吸烟等传统的危险因素外，还具有一些独特的危险因素。女性的初潮、妊娠、绝经等与 CVD 的发生发展密切相关。

1. 妊娠相关的危险因素　口服小量避孕药使女性卒中的风险增加 1.4～2.0 倍。孕妇高龄、体重异常、妊娠合并高血压、糖尿病、心脏病、甲状腺功能亢进症、自身免疫性疾病等，或发生子痫前期、围产期心肌病、羊水栓塞等，使孕产期心血管事件的发生率明显增加。妊娠期高血压与产后高血压及总的 CVD 风险相关。研究显示子痫前期的女性，10～15 年后高血压风险增加 3.7 倍，缺血性心肌病风险增加 2.2 倍，卒中风险增加 1.8 倍，全因死亡风险增加 1.5 倍，终身心血管事件的风险明显增加。妊娠期糖尿病患者 2 型糖尿病风险增加 1.4～20 倍，高血压和卒中风险增加 2 倍，缺血性心脏病风险增加 2.8 倍，未来 CVD 风险增加。10%～20% 的孕妇发生妊娠不良结局（adverse pregnancy outcomes，APO），未来 CVD 的风险增加 1.9～4.0 倍。既往研究显示，早产与 CVD、冠心病死亡风险相关，有流产和死产史的女性心肌梗死、卒中和肾血管性高血压风险增加，有宫内发育迟缓史的女性血脂异常和胰岛素抵抗的风险增加。妊娠不良结局对未来 CVD 风险的影响随着增龄而逐渐减弱，因此不良妊娠结局史对于年轻女性的心血管风险判断及预防更有价值。

2. 多囊卵巢综合征（polycystic ovary syndrome，PCOS）　多囊卵巢综合征是育龄期女性常见的内分泌疾病，患多囊卵巢综合征女性发生腹型肥胖、糖尿病、血脂异常和高血压等代谢综合征的风险增加，指南建议进行 CVD 风险筛查。

3. 过早绝经（premature menopause）　小于 40 岁绝经定义为过早绝经。随着雌激素的降低，会出现体脂分布改变、糖耐量降低、血脂异常、血压增高、交感兴奋性升高、内皮功能异常和血管炎症等一系列生理变化，导致 CVD 风险增加。既往研究显示，过早绝经、早绝经（early menopause，绝经年龄 40～44 岁）和相对早绝经（relatively early menopause，绝经年龄 45～49 岁）女性的非致死性 CVD 风险增加。

4. 绝经期女性　绝经是女性独有的 CVD 危险因素。绝经相关激素治疗（menopause related hormone therapy，MHT）可以缓解相关症状，但女性健康研究（WHI）及 Cochrane 数据库分析显示绝经相关激素治疗增加冠心病、卒中、静脉血栓栓塞风险，心脏与雌／孕激素替代治疗研究（Heart and Estrogen/Progestin Replacement Study，HERS）提示绝经期女性使用雌激素血栓栓塞的风险增加。

5. 自身免疫性疾病　女性自身免疫性疾病发病率明显高于男性，例如系统性红斑狼疮和类风湿关节炎在女性人群更常见，这些疾病可导致动脉粥样硬化和冠状动脉微血管功能障碍。患系统性红斑狼疮年轻女性（年龄 35～44 岁）心肌梗死的风险较同龄女性增加 50 倍，类风湿关节炎患者的 CVD 死亡风险增加 50%。

（二）女性传统 CVD 危险因素

除了女性独特的危险因素，传统危险因素也存在性别差异。研究显示女性血脂异常患病率高于男性，但是与男性相比，女性更少接受指南推荐的他汀类药物治疗。

我国第四次全国膳食和营养调查显示，45 岁以上女性高血压的患病率高于男性。2019 年美国国家健康与营养评估调查显示，高血压患病率随年龄增长而增加，＜65 岁的女性高血压患病率低于男性，而在 ≥65 岁的人群中高于男性。

年轻女性 2 型糖尿病的发病率高于男性，而中年男性 2 型糖尿病的发病率更高。瑞典心脏注册研究（Swedish Heart Registry）显示，40 岁前确诊为 2 型糖尿病的人群 CVD 死亡风险增加，应关注年轻女性糖尿病患者。近期研究显示，与男性相比，女性糖尿病未得到充分的诊断和治疗，糖尿病女性的血压、血脂、血糖控制更差。

吸烟、被动吸烟是心血管疾病的重要危险因素，吸烟女性的心血管风险比男性高 25%。尽管我国女性的吸烟率远低于男性，但被动吸烟多见，我国青少年女性吸烟上升趋势明显。

焦虑和抑郁是女性常见的精神疾患并影响 CVD 的预后。抑郁症是发生心血管事件和死亡的重要危险因素，女性抑郁症的患病率是男性的 2 倍。

二、女性冠心病

女性冠心病发病年龄较男性晚 7～10 年，随着年龄增长，女性冠心病患病率升高，绝经期后冠心病发病率明显增加。女性首次心肌梗死发病年龄较男性延迟，分别为女性平均 71.9 岁、男性 65 岁，女性急性心肌梗死（AMI）死亡率高于男性。妊娠期女性发生 AMI 的风险较同龄非妊娠女性增加 3～4 倍。

（一）病理生理特点

女性冠状动脉较细小，常见小血管病变、微血管功能障碍、心肌代谢异常、冠状动脉痉挛等。急性心肌梗死女性更多发生斑块侵蚀，而男性更多见斑块破裂。年轻女性多见自发性冠状动脉夹层（P-SCAD），妊娠期冠心病包括妊娠相关的 P-SCAD、冠状动脉造影正常的冠心病和冠状动脉血栓形成。

（二）临床特点

女性患者心绞痛症状常常不典型，可能仅表现为疲劳、头晕、胸闷及背部疼痛等，呼吸困难较为常见。超过半数的女性发生急性心肌梗死前无胸痛症状，易发生误诊、漏诊和就诊时间延迟，非 ST 段抬高型心肌梗死多见，更多合并多种疾病。心肌梗死后女性发生心力衰竭、再发心肌梗死和并发症的比例高于男性。

女性心电图常见非特异性 ST-T 改变，心电图运动负荷试验阳性率低于男性，而假阳性率高于男性，指南推荐负荷超声心动图或单光子发射计算机断层成像（SPECT），特别是 Tc-99m 心肌灌注显像作为女性冠心病的无创检查手段。

冠脉 CTA 可评估冠状动脉，但年轻女性 CT 致癌风险高于同龄男性及老年女性，应避免过度使用。女性患者冠状动脉造影（CAG）下阻塞性血管病变的发生率较男性低，但冠状动脉造影正常的患者中，经血管内超声（IVUS）检查发现约 80% 冠状动脉存在病变。

（三）防治建议

年轻女性对冠心病危险因素的知晓率及关注度低于男性。改善生活方式、控制危险因素是女性冠心病患者治疗的基础。抗血小板药物、β 受体阻滞剂、血管紧张素转化酶抑制剂（ACEI）或血管紧张素受体阻滞剂（ARB）、他汀类药物是女性冠心病防治的基本药物，但女性的用药比例及用药依从性低于男性。由于女性体重指数低、内脏器官较小以及药代动力学存在性别差异，应注意药物相关的不良反应。

阿司匹林显著降低心血管疾病患者的冠状动脉事件、卒中风险和死亡率，无明显性别差异。欧美指南推荐冠心病女性长期服用阿司匹林 75～100 mg/d，急性冠脉综合征（ACS）及经皮冠状动脉介入治疗（PCI）术后女性患者一般应坚持双联抗血小板治疗（dual-antiplatelet therapy，DAPT）6 个月，之后根据个体特点确定最优的治疗时间和方案。尽管女性患者可从 DAPT 获益，但与男性相比，女性抗血小板治疗的出血风险更高、更少服用抗血小板药物且依从性差。妊娠期患者服用低剂量阿司匹林安全，而 $P2Y_{12}$ 受体拮抗剂缺乏安全性信息，不建议哺乳期母亲服用低剂量阿司匹林以外的抗血小板治疗药物。

女性冠心病患者从他汀类药物治疗中获益，然而瘦小女性更容易发生他汀相关的肌肉症状，治疗中需注意他汀的不良反应。服用最大耐受剂量的他汀，胆固醇不达标时可加用依折麦布治疗。前蛋白转化酶枯草溶菌素 9（PCSK9）抑制剂的获益无性别差异。不建议孕妇服用他汀类药物，服用者在计划怀孕前应停用他汀类药物 1～2 个月。

通常女性交感神经的活性和心率变异性较男性高，女性对 β 受体阻滞剂治疗更敏感，但女性冠心病患者使用不足。

女性患者接受溶栓及介入治疗的比例低于男性，血运重建率更低。PCI 女性院内死亡率、造影剂肾病发生率高于男性，溶栓治疗相关出血发生率高于男性。女性患者使用血小板膜糖蛋白（GP）Ⅱb/Ⅲa受体拮抗剂更容易发生出血并发症。

（四）预后

与男性相比，女性冠心病患者的预后更差，死亡率更高。女性心肌梗死院内死亡率更高，更易出现心源性休克、心力衰竭及其他并发症。

三、女性心力衰竭

（一）女性心力衰竭特点

女性心力衰竭（心衰）的发生率高于男性，年龄更大，患病率随着年龄增加，更多见射血分数保留的心力衰竭（HFpEF）。绝经期女性更多合并心衰的危险因素，如肥胖和代谢综合征。女性糖尿病、高血压、心脏瓣膜疾病、心房颤动患者心衰的风险比男性更高，女性自身免疫性疾病的发生率高于男性，心衰发生风险更高。乳腺癌化疗药物的心肌损害、子痫前期、围产期心肌病也是女性心力衰竭的独有原因。化疗（蒽环类）或饮酒女性发生心力衰竭的风险更高。此外，女性心衰患者的心理应激和情绪障碍较男性常见。

（二）病理生理及临床表现

由于基因、血流动力学、药代动力学、性激素调节及生理周期等存在性别差异，导致女性心衰的特殊性。女性心衰患者的临床表现更复杂，呼吸困难、颈静脉充盈、水肿更多见。

（三）治疗

女性使用国内外指南推荐的β受体阻滞剂、ACEI的比例低于男性，利尿剂使用比例更高。女性患者对β受体阻滞剂更敏感，起始治疗及调整剂量时要监测血压、心率变化。服用地高辛女性患者中毒事件更多、死亡率更高，需监测血药浓度及电解质水平。有症状的心衰患者可从ACEI治疗中获益，无症状心衰患者使用ACEI，在男性患者中可降低死亡率，而女性获益不明确。更多内容见数字资源3-13-1。

数字资源
3-13-1

四、女性高血压

（一）概述

2010年我国疾病预防控制中心（centers for disease control，CDC）对31个省市98 548名18岁以上居民随机抽样调查显示，女性高血压患病率为31.8%，女性50岁以后高血压患病率快速增长并超过男性。女性容易发生血压波动，血压可随月经周期发生变化，口服复合激素避孕药可导致血压升高，绝经前发生高血压的女性患者需排查继发性高血压。90%的纤维肌性发育不良患者为女性，高血压也常见于自身免疫性疾病如系统性红斑狼疮的女性。肥胖、体力活动少、盐摄入多、糖尿病和中量以上的饮酒是女性高血压更重要的危险因素。生活方式的调整对女性高血压治疗非常重要，常用5大类降压药物同样适用于女性，但女性更容易发生药物的不良反应。

（二）妊娠期高血压

妊娠期高血压是女性特有的高血压类型，5%～10%的孕妇发生高血压，是妊娠期最常见的心血管疾病，妊娠期高血压可增加胎盘早剥、弥散性血管内凝血、胎儿生长受限、死产等风险，是孕产妇和胎儿死亡的重要原因，是早产最常见的原因。

1. 分类　中华医学会妇产科学分会妊娠期高血压疾病诊治指南（2020）将妊娠相关高血压疾病概括为 4 类，包括妊娠期高血压、子痫前期-子痫、妊娠合并慢性高血压、慢性高血压伴发子痫前期。

（1）妊娠期高血压：定义为妊娠 20 周后首次出现高血压，尿蛋白检测阴性；收缩压 ≥ 160 mmHg 和（或）舒张压 ≥ 110 mmHg 为重度妊娠期高血压。妊娠期高血压于产后 12 周内恢复正常。

（2）子痫前期：是指妊娠 20 周后孕妇出现高血压，伴有下列任意 1 项：尿蛋白定量 ≥ 0.3 g/24 h，或尿蛋白 / 肌酐比值 ≥ 0.3，或随机尿蛋白 ≥（＋）；无尿蛋白但伴有以下任何 1 种器官或系统受累：心、肺、肝、肾等重要器官，或血液系统、消化系统、神经系统的异常改变，胎盘-胎儿受到累及等。子痫是在子痫前期基础上发生不能用其他原因解释的强直性抽搐，产前、产时或产后均可以发生。

（3）妊娠合并慢性高血压：是指孕妇存在各种原因的继发性或原发性高血压，如既往存在高血压或在妊娠 20 周前发现高血压，或妊娠 20 周后首次发现高血压但持续到产后 12 周以后。

（4）慢性高血压伴发子痫前期：定义为慢性高血压孕妇妊娠 20 周前无蛋白尿，妊娠 20 周后出现尿蛋白定量 ≥ 0.3 g/24 h 或随机尿蛋白 ≥（＋）；或妊娠 20 周前有蛋白尿，妊娠 20 周尿蛋白量明显增加；或血压进一步升高、重要器官受累等。

2. 诊疗措施

（1）诊断与鉴别诊断：关注高血压、肾脏病、糖尿病、自身免疫性疾病、妊娠期高血压、既往病理妊娠病史，妊娠后孕妇的高血压、蛋白尿等出现的时间和严重程度。出现早发子痫前期或妊娠 20 周前出现类似子痫前期临床表现，应监测孕妇的症状、血压、体重、下肢水肿、尿量等，需要与自身免疫性疾病、血栓性血小板减少性紫癜、肾脏疾病、滋养细胞疾病、溶血尿毒症综合征等疾病相鉴别。

（2）管理措施：治疗目的在于预防发生重度子痫前期和子痫，降低心脑血管意外和胎盘早剥等严重母儿并发症的发生率和死亡率。应根据病情的轻重缓急和分类进行个体化治疗，尽可能发现子痫前期-子痫的诱发病因（如自身免疫性疾病、甲状腺功能亢进症、肾脏疾病或糖尿病等）并对症处理；对不同妊娠期高血压疾病孕妇进行分层、分类管理。部分妊娠期高血压疾病的病情复杂、变化快，需要多学科管理，进行密切监测和评估，及时合理干预，早防早治。

（3）预防措施：既往妊娠合并高血压、慢性肾病、自身免疫性疾病、糖尿病、慢性高血压、合并 ≥ 1 项子痫前期危险因素（初产妇、＞ 40 岁、妊娠间隔＞ 10 年、BMI＞ 35 kg/m^2、先兆子痫家族史、多胎妊娠）的患者建议妊娠第 12 周服用低剂量阿司匹林（每日 50 ～ 150 mg）治疗，服用至妊娠 26 ～ 28 周，ESC 指南建议服用至 36 周，应依据个体因素决定用药时间；如果饮食钙摄入量低，口服补充钙（1.5 ～ 2 g/d）。

（4）降压治疗：ESC 指南建议妊娠期高血压、存在高血压症状或亚临床靶器官损害的孕妇，血压＞ 140/90 mmHg 时给予药物治疗；其他情况，血压 ≥ 150/95 mmHg 时启动降压药物治疗；血压 ≥ 170/110 mmHg 的孕妇考虑为急症，建议立即住院治疗。《中国高血压健康管理规范（2019）》建议无靶器官损害的孕妇，启动降压治疗时机为血压 ≥ 140/90 mmHg，降压目标＜ 140/90 mmHg。有靶器官损害的孕妇，启动降压治疗时机为血压 ≥ 140/90 mmHg，降压目标＜ 135/85 mmHg。妊娠期高血压急症（血压 ≥ 160/110 mmHg）患者建议收住院，并酌情转诊至上级医院。《妊娠期高血压疾病诊治指南（2020）》建议对于未合并器官功能损害的孕妇，可将收缩压控制在 130 ～ 155 mmHg，舒张压控制在 80 ～ 105 mmHg；并发器官功能损害的孕妇将收缩压控制在 130 ～ 139 mmHg，舒张压控制在 80 ～ 89 mmHg；但血压不可低于 130/80 mmHg，以保证子宫胎盘血流灌注。强调降压治疗的个体化、降压过程力求平稳，在出现严重高血压或发生器官损害如急性左心衰竭时，需要紧急降压到目标血压范围。

常用的降压药物有肾上腺素能受体阻滞剂、钙通道阻滞剂及中枢性肾上腺素能神经阻滞剂等药物。口服药物血压控制不理想或严重高血压患者，可使用静脉药物，如静脉拉贝洛尔、酚妥拉明等。禁止使用 ACEI、ARB 和直接肾素阻滞剂，妊娠期一般不常规使用利尿剂降压，以防血液浓缩、有效循环血量减少和高凝倾向。不推荐使用阿替洛尔和哌唑嗪。硫酸镁是治疗子痫和预防抽搐复发的一线药物，不作为降压药常规使用。育龄女性服用 ACEI、ARB 或者醛固酮受体拮抗剂时，需注意药物潜在致畸风险。

（5）产后血压管理：妊娠期高血压疾病的产妇产后需规律监测血压，如产后血压升高 ≥ 150/100 mmHg 应继续给予降压治疗。哺乳期可继续应用产前使用的降压药物，禁用 ACEI 和 ARB 类降压药物。产后血压持续升高要注意评估和排查孕妇其他系统疾病。注意监测及记录产后出血量。建议产后 3 个月复诊，如仍有蛋白尿或高血压，建议评估血压水平、有无高血压靶器官损害及继发性高血压。

（6）预后：有妊娠期高血压病史的女性再次妊娠时的总体复发风险约为 20%。妊娠期高血压可增加母子两代远期高血压、心血管疾病和代谢性疾病的风险。妊娠期高血压患者心力衰竭、高血压风险增加，妊娠期高血压疾病女性发生远期心血管事件的风险高于妊娠期血压正常者。

五、女性心律失常

（一）特殊性

女性与男性具有不同的心脏电生理特点。与男性相比，绝经前女性基础心率更快，随着年龄增长该差异降低。房性心律失常男女发病率相似，但是女性有更多症状，生活质量更差。室上性心动过速存在性别差异，对女性生活质量的影响更大，更容易在月经周期的黄体期发作。女性房室结折返性心动过速（AVNRT）是男性的 2 ～ 3 倍。与男性患者相比，女性心房颤动患者年龄更大，更易出现心悸、焦虑等症状，合并高血压、心脏瓣膜性病和 HFpEF，发生血栓栓塞和死亡的风险更高。

（二）治疗措施

尽管消融治疗男女患者的成功率和安全性相似，但是女性比男性更少接受导管消融治疗。使用 I a 类和 Ⅲ 类抗心律失常药物如索他洛尔、伊布利特、奎尼丁等药物治疗，女性发生获得性长 QT 综合征、尖端扭转型室性心动过速（torsades de pointes，TdP）的风险更高。节律控制治疗期间，女性发生危及生命的不良事件的比率明显增高，更易发生窦房结疾病而需起搏器治疗。

女性心房颤动患者 CHA_2DS_2-VASc 评分 ≥ 3 分时应给予抗凝治疗，国内外指南推荐非瓣膜病心房颤动优选 NOACs。服用 NOACs 发生颅内出血和全因死亡的风险低于华法林，缺血性卒中、系统性栓塞及消化道出血的风险无差异，大出血风险较男性更低。育龄女性口服抗凝药可加重子宫异常出血，应在抗凝治疗前排除妊娠并进行避孕咨询。制定妊娠期抗栓方案时需考虑药物对母亲、胎儿的影响，还应考虑妊娠期生理变化对药物吸收、代谢的影响，妊娠期女性使用低分子量肝素抗凝安全有效，需快速逆转抗凝作用或严重肾功能不全时可使用普通肝素。华法林可通过胎盘屏障，有潜在致畸及引起胎儿出血风险。

综上，女性心血管疾病具有特殊性，应在共性的基础上根据女性特点进行诊治。鉴于缺乏针对女性的大规模临床试验，现有临床试验中女性占比较低、亚组分析缺乏特异性，期待未来有更多女性心血管疾病相关的研究证据。

（刘梅林　付志方）

第 4 节　心血管疾病的康复

1995 年，美国公共健康服务中心对于心脏康复的定义为：心脏康复是一个长期综合计划，包括医学评估（medical evaluation）、运动处方（prescriptive exercise）、纠正心脏危险因素（cardiac risk factor modification）、教育（education）、咨询（counseling）和行为干预（behavioral interventions）等多个内容。具体来说，心脏康复就是在规范的专业治疗基础上，通过运动、饮食、心理等综合指导，使患者达到最佳的体力、精神及社会状况，促使患者回归社会，并能自主愉快地生活。这是一种心血管疾病管理的综合医疗模式，以运动治疗为重点，是心血管疾病全程管理中的重要组成部分。我国的心脏康复起步于 20 世纪 80 年代，目前已进入普及推广和快速发展阶段。

心脏康复可减缓 / 抑制动脉粥样硬化进展，预防冠心病发展，减少心脏不良事件的发生。心血管疾病患者均可从心脏康复运动训练程序中获益，并降低各种原因导致的慢性心力衰竭再住院率和病死率，延长健康寿命，减少医疗费用。另外，规律运动可以改善生活质量、运动能力，提高心肺工作效率；增强心肌收缩力；调节血压、血脂、血糖，减轻体重或维持理想体重；消除紧张情绪，有助于改善睡眠；增加患者参与日常生活的信心和兴趣，改善其社会适应能力。心脏康复的最终目标是让患者"正常"地生活。

心脏康复不是单纯和简单的运动训练，**应在心血管疾病综合评估的基础上制订合理的危险因素控制、药物治疗和运动康复计划**。心脏康复分为 3 期，即 I 期（院内康复期）、II 期（院外早期康复或门诊康复期）以及 III 期（院外长期康复期）。

一、I 期（院内康复期）

此期康复治疗应从心脏病发作或因心脏病入院开始至整个住院期间，患者将在医务人员的监护和协助下循序渐进地开展康复计划。本期康复目标：缩短住院时间，促进日常生活及运动能力的恢复，增加患者自信心，减少心理痛苦，减少再住院；避免卧床带来的不利影响（如运动耐量减退、低血容量、血栓栓塞性并发症），提醒戒烟并为 II 期康复提供全面完整的病情信息和准备等。

（一）健康教育

院内康复期是患者教育的最佳时期。健康教育包括为患者分析发病诱因，避免再次发病；让患者了解心血管疾病相关知识，提高患者治疗依从性的同时避免不必要的紧张和焦虑；以及对患者家属的教育。一旦患者身体状况稳定，认知功能恢复，并且知晓自己的心脏问题，即可开始患者教育。

1. 生存教育　其目的是帮助患者自主处理心脏突发问题。步骤：①请患者回顾心脏病发作时的症状和征兆。②关注胸痛或不适症状，教会患者识别胸痛等不适症状是否与心脏病相关。③告知患者有效的治疗与康复可减少心脏事件再发的可能性，但一旦发生应积极处理。

2. 戒烟　吸烟是心血管疾病的主要危险因素之一，所有人均应戒烟，尤其是心血管疾病的高危人群和心血管疾病患者。心脏事件发生后，患者戒烟干预成功率高。应引导患者明确吸烟的不良后果，让患者知晓戒烟的益处，明确戒烟可能遇到的障碍，如体重增加、抑郁、戒断症状等。①对于有戒烟意愿者，世界卫生组织推荐进行"5A 法"戒烟咨询，即询问（ask）、忠告（advice）、评估（assess）、帮助（assist）和安排随访（arrange follow-up）（详见图 3-13-2）。②对于没有戒烟意愿的患者，世界卫生组织推荐采用"5R"法干预。包括相关（relevance）、危害（risk）、益处（rewards）、障碍（roadblocks）和重复（repetition）。

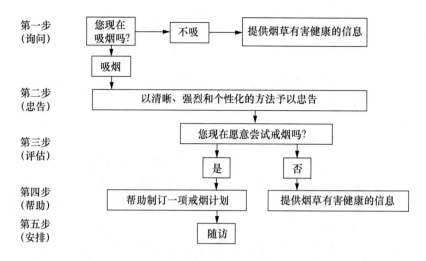

图 3-13-2　世界卫生组织 5A 戒烟咨询方案

3. 饮食　膳食营养是影响心血管疾病的主要环境因素之一。现有循证医学证据显示，膳食中能量、饱和脂肪和胆固醇摄入过多以及蔬菜水果摄入不足等可增加心血管疾病发生的风险，而合理科学膳食可降低心血管疾病风险。

膳食评估包括明确营养问题和诊断，即通过膳食回顾法或食物频率问卷来了解和评估每日的总能量、总脂肪、饱和脂肪、钠盐和其他营养素摄入水平；饮食习惯和行为方式；身体活动水平和运动功能状态；以及体格测量和适当的生化指标。指导患者改变膳食习惯和生活方式需要遵循 4A 原则，即评价（assessment）、询问（ask）、劝告（advise）和随访（arrangement）。

（二）康复评估与治疗

Ⅰ期的康复评估应包含对生命体征、意识状态、肌力、肌张力、关节活动度及活动能力的评估，并根据评估的结果选择合适的康复治疗。早期运动康复计划因人而异，病情重、预后差的患者运动康复的进展宜缓慢，反之，可适度加快进程。一般来说，患者一旦病情处于稳定状态，康复评估及治疗即可开始。通常康复干预于入院 24 h 内开始，如果病情不稳定，应延迟进行。Ⅰ期的运动康复应个体化，运动形式可以为呼吸训练、低强度的抗阻运动以及有氧运动。运动量宜控制在较静息心率增加 20 次 / 分左右，同时患者感觉不大费力。

此外还需注意对心理的评估与干预。突发心脏事件可给患者的生理和心理带来巨大改变，躯体不适常使患者出现焦虑、抑郁症状。临床医生应评估患者的心理状态，积极识别患者的精神心理问题。推荐采用情绪状态相关量表进行筛查，如《躯体化症状自评量表》《患者健康问卷 -9 项（PHQ-9）》《广泛焦虑问卷 7 项（GAD-7）》等。对重度焦虑抑郁（PHQ-9 或 GAD-7 ≥ 15 分）的患者，请精神专科会诊或转诊精神专科治疗；对轻度焦虑抑郁的患者（PHQ-9 或 GAD-7 评分 5 ～ 9 分）或 PHQ-9 或 GAD-7 评分 10 ～ 15 分，尤其伴有躯体化症状的患者，可先给予对症治疗，包括正确的疾病认知教育、运动治疗及抗抑郁药物对症治疗。

（三）出院计划

出院前应给予患者日常生活及运动康复指导。如病情允许，建议出院前行运动测试以客观评估患者的运动能力，为日常生活指导或后续运动康复计划提供客观依据。常用的运动测试包括运动负荷试验和 6 min 步行试验。运动负荷试验是用于诊断、预后判断、日常生活指导、运动处方制订以及疗效评定的重要检测手段。常用的运动负荷试验方法有心电图运动负荷试验和心肺运动负荷试验，后者方法更准确，但设备昂贵且对操作的要求较高；两种测试方法均有一定风险，须严格掌握适应证和禁忌证以及终止试验的指征，保证测试安全性。如果无设备条件完成运动负荷试验，可酌情使用 6 min 步行试验、代谢当量活动问卷等替代方法。此外还应推荐患者参加院外早期心脏康复计划（Ⅱ期康复）。

二、Ⅱ期（院外早期康复或门诊康复期）

一般在出院后 1 ~ 6 个月进行。与Ⅰ期康复不同，除了患者评估、患者教育、日常活动指导、心理支持外，Ⅱ期康复计划增加了每周 3 ~ 5 次心电和血压监护下的中等强度运动，包括有氧运动、抗阻运动及柔韧性训练等。每次持续 30 ~ 90 min，共 3 个月左右。推荐运动康复次数为 36 次，至少不低于 25 次。

（一）康复对象选择

对稳定的心血管疾病患者建议尽早进行康复。但应除外需暂缓康复治疗的患者，即不稳定型心绞痛，心功能Ⅳ级，未控制的严重心律失常，未控制的高血压［静息收缩压 > 160 mmHg 或静息舒张压 > 100 mmHg］，活动性心包炎或心肌炎等。

（二）患者评估

综合患者既往史、本次发病情况、心血管疾病危险因素、日常生活方式和运动习惯以及常规辅助检查，如心肌损伤标志物、超声心动图（判断有无心脏扩大、左心室射血分数）、运动负荷试验以及心理评估等对患者进行评定及危险分层。例如，冠心病患者心脏康复危险分层见表 3-13-3。

表 3-13-3 冠心病患者的心脏康复危险分层

低危	中危	高危
运动或恢复期无心绞痛症状或心电图缺血改变	中度运动（5 ~ 6.9 METs）或恢复期出现心绞痛的症状或心电图缺血改变	低水平运动（< 5 METs）或恢复期出现心绞痛的症状或心电图缺血改变
无休息或运动引起的复杂心律失常	休息或运动时未出现复杂室性心律失常	有休息或运动时出现复杂室性心律失常
AMI 溶栓血管再通；PCI 或 CABG 术后血管再通且无合并症	AMI、PCI 或 CABG 术后无合并心源性休克或心力衰竭	AMI、PCI 或 CABG 术后合并心源性休克或心力衰竭
无心理障碍（抑郁、焦虑等）	无严重心理障碍（抑郁、焦虑等）	严重心理障碍
LVEF > 50%	LVEF 40% ~ 49%	LVEF < 40%
功能储备 ≥ 7 METs	功能储备 5 ~ 7 METs	功能储备 ≤ 5 METs
血肌钙蛋白浓度：正常	血肌钙蛋白浓度：正常	血肌钙蛋白浓度：升高
每一项都存在时为低危	**不符合典型高危或低危者为中危**	**存在任何一项为高危**

AMI，急性心肌梗死；PCI，经皮冠状动脉介入治疗；CABG，冠状动脉旁路移植术；LVEF，左心室射血分数

（三）继续患者教育

继续针对不良的生活方式对患者和家属进行健康教育，包括饮食和营养指导，改变不良生活习惯（戒烟、限酒），控制体重和睡眠管理等。

（四）运动康复计划

根据患者的评估及危险分层，给予运动指导。其中运动处方的制订是关键。需特别指出，每位患者的运动康复方案需根据患者实际情况制订，即个体化原则，但指导也应遵循普适性原

则。经典的运动康复计划包括 3 个步骤。

第一步：准备活动，即热身运动，多为低强度有氧运动，持续 5 ~ 10 min。目的是放松和伸展肌肉、增加关节活动度和提高心血管适应性，预防运动诱发的心脏不良事件及运动性损伤。

第二步：训练阶段，包含有氧运动、抗阻运动、柔韧性运动等，总时间持续 30 ~ 90 min。

1. 有氧运动　常见的有氧运动方式包括步行、慢跑、骑自行车、游泳、爬楼梯，以及借助运动器械的步行、踏车、划船等，每次运动 20 ~ 40 min。建议从 20 min 开始，根据患者运动能力逐步延长运动时间。运动频率 3 ~ 5 次 / 周，运动强度根据患者的体能情况而定，为最大运动强度的 50% ~ 80%。通常采用心率评估运动强度，常用的确定运动强度的方法有心率储备法、无氧阈法、目标心率法、自我感知劳累程度分级法。其中前三种方法需心电图负荷试验或心肺运动负荷试验获得相关参数，依据症状限制性心肺运动试验获得的数据来制订运动强度，更为安全有效。推荐联合应用上述方法，尤其应结合自我感知劳累程度分级法。①心率储备法：此法不受药物（如 β 受体阻滞剂等）的影响，临床上最常用，方法如下：目标心率 =（最大心率 - 静息心率）× 运动强度 % + 静息心率。例如，患者最大心率 160 次 / 分，静息心率 70 次 / 分，选择的运动强度为 60%，目标心率 =（160 - 70）×60% + 70 = 124 次 / 分。②无氧阈法：无氧阈水平相当于最大摄氧量的 60% 左右，此运动水平是心血管疾病患者的最佳运动强度，但此参数需通过心肺运动试验或血乳酸阈值获得，有一定的设备和技术人员要求。③目标心率法：在静息心率的基础上增加 20 ~ 30 次 / 分，体能差者增加 20 次 / 分，体能好者增加 30 次 / 分。此方法简单方便，但欠精确。④自我感知劳累程度分级法：多采用 Borg 评分表（6 ~ 20 分），通常建议患者在 12 ~ 16 分范围内进行运动（表 3-13-4）。

表 3-13-4　**Borg 评分表**

级别	疲劳感受
6	
7	非常轻
8	
9	很轻
10	
11	轻
12	
13	稍微累
14	
15	累
16	
17	很累
18	
19	非常累
20	

2. 抗阻运动　心血管疾病患者的抗阻运动为一系列中等负荷、持续、缓慢、大肌群、多次重复的抗阻训练，常利用自身体重、哑铃或杠铃、运动器械以及弹力带等进行抗阻。每次训练 8 ~ l0 组肌群，可交替进行上肢和下肢肌群训练，每周 2 ~ 3 次或隔天 1 次，运动强度可参照一次最大负荷量（one repetition maximum，1-RM），即在保持方法正确且没有疲劳感的情况下，个体仅能举起一次的最大重量。推荐初始强度为上肢 30% ~ 40% 1-RM，下肢为 50% ~ 60%

1-RM，Borg 评分 11 ～ 13 分。切记运动过程中不要憋气，避免 Valsalva 动作。

3. 柔韧性运动　骨骼肌发挥最佳功能时，患者的关节活动应维持在应有范围内，因此躯干上部和下部、颈部和臀部的灵活性和柔韧性尤其重要，如果这些区域缺乏柔韧性，会增加慢性颈肩腰背痛的风险，影响日常生活活动能力。训练原则：应以缓慢、可控的方式进行训练，并逐渐加大活动范围。训练方法：每个部位拉伸 6 ～ 15 s，逐渐增加到 30 s，如可耐受可增加到 90 s，拉伸期间正常呼吸，强度为有牵拉感且无疼痛，每个动作重复 3 ～ 5 次，总时间 10 min 左右，每周 3 ～ 5 次。

第三步：放松运动，有利于运动系统的血液缓慢回到心脏，避免心脏负荷突然增加诱发心脏事件。因此，放松运动是运动训练必不可少的部分。放松方式可以是慢节奏有氧运动的延续或柔韧性训练，根据患者病情轻重可持续 5 ～ 10 min，病情越重，放松运动的持续时间宜越长。

安全的运动康复除制订正确的运动处方和医务人员指导外，还需在运动中进行心电及血压等监护。低危患者运动康复时无需医学监护，中危患者可间断进行医学监护，高危患者需严格进行持续的医学监护。对于部分低、中危患者，可酌情使用心率表监护心率。同时应密切观察患者运动中的表现，在患者出现不适反应时能正确判断并及时处理，并教会患者识别可能的危险信号。

（五）心血管疾病患者日常生活指导

指导患者尽早恢复日常活动，是心脏康复的主要任务之一。应根据运动负荷试验测得患者最大运动能力［以最大代谢当量（MET_{max}）表示］，将目标活动的 METs 值与患者测得的 MET_{max} 比较，评估进行该活动的安全性。

三、Ⅲ期（院外长期康复）也称社区或家庭康复期

Ⅲ期康复是维持已形成的健康生活方式和运动习惯。运动指导应因人而异，低危患者的运动康复无需医学监护，中、高危患者的运动康复仍需医学监护。因此对患者的评估十分重要，低危及部分中危患者可进一步接受Ⅲ期康复，高危及部分中危患者应转上级医院继续康复。长期坚持健康的生活方式和有效的药物治疗可降低患者心血管事件再发生的风险，显著提高患者的整体健康水平。临床医生需建立慢病随访系统，通过定期随访，指导患者改善生活方式，根据病情适当调整药物治疗方案，定期进行健康教育，提高患者依从性。

（赵　威　高　炜）

第 5 节　炎症与心血管疾病

一、概述

炎症是机体对外源性和内源性损伤因子所发生的一种防御反应。临床所见多数心血管疾病并非系统炎症性疾病，但大量实验和临床研究已证明：心血管疾病进程中，机体免疫系统被激活，心血管病灶组织局部炎症细胞浸润，分泌炎症因子介导局部或全身性炎症反应，导致心血管疾病的发生和发展。炎症与心血管疾病研究的意义在于从器官组织、细胞、分子水平探讨与心血管疾病发生发展相关的炎症机制，探索此类疾病诊断与治疗的新靶点。

1858 年 Virchow 指出动脉粥样硬化（atherosclerosis，AS）是一种由胆固醇引起的慢性炎

症状态，1999 年 Ross 明确提出"AS 是一种炎症性疾病"。不同的炎症介质在下列过程中发挥关键性的病理作用：①在疾病的临床稳定阶段促进 AS 进展；②诱发 AS 斑块不稳定从而引起临床急性冠脉综合征；③对心肌梗死时心肌细胞坏死做出应答从而参与梗死后心室重构。2017 年大规模临床试验 CANTOS 研究首次在临床上证实拮抗先天性免疫应答的重要分子白介素（interleukin，IL）-1β 可以改善冠心病患者的预后。

1985 年在扩张型心肌病（dilated cardiomyopathy，DCM）患者血清中检测到抗心肌抗体（anti-heart antibody，AHA）。随后在病毒性心肌炎（viral myocarditis，VMC）、恶性高血压、妊娠期高血压、难治性高血压、急性心肌梗死等心血管疾病患者血清中陆续发现针对多种心肌自身抗原和血管自身抗原的自身抗体，并成为心血管疾病免疫学诊断的重要指标。近年多个小规模临床研究证实通过免疫吸附的方法去除 DCM 患者体内的 AHA 可以改善患者心功能。

综上所述，炎症参与心血管疾病的发生发展，应用免疫学理论和技术可望为心血管疾病提供新的干预策略和药物靶点，开辟心血管疾病诊断与治疗的新领域。

（廖玉华　程　翔）

二、炎症与冠心病

冠心病是冠状动脉发生 AS 引起管腔狭窄或闭塞最终导致心肌缺血或坏死的疾病。AS 的发病学说包括脂质浸润学说、平滑肌细胞克隆学说、血栓形成学说和内皮损伤反应学说等。1858 年 Virchow 指出 AS 是一种由胆固醇引起的慢性炎症状态，1999 年 Ross 在损伤反应学说的基础上，明确提出"AS 是一种炎症性疾病"。

（一）冠心病与炎症

AS 炎症主要由先天性免疫应答（如单核细胞和巨噬细胞）所驱动，获得性免疫应答（如 T 淋巴细胞和 B 淋巴细胞）也参与了该过程。目前冠心病炎症学说的构架已经比较清晰：多种危险因素（例如高血压、糖尿病、吸烟等）引起血管内皮功能紊乱，富含载脂蛋白 B（apolipoprotein B，ApoB）的脂蛋白［低密度脂蛋白（low density lipoprotein，LDL）、极低密度脂蛋白残粒及乳糜微粒残粒］进入并滞留于内皮下，经修饰后激活内皮细胞，诱导大量炎症细胞尤其是单核细胞进入局部，吞噬脂质形成泡沫细胞，并形成级联放大的炎症反应，导致 AS 斑块的形成和进展；随着炎症的持续，引发斑块不稳定，导致斑块破裂或裂隙，诱发血栓形成致心肌损伤和坏死。

（二）冠心病的炎性标志物

研究发现多种促炎介质包括 IL、肿瘤坏死因子（tumor necrosis factor，TNF）、细胞间黏附分子 -1、血管细胞黏附分子 -1 以及急性时相反应物如 C 反应蛋白（C-reactive protein，CRP）和纤维蛋白原等与冠心病临床事件相关。根据风险相关性的大小和临床检测的实用性，超敏 C 反应蛋白（hypersensitive C-reactive protein，hsCRP）目前仍然是冠心病炎症风险的基准生物标志物。多个大规模临床研究证实了 hsCRP 在冠心病一级预防和二级预防中的风险预测作用，临床上目前将 hsCRP ≥ 2 mg/L 作为冠心病炎症风险的界定值。

（三）冠心病的抗炎治疗

炎症是一个复杂的网络，冠心病抗炎治疗靶点的选择尤为重要。hsCRP 虽然可以用来预测冠心病临床事件风险，近年来的遗传学研究证实其与冠心病没有因果关系，因此不能作为抗炎治疗的靶点。CRP 主要由 IL-6 刺激肝细胞产生。遗传学研究证实 IL-6/IL-6 受体（IL-6R）通路与冠心病具有因果关系，然而 IL-6R 拮抗剂引起低密度脂蛋白胆固醇（low-density lipoprotein cholesterol，LDL-C）升高的副作用限制了其在冠心病中的应用。IL-1 为 IL-6 的上游细胞因子，是最强大的先天性免疫应答诱导剂之一。IL-1β 是循环 IL-1 的主要形式，由 IL-1β 前体（pro-IL-1β）经 NOD 样受体家族核苷酸结合寡聚化结构域样受体 3（NOD-like receptor family，pyrin domain containing 3，NLRP3）炎症小体剪切后激活和分泌。动物实验证实 IL-1β 可以通过刺激 IL-6 生成、引起血管内皮细胞功能紊乱、促进淋巴细胞激活、促凝等机制促进 AS 进程。

迄今为止，多项临床试验探索冠心病的抗炎治疗，试验药物包括秋水仙碱 / 别嘌呤醇 / 甲氨蝶呤、TNF/IL-6/IL-1 单克隆抗体、磷脂酶 A2 抑制剂、p38 丝裂原活化蛋白激酶等。直到 2017 年，以 IL-1β 为抗炎治疗靶点，应用人源性抗 IL-1β 单克隆抗体卡纳单抗（canakinumab）治疗具有炎症风险（hsCRP ≥ 2 mg/L）冠心病人群的大规模随机对照临床试验（randomized control test，RCT）——CANTOS 研究得出阳性结果，开创了冠心病抗炎治疗的新时代。CANTOS 研究第一次在临床上证实抗炎治疗可显著减少冠心病患者心血管事件，并证明 IL-1β 是冠心病抗炎治疗的有效靶点。2019 年和 2020 年，应用秋水仙碱（一种微管蛋白抑制剂，也是 NLRP3 炎症小体 /IL-1β 通路抑制剂）进行的两项大规模 RCT——COLCOT 和 LoDoCo2 均再次验证了降低全身系统性炎症可以减少冠心病患者临床事件。提示针对 NLRP3 炎症小体 /IL-1β/IL-6 通路抑制剂的抗炎治疗在具有炎症风险（hsCRP ≥ 2 mg/L）的人群中具有临床应用价值。

（四）总结与展望

综上所述，冠心病是一种主要由先天性免疫应答介导的血管壁慢性炎症反应。目前的临床研究表明，针对先天性免疫应答 NLRP3 炎症小体 /IL-1β/IL-6 通路的抗炎治疗方案在冠心病患者中有效。此外，临床上需要通过检测炎症标志物 hsCRP（hsCRP ≥ 2 mg/L 作为冠心病炎症风险的界定值）筛选出适合进行抗炎治疗的人群。同时由于炎症在冠心病不同阶段所起作用不尽相同，临床上需要对患者进行个体化治疗，即在正确的时间针对正确的患者给予正确的治疗。

（程　翔）

三、炎症与高血压

高血压是严重危害人类健康的世界性问题，目前多认为高血压是在一定的遗传背景下与环境因素综合作用的结果，其经典机制包括调节盐水平衡的肾素-血管紧张素-醛固酮系统（renin-angiotensin-aldosterone system，RAAS）和调控心血管功能的交感神经系统（sympathetic nerve system，SNS）异常活化等。近来发现，高血压患者存在免疫炎症反应，如循环中炎症标志物水平升高、免疫细胞异常和出现自身抗体等，越来越多的证据提示炎症和免疫激活可能是高血压的重要发病机制。目前有观点认为高血压是一种"低度炎症性疾病"，免疫炎症参与高血压的发生、发展和靶器官损害。

（一）炎症和免疫激活在高血压发生发展中的作用

几乎所有参与先天性和适应性免疫的细胞类型都与高血压有关。高血压患者或动物体内的 T 淋巴细胞、单核细胞和巨噬细胞均表现出数量或活性的增加，这些细胞活化后可渗入肾和血管周围部位，并释放影响血管功能和促进肾钠水潴留的促炎细胞因子如 IL-17A、IL-6 和 TNF-α，促进高血压的进展。B 淋巴细胞在高血压相关自身抗原刺激下产生具有激动样作用的抗血管紧张素 Ⅱ 1 型受体（angiotensin Ⅱ type1receptor，AT₁R）和抗 α₁肾上腺素能受体（α₁-adrenergic receptor，α₁-AR）等自身抗体，发挥增快心率、促血管收缩、促钠水重吸收等效应而使血压升高。高血压患者树突状细胞活化后上调各种炎症细胞因子的水平并增加共刺激分子的表达，促进高血压发生。

部分免疫细胞也起着负向调节血压的作用。有研究发现实验性高血压与调节性 T 细胞（regulatory T cells，Tregs）和恒定自然杀伤细胞的活性下降有关，其机制可能是这些细胞分泌抗炎因子能力降低，抑制炎症和纤维化的保护性效应减弱。另外，以胆碱乙酰基转移酶表达为特征的 CD4+ T 细胞的独特亚群和骨髓来源的抑制细胞也对血压起着保护作用。

上述证据都表明炎症与免疫反应不仅在高血压相关终末器官损伤中起着重要作用，而且炎症和高血压之间很可能存在因果关系，异常的炎症和免疫反应很可能是高血压的发生机制之一，但与高血压相关的许多因素，如 RAAS 激活、SNS 激活、盐、肥胖、胰岛素抵抗、衰老等也与炎症有关，混淆了这种因果关系。

（二）高血压的抗炎治疗

尽管证据表明炎症和免疫激活与高血压有很强的联系，但目前对高血压的抗炎治疗仍处于概念阶段。虽然在临床实践中，发现二甲胺四环素可持续降低高血压患者的血压，免疫抑制剂霉酚酸酯可阻断高血压实验模型中的 T 淋巴细胞和 B 淋巴细胞增殖从而降低血压，抗 TNF 治疗也可明显降低血压，但考虑到这些药物的风险效益比，在临床并不具有实用性。

生活方式干预如戒烟、运动、减轻体重可以降低 CRP 水平。他汀具有较好的抗炎作用，有证据表明高血压伴高胆固醇血症的患者治疗 5 年后，血压水平明显下降，该作用与改善血管内皮功能状态、抑制炎症反应等非调脂作用相关。RAAS 阻滞剂也具有较好的抗炎作用，有证据表明 AT₁ 受体阻滞剂对抗 AT₁R 自身抗体阳性的患者具有较好的效果。在传统药物效果不佳的高血压患者中，抗炎和靶向免疫治疗或许是一种极富前景的治疗新策略。

（周了华）

四、炎症与病毒性心肌炎（VMC）

VMC 是病毒感染导致的心肌炎症性疾病，以心肌细胞坏死和间质炎性细胞浸润为主要表现。

（一）炎症参与 VMC 发生发展

VMC 的发病机制主要包括病毒的直接攻击和炎症介导的免疫损伤。在病毒感染后 3～7 天，被感染的心肌细胞和免疫细胞通过 Toll 样受体等激活髓样分化因子 88 信号通路，活化炎症小体后释放 IL-1β、TNF-α、IL-6 和 IL-8 等炎症介质，吸引大量自然杀伤细胞、巨噬细胞、中性粒细胞等移至受损心肌。这些免疫细胞通过释放穿孔素和颗粒酶，在帮助宿主清除病毒和被感染心肌细胞的同时也造成心肌损伤。

在病毒感染后 7～14 天，随着心肌细胞破坏，宿主自身抗原的降解、释放和提呈，抗原特异性 T 淋巴细胞逐渐浸润心肌。此时，CD4+ Th1 细胞和 CD8+ T 淋巴细胞通过分泌干扰素（interferon，IFN）-γ 清除病毒和被感染的心肌细胞。CD4+ Th2 细胞分泌 IL-4 和 IL-13 等促进嗜酸性粒细胞的颗粒释放，加重心肌损伤。CD4+ Th17 细胞浸润心肌后通过分泌 IL-17 促进病毒的复制、心肌炎症的发生和心肌纤维化，加速 VMC 的疾病进程。同时，具有保护作用的 CD4+ Tregs 功能失调，其释放 IL-10、转化生长因子（transforming growth factor，TGF）-β 等抑制病毒复制及心肌炎症的细胞因子减少，进一步加重 VMC 心肌损伤。

B 淋巴细胞一方面释放 TNF-α 等炎症因子促进心肌损伤，另一方面在 IL-4 和 IL-17 的辅助下产生 AHA。AHA 通过诱导能量代谢障碍、细胞毒性反应和心肌细胞的钙超负荷等作用促进心肌炎发生发展。

（二）VMC 中炎症指标检测

急性期可见红细胞沉降率（erythrocyte sedimentation rate，ESR）加快和 CRP 等非特异性炎症指标升高。IL-17 和 IL-4 持续升高，有助于预测 VMC 向 DCM 演变。在心内膜心肌活检（endomyocardial biopsy，EMB）中，浸润心肌的炎症细胞以巨噬细胞和淋巴细胞较为常见。

（三）VMC 中炎症相关的免疫治疗进展

1. 免疫抑制治疗　这种治疗方法的基本原理是针对疾病的促炎症介质。目前使用的非特异性免疫抑制药物主要包括类固醇激素（泼尼松等）、环孢素和硫唑嘌呤等。一些研究显示这些药物可以改善心肌炎患者心脏射血分数。特异性靶向 CD3 的单克隆抗体联合环孢素和类固醇激素被证实可以提高巨细胞性心肌炎患者的生存率。对合并心包炎的患者，可使用非甾体抗炎药、秋水仙碱或 IL-1 受体拮抗剂如阿那白滞素等。这些治疗手段由于缺乏大样本 RCT 证据，目前在临床上并未常规使用。

2. 免疫调节治疗　静脉注射免疫球蛋白（intravenous immunoglobulin，IVIG）是一种有效的免疫调节疗法，通常用于暴发性心肌炎的治疗。到目前为止，IVIG 在 VMC 中的作用仍不明确。部分研究认为大剂量免疫球蛋白治疗可以提高急性心肌炎患者心脏射血分数和存活率。然而，另一部分研究未观察到 IVIG 的治疗益处。中药黄芪被证实在 VMC 中可能具有一定的免疫调节作用。

（余　森）

五、炎症与扩张型心肌病

DCM 的病因比较复杂，但无论是遗传 / 基因变异还是环境因素 / 感染等作用下的心肌损伤，都可能触发炎症和免疫细胞的浸润，最终导致心肌重构和心力衰竭。有研究发现，9% ～ 50% DCM 患者的心肌中存在炎症证据。

（一）病毒感染和自身免疫是 DCM 炎症发生的最常见原因

临床上有一部分 DCM 由 VMC 进展而来，动物实验也证实 VMC 可以发展为 DCM。Kühl 等对 245 例 DCM 患者进行心内膜心肌活检（EMB）后发现，67.4% 患者体内存在一种或多种嗜心肌病毒基因；它们持续阳性与患者左心室射血分数显著降低有关。

病毒感染除了对心肌细胞的直接损害以外，它所诱导的自身免疫损伤在 VMC 向 DCM 演变过程中也发挥着重要作用。心肌细胞被病毒侵害后，隐蔽的心肌蛋白抗原暴露，引起免疫应答，产生针对自身抗原的 AHA。它们通过干预心肌细胞能量代谢、介导钙超载等多种途径损伤心肌，促使心肌细胞坏死、凋亡和心肌纤维化。在 VMC 早期，AHA 主要由 $CD4^+Th17$ 细胞辅助 B 淋巴细胞产生；在 VMC 晚期和 DCM 阶段，AHA 主要由 $CD4^+Th2$ 细胞辅助 B 淋巴细胞生成。与此同时，由于 DCM 患者体内维持自身免疫耐受的 Tregs 生成减少，凋亡增加，再加之保护性抑制功能受限，$CD4^+Th1$、Th17、Th2 细胞释放的炎性介质如 TGF-β1、IL-17A、IL-33 和 IL-4 等能进一步促进胶原沉积和心肌纤维化。

（二）DCM 免疫标志物

目前常见的 AHA 有抗线粒体腺嘌呤核苷酸转位酶抗体、抗 β1 肾上腺素能受体（β1-adrenergic receptor，β1-AR）抗体、抗 M2 胆碱能受体抗体、抗肌球蛋白重链抗体和抗 L 型钙通道（L-type calcium channel，L-CaC）抗体，它们是 DCM 自身免疫反应的重要标志物。由于遗传易感性也是 DCM 自身免疫反应的重要原因，超过 60% 的 DCM 患者及其亲属体内能检测到 AHA，AHA 已被列为 DCM 早期筛查的免疫标志物。

AHA 对于 DCM 预后也有重要预测意义。研究发现抗 β1-AR 抗体阳性与患者全因死亡显著相关，抗体阳性者心血管死亡风险增加 3 倍；抗 β1-AR 抗体或抗 L-CaC 抗体阳性患者发生室性心律失常和猝死风险明显升高。

（三）针对 DCM 免疫炎症反应的免疫学治疗

1. 阻止抗体致病作用的治疗　适用于 DCM 早期、抗 β1-AR 抗体和（或）抗 L-CaC 抗体阳性、合并有室性心律失常患者。多项临床试验证实，早期使用 β 受体阻滞剂或钙通道阻滞剂地尔硫䓬有针对性地干预 AHA 介导的心肌损害，可以更好地保护心肌，预防猝死。

2. 免疫吸附（immunoadsorption，IA）治疗　适用于 AHA 阳性的 DCM 患者。近年来，使用 IA 方法清除 DCM 患者外周血中的 AHA，已逐渐成为可以应用于临床治疗 DCM 的一种重要方法。有研究报道 IA 治疗后 1 年，48%DCM 患者心脏大小和功能较治疗前明显改善，生活质量大幅提高。IA 治疗后补充适量免疫球蛋白可以避免 IA 后的免疫缺陷和 AHA 生成反弹风险。

3. 免疫调节治疗　适用于 DCM 早期。中药芪苈强心胶囊治疗 DCM 患者能够调节致炎性 /抗炎性因子失衡、改善心功能；中药党参、黄芪和葛根等具有降低 DCM 血浆神经内分泌因子如肾素、血管紧张素 II 和调节炎症因子表达等作用，改善患者预后。

上述免疫学治疗方法虽然已被不少临床研究证实有效，但仍有待更多的大样本 RCT 验证。

（袁　璟）

六、炎症和慢性心力衰竭

早在 1990 年，Levine 等发现重度慢性心力衰竭患者血清中的 TNF-α 水平显著高于健康人。随后的大量临床和动物研究提示炎症细胞、炎症介质与慢性心力衰竭发生发展相关联。

（一）慢性心力衰竭中的炎症反应

无论缺血性或非缺血性因素引发的慢性心力衰竭，患者衰竭心脏局部均可见各种免疫细胞浸润，如单核 / 巨噬细胞、树突状细胞、T 淋巴细胞和 B 淋巴细胞等。巨噬细胞是衰竭心脏局部的主要天然免疫细胞，是异质性的群体，一部分为组织常驻巨噬细胞，一部分由循环单核细胞迁移转化而来。组织常驻巨噬细胞和单核细胞转化巨噬细胞分别发挥抑制 / 促进炎症反应和间质纤维化的效应。αβT 淋巴细胞是衰竭心脏局部的主要获得性免疫细胞，其中的 CD4[+]T 细胞以分泌 IFN-γ 的 Th1 细胞为主，促进间质纤维化；CD8[+]T 淋巴细胞高表达 IFN-γ、穿孔素和颗粒酶 B，可能促进炎症反应和间质纤维化。少量的 γδT 淋巴细胞高表达 IL-17，促进心肌细胞凋亡和间质纤维化。尽管衰竭心脏中仅有少量的 B 淋巴细胞浸润，但患者循环中高水平的 AHA 提示 B 淋巴细胞是疾病炎症反应中的重要细胞组分。

慢性心力衰竭患者心脏局部及循环中多种炎症介质水平显著升高。炎症介质常广泛表达于各种免疫细胞和非免疫细胞，例如，心脏巨噬细胞分泌半乳糖凝集素 -3，诱导成纤维细胞增生和间质胶原沉积；心脏成纤维细胞表达 IL-33，抑制心肌细胞肥大和间质纤维化；心肌细胞表达 TNF-α，抑制心肌细胞收缩和促进细胞凋亡。

（二）慢性心力衰竭的炎症标志物

在慢性心力衰竭包括射血分数降低的心力衰竭（HFrEF）及射血分数保留的心力衰竭（HFpEF）的患者中，已明确多种炎症介质可作为炎症标志物辅助疾病的病情判断和预后评估。其中，可溶性 ST2（soluble suppressor of tumorgenicity 2，sST2）是首个美国食品药品监督管理局批准的炎症标志物，半乳糖凝集素 -3 亦被批准用于慢性心力衰竭的病情判断和预后评估。

（三）慢性心力衰竭的抗炎治疗

自本世纪初，已有数十项临床试验探索抗炎治疗在慢性心力衰竭患者中的疗效及安全性，包括药物治疗和非药物治疗。现已完成的临床试验绝大多数在 HFrEF 患者中展开。

1. 药物治疗　已试验的抗炎药物根据其靶向特性可分为特异性抗炎药物和非特异性抗炎药物。前者靶向特异性的炎症因子 TNF-α 或 IL-1β。尽管前期靶向 TNF-α 的两项小规模试验获得阳性结果，但随后的两项大规模Ⅲ期 RCT 未能证实这一获益。靶向 IL-1β 完成的三项小规模临床试验提示药物可改善心肺运动能力。近期的 CANTOS 研究评估了 IL-1β 单克隆抗体在既往心肌梗死患者中的疗效，发现 IL-1β 单克隆抗体降低心力衰竭导致的住院及死亡率。非特异性抗炎药物包括甲氨蝶呤、泼尼松、硫唑嘌呤、沙利度胺、人免疫球蛋白、己酮可可碱、秋水仙碱、重组人神经调节蛋白 -1 和胸腺五肽等。在非特异性抗炎药物的试验中，虽然一些药物获得阳性结果，但均为小规模Ⅰ期或Ⅱ期试验。

2. 非药物治疗　Celacade 系统在体外将血液样本依次暴露于氧气 / 臭氧和紫外线，诱导细胞凋亡后再回输到机体，从而调节抗炎 / 促炎因子平衡。Celacade 系统在慢性心力衰竭的Ⅲ期 RCT 结果总体为中性，亚组分析提示在纽约心脏协会（New York Heart Association，NYHA）心功能分级Ⅱ级的非缺血性心力衰竭患者中 Celacade 系统降低一级终点事件包括死亡和首次心血管住院的发生率。

总结与展望见数字资源 3-13-2。

（唐婷婷）

数字资源
3-13-2

七、炎症和大血管炎

大血管炎通常累及主动脉及其近端分支，主要由 Takayasu 病（Takayasu arteritis，TA）或巨细胞动脉炎（giant cell arteritis，GCA）引起。

（一）大血管炎中的炎症反应

大血管炎的病理特征是主动脉及其分支的肉芽肿性炎，可引起血管狭窄或扩张，以及动脉瘤形成。大血管炎病因不明，树突状细胞的激活可能是始动因素。活化的树突状细胞合成、释放炎症因子，引发异常 T 淋巴细胞应答，募集并激活中性粒细胞。CD4$^+$Th1 细胞释放 IFN-γ和 TNF-α，诱导巨噬细胞分化并增强其功能，促进肉芽肿形成。CD8$^+$T 淋巴细胞与 γδT淋巴细胞、自然杀伤细胞释放穿孔素和颗粒酶 B，引起血管损伤。

（二）大血管炎的炎症标志物

CRP 和 ESR 是目前临床上监测大血管炎活动的主要指标。有报道称血清 IL-6 水平比 ESR能更敏感地提示疾病活动，基质金属蛋白酶 -9 水平也与血管腔狭窄程度密切相关。

（三）大血管炎的抗炎治疗

糖皮质激素和免疫抑制剂治疗大血管炎效果不佳。抗 TNF-α 治疗对减轻 TA 炎症有一定疗效，并可减少激素维持量，但会出现复发。IL-6 抑制剂也可改善患者的临床表现，但复发依然存在。细胞毒性 T 淋巴细胞相关蛋白 -4（CTLA4）免疫球蛋白和泼尼松联合运用可以降低GCA 复发风险。个别病例报道使用抗 CD20 抗体或新型 Janus 激酶（Janus kinase，JAK）抑制剂可缓解难治性大血管炎。

（四）总结

生物治疗可能会改善大血管炎预后，未来的挑战是提高对疾病发病机制的认识，找到新的生物标志物和药物靶点，实现个体化治疗。

（陈　霄）

第 6 节　心血管疾病的抗栓治疗与监测

抗栓治疗是心血管疾病治疗的基石，包括抗凝、抗血小板和溶栓。由于出凝血机制具有高度复杂性，因此在选择用药方案时应充分考虑患者个体特征、病情复杂程度、联合用药以及禁忌证，并动态评估治疗的安全性和有效性，平衡获益和风险。

一、抗凝药物

抗凝药物是各类凝血途径阻断剂的总称，其作用机制是通过降低凝血因子水平或拮抗活化的凝血因子以缓解高凝状态、降低血栓负荷。根据给药方式，抗凝药物可分为口服和胃肠外两类，口服抗凝药包括维生素 K 拮抗剂（VKA）和非维生素 K 拮抗口服抗凝药（non-vitamin K antagonist oral anticoagulants，NOAC），胃肠外抗凝药包括普通肝素（UFH）、低分子量肝素（LMWH）、磺达肝癸钠、比伐芦定和阿加曲班等。除 VKA 外，其他所有抗凝药物均以 Ⅱa 因子和（或）Ⅹa 因子为拮抗靶点（图 3-13-3）。

（一）口服抗凝药

1. 维生素 K 拮抗剂　华法林是最常用的 VKA，其抗凝机制是干扰维生素 K 依赖性凝血因子的合成，降低血浆中 Ⅱ、Ⅶ、Ⅸ 和 Ⅹ 因子浓度。由于血浆半衰期不同，这些凝血因子在给药后的降低速率有明显差异，最初用药的 6 ~ 48 h 内，Ⅶ、Ⅸ 因子首先下降，而 Ⅱ、Ⅹ 因子变化尚不显著，但在此阶段，血浆蛋白 C 和蛋白 S 亦显著降低（均为维生素 K 依赖的抗凝血蛋白，半衰期较短），从而加重患者的凝血-抗凝血失衡，因此在华法林用药最初 5 天需重叠使

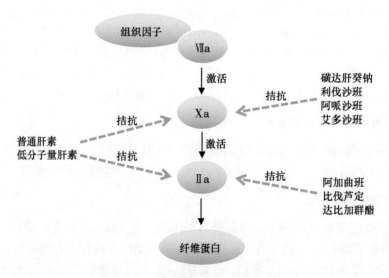

图 3-13-3　主要抗凝药物作用机制简图

注：①普通肝素、低分子量肝素、磺达肝癸钠均需与血浆中的抗凝血酶结合产生抗凝效应；②普通肝素拮抗 Ⅹa 和 Ⅱa 因子的比例为 1:1，低分子量肝素为（2 ~ 4）:1

用胃肠外抗凝药物以平衡凝血状态。

华法林的疗效和安全性易受环境和遗传因素影响，因此需常规监测凝血酶原时间的国际标准化比值（INR），多数患者在给药后的第 5～7 天达到 INR 治疗目标值（如 2.0～3.0）。对于 INR 不稳定的患者，应综合考虑饮食结构、体重、营养状态、甲状腺功能、联合用药等方面的影响。此外，基因检查（尤其是 *CYP2C9* 和 *VKORC1* 基因多态性）有助于华法林剂量的调整，如 *CYP2C9*3* 携带者需给予较低剂量的华法林以降低出血风险，而 *VKORC1* 基因多态性不但对华法林剂量产生影响且有明显的种族差异。

华法林在临床上使用了近 70 年，其疗效肯定且价格低廉，目前仍是血栓防治领域的主流药物，但需注意，由于华法林能够透过胎盘屏障，造成早孕阶段的胎儿畸形风险，因此妊娠是应用华法林的相对禁忌证。

2. 非维生素 K 拮抗口服抗凝药　NOAC 在 21 世纪初期开始应用于临床，均为单靶点药物，包括 Ⅱa 因子抑制剂（如达比加群酯）和 Xa 因子抑制剂（如利伐沙班、阿哌沙班和艾多沙班）。NOAC 的药代动力学稳定，安全性优于华法林，但肝肾功能障碍、胃肠道吸收不良、联合用药及高龄等因素可能干扰药物代谢；在一些特殊情况下，如严重出血、抗凝失败、接受硬膜外间隙阻滞麻醉、紧急手术以及溶栓治疗等，则需评估凝血功能和血药浓度。

（1）达比加群酯：是一种无活性的非肽类前体药物，在口服后通过肠道、肝和血液中的非特异性酯酶快速转化为有活性的达比加群，不可逆地抑制血中游离 Ⅱa 因子以及与纤维蛋白结合的 Ⅱa 因子。患者肾功能正常时，半衰期为 12～14 h，给药后 1.25～3 h 达到血药峰值浓度。①当达比加群血药浓度在 50～500 ng/ml 时，稀释的凝血酶时间（dilute thrombin time，dTT）与血药浓度呈良好的线性相关，dTT 显示血药浓度＞200 ng/ml 时，出血风险可能增高。②蝰蛇毒凝血时间（ecarin clotting time，ECT）同样与达比加群血药浓度呈剂量依赖的线性关系，当血药浓度处于 50～500 ng/ml 时，ECT 与达比加群浓度相关性最佳，通常 ECT 较正常上限延长＞3 倍时，提示出血风险增加。③如不具备检测 dTT 和 ECT 的能力，可采用活化部分凝血活酶时间（APTT）进行安全性监测，APTT 与达比加群血药浓度呈非线性关系，200 ng/ml 使 APTT 延长至正常值上限的 1.67～1.97 倍，200～400 ng/ml 可使 APTT 延长 2 倍以上（提示有出血风险）。④凝血酶时间（TT）对血中的达比加群有高度敏感性，即使血药浓度处于谷值，TT 也会明显延长，但相关性不佳，仅用于识别停药后血浆中是否有残留的达比加群抗凝活性。

（2）利伐沙班：能抑制血浆游离因子 Xa 和凝血酶原复合物中的 Xa 因子，血浆半衰期因年龄而异，年轻人为 5～9 h，老年人为 11～13 h。15 mg 和 20 mg 利伐沙班与食物同服有较高的生物利用度，10 mg 利伐沙班的生物利用度高，服用不受就餐时间限制。在口服利伐沙班后 2 h 内血浆浓度达到峰值，在 2～4 h 内对 Xa 因子产生最大抑制活性，67% 由肾清除（代谢降解和原型形式）。①治疗剂量的利伐沙班能剂量依赖性地延长凝血酶原时间（PT），但 PT 不能精确定量评估利伐沙班的抗凝活性，通常 120 ng/ml 利伐沙班可使 PT 延长约 1.15～1.56 倍，290 ng/ml 利伐沙班可使 PT 延长约 1.9 倍，PT 延长超过正常上限 2 倍提示有出血风险。②使用基于发色底物法的抗 Xa 因子活性试验（anti-FXa）可定量检测血药浓度＞30 ng/ml 的利伐沙班。10 mg 1 次/日利伐沙班预防静脉血栓栓塞症（VTE）时，预期血药浓度中位数为峰值 101 ng/ml，谷值 14 ng/ml；20 mg 1 次/日利伐沙班治疗急性深静脉血栓时，预期血药浓度中位数为峰值 215 ng/ml，谷值 32 ng/ml。对于择期手术患者，如血药浓度＞30 ng/ml 时，应在术前停药 1～3 天；有高度出血风险的患者如需紧急接受有创治疗，血药浓度＞30 ng/ml 时需使用逆转剂；有严重出血的患者如血药浓度＞50 ng/ml，则应考虑使用逆转剂。

（3）阿哌沙班：能抑制血浆中游离 Xa 因子、凝血酶原复合物中的 Xa 因子以及与血小板结合的 Xa 因子，半衰期约为 12 h，血浆蛋白结合率为 87%，生物利用度为 50%，口服后 3～4 h 达到血药峰值，约 56% 通过粪便排泄，安全性优于其他 NOAC。anti-FXa 是定量检测阿哌沙班血药浓度的首选方法，5 mg 2 次/日阿哌沙班预防非瓣膜病心房颤动相关卒中时，预期血药浓度中位数为峰值 171 ng/ml，谷值 103 ng/ml；治疗 VTE 时，预期峰值 132 ng/ml，谷值 63 ng/ml。

（4）艾多沙班：能抑制血浆中游离 Xa 因子、凝血酶原复合物中的 Xa 因子以及与血小板结合的 Xa 因子，半衰期为 10～14 h，生物利用度为 62%，口服药后 1～2 h 达到峰值，肾排泄量约占艾多沙班清除总量的 50%，其余代谢部分由胆肠途径排泄，艾多沙班的主要代谢物也具有抗凝血活性，但不足前体药物的 10%。①艾多沙班以浓度依赖性延长 PT，当血药浓度处于 97～296 ng/ml 时可延长 2 倍，但在低于治疗水平（＜30 ng/ml）时敏感性不足。② anti-FXa 可剂量依赖性反映艾多沙班血药浓度，60 mg 1 次 / 日艾多沙班预防非瓣膜病心房颤动相关卒中时，预期血药浓度中位数为峰值 170 ng/ml，谷值 36 ng/ml；治疗 VTE 时，预期峰值 234 ng/ml，谷值 19 ng/ml。

（二）胃肠外抗凝药

1. 肝素类药物

（1）普通肝素（UFH）：由高度硫酸化多糖链构成，分子量为 3000～30 000 道尔顿，大约包括 45 个糖单位，其中 1/3 为戊糖结构，UFH 中的戊糖结构与抗凝血酶赖氨酸结合并使抗凝血酶的精氨酸反应中心发生构象改变，加速其对 IIa 和 Xa 因子的抑制（比例为 1∶1）。此外，大剂量 UFH 可激活肝素辅因子 II 而产生抗凝效应，还可诱导组织因子途径抑制物的释放，促进对 FVIIa- 组织因子复合物的抑制，但 UFH 不能灭活已与纤维蛋白和细胞外基质结合的凝血酶，对与血小板和凝血酶原复合物结合的 Xa 因子也不起作用。UFH 分子的异质性较大，可与血中多种蛋白质、内皮细胞和巨噬细胞表面的受体结合并被灭活，导致 UFH 在不同个体或病情阶段时的生物利用度、抗凝活性以及药代动力学差别明显，因此需常规监测以评估安全性和有效性。由于抗凝效应弱，低剂量 UFH 通常不需监测；常规剂量 UFH 采用 APTT 比值（APTT-R）监测，治疗目标值为 1.5～2.5，对应的血浆肝素浓度约为 0.2～0.5 IU/ml；应用负荷量 UFH 时，抗凝效应超出 APTT 检测限，故宜采用活化凝血时间（ACT）进行监测。

（2）低分子量肝素（LMWH）：是由普通肝素解聚而成的，分子量多为 2300～5000 道尔顿，大部为戊糖结构，主要抑制 Xa 因子。与 UFH 比较，LMWH 与蛋白和细胞结合力低，半衰期更长，受干扰因素少，安全性更高，不需常规实验监测。年龄、性别对 LMWH 的药效学影响小，给药剂量可根据体重调节。由于该药主要由肾清除，肾功能损害时可导致药物蓄积，应通过 anti-FXa（发色底物法）测定血药浓度以指导剂量调整。此外，血药浓度监测的适应证还包括妊娠期、低体重（男＜57 kg，女＜45 kg）和血液透析。血药峰值出现在皮下注射 LMWH 后 4 h，谷值出现在下一次给药前。需注意，由于各类 LMWH 的原料以及制备工艺不同，对 Xa 因子和 IIa 因子的抑制比例为 2∶1～4∶1，抗凝效应存在差异，因此应避免频繁混用。

（3）磺达肝癸钠：是人工合成的 Xa 因子抑制剂，本身即为戊糖结构，分子量为 1728 道尔顿，通过非共价键与抗凝血酶特异性结合，选择性抑制 Xa 因子。磺达肝癸钠在皮下给药后吸收迅速完全，2 h 内出现血药峰值，生物利用度达 100%，半衰期 17～21 h，3～4 天达到稳态血浆浓度。由于该药主要经肾清除，肾功能损害患者的药物消除时间延长，导致潜在出血风险增加（肌酐清除率＞50 ml/min 不必药物减量，肌酐清除率为 20～50 ml/min 可每天给予 1.5 mg，肌酐清除率＜20 ml/min 禁用磺达肝癸钠）；老年人的肾功能随年龄增大而减退，对磺达肝癸钠的消除能力减低，因此用药时需酌情监测肾功能。在肝功能受损的患者中，磺达肝癸钠浓度减低与血浆中抗凝血酶含量减少有关，由于无法与抗凝血酶充分结合，导致磺达肝癸钠的肾清除率增加。

2. 直接凝血酶抑制剂

（1）阿加曲班：能可逆性抑制 IIa 因子活性，剂量依赖性延长 APTT，在肝功能正常的情况下，常规剂量给药的 APTT-R 目标值为 1.5 ～ 3.0；由于半衰期短（45 min），停药 2 ～ 4 h 后 APTT 可恢复至基线水平。心力衰竭、严重全身水肿或心脏外科术后患者需每 4 h 根据 APTT-R 水平调整输注速率，肝功能不全以及多脏器功能异常的危重患者应减量并动态监测 APTT，老年人因生理功能降低应酌情减量，仅有肾功能异常的患者无需调整剂量。阿加曲班对孕妇和儿童的安全性尚不明确，故不宜使用。

（2）比伐芦定：能可逆性抑制 IIa 因子活性，剂量依赖性延长 APTT，在肾功能正常的情况下，常规剂量给药的 APTT-R 目标值为 1.5 ～ 2.5；应用负荷量比伐芦定时，ACT 可剂量依赖性延长，并且在静脉注射后迅速产生抗凝作用，15 min 后所有患者的 ACT 值都超过 300 s；由于半衰期短（25 min），停止给药 1 h 后 APTT 和 ACT 均可恢复至给药前水平。由于比伐芦定有肾和蛋白酶降解两种清除途径，药物清除与肾小球滤过率紧密相关，有中、重度肾功能损伤的患者应监测比伐芦定的出血风险。

表 3-13-5　主要抗凝药物及其监测试验

常用药物	给药方式	拮抗靶点	主要监测试验
华法林	口服	II、VII、IX、X 因子	PT-INR
利伐沙班	口服	Xa 因子	PT、anti-FXa
阿哌沙班	口服	Xa 因子	anti-FXa
艾多沙班	口服	Xa 因子	PT、anti-FXa
达比加群酯	口服	IIa 因子	APTT、TT、dTT、ECT
普通肝素	胃肠外	IIa 因子和 Xa 因子（1：1）	APTT、ACT、anti-FXa
那屈肝素钙	胃肠外	IIa 因子和 Xa 因子（1：3.2）	anti-FXa
依诺肝素钠	胃肠外	IIa 因子和 Xa 因子（1：3.6）	anti-FXa
磺达肝癸钠	胃肠外	Xa 因子	anti-FXa
比伐芦定	胃肠外	IIa 因子	APTT、ACT
阿加曲班	胃肠外	IIa 因子	APTT

注：监测试验在临床应用前均需进行性能验证

二、抗血小板药物

抗血小板药物是一类能阻断血小板活化通路或拮抗其结合位点的血小板功能抑制剂，广泛应用于心血管疾病的治疗和一、二级预防领域。抗血小板治疗的效果受血小板对药物反应多样性的影响，血小板功能过度抑制可导致出血，对治疗反应降低（即治疗后残留血小板高反应性）可导致血栓复发。

（一）阿司匹林

阿司匹林的抗血小板机制是诱导环氧合酶 -1（cyclooxygenase-1，COX-1）丝氨酸残基乙酰化，通过改变 COX-1 活性部位的构象阻断前列腺素和血栓烷 A_2 的合成，100 mg 阿司匹林即可有效抑制血小板活性。由于阿司匹林对 COX-1 的阻断是不可逆的，抗血小板效应会贯穿血小板生存周期（平均 7 天）；另一方面，由于循环血液中每天有 10% 的血小板更新，阿司匹林停药后血小板功能恢复至正常水平通常需 7 天左右。阿司匹林治疗的有效性与血管事件风险水平相关，低危患者获益小，高危患者获益大。出血是阿司匹林的主要不良反应，严重程度与剂量、疗程、溃疡性疾病、凝血功能障碍以及联合抗栓用药有关。

（二）氯吡格雷

氯吡格雷是本身无活性的前体药物，属于噻吩并吡啶类衍生物，口服后经肝细胞色素酶P450酶系催化形成活性代谢产物后，能与$P2Y_{12}$受体的半胱氨酸残基结合并对$P2Y_{12}$受体产生不可逆抑制，从而发挥抗血小板作用。常规剂量氯吡格雷给药3～7天，抗血小板效应会达到稳态，终止给药后5天左右血小板功能恢复至基线水平。氯吡格雷代谢产物主要由尿液和粪便排出。影响氯吡格雷治疗效果的因素较多，包括临床因素（如年龄、肾功能不全、性别、体重指数、糖尿病、全身性炎症、急性冠脉综合征、心源性休克、射血分数和吸烟）、合并用药因素（如质子泵抑制剂、钙通道阻滞剂、香豆素衍生物和他汀类药物）、基因突变（如携带*CYP2C19*功能缺失型等位基因的患者可出现药物代谢减慢，使氯吡格雷疗效降低）。

（三）替格瑞洛

替格瑞洛是一种选择性$P2Y_{12}$受体拮抗剂，化学分类为环戊基三唑嘧啶（ADP衍生物）。替格瑞洛本身为活性药物，有起效快、效应稳定的特点，在口服后迅速吸收代谢，给药早期即可产生较强的抗血小板作用，能有效抑制ADP介导的血小板聚集。替格瑞洛主要分布于血浆，在尿液和粪便中亦可检出其代谢产物。区别于氯吡格雷的是，替格瑞洛与血小板$P2Y_{12}$受体间的作用是可逆的，在停药后血小板功能可快速恢复。

（四）血小板糖蛋白Ⅱb/Ⅲa受体拮抗剂

血小板膜表面的糖蛋白（glycoprotein，GP）Ⅱb/Ⅲa受体是跨膜受体，也是血小板表面最主要的纤维蛋白原（Fbg）受体（每个血小板上可表达50 000～70 000个GP Ⅱb/Ⅲa受体），在静息状态下与Fbg的亲和力很低。当血小板激活后，GP Ⅱb/Ⅲa受体的细胞外区域发生构象改变，与Fbg的亲和力显著增加，GP Ⅱb/Ⅲa受体进一步变形生成配体诱导的结合位点，促进血小板的变形和聚集，因此阻断GP Ⅱb/Ⅲa受体即可有效抑制血小板聚集。目前，常用的GP Ⅱb/Ⅲa受体抑制剂（GPI）有3种，包括阿昔单抗、依替巴肽和替罗非班。

阿昔单抗是一种人鼠嵌合单克隆抗体，对GP Ⅱb/Ⅲa受体有高度亲和力，初始半衰期＜10 min，第二阶段半衰期为30 min，最高剂量时可完全抑制20 μm ADP诱导的血小板聚集；停药后12 h，5 μm ADP诱导的血小板聚集可恢复至基线水平的50%以上。在循环血液中与血小板不可逆结合的阿昔单抗能存在≥10天，因此终止给药后，阿昔单抗对血小板的残留抑制作用可持续10天左右。阿昔单抗主要用于高危或急诊PCI患者，但需注意与抗凝药物或溶栓药物联合使用时有大出血风险（尤其是高龄人群）。

替罗非班是一种非肽类的GP Ⅱb/Ⅲa受体拮抗剂，有高度选择性且作用可逆，半衰期约1.8 h。静脉推注10 μg/kg继以0.15 μg/（kg·min）静脉滴注，可抑制ADP诱导的血小板聚集率≥95%，抑制时间与药物的血浆浓度相平行，在停药4 h后血小板功能迅速恢复至基线水平。替罗非班常规为静脉内给药，也可于冠状动脉内给药，主要用于治疗急性冠脉综合征、行PCI或冠状动脉内斑块切除术的患者。替罗非班与其他影响止血的药物合用时应当谨慎，对于严重肾功能不全患者（肌酐清除率＜30 ml/min）用药需减量。

依替巴肽是一种肽类的GP Ⅱb/Ⅲa受体拮抗剂，有高度选择性且作用可逆，半衰期为10～15 min，静脉滴注5 min可达血药浓度峰值，给药后1 h能显著抑制血小板功能，作用持续2～4 h，停药4 h后血小板聚集率迅速恢复至基线水平50%以上。依替巴肽主要用于急性冠脉综合征及行PCI治疗的患者，由于该药主要由肾清除，肾功能不全患者需调整剂量。

（五）血小板功能监测

血小板功能监测是一类观察血小板聚集能力、信号通路表达状态或代谢产物水平的试验，主要用于评估抗血小板药物疗效，如试验显示血小板功能未被有效抑制，则提示血栓风险。常用试验包括光学法血小板聚集试验（light transmission aggregometry，LTA）、血管舒张剂刺激磷蛋白（vasodilator-stimulated phosphoprotein，VASP）、快速血小板功能分析（VerifyNow）、血栓弹力图−血小板图（thrombelastogram-platelet mapping，TEG-PM）、血小板功能分析（PFA）-200、尿液中 11- 脱氢血栓烷 B_2（urinary 11-dehydro-thromboxane B_2，11-DH-TXB$_2$）等（表 3-13-6）。

表 3-13-6　主要抗血小板药物及监测试验

常用药物	给药方式	拮抗靶点	监测试验
阿司匹林	口服	COX-1	花生四烯酸诱导的 LTA、VerifyNow 或 TEG-PM、尿 11-DH-TXB$_2$
氯吡格雷	口服	P2Y$_{12}$ 受体	二磷酸腺苷诱导的 LTA、VerifyNow、TEG-PM 或 PFA-200、VASP
替格瑞洛	口服	P2Y$_{12}$ 受体	二磷酸腺苷诱导的 LTA、VerifyNow 或 TEG-PM、VASP
阿昔单抗	胃肠外	GP Ⅱb/Ⅲa 受体	二磷酸腺苷或凝血酶受体激活肽诱导的 LTA
依替巴肽	胃肠外	GP Ⅱb/Ⅲa 受体	二磷酸腺苷或凝血酶受体激活肽诱导的 LTA
替罗非班	胃肠外	GP Ⅱb/Ⅲa 受体	二磷酸腺苷或凝血酶受体激活肽诱导的 LTA

三、溶栓药物

人体纤维蛋白溶解系统由纤溶酶原、组织型纤溶酶原激活物（tissue plasminogen activator，t-PA）及纤溶酶原活化抑制物（plasminogen activator inhibitor type，PAI）、α$_2$- 抗纤溶酶等十多种蛋白构成，主要的生物学功能是降解血管内的纤维蛋白，恢复正常血流灌注，纤溶系统的功能状态取决于促纤溶和抗纤溶之间的平衡。溶栓药物是一类能将纤溶酶原激活为纤溶酶以促进血栓溶解的纤溶激活剂，普遍应用于心脑血管疾病的急性期治疗，常用的溶栓药物包括非特异性纤溶酶原激活剂（如尿激酶、链激酶）和特异性纤溶酶原激活剂（如阿替普酶、瑞替普酶、替奈普酶等）（图 3-13-4）。

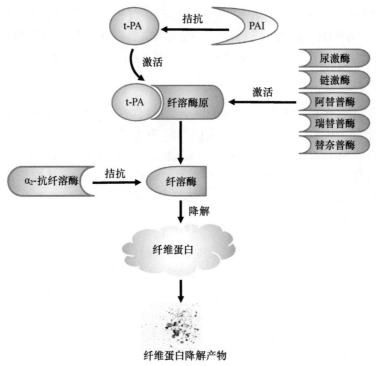

图 3-13-4　纤溶系统及溶栓药物机制简图

（一）非特异性纤溶酶原激活剂

尿激酶和链激酶对纤维蛋白的特异性低，易导致全身性纤溶活性亢进，可引起严重出血。①尿激酶是一种丝氨酸蛋白酶，无抗原性，可直接激活纤溶酶原，纤溶效应可持续 12 ～ 24 h，但由于血中存在纤溶酶原活化抑制物和 α_2- 抗纤溶酶，因此需大量使用才能发挥溶栓作用。②链激酶是一种非酶性单链蛋白，不直接激活纤溶酶原，而是与纤溶酶原结合形成复合物，进而转化纤溶酶原为纤溶酶；由于链激酶有抗原性，易致过敏，重复使用应间隔 4 年。

（二）特异性纤溶酶原激活剂

此类药物的纤维蛋白特异性高，与纤维蛋白原亲和力低，能选择性激活血栓中与纤维蛋白结合的纤溶酶原，溶栓作用强于链激酶和尿激酶，不易引发全身性纤溶亢进，无抗原性。①阿替普酶是一种基因重组的组织型纤溶酶原激活物（rt-PA），可产生较强的局部纤溶作用，需持续给药，大剂量应用时会降解血循环中的纤维蛋白原，导致严重出血。②瑞替普酶是一种 t-PA 的非糖基化单链缺失变异体，纤维蛋白特异性较阿替普酶低，但半衰期更长，可间隔给药。③替奈普酶是一种 t-PA 的多位点突变体，对纤维蛋白的特异性比阿替普酶强 14 倍，对 PAI-1 的耐受性增加 80 倍，出血风险更小，血栓溶解和血管再通更为迅速，对形成较久的血栓有明显效果。

溶栓治疗时需常规检测血浆纤维蛋白原，避免出血风险，通常纤维蛋白原＜ 1.5 g/L 时应减小给药剂量，＜ 1.0 g/L 时应停止溶栓。此外，动态监测血浆 D- 二聚体是评估溶栓疗效的敏感手段，在溶栓初期，D- 二聚体进一步增高随后逐渐减低，提示治疗有效；如为陈旧性血栓，则变化不明显。

（门剑龙）

第 7 节 心脏性猝死

心脏性猝死（sudden cardiac death，SCD）指的是看似健康的个体因为心血管原因导致的、急性症状出现后 1 h 内发生的非创伤性意外致死事件，其具有意料之外的、突然的、快速的特征。当死亡时间不确定时（无目击者），若患者在死前 24 h 内仍看似健康，其死亡也可被定义为心脏性猝死。患者可能平日就罹患具有潜在致死风险的心脏疾病，或者是尸检认定其死因是心血管系统异常，或者尸检没有发现明显的心外病因，心律失常事件可能为死因。

【流行病学】

SCD 占所有自然死亡的 18%，占冠心病死亡的 50%。全世界每年约有 1700 万例心血管疾病相关的死亡，其中 25% 是 SCD。美国每年 SCD 患者为（30 ～ 35）万，发病率约为 1‰～ 2‰。欧洲的 SCD 发生率与美国相似。据报道，我国 SCD 的发生率为 0.04%，以 13 亿人口推算，我国每年 SCD 发生人数约为 54.4 万。SCD 发生率随年龄增长而增加。据估计，SCD 发生率在男性约为 6.68/10 万人年，在女性约为 1.4/10 万人年。

【病因】

SCD 相关的心脏疾病在年轻人和老年人中有所差异。年轻人中常见疾病为离子通道病、心肌病、心肌炎和药物滥用引起的心律失常，老年人常见的是冠心病、心脏瓣膜疾病和心力衰竭。

1. 冠心病 大约 50% 的 SCD 发生在无已知心脏病的患者，但多数患有隐性缺血性心脏病。冠心病可以解释大部分猝死的原因，尤其是在 40 岁以上人群中。

2. 心肌病 原发性或继发性心肌病也是 SCD 的较常见病因，例如肥厚型心肌病是导致青少年 SCD 最重要的疾病。

3. 心脏瓣膜疾病 在心脏瓣膜疾病中，主动脉瓣狭窄患者最易出现 SCD。

4. 先心病　先天性心脏病进展到艾森门格综合征阶段也较易发生 SCD。一些复杂先心病如法洛四联征、完全性大动脉转位等即使接受矫正手术后，也可发生 SCD。

5. 遗传性心律失常综合征　一些心血管疾病并未导致心脏结构和功能发生明显改变而是表现出电活动的异常，如长 QT 综合征（LQTS）、Brugada 综合征、短 QT 综合征（SQTS）等也可导致患者发生 SCD。

【病理与病理生理】

心脏性猝死患者最常见的心血管系统病理改变是多发的冠状动脉粥样硬化及局部斑块的不稳定。局部斑块的变化包括斑块溃疡、斑块破裂、局部血小板聚集及血栓形成等。心肌本身或多或少有受损表现，主要为陈旧性心肌梗死、心肌肥厚等。

引起心搏骤停的电生理机制主要包括：①无脉性室性心动过速、心室颤动等致死性快速性心律失常；②心动过缓及心脏停搏；③无脉性电活动，也称为电-机械分离，是指保持了心脏的电节律性而没有有效的机械活动。

作为最常见的 SCD 诱因，急性心肌缺血可导致心肌细胞发生酸中毒、钙离子内流、膜电位降低、自律性增高。发生透壁缺血时，心内膜及心外膜下心肌对缺血的反应不同，导致跨心室壁的复极离散度明显增加。缺血还会改变细胞间缝隙联结蛋白的分布。上述改变使心肌细胞容易出现缓慢传导、折返、后除极和触发活动，从而导致致死性快速性心律失常，若无及时的有效干预，后者可能会转变为心动过缓、心脏停搏或无脉性电活动等。

【危险分层】

（一）无心脏病个体的 SCD 危险分层

大约 50% 的心搏骤停发生在无已知心脏病的个体中，但其中大多数人其实都患有隐匿性的缺血性心脏病。因此，对普通人群的 SCD 预防最有效的方法是借助风险评分表量化发生缺血性心脏病的风险。

多项研究提示，"猝死的易感性早就写在了基因里"。目前对 SCD 突变位点的研究还很有限，相关数据还无法用于临床，但基因检测在早期量化 SCD 风险方面颇有前景。

（二）缺血性心脏病患者的 SCD 危险分层

过去 20 多年，全世界的研究者对一系列缺血性心脏病患者可能的 SCD 标志物进行了研究，包括心率变异性、心室晚电位、QT 间期离散度、T 波电交替等，但上述指标均未能对临床实践产生影响。

在心肌梗死和左心室功能不全的情况下，左心室射血分数（LVEF）是目前 SCD 唯一明确的预测因素。

一些生化指标，比如 BNP、NT-proBNP，在预测 SCD 方面前景可期。

（三）遗传性致心律失常疾病患者的 SCD 危险分层

不同的离子通道病和心肌病可使用的危险分层方案不同。比如，QT 间期在 LQTS 患者中是预测心脏事件的可靠指标，室间隔肥厚在肥厚型心肌病患者中可预测预后，但诸如 Brugada 综合征、短 QT 综合征等其他疾病没有可靠的危险分层标准。

【SCD 的预防】

SCD 的一级预防针对的是有 SCD 的风险、但从未发生过心搏骤停或危及生命的心律失常的患者；SCD 二级预防针对的是已经发生过心搏骤停但成功复苏或发生过致命性心律失常的患者。

（一）SCD 风险筛查

1. 普通人群 SCD 风险筛查　临床实践中，应对超声心动图和心电图提示的遗传性心律失常疾病征象提高警惕，这有助于早期识别 SCD 高危个体。但目前不清楚是否该对一般人群的 SCD 风险进行普查。

2. SCD 患者亲属的风险筛查 心律失常性猝死综合征患者的家庭成员罹患遗传性心律失常疾病的概率高达 50%，尤其是离子通道病和一些特殊类型的心肌病。因此，猝死患者若未能做尸检或尸检未发现心脏结构性异常且毒物检查无特殊，应告知其一级亲属正面临着发生类似事件的潜在风险，并应对其进行心脏检查。有心脏疾病相关症状（如晕厥、心悸、胸痛）的亲属应该优先被检查。

采集准确的病史是对猝死患者进行死因诊断的第一步，也是对其亲属进行筛查的准备工作。如果猝死者年轻，关注的焦点应是离子通道病和心肌病。此时应评估其心源性前驱症状（如晕厥或癫痫发作），仔细调查其死亡时的具体情形，并收集其生前的临床资料。若猝死者年龄超过 40 岁，应该评估其冠心病危险因素。此外，应该了解猝死患者所有关于猝死和心脏疾病的家族史资料。

3. 合并或疑似合并室性心律失常患者的 SCD 风险筛查

（1）临床资料采集：心悸、晕厥前兆、晕厥是最能提示室性心律失常的三大症状。室性心动过速相关的心悸常为突发突止，并可能合并晕厥前兆和（或）晕厥。没有前兆的晕厥应怀疑源于缓慢性心律失常或室性心律失常。坐位或仰卧位发生的晕厥应被怀疑是心源性的。同时，也应搜寻结构性心脏病相关的症状，如胸痛、呼吸困难、乏力。应采集完整的 SCD 家族史和用药史。体格检查有时能提供有价值的线索。

（2）无创检查

1）静息 12 导联心电图：从静息 12 导联心电图可以看到遗传性心脏疾病的征象、其他结构性心脏病的心电图特征、电解质紊乱、药物导致的复极异常和（或）QRS 波增宽。所有患者均应完成静息 12 导联心电图检查。

2）心电监测：持续或间断的动态心电监测有助于将症状和心律失常联系起来，也可检测到隐匿性心肌缺血。对于一天至少发作一次的心律失常，24 h 或 48 h 动态心电图检查即可。对于阵发性心律失常，心脏事件记录仪会比动态心电图更有用，因为它可以记录更长的时间。经皮植入的循环记录仪可在长达数年的时间里持续记录心律和事件，如果症状和心律之间的关系无法用常规诊断技术来确定时，推荐使用植入式循环记录仪。信号平均心电图可放大体表心电图上信号／噪声之比，所以可记录到 QRS 波群末端微伏级的低电压信号，即心室晚电位。其病理基础是传导缓慢的异常心肌区域，该区域可能与折返导致的快速性室性心律失常密切相关。

3）运动负荷试验：运动负荷试验最常用于检测室性心律失常患者是否有隐匿性心肌缺血。对于有室性心律失常同时合并中度以上冠心病风险者（根据年龄和症状），应该完成运动负荷试验以明确诊断。运动负荷试验也有助于对肾上腺素依赖性节律异常，如单形性室性心动过速和儿茶酚胺敏感性多形性室性心动过速（CPVT）的诊断和疗效评估。

4）影像学检查：超声心动图是最常用的影像学诊断技术。该技术价格低廉、操作方便，可准确诊断与 SCD 相关的结构性心脏疾病，并且可评估大多数患者的左心功能和心室壁节段性运动情况。单光子发射计算机断层成像（single-photon emission computed tomography，SPECT）心肌灌注显像能准确评估左心室收缩功能，可用于无法通过超声心动图确诊的患者。对于可能因缺血诱发室性心律失常的患者，如果运动负荷心电图诊断不可靠（如使用了地高辛、左心室肥厚、静息时 ST 段已经下移＞1 mm、WPW 综合征或左束支传导阻滞），则应完成运动负荷超声心动图。若患者无法完成运动负荷试验需要的运动量，则可采用药物负荷结合影像学检查的方式来辅助诊断。心脏磁共振成像可准确量化评估心室容积、左心室质量和心室功能。而心脏 CT 结果与心脏磁共振具有可比性，同时，其还能显示冠状动脉影像并量化冠状动脉钙化程度。若超声心动图无法准确评估心功能和心脏结构，应考虑完成心脏 CT 或磁共振成像检查。

（3）有创检查

1）冠状动脉造影：对有致命性心律失常或心搏骤停幸存者而言，如果有中度及以上的冠心病风险，应完成冠状动脉造影以确诊或排除严重的冠心病。

2）电生理检查：心电生理检查可用于明确室性心动过速的可诱导性，指导射频消融，评估室性心动过速复发或 SCD 的风险，判断晕厥是否因心律失常引起（针对怀疑心律失常性晕厥者），评估 ICD 植入指征。电生理检查对冠心病和左心室功能不全患者最有用。冠心病患者行电生理检查诱导室性心律失常（ventricular arrhythmia，VA）的成功率可达 50%。在没有结构性心脏病和心电图异常的患者中，电生理检查的成功率最低。电生理检查可能对致心律失常性右心室心肌病（ARVC）和扩张型心肌病发挥一定作用，但它不适用于识别高危肥厚型心肌病患者。对离子通道病而言，电生理检查不适用于 LQTS、CPVT 和 SQTS，它对 Brugada 综合征的作用还有争议。

在其他检查无法得出结论时，电生理检查也可用于诱发或记录缓慢性心律失常。因此，应对怀疑有快速性或缓慢性心律失常患者进行电生理检查，尤其当其合并结构性心脏病时。

（二）基础心脏疾病的预防和治疗

对普通人群的 SCD 预防最有效的方法是借助风险评分表对个体发生缺血性心脏病的风险进行量化，并控制相关危险因素。

同时，预防 SCD 最重要的是对基础心脏疾病和合并症进行有效管理。例如，射血分数降低的心力衰竭患者（LVEF ≤ 40%）推荐服用 β 受体阻滞剂、醛固酮受体拮抗剂、ACEI 或 ARB 等以降低 SCD 和全因死亡风险。

（三）抗心律失常药物

除了 β 受体阻滞剂，目前并没有随机对照试验支持其他抗心律失常药在 SCD 的一级预防中发挥有效作用。总体来说，抗心律失常药物可作为在某些特定情况下有心律失常倾向患者的辅助治疗，但必须慎用。

Ⅰa 类抗心律失常药可能延长 QT 间期，因此，在使用可能延长 QT 间期药物的患者和遗传性长 QT 综合征患者中应慎用。1989 年公布的 CAST 研究（Cardiac Arrhythmia Suppression Trial）发现，与安慰剂相比，Ⅰc 类抗心律失常药物会增加心肌梗死后患者总死亡和非致死性心搏骤停的发生率。因此Ⅰc 类抗心律失常药禁用于心肌梗死后患者。

β 受体阻滞剂的抗心律失常机制包括竞争性阻断交感神经作用的 β 肾上腺素能受体，减慢窦性心率，也可能通过抑制钙离子释放通道 RyR 受体抑制额外的钙离子从内质网中释放出来。β 受体阻滞剂可以降低一系列心脏疾病患者（无论是否合并心力衰竭）的 SCD 风险，是 SCD 预防的一线药物。

胺碘酮具有包括阻断钠通道、钾通道在内的一系列药理作用。胺碘酮可降低心肌梗死后和心力衰竭患者致死性 VA 的风险，但该治疗并不降低总死亡率。长期使用胺碘酮会引起复杂的药物间相互作用，并且使患者发生心外副作用，比如会累及甲状腺、皮肤，偶累及肺和肝。

目前缺乏指导抗心律失常药物联合使用的证据。联合用药应该用于其他抗心律失常治疗无法有效抑制心律失常的发作时。对于联合用药患者，应密切监测其心电图和心功能，以便检测左心室功能的恶化和（或）药物导致的心律失常。

（四）电解质管理

将血钾水平维持在正常范围内有利于预防 VA。补充镁可以帮助抑制尖端扭转型室速。近期一项对 38 689 名急性心肌梗死患者的调查显示，血钾水平在 3.5 ～ 4.5 mmol/L 时，SCD 的风险最低。

（五）器械治疗

埋藏式心脏复律除颤器（implantable cardioverter-defibrillator，ICD）对 SCD 一级和二级预

防的作用已被多项研究证实。指南对于 ICD 植入推荐见二维码数字资源 3-13-3。

SCD 患者绝大部分是左心室功能降低的心力衰竭患者。心脏再同步治疗（cardiac resynchronization therapy，CRT）可通过改善血流动力学、改善心室重塑、降低心肌耗氧量和交感神经张力、改善室性心律失常等机制预防心力衰竭患者发生 SCD。CRT 联合 ICD 治疗，即心脏再同步化治疗除颤器（cardiac resynchronization therapy defibrillator，CRT-D）治疗可进一步降低心力衰竭患者的死亡风险。

皮下心脏复律除颤器的电极完全安置在皮下而不进入胸腔内。现有数据表明，皮下心脏复律除颤器能有效预防猝死，但目前尚缺乏长期耐受性和安全性数据。

对左心室收缩功能较差，短期内存在心律失常性猝死风险，但又不适合植入埋藏式除颤器（等待心脏移植、围产期心肌病等）的成年患者，可考虑可穿戴式复律除颤器治疗。

（六）心搏骤停治疗

心搏骤停指的是心脏活动的突然停止，如果不被及时正确处理，就会进展为 SCD。据统计，全世界每年心搏骤停的发生率为（20 ~ 140）/10 万人，因为绝大多数心搏骤停发生在院外，不能得到有效的快速干预，在全球范围内，心搏骤停被成功复苏的机会小于 10%。

在社区开展的 SCD 防治工作重点为初级心肺复苏，也叫基础生命支持，旨在为基础的生命活动提供支持，迅速给重要器官供氧，包括胸外按压、开放气道、辅助呼吸、自动体外电除颤等步骤。其中，迅速除颤是患者存活的主要决定因素。

美国心脏协会推荐的生存链的四个重要组成部分包括：早期识别急诊情况，拨打急救电话，启动急救医疗服务体系；早期现场心肺复苏；早期除颤；早期由专业人士进行高级心肺复苏和复苏后处理。

（七）介入治疗

通常来说，瘢痕组织是室性心动过速患者发病的潜在机制。导管消融是瘢痕相关室性心动过速、心室颤动的重要治疗方法。目前指南对瘢痕相关心脏病出现持续室性心动过速或电风暴的患者，推荐紧急导管消融。对因持续室性心动过速反复 ICD 放电的缺血性心脏病患者，亦推荐导管消融。然而，目前缺乏前瞻性随机对照研究支持导管消融能降低死亡率。

（祝　烨）

第 8 节　心源性晕厥

晕厥是一过性全脑低灌注所致的短暂意识丧失，具有突发性、短暂性、自限性，并可完全恢复。晕厥是常见的临床症状，普通人群中约 50% 在其一生中至少发生一次晕厥事件。根据病理生理学特征不同，晕厥分为反射性晕厥、直立性低血压和心源性晕厥。大多数晕厥是良性的，但少数情况下，晕厥可能是严重疾病的警告信号，如心律失常、器质性心血管疾病等。因此识别潜在风险最大的心源性晕厥是晕厥患者诊治的关键。

【病因】

心源性晕厥的常见病因见表 3-13-7。其中心律失常是心源性晕厥的最常见原因。在结构性心脏病所致心源性晕厥中，年轻患者以遗传性结构性心脏病更为常见，如肥厚型心肌病、致心律失常性右心室心肌病。中老年心源性晕厥患者以获得性心脏病更为多见，常见病因包括缺血性心脏病、心脏瓣膜疾病、心肌病等。在心肺及大血管疾病中，肺栓塞是因晕厥住院患者经常被诊断不足的病因。

表 3-13-7　心源性晕厥的常见病因

心律失常

　快速性心律失常：室上性心律失常、室性心律失常

　缓慢性心律失常：窦房结功能障碍、房室传导阻滞、起搏器功能障碍

器质性心血管病

　结构性心脏病：急性心肌梗死 / 缺血、主动脉瓣狭窄、肥厚型心肌病、心脏肿物（心房黏液瘤、肿瘤等）、心包疾病 / 心脏压塞、冠状动脉先天性异常、人工瓣膜功能障碍、致心律失常性右心室心肌病等

　心肺及大血管疾病：肺栓塞、主动脉夹层、肺动脉高压等

【流行病学】

心源性晕厥是晕厥第二位常见原因，约占 15%。其中心律失常性晕厥更为常见，单纯室性心动过速占晕厥事件的 11%。总体而言，心源性晕厥在老年人群中比年轻人群中更为常见。男性比女性更常见。合并心脏疾病的严重程度是晕厥患者死亡风险的重要预测指标。

【发病机制】

心源性晕厥主要是由于心律失常、器质性心血管疾病引起短暂性心输出量显著降低、血压下降，当脑血流中断 6 ～ 8 s，收缩压在心脏水平下降到 50 ～ 60 mmHg，直立位大脑水平下降到 30 ～ 45 mmHg 时，可引起全脑灌注不足而发生晕厥。

心源性晕厥可有多种病因和机制同时存在。结构性心脏病可能通过引起心律失常发生晕厥，如心肌梗死相关的室性心动过速引起心源性晕厥。而心律失常性晕厥的发作除与心律失常类型、心率快慢相关，还受心脏功能和结构等因素影响。另外，在许多情况下，不适当的神经反射、血管反应性以及体液容量状态也可能诱发或加重低血压状态。

【诊断策略】

首先通过病史采集、体格检查和心电图进行初步评估判断是否为心源性晕厥或非心源性晕厥。当初始评估后不能确定晕厥原因时，应立即对患者进行危险评估，判断患者重大心血管事件或心脏性猝死的风险，高危患者则需急诊观察或住院，并选择适当的诊断、测试方法以明确晕厥病因。

（一）初始评估

详细的病史采集、体格检查和心电图检查是初始评估的重要内容。60% ～ 70% 的患者可通过初始评估明确晕厥病因。晕厥患者的临床特征主要来源于患者的自我报告、目击者的观察和录像。

病史采集重点在于既往心脏病病史、家族史，以及晕厥发作的详细描述，如发作前的诱发因素（如运动、饱餐、体位等）、前驱表现（如心悸、胸痛、呼吸困难等）；发作期间面色、呼吸、持续时间、有无抽搐、便失禁、摔伤；发作后症状等。表 3-13-8 所列病史特征有助于鉴别心源性和非心源性晕厥的病史特征。当晕厥患者存在劳力或仰卧时发生晕厥、突发心悸后立即晕厥、原因不明的早年猝死家族史、存在结构性心脏病时，需警惕心源性晕厥。

体格检查应包括血压（仰卧位和站立位的血压测量）、呼吸频率、心率、心律、心脏杂音、颈静脉充盈 / 怒张和下肢压痛 / 水肿等。如发作前后心率或心律异常需警惕心律失常性晕厥，若呼吸频率升高则增加对肺栓塞的怀疑度。病理性心脏杂音提示心脏瓣膜疾病、肥厚型心肌病或梗阻性心脏病变等。下肢水肿或其他深静脉血栓形成的证据会增加患者发生肺栓塞的风险等。

12 导联心电图是对晕厥进行初步评估的重要工具。这是一种低成本，易于获得且可重复的测试，可以检测心律失常的存在，并可能提供潜在的结构性心脏病线索，如心肌缺血（T 波变化或 ST 段压低）或新发梗死（ST 段抬高）等。

表 3-13-8　心源性晕厥和非心源性晕厥的病史特征

临床特征	心源性晕厥	非心源性晕厥
年龄	年龄大（＞60岁）	更年轻
心脏病病史	有	无
诱因	劳累或精神压力增加	有特定诱因或情境因素，如咳嗽、大笑、排尿、排便、吞咽、脱水、疼痛、痛苦刺激、医疗操作等
前驱症状	前驱症状短暂（如心悸）或无前驱症状	常有前驱症状，如恶心、呕吐、发热感等
发作时体位	卧位	长时间站立；或从卧位、坐位到站立位的体位改变时发生
频率	发作次数少（1或2次）	发作频繁，有长期晕厥发作的病史且临床特征相似
遗传性疾病或早发（＜50岁）心脏性猝死家族史	有	无
心脏体格检查	异常	正常

　　表 3-13-9 列出提示心律失常性晕厥的心电图改变。需要注意的是，当晕厥和心电图上的心律失常之间存在关联时方可确诊心律失常性晕厥。而且与这些疾病相关的某些 ECG 变化可能只是间歇性出现，因此，一份 ECG 可能不足以排除心源性晕厥的诊断。

表 3-13-9　提示心律失常性晕厥的心电图改变

提示心律失常性晕厥的心电图改变
双束支传导阻滞（定义为 LBBB 或 RBBB 合并左前或左后分支阻滞）
其他室内传导异常（QRS 波时间≥0.12 s）
二度Ⅰ型房室传导阻滞和 PR 间期显著延长的一度房室传导阻滞
在未使用负性频率药物时无症状的轻度窦性心动过缓（40～50 次/分）或缓慢的心房颤动（40～50 次/分）
非持续性室性心动过速
预激 QRS 波群
长或短的 QT 间期
早期复极
$V_1 \sim V_3$ 导联 ST 段抬高呈 Brugada 1 型形态
右胸前导联的负向 T 波，提示致心律失常性右心室心肌病的 ε 波
提示肥厚型心肌病的左心室肥厚

（二）危险分层

　　经初步评估后仍无法确诊晕厥病因时，应立即进行危险分层，识别近期发生心血管事件、心脏性猝死、非心脏的严重临床情况高风险患者，晕厥高危特征见表 3-13-10，可能需要考虑住院完善辅助检查进一步评估或治疗。

【辅助检查】

　　经初步评估后疑似心源性晕厥或诊断不明者，则需要进一步的额外检查确诊。根据患者初步评估的结果选择合理的辅助检查有助于明确诊断，不宜过度检查。如在怀疑有心律失常性晕厥时行心电监护、无创 ECG 监测，必要时可进行植入式循环记录仪和诊断性电生理检查等。对既往有心脏病史或初步评估提示结构性心脏病或继发于心血管原因的晕厥可行超声心动图检查。怀疑心肌缺血所致晕厥时可测定心肌损伤标志物，怀疑肺栓塞时测定 D- 二聚体、氧饱和度和血气分析等。

表 3-13-10　晕厥患者的高危特征

晕厥事件	体格检查
主要指征	● 急诊室不可解释的 SBP < 90 mmHg
● 新发的胸部不适，气短，腹痛或头痛	● 肠道检查示胃肠出血
● 用力时或卧位时发生的晕厥	● 清醒状态和缺乏锻炼时持续的心动过缓，心率 < 40 次 / 分
● 突发心悸，立即出现晕厥	● 未确诊的收缩期杂音
次要指征（仅在伴有结构性心脏病或心电图异常时高危）	心电图
● 没有提示性症状或前驱症状很短 < 10 s	● 急性缺血的心电图改变
● 年轻时不明原因猝死的家族史	● 二度 II 型和三度房室传导阻滞
● 静坐体位的晕厥	● 部分其他提示心律失常性晕厥的心电图表现
既往病史	
严重结构性心脏病或冠状动脉疾病	

（一）心电监测

通常情况下，当初始评估提示心律失常性晕厥时需要心电监测。常用的心电监测包括院内心电监测、动态心电图（24 h 或长时程）、体外或植入式循环记录仪、远程心电监测及智能手机的相关心电监测。

不同监测设备在监测持续时间、是连续监测还是间歇监测、患者激活或是自动触发、是否实时传输、是否具有侵入性方面有所不同。应根据患者晕厥事件发生的频率、患者特征选择合适的心电监测方法。例如患者在事件发生之前或之后的激活可以使症状、心电异常相关联；实时传输为医务人员即刻反馈评估和治疗提供了可能。

1. 院内心电监测　对高危特征（如表 3-13-10）提示心律失常性晕厥的患者，有必要进行院内监测（床旁监测或遥测），特别是在晕厥后立即监测。心电监护的诊断率为 1.9% ～ 17.6%。

2. 动态心电图监测　大多数患者动态心电图监测期间难以捕捉到晕厥发作，有研究发现诊断率仅为 1%。但对晕厥发作频繁，如每日单次或多次发作，动态心电图监测更有助于判断症状与 ECG 记录的心律失常之间的相关性。晕厥发作期间没有记录到心律失常可以排除心律失常性晕厥。

3. 体外循环记录仪　可连续记录并储存数周至数月心电数据，需患者激活或自动触发，可提供触发事件前、事件中以及事件后的心电记录。体外循环记录仪比动态心电图监测诊断率更高。在多中心国际注册中，晕厥的诊断率为 24.5%。4 周内再发晕厥的患者，应尽早考虑使用体外循环记录仪。

4. 患者触发、经电话传输的监测仪（事件监测）　可通过模拟电话线将患者激活的数据（实时或存储）传输到远程中心监测站（如医生办公室）的记录仪。该监测仪有助于判断心悸患者的心律失常类型，但对于晕厥前无法触发监测仪的患者作用不大。

5. 智能手机相关心电监测　智能手机应用程序可实时记录心电图，但需要患者晕厥发作前主动激活，限制其在心律失常性晕厥诊断中的作用。

6. 远程（家庭）心电监测　通过无线传输（实时）向服务中心提供连续的心电图记录或 24 h 循环记忆。研究表明实施远程心电监测可提高心律失常性晕厥的诊断率并实现早期诊断。

7. 植入式循环记录仪　为有创心电监测，小型皮下植入设备，电池寿命为 3 年，可连续监测心电活动，既可自动检测重大心律失常，出现症状时患者（或目击者）也可触发并储存事件，并可远程传输。植入式循环记录仪（ILR）适用于：①反复发作不明原因的晕厥、经评估不属高危患者；或器械植入术后电池尚未耗竭晕厥症状再发，在 ILR 电池寿命期间极可能复发晕厥的患者。②高危患者但未达到 ICD 或起搏器一级预防的指征，经评估不能明确病因。③反复发作、导致创伤病史，怀疑或明确为反射性晕厥。④疑似癫痫，但抗癫痫治疗无效。

⑤不明原因的跌倒。

当通过心电监测记录到晕厥与心律失常（缓慢性或快速性）相关时，则可诊断为心源性晕厥。如记录到二度Ⅱ型或三度房室传导阻滞、心室停搏＞3 s（不包括年轻运动员、睡眠状态或心率控制治疗的心房颤动）或持续时间长的快速阵发性室上性心动过速或室性心动过速，但监测到这些心律失常时不伴晕厥，则可诊断为疑似心律失常性晕厥。

（二）视频录像

在疑似晕厥的患者中，除患者和目击者提供发作时的临床特征，家庭和院内视频对评估各种类型的晕厥非常有用。医生应鼓励患者及家属录制症状发作时的家庭录像。

（三）电生理检查（EPS）

近年来，心电监测方法的发展减少了电生理检查在晕厥诊断中的使用。由于患有和不患有结构性心脏病的患者EPS的诊断率分别约为50%和10%。因此不建议在心电图正常和心脏结构和功能正常的晕厥患者中行电生理检查，除非怀疑心律失常性晕厥。在晕厥评估中，心脏科医生推荐对不明原因晕厥患者行电生理检查的仅占3%。

在特定临床情况下，EPS有助于诊断。如对于高度怀疑心律失常相关晕厥、无创检查未明确晕厥病因，存在以下情况之一时：既往有心肌梗死或其他心脏瘢痕、双束支传导阻滞、无症状性窦性心动过缓、不能排除与心动过缓相关的晕厥、晕厥前伴有突然和短暂的心悸。

（四）生物损伤标志物

简单而准确的生物损伤标志物可能会简化风险分层和晕厥原因的诊断。在对病史、体格检查及心电图临床评估的基础上，不建议常规使用心脏损伤标志物，但可能对某些患者有用。心脏损伤标志物如肌钙蛋白和脑钠肽可用以识别心源性晕厥和有短期严重不良心脏事件风险的患者。如果怀疑有肺栓塞，则测量D-二聚体水平可能会有所帮助。另外，也有研究发现血浆腺苷水平低与阵发性房室传导阻滞相关。

（五）超声心动图和其他影像学技术

超声心动图是一种相对简单的无创检查。怀疑患有结构性心脏病或既往有心脏病的晕厥患者，应考虑经胸超声心动图。超声心动图可以很好地评估并识别心脏异常情况：左心室功能（包括与冠状动脉分布一致的区域壁运动异常征象）；心室大小和厚度（如肥厚型心肌病、致心律失常性右心室心肌病）；瓣膜结构（如主动脉瓣狭窄）；瓣膜反流情况（如急性肺栓塞时三尖瓣反流伴右心室扩大）及心包（如心脏压塞）等。

超声心动图可明确少见的晕厥原因，如主动脉瓣狭窄、心房黏液瘤、心脏压塞等。某些患者，如主动脉夹层和血肿、肺栓塞、心脏肿瘤、心包和心肌疾病、冠状动脉先天畸形，可进行经食管超声心动图、CT和心脏磁共振检查。

（六）运动负荷试验

运动负荷试验适用于运动中或运动后立即发生晕厥的患者。运动负荷试验应在严密监护和有抢救条件的环境中进行。

有些心脏情况可发生劳力时晕厥，包括结构性病变，例如梗阻性肥厚型心肌病和主动脉瓣狭窄；与交感神经兴奋相关的遗传性心律失常，例如LQTS（1型）和儿茶酚胺敏感性多形性室性心动过速（CPVT）等。

（七）冠状动脉造影

当晕厥患者怀疑心肌缺血或梗死时，冠状动脉造影有助于明确冠状动脉病变，但不能直接诊断晕厥的病因。

（八）其他

颈动脉窦按摩、直立倾斜试验、卧立位血压测定，结合患者短暂意识丧失发作时临床特征有助于诊断反射性晕厥和直立性低血压。

【鉴别诊断】

心源性晕厥除了需与反射性晕厥、直立性低血压（OH）等非心源性晕厥鉴别外，还需与其他机制引起的短暂意识丧失（LOC）鉴别，如脑电活动过度异常所致的癫痫、因心理过程转换障碍的心因性短暂意识丧失等。

（一）癫痫（表 3-13-11）

表 3-13-11　晕厥与癫痫的鉴别

临床特征	晕厥	癫痫
存在触发因素	常常	罕见
触发刺激的性质	不同类型：疼痛，站立，情绪，特殊情景等	闪光最常见；也有罕见的触发因素
前驱症状	常有先兆（血管迷走神经反射中的自主神经激活，OH 中的头晕，心脏晕厥中的心悸）	癫痫先兆：重复性的，特异性，包括幻觉记忆。腹部感觉升高（上腹先兆）和（或）异常不愉快的气味
肌阵挛的详细特征	• ＜ 10，振幅不规则，不同步，不对称 • LOC 开始数秒后开始	• 20 ～ 100，同步，对称 • 发病大多与 LOC 一致 • 清晰持久的动作，如咀嚼或咂嘴
舌头咬伤	罕见，多为舌尖	舌侧（很少双边）
意识丧失持续时间	10 ～ 30 s	可能会数分钟
发作后表现	大多数 10 s 内恢复对情况的理解，之后恢复全部意识和警觉	记忆缺失，在数分钟内不能回忆重复问题

（二）心因性短暂意识丧失

心因性短暂意识丧失有心因性非癫痫发作和心因性假性晕厥两种临床表现，分别类似癫痫和晕厥。心源性晕厥尤应与心因性假性晕厥鉴别，后者的临床特征见数字资源 3-13-4。

（三）其他

需与心源性晕厥鉴别的其他疾病，有各自的临床特征有助于鉴别，如后循环短暂性脑缺血发作和锁骨下动脉窃血综合征，此类患者常伴有局灶性神经系统功能异常；蛛网膜下腔出血常伴剧烈头痛。

【预后】

有研究发现心源性晕厥患者 1 年死亡率 18% ～ 33%，远高于非心脏原因或未知原因的短暂意识丧失患者，而并存的器质性心血管疾病的严重程度是死亡风险的最重要预测指标。

（陈江天）

数字资源
3-13-4

第三篇推荐阅读

消化系统疾病

第1章 总论

消化系统包括食管、胃、肠、肝、胆、胰和腹膜等器官。消化系统的主要功能是消化、吸收、排泄、分泌、代谢等。这些功能承担着机体的重要机能运转，同时，消化系统疾病的疾病负担较重，因此了解和防治消化系统疾病对于维持机体健康非常重要。

一、消化系统疾病谱的变化和消化系统疾病负担

随着我国人民健康水平明显改善，传染病发病率与死亡率大幅下降，健康状况相关的各项综合指标已发生明显改变，居民的疾病模式也随之发生了转变。慢性非传染性疾病的发病率呈增长趋势，其中消化系统疾病成为我国居民的常见疾病。在消化系统疾病中，疾病模式有所变化，消化系统肿瘤、消化系统免疫相关疾病、代谢相关疾病的患病率明显上升，在消化系统疾病谱中的位次不断前移，重要性不断增加。这些变化与重要的环境危险因素（如饮食习惯、环境污染、城镇密集化等）有关，需要引起高度重视，并提出合理的应对策略，以降低消化系统疾病的负担。

根据 2019 年全球疾病负担（global burden of disease，GBD）数据，1990 年我国消化系统疾病（不包括消化系统肿瘤）患病率达 31.1%，而到 2019 年达到 27.2%。1990—2019 年疾病谱的变化显示，患病率增加的疾病包括炎性肠病（inflammatory bowel disease，IBD）、非酒精性脂肪肝、酒精性肝炎、假性肠梗阻、阑尾炎等，其中患病率增加最显著的是 IBD、非酒精性脂肪肝。这些均提示我国消化系统疾病的负担呈增长趋势，需要给予足够的卫生经济资源并积极应对。

总体来说，慢性肝病和肝硬化仍然是我国消化系统疾病患病率和死亡率最高的疾病，但慢性乙型肝炎和丙型肝炎的患病率下降，而脂肪肝和酒精性肝炎及相关肝硬化的患病率上升。这与我国积极采取病毒性肝炎防控措施密切相关，1992 年我国将乙型肝炎疫苗纳入计划免疫管理，2001 年正式将乙型肝炎疫苗纳入儿童计划免疫，2002 年开始为新生儿提供免费乙型肝炎疫苗接种服务，2009 年乙型肝炎疫苗出生及时接种率及 3 针覆盖率达 90% 以上。然而，由于饮食结构改变等因素，酒精性肝炎和脂肪肝患病率增加，由于中草药和保健品普遍应用，药物性肝炎也有增长趋势，随着认知和诊断水平的提高，自身免疫性肝病的患病率也在升高。虽然我国仍然是慢性肝病大国，但肝病的种类已经发生变化。

IBD 是近 20 年来我国病例人数增长速度较快的一类疾病，根据 2019 年 GBD 数据，我国 IBD 的患病率呈上升趋势。1990 年 IBD 患病率为 22.86/100 000，2019 年为 47.06/1 000 000。此外，根据我国城镇职工医保数据计算的 IBD 患病率显示，2013—2016 年我国溃疡性结肠炎的患病率从 8.1/100 000 增至 16.6/100 000。2013—2017 年我国克罗恩病的患病率从 1.59/100 000 增至 3.76/100 000。国内一项队列研究也提示近 30 年内（1985—2014 年）IBD 住院人数逐年增加。

总之，作为我国的常见病，消化系统疾病给居民带来了严重的危害，且疾病负担较重，而随着我国经济发展、环境因素的变化、饮食结构的改变，消化系统疾病谱发生了较大的变化，

为了适应这一改变，我们的教学和临床实践的重点都应该进行相应的调整，这样才能让学生们更好地掌握并应对真实世界的现状。

二、消化系统的结构

消化系统包括食管、胃、肠、肝、胆、胰和腹膜等器官。其中，食管、胃、肠是空腔器官，统称为胃肠道，负责消化系统吸收和排泄等重要功能。肝、胆、胰腺承担分泌和代谢功能。

（一）胃肠道

胃肠道由多种不同功能的器官组成。胃肠道管壁的基本结构分为 4 层：黏膜层、黏膜下层、肌层、浆膜或外膜层。胃肠道的两大功能为吸收营养和排出废物。其中黏膜是肠内容物的屏障及液体和营养物质交换的场所，消化道平滑肌与肠神经系统共同介导胃肠道蠕动功能。

1. 食管　食管长 20 ～ 25 cm，自门齿至食管上端约 15 cm，至贲门口长约 40 cm。胃食管交界处（esophagogastric junction，EGJ）是食管最重要和最复杂的区域。食管下括约肌（lower esophageal sphincter，LES）为贲门肌肉变厚处，食管黏膜不具备明显的弥散或吸收功能，主要负责将食团推入胃内，伴随食管上括约肌和 LES 的松弛，同时 LES 可以阻止胃内容物向口侧反流。

2. 胃　胃呈囊袋状，胃底和胃体部黏膜迂曲，上皮为单层柱状上皮，包含分泌黏液的黏液细胞、分泌胃酸和内因子的壁细胞、分泌胃蛋白酶的主细胞，以及主要分布在胃窦处分泌胃泌素的 G 细胞等。胃将食团进一步磨碎，并与胃蛋白酶和胃酸混合，近端胃通过适应性松弛具有储存食物的作用，远端胃将固体食物残渣推向幽门。同时，胃可分泌内因子协助维生素 B_{12} 吸收。

3. 小肠　小肠是长约 5 m 的弯曲管道，十二指肠约 25 cm，空肠约 2 m，回肠约 3 m。小肠表面皱襞有很多微绒毛，其表面积近似足球场大小，且细胞更新较快。黏膜下层有复杂的淋巴管网、动静脉网，以及神经节细胞与神经纤维组成的黏膜下神经丛。内环肌和外纵肌间有肌间神经丛。小肠是消化道主要的吸收器官，小肠绒毛结构具有吸收功能，并包含特殊的酶和转运器。胃推送的食物在小肠中与胰液、胆汁混合而进一步消化。近端小肠负责营养物质分解产物和多数矿物质的快速吸收，回肠吸收维生素 B_{12} 和胆汁酸。

4. 大肠　大肠长约 1.5 m，包括阑尾、盲肠、升结肠、横结肠、降结肠、乙状结肠、直肠和肛门，内壁皱襞少，较光滑，无绒毛。表面上皮由吸收细胞和杯状细胞组成，仅盲肠和升结肠有少量 Paneth 细胞（潘氏细胞）。单层柱状上皮在肛门括约肌处移行为皮肤鳞状上皮。大肠黏膜下结构与小肠相同。环行肌和纵行肌之间有丰富的肌间神经丛。除横结肠和乙状结肠外，其余肠壁均无完整的浆膜包裹。结肠黏膜可吸收粪便中的水分，将回肠排出的 1000 ～ 1500 ml 粪质转为 100 ～ 200 ml，从直肠排出。结肠腔内有大量细菌定植，发酵未消化的碳水化合物和短链脂肪酸。

（二）肝

肝是体内最大的器官，重量达 1200 ～ 1500 g，占体重的 1/50，是发挥代谢、转化和免疫功能的重要器官。肝血运丰富，入肝总血流量每分钟达 1500 ml，其中 75% 的血供来自门静脉，25% 来自肝动脉。肝小叶是肝实质内的功能单位。肝小叶内肝细胞排列成肝细胞板（肝板），以中央静脉为中心呈放射状排列，肝板之间为血窦相，邻肝小叶间的三角形或椭圆形区域为汇管区。肝内的非实质细胞包括：①肝窦内皮细胞：位于肝窦血流和窦周隙（Disse 间隙）之间，细胞质中有许多网孔，蛋白质等物质可自由地由肝窦流入窦周隙进行物质交换。② Kupffer 细胞：为肝内巨噬细胞，能清除细菌、病毒、内毒素，并分泌肿瘤坏死因子 -α （tumor necrosis factor，TNF-α）等多种细胞因子。③肝星形细胞：即贮脂细胞或 Ito 细胞，激活后可产生多种细胞因子并合成胶原，使肝纤维化。④ Pit 细胞：是肝窦内的自然杀伤细胞，能抵御肿瘤、清除肝细胞内的病毒。

（三）胆道系统

胆道系统可分为胆囊、胆囊管、肝管、肝总管、胆总管和胆胰管壶腹。肝内胆汁经肝内胆小管逐渐汇集到较粗的胆管，再经左、右肝管流入肝总管，经胆囊管、胆囊颈进入胆囊加以浓缩，当有生理需要时，胆囊收缩，胆汁再经胆囊颈、胆囊管进入胆总管，与胰胆管汇合经胆胰管壶腹进入十二指肠。

（四）胰腺

胰腺为扁长的三角形器官，长 12 ～ 20 cm，宽 3 ～ 4 cm，位于上腹部和左季肋部的腹膜后，无真正的包膜。分为胰头、胰颈、胰体和胰尾，各部分间无具体界限，组织学上胰腺由外分泌部分和内分泌部分组成：外分泌部分主要由腺泡和导管系统组成，腺泡合成、贮存和分泌消化酶，经胰腺导管输送入肠道；内分泌部分可分泌多种激素。

三、消化系统功能和相关检查

1. 消化吸收功能　胃肠道的主要生理学功能是摄取、转运和消化食物。食物在胃肠道内经过一系列复杂的消化分解过程成为小分子物质，经肠黏膜将营养物质吸收，经门静脉入肝加工、贮存或利用。胃、小肠、胆道、胰腺的疾病可以破坏消化和吸收，如小肠吸收不良综合征、乳糜泻、细菌过度生长、感染性肠炎。测定小肠吸收功能的试验包括粪便脂肪测定、维生素 B_{12} 吸收试验、D- 木糖吸收试验等。

2. 运动功能　消化道在胃肠道神经和内分泌功能作用下协调推进管腔内食物移动，营养物质被吸收后，食物残渣经肛门排出。胃肠道运动功能受神经系统、肠神经系统（enteric nervous system，ENS）和内分泌系统的多重调节。ENS 独立行使调节功能，仅部分受中枢神经系统调控，故肠神经系统又称为"肠之脑"。例如，假性肠梗阻是由肠道神经或平滑肌损伤后引起的小肠明显传输延迟。检测胃肠运动功能的常用方法包括食管、胃、胆道、直肠肛门压力测定；食管排空、胃排空和胃肠通过时间测定；食管和胃内 pH 值和胆汁动态测定；胃电图、直肠电图和盆底肌电图检查等。

3. 分泌功能　消化系统的分泌功能包括外分泌和内分泌功能。外分泌功能主要包括胃、肠和胰腺分泌的各种消化酶、肝分泌的胆汁、胃分泌的胃酸和内因子等。消化道和胰腺还有大量内分泌细胞，分泌多种小分子多肽类物质，以内分泌形式调节自身和远处靶器官功能，这类物质统称为脑肠肽。这些胃肠多肽类物质受到中枢神经的调节（脑-肠轴；如胃动素等），进而调控胃肠道运动、分泌等重要作用，如胃泌素分泌过多可导致卓-艾综合征。相关检查包括胃酸分泌测定、胃泌素、血管活性肠肽和促胰液素检测。胰腺外分泌功能检查包括促胰液素试验、Lundh 试验、N- 苯甲酰 -L- 酪氨酰-对氨基苯甲酸（N-Benzoyl-L-tyrosyl-paminoben-zoic acid，BT-PABA）试验等。

4. 免疫功能　肠道集合淋巴结（Peyer 结）、上皮内淋巴细胞和黏膜固有层淋巴细胞等构成了胃肠道免疫体系，这些免疫细胞有多种胃肠肽受体表达，因此受到脑肠肽激素的影响和调节。肝 Kupffer 细胞在吞噬来自肠道的抗原、细菌及有毒物质方面发挥重要作用，Pit 细胞还有抵御肿瘤细胞的作用。免疫功能的检查包括特异性抗体、免疫球蛋白、补体等检测。

5. 代谢功能　肝是人体最重要的代谢器官，是人体最大的"化工厂"。糖、蛋白质、脂肪、维生素、胆红素和体内产生的有毒物质等均通过肝复杂的促酶反应进行分解、合成、结合、转运或排泄，以维持机体日常生命活动。

四、消化系统疾病概述

（一）消化系统疾病的临床症状和体征

消化系统疾病可表现为多种临床症状，包括腹痛、恶心、呕吐、嗳气、黄疸、消化道出血、便秘、吞咽困难、厌食、消瘦、乏力等。但消化系统症状并不是消化系统疾病独有的表现，其他系统或全身疾病也可出现消化系统症状，如系统性红斑狼疮、卟啉病等可出现腹痛症状，糖尿病、甲状腺功能亢进可出现腹泻症状。因此，在分析消化系统症状时，我们需要仔细辨识、认真思考，运用辩证的临床思维来解决问题。

腹部体格检查对消化系统疾病的诊断和鉴别诊断具有重要的提示意义，检查时应注意腹部的轮廓、蠕动波、腹壁静脉曲张及其分布与血流方向、压痛点（固定压痛点更有意义）、反跳痛、腹肌强直、肝脾大、移动性浊音、振水音、肠鸣音等。此外，全身体格检查也会有重要提示，如腹水患者查体时发现颈静脉怒张、肝大、心率增快等应注意检查心脏病，以排除缩窄性心包炎等。肝硬化患者合并意识障碍时应注意神经系统检查，这对发现及诊断肝性脑病至关重要，患者可出现扑翼样震颤和踝阵挛。

（二）消化系统疾病的检查方法及进展

1. 实验室检查   血液、粪便、体液等实验室检查有助于消化系统疾病的诊断及鉴别诊断并具有一定的判断预后的能力。

（1）血液检查：血常规检查结果可表现为贫血、血小板降低、白细胞增多等，临床需考虑感染、肿瘤、脾功能亢进、免疫系统相关疾病等。肝功能检查中，谷丙转氨酶（alanine aminotransferase，ALT）、谷草转氨酶（aspartate aminotransferase，AST）可反映肝细胞受损程度；胆红素、碱性磷酸酶（alkaline phosphatase，ALP）、γ-谷氨酰转肽酶（gamma glutamyl transpeptidase，GGT）可反映肝细胞功能和胆道相关疾病；白蛋白可反映肝合成功能；靛青绿试验可反映肝摄取及清除功能等；血清淀粉酶、脂肪酶可反映胰腺炎症；血清病毒性肝炎标志物检查可确定病毒性肝炎类型；血液中抗体检测［如抗酿酒酵母抗体（anti-saccharomyces cerevisiae antibody，ASCA）、抗中性粒细胞胞质抗体（antineutrophil cytoplasmic antibody，ANCA）、抗核抗体（antinuclear antibody，ANA）等］有助于判断肠道免疫相关疾病或自身免疫性疾病的肠道表现。癌胚抗原（carcinoembryonic antigen，CEA）、癌抗原19-9（cancer antigen19-9，CA19-9）、CA50等肿瘤标志物对消化道肿瘤有辅助诊断意义。

（2）尿液检查：尿常规表现为尿胆红素、尿胆原、尿红细胞和尿蛋白增高时，临床应考虑肝病、肾病、过敏性疾病等。尿 PABA 和 D- 木糖检测对于胰腺外分泌功能和小肠吸收功能有指示意义。

（3）粪便检查：粪便潜血试验阳性提示胃肠道出血、炎症、溃疡或肿瘤等。粪便细菌培养、真菌培养、寄生虫、*C.diff* 毒素阳性等提示肠道感染。

（4）体液检查：胃液、肠液、腹水等检测对于鉴别胃肠道和腹腔疾病有一定帮助。

（5）进展：随着分子生物学技术的发展，二代测序技术已应用于病原微生物检测、先天性疾病基因突变分析等。基因芯片技术可以检测使用核苷类似物后乙型肝炎病毒的变异位点等。单基因突变检测有助于选择肿瘤治疗靶点等。

2. 辅助检查方法及进展

（1）超声检查：超声诊断成像原理是利用超声波在人体不同组织中传播的特性和差异。对腹腔实质性器官的占位性疾病诊断准确率高，可重复检查，无损伤，并可指导穿刺治疗。主要用于显示肝、胆、胰和脾的大小和形态的改变；肝内恶性肿瘤、囊肿、脓肿、血管瘤、包虫病的部位和大小；胆囊和胆道结石、息肉和肿瘤；胰腺肿瘤、囊肿，胰管的扩张和梗阻部位；腹水定量、腹腔内血管和淋巴结等；胃肠道内的较大肿物等。

近几年来，经腹肠道超声越来越被认可应用于肠道疾病的鉴别诊断、并发症诊断和随访，其可显示肠壁病变的部位和范围、肠腔狭窄、肠瘘及脓肿等，经腹肠道超声造影对于判断狭窄部位的炎症活动度也有一定价值。由于超声检查方便、无创，患者接纳度好，也可用于克罗恩病诊断的初筛及治疗后疾病活动度的随访。

（2）X线检查：虽然消化系统X线检查已经逐渐被腹部CT、MRI或内镜检查等代替，但对于设备条件欠佳的单位或处于特殊疾病状态时，X线检查仍然是较好的方法。

1）立位腹部平片：方法简单，能在短时间内做出诊断，是诊断腹部空腔器官穿孔和肠梗阻的首选方法。

2）消化道钡剂造影：可观察消化道蠕动情况和腔内病变。钡剂造影检查可显示消化道腔内病变，气钡双对比造影可显示胃肠道的细微结构。

3）口服胆囊造影和静脉胆道造影：诊断价值有限，目前已很少应用。

4）经皮肝穿刺胆管造影：主要用于诊断胆道梗阻的部位、原因并可同时进行引流。

5）腹腔动脉造影：对诊断肝占位性病变和胃肠道血管病变有较大价值。数字减影血管造影（digital subtraction angiography，DSA）除可较好地显示血管造影的动脉期外，还可显示实质期和静脉期血流动力学变化。由于DSA的背景减影，其图像质量比传统血管造影清晰。

（3）CT：CT比X线平片具有更好的分辨率，而且断层影像可避免重叠投影导致的诊断信息丢失，比X线平片检查更精细、全面和准确。腹腔CT检查不仅用于肿瘤、囊肿、脓肿和结石等的诊断，还可了解肿瘤有无外侵及其程度、与周围器官及组织间的关系、有无淋巴结转移和远处器官转移等。此外，对脂肪肝、肝硬化、胰腺炎等也有重要诊断价值。CT检查方法包括：①不用增强扫描和造影扫描的CT平扫；②扫描前静脉注射碘造影剂后行对比增强CT，可增加病变组织与正常组织间的密度差异，对疾病做出更准确的诊断；③造影CT，指先进行器官或结构造影，然后再行扫描；④螺旋扫描CT，具有成像快、连续性容积扫描和采样等优点，已被广泛应用。

（4）MRI：MRI与其他影像学技术相比有许多优点，如无电离辐射；能清楚显示解剖结构和病变形态；能进行轴、冠、矢状位以及任何倾斜位的多方位成像；多参数成像，通过分别获取T1加权像（T1 weighted image）、T2加权像（T2 weighted image）、质子密度加权像（proton density weighted image）等图像进行组织间、组织与病变间的信号对比；进行功能、组织化学和生物化学方面的研究。磁共振胰胆管成像（magnetic resonance cholangiopancre-atography，MRCP）能够无损伤地显示胆道系统，不使用造影剂，且可获得多方位图像，可用于不适合行经内镜逆行胰胆管成像（endoscopic retrograde cholangiopancreatography，ERCP）的患者，已逐渐成为胆道系统检查的主要手段之一。磁共振血管成像（magnetic resonance angiography，MRA）可用于测量血流速度和方向，已广泛应用于大、中血管病变的诊断。磁共振门静脉造影对诊断肝硬化门静脉高压所致门静脉海绵样变及评价分流术后血管是否通畅的效果极佳，可代替有创性门静脉造影。经静脉注入顺磁性物质（如超顺磁性氧化铁造影剂）后行MRI造影增强检查可提高MRI的诊断价值。

（5）核素检查：消化系统放射性核素检查是将放射性核素标记在某种药物或食物上，经静脉或口服到达消化系统的靶器官来反映靶器官的形态和功能变化。临床常用于消化系统疾病诊断和鉴别诊断的核素检查包括 ^{13}C 和 ^{14}C 尿素呼气试验诊断幽门螺杆菌感染；静脉注射核素标记红细胞用于诊断不明原因的消化道出血； ^{99m}Tc-PMT肝肿瘤阳性显像用于协助诊断原发性肝癌； ^{99m}Tc-奥曲肽用于诊断胃肠胰神经内分泌肿瘤； ^{51}Cr 标记白蛋白帮助判断蛋白质丢失性肠病。正电子发射断层成像（PET）是一种无创性探测人体组织基本元素的生理、生化和代谢的显像技术。 ^{18}F-氟代脱氧葡萄糖（ ^{18}F-fluorodeoxyglucos， ^{18}F-FDG）、 ^{68}Ga 等多种显像剂可用于帮助判断消化道肿瘤、内分泌肿瘤和炎症等。

（6）消化道内镜检查：消化道内镜检查已有 200 多年历史，从硬式内镜、半曲式内镜和光导纤维内镜发展到电子内镜。我国于 1957 年开始使用半曲式内镜，目前消化内镜不仅可用于疾病诊断，也可应用于疾病治疗。根据属性和功能，内镜可分为食管镜、胃镜、十二指肠镜、结肠镜、小肠镜、胆道镜、放大内镜、超声内镜、胶囊内镜、激光共聚焦内镜、荧光内镜及免疫荧光内镜等。这些内镜手段为消化系统疾病的早期诊断和治疗提供了更多的选择。

消化道内镜检查可用于观察消化道管腔黏膜炎症、溃疡、肿瘤、血管异常等，并可取活检行组织病理学检查。ERCP 可间接显示胆胰管系统的结构和疾病。胆道镜和胰管镜经十二指肠分别进入胆道和胰管内可观察胆胰系统病变。腹腔镜可观察肝、脾、腹膜、网膜病变。此外，超声内镜、放大内镜、色素内镜、红外线内镜、荧光内镜、彩色多普勒内镜、胶囊内镜等新技术的应用极大地提高了消化内镜的诊断价值。超声内镜（endoscopic ultrasonography，EUS）是内镜检查和腔内超声的结合，既可在直视下观察消化道黏膜病变，又可通过超声了解消化道管壁结构、黏膜下病变的性质和大小，以及与周围器官的关系。随着图像强化技术、色素内镜、放大内镜等技术的出现，内镜诊断技术提高到了更高的水平，内镜染色技术应用染料对胃肠道黏膜进行染色，使黏膜结构更加清晰，使病变与周围正常黏膜对比增强，提高了病变检出率。

（三）消化系统疾病治疗的现状

消化系统疾病的治疗总体上分为一般治疗、药物治疗、手术治疗、内镜治疗、介入治疗，因病变的部位、病因、发病机制等不同而有所差异。由于消化系统症状也可由全身性疾病导致，因此，明确诊断和针对病因的积极治疗尤为重要。

1. 一般治疗

（1）饮食和营养：消化系统的功能主要是营养摄取、消化、吸收、代谢和排泄，因此消化系统疾病往往会影响营养物质的吸收和转化，进而出现营养不良的状态，而饮食的种类也可能会影响消化系统疾病的治疗。因此，应高度重视饮食和营养在消化系统疾病中的作用，如 IBD 患者易出现严重营养不良，建议给肠内营养以改善营养状况，并避免饮食对肠道病变的影响。肝硬化出现大量腹水和严重水肿时，应适当控制水、钠摄入，肝性脑病时应严格限制蛋白质的摄入。当发生严重呕吐、胃肠道完全梗阻、消化道大出血、严重胰胆疾病和进行消化道外科手术和内镜治疗后，必须短期完全禁食或胃肠减压，但静脉营养支持、在适当时机给予肠内营养和恢复饮食也很重要。

（2）精神心理治疗：在大多数功能性胃肠道疾病和某些器质性消化系统疾病的发生发展过程中，精神心理因素占有重要地位。应激、紧张、劳累、生活规律紊乱等可诱发或加重功能性胃肠道疾病和部分器质性消化系统疾病，而患有严重消化系统器质性疾病的患者常伴有不同程度的心理障碍。因此，精神心理治疗在消化系统疾病的治疗中十分重要。向患者和家属耐心解释病情，介绍疾病有关知识，消除紧张心理，树立治疗疾病的信心可使多数功能性胃肠道疾病患者部分或完全缓解。必要时应给予心理治疗和适当使用镇静剂等，应建议患者注意劳逸结合、合理安排作息时间。

（3）对症治疗：不同的消化系统疾病可有一种或几种不同程度的消化系统症状，如腹痛、恶心、呕吐、上腹部饱胀、腹泻和便秘等。在积极寻找病因和原发病变的同时，也需要积极对症治疗。解痉药、镇痛药、止吐药、止泻药、泻药是常用的对症治疗药物，但应尽量在明确诊断和权衡利弊后酌情使用，否则会掩盖或加重病情。

2. 药物治疗　应针对病因及症状进行相应的药物治疗，如质子泵抑制剂治疗消化性溃疡、胃食管反流病、幽门螺杆菌感染等；氨基水杨酸制剂治疗 IBD；糖皮质激素治疗自身免疫性肝病、自身免疫性胰腺炎、IBD 等；血管活性药物治疗门静脉高压引起的食管-胃底静脉曲张出血等。由于消化系统症状较为普遍，因此在治疗中需要警惕过度用药等情况。

3. 消化道内镜治疗　消化道内镜治疗已成为许多消化系统疾病治疗的重要方法。常用的内镜治疗方法包括胃肠道息肉电凝电切治疗、胃内异物钳取、黏膜下肿物切除、消化道早期肿瘤的内镜下黏膜切除术（endoscopic mucosal resection，EMR）和内镜黏膜下剥离术（endoscopic submucosal dissection，ESD）、胃肠道出血的内镜治疗、消化道狭窄扩张、内镜下支架置入、经内镜胃造瘘、食管静脉曲张圈套结扎、食管静脉曲张硬化剂和胃底静脉曲张黏合剂注射、胃镜贲门缝合治疗反流性食管炎、内镜下十二指肠乳头括约肌切开和引流、内镜下胆管取石和支架置入等。超声穿刺内镜引导下胰腺囊肿内引流、胰腺癌腹腔神经节阻断等技术已广泛开展。此外，经腹腔镜贲门胃底成形术、胆囊切除和胃肠道早期肿瘤切除等微创治疗也已在国内广泛开展。

4. 介入治疗　介入治疗的常用方法包括肝穿刺注射酒精治疗肝囊肿和肝癌、经皮经肝穿刺胆管引流和放置支架治疗梗阻性黄疸、肝动脉插管栓塞治疗肝癌、脾栓塞和经颈静脉肝内门腔内支架分流术（transjugular intrahepatic portosystemic stent-shunt，TIPSS）治疗门静脉高压。

5. 手术治疗　对于内科药物治疗无效、出现严重并发症或不适宜行内镜和介入治疗的疾病，外科手术仍然是主要手段，如肿瘤切除、穿孔修补、器质性梗阻切除、内科治疗无效的消化道出血的止血、门静脉高压的断流或分流，以及晚期肝病的肝移植等。

五、消化系统疾病的诊治临床思维

在各个章节中，我们添加了诊治流程图，目的是培养医学生清晰的临床思路，希望能按照临床思维进行疾病的诊断和治疗。什么是临床思维呢？张孝骞教授提出"临床思维就是对疾病现象进行调查、分析、综合、判断和推理等一系列的思维行动，以认识疾病的本质。它既是重要的诊断方法，也适用于疾病的治疗"，其精髓在于全面和辨证、发展和变化。消化系统疾病可能涉及多个脏器或累及多个系统，诊治过程错综复杂，更需要从医学生就培养良好的临床思维，学会从认识症状起步，遵循临床思维流程，结合合理的实验室检查和辅助检查，探索消化道症状的本质是消化系统疾病还是全身性疾病，从而给予最恰当的治疗。

通过采集病史和体格检查，我们可以对患者疾病有初步的了解和分析，因此，医学生必须掌握如何获得足够的病例资料信息。例如，对于腹痛的患者，首先需要了解其腹痛的特点，包括腹痛的诱因、发作时间、持续性或阵发性、疼痛的部位、性质和程度、是否放射至其他部位、有无伴随症状，以及加重或缓解因素等。体格检查对于鉴别诊断也非常重要，急性腹痛时应判断有无外科情况。了解上述特点后，可将患者分为慢性腹痛或急性腹痛，器质性腹痛或功能性腹痛。对于慢性腹痛的病因分析，可以从腹腔器官炎症、空腔脏器阻塞、脏器扭转或破裂、腹腔内血管阻塞、腹壁疾病、胸部疾病、肿瘤压迫或浸润、全身性疾病和精神心理疾病等多方面和角度去探索，同时结合体格检查、实验室检查、影像学检查、内镜检查和病理检查，抽丝剥茧获得患者的最终诊断。此外，医学生也需要了解疾病是发展和变化的，不能因为一个阶段的诊断就"一叶障目"忽略了疾病的演变，尚需要保持质疑和求真的态度将临床思维贯穿在疾病整个进程中。

六、展望

多项数据显示，我国消化系统疾病谱已发生了显著变化，因此消化系统疾病相关的临床研究和基础研究重点也需进行相应的调整，从而提供更多强有力的循证临床数据来规范临床行为。由于有些疾病从罕见病或少见病转为常见病，提醒我们要更全面地认识这些疾病来更好地诊断和鉴别诊断，如 IBD 在我国的患病率增长速度较快，故在肠道溃疡的鉴别诊断中，应仔细思考并考虑 IBD 的可能性。同时需要注意的是，不能因为 IBD 患病率升高就将所有的肠道溃疡"想当然"认为是 IBD，因为我国仍然是病原体种类较多的国家，肠道感染仍然是主要病种，因此在临床思维中要辩证思考，不能顾此失彼。

此外，随着科技和医学的进步，消化系统疾病诊治的手段也日益更新，药物的创新将疾病治疗带入了新的时代，随着认识的深入和诊疗组织结构的完善，医学界也认识到很多疾病不能仅凭消化专科实现完美诊断或治疗，需要多学科的共同努力，才能让患者获得更好的预后。

1. 消化内镜技术的革新为未来的诊断和治疗提供新的平台 近年来，消化内镜的技术发生日新月异的进步（如生物内镜和光学活检），使得内镜可以在细胞分子水平进行诊断，如窄带成像、红外内镜、激光诱导荧光光谱技术、光动力诊断技术、散射分光镜技术、免疫荧光内镜、内镜光学相干成像技术、共聚焦激光内镜等。经口内镜下肌切开术（peroral endoscopic myotomy，POEM）、经自然腔道内镜手术（natural orifice transluminal endoscopic surgery，NOTES）等技术也扩展了我们对消化内镜治疗的认知。相信这些技术会为未来提供更好的平台，使消化系统疾病的诊治更精准、更清晰。消化道内镜最大的进步是从诊断向微创治疗的转变，这为消化道早期癌症等疾病的治疗提供了更好的方法。

2. 药物创新为精准治疗提供了希望 随着生物科学的发展，更多的药物研发旨在针对疾病的关键靶点，从而更有效的治疗疾病，如干扰素、IL-2、核苷类似物等抗病毒药已成为治疗慢性乙型肝炎和慢性丙型肝炎的主要方法；抗 TNF-α 抗体、抗整合素抗体、抗 IL-12/IL-23 抗体以及 JAK 抑制剂等针对 IBD 治疗。此外，在消化道肿瘤的治疗中，针对基因突变的靶向治疗药物为改善患者预后提供了希望。

3. 多学科团队协作为疑、难、重症消化系统疾病诊治提供了可能 消化系统疾病或消化系统症状常涉及多学科和多领域，如重症急性胰腺炎、IBD、消化道出血、消化道肿瘤等，需要多学科共同参与诊断和制订治疗计划，让疑、难、重症消化系统疾病患者获得最理想的预后。

（钱家鸣）

胃食管反流病

胃食管反流病（gastroesophageal reflux disease，GERD）是一种常见的食管疾病，2006 年蒙特利尔共识将其定义为胃内容物反流至食管，引起不适症状和（或）并发症的一种疾病。2013 年美国 GERD 诊治指南将其定义改为胃内容物反流至食管、口腔（包括咽喉）和（或）肺导致一系列症状、终末器官效应和（或）并发症的一种疾病。GERD 分为非糜烂性反流病（non-erosive reflux disease，NERD）、糜烂性食管炎（erosive esophagitis，EE）及 Barrett 食管（Barrett's esophagus，BE）。其中，NERD 最为常见。

GERD 由多因素导致，主要发病机制是食管抗反流机制减弱和反流物损害食管及食管外组织的共同作用。

【流行病学】

GERD 为临床常见病，西方国家多见，经历过胃食管反流症状者占总体人群的 1/3 ～ 1/2。不同国家和地区的患病率不同，全球基于人群的研究结果显示，每周至少发作 1 次 GERD 症状的患病率为 13%，我国基于人群的流行病学调查显示，每周至少发作 1 次 GERD 症状的患病率为 1.9% ～ 7.0%，近年我国 GERD 发病率有逐年上升的趋势。GERD 可发生在各年龄段，发病率随年龄增长而升高。男女比例约为（2 ～ 3）：1。

【病因与发病机制】

正常人可出现生理性胃食管反流，其与一过性食管下括约肌松弛（transient lower esophageal sphincter relaxation，TLESR）有关，不损伤食管黏膜，且无酸反流症状。正常情况下，食管有完整的抗反流防御机制，可有效阻止胃内容物反流的发生，此时食管抗反流防御机制与反流物对食管黏膜的攻击损伤处于平衡状态，当防御机制下降而攻击作用增强时，平衡失衡，即发生 GERD。

（一）食管抗反流机制减弱

1. 抗反流屏障功能下降 胃食管交界处（EGJ）由多个结构组成其抗反流功能：食管下括约肌（LES）的顺应性及其产生的腔内压力、膈肌脚的顺应性及其产生的腔外压力、膈食管膜的完整性、腹段食管及其和胃底组成 His 角而形成的抗反流"阀瓣"，其中 LES 的功能状态最重要。LES 是一种特殊的平滑肌，构成食管胃连接部的高压带，防止胃十二指肠内容物反流至食管。LES 压力减低或 TLESR 可导致胃食管反流。任何结构形态和功能异常均可引起抗反流能力下降，导致反流增加。贲门手术、胃排空障碍等可导致 LES 功能障碍，某些饮食（巧克力、咖啡等）也可导致 TLESR，从而引起反流。

2. 食管清除能力下降 食管通过推进性蠕动可使约 90% 的反流物被清除，剩余酸性物质可被唾液中的碳酸氢盐中和，反流物本身的重力作用亦有利于食管廓清。GERD 患者的食管廓清时间较健康人延长 2 ～ 3 倍。吸烟、高龄、使用抗胆碱能药物和干燥综合征可使唾液分泌减少，食管廓清功能减低。夜间睡眠时，反流物失去本身重力作用，食管廓清延迟，抬高头位可缩短 GERD 患者夜间反流的持续时间。

3. 食管黏膜防御能力减低　食管黏膜的防御能力由其解剖结构及生理功能共同组成。上皮表面黏液层、亲水层和 HCO_3^- 对反流物起中和作用；上皮表层细胞、棘细胞和基底细胞层组成第二道防线；细胞内 HCO_3^- 可中和 H^+。GERD 患者食管上皮细胞增生和修复能力较弱，老年 GERD 患者尤其明显。吸烟、刺激性食物及饮酒可导致食管黏膜防御能力减低，从而产生GERD。

（二）反流物对食管和食管外组织的损害

反流物中的胃酸和胃蛋白酶可对食管黏膜产生损害。GERD 患者常有十二指肠液和胃酸混合性反流。这种混合性反流物对食管黏膜的危害更大，胆酸能促进黏膜对 H^+ 的吸收，非结合胆盐和胰蛋白酶在无酸情况下亦可造成食管黏膜损害，导致食管黏膜充血、水肿、糜烂、溃疡。部分 GERD 患者还可发生慢性咽喉部炎症、哮喘和吸入性肺炎等食管外损害。

【病理】

反流性食管炎（reflux esophagitis，RE）的早期病变最具特征性，表现为基底细胞增生，厚度超过黏膜上皮厚度的 15%；固有膜乳头延长，占上皮层厚度的 2/3 以上。中晚期病变表现为沿食管长轴形成条状糜烂和孤立性溃疡，溃疡下方有新生毛细血管、慢性炎症细胞或混有数量不等的由中性粒细胞构成的肉芽组织，底部为肉芽组织形成的瘢痕组织，难以与其他类型的食管炎相鉴别。

【临床分型】

根据食管黏膜是否有糜烂、溃疡及柱状上皮化生，可将 GERD 分为以下 3 种类型：

1. 非糜烂性反流病（NERD）　有典型胃灼热（"烧心"）、反流症状，胃镜检查食管黏膜未见破损，但辅助检查可提示食管有异常酸暴露。

2. 糜烂性食管炎（EE）　有胃灼热、反流症状，胃镜检查食管下端可见纵行糜烂、溃疡。

3. Barrett 食管（BE）　内镜检查可见食管下段齿状线上移或呈岛状改变，病理提示食管远端的鳞状上皮被化生的单层柱状上皮所替代，伴或不伴肠上皮化生。NERD 最为常见，EE可合并食管狭窄、溃疡和消化道出血，BE 有可能发展为食管腺癌。目前这 3 种形式之间是相互独立或相互关联尚存在争议。

【临床表现】

GERD 的症状多样，包括食管症状和食管外症状。与反流相关的典型症状包括胃灼热和反流，约 75% 患者的胃灼热由 GERD 引起。不典型症状包括胃反流物刺激食管所致的胸骨后痛，并放射至心前区及肩背部；胃反流物刺激食管外器官，如刺激咽喉引起咽部异物感、吞咽困难、声音嘶哑；刺激气管引起哮喘及慢性咳嗽。

1. 胃灼热（heartburn）　指胸骨后或剑突下烧灼感，是 GERD 最常出现的症状，占58%～86%。常发生于餐后 30～60 min，进食酸性食物、粗糙食物、酒、咖啡、甜食等均易引起发作。进食后仰卧位、弯腰亦可诱发。病史长的患者食管黏膜因慢性炎症而增厚，胃灼热症状反而会减轻。

2. 反流（regurgitation）　指胃内容物在无恶心和非用力的情况下出现向咽部或口腔方向流动的感觉。酸性胃内容物可反流到咽喉及口腔，严重者可表现为吐酸。伴有十二指肠胃食管反流时，反流物可含有胆汁，此时患者可有口苦。

3. 胸骨后痛（retrosternal pain）　发生于胸骨后、剑突下或上腹部的剧烈刺痛可放射至肩、背、上肢、颈、下颌等部位。通常由胃灼热发展而来，可能与酸性反流物刺激食管黏膜神经末梢有关。若胸骨后痛不伴明显反流症状时，易与心绞痛混淆。

4. 吞咽困难（dysphagia）　近 1/2 的 GERD 患者有吞咽困难症状。早期患者可能为食管炎症引起食管痉挛所致，病程长的患者则可能由食管溃疡性炎症所遗留的瘢痕狭窄引起。

5. 哮喘（asthma）　1/2 以上支气管哮喘患者同时存在 GERD。研究证实，胃食管反流可诱发支气管哮喘，发生机制可能与酸刺激咽喉部和食管下段化学感受器从而导致喉头和支气管痉挛有关。支气管哮喘亦可诱发和加重 GERD，可能与支气管痉挛时肺过度充气、膈肌下降和使用支气管解痉剂等原因导致 LES 功能降低有关。GERD 合并支气管哮喘的患者表现为哮喘发作，无季节性，多发生于夜间，可同时合并其他胃食管反流症状和慢性咳嗽，动态食管 pH 值监测可发现胃食管反流先于哮喘发生。成人内源性哮喘和呼吸睡眠暂停、婴幼儿反复发作的哮喘和肺炎均可能与 GERD 有关。

6. 其他症状　长期咽部不适、疼痛和异物感、声音嘶哑、牙齿酸蚀、多涎和口臭等食管外表现可能与胃食管反流有关。此外，GERD 患者可同时伴有不同程度的嗳气、上腹部不适等上消化道症状。

【并发症】

1. 出血（hemorrhage）　严重 GERD 患者可因食管黏膜广泛糜烂和溃疡而出现消化道出血。轻者表现为粪便隐血阳性、黑便、慢性缺铁性贫血或偶发少量呕血。严重者可发生大量呕血和失血性休克。

2. 食管狭窄（esophageal stenosis）　严重 RE 可因食管黏膜糜烂、溃疡使纤维组织增生和瘢痕形成，最终导致食管狭窄。食管裂孔疝伴随的 RE 常合并食管狭窄，多发生在食管下段。

【辅助检查】

（一）上消化道内镜检查

我国是上消化道肿瘤的高发国家，对于拟诊 GERD 的患者，早期进行胃镜检查有利于肿瘤的筛查和疾病状态评估。2020 年中国胃食管反流病专家共识建议先行内镜检查，尤其是症状发生频繁、程度严重、伴有报警征象或有肿瘤家族史的患者。上消化道内镜检查有助于确定有无 RE 以及有无合并症和并发症，如食管裂孔疝、食管炎性狭窄、食管癌等。RE 有多种内镜分级标准，目前应用最广泛的分级方法是洛杉矶分级，其分级标准如下：① A 级：1 个或 1 个以上黏膜破损，长径 ≤ 5 mm；② B 级：1 个或 1 个以上黏膜破损，长径 > 5 mm，但无融合性病变；③ C 级：黏膜破损有融合，但 < 75% 的食管周径；④ D 级：黏膜破损有融合，≥ 75% 的食管周径。

（二）胃食管反流的检查

1. 食管钡餐检查（barium meal examination）　将胃食管影像学和动力学相结合可显示有无黏膜病变、狭窄、食管裂孔疝等，并显示有无钡剂的胃食管反流，对诊断有互补作用，但敏感性较低。2020 年中国胃食管反流病专家共识中不推荐其作为胃食管反流的常规检查，但可用于检查食管裂孔疝。在进行抗反流手术的患者中应用食管钡剂造影检查可明确是否存在食管裂孔疝及其大小和位置。对存在胸痛、吞咽困难等不典型反流症状的患者，为判断是否存在胃食管交界处流出道梗阻，也可行食管钡剂造影检查。

2. 24 h 食管 pH 值监测（ambulatory esophageal pH monitoring）　24 h 食管 pH 值监测可证实反流存在与否。24 h 食管 pH 值监测能准确反映酸反流、昼夜酸反流规律、酸反流与症状的关系以及患者对治疗的反应。其对 EE 的诊断阳性率 > 80%，对 NERD 的诊断阳性率为 50% ~ 75%。目前建议在未使用质子泵抑制剂（proton pump inhibitor，PPI）的患者中进行食管 pH 值监测以明确 GERD 的诊断并指导治疗。

3. 24 h 食管 pH- 阻抗监测　食管 pH- 阻抗监测可检测酸反流和非酸反流，并可区分反流内容物性质（液体、气体或混合反流），提高 GERD 诊断率。2020 年中国胃食管反流病专家共识指出，食管 pH- 阻抗监测过程中反流后吞咽诱导蠕动波指数（post-reflux swallow-induced peristaltic wave index，PSPWI）可反映患者的食管收缩储备情况，辅助 GERD 诊断，并可区分 RE、NERD、功能性胃灼热。酸暴露时间百分比（acid exposure time，AET）＞ 4.2% 可作为异常酸反流的诊断标准（图 4-2-1）。

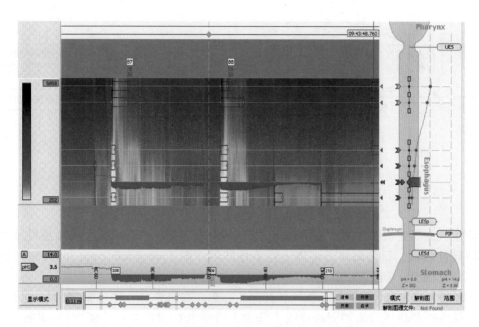

图 4-2-1　**胃食管反流病 24 h 食管 pH- 阻抗监测**

（三）食管高分辨率测压

食管高分辨率测压不直接反映胃食管反流，但能反映食管体部的动力障碍和胃食管交界处的形态特点。食管高分辨率测压诊断 GERD 的价值有限，主要用于帮助食管 pH 值电极定位、术前评估食管功能和预测手术疗效，食管高分辨率测压是内镜下或外科抗反流手术前的基本评估手段，可通过食管测压排除重度食管动力障碍性疾病（如贲门失弛缓和 Jackhammer 食管等）不适合进行内镜下治疗的疾病。因此，2020 年中国胃食管反流病专家共识中建议食管高分辨率测压用于检测 GERD 患者的食管动力状态，并作为抗反流内镜下治疗和外科手术前的常规评估手段，以及预测抗反流治疗的疗效和是否需长期维持治疗（见二维码数字资源 4-2-1）。

数字资源
4-2-1

【诊断与鉴别诊断】

根据 GERD 症状群可作出诊断：①有典型的胃灼热和反流症状，且无幽门梗阻或消化道梗阻的证据，临床考虑为 GERD。②有食管外症状，同时有反流症状，可考虑是反流相关或可能相关的食管外症状，如反流相关的咳嗽、哮喘。③如仅有食管外症状，但无典型的胃灼热和反流症状，不能诊断 GERD，需进一步了解食管外症状发生的时间、与进餐和体位的关系以及其他诱因。此外，需注意有无重叠症状（如同时有胃食管反流和肠易激综合征或功能性消化不良）、焦虑、抑郁状态、睡眠障碍等。

对拟诊患者或疑有反流相关食管外症状的患者（尤其是上消化道内镜检查阴性时），可采用 PPI 诊断性治疗（PPI 试验）。建议服用标准剂量 PPI，每日 2 次，疗程 1 ～ 2 周。服药后如症状明显改善，则支持酸相关性 GERD 诊断；如症状改善不明显，则可能有酸以外的因素参与或不支持诊断（图 4-2-2）。PPI 试验阴性有以下几种可能：①抑酸不充分；②存在酸以外因

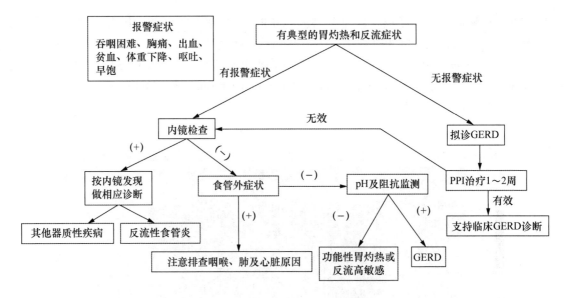

图 4-2-2　胃食管反流病诊断流程图

素诱发的症状；③症状不是由反流引起。PPI 试验具有方便、可行、无创和敏感性高的优点，缺点是特异性较低。目前尚缺乏钾离子竞争性酸阻滞剂（potassium-competitive acid blocker，P-CAB）用于 GERD 诊断性试验的证据。

以胸痛为主要表现者，应与心源性和其他非心源性胸痛鉴别。对诊断或怀疑为心绞痛、应用扩张冠状血管药物后胸痛加剧或疗效不佳者，应考虑 GERD 或心绞痛合并 GERD。动态心电图和食管 pH 值检测、PPI 试验可进行鉴别。

以吞咽困难为主要表现者，应与食管癌、贲门失弛缓症、胡桃夹食管、弥漫性食管痉挛等鉴别。X 线和内镜检查、食管压力测定有助于鉴别。内镜检查有食管炎时，应注意与感染性食管炎和药物性食管炎鉴别。GERD 的鉴别诊断见表 4-2-1。

表 4-2-1　GERD 的鉴别诊断

	食管癌	贲门失弛缓症	胡桃夹食管	功能性胃灼热	感染性食管炎	药物性食管炎
临床表现	吞咽痛、吞咽困难	非酸性物质的吞咽困难	以胸痛及吞咽困难为主，有时出现胃灼热	胸骨后烧灼感	有化疗或抗生素使用史，吞咽痛	有特殊药物使用史（如四环素、氯化钾等），胸痛、吞咽困难
内镜检查	早期食管局部充血、糜烂，后期有新生物形成	食管内腔扩张或扭曲；有大量食物残渣及黏液滞留；食管壁正常蠕动消失；贲门口狭窄，狭窄部黏膜光滑	内镜下黏膜光滑	内镜下食管黏膜光滑	食管中段、近段病变，呈弥漫性损伤	近段食管（尤其近主动脉弓水平）单发溃疡
影像学检查	充盈缺损、龛影、管腔狭窄	食管扩张，充满液体，远端呈鸟嘴样改变	食管功能正常/非特异性食管功能障碍	无异常	正常/局部黏膜增厚	正常/局部充盈缺损

（续表）

	食管癌	贲门失弛缓症	胡桃夹食管	功能性胃灼热	感染性食管炎	药物性食管炎
pH-阻抗监测			酸暴露正常	酸暴露正常		
食管压力测定		LES 静息压高，吞咽时 LES 松弛障碍	食管下 1/3 段收缩波幅≥180 mmHg 或压力峰值达 200 mmHg	LES 压力正常，食管体部正常蠕动		
PPI 治疗反应	可改善	症状无改善	症状改善不明显	优化 PPI 治疗症状无改善	部分症状改善	部分症状改善
病原学检查	（－）	（－）	（－）	（－）	涂片或培养病原体（－）	（－）

【治疗】

GERD 的初始管理目标是明确 GERD 诊断，充分缓解 GERD 症状，伴有 RE 的患者治疗食管炎。长期管理目标是控制反流症状，维持食管炎的损伤愈合，预防并发症和提高生活质量。GERD 的治疗是综合治疗。

（一）一般治疗

改变生活方式：抬高床头、睡前 3 h 不进食、避免高脂肪食物、戒烟酒、减肥等生活方式的改变可能使部分 GERD 患者获益，但这些改变对于多数患者来说不足以控制症状。此外，避免使用影响 LES 压力的药物，如避免或慎用抗胆碱能药物、钙通道阻滞剂、硝酸酯类药物、多巴胺受体激动剂、β 受体激动剂、茶碱类药物、含孕酮的避孕药和安定类药物等。必须使用上述药物时，应加用抗反流药物治疗。

（二）药物治疗

1. 抗酸药 碱性抗酸药可中和胃酸、缓解症状，用于轻症患者和间歇发作患者的临时缓解症状。常用药物包括氢氧化铝、铝碳酸镁等。

2. 抑酸药物治疗 抑制胃酸分泌是目前治疗 GERD 的基本方法。抑制胃酸的药物包括 H_2 受体拮抗剂（H_2 receptor antagonist，H_2RA）、PPI 和 P-CAB。H_2RA 可抑制胃酸分泌，减少酸反流，应用 4～6 周后大部分患者会出现药物抵抗，长期疗效不佳，适用于轻中度患者的初始治疗和短期缓解症状。PPI 抑制胃酸分泌的作用较强，可用于治疗症状或食管炎较重的患者。PPI 在缓解 GERD 症状、愈合糜烂性食管炎方面的疗效优于 H_2RA，是治疗 GERD 诱导缓解和维持治疗的首选药物。P-CAB 通过竞争性阻断 H^+-K^+-ATP 酶中钾离子的活性而抑制胃酸分泌。多项临床研究显示，P-CAB 在食管炎黏膜愈合率和反流症状的缓解方面不劣于 PPI。2020 年中国胃食管反流病专家共识也将 P-CAB 作为治疗 GERD 的首选药物。使用 PPI 或 P-CAB 治疗 GERD 时，若单剂量无效，可改用双倍剂量，一种抑酸剂无效时可试用另一种，疗程为 4～8 周。PPI 对大部分 GERD 患者的食管外症状（如反流性咽喉炎等）有一定疗效。GERD 的维持治疗包括按需治疗和长期治疗，抑酸剂初始治疗有效的 NERD 和轻度食管炎（洛杉矶分级为 A 级和 B 级）患者可采用按需治疗，PPI 或 P-CAB 为首选药物。

3. 促胃肠动力药 可增加 LES 压力，改善食管蠕动功能，促进胃排空，减少胃食管反流。日本和欧洲指南推荐促动力药联合抑酸药物治疗部分 GERD 患者，但不推荐单独使用促动力药。美国指南则明确指出不推荐使用促动力药治疗 GERD。常用药物包括多潘立酮

（domperidone）、莫沙必利（mosapride）、伊托必利（itopride）等。

（三）内镜治疗

GERD 的内镜治疗包括内镜下射频消融术、经口无切口胃底折叠术（transoral incisionless fundoplication，TIF）、抗反流黏膜切除术（anti-reflux mucosectomy，ARMS）。内镜下射频消融术的临床研究证据最多，临床应用显示长期疗效较好。其他内镜下治疗也可获得短期疗效，安全性较高，但相关的高质量研究报道不多，有待进一步证实。

（四）抗反流手术治疗

抗反流手术治疗的主要适应证包括：①不能耐受长期服药者；②有严重并发症者；③引起严重呼吸道疾病者。手术方式包括 Nissen 胃底折叠术、Belsey Mark IV 修补术和 Hill 胃后固定修复术及经腹腔镜胃底折叠术（laparoscopic Nissen fundoplication）。抗反流手术在缓解症状和愈合食管炎方面的疗效与药物治疗相当。手术并发症发生率和病死率与外科医师的经验和技术水平密切相关。术后常见的并发症包括腹胀、吞咽困难等，相当一部分患者（11%～60%）术后仍需规律用药。抗反流手术并不能降低食管腺癌的风险。目前认为胃底折叠术是最佳抗反流手术方式，腹腔镜下胃底折叠术优于开腹胃底折叠术。

（五）难治性 GERD 的治疗

难治性 GERD 指双倍剂量 PPI 治疗 8 周后反流、胃灼热等症状无明显改善者。难治性 GERD 的处理如图 4-2-3 所示。

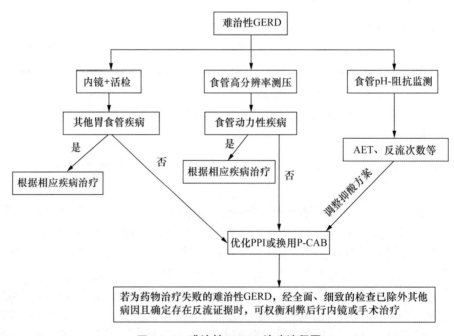

图 4-2-3　难治性 GERD 治疗流程图

（六）并发症的治疗

1. 消化道出血　RE 合并少量慢性出血一般无需特殊处理，合并大量出血时按消化道大出血处理。

2. 食管狭窄　合并瘢痕性食管狭窄伴明显吞咽困难者，可行内镜直视下扩张治疗，术后继续使用抗反流药物维持治疗或进行抗反流手术治疗。

（张红杰）

第3章

食管癌

食管癌（esophageal carcinoma）是起源于食管黏膜上皮的恶性肿瘤，病理类型包括鳞状细胞癌、腺癌等，是常见的消化道恶性肿瘤之一。食管癌早期无明显症状，进行性吞咽困难为其进展期的典型临床表现。

【流行病学】

食管癌的发病率及发病模式在不同国家、地区之间差异显著，东亚地区发病率最高，达世界平均水平的 2 倍（12.2/100 000），病理类型以鳞状细胞癌为主；欧美等相对低发地区病理类型则以腺癌为主。我国为食管癌高发国家，流行病学数据显示，2018 年我国食管癌发病率（13.9/100 000）和死亡率（12.7/100 000）在恶性肿瘤中分别居第 5 位和第 4 位，我国新发病例和死亡病例分别占全球总数的 53.7% 和 55.7%。我国食管癌流行特点为发病率男性高于女性，农村高于城市，高发区主要集中在太行山脉附近区域，其他高发区域与中原移民有关。

【病因与发病机制】

食管癌的病因尚不完全清楚，发病因素复杂。目前认为主要与以下因素相关：

1. 饮食与营养因素 热烫饮食、进食过快、喜食干硬粗糙食物等不良生活习惯是食管癌发病的重要危险因素之一，吸烟和饮酒也被认为是食管癌的重要危险因素。另有研究提示，膳食中缺乏动物蛋白质、脂肪、新鲜蔬菜、水果等或营养不平衡，以及维生素、锌、硒、钼等微量营养素缺乏是食管癌的危险因素。

2. 亚硝胺类化合物及真菌毒素 亚硝胺是公认的化学致癌物，其前体物质（包括硝酸盐、亚硝酸盐、二级或三级胺等）在食管癌高发地区的粮食和饮水中含量显著较高，且与当地食管癌和食管上皮重度不典型增生的患病率呈正相关。霉变食物中黄曲霉菌等真菌不仅能将硝酸盐还原为亚硝酸盐，而且能促进亚硝胺等致癌物质的合成，并常与亚硝胺协同致癌。

3. 慢性食管疾病 慢性食管病变（如胃食管反流病、贲门失弛缓症、食管憩室、食管裂孔疝等）患者的食管癌患病率较高，可能与长期刺激和损害食管黏膜有关，这些损害可引起食管上皮的异型增生。

4. 遗传学因素 研究发现，在食管癌高发或低发地区均存在家族聚集现象。在我国高发地区，有食管癌阳性家族史者达 25% ～ 50%，其中父系最高，母系次之，旁系最低。多项研究表明，环境和遗传等多种因素可导致食管癌的发生，可能涉及分子水平的癌基因激活和抑癌基因失活等多种机制。遗传学因素的作用使正常食管上皮细胞在出生前即发生 *Rb*、*p53* 等抑癌基因的杂合丢失。出生后，由于环境等因素导致抑癌基因的另一等位基因失去功能，使细胞中的原癌基因 *H-ras*、*C-myc*、*hsl-1*、*Inl-2* 等激活，最终导致食管上皮细胞发生癌变。

【病理】

食管癌的病变部位以中段居多，下段次之，上段最少。部分食管下段癌发展至中晚期时其发生部位和组织来源无法鉴别，故又称食管贲门癌。

1. 病理形态分型 早期 / 表浅食管癌推荐巴黎分型（同早期 / 表浅食管癌日本大体分型，

即 0 型）：①隆起型（0～Ⅰ）：又可分为有蒂隆起型（0～Ⅰp）和无蒂隆起型（0～Ⅰs）。②表浅型（0～Ⅱ）：又可分为表浅隆起型（0～Ⅱa）、表浅平坦型（0～Ⅱb）和表浅凹陷型（0～Ⅱc）。同时具有表浅隆起和表浅凹陷的病灶根据表浅隆起／表浅凹陷的比例分为表浅凹陷＋表浅隆起型（0～Ⅱc＋Ⅱa型）和表浅隆起＋表浅凹陷型（0～Ⅱa＋Ⅱc型）。③凹陷（溃疡）型（0～Ⅲ）：凹陷和表浅凹陷结合的病灶根据凹陷／表浅凹陷的比例分为表浅凹陷＋凹陷型（0～Ⅱc＋Ⅲ型）和凹陷＋表浅凹陷型（0～Ⅲ＋Ⅱc型）。

中、晚期食管癌的病理类型通常分为髓质型、蕈伞型、溃疡型、缩窄型及腔内型。

2. 组织学分类   食管癌中 90% 以上是鳞状细胞癌。少数为腺癌，起源于 Barrett 食管或食管异位胃黏膜的柱状上皮。鳞状细胞癌与腺癌发生在同一癌灶中时称腺鳞癌。此外，还包括腺样囊性癌、黏液表皮样癌、未分化癌、神经内分泌肿瘤、神经内分泌癌、混合性神经内分泌-非神经内分泌癌等少见类型。

3. 扩散与转移   食管癌首先向黏膜下层和肌层浸润，因食管无浆膜层，容易直接侵犯周围邻近器官。上段食管癌可侵犯喉、气管等颈部器官；中段食管癌常累及支气管、肺门、奇静脉、胸导管和胸主动脉等；下段食管癌可浸润至肺下静脉、心包、膈肌和贲门。食管癌主要通过淋巴管转移。晚期可通过血行转移至肺、肝、肾、骨、肾上腺、脑、脊柱等，种植转移较少见。

【 临床表现与体征 】

1. 早期症状   早期食管癌可无症状或症状不明显，部分患者因上腹部其他疾病行胃镜检查时发现。多数患者主要表现为胸骨后不适、烧灼感或疼痛，进食时有停滞感或轻度哽噎感，并于进食干、硬、粗糙食物或刺激性食物时明显。下段食管癌可出现剑突下或上腹部不适、呃逆和嗳气等。

2. 中晚期症状

（1）进行性吞咽困难：为食管癌的特征性症状，起初症状较轻，早间歇性，随着病变发展，吞咽困难呈持续性和进行性加重，常由固体食物吞咽困难发展至液体食物也不能咽下。

（2）食物反流和呕吐：由于食管癌的浸润使狭窄近端食管发生扩张，食物及分泌物潴留，常出现食物反流和呕吐症状，反流和呕吐物包括未消化的食物、黏液、血液和脱落的坏死组织等，带有腐臭味。

（3）胸骨后疼痛：表现为吞咽时胸骨后或肩背部等区域间歇性或持续性钝痛、灼痛，甚至撕裂痛，系由进食刺激食管糜烂、溃疡的癌灶所致。持续性剧烈疼痛常提示食管癌已向周围扩散，由食管周围炎、癌性深溃疡、脊柱转移等原因所致。食管下段或贲门部肿瘤引起的疼痛可发生于上腹部。

（4）出血：食管癌侵润血管时可出现呕血和（或）黑便，以溃疡型多见。肿瘤外侵至胸主动脉可造成致死性大出血。

（5）其他症状：肿瘤外侵压迫喉返神经时可引起声音嘶哑，侵犯膈神经可导致呃逆，发生骨转移时可引起局部疼痛，侵入气管、支气管等时可引起食管气管瘘、纵隔脓肿、肺炎、肺脓肿等。

3. 体征   查体时大多数早期食管癌患者无明显阳性体征。晚期可出现消瘦、贫血、营养不良及恶病质等。肿瘤转移时，可触及肿大、坚硬的颈部浅表淋巴结或肿大而有结节的肝等，并可出现纵隔脓肿、肺脓肿和心包炎等相应的体征。

【 实验室检查与其他检查 】

（一）实验室检查

1. 血生化检查   食管癌患者行实验室检查的目的是评估一般状况以及采取相应的治疗措施。碱性磷酸酶或血钙升高考虑骨转移可能；GGT、碱性磷酸酶、AST 或胆红素升高考虑肝转移可能。晚期吞咽困难的食管癌患者可通过前白蛋白和白蛋白水平评估营养状况。

2. 肿瘤标志物   目前常用于食管癌的辅助诊断、预后判断、放疗敏感性预测和疗效监测的肿瘤标志物包括细胞角质蛋白 19 片段抗原 21-1（cytokeratin 19 fragment antigen 21-1，CYFRA21-1）、癌胚抗原（carcinoembryonic antigen，CEA）、鳞癌相关抗原（squamous carcinoma-associated antigen，SCC）和组织多肽特异性抗原（tissue polypeptide specific antigen，TPS）等。上述标志物联合应用可提高中晚期食管癌诊断和预后判断及随访观察的准确度。目前用于食管癌早期诊断的肿瘤标志物尚不成熟。

（二）影像学检查

1. 气钡双重对比造影 食管气钡双重对比造影对于发现早期黏膜浅表病变有一定局限性，对中晚期食管癌的诊断价值更大，其对于食管癌的位置和长度判断较直观，但对食管外侵的诊断正确率较低，不能诊断纵隔淋巴结转移，且不能获取病理标本。早期食管癌 X 线钡餐造影的征象包括黏膜皱襞增粗，迂曲如虚线状中断，食管边缘呈毛刺状；小充盈缺损；小溃疡龛影；局限性管壁僵硬或有钡剂滞留。中晚期病例可见病变处管腔不规则狭窄、充盈缺损、管壁蠕动消失、黏膜紊乱、软组织影及腔内型巨大充盈缺损而管腔变大，其近端有轻中度扩张和钡剂潴留。

2. CT 作为一种无创性检查手段，CT 被认为是对食管癌分期及预后判断较好的方法之一，可用于判断食管癌位置、肿瘤浸润深度、肿瘤与周围结构及器官的相对关系、区域淋巴结转移以及周围血管肿瘤侵犯，为临床准确分期提供可靠的依据，有助于确定外科手术方式、放疗的靶区及放疗计划。但是，CT 扫描难以发现早期食管癌。

3. MRI 无电离辐射，组织分辨率高，可以多方位、多序列成像，对食管癌病灶局部组织结构的显示优于 CT；不足之处在于扫描时间较长，受呼吸及心跳伪影干扰较多，一般不用于疗效评价。

4. 超声检查 食管癌患者的超声检查主要应用于颈部淋巴结、肝、肾等部位及转移瘤的观察，为肿瘤分期提供信息。超声还可用于胸腔、心包积液的检查及液体抽取前的定位。

5. PET-CT PET-CT 可确定食管癌原发灶的范围，了解周围淋巴结是否有转移及转移的范围，准确判断肿瘤分期。此外，PET-CT 还可用于食管癌的疗效评价，术前放疗及化疗均推荐应用 PET-CT 检查，目前认为 PET-CT 是评估治疗效果和预后指标很好的检查工具。

（三）内镜检查

内镜检查可直接观察病灶的形态，并可在直视下取活组织行病理学检查。

1. 普通白光胃镜 在普通胃镜观察下，早期食管癌病变黏膜可表现为以下几种状态：①黏膜色泽改变。病变处黏膜发红或色泽浑浊，边界清楚，底部平坦或稍凹陷，表面可有糜烂，树枝状血管网不清、消失。②斑块。多为类白色、边界清楚、稍隆起的斑块状病灶。③结节。直径＜1 cm，为隆起的表面黏膜粗糙或糜烂状的结节病灶。④黏膜粗糙。即局部黏膜粗糙不规则、无明确边界。⑤局部黏膜上皮增厚。常遮盖其下的血管纹理，显示黏膜血管网紊乱、缺失或截断等。然而，多数早期食管癌在普通内镜下表现不典型，可能会被漏诊，病灶范围亦不清晰，因而检查中结合色素或电子染色的方法进行观察有助于提高病变检出率。中晚期食管癌的内镜下表现比较明确且容易辨认，主要表现为结节状或菜花样肿物，食管黏膜充血水肿、糜烂或苍白僵硬，触之易出血，还可见溃疡，部分有不同程度的管腔狭窄（图 4-3-1）。

2. 色素内镜 将各种染料散布或喷洒在食管黏膜表面，使病灶与正常黏膜在颜色上形成鲜明对比，更清晰地显示病灶范围，实现靶向活检，可提高早期食管癌的检出率。食管色素内镜常用的染料包括碘液、甲苯胺蓝等，可单一染色，也可联合使用。

3. 超声内镜（endoscopic ultrasound，EUS） EUS 能显示食管壁层次结构的改变、食管癌的壁内外浸润深度、异常肿大淋巴结，并明确肿瘤病灶与周围器官间的关系。但 EUS 对病变浸润深度诊断的准确度易受病变大小及部位的影响。

【诊断与鉴别诊断】

诊断具有典型表现的病例并不困难。食管癌诊断的主要手段为内镜检查＋组织活检病理，

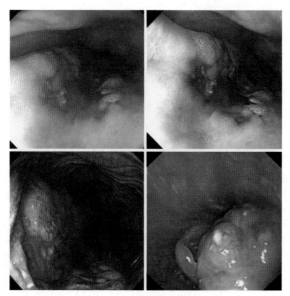

图 4-3-1 食管癌的胃镜表现

此为食管癌诊断的"金标准"。其他手段均为辅助手段，主要为了解食管癌病变部位、大小、分期从而为制订手术方式提供必要信息。食管癌的鉴别诊断主要包括食管疾病和食管周围疾病对食管的压迫和侵犯所致的改变，如与贲门失弛缓症、反流性食管炎及其并发症、食管克罗恩病、食管结核、食管良性肿瘤、食管内异物滞留，以及主动脉瘤、胸内甲状腺、纵隔原发性肿瘤或转移瘤等病变相鉴别。某些全身性疾病（如糖尿病、皮肌炎、硬皮病和强直性肌营养不良等）也可引起吞咽困难，应注意鉴别。

【治疗】

治疗原则：采取个体化综合治疗的原则，即根据患者的身体状况、肿瘤病理类型、侵犯范围（分期）和发展趋势，有计划地、合理地应用现有的治疗手段，以期最大限度地根治、控制肿瘤和提高治愈率，改善患者的生活质量。

1. 内镜治疗

（1）早期食管癌的内镜治疗：早期食管癌在内镜下切除常可达到根治效果，其治疗方式包括内镜下黏膜切除术（EMR）和内镜黏膜下剥离术（ESD）（图 4-3-2）等；不应分次或分片切除，整块病变一次性完整切除至关重要。目前，国内较为公认的早期食管癌和癌前病变内镜下切除的绝对适应证包括病变局限在上皮层或黏膜固有层的食管癌（M_1、M_2）；食管黏膜重度异型增生。内镜下切除的相对适应证包括病变浸润黏膜肌层或黏膜下浅层（M_3、SM_1），浸润深度在黏膜肌层以下 200 μm 以内，且未发现淋巴结 / 血管转移的临床证据。病变范围 > 3/4 环周、切除后狭窄风险大的病变可视为内镜下切除的相对适应证，应充分告知患者术后狭窄等风险。内镜下切除的绝对禁忌证包括明确发生淋巴结转移的病变；术前判断病变浸润至黏膜下深层及以上（原则上应行外科手术治疗）。若患者拒绝或不适合接受外科手术，可考虑姑息性内镜下切除治疗。内镜下切除的相对禁忌证包括伴凝血功能障碍及服用抗凝剂的患者（在凝血功能纠正前不宜手术）；有食管静脉曲张者；一般情况差、无法耐受内镜手术者。

另外，内镜下非切除治疗方法包括射频消融术（radiofrequency ablation，RFA）、光动力治疗（photodynamic therapy，PDT）、氩离子凝固术（argon plasma coagulation，APC）、激光治疗、热探头治疗和冷冻治疗等。这些技术既可单独使用，也可与内镜切除术联合应用。

内镜切除后 3 个月、6 个月和 12 个月应各复查 1 次内镜，若无残留复发，此后每年复查 1 次。复查时需检测肿瘤标志物和相关影像学检查。

术后追加治疗（外科手术或放、化疗）的指征：①垂直切缘阳性；②淋巴管血管浸润阳性；

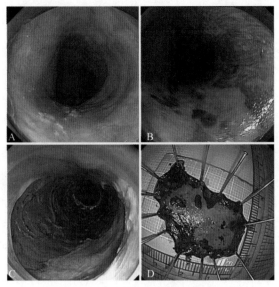

图 4-3-2　早期食管癌 ESD

A. 白光内镜示病变处食管黏膜粗糙，树枝状血管网消失。**B.** 病变处黏膜碘染色阳性。**C.** 完整剥离病变及处理创面。**D.** 内镜切除的病变标本

③黏膜下浸润深度＞ 200 μm；④ SM$_1$ 低分化癌或未分化癌。医生应结合患者一般情况和意愿综合考虑。

（2）晚期食管癌的内镜治疗：对晚期食管癌导致食管梗阻的患者，可采用内镜下放置食管支架治疗，以达到缓解梗阻、延长生存期的目的。

2. 手术治疗　手术治疗是食管癌主要的根治性手段之一。在早期阶段，外科手术治疗可以达到根治的目的，在中晚期阶段，通过以手术为主的综合治疗可以使部分患者实现根治，其他患者的生存时间可延长。研究证实，对于可进行手术的食管癌，术前放化疗联合手术的治疗模式较单纯手术可获得更大的生存获益。

3. 放疗　主要用于不能手术切除、有手术禁忌证或拒绝手术的食管癌患者，也可用于术前或术后放疗。大量研究显示，术后辅助放疗可提高淋巴结转移患者的生存率。

4. 化疗　用于无法手术或放疗的晚期食管患者，也可用于术前或术后化疗。食管癌对化疗药物敏感性低，单纯化疗的疗效很差，主张联合化疗，但总的化疗效果仍不令人满意。回顾性研究表明，术后辅助同步放化疗可能比术后辅助放疗的生存获益更大。

5. 中医中药治疗　中医中药可与上述方法配合，综合治疗，以提高疗效。

【预后】

我国对食管癌高发地区的普查以及临床筛查为早期发现、早期诊断与早期治疗创造了条件。早期食管癌手术治疗后 5 年生存率达 90% 以上。症状出现后未经治疗的食管癌患者常因饥饿消耗在 1 年内死亡。内镜放置食管支架治疗可改善进食，延长生存期，提高生活质量。上段食管癌、病变长度＞ 5 cm、肿瘤分化程度低及已有转移者预后不良。

【预防】

我国已在较多地区（特别是食管癌高发区）建立了防治基地，以进行食管癌一级预防，包括改良水质、防霉去毒和改变不良生活习惯等。二级预防是在食管癌高发地区进行普查，对高危人群进行早发现、早诊断、早治疗。三级预防是对食管癌患者采取积极有效的治疗措施，提高生活质量，适当延长生存期限。

（张红杰）

第 4 章

胃　炎

胃炎（gastritis）是指由任何病因引起的胃黏膜的炎症性病变，常伴有上皮损伤和细胞再生。根据临床发病缓急和病程长短，可将胃炎分为急性胃炎（acute gastritis）和慢性胃炎（chronic gastritis）。此外，尚有其他特殊类型胃炎（special forms of gastritis）。

第 1 节　急性胃炎

急性胃炎是指由多种病因引起的急性胃黏膜炎症。临床上呈急性起病，常表现为上腹不适、腹痛等症状，严重者可有呕血、黑粪。病变深度一般局限于黏膜层，严重时可累及黏膜下层、肌层，甚至浆膜层。内镜检查可见胃黏膜充血、水肿、出血、糜烂，可伴有浅表溃疡形成，病理组织学特征为胃黏膜固有层可见以中性粒细胞为主的炎症细胞浸润。急性胃炎主要包括：①急性幽门螺杆菌（Helicobacter pylori，Hp）感染引起的急性胃炎：健康受试者吞服 Hp 混悬液后，其临床表现、内镜所见及胃黏膜病理组织学均显示急性胃炎的特征。如不予治疗，Hp 感染可长期存在并发展为慢性胃炎。②由其他细菌、真菌、病毒引起的急性感染性胃炎：常见的病原体包括肺炎球菌、链球菌、伤寒杆菌、嗜盐杆菌、巨细胞病毒、疱疹病毒及葡萄球菌外毒素、肉毒杆菌毒素、沙门菌属内毒素等。由于胃酸的强力抑菌作用，通常很少患除 Hp 感染以外的感染性胃炎。但当机体免疫力下降时，可发生各种病原体所致的急性感染性胃炎。③急性糜烂出血性胃炎（acute erosive hemorrhagic gastritis）：由各种病因引起的以胃黏膜多发性糜烂为特征的急性胃黏膜病变，常伴有胃黏膜出血，可伴有一过性浅表溃疡形成。部分情况（如应激、酒精等）可造成胃黏膜糜烂或出血，而胃黏膜炎症反应缺如或很轻，严格意义上应称之为胃病（gastropathy），但临床习惯仍将其归为胃炎。临床常见急性糜烂出血性胃炎。

【病因与发病机制】

引起急性糜烂出血性胃炎的常见病因包括：

1. 药物　最常见非甾体抗炎药（nonsteroidal anti-inflammatory drug，NSAID），如阿司匹林、吲哚美辛（消炎痛）等。其主要机制是抑制环氧合酶（cyclooxygenase，COX）活性，阻碍前列腺素合成，削弱后者对胃黏膜的保护作用，造成胃黏膜糜烂、出血。其他因素（如离子型铁剂、氯化钾、抗生素、抗肿瘤药等）均可直接损伤胃黏膜上皮。某些抗肿瘤药（如氟尿嘧啶）可通过对快速分裂的细胞（如胃肠道黏膜细胞）产生明显的细胞毒作用而损伤黏膜层。

2. 应激急性应激　可由严重创伤、大手术、大面积烧伤、脑血管意外、严重感染、休克、多器官功能衰竭甚至精神因素引起。急性应激所致急性胃炎的主要损害是胃黏膜糜烂和出血，严重者可发生急性溃疡并大量出血，其中烧伤可导致 Curling 溃疡，中枢神经系统病变所致的溃疡称为 Cushing 溃疡。虽然急性应激引起急性糜烂出血性胃炎的确切发病机制尚未明确，但一般认为急性应激导致的胃黏膜缺血和胃腔中 H^+ 反向弥散进入胃黏膜是主要发病因素，反流入胃的胆汁和胰液也可参与发病。严重应激时机体的代偿功能不足以维持胃黏膜微循环的正常运行，造成黏膜缺血、缺氧和碳酸氢盐分泌减少、局部前列腺素合成不足、上皮再生能力减弱，由此造成黏膜屏障破坏和 H^+ 反向弥散使黏膜内 pH 值下降，进一步损伤血管和黏膜，引起糜烂和出血。

3. 乙醇　乙醇具有脂溶性，高浓度乙醇可直接损伤胃黏膜上皮细胞，破坏胃黏膜屏障，造成黏膜充血、水肿、糜烂、出血。

上述因素还可能增加十二指肠液反流入胃腔，其中胆汁中的胆盐、溶血卵磷脂、磷脂酶A、胰酶等可破坏胃黏膜屏障，引起黏膜充血、水肿、糜烂。

【临床表现与体征】

急性胃炎常见上腹不适、腹痛、腹胀、恶心、呕吐和食欲减退。急性应激或摄入 NSAID 所致的急性糜烂出血性胃炎患者可以突发呕血和（或）黑粪为首发症状。在所有上消化道出血的病例中，由急性糜烂出血性胃炎所致者占 10%～25%，是上消化道出血的常见病因之一，仅次于消化性溃疡。感染引起的急性胃炎可伴有发热、腹泻，重者可出现脱水。体格检查中大多数病例仅有上腹或脐周压痛，肠鸣音亢进。重者可出现急腹症，甚至休克。

【诊断】

有近期服用 NSAID 史、严重疾病或大量饮酒患者，如发生呕血和（或）黑粪，应考虑急性糜烂出血性胃炎。确诊有赖于急诊胃镜检查。胃镜表现为胃黏膜局限性或弥漫性充血、水肿、糜烂、表面覆有炎性渗出物，部分病例可见浅表溃疡形成。出血者表现为在黏膜散在点、片状糜烂的基础上有新鲜出血或黑色血痂，同时可见黏膜下出血表现，胃液呈咖啡色或鲜红色。上述病变（特别是由 NASID 或乙醇引起者）可在短期内消失，强调内镜检查宜在出血发生后 24～48 h 内进行。

【治疗】

应针对原发病和病因采取防治措施。对有上述严重原发病而怀疑有急性胃黏膜损害者，可预防性给予 H_2 受体拮抗剂（H_2 receptor antagonist，H_2RA）、质子泵抑制剂（proton pump inhibitor，PPI）或具有黏膜保护作用的硫糖铝。对由感染引起者，应选用有效抗菌药进行治疗。Hp 感染引起的急性胃炎在临床上较少见，一经诊断即应积极治疗，因其很少能自愈，绝大多数会转为慢性感染。由理化因素引起者应立即去除病因，如嗜酒者应戒酒，服用 NSAID 者应立即中止服药，并使用抑制胃酸分泌的药物进行治疗。如不能停药，应同时服用抑制胃酸分泌药，以预防胃黏膜损伤发生。有胃黏膜糜烂、出血者，可用抑制胃酸分泌药或胃黏膜保护药治疗。大出血应采取综合治疗措施积极抢救。表现为腹痛、恶心、呕吐者应进行对症处理，脱水者应补充水和电解质。

【预后】

多数胃黏膜糜烂和出血可自行愈合及止血；少数患者黏膜糜烂可发展为溃疡，导致并发症增加，但通常对药物治疗的反应良好。

【预防】

倡导良好的饮食习惯，避免酗酒，停用不必要的 NSAID。对于严重创伤、烧伤、大手术和重要器官衰竭及需要长期服用阿司匹林或氯吡格雷等的患者，可预防性给予 PPI 或 H_2RA。对有骨关节疾病者，可用选择性 COX-2 抑制剂（如塞来昔布等）进行抗感染治疗，以减少对 COX-1 的抑制。门静脉高压性胃病可使用 PPI，严重者应考虑处理门静脉高压。

第2节 慢性胃炎

慢性胃炎（chronic gastritis）是指由各种病因引起的胃黏膜慢性炎症。

【分类】

慢性胃炎的分类方法很多，我国 2017 年 11 月发布的中国慢性胃炎共识意见中采纳了新悉尼系统（Update Sydney System）的分类方法，根据病理组织学改变和病变在胃的分布部位并结合可能病因，可将慢性胃炎分为非萎缩性（non-atrophic）、萎缩性（atrophic）和特殊类型（special forms）三大类。慢性非萎缩性胃炎是指不伴有胃黏膜萎缩性改变、胃黏膜层可见以淋巴细胞和浆细胞为主的慢性炎症细胞浸润的慢性胃炎。胃黏膜萎缩是指胃固有腺体减少，组织学上有两种类型：①化生性萎缩：胃固有腺体被肠化生（intestinal metaplasia）或假幽门化生腺体替代；②非化生性萎缩：胃黏膜层固有腺体被纤维组织或纤维肌性组织替代及炎性细胞浸润引起固有腺体数量减少。特殊类型胃炎的分类与病因和病理有关，包括化学性、放射性、淋巴细胞性、肉芽肿性、嗜酸细胞性及其他感染性疾病等。根据内镜下慢性胃炎的分布部位，可分为胃窦炎、胃体炎、全胃炎（以胃窦为主或以胃体为主）。Hp 感染首先发生胃窦胃炎，然后逐渐扩展为全胃炎；自身免疫引起的慢性胃炎主要表现为胃体胃炎。

【病因与发病机制】

1. Hp 感染　Hp 是慢性胃炎的主要病因，其依据如下：①绝大多数慢性活动性胃炎患者胃黏膜中可检出 Hp；② Hp 在胃内的分布与胃内炎症分布一致；③根除 Hp 后胃黏膜炎症消退；④从受试者和动物模型中可复制出 Hp 感染性胃炎。Hp 的鞭毛具有动力作用，能在胃内穿过黏液层移向胃黏膜黏附定居。Hp 分泌的黏附素可使其贴紧上皮细胞，释放尿素酶分解尿素产生氨，保持菌体周围中性环境，从而有利于在胃黏膜表面定植。Hp 产生的毒素蛋白［如空泡细胞毒素 A（vacuolating cytotoxin，vacA）、细胞毒素相关基因 A（cytotoxin associating gene，cag A）蛋白、酶（黏液酶、脂酶和磷脂酶 A）及代谢产生的氨等］可直接损伤胃黏膜上皮细胞，并能诱导上皮细胞释放细胞因子，诱发炎症反应损伤胃黏膜。Hp 通过抗原诱导宿主产生自身抗体或通过交叉抗原反应机制损伤胃黏膜。

2. 自身免疫　自身免疫性胃炎以富含壁细胞的胃体黏膜萎缩为主，患者的血清和胃液中可检出自身抗体［如壁细胞抗体（parietal cell antibody，PCA）］，伴有恶性贫血者还可检测出内因子抗体（intrinsic factor antibody，IFA）。PCA 存在于患者的血液和胃液中，其相应抗原为壁细胞分泌小管微绒毛膜上的质子泵 H^+-K^+ ATP 酶。恶性贫血患者血 PCA 的检出率为 55% ～ 95%，不伴恶性贫血的萎缩性胃炎为 11% ～ 62.5%，也可见于少数健康人。在其他自身免疫疾病中（如甲状腺疾病、结缔组织病、1 型糖尿病、慢性肾上腺皮质功能减退等），PCA 的阳性率也很高。IFA 分为 I 型抗体（阻滞抗体）和 II 型抗体（结合抗体），前者与内因子结合，可阻止内因子与维生素 B_{12} 结合，效价高、作用强；后者和内因子维生素 B_{12} 复合物结合后阻止其与回肠黏膜上的受体结合。胃液中的 IFA 与恶性贫血的发病有关，而血 IFA 的存在不能确定有无维生素 B_{12} 吸收障碍。自身抗体的存在使壁细胞数量减少或消失，胃泌酸腺区黏膜变薄，胃酸分泌减少甚至缺如；内因子分泌减少和（或）功能丧失，引起维生素 B_{12} 吸收不良，发生恶性贫血。

3. 饮食和环境因素　流行病学研究显示，饮食中高盐和缺乏新鲜蔬菜水果与胃黏膜萎缩、肠化生及胃癌的发生密切相关。理化、生物因子长期反复损伤胃黏膜可造成炎症持续不愈，如摄入粗糙、过热、过咸和刺激性食物；酗酒；服用 NSAID、铁剂、氯化钾等可损伤胃黏膜的药物。

4. 其他　由于幽门括约肌功能不全，十二指肠内容物大量反流入胃，其内的胆汁、胰液和肠液可减弱胃黏膜屏障功能，使胃黏膜遭受消化液的作用，产生炎症、糜烂和出血等变化。胆汁反流性胃炎主要发生于胃窦部。吸烟也可影响幽门括约肌功能，引起十二指肠液反流。慢性胃炎的患病率随着人群年龄的增加而升高，除 Hp 感染外，还与老年人胃黏膜退行性变、血供不足致黏膜营养不良、分泌功能低下，以及黏液屏障功能减退等因素有关。一些慢性全身性疾病（如慢性右心功能不全、肝硬化门静脉高压、慢性肾功能不全等）可使胃黏膜易于受损而发生慢性胃炎。

【病理】

慢性胃炎的病理过程是胃黏膜损伤与修复的慢性过程，主要组织病理学变化包括炎症、萎缩和肠化生。慢性胃炎时，黏膜层炎症细胞浸润以淋巴细胞和浆细胞为主，可有少量的中性粒细胞和嗜酸性粒细胞。中性粒细胞浸润表示炎症处于活动期，称为慢性活动性胃炎。慢性炎症过程中可出现胃黏膜萎缩，主要表现为胃黏膜固有腺体（幽门腺或泌酸腺）数量减少甚至消失。萎缩常伴有肠化生，表现为胃固有腺体被肠腺样腺体所替代（AB-PAS 和 HID 黏液染色可将肠化生分为小肠型和大肠型、完全型和不完全型）。慢性胃炎进一步发展，胃上皮或化生的肠上皮在再生过程中发育异常，可形成异型增生（dysplasia），表现为细胞的异型性（细胞核增大失去极性，有丝分裂增多）和腺体结构的紊乱（增生的细胞拥挤、分层）。异型增生是胃癌的癌前病变。由于大多数慢性胃炎由 Hp 感染引起，因此病理组织学检查多可发现 Hp，其主要见于黏液层和胃黏膜上皮表面及胃小凹间。病变开始呈灶性发生，不同部位的严重程度可不一致，所以胃镜诊断与病理诊断有时不一致。随着病变的发展，灶性病变扩大，联合成片，逐渐向近端发展。胃窦部病变程度通常重于胃体部，小弯侧重于大弯侧。萎缩和肠化生严重时，炎症细胞浸润反而减少。

【临床表现与体征】

临床表现与胃炎的程度及内镜所见、组织病理学改变无明确相关性。多数患者无明显症状，部分可有上腹饱胀不适、无规律疼痛、嗳气、反酸、烧灼感、食欲减退、恶心、呕吐等，少数可有上消化道出血。自身免疫性胃炎可出现明显厌食、体重减轻。恶性贫血者有衰弱、疲劳和四肢感觉异常。患者体征多不明显，可有贫血、舌炎、上腹部轻压痛和周围神经病变的体征。

【实验室检查与其他检查】

（一）实验室检查

1. 自身抗体检测　自身免疫性胃炎患者血清 PCA 常呈阳性（约为 90%），血清 IFA 阳性率比 PCA 低（约为 75%），如胃液中检测到 IFA，对恶性贫血的诊断帮助很大。

2. 血清胃泌素 G17、胃蛋白酶原 I 和 II 测定　在慢性胃炎中，胃体萎缩者血清胃泌素 G17 水平显著升高，胃蛋白酶原 I 或胃蛋白酶原 I / II 比值降低；胃窦萎缩者血清胃泌素 G17 水平降低，胃蛋白酶原 I 或胃蛋白酶原 I / II 比值正常；全胃萎缩者则两者均降低。检测血清胃泌素 G17 以及胃蛋白酶原 I 和 II 有助于判断有无胃黏膜萎缩和萎缩部位。

3. 血清维生素 B_{12} 浓度测定　正常人空腹血清维生素 B_{12} 浓度为 300～900 ng/L，＜200 ng/L 定义为维生素 B_{12} 缺乏。维生素 B_{12} 吸收有赖于内因子和末端回肠黏膜的完整性。正常情况下，胃底腺每小时约分泌 3000 单位内因子，胃体萎缩性胃炎时内因子分泌减少或缺如。内因子分泌量降低至＜200 单位 / 小时将发生维生素 B_{12} 吸收障碍。IFA 可阻碍内因子与维生素 B_{12} 结合（I 型抗体）或阻碍内因子-维生素 B_{12} 复合物与回肠黏膜受体的结合（II 型抗体），导致维生素 B_{12} 吸收障碍。存在回盲部疾病时也会出现维生素 B_{12} 吸收障碍。

（二）胃镜检查

胃镜检查同时行活组织病理学检查是慢性胃炎最可靠的诊断方法。非萎缩性胃炎内镜下可见红斑（点状、片状和条状）、黏膜粗糙不平、出血点（斑）、黏膜水肿、渗出等基本表现（图 4-4-1）。内镜下萎缩性胃炎有两种类型，即单纯萎缩性胃炎和萎缩性胃炎伴增生。单纯萎缩性胃炎主要表现为黏膜红白相间，以白为主，皱襞变平甚至消失，血管显露；萎缩性胃炎伴增生主要表现为黏膜呈颗粒或结节状。内镜下非萎缩性胃炎和萎缩性胃炎均可伴有糜烂（平坦或隆起）、出血、胆汁反流。由于内镜所见与活组织检查的病理表现不尽一致，因此诊断时应两者结合。为保证诊断的准确性并对慢性胃炎进行分类，活组织检查宜在多部位取材且标本应够大、够深（到黏膜肌层），取材量应视病变情况和需要，一般为 2～3 块，胃窦小弯、大弯、胃角及胃体下部小弯是常用的取材部位。

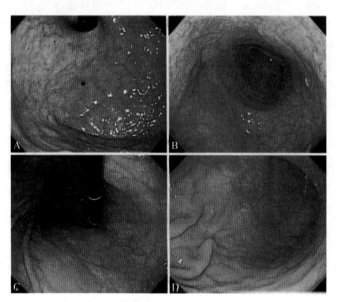

图 4-4-1　慢性萎缩性胃炎内镜下表现
A. 贲门部可见明显的血管。**B**. 俯视胃体部所见。**C**. 仰视胃角小弯所见。**D**. 胃体下部的萎缩边界

（三）Hp 检测

活组织病理学检查可同时检测 Hp，也可另取 1 块活组织进行快速尿素酶检测。

（四）胃液分析

非萎缩性胃炎胃酸分泌正常或增多；萎缩性胃炎主要位于胃窦时，胃酸分泌可正常或增多，若 G 细胞被大量破坏则胃酸分泌减少；胃体部萎缩性胃炎胃酸分泌较少，严重者可无酸。

（五）维生素 B_{12} 吸收（Schilling）试验

在使体内维生素 B_{12} 库饱和后，口服 ^{58}Co 维生素 B_{12} 和 ^{57}Co 维生素 B_{12} 内因子复合物同时收集 24 h 尿液可分别测定尿中 ^{58}Co 和 ^{57}Co 的排除率。正常时二者的排除率均 ＞ 10%。若 ^{58}Co 排出率 ＜ 10%，而 ^{57}Co 排出率正常，说明维生素 B_{12} 缺乏由内因子缺乏引起；若二者均降低，则提示维生素 B_{12} 缺乏是由患者体内有 IFA（Ⅱ型抗体）或回盲部病变所致。

【诊断与鉴别诊断】

确诊主要依赖于胃镜检查和胃黏膜活组织病理学检查。Hp 和血清自身抗体的检测有助于确定病因。怀疑有恶性贫血时，应行血清维生素 B_{12} 浓度测定和维生素 B_{12} 吸收试验。需要注意的是，由于慢性胃炎患者临床表现无特异性，故需要与溃疡病、胆囊炎、胰腺炎等疾病鉴别，尤其是老年患者出现厌食、贫血、消瘦等表现时，不应仅满足于慢性胃炎的诊断，应警惕其他病变，特别需要排除肿瘤。

【治疗】

慢性胃炎的治疗目的是缓解症状和改善胃黏膜炎症。治疗应尽可能针对病因，遵循个体化原则。

（一）根除 Hp

2017 年中国慢性胃炎共识意见提出，证实 Hp 阳性的慢性胃炎，无论有无症状和并发症，均应进行 Hp 根除治疗，除非有抗衡因素存在（包括患者合并某些疾病、社区高再感染率、卫生资源优先度安排等）。

（二）对症治疗

1. 胃黏膜糜烂或以胃灼热、反酸、上腹饥饿样痛等症状为主　根据病情或症状严重程度给予抑酸或抗酸药。

2. 有腹胀、早饱等胃动力障碍症状　可用多潘立酮、伊托必利、莫沙必利等促胃肠动力药治疗。

3. 胆汁反流　可用铝碳酸镁、氢氧化铝凝胶等药物吸附，并加用促胃肠动力药以减少反流。

4. 服用 NSAID　应停止服用，并加用抗酸药、米索前列醇及硫糖铝治疗。

5. 有明显精神因素的慢性胃炎伴消化不良症状　常规治疗无效或疗效差者可合并应用抗抑郁药、镇静药治疗，同时应予耐心解释或心理治疗。

（三）恶性贫血的治疗

需终身使用维生素 B_{12} 补充治疗。

（四）异型增生的治疗

轻度异型增生可给予上述积极治疗，并嘱患者定期随访；重度异型增生宜给予预防性手术，目前多采用内镜下胃黏膜切除术。

【预后】

绝大多数非萎缩性胃炎经积极治疗可痊愈，萎缩性胃炎经根除 Hp 后可延缓发展或在一定程度上使病程逆转。极少数中重度萎缩性胃炎可发展成胃癌。15% ～ 20% 的 Hp 相关性胃炎可发生消化性溃疡，以胃窦胃炎为主者易发生十二指肠溃疡，多灶性萎缩易发生胃溃疡。

第 3 节 特殊类型的胃炎或胃病

一、腐蚀性胃炎

因吞服强酸、强碱、砷、磷、氯化汞等所致。强酸常在口唇、咽部黏膜处留有不同颜色的烧灼痂；强碱所致的严重组织坏死可使黏膜透明肿胀。严重者可发生消化道出血、上消化道穿孔、腹膜炎。幸存者常遗留食管和（或）胃流出道狭窄。

对于腐蚀性胃炎患者，应暂时禁食，给予肠外营养，密切监护。内镜检查有助于指导治疗，但须小心谨慎。可放置鼻胃管清洗或稀释腐蚀剂，引流胃液，防止食管完全狭窄及梗阻。若腐蚀剂类别不明确，可饮用牛奶或蛋清进行稀释。有喉头水肿、呼吸困难者，可考虑气管切开。胃穿孔、急性腹膜炎应进行手术修补。对后期出现瘢痕狭窄、吞咽梗阻的患者，则需手术或胃镜下扩张术或放置支架治疗。对盛强酸、强碱等腐蚀剂的容器应有醒目的标记，并加强管理。

二、感染性胃炎

大多数非 Hp 感染的感染性胃炎患者存在免疫缺陷，如 HIV 感染、大剂量应用糖皮质激素和免疫抑制剂、化疗期间或化疗后及垂危状态。

1. 细菌感染　化脓性炎症多由葡萄球菌、甲型溶血性链球菌或大肠埃希菌引起，胃手术及化疗常为其诱因。临床表现为突发上腹痛、恶心、呕吐（呕吐物含有坏死黏膜）、胃扩张、明显压痛和局部肌紧张、发热。胃黏膜大片坏死脱落或扩展至胃壁，常伴有败血症。严重坏死、穿孔可导致化脓性腹膜炎，由于基础疾病多致全身性衰竭、营养不良，故死亡率高。还包括结核分枝杆菌及梅毒螺旋体等感染。

2. 病毒感染　巨细胞病毒可发生于胃或十二指肠，胃镜下可见局部或弥漫性胃黏膜皱襞粗大。组织切片中可见受染细胞体积增大 3 ～ 4 倍，胞核内可见嗜酸性包涵体，酷似猫头鹰眼，具有一定特征性。

三、化学性胃炎

胆汁反流、长期服用 NSAID 或其他对胃黏膜有损害的物质，可引起以胃小凹增生为主且很少有炎症细胞浸润为特征的反应性胃黏膜病变。胃大部切除术后，残胃和吻合口黏膜可发生慢性炎症，Billroth Ⅱ式手术后较Ⅰ式更易发生。化学性胃炎与含胆汁、胰酶的十二指肠液长期大量反流入胃、胃窦切除后胃泌素的细胞营养作用减弱有关。患者可有上腹痛、烧灼感及胆汁反流等症状。胃镜检查可显示近吻合口处黏膜充血、水肿、糜烂，少数黏膜呈结节状隆起。部分病史长者（多在 10 年以上）可在残胃炎的基础上发生残胃癌。治疗可选用多潘立酮、西沙必利、硫糖铝、铝碳酸镁等药物。术后 10 年以上者应定期行胃镜随访。

四、胃克罗恩病

克罗恩病可累及整个消化道，但主要见于小肠、回盲部、结肠，少见于食管、胃、十二指肠。胃克罗恩病多见于胃窦，常与近端十二指肠克罗恩病共存。"竹节征"表现是克罗恩病在上消化道的特征性表现，约 54% 的克罗恩病患者可在胃体或胃窦部观察到此种表现（图 4-4-2），其病因目前尚不清楚。

五、嗜酸性粒细胞胃肠炎

嗜酸性粒细胞胃肠炎是一种病因未明的罕见疾病，胃壁炎症以嗜酸性粒细胞浸润和外周血嗜酸性粒细胞增多为特征，不伴有肉芽肿或血管炎症性病变，虽然胃壁各层均可受累，但多数

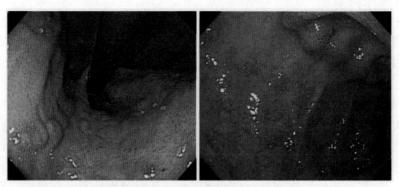

图 4-4-2　胃十二指肠克罗恩病内镜下表现
可见竹节样改变

病变以其中一层为主。胃黏膜活检在诊断中至关重要，表现为明显嗜酸性粒细胞浸润、嗜酸性小凹脓肿、坏死伴中性粒细胞浸润和上皮再生（图4-4-3）。当病变仅累及肌层或浆膜下层时，仅依据胃黏膜活检难以作出诊断。病变范围可累及胃和小肠或仅局限于胃。该病可能因变应原与胃肠组织接触后在胃肠壁内发生抗原−抗体反应并释放出组胺类血管活性物质所致。

临床表现包括上腹疼痛、恶心、呕吐。抑酸剂难以缓解腹痛，常伴有腹泻，外周血嗜酸性粒细胞升高。该病常呈自限性，但有些病例可持续存在或复发。治疗可用糖皮质激素。

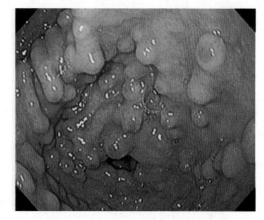

图 4-4-3   **嗜酸性粒细胞胃炎的胃镜表现**
胃窦黏膜水肿且肥厚，散在红晕斑状扁平隆起

六、淋巴细胞性胃炎

以胃黏膜表面及小凹内淋巴细胞密集浸润为特征。其与内镜下疣状胃炎相关，后者以结节、皱襞增厚和糜烂为特征。根除 Hp 可显著改善胃上皮内淋巴细胞浸润、胃体炎症和消化不良症状。故淋巴细胞性胃炎可能为合并 Hp 感染的胃黏膜相关淋巴组织淋巴瘤的癌前疾病。

内镜下，淋巴细胞性胃炎表现为胃黏膜皱襞粗大，呈结节样和口疮样糜烂（疣状胃炎）。活检示固有层扩大，伴浆细胞、淋巴细胞浸润，偶见中性粒细胞浸润。

七、巨大肥厚性胃炎

巨大肥厚性胃炎（giant hypertrophic gastritis）的特点是胃体黏膜皱襞肥厚巨大，包括 Menetrier 病和肥厚性高酸分泌性胃病（hypertrophic hypersecretory gastropathy）。

1. Menetrier 病   又称胃黏膜巨大肥厚症。特点为胃底、胃体黏膜皱襞巨大，迂曲呈脑回状，部分呈结节状或息肉状隆起，皱襞上可有糜烂或溃疡（图4-4-4）。组织学显示胃小凹增生、延长，伴明显囊性扩张。黏液细胞增生，主细胞和壁细胞减少。黏膜层增厚，炎症细胞浸润不明显。临床特点为胃黏液分泌增多，胃酸分泌减少，血浆蛋白经增生的胃黏膜漏入胃腔，引起低蛋白血症和水肿。该病多见于 30 ～ 50 岁男性，病因不明。Hp 感染可能与其有关，根除 Hp 可使病变改善。该病无特异性治疗。有研究使用抗胆碱药和 H_2 受体拮抗剂可减少蛋白质丢失，但效果不肯定。如蛋白质丢失严重，且其他方法不能控制时，需行全胃切除。

2. 肥厚性高酸分泌性胃病   特点为胃黏膜皱襞肥厚，有蛋白质经胃腔丢失，但胃酸分泌增多，常合并十二指肠溃疡。组织学显示胃体黏膜全层肥厚，壁细胞和主细胞显著增多。

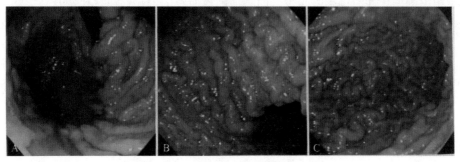

图 4-4-4   **Menetrier 病的胃镜下表现**
胃全周的肥厚皱襞。**A.** 胃贲门部。**B.** 胃体小弯。**C.** 胃体大弯

（吕 红）

第5章 消化性溃疡

消化性溃疡（peptic ulcer，PU）简称溃疡病，指在各种致病因子的作用下，胃肠黏膜发生炎性反应与坏死、脱落、形成溃疡，溃疡的黏膜坏死缺损穿透黏膜肌层，严重者可达固有肌层或更深。病变可发生于食管、胃或十二指肠，也可发生于胃-空肠吻合口附近或含有胃黏膜的麦克尔憩室内。其中以胃、十二指肠最常见，约占98%，故一般所谓的PU实指胃溃疡（gastric ulcer，GU）和十二指肠溃疡（duodenal ulcer，DU）。

【流行病学】

PU是全球性常见病，据统计，普通人群PU的患病率为5%～10%。随着PU病因的迁移，其总体患病率有下降的趋势。文献报道1989—1990年到1999—2000年东南亚人群DU和GU的患病率下降，DU从21.1%下降至9.5%，GU从11.9%下降至9.4%。我国部分地区的人群研究显示，2007年GU患病率为6.1%，DU患病率为13.3%。2015—2018年全国社区人群PU患病率调查结果显示，我国DU患病率为4.5%，GU患病率为2.5%。

【病因与发病机制】

PU的发生是对胃、十二指肠黏膜有损害作用的侵袭因素（aggressive factor）与黏膜自身防御/修复因素（defensive/repairing factor）之间失去平衡的结果。这种失衡可能是由于侵袭因素增强和（或）防御/修复因素减弱。GU和DU在发病机制上有所不同，前者主要是防御/修复因素减弱，后者则主要是侵袭因素增强。主要机制如下：

1. 胃酸和胃蛋白酶 胃酸（acid）和胃蛋白酶（pepsin）是胃液的主要成分，PU的形成是由胃酸、胃蛋白酶的消化作用所致。胃蛋白酶是由主细胞分泌的胃蛋白酶原（pepsinogen）经盐酸激活转变而来，它能降解蛋白质分子，因此对黏膜有侵袭作用。胃蛋白酶的生物活性取决于胃液pH值，当胃液pH值＞4时，胃蛋白酶即会失去活性。

2. 幽门螺杆菌感染 大量研究证明，Hp感染是PU的主要病因。DU患者的Hp感染率为90%～100%，GU为80%～90%。有研究显示，随访10～20年时，Hp感染者中10%～15%发生DU，发生DU的危险性是非感染者的9倍以上。随着Hp感染率逐渐下降，与Hp感染相关的消化性溃疡越来越少，而其他因素所致的消化性溃疡比例升高。

Hp感染引起PU的机制尚未完全阐明，现有多种假说，如胃上皮化生假说、胃泌素胃酸假说、介质冲洗假说、免疫损伤假说、酸假说、"漏屋顶"假说（"the leaking roof"theory）等，其中漏屋顶假说是将胃黏膜比喻为"屋顶"，保护其下方黏膜组织免受胃酸"雨"的损伤。当黏膜受到Hp损害时（形成"漏屋顶"），会导致H^+反向弥散（"下雨"），造成黏膜损伤和溃疡形成（"屋内积水"）从而发生GU。目前认为Hp感染导致PU是细菌因素、宿主因素和环境因素复杂相互作用的结果。

3. 非甾体抗炎药（NSAID） 有些药物对胃十二指肠黏膜具有损伤作用，其中以NSAID最为显著。长期服用NSAID的患者中有5%～30%可发生溃疡病，其中以GU更为多见。据估计，NSAID相关溃疡的比例呈上升趋势。服用NSAID者发生GU和DU的风险比不服药者分别高 3.2 和 2.7 倍。除与服用的 NSAID 种类、剂量和疗程有关外，发病风险还与患者年龄（＞ 60 岁）、既往患（消化性溃疡）病情况、Hp 感染、吸烟、同时应用抗凝药物或肾上腺皮质激素等因素有关。此外，服用 NSAID 还可抑制溃疡愈合、增加溃疡复发率和出血、穿孔等并发症的发生率。NSAID 损伤胃十二指肠黏膜的机制包括直接局部作用和系统作用两方面，其中系统作用是通过抑制环氧合酶（cyclooxygenase，COX）而起作用。

4. 其他因素　吸烟、饮食、饮酒、喝浓茶、喝咖啡等。遗传学因素也在消化性溃疡的发病中发挥一定作用。精神、心理因素对消化性溃疡（特别是十二指肠溃疡）的发生有明显影响。

【病理】

1. 大体病理　DU 多发生在球部，前壁比较常见。GU 可发生于胃的任何部位，但以胃角和胃窦小弯侧多见，其次为胃体、胃底。组织学上，GU 多发生于幽门腺区（胃窦）与泌酸腺区（胃体）交界处的幽门腺区一侧，幽门腺区黏膜可随年龄增长而扩大［假幽门腺化生和（或）肠化生］，使其与泌酸腺区黏膜的交界线上移，故老年患者 GU 的部位多较高。溃疡大多为单发，少数可有 2 个或以上溃疡并存，称为多发性溃疡（multiple ulcer）。在十二指肠球部前后壁或胃小弯两侧相对应部位同时发生的溃疡称为对吻溃疡（kissing ulcer）。典型的溃疡呈圆形或椭圆形，但亦有呈不规则形或线形者。DU 的直径一般＜ 1.5 cm，GU 的直径一般＜ 2 cm。溃疡的深度不同，浅者仅超过黏膜肌层，深者可穿透肌层甚至浆膜层，引起穿孔。

2. 镜下病理　显微镜下溃疡的基底部可分为 4 层：①急性炎性渗出物，由白细胞、红细胞和纤维蛋白组成；②嗜酸性坏死层，为无组织结构的坏死物；③肉芽组织，内含丰富的血管；④瘢痕组织，由致密的胶原纤维组成。急性期溃疡底部和边缘很少有结缔组织；慢性期有较多纤维组织，溃疡时间越久，纤维组织越多；溃疡愈合时急性反应消失，溃疡边缘上皮细胞增生向中心移植，覆盖溃疡面（黏膜重建），其下的肉芽组织转变为瘢痕。瘢痕收缩使周围黏膜皱襞向其集中，使十二指肠球部变形。

【临床表现与体征】

PU 具有以下的临床症状特点：①反复发作；②发作呈周期性，多见于秋冬和冬春之交；③发作时上腹痛呈节律性。

1. 疼痛　上腹部疼痛是 PU 的主要症状。与炎症渗出有关，剧烈腹痛时应考虑到肠穿孔等并发症。

（1）性质：可为钝痛、灼痛或胀痛，轻者能忍受，有时呈饥饿痛。节律性疼痛是 PU 的特征之一，DU 的疼痛常在两餐之间发生，持续至下餐进食或于服用抗酸剂后缓解；GU 的疼痛出现较早，多在餐后 1 h 内出现，1～2 h 后逐渐缓解，直至下一餐进食后再复现上述节律。DU 患者常在睡眠中痛醒；而 GU 较少发生夜间疼痛。

（2）部位：多位于上腹中部、偏左或偏右；胃体上部和贲门下部溃疡的疼痛可出现在左上腹部或左前胸下部；胃或十二指肠后壁溃疡可出现后背部疼痛。溃疡疼痛部位大致反映溃疡病灶所在的位置。

（3）数目和大小：PU 大多单发，少数在胃或十二指肠中可有 2 个及以上溃疡并存，溃疡直径一般＜ 2 cm，巨大溃疡（≥ 2 cm）需与恶性溃疡鉴别。

2. 其他表现　尚可有反酸、嗳气、胃灼热、上腹饱胀、恶心、呕吐、食欲减退等消化不良症状，部分症状可能与伴随的慢性胃炎有关。病程较长者可因疼痛或其他消化不良症状影响摄食而出现体重减轻；但亦有少数 DU 患者因进食可暂时减轻疼痛导致频繁进食而使体重增加。

3. 体征　活动性 PU 剑突下可有局限压痛点，缓解时无明显体征。

4. 并发症　随着病情发展，部分患者可出现症状改变，此时应警惕并发症的发生。若疼痛失去既往的节律而变为持续性疼痛，且不能被进餐或抗酸剂所缓解，并放射至背部时，提示有穿透性溃疡发生；若突然发生上腹剧痛迅速延及全腹时应考虑有急性穿孔。

（1）上消化道出血：上消化道出血是 PU 最常见的并发症。20% ～ 30% 的溃疡病患者曾有出血史，DU 并发出血的发生率比 GU 高，十二指肠球部后壁溃疡和球后溃疡更易发生出血。

（2）穿孔：溃疡病灶向深部发展穿透浆膜层时则并发穿孔（perforation），DU 的穿孔并发率高于 GU。穿孔后可引起 3 种后果：①溃破入腹腔引起急性腹膜炎（游离穿孔）；②溃疡穿孔至毗邻实质性器官（如肝、胰、脾等）并受限于此（穿透性溃疡）；③溃疡穿孔入空腔器官形成瘘管。

（3）幽门梗阻：约 2% 的 PU 患者患有幽门梗阻（pylorus obstruction），其中 80% 以上由 DU 引起，其余为幽门管溃疡或幽门前区溃疡。幽门梗阻可引起胃内容物滞留，表现为上腹部饱胀不适和呕吐，空腹胃内振水音和胃蠕动波是其典型体征。上腹饱胀以餐后为甚，呕吐后可减轻，呕吐物量多，内含发酵宿食，呈酸臭味。患者因不能进食和反复呕吐而逐渐出现体弱、脱水和低氯低钾性碱中毒等临床表现。

（4）癌变：我国 GU 癌变的概率为 1% ～ 7%。对有长期慢性胃溃疡病史、年龄 > 45 岁、溃疡顽固不愈者应提高警惕。

【特殊类型的消化性溃疡】

1. 复合性溃疡　复合性溃疡（complex ulcer）指胃和十二指肠同时发生的溃疡，检出率约占全部 PU 的 5%。DU 常先于 GU 出现，其机制可能为 DU 造成胃排空延缓、胃窦部张力增高，导致胃酸分泌增多，进而形成 GU。复合性溃疡患者幽门梗阻的发生率较单独 GU 或 DU 高。

2. 幽门管溃疡　幽门管位于胃远端，与十二指肠交界，长约 2 cm。幽门管溃疡（pyloric channel ulcer）的病理生理学机制与 DU 相近，胃酸通常增多，但常缺乏典型溃疡的周期性和节律性疼痛，餐后上腹痛显著，对抗酸药反应差，容易出现呕吐或幽门梗阻，穿孔或出血等并发症也较多。

3. 十二指肠球后溃疡　球后溃疡（post bulbar ulcer）指发生于十二指肠球部以下的溃疡，约占 DU 的 10%，多发生于十二指肠乳头的近端，X 线和胃镜检查易漏诊。球后溃疡多具有十二指肠球部溃疡的临床特点，但症状较重且夜间疼痛和背部放射痛更为多见，对药物反应较差，较易并发出血。球后溃疡超越十二指肠第二段或呈多发时，需与胃泌素瘤相鉴别。

4. 巨大溃疡　巨大溃疡（giant ulcer）指直径 > 2 cm 的溃疡。巨大胃溃疡需与胃癌相鉴别；巨大十二指肠溃疡的部位常位于后壁，有时也可在球后，疼痛通常较为剧烈，可放射至背部。巨大溃疡愈合较慢、易于复发，且容易发生出血、穿孔等并发症，位于十二指肠者易发生狭窄和梗阻。

5. 无症状性溃疡　15% ～ 35% 的 PU 患者可无任何症状，即无症状性溃疡（silent ulcer）。这些患者多在发生出血、穿孔等并发症或因其他疾病做内镜、X 线钡餐检查时被发现。无症状性溃疡多见于老年人溃疡、使用 H_2 受体拮抗剂维持治疗中复发的溃疡和 NSAID 溃疡，后两者分别占 50% 和 30% 以上。

6. 老年人溃疡　有报道显示，老年人 GU 的患病率等于或高于 DU，且位于胃体上部或高位的溃疡以及胃巨大溃疡较多见。老年人溃疡的临床表现多不典型，无症状或症状不明显者较多，疼痛多无规律，食欲减退、恶心、呕吐、体重减轻、贫血等症状较突出，此时需与胃癌相鉴别。

【实验室检查与其他检查】

（一）实验室检查

1. 常规检查　PU 合并消化道出血或幽门梗阻时可有不同程度的贫血。多数活动性 PU 患者有粪潜血阳性。

2. 血清胃泌素测定　PU 时血清促胃液素可较正常人稍升高，但诊断意义不大，故不应作为常规检查。有下列情况者可考虑检测血清胃泌素：① PU 出现并发症；② PU 伴原因不明的腹泻或高钙血症；③有 PU 家族史；④ PU 伴有胃、十二指肠及空肠的巨大皱襞；⑤多发性溃疡或溃疡位于少见部位；⑥经规范治疗后溃疡不愈合；⑦常规手术治疗后溃疡复发。

3. 胃液分析　胃液分析对 PU 诊断和鉴别诊断的价值不大。目前胃液分析主要用于胃泌素瘤的辅助诊断和评估溃疡病的手术效果。

4. Hp 检测　以下方法检查结果阳性者可诊断 Hp 现症感染：①胃黏膜组织快速尿素酶试验（RUT）、组织切片染色、Hp 培养任一项阳性；② ^{13}C 或 ^{14}C 尿素呼气试验（UBT）阳性；③粪便幽门螺杆菌抗原（HpSA）检测（单克隆法）阳性；④血清幽门螺杆菌抗体检测阳性提示既往感染（Hp 根除后，抗体滴度在 5～6 个月后降至正常），从未治疗者可视为现症感染。

判断 Hp 感染根除首选在根除治疗结束至少 4 周后进行非侵入性方法，符合以下之一者可判断 Hp 根除：① ^{13}C 或 ^{14}C UBT 阴性；② HpSA 检测（单克隆法）阴性；③基于胃窦、胃体两个部位取材的 RUT 均阴性。

（二）影像学检查

X 线钡餐检查采用气钡双对比造影技术和低张造影技术检查胃和十二指肠。PU 的 X 线征象包括直接和间接征象，钡斑和龛影是 PU 的直接征象，为钡剂充填于溃疡凹陷处所形成的形状恒定的致密影，是诊断 PU 的可靠依据。钡斑是溃疡的正面观，常呈边缘清晰光滑、密度均匀的圆形或类圆形白色斑块；龛影是溃疡的切线位观，常呈边缘清晰光滑、密度均匀的乳头状、小丘状、长方形或小锥形的白色致密影，凸出于胃或十二指肠腔内壁轮廓之外（图 4-5-1）。间接征象是由溃疡及其周围炎症、水肿、纤维化或伴随疾病所致的一系列征象，包括黏膜集中、皱襞增粗紊乱、局部痉挛、激惹、十二指肠球部畸形等，间接征象不能作为 PU 的诊断依据。X 线钡餐检查诊断 PU 的敏感性约 80%，如临床高度怀疑PU，即使 X 线钡餐检查为阴性也不能完全排除，应进一步行内镜检查。

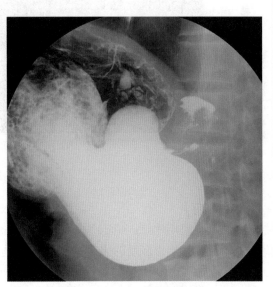

图 4-5-1　上消化道造影
显示幽门狭窄胃潴留，十二指肠球部变形，黏膜不规则

（三）胃镜检查

内镜检查是诊断 PU 最可靠、最准确的方法。内镜检查不仅可直接观察胃十二指肠黏膜，还可在直视下进行活检做病理检查，进行鉴别诊断。内镜下溃疡可分为活动期、愈合期和瘢痕期，每一期又分为两个阶段：

（1）活动期（active stage，A）：为急性期，即发病的最初阶段（图 4-5-2）。表现为溃疡基底部覆有白色或黄白色厚苔，周边黏膜充血、水肿明显，与正常组织界限模糊（A_1 期）；溃疡基底苔变薄，周边黏膜充血、水肿减轻，周围出现红色再生上皮及轻度皱襞集中现象（A_2 期）。

（2）愈合期（healing stage，H）：此期为溃疡的愈合阶段（图 4-5-3）。表现为溃疡缩小、深度变浅，苔更薄而清洁，急性炎症表现消失，周围再生上皮所形成的红晕更加明显，黏膜皱襞向溃疡集中（H_1 期）；溃疡面进一步缩小，几乎被再生上皮所覆盖，黏膜皱襞进一步向溃疡

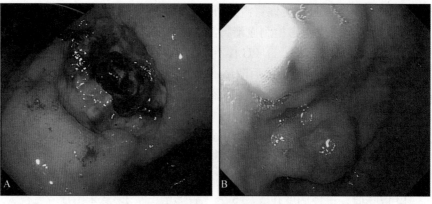

图 4-5-2　**胃角溃疡**
A. A$_1$ 期。**B.** A$_2$ 期

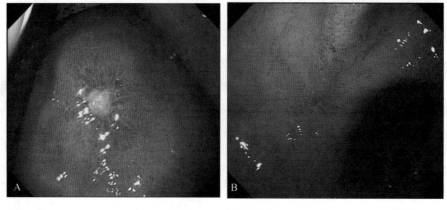

图 4-5-3　**胃底溃疡**
A. H$_1$ 期。**B.** H$_2$ 期

集中（H$_2$ 期）。

（3）瘢痕期（scar stage，S）：此期溃疡愈合（图 4-5-4）。表现为溃疡基底部的白苔完全消失，创面愈合为修复的再生上皮覆盖，呈红色瘢痕（S$_1$ 期）；修复的再生上皮进一步增加、变厚，最后转变为白色瘢痕（S$_2$ 期）。

（4）溃疡出血的 Forrest 分类（图 4-5-5）：①Ⅰ$_a$ 期为活动性喷血；②Ⅰ$_b$ 期为活动性渗血；③Ⅱ$_a$ 期为血管裸露（胃出血）；④Ⅱ$_b$ 期为黏附血凝块；⑤Ⅱ$_c$ 期为平坦色素；⑥Ⅲ期为洁净底。活动性出血、血管裸露和黏附血凝块者，溃疡再出血的风险较高。

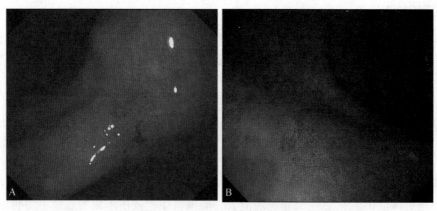

图 4-5-4　**胃角溃疡**
A. S$_1$ 期。**B.** S$_2$ 期

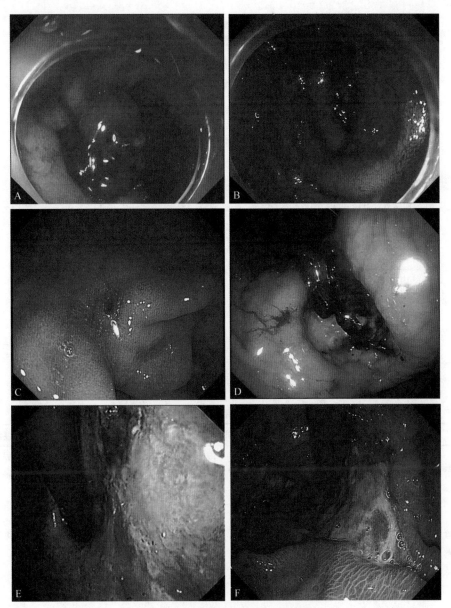

图 4-5-5 溃疡出血的 Forrest 分类

A.十二指肠球溃疡（Ⅰ$_a$ 期）。B.十二指肠球后溃疡（Ⅰ$_b$ 期）。C.胃窦溃疡（Ⅱ$_a$ 期）。D.胃角溃疡（Ⅱ$_b$ 期）。E.胃底溃疡（Ⅱ$_c$ 期）。F.胃体溃疡（Ⅲ期）

【诊断与鉴别诊断】

（一）诊断

病史分析很重要，典型的周期性和节律性上腹部疼痛是诊断 PU 的主要线索。但必须注意，部分 PU 患者上腹疼痛常不典型，甚至无症状，因而单纯依靠病史难以作出可靠诊断。确诊主要依靠内镜检查，X 线钡餐检查的诊断价值有限，同时尚需排除相关疾病，全面综合分析（图 4-5-6）。

（二）鉴别诊断

PU 主要的临床表现为上腹疼痛，故需与其他可表现为上腹疼痛的疾病相鉴别。应与有消化不良症状的其他疾病鉴别，包括慢性胃炎、十二指肠球炎、功能性消化不良、肝胆胰腺等器官疾病等。胃溃疡应注意与胃癌相鉴别。PU 尚需警惕胃泌素瘤（表 4-5-1）。

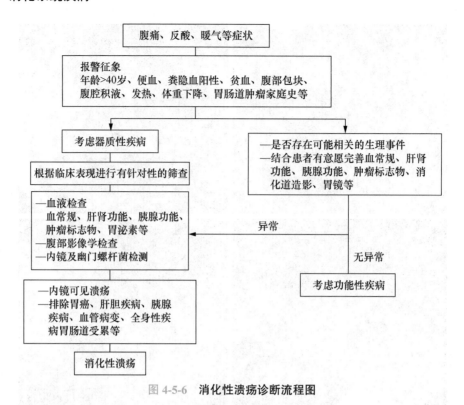

图 4-5-6　消化性溃疡诊断流程图

表 4-5-1　消化性溃疡的鉴别诊断要点

	消化性溃疡	胃癌	胃泌素瘤	胆囊炎	功能性消化不良
病史	Hp 感染、NSAID 应用史	消耗症状、肿瘤家族史	反复发作	胆结石史，右上腹痛史	无特异性，多无消耗症状
并发症	出血、穿孔、梗阻	出血、穿孔、梗阻	易合并出血、穿孔	穿孔、腹膜炎	无
实验室检查	合并出血时可有粪潜血阳性，贫血	贫血、粪潜血持续阳性	胃液分析 BAO > 15 mmol/h、BAO/MAO > 60%、血清胃泌素常 > 500 pg/ml、激发试验（胰泌素试验或钙输注试验）阳性	白细胞增多，可有肝功能异常	无器质性异常
腹部 X 线、超声及 CT	消化道造影显示龛影 < 2.5 cm，突出于胃轮廓外，边界清楚，皱襞呈放射状集中至溃疡边缘	消化道造影显示龛影位于胃腔轮廓内，边缘不整齐，周围胃壁强直呈结节状，蠕动消失的范围广，向溃疡聚集的皱襞有融合中断现象	CT 可判断有无肝及淋巴结转移	超声示胆囊增大，胆囊壁增厚及周围渗出，可见胆囊结石影	常无器质性异常
内镜检查	形状相对规则，边界光整，底部由肉芽组织及灰黄色渗出物组成，黏膜皱襞向溃疡集中	形状不规则，底部凹凸不平，苔污秽，边缘呈结节状隆起	多发、非典型部位溃疡（食管下段、十二指肠降段、水平段、升段，甚至空肠上段及胃大部切除后的吻合口）	胰胆管造影可显示胆管充盈缺损	无器质性异常
治疗	抑酸、保护胃黏膜治疗有效	规范抗溃疡治疗无效	规范抗溃疡治疗常无效	抗感染或手术治疗	对症治疗

BAO，基础胃酸分泌；MAO，最大胃酸分泌

【治疗】

治疗的目的在于消除病因、缓解症状、促进愈合、防止复发和避免并发症。PU 的病因不尽相同，建议个体化治疗（图 4-5-7）。

（一）一般治疗

进餐应定时、避免辛辣、过咸食物，戒烟、酒，少饮浓茶、咖啡等饮料。NSAID、糖皮质激素等是否停服应根据病情决定。建议生活规律，劳逸结合，避免过度劳累和精神紧张。

（二）药物治疗

药物治疗主要包括消除、减弱侵袭因素和增强防御因素两方面。

1. 根除 Hp　Hp 感染是侵袭因素的主要组分。目前针对 Hp 相关性溃疡的处理已达成共识，即无论溃疡初发或复发，无论活动或静止，且无论有无并发症，均应行抗 Hp 治疗。

（1）治疗方案：药物根除 Hp 的治疗效果受以下因素的影响：① Hp 对药物的敏感性；②药物在胃内低 pH 值的环境中的活性；③药物能否穿透黏液层到达细菌；④ Hp 对药物的耐药性。我国第五次全国幽门螺杆菌感染处理共识报告（2017 年）推荐将 PPI ＋铋剂＋两种抗菌药物作为主要的经验性根除 Hp 方案（表 4-5-2）。

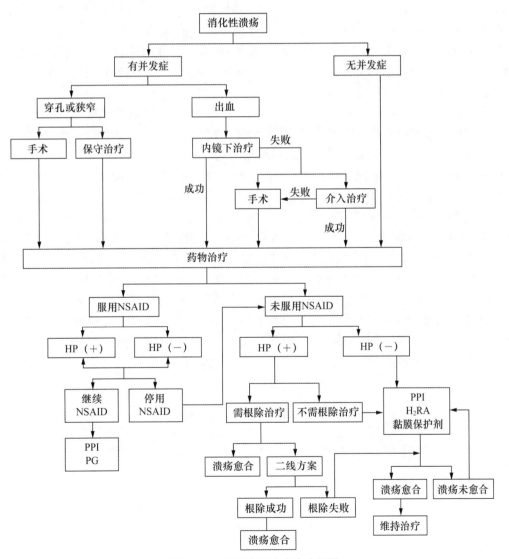

图 4-5-7　消化性溃疡治疗流程图

NSAID，非甾体抗炎药；Hp，幽门螺杆菌；H_2RA，H_2 受体拮抗剂；PPI，质子泵抑制剂；PG，前列腺素

表 4-5-2 推荐的根除幽门螺杆菌四联方案中抗菌药物的组合、剂量和用法

方案	抗菌药物 1	抗菌药物 2
1	阿莫西林 1000 mg，每日 2 次	克拉霉素 500 mg，每日 2 次
2	阿莫西林 1000 mg，每日 2 次	左氧氟沙星 500 mg，每日 1 次或 200 mg，每日 2 次
3	阿莫西林 1000 mg，每日 2 次	呋喃唑酮 100 mg，每日 2 次
4	四环素 500 mg，每日 3～4 次	甲硝唑 400 mg，每日 3～4 次
5	四环素 500 mg，每日 3～4 次	呋喃唑酮 100 mg，每日 2 次
6	阿莫西林 1000 mg，每日 2 次	甲硝唑 400 mg，每日 3～4 次
7	阿莫西林 1000 mg，每日 2 次	四环素 500 mg，每日 3～4 次

注：标准治疗方案为标准剂量的 PPI 和铋剂（每日 2 次，餐前 0.5 h 口服）＋两种抗菌药物（餐后口服）；标准剂量 PPI 为艾司奥美拉唑 20 mg、雷贝拉唑 10 mg（或 20 mg）、奥美拉唑 20 mg、兰索拉唑 30 mg、泮托拉唑 40 mg、艾普拉唑 5 mg（以上选一）；标准剂量铋剂为枸橼酸铋钾 220 mg（果胶铋标准剂量待确定）

（2）根除 Hp 治疗结束后的继续抗溃疡治疗：若溃疡面积较小，单一抗 Hp 治疗 1～2 周可使活动性溃疡有效愈合。若溃疡面积较大且抗 Hp 治疗结束时患者症状未缓解或近期有出血等并发症，应考虑在抗 Hp 治疗结束后继续给予 1 个常规疗程的抗溃疡治疗（如 DU 患者给予 PPI 常规剂量，每日 1 次，2～4 周，或 H$_2$ 受体拮抗剂常规剂量，4～6 周；胃溃疡患者给予 PPI 常规剂量，每日 1 次，4～6 周，或 H$_2$ 受体拮抗剂常规剂量，6～8 周）。

（3）抗 Hp 治疗后复查：抗 Hp 治疗后，确定 Hp 是否根除的试验应在治疗完成至少 4 周后进行，且在检查前停用 PPI 或铋剂 2 周，以避免出现假阴性。由于 GU 有恶变的风险，原则上应在治疗后适当时间行胃镜和 Hp 复查。

2. 抗酸治疗 胃酸也是侵袭因素的重要组分，抗酸治疗可有效地缓解疼痛并愈合溃疡。抗酸治疗包括应用碱性抗酸药中和胃酸和抗胃酸分泌治疗。

（1）碱性抗酸药：可中和胃酸，对缓解溃疡疼痛有较好效果，但促使溃疡愈合需大剂量、多次服用。多次服药的不便和长期服用大剂量抗酸剂可能的不良反应限制了其应用。目前已很少单独应用碱性抗酸剂来治疗溃疡，多作为加强止痛的辅助治疗。

（2）抗胃酸分泌治疗：常用药物包括组胺 H$_2$ 受体拮抗剂和 PPI 等。① H$_2$ 受体拮抗剂：常用西咪替丁（cimetidine）、雷尼替丁（ranitidine）、法莫替丁（famotidine）等，其抑制胃酸分泌的作用依次增强。DU 用药 4 周和 GU 用药 6 周的溃疡愈合率分别为 55%～70% 和 50%～70%，H$_2$ 受体拮抗剂的不良反应通常很少，总发生率＜3%，主要包括乏力、头痛、嗜睡、定向障碍和腹泻、血白细胞减少和 ALT 升高，西咪替丁可导致男性性功能障碍。② PPI：作用于壁细胞胃酸分泌终末步骤中的关键酶 H$^+$-K$^+$-ATP 酶，使其不可逆地失去活性，导致壁细胞内 H$^+$ 不能转移至胃腔中从而抑制胃酸分泌。一般推荐 DU 的疗程为 4 周，GU 为 6 周（表 4-5-3），溃疡愈合率可达 90% 以上。PPI 的不良反应较少，表现为恶心、腹胀、腹泻、便秘、皮疹，以及血 ALT、胆红素和胃泌素升高。

表 4-5-3 质子泵抑制剂的标准剂量

药物	标准剂量
奥美拉唑	20 mg/d
埃索美拉唑	20 mg/d
兰索拉唑	30 mg/d
泮托拉唑	40 mg/d
雷贝拉唑	10 mg/d
艾普拉唑	10 mg/d

3. 保护胃黏膜治疗　为增强防御因素的措施。黏膜保护剂主要包括硫糖铝（sucralfate）、胶体次枸橼酸铋（colloidal bismuth subcitrate，CBS）和前列腺素（prostaglandin，PG）类药物米索前列醇（misoprostol）等，新的黏膜保护剂还在不断研发中。这些药物治疗 4～8 周的溃疡愈合率与 H_2 受体拮抗剂相似。硫糖铝抗溃疡的作用机制主要与其黏附于溃疡表面阻止胃酸、胃蛋白酶继续侵蚀溃疡面、促进内源性 PG 合成、改善黏膜血流和刺激表皮生长因子分泌等有关。硫糖铝不良反应小，便秘是其主要不良反应。CBS 除具有与硫糖铝类似的作用机制外，尚有较强的抗 Hp 作用。短期服用 CBS 者除舌发黑外，很少出现不良反应；为避免铋在体内过量蓄积，不宜长期服用。

4. NSAID 溃疡的治疗和预防　长期服用 NSAID 的高危患者（老年、PU 史、大剂量 NSAID、联合阿司匹林等抗血小板药物或糖皮质激素）应给予小剂量 PPI 预防 PU 及其并发症，并结合患者心血管疾病风险综合考虑，对于心血管疾病风险低的患者，建议使用选择性 COX-2 抑制剂；心血管疾病风险高且无法停用 NSAID 的患者则应适当增加 PPI 用量，如个体无法耐受 PPI，可尝试 H_2 受体拮抗剂或米索前列醇。需警惕米索前列醇相关的胃肠道不良反应。

5. 溃疡复发的预防

（1）根除 Hp：在 Hp 被发现之前，溃疡病被认为是一种复发性疾病。Hp 的发现是 PU 病因学和治疗学上的一次革命。根除 Hp 后，溃疡的复发率降至 5% 以下，甚至有研究显示根除 Hp 1 年后无复发病例。需要指出的是，Hp "根除" 后或初次检测阴性者，仍有阳性可能。

（2）应用 NSAID、吸烟、饮酒、进食刺激性食品、生活不规律及精神应激等危险因素应尽量避免。

（3）维持治疗：维持治疗的适应证：①不能停用 NSAID 的溃疡患者，无论其 Hp 是否为阳性；② Hp 阴性溃疡；③ Hp 相关性溃疡但 Hp 感染未能根除；④ Hp 根除后的部分患者，包括根除 Hp 后溃疡复发、有严重出血、穿孔等并发症史、高龄或伴随其他严重疾病的患者等。去除诱因后以上人群考虑维持治疗，药物选择 H_2 受体拮抗剂或 PPI，疗程因人而异，短者 3～6 个月，长者 1～2 年，可视具体病情延长用药时间。

（三）外科手术

由于内科治疗的进展，目前外科治疗仅限于极少数有并发症的患者。手术适应证包括：①大量出血经内科紧急处理无效；②急性穿孔；③瘢痕性幽门梗阻；④ GU 疑有癌变；⑤严格内科治疗无效的顽固性溃疡。

（四）内镜治疗

合并消化道出血和幽门梗阻的患者可考虑内镜治疗，主要治疗包括：溃疡表面喷洒蛋白胶、出血部位注射 1∶10 000 肾上腺素、钛夹和热凝固术等。内镜结合 PPI 持续静脉滴注治疗 PU 活动性出血的止血成功率达 95% 以上。PU 合并幽门变形或狭窄引起幽门梗阻的常用治疗方法为内镜下可变气囊扩张术。

【预后】

由于内科治疗的发展，预后已得到很大改善，PU 的死亡率也已显著下降至 1% 以下。30 岁以下患者的病死率几乎为零；老年患者的死亡主要是由于并发症，特别是大出血和急性穿孔。

（杨　红）

第6章 胃 癌

胃癌（gastric carcinoma）是起源于胃黏膜上皮的恶性肿瘤，是我国最常见的消化系统恶性肿瘤之一，也是全球重大公共卫生问题。

【流行病学】

胃癌的发病情况在不同国家和不同地区差异较大，发病率以东南亚地区最高，北美、北欧等地区最低，发病率差异可达10倍。我国是胃癌高发国，发病地理分布广泛，地区差异明显，以西北地区和东南沿海地区较为集中，其中青海、甘肃、宁夏、山东、福建等地为胃癌高发地区。近30年来，随着生活条件的改善和实施根除Hp等预防措施，胃癌的发病率和死亡率在全球范围内呈下降趋势，但我国胃癌新发病例数并未下降。2018年全球癌症年报显示，全球估计新发胃癌病例约103万，中国为45.6万，中国总体年发病率为29/100 000；全球估计胃癌死亡人数78万，中国39万。中国是胃癌负担最重的国家之一。胃癌发病率在男性和女性恶性肿瘤中分别居第二位和第三位，病死率分别居第三位和第五位。2020年全球癌症年报显示，中国胃癌新发病例数为47.8万，仅次于肺癌、结肠癌。胃癌以男性多见，男女比例约为2∶1；以中老年居多，55～70岁为高发年龄段。

【病因与发病机制】

胃癌病因众多，目前认为胃癌是多因素作用、多基因调控、多步骤参与的复杂过程，是Hp感染、环境因素和遗传因素等共同作用的结果。

（一）Hp感染

自1982年Warren和Marshall在胃内发现Hp以来，Hp与活动性胃炎、消化性溃疡的关系已经明确，其与胃癌的关系也一直在进行深入的研究。1994年WHO将Hp定义为胃癌的Ⅰ类致癌原；2009年进一步确认Hp感染和胃癌有关；2014年发布了"根除Hp感染预防胃癌策略"报告。目前认为，Hp感染可使胃癌发病风险增加4～6倍；约90%的非贲门部癌可归因于Hp感染；2018年归因于感染的癌症全球负担中，Hp引起的胃癌占36.2%。

关于Hp感染引起胃癌的主要证据包括：①Hp感染率与胃癌发病率呈正相关，流行病学调查研究结果显示绝大部分胃癌患者在Hp感染率最高的地区。②Hp感染在Correa胃癌发生模式中起始动作用，Correa教授提出的肠型胃癌（占胃癌的绝大多数，分化程度高，发生前经历肠化生）发生模式（正常胃黏膜-浅表性胃炎-萎缩性胃炎-肠化生-异型增生-胃癌）已获得公认，Hp感染在慢性活动性胃炎、胃黏膜萎缩和肠化生发生中的病因作用也得到了大量的研究证实。③Hp感染的蒙古沙鼠可诱发胃癌。④根除Hp可降低胃癌发生风险，有效预防胃癌。一系列针对胃癌高发地区的干预研究证实根除Hp可降低胃癌发生风险；国内外的队列研究和meta分析显示，根除Hp后可有效降低萎缩性胃炎、肠化生的发生率，使部分胃腺瘤得到逆转，在发生胃黏膜萎缩前根除Hp几乎可完全预防肠型胃癌发生，根除Hp后胃癌发生风险可降低34%～54%，还可以减少早期胃癌内镜黏膜剥离术后异时性胃癌的发生。⑤Hp阴性者胃癌发生风险很低，但Hp感染者中最终仅有1%～3%的个体发生胃癌，说明Hp感染是胃癌发生的先决条件，但不是充分条件，胃癌是Hp感染、环境因素和遗传因素共同作用的结果，而 Hp 感染是预防胃癌最重要且可控的危险因素，根除 Hp 应成为胃癌的一级预防措施。

（二）环境和饮食因素

日本也是胃癌高发国家，研究发现第一代移民至美国的日本人至第三代时胃癌发病风险同当地美国居民无差异。由此提示环境因素与胃癌发病相关。一些环境因素（如水土中含硝酸盐过多、微量元素比例失调、火山岩地带或化学污染等）可直接或间接通过饮食途径与胃癌发病相关。流行病学调查显示，新鲜蔬菜及水果摄入不足，经常食用霉变、高盐、高脂、腌制、加工肉类、熏烤等食物，以及饮食不规律、喜烫食、硬食等均可增加胃癌发生的风险，这与食物提取物中含有 N- 亚硝基化合物（N-nitroso compound，NOC）和苯并芘等致癌物有关。大量研究均证实吸烟和过度饮酒是胃癌发病的危险因素。

（三）遗传因素

胃癌有明显的家族聚集倾向，家族发病率高于普通人群 2 ～ 3 倍。易感基因多态性是遗传易感的基础。遗传因素在 1% ～ 3% 的遗传性胃癌中发挥决定性作用。

（四）癌前状态

癌前状态包括癌前疾病和癌前病变。癌前疾病是指与胃癌相关的胃良性疾病，有发生胃癌的风险。癌前病变指易发生癌变的胃黏膜病理组织学变化，包括肠化生和异型增生。

1. 癌前疾病

（1）萎缩性胃炎。

（2）胃溃疡。

（3）残胃炎：手术后可发生残胃癌，一般在术后 10 ～ 15 年发生，尤其是 Billroth Ⅱ式胃切除术后，其与胃酸减少、胆汁反流等因素有关。

（4）胃息肉：炎性息肉的癌变率低；腺瘤性息肉癌变的概率较高，特别是直径 > 2 cm 的广基息肉。

2. 癌前病变

（1）异型增生：即不典型增生或上皮内瘤变。胃黏膜腺管结构及上皮细胞失去正常的状态出现异型改变，组织学上介于良恶性之间。临床需要密切随访。

（2）肠化生：包括小肠型和大肠型两种。研究显示，大肠型化生容易导致细胞异型增生而发生癌变，主要是因为肠化细胞不含亮氨酸氨基转肽酶和碱性磷酸酶，使被吸收的致癌物质易在细胞内积聚，导致细胞异型增生而发生癌变。

胃癌的病因和发病机制非常复杂，一般认为胃癌的发生是外在致癌因素与机体内在因素协同作用的结果。在正常情况下，胃黏膜上皮细胞的增殖和凋亡保持动态平衡，这种平衡的维持有赖于癌基因、抑癌基因及部分生长因子的共同调控。此外，COX-2 在胃癌发生过程中亦有重要作用。与胃癌发生相关的癌基因包括 ras 基因、bcl-2；抑癌基因包括野生型 p53、APC、DCC、MCC 等；生长因子包括表皮生长因子（epidermal growth factor，EGF）、转化生长因子 α（transforming growth factor α，TGF-α）等。这种平衡一旦被破坏（即癌基因被激活，抑癌基因被抑制，生长因子参与以及 DNA 微卫星不稳定），会使胃上皮细胞过度增殖而又不能启动凋亡信号，可能逐渐进展为胃癌。随着医学模式的转变，人们越来越多地认识到社会心理因素可作为诱因与其他致病因素发挥协同作用并通过中枢神经系统改变机体的激素水平和免疫系统产物而对恶性肿瘤的发生、发展及转归有着深刻的影响。多种因素会影响上述调控体系，共同参与胃癌的发生。

【病理】

（一）胃癌的组织病理学分类

1. 根据组织学分类 我国目前多采用 2020 年第 5 版 WHO 胃肿瘤组织学分类法：腺癌包

括乳头状腺癌、管状腺癌、黏液腺癌、低黏附性癌（即印戒细胞癌及其变异型）与混合型腺癌，腺鳞癌，伴淋巴样间质癌（即髓样癌），肝样腺癌，鳞状细胞癌和未分化癌。

（1）管状腺癌：癌细胞构成大小不等的腺管或腺腔，分化良好。如向胃腔呈乳突状生长，则称乳突状腺癌。

（2）黏液腺癌：癌细胞产生的黏液在间质大量积聚，称胶质癌。如癌细胞充满大量黏液，将细胞核推向一侧，称为印戒细胞癌。

（3）髓样癌：癌细胞大多不形成明显的管腔，呈条索状或团块状，一般分化差。

2. 根据癌细胞分化程度分类　可分为高分化、中分化与低分化 3 大类。

3. Lauren 分型（根据肿瘤起源分类）

（1）肠型胃癌：源于肠腺化生，肿瘤含管状腺体，多发生于胃的远端并伴有溃疡，分化较好。

（2）弥漫型胃癌：又称胃型胃癌，源于黏膜上皮细胞，与肠腺化生无关，无腺体结构，涉及范围较广呈散在分布，多见于年轻患者。

4. 根据肿瘤生长方式分类

（1）膨胀型：癌细胞间有黏附分子，以团块形生长，预后较好，相当于上述肠型。

（2）浸润型：细胞以分散方式向纵深扩散，预后较差，相当于上述弥漫型。

需要注意的是，同一肿瘤中两种生长方式可同时存在。

5. 根据胃癌的进程分类　分为早期和进展期胃癌。

（二）侵袭与转移

胃癌发生时癌细胞仅局限于上皮层，未突破基底膜。当癌细胞突破基底膜后可发生转移扩散。胃癌的扩散以直接蔓延及淋巴转移为主，晚期也可发生血行转移和种植性转移。

1. 直接蔓延　癌组织向胃壁各层浸润，当穿透浆膜后，癌组织可不断地向周围组织和邻近器官广泛蔓延生长，如向肝、大网膜等部位浸润蔓延。

2. 转移

（1）淋巴转移：为其主要转移途径，首先转移到局部淋巴结，最常见于幽门下胃小弯的局部淋巴结，进一步转移至腹主动脉旁淋巴结、肝门或肠系膜根部淋巴结。晚期可经胸导管转移至左锁骨上淋巴结（Virchow 淋巴结）。

（2）血行转移：多发生于胃癌晚期，常经门静脉转移至肝，也可转移到肺、脑、骨等器官。

（3）种植性转移：胃黏液腺细胞浸润至胃浆膜表面时可脱落至腹腔，种植于腹腔及盆腔器官的浆膜上。女性常在双侧卵巢形成转移性黏液癌，称 Krukenberg 瘤。

【临床表现与体征】

（一）临床表现

早期胃癌常无特异性症状，随着病情的进展可出现上腹饱胀不适或隐痛，以饭后为重；食欲减退、嗳气、反酸、恶心、呕吐、黑便等。进展期胃癌还可出现上腹部疼痛，如持续加重且向腰背部放射，则提示可能存在胰腺和腹腔神经丛受侵，若穿孔可出现剧烈腹痛等胃穿孔症状；贲门癌可出现进行性加重的吞咽困难及反流症状；胃窦癌引起幽门梗阻时可出现恶心、呕吐宿食；肿瘤侵犯血管，可引起消化道出血；晚期患者可出现乏力、消瘦、贫血、水肿、黄疸和恶病质。

（二）体征

早期胃癌常无明显的体征。胃窦或胃体进展期胃癌可扪及上腹部肿块，女性患者于下腹部扪及可推动的肿块应考虑 Krukenberg 瘤；幽门梗阻时可有胃型及振水音，小肠或系膜转移使肠腔狭窄时可导致部分或完全性肠梗阻；有腹膜转移时可出现血性腹水；可出现锁骨上淋巴结肿大、直肠前窝肿物、脐部肿块等。

【**实验室检查与其他检查**】

（一）实验室检查

1.血液检查

（1）血常规：长期慢性失血或营养不良可引起贫血，多数为缺铁性贫血，也可见巨幼细胞贫血和微血管病变引起的溶血性贫血。

（2）肿瘤标志物：缺乏特异性血清学标志物，糖类抗原 72-4（carbohydrate antigen 72-4，CA72-4）、血清癌胚抗原（carcino embryonic antigen，CEA）等肿瘤标志物的升高对胃癌诊断具有提示意义。联合检测对于监测病情进展与复发、评估预后有一定帮助。

（3）血清生物学标志物：血清胃蛋白酶原（pepsinogen，PG）、促胃液素 -17（gastrin-17，G-17）和 Hp 抗体联合检测可用于筛查有胃黏膜萎缩的胃癌高风险人群。我国通常使用PG Ⅰ ≤ 70 ng/ml 且 PG Ⅰ /PG Ⅱ ≤ 3.0 作为诊断萎缩性胃炎的临界值，胃癌高发地区筛查采用 PG Ⅰ 浓度 ≤ 70 ng/ml 且 PG Ⅰ /PG Ⅱ ≤ 7.0。根据血清 PG 检测和 Hp 抗体检测结果可以对患者的胃癌患病风险进行分层，有助于进一步制订诊疗策略。

2.粪潜血试验　常呈持续阳性，有辅助诊断意义。

3.胃液分析　进展期胃癌可累及泌酸区呈无酸或低胃酸分泌，可与正常人重叠，诊断意义不大，不列为常规检查。

4.Hp 感染的诊断检查

（二）胃镜检查

胃镜及内镜下活组织检查是目前诊断胃癌的金标准。白光内镜是内镜检查技术的基础，对于病变或疑似病变区域首先进行白光内镜观察，记录病变区域自然状态下的情况，对可疑病变部位可利用其他技术进一步进行内镜精细检查，包括化学染色（靛胭脂、亚甲蓝、醋酸、肾上腺素）、窄带成像技术（narrow band imaging，NBI）、智能电子分光技术（flexible spectral imaging color enhancement，FICE）、智能电子染色内镜（I-SCAN）、放大内镜技术等，对胃黏膜腺体结构和微血管网形态特征进行精细观察，这些新的内镜技术可以使病灶凸显，提高胃黏膜病变的肉眼诊断率，并帮助判断恶性病变的边界和范围，进行精准活检，从而提高诊断率。

超声内镜既可直接观察胃黏膜，又可利用超声检查胃壁各层受侵犯的情况及胃外临近器官及淋巴结有无转移，有助于胃癌的鉴别诊断、临床分期及制订手术方案。

1.早期胃癌　是指癌组织浸润仅限于黏膜层或黏膜下层，无论有无淋巴结转移。根据其癌灶直径可分为微小胃癌（microgastric cancer）（直径 ≤ 5 mm）与小胃癌（small gastric cancer）（直径 5 ～ 10 mm）。

早期胃癌的白光内镜表现无明显特征性，易与胃炎等良性病变的黏膜改变相混淆。检查时需特别注意与周边黏膜表现不同的局部区域黏膜改变，如黏膜色泽变化（变红或发白）、局部黏膜细颗粒状或小结节状粗糙不平、局部黏膜隆起或凹陷、黏膜浅表糜烂或溃疡、黏膜下血管网消失、皱襞中断或消失、黏膜组织脆且易自发出血、胃壁局部僵硬或变形等，也需重视早期胃癌发生的背景病变（如黏膜萎缩）和 Hp 感染背景。

目前早期胃癌的内镜下分型多依照 2005 年巴黎分型标准更新。浅表性胃癌（0 型）分为隆起型病变（0 ～ Ⅰ 型）、平坦型病变（0 ～ Ⅱ 型）和凹陷型病变（0 ～ Ⅲ 型）（见二维码数字资源 4-6-1）。

（1）0 ～ Ⅰ 型：分为有蒂型（0 ～ Ⅰ p 型）和无蒂型（0 ～ Ⅰ s 型）。

（2）0 ～ Ⅱ 型：根据病灶轻微隆起、平坦、轻微凹陷分为 0 ～ Ⅱ a 型、0 ～ Ⅱ b 型和 0 ～ Ⅱ c 型（图 4-6-1）。

（3）0 ～ Ⅲ 型：0 ～ Ⅰ 型与 0 ～ Ⅱ a 型的界限为隆起高度达到 2.5 mm，0 ～ Ⅲ 型与 0 ～ Ⅱ c

数字资源
4-6-1

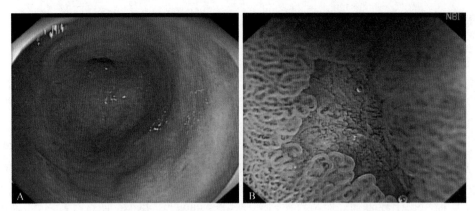

图 4-6-1　A. 早期浅表性胃癌凹陷型（0～Ⅱc）白光图像。B. NBI 图像

型的界限为凹陷深度达到 1.2 mm。

具有轻微隆起及轻微凹陷的病灶根据隆起 / 凹陷比例分为 0～Ⅱc＋Ⅱa 及 0～Ⅱa＋Ⅱc 型。凹陷及轻微凹陷结合的病灶则根据凹陷 / 轻微凹陷比例分为 0～Ⅲ＋Ⅱc 和 0～Ⅱc＋Ⅲ型。

2. 进展期胃癌　是指癌组织浸润深度超过黏膜下层或浸润胃壁全层的胃癌。大体形态类型仍沿用 Borrmann 分型（表 4-6-1）。

表 4-6-1　进展期胃癌 Borrmann 分型

分型	特征
Ⅰ型	又称息肉型或蕈伞型。肿瘤呈结节状，向胃腔内隆起生长，边界清楚。肿瘤生长较缓慢，转移发生较晚。此型不多见。
Ⅱ型	又称溃疡型。肿瘤表面有明显的溃疡形成，可有单个或多个溃疡，边缘隆起，形成堤坝状，癌肿界限较清楚、局限，向周围浸润不明显。此型常见
Ⅲ型	又称溃疡浸润型。隆起而呈结节状的边缘向周围浸润，与正常黏膜无清晰的分界。此型最常见
Ⅳ型	又称弥漫浸润型。肿瘤发生于黏膜表层以下，自胃壁内向四周弥漫浸润扩散，伴有纤维组织增生，表面没有明显的肿块隆起或深溃疡形成，胃壁增厚变硬，胃腔狭小失去弹性，状似皮革制成的囊，故称"皮革胃"

（三）影像学检查

1. X 线钡餐检查　对胃癌的诊断仍有一定价值。然而随着内镜技术的快速发展，内镜技术已基本取代 X 线钡餐检查。在我国，结合医院和患者的实际情况，可酌情考虑行此检查。

（1）早期胃癌：可表现为小的充盈缺损（Ⅰ、Ⅱa），边界较清楚，基底宽，表面粗糙不平。Ⅱc 及Ⅲ型常表现为浅表龛影或低凹，边缘不规则呈锯齿状。周围黏膜有中断、变形或融合现象。常规钡餐检查难以识别早期胃癌，近年来已应用气钡双重对比法、压迫法和低张造影技术，并采用高密度钡粉，以更清楚地显示黏膜结构，有利于发现微小病变。

（2）进展期胃癌：蕈伞型胃癌表现为凸向胃腔内的较大不规则充盈缺损；浸润型癌主要表现为胃壁僵硬，胃腔狭窄，黏膜皱襞消失，钡剂排出缓慢；溃疡型癌表现为胃轮廓内的龛影，龛影直径通常 > 2.5 cm，边缘不整齐，有时呈半月形，周围黏膜皱襞有中断现象；弥漫浸润型胃癌受累范围广，胃容积变小，蠕动消失，呈"皮革胃"。

2. 其他影像学检查　包括 CT、PET-CT、MRI、ECT 等检查，不推荐作为胃癌初诊的首选诊断方法，但可明确有无远处转移，有助于提高胃癌术前分期评估的准确率，对于疗效评价也有一定价值。

【诊断】

内镜及内镜下组织活检是目前诊断胃癌的金标准（图 4-6-2）。

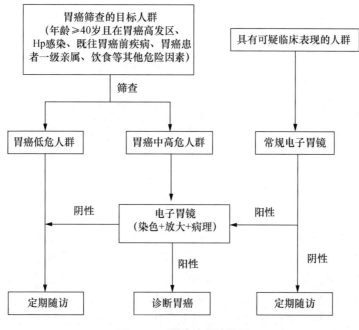

图 4-6-2 胃癌诊断流程图

1. 早期胃癌 多数无任何症状，有症状者亦缺乏特异性，故诊断较为困难。早期诊断是提高胃癌患者预后的关键，在人群中采用非侵入性诊断方法筛选出胃癌高风险人群，继而进行有目的的内镜筛查和精查是较为可行的诊断策略。我国建议下列胃癌高风险个体及早进行胃镜筛查以提高早期胃癌诊断率：①Hp 感染者；②有胃癌家族史；③胃癌高发地区人群；④年龄＞40 岁的男性；⑤存在慢性萎缩性胃炎、胃溃疡、胃息肉等癌前疾病；⑥存在胃癌其他高危因素（高盐饮食、吸烟、重度饮酒等）。这些患者应进行胃镜检查及活检，有时需反复进行检查，以便及时确诊。

2. 胃癌的诊断

（1）定性诊断：采用胃镜检查进行病变部位活检及病理检查等方法可明确病变是否为恶性肿瘤、肿瘤的分化程度、特殊分子的表达情况等与胃癌自身性质和生物学行为特点密切相关的属性与特征。

（2）分期诊断：胃癌的严重程度可集中体现在局部浸润深度、淋巴结转移程度以及远处转移这 3 个方面。

【并发症】

1. 消化道出血 胃癌患者的出血包括急性和慢性消化道出血。大多数病例为少量出血，大量出血约占 5%，表现为呕血和（或）黑粪，偶为首发症状。

2. 梗阻 胃底部胃癌延及贲门或食管时，可引起食管下端梗阻，出现吞咽困难；邻近幽门的肿瘤可导致幽门梗阻，出现呕吐等症状。

3. 穿孔 较良性溃疡少见，多见于溃疡型胃癌，可引起腹膜炎。

【治疗】

临床上采取多学科诊疗（multi-disciplinary treatment，MDT）模式，根据患者的临床病理分期、生物学特征、全身情况、治疗风险、生活质量及患者意愿等综合评估后制订个体化方案（图 4-6-3）。

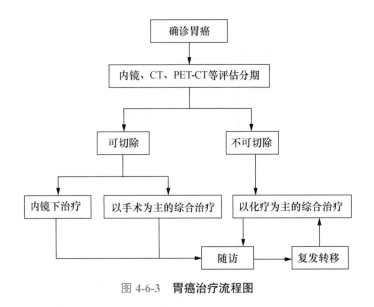

图 4-6-3　胃癌治疗流程图

1. 内镜下治疗　早期胃癌的治疗方法包括内镜下切除和外科手术。内镜下切除具有创伤小、并发症少、恢复快、费用低等优点，且与外科手术疗效相当。目前推荐内镜黏膜下剥离术（ESD）作为早期胃癌内镜治疗的标准手术方式。研究发现，早期胃癌 ESD 术后仍有部分患者新发胃内其他部位的胃癌，又称异时性胃癌，其原因是胃癌患者的胃黏膜多有癌前病变，因此在切除胃癌后其他部位的癌前病变仍有演变成胃癌的可能，而规范根除 Hp 对异时性胃癌的预防具有积极作用。由于早期胃癌可有局部淋巴结转移，故必要时需要根据术后病理浸润程度追加手术治疗。

2. 手术治疗　外科手术切除联合区域淋巴结清扫是目前治疗胃癌的主要方法。胃切除范围可分为近端胃切除、远端胃切除及全胃切除。手术方式包括根治性切除手术和姑息性手术。目前国内普遍将 D2 手术作为进展期胃癌淋巴结清扫的标准手术。手术效果取决于胃癌的分期、浸润深度和扩散范围。对于无法通过手术治愈的患者，部分切除仍然是缓解症状最有效的手段，50% 有梗阻的患者术后症状可缓解。因此，即使是进展期胃癌，如果无手术禁忌证或远处转移，应尽可能手术切除。近年来，腹腔镜手术治疗胃癌的优势已经得到证实。

3. 化疗　早期胃癌且无转移灶者，手术后一般不需要化疗。胃癌对化疗不敏感，化疗失败与癌细胞对化疗药物产生耐药性或多药耐药性有关。化疗分为术前、术中、术后。目前临床上尚无标准的化疗方案，应严格掌握药物适应证。

（1）术前化疗：即新辅助化疗，可使肿瘤缩小，增加手术根治及治愈的机会。

（2）术后辅助化疗：进展期胃癌化疗后的中位生存时间仍小于 9 个月。主要包括静脉化疗、腹腔内化疗、持续性腹腔温热灌注和淋巴靶向化疗等。

单一药物化疗只适用于早期需要化疗的患者或不能承受联合化疗者。联合化疗多采用 2～3 种药物，以免增加药物的毒副作用。常用的化疗药物包括：5- 氟尿嘧啶、卡培他滨、替吉奥、顺铂、奥沙利铂、紫杉醇、多西他赛、伊立替康、表阿霉素等。

4. 生物靶向治疗　是通过生物制剂的直接作用或调节机体的免疫系统来增强免疫活性细胞及免疫效应因子对肿瘤细胞的识别、杀伤而达到治疗目的。体外及动物体内实验表明，生长抑素类似物及 COX-2 抑制剂能抑制胃癌生长。人表皮生长因子受体 -2（human epidermal growth factor receptor-2，HER-2）、血管内皮生长因子受体（vascular endothelial growth factor receptor，VEGFR）和表皮生长因子受体（epithelial growth factor receptor，EGFR）的表达与胃癌患者预后差相关。针对以上受体的分子靶向治疗药物正在进行临床研究并已明确使部分晚期胃癌患者获益，延长了其生存时间。小分子 VEGFR 抑制剂阿帕替尼作为多靶点的酪氨酸激酶抑制剂

（tyrosine kinase inhibitor，TKI）已应用于临床。重组抗 HER-2 单克隆抗体曲妥珠单抗是第一个被证明对胃癌治疗有效的生物靶向药物。

5. 免疫治疗　免疫检查点抑制剂通过阻断 T 细胞上表达的抑制性受体及相关配体的相互作用并调节机体正常的免疫细胞活性来提高抗肿瘤作用。免疫检查点抑制剂近年来是研究的热点，有关其在胃癌中应用的临床试验也在积极开展。

6. 放射治疗　作为胃癌外科治疗的辅助治疗手段，放疗主要包括术前放疗、术中放疗、术后放疗。目前研究表明，局部晚期胃癌接受术前 / 术后同步放化疗联合围术期化疗的治疗模式，有望进一步改善局部复发、局部区域复发和无病生存率。

7. 介入治疗　主要包括针对胃癌、胃癌肝转移、胃癌相关出血以及胃出口梗阻的微创介入治疗。

8. 其他治疗　包括中医中药治疗、光动力学治疗、营养支持治疗等，还包括针对睡眠障碍、焦虑、抑郁等问题的干预处理，同时应对带瘤生存者加强相关的康复指导与随访。

【预后】

胃癌的预后与诊断时的分期、诊治时机密切相关。早期胃癌经内镜即可获得根治性治疗，5 年生存率超过 90%，但我国早期胃癌仅占新发胃癌病例约 20%，远低于日本（70%）和韩国（50%）。进展期胃癌如不给予干预治疗，一般从出现症状到死亡的平均生存时间约 1 年；即使接受了以外科手术为主的综合治疗，5 年生存率仍低于 30%，且生活质量差。

【预防】

癌症的一级预防是指针对病因预防，二级预防是及时发现癌前病变和早期癌症并进行干预。因此，一级预防（根除 Hp、纠正不良生活习惯）和二级预防相结合是实施胃癌预防最有效的策略（图 4-6-4）。

在胃癌一级预防中，应提高公众预防胃癌的知晓度，充分了解 Hp 感染的危害，纠正不良生活习惯（避免高盐饮食、吸烟、重度饮酒，多食新鲜蔬菜 / 水果）可降低胃癌发生风险。我国人口众多，全面筛查 Hp 感染和胃癌高危人群并不现实，因此目前推荐首先在部分胃癌高发区和对胃癌高危人群进行 Hp 筛查和治疗策略，Hp 治疗需规范化。

二级预防的重点是早期诊断及治疗。在胃癌高危人群中进行筛查和内镜早诊早治是改变我国胃癌诊治严峻形势的高效可行途径。

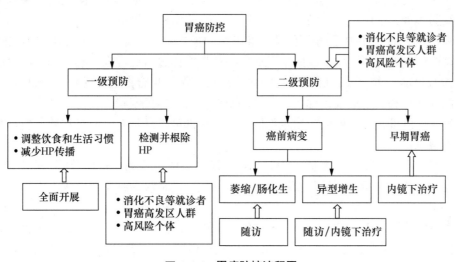

图 4-6-4　**胃癌防控流程图**

（王学红）

肠结核和结核性腹膜炎

第 1 节　肠结核

肠结核（intestinal tuberculosis）是由结核分枝杆菌引起的肠道慢性特异性感染，常继发于肺结核。近年因 HIV 感染率升高、免疫抑制剂的广泛使用等原因，部分人群免疫力低下，导致肠结核的发病有所增加。多见于青壮年，女性多于男性，女性与男性的比例为 1.85∶1。

【病因与发病机制】

90% 以上的肠结核主要由人型结核分枝杆菌引起，多因患开放性肺结核或喉结核而吞下含菌痰液或常与开放性肺结核患者共同用餐而忽视餐具消毒等途径被感染。结核分枝杆菌为抗酸菌，很少受胃酸影响，可顺利进入肠道，多在回盲部引起病变。其原因包括：①含结核分枝杆菌的肠内容物在回盲部停留较久，增加了局部黏膜的感染机会；②结核分枝杆菌易侵犯淋巴组织，而回盲部富含淋巴组织。少数因饮用未经消毒的带菌牛奶或乳制品而发生牛型结核分枝杆菌肠结核。此外，肠结核也可由血行播散引起，是全身结核病的一部分，可见于粟粒型肺结核；或由腹（盆）腔内结核病灶（如结核性腹膜炎、女性生殖器结核）直接蔓延而导致。结核病的发病是人体和结核分枝杆菌相互作用的结果。经上述途径而获得感染仅是致病的条件，只有当入侵的结核分枝杆菌数量较多、毒力较强且人体免疫功能低下、肠功能紊乱引起局部抵抗力减弱时才会发病。

【病理】

肠结核主要位于回盲部，其他部位依次为升结肠、空肠、横结肠、降结肠、阑尾、十二指肠和乙状结肠等处，少数见于直肠。亦有胃结核和食管结核的报道。

肠结核的病理特征主要是肠壁和局部淋巴结的炎症和纤维组织增生。病理类型随人体对结核分枝杆菌的免疫力与过敏反应的情况而定。如果机体过敏反应强，病变则以渗出性改变为主；当细菌数量多、毒力大，可有血管内血栓形成、派尔集合淋巴结（Peyer patch）、淋巴结炎症、干酪样坏死和溃疡形成，称为溃疡型肠结核。若机体免疫状态良好，感染较轻则表现为肉芽组织增生、纤维化，发展成为增生型肠结核。局部淋巴结常有干酪样坏死，但黏膜肉芽肿组织中并不常见。

早期肠结核仅可见回盲部黏膜充血、水肿、糜烂、渗出或霜斑样白苔等一般炎症性改变，其实质为黏膜结核。光镜下可见黏膜层内上皮样细胞、朗格汉斯细胞及周围淋巴细胞包绕的结核结节。

1. 溃疡型肠结核（ulcerative form）　早期病变肠壁的集合淋巴结和孤立淋巴滤泡呈充血、水肿和白细胞浸润等渗出性病变，进一步发展为干酪样坏死。坏死组织脱落后可形成溃疡，其边缘不规则，深浅不一，常绕肠管周径环行扩展。溃疡有时可深达肌层或浆膜层，并累及周围腹膜或邻近肠系膜淋巴结，引起局限性结核性腹膜炎或肠系膜淋巴结结核。病变进展可发生慢性穿孔形成腹腔脓肿或肠瘘。由于溃疡边缘和基底部常有闭塞性动脉炎，故较少引起消化道出血。

2. 增生型肠结核（hypertrophic form） 病变多局限于盲肠，有时可累及升结肠近段或回肠末段，多由溃疡型转变而来。在病变修复过程中，有大量纤维组织增生和结核肉芽肿形成，使肠壁局限性增厚、变硬和收缩变形；可有瘤样肿块突入肠腔造成狭窄，形成增殖性狭窄；溃疡愈合后的瘢痕形成可使病变肠管呈环形瘢痕狭窄。瘢痕狭窄与增殖狭窄可同时存在，为肠梗阻的主要原因，其狭窄上部肠腔多呈扩张。

3. 溃疡增生型肠结核（ulcerohypertrophic form） 临床上溃疡型和增生型病变常同时存在，亦称为混合型肠结核，其病理所见为溃疡型和增生型肠结核的综合表现。

【临床表现与体征】

肠结核多起病缓慢，病程较长，缺乏特异性症状和体征。患者可伴有活动性肺结核，其临床表现可被掩盖或忽略。因此，活动性肺结核患者如出现明显消化道症状应警惕肠结核存在的可能性。

（一）临床表现

1. 腹痛与腹胀 腹痛为该病的主要症状。疼痛常位于右下腹，此与肠结核好发于回盲部有关。可伴有上腹或脐周疼痛，多由回盲部病变引起的牵涉痛或小肠结核所致。疼痛性质一般为隐痛或钝痛。进餐后常加重，排便后可有不同程度的缓解。增生型肠结核若出现不完全性肠梗阻，可表现为持续性腹痛，阵发性加剧，伴肠鸣音活跃，排气后缓解。腹痛发作时常伴有腹泻。腹胀是该病的早期症状，以午后为著，常伴有消化不良、食欲减退、恶心和呕吐。

2. 腹泻与便秘 腹泻是溃疡型肠结核的主要临床表现之一。腹泻常伴有腹痛，由病变肠管炎症和溃疡使肠蠕动加速引起肠排空过快所致。患者每日排便 2～4 次，粪便多呈糊样，一般不含黏液脓血，无里急后重，多在清晨排泄，故有"五更泻"之称。增生型肠结核多以便秘为主要表现，大便呈羊粪状，隔数日出现腹泻，便秘与腹泻交替出现，此与胃肠功能紊乱有关。

3. 结核中毒症状和肠外结核表现 溃疡型肠结核常有结核中毒症状，轻重不一，表现为午后低热、不规则发热、弛张热或稽留热，常伴有盗汗。患者可表现为倦怠、消瘦、苍白、乏力，随病程发展而出现维生素缺乏、营养不良性水肿等表现。此外，可有肠外结核（特别是活动性肺结核）的临床表现。增生型肠结核的病程较长，全身情况较好，无发热或仅有低热，多不伴活动性肺结核或其他肠外结核的表现。

（二）体征

肠结核常有右下腹及脐周压痛，多由病变肠管炎症所致。右下腹可触及肿块，通常较固定，质地中等，伴有轻中度压痛，多见于增生型肠结核。溃疡型肠结核合并局限性腹膜炎时，病变肠段和周围组织粘连，或伴有肠系膜淋巴结结核，也可出现腹部肿块。发生肠梗阻、肠穿孔和局限性腹膜炎等并发症时，可出现相关体征，如肠型、蠕动波、肠鸣音亢进、局部压痛及反跳痛等。

【实验室检查与其他检查】

（一）实验室检查

溃疡型肠结核可有轻中度贫血，无并发症的患者白细胞计数多正常。红细胞沉降率多明显增快，可作为估计结核病活动程度的指标之一。

溃疡型肠结核患者的粪便多为糊样，一般不混有黏液脓血，显微镜下可见少量脓细胞与红细胞，大便潜血可阳性。粪便浓缩检查结核分枝杆菌阳性而痰液检查阴性者有助于肠结核的诊断。

肠结核伴有肺结核者痰结核分枝杆菌可呈阳性。结核菌素或纯蛋白衍化物（purified protein derivative，PPD）试验呈强阳性者对该病的诊断有帮助。

（二）X 线检查

X 线胃肠气钡双重对比造影或钡剂灌肠检查对肠结核的诊断具有重要意义。可疑肠梗阻患者钡餐检查应慎重，应在解除肠梗阻后进行。

钡剂透视检查时，溃疡型肠结核的病变肠腔段很难完全充盈呈激惹征象，即排空很快，充盈不佳，而病变上、下肠段则钡剂充盈良好，称为 X 线钡影跳跃征（stierlin sign）。病变肠段如能充盈，可见肠壁溃疡、黏膜皱襞粗乱、肠壁边缘不规则，有时呈锯齿状。增生型肠结核则可见黏膜紊乱、肠壁增厚、黏膜呈结节状充盈缺损，亦可见肠腔变窄、肠段缩短变形和回肠盲肠正常角度丧失。溃疡型病变穿破肠壁可见局部脓肿或瘘管形成。

（三）结肠镜检查

可直接观察全结肠和回肠末段，并可对病变部位行活组织检查，组织病理学检查显示有干酪样坏死性肉芽肿或找到结核分枝杆菌可明确诊断。肠结核病变主要位于回盲部，内镜下可见病变肠壁黏膜充血、水肿、糜烂和纤维素样渗出；回盲瓣变形，可附有霜斑样白苔。有溃疡形成时，多呈环状溃疡、溃疡边缘呈鼠咬状，溃疡间黏膜正常，具有一定特征性。可有肠腔变窄、大小及形态各异的炎性息肉等。

【诊断与鉴别诊断】

（一）诊断

如有下列表现应考虑肠结核：①青壮年患者有肠外结核，特别是活动性肺结核；②有腹痛、腹泻、便秘等消化道症状，并伴有发热、盗汗等全身症状；③右下腹压痛，肿块伴或不伴压痛，或出现原因不明的肠梗阻；④ X 线钡餐检查发现回盲部有激惹、肠腔狭窄、肠段缩短变形等征象；⑤结核菌素或 PPD 试验强阳性。结肠镜及活检组织病理学检查有助诊断和鉴别诊断。对高度怀疑肠结核的患者，如抗结核治疗（2～6 周）有效，可作出肠结核的临床诊断。增生型肠结核常诊断困难，有时需剖腹探查才能明确诊断。

（二）鉴别诊断

1. 克罗恩病 临床表现、X 线及内镜发现酷似肠结核，需仔细鉴别。鉴别要点包括：①克罗恩病不伴有肺结核或其他肠外结核证据；②病程比肠结核更长，有缓解与复发趋势；③ X 线发现病变以回肠末段为主，可有其他肠段受累，并呈节段性分布；④瘘管等并发症比肠结核更为常见；⑤抗结核药物治疗无效；⑥临床鉴别诊断有困难而需剖腹探查者，手术切除标本有肉芽肿性病变而无干酪样坏死，无结核证据，亦无结核分枝杆菌发现（表 4-7-1）。

表 4-7-1 肠结核和克罗恩病的鉴别诊断

项目	肠结核	克罗恩病
肠外结核	多见	一般无
病程	复发不多	病程长，缓解与复发交替
瘘管、腹腔脓肿、肛周病变	少见	可见
病变节段性分布	常无	多节段
溃疡形状	环行、不规则	纵行、裂沟状
结核菌素试验	强阳性	阴性或阳性
抗结核治疗	症状改善，肠道病变好转	无明显改善，肠道病变无好转
抗酸杆菌染色	可阳性	阴性
干酪性肉芽肿	可有	无

2. 右侧结肠癌　较肠结核患者的发病年龄大，常见于 40 岁以上人群，无肠外结核证据。一般无发热、盗汗等结核中毒症状，而消瘦、贫血、乏力等全身症状较明显。病程呈进行性发展。X 线检查主要表现为钡剂充盈缺损，病变范围较局限，不累及回肠。纤维结肠镜和组织病理学检查可确诊。

3. 阿米巴病或血吸虫病性肉芽肿　病变累及盲肠或回盲部时与肠结核表现相似，但既往有相应病原体的感染史，脓血便常见。粪便常规或孵化检查可发现相关病原体，结肠镜检查有助于鉴别诊断，相应的特异性药物治疗效果明显。

4. 溃疡性结肠炎合并逆行性回肠炎　以脓血便为主，而肠结核极少见脓血便。腹痛较轻，以脐周、左下腹为主。累及回肠者，其病变必累及整个结肠，并且以乙状结肠、直肠最为严重，乙状结肠镜或直肠镜检查可以鉴别。

5. 其他　以腹痛、腹泻为主要表现者应与肠恶性淋巴瘤鉴别。发热需与伤寒等长期发热性疾病相鉴别。此外，还需与非典型分枝杆菌（多见于艾滋病患者）、性病淋巴肉芽肿、梅毒侵犯肠道和肠放线菌病等鉴别。

【并发症】

1. 肠梗阻　是肠结核最常见的并发症，主要发生于增生型肠结核，梗阻多呈慢性进行性，以不完全性肠梗阻多见，有时患者以此表现为首发症状就诊，甚至术后才能确诊。少数可发展为完全性梗阻。

2. 肠穿孔　主要为慢性穿孔，可与周围肠管、腹膜粘连，在腹腔内形成局限性脓肿，破溃后形成肠瘘。急性穿孔者较少见，常发生在梗阻近段极度扩张的肠曲，严重者可因肠穿孔并发腹膜炎或感染性休克而致死。

3. 肠出血　溃疡型肠结核可有脓血便，易误诊为痢疾，但无里急后重。个别患者有肠出血，一般出血量不多，多表现为大便潜血阳性。

【治疗】

肠结核治疗的目的是消除症状、改善全身情况、促使病灶愈合及防治并发症。肠结核早期病变是可逆的，因此，应争取早期发现、早期治疗，如合并有肠外活动性结核更应彻底治疗。如果病程已至后期，即使给予合理、规范的抗结核药物治疗，也很难完全避免并发症的发生。

1. 休息与营养　休息与营养可增强患者的抵抗力，尤其是有结核中毒症状的活动性肠结核患者须卧床休息，积极改善营养，必要时给予静脉内营养治疗，以尽快改善全身营养状况。

2. 抗结核治疗　是肠结核治疗的关键。结核化疗的原则及抗结核药物的选择、用法、疗程同活动性肺结核。

3. 对症治疗　腹痛可用阿托品或其他抗胆碱能药物。摄入不足或腹泻严重者应注意纠正水、电解质与酸碱平衡紊乱。有不完全性肠梗阻的患者，需进行胃肠减压，以缓解梗阻近段肠曲的膨胀与潴留。

4. 手术治疗　适应证包括：①完全性肠梗阻；②不完全性肠梗阻经内科治疗无效；③急性肠穿孔或慢性肠穿孔粪瘘经内科治疗而未能闭合者；④肠道大出血经积极抢救不能止血者。

【预后】

肠结核的预后取决于早期诊断与及时治疗。病变处于渗出性病变阶段时，合理治疗可以痊愈，预后良好。合理、联合、足量与足够疗程应用抗结核药物并进行全程监督保证患者的依从性，对患者的预后起重要作用。

【预防】

当发生肠外结核（特别是肺结核）时，应早期诊断、积极治疗，尽快使痰菌转阴。应加强结核病的卫生宣传教育，肺结核患者不可吞咽痰液，应饮用灭菌牛奶。

第 2 节   结核性腹膜炎

结核性腹膜炎（tuberculous peritonitis）是由结核分枝杆菌引起的慢性弥漫性腹膜感染。是目前临床上最常见的慢性腹膜炎，约占结核病的 5%。该病可发生于任何年龄，以 20 ～ 40 岁青壮年多见，女性多于男性，女性与男性的比例约为 2∶1。

【病因与发病机制】

结核性腹膜炎由结核分枝杆菌感染腹膜引起，主要继发于肺结核或体内其他部位结核病。结核分枝杆菌感染腹膜的途径以腹腔内的结核病灶直接蔓延为主，约占 5/6 的患者，常见的原发病灶包括肠结核、肠系膜淋巴结结核和输卵管结核等。腹腔内干酪样坏死病灶破溃可引起急性弥漫性腹膜炎。少数患者可由血行播散所致，如粟粒型肺结核或原发感染。患者常被发现合并活动性肺结核、关节结核、骨结核或睾丸结核，并伴发多发性结核性浆膜炎等。

【病理】

根据结核性腹膜炎的病理解剖学特点，可将其分为渗出型、粘连型和干酪型。在疾病发展过程中，可有上述 2 种或 3 种类型并存，称为混合型。临床上以前两型为多见。

1. 渗出型　腹膜充血、水肿，表面覆以纤维蛋白渗出物，有许多黄白色或灰白色细小结核结节，或融合成较大的结节或斑块。腹腔内有程度不等的浆液性纤维蛋白渗出液，腹水呈草黄色，有时可为淡血色，偶见乳糜性腹水。慢性患者中结核结节增大，纤维组织增多，腹膜可显著增厚。

2. 粘连型　有大量纤维组织增生，腹膜、肠系膜明显增厚。因有纤维蛋白沉积，可使肠系膜、肠系膜淋巴结及肠管间发生粘连，形成包块，由于包块压迫或粘连束缚肠管，可引起慢性肠梗阻。大网膜增厚变硬可绻缩成团块。腹腔常因广泛粘连而闭塞，严重时许多内脏紧密错综粘连在一起，不易分离。本型常由渗出型在腹水吸收后逐渐形成，但也可因起病隐匿，病变发展缓慢，病理变化始终以粘连为主。

3. 干酪型　以干酪样坏死病变为主，肠曲、大网膜、肠系膜或腹腔内其他脏器之间相互粘连，分隔成很多小房，小房内有混浊或脓性积液，亦称小房型。有干酪样坏死的肠系膜淋巴结参与其中时可形成结核性脓肿。有时小房可向肠曲、阴道或腹腔穿破而形成内瘘或瘘管。本型多由渗出型或粘连型演变而来，病情较重，并发症常见。

【临床表现与体征】

结核性腹膜炎的临床表现因原发病灶、感染途径、病理类型及机体反应性的不同而各异。一般起病缓慢，主要症状为发热、腹胀和不同程度的腹痛。少数呈急性发作，以突发高热或急性腹痛为主要表现，可被误诊为急腹症而行急诊手术。有时患者起病隐匿或无明显症状，往往在因其他腹部疾病行外科手术时才被发现。

（一）临床表现

1. 全身症状　常见结核毒血症，主要表现为发热和盗汗，尤以中低热最多见，渗出型和干酪型患者则常有弛张热。少数患者可呈稽留热，高热时可达 40℃，伴有明显毒血症，常见于渗出型、干酪型，或伴有粟粒型肺结核、干酪型肺炎等严重结核病的患者。热退后常对机体食欲等无明显影响。晚期患者常有消瘦、贫血、营养不良、水肿、口角炎和维生素 A 缺乏症等。

2. 消化道症状

（1）腹痛：是常见症状之一，约占 2/3。以持续性隐痛或钝痛为主，也可呈阵发性腹痛，少数可始终无腹痛。疼痛多位于脐周或下腹部，有时为全腹痛。腹痛除由腹膜炎本身引起外，常与伴有活动性肠结核、肠系膜淋巴结结核或盆腔结核有关；当合并不完全性肠梗阻时，常有阵发性腹痛。偶可表现为急腹症，系由肠系膜淋巴结结核或腹腔内其他结核的干酪样坏死病灶溃破入腹腔所致，也可由肠结核急性穿孔引起。

（2）腹泻：常见，一般不超过每日 3 ~ 4 次，粪便多呈糊状。主要由腹膜炎引起的肠功能紊乱所致，也可能由伴有的溃疡型肠结核或由干酪样坏死病变引起的肠管内瘘等引起。由于胃肠功能紊乱，可引起腹泻与便秘交替现象。患者常有腹胀感，多由结核毒血症或腹膜炎伴有肠功能紊乱所致，不一定有腹水。

（二）体征

1. 腹壁柔韧感（dough kneading sensation）　临床上常描述为揉面感，是由腹膜慢性炎症与增厚、腹壁肌张力增高、腹壁与腹内脏器粘连引起的腹壁触诊感觉，常见于典型的粘连型腹膜炎。但腹壁柔韧感并非是粘连型结核性腹膜炎的特征性体征，血性腹水或腹腔肿瘤时也可出现此体征。

2. 腹部压痛　一般压痛轻微，少数压痛严重，且有反跳痛，常见于干酪型结核性腹膜炎。

3. 腹水　在临床检查中少量腹水常不易被察觉，当腹水量超出 1000 ml 时，经仔细检查通常可发现移动性浊音。渗出型结核性腹膜炎多见少量至中量腹水，为其常见的临床表现。

4. 腹部肿块　多见于粘连型与干酪型患者，常位于脐周，也可位于其他部位。腹部肿块多由增厚的大网膜、肿大的肠系膜淋巴结、粘连成团的肠曲、干酪样淋巴结积聚而成，其大小不等，边缘不整，表面不平，有时呈结节状，压之疼痛，可误诊为肿瘤或肿大的内脏器官。

【并发症】

1. 肠梗阻　多发生于粘连型结核性腹膜炎，可表现为慢性不完全性肠梗阻，也可为急性完全性肠梗阻。

2. 肠穿孔　较为常见，可合并肠梗阻。

3. 肠瘘　常见于晚期，多见于干酪型，多位于脐部或下腹部。

4. 化脓性腹膜炎　多由干酪性小房继发化脓性感染引起，表现为腹腔局限性脓肿形成。

【实验室检查与其他检查】

（一）实验室检查

本病常有轻中度贫血，后者多见于病程较长兼有活动性病变或并发症的患者。白细胞计数多正常或稍升高，腹腔结核病灶急性扩散或干酪型患者，白细胞计数升高。红细胞沉降率可作为活动性病变的简易指标，病变活动时常增快，病变趋于静止后逐渐恢复正常。结核菌素或 PPD 试验呈强阳性者对诊断该病有帮助，但在粟粒型肺结核或重症患者中反而可呈阴性。

（二）腹水检查

对鉴别腹水性质有重要价值。腹水常呈草黄色渗出液，静置后自然凝固，少数呈混浊或淡血色，偶见乳糜状者，比重一般 > 1.018，蛋白质含量 > 30 g/L，白细胞计数 > $0.5×10^9$/L，以淋巴细胞或单核细胞为主。有时因低蛋白血症，腹水蛋白质含量减少，可近似漏出液，此时检测血清/腹水蛋白比值有助于诊断，同时须结合全面资料进行分析。其他腹水检查项目包括腹水葡萄糖＜ 3.4 mmol/L、pH 值＜ 7.35，提示细菌感染。腹水腺苷脱氨酶（a-denosine deaminase，ADA）活性明显增高时，有助于结核性腹膜炎的诊断，其敏感性为 80%，特异性与准确性达 90%，但肝硬化并发结核性腹膜炎时腹水 ADA 可呈假阴性。腹水细菌培养常为阴性，腹水浓缩找结核分枝杆菌的阳性率很低，结核分枝杆菌培养的阳性率亦低，腹水动物接种阳性率则可达 50% 以上，但较费时。用 PCR 法直接测定腹水中的结核分枝杆菌 DNA 具有快速、敏感等特点，但该技术需要严格的质量控制。腹水细胞病理学检查的目的是排除癌性腹水，宜作为常规检查。

（三）腹部超声检查

少量腹水可经 B 型超声发现，并可提示穿刺抽腹水的准确位置。局限性腹水可在超声引导下穿刺抽取腹水送实验室检查，同时对腹部包块性质的鉴别有一定帮助。

（四）X 线检查

腹部 X 线平片检查见散在钙化影时提示肠系膜淋巴结结核钙化。胃肠 X 线气钡双重对比造影检查可发现肠粘连、肠结核、腹水、肠瘘和肠腔外肿块等征象，对诊断该病有一定帮助。胸部 X 线片显示活动性肺结核或肺结核钙化灶及硬结影像均有助于结核性腹膜炎的诊断。必要时可行腹部 CT 检查，对诊断有一定帮助。

（五）腹腔镜检查

对于腹水诊断不清，疑为结核性腹膜炎而无广泛腹膜粘连者应进行腹腔镜检查，85% 的患者经肉眼可以初步诊断。腹腔镜可发现典型的结核病变［如腹膜、肠系膜、肠管浆膜面等脏层和壁腹膜散在黄白色粟粒结节（直径＜ 5 mm）、相邻脏器粘连等］。慢性者腹膜增厚，腹膜、网膜和内脏表面有散在或集聚的灰白色结节，浆膜失去正常光泽，混浊粗糙。直视下活组织病理学检查有 85% 以上可发现干酪样肉芽肿，从而确诊。

【诊断与鉴别诊断】

（一）诊断

结核性腹膜炎的诊断依据包括：①青壮年（尤其是女性患者）伴有肺结核或腹膜外结核病史；②不明原因发热 2 周以上，伴有腹痛、腹胀、消瘦、乏力和纳差等症状；③腹壁柔韧感，伴或不伴腹水、腹部肿块等体征；④腹部超声检查发现有不规则小液平，腹腔穿刺可获得草黄色渗出液，且 ADA 明显增高；⑤ X 线胃肠钡餐及腹部平片检查有肠粘连、肠梗阻、散在钙化点等征象；⑥腹腔镜检查及腹膜活检有确诊价值；⑦结核菌素皮肤试验呈强阳性。

典型患者可作出临床诊断，予抗结核治疗（2 周以上）有效可确诊。不典型患者主要为游离腹水的患者，可行腹腔镜检查并作活检，符合结核改变可确诊。有广泛腹膜粘连者禁行腹腔镜检查，需结合超声、CT 等检查排除腹腔肿瘤和非特异性感染，有手术指征者可剖腹探察。

（二）鉴别诊断

1. 以腹水为主要表现

（1）腹腔恶性肿瘤：包括腹膜转移癌、恶性淋巴瘤、腹膜间皮瘤等。原发性腹膜恶性间皮瘤很少见。腹膜转移癌多由胃、肝、胰或卵巢等脏器的癌肿播散所致。肿瘤原发灶非常隐蔽而已有广泛腹膜转移的患者，与结核性腹水的鉴别相当困难。癌性腹水生长迅速，多为血性，腹水脱落细胞学检查常为阳性，若腹水可找到癌细胞，则腹膜转移癌可确诊。同时应进行超声、CT 或内镜等检查寻找原发癌灶。对腹水细胞学检查呈阴性者，可进行腹腔镜检查以明确诊断。

（2）肝硬化腹水：肝硬化中晚期（特别是上消化道出血后）常出现腹水。腹水为漏出液且伴有门静脉高压及肝功减退的表现。肝硬化腹水合并结核性腹膜炎时，因结核性腹膜炎的临床表现不典型且腹水接近漏出液，故鉴别诊断有一定困难。若患者腹水白细胞计数升高且以单核细胞为主，特别是有肺结核病史或密切接触或伴其他器官结核病灶者，应注意肝硬化合并结核性腹膜炎的可能，必要时行腹腔镜检查。

（3）其他疾病引起的腹水：如风湿性疾病、梅格斯综合征和布-加综合征等常引起腹水。腹水顽固不消者应与缩窄性心包炎、慢性胰源性腹水等鉴别。

2. 以腹部包块为主要表现　干酪型结核性腹膜炎时，超声检查可见包块为非实质性，穿刺可见干酪样坏死物，鉴别较易。粘连型患者发病年龄较小、病程长而一般情况较好、包块质地不硬，提示结核性腹膜炎的可能性大，结合其他检查一般可鉴别，必要时需行剖腹探查以确诊。有时应与胃癌、肝癌、结肠癌和卵巢癌等进行鉴别。

3. 以发热为主要表现　结核性腹膜炎有时表现以发热为主、白细胞计数偏低，而其腹部体征不明显，也有因合并粟粒型肺结核而肝脾大者，需与伤寒及其他原因引起的发热相鉴别。

4. 以腹痛为主要表现　结核性腹膜炎可因干酪样坏死灶溃破而引起急性腹膜炎，或因肠梗阻而发生急性腹痛。此时应与常见外科急腹症（如急性阑尾炎、急性胆囊炎、胆石症和非结核性肠梗阻等）鉴别。应注意询问结核病史、寻找腹膜外结核病灶、分析有无结核毒血症等，可避免误诊。某些疾病（特别是小肠克罗恩病）常以慢性腹痛、腹泻、发热和消瘦等为主要表现，临床酷似结核性腹膜炎，必须仔细寻找结核证据以行鉴别诊断。

【治疗】

治疗的关键是及早给予规律、全程、适量、联合抗结核药物治疗，避免复发和防止并发症。

（一）一般治疗

发热期间，应绝对卧床休息，注意营养，必要时给予肠外营养。

（二）抗结核药物治疗

抗结核治疗中应注意以下几方面：

1. 鉴于结核性腹膜炎常继发于其他结核病，多数患者已接受过抗结核药物治疗。因此，在选择药物时应加以考虑，并制订合理的联合用药方案。

2. 抗结核药对该病的疗效略低于肠结核。因此，用药及疗程应予加强或适当延长。

3. 渗出型患者由于腹水和症状消失需要较长时间，患者可能会自行停药，而导致复发。因此，必须强调全程督导化疗，提高患者的依从性。

4. 粘连型和干酪型患者由于有大量纤维增生，药物不易进入病灶达到有效浓度，病变不易控制。应联合应用抗结核药物，并适当延长疗程。

5. 腹水型结核性腹膜炎经积极抗结核治疗后可以放腹水并在应用有效抗结核药物治疗的基础上，加用糖皮质激素，从而加速腹水吸收、减少肠粘连及肠梗阻的发生。

（三）手术治疗

适应证包括：①合并完全性、急性肠梗阻，或有不完全性肠梗阻经内科治疗而未见好转者；②肠穿孔引起急性腹膜炎或局限性化脓性腹膜炎，且抗生素治疗未见好转者；③肠瘘经加强营养与抗结核化疗而未能闭合者；④与腹腔内肿瘤鉴别确有困难时，可行剖腹探查。

【预防】

对肺结核、肠结核、肠系膜淋巴结结核和输卵管结核等的早期诊断与积极治疗是预防结核性腹膜炎的重要措施。

（吕　红）

第 8 章

炎症性肠病

炎症性肠病（inflammatory bowel disease，IBD）是一组慢性非特异性肠道炎症性疾病。IBD 包括溃疡性结肠炎（ulcerative colitis，UC）和克罗恩病（Crohn disease，CD）。对于难以区分 UC 或 CD 的患者，即仅有结肠病变但内镜及活检缺乏 UC 或 CD 的特征，临床可诊断为 IBD 类型待定（inflammatory bowel disease unclassified，IBDU）。未定型结肠炎（indeterminate colitis，IC）指结肠切除术后病理检查仍无法区分 UC 和 CD。

IBD 的病因和发病机制尚不完全清楚，可能与遗传、环境、肠道微生态及免疫等多因素有关。推测 IBD 的发病机制为环境因素作用与遗传易感性，在肠道微生态参与下，启动肠道免疫和非免疫系统，最终导致免疫反应和炎症反应。

第 1 节　溃疡性结肠炎

【流行病学】

UC 是全球性疾病，不同国家、地区、种族人群的 UC 发病率有所差异，据报道，UC 的发病率为（0.5 ～ 24.5）/10 万，患病率为（6.67 ～ 412）/10 万。其中西欧患病率最高，达412/10 万。我国最早于 1956 年由文士域教授首次发表了描述 23 例 UC 病例特点的论著，代表了中国认识和诊断 UC 的历史节点。2012—2013 年以人群为基础的 UC 流行病学调查显示，黑龙江省大庆市 UC 标化发病率为 1.64/10 万，广东省中山市 UC 标化发病率为 2.05/10 万，湖北省武汉市 UC 标化发病率为 1.45/10 万。中国香港 1985—1989 年 UC 年龄标化患病率为0.49/10 万，2011—2014 年 UC 患病率达 14.17/10 万。

总之，我国关于 UC 的流行病学数据较少，区域性文献报道提示我国尚不属于 UC 多发国家，但呈逐步增长的趋势，且不同区域的发病率和患病率存在差异。

【病理】

1. 大体病理　病变位于大肠，呈连续性、弥漫性分布，主要累及直肠并向近端连续性分布。病变黏膜呈颗粒状改变，有浅表溃疡形成。因此，UC 并发结肠穿孔、瘘管或腹腔脓肿少见，重度病例可以破坏黏膜，形成黏膜表面的剥蚀或向下穿过黏膜肌层。可发生中毒性巨结肠或并发急性穿孔。广泛性溃疡之间未累及的黏膜岛可形成炎性假息肉（图 4-8-1A）。

2. 显微镜下病理　分为活动期和缓解期。

UC 活动期的显微镜下改变（图 4-8-1B）以局限在黏膜内的结构扭曲和炎性浸润为特点。主要病理表现包括：①肠上皮坏死，黏膜表面糜烂，浅溃疡形成；②固有层弥漫性淋巴细胞、浆细胞浸润；③隐窝结构变形；④杯状细胞减少。研究显示，具有以下至少 2 个指标时，UC 诊断的准确率达 75%，包括：广泛隐窝结构异常（弥漫性隐窝不规则）；重度隐窝密度减小或萎缩；黏膜表面不规则；弥漫性伴有基底浆细胞增多的全黏膜炎性浸润。

UC 缓解期的显微镜下改变（图 4-8-1C）为黏膜隐窝结构扭曲和上皮再生，黏膜内炎性细

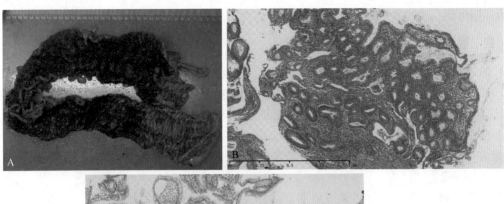

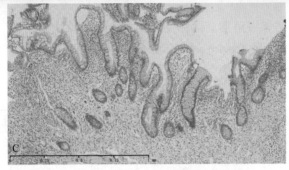

图 4-8-1　**溃疡性结肠炎**

A. 溃疡性结肠炎的大体病理表现。**B**. 活动期溃疡性结肠炎的显微镜下病理表现。**C**. 缓解期溃疡性结肠炎的显微镜下病理表现

胞数量减少，基底部浆细胞较前减少或消失。

【临床表现】

UC 多发生于青壮年，我国统计资料显示，发病高峰年龄为 20～49 岁，性别差异不明显。多数患者起病缓慢，少数呈急性起病，多表现为发作期和缓解期交替，部分表现为慢性持续和（或）逐渐加重。临床表现与病情程度、病变范围、分期、合并肠外表现等有关。

（一）消化系统表现

1. 腹泻伴脓血便　发生于绝大多数患者，根据大便次数和便血量可以对患者进行病情程度的分级（参见 Truelove 和 Witts 疾病严重程度分级评分）。如果病变累及直肠，可能出现里急后重、大便失禁；腹泻的病理学基础与结肠黏膜破坏、溃疡形成等有关。腹泻的病理生理学基础与炎症导致结肠黏膜对水、钠的吸收障碍，以及结肠运动功能异常有关，腹泻表现为渗出性腹泻，故粪便伴有黏液脓血。极少数患者表现为便秘，常见于病变局限于直肠或乙状结肠时，病理生理学基础为病变导致直肠排空功能障碍。

2. 腹痛　多数患者有轻度至重度腹痛，多为左下腹或下腹疼痛。与炎症刺激或结肠动力功能障碍有关。

3. 其他　腹胀、恶心、呕吐、食欲减退等。

（二）全身表现

活动期（特别是中重度）的患者常伴有轻中度发热。重症或病情持续的患者还可表现为贫血、低蛋白血症、消瘦等。

（三）肠外表现

UC 患者可合并皮肤、黏膜、关节、眼、肝、胆、胰腺等肠外表现。国外报道 30% 的 UC 患者病程中合并肠外表现。国内研究显示，7.1%～20.9% 的 UC 合并肠外表现。UC 肠外表现的机制可能与肠道免疫反应向其他部位延伸或独立于肠道的炎症反应。因此，肠外表现可能在

UC 活动期出现，也可能在缓解期时出现。

（四）临床分型

1. 临床类型

（1）初发型：指无既往病史而首次发作，此型在鉴别诊断中要特别注意。

（2）慢性复发型：指发作期和缓解期交替。临床最常见。

2. 病变范围　根据蒙特利尔（Montreal）分类，分为直肠型（E1）、左半结肠型（E2）（病变累及左半结肠，脾曲以远）、广泛结肠型（E3）（广泛病变累及脾曲以近乃至全结肠）（表4-8-1 和图 4-8-2）。

3. 病情分期　分为活动期和缓解期。活动期的疾病严重程度分轻、中、重度。大多数患者表现为轻中度 UC，多采用改良 Truelove 和 Witts 疾病严重程度分型（表 4-8-2），以及改良 Mayo 评分（表 4-8-3）进行分类。

表 4-8-1　溃疡性结肠炎蒙特利尔分类

分型	分布	结肠镜下所见炎症病变累及的最大范围
E1	直肠	局限于直肠，未达乙状结肠
E2	左半结肠	累及左半结肠（脾曲以远）
E3	广泛结肠	广泛病变累及脾曲以近乃至全结肠

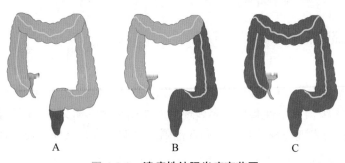

A　　　　　　　B　　　　　　　C

图 4-8-2　溃疡性结肠炎病变范围

表 4-8-2　改良 Truelove 和 Witts 疾病严重程度分型

严重程度分型	排便次数（次/天）	便血	脉搏（次/分）	体温（℃）	血红蛋白	红细胞沉降率（mm/h）
轻度	< 4	轻或无	正常	正常	正常	< 20
重度	≥ 6	重	> 90	> 37.8	< 75% 的正常值	> 30

注：中度介于轻、重度之间

表 4-8-3　评估溃疡性结肠炎活动性的改良 Mayo 评分系统

项目	0 分	1 分	2 分	3 分
排便次数 [a]	正常	比正常增加 1～2 次/天	比正常增加 3～4 次/天	比正常增加 5 次/天
便血 [b]	未见出血	少于半数时间出现便中混血	大部分时间有便中混血	一直存在出血
内镜表现	正常或无活动性病变	轻度病变（红斑、血管纹理减少、轻度易脆）	中度病变（明显红斑、血管纹理缺乏、易脆、糜烂）	重度病变（自发性出血、溃疡形成）
医师总体评价 [c]	正常	轻度病情	中度病情	重度病情

注：[a] 每位患者与自身对照，从而评价排便次数的异常程度；[b] 每日出血评分代表 1 天中最严重的出血情况；[c] 医师总体评价包括 3 项标准，患者对于腹部不适的回顾、总体幸福感和其他表现（如体格检查发现和患者表现状态）；评分 ≤ 2 分且无单个分项评分 > 1 分为临床缓解；3～5 分为轻度活动；6～10 分为中度活动；11～12 分为重度活动；治疗有效定义为评分相对于基线值的降幅 ≥ 30% 以及下降 ≥ 3 分，且便血的分项评分降幅 ≥ 1 分或该分项评分为 0 或 1 分

【体征】

UC 患者（尤其是轻度 UC 患者）一般无阳性体征，中重度 UC 患者可能出现腹部压痛、低血压、心动过速等表现。发生中毒性巨结肠的患者可有肠鸣音减弱或消失。伴发结节性红斑的患者下肢皮肤可出现小结节。伴发关节炎可表现为受累关节红肿和压痛。

【并发症】

1. 中毒性巨结肠（toxic megacolon）　多见于重度 UC 患者。文献报道的中毒性巨结肠发生率为 6%～10%。中毒性巨结肠发生的病理生理学基础是结肠病变严重并累及肌层与肠肌神经丛，肠壁张力减退，结肠蠕动消失，肠内容物与气体大量积聚，引起急性结肠扩张。也可由于低钾血症、钡剂灌肠 / 结肠镜检查、应用抗胆碱能药物或阿片类药物等诱发。典型的中毒性巨结肠表现为肠腔明显扩张（≥ 6 cm）或盲肠肠腔＞ 9 cm（图 4-8-3），同时出现全身中毒症状（如发热、腹痛、白细胞增多）。UC 患者发生中毒性巨结肠时可能出现肠穿孔，且死亡率高。

2. 下消化道大出血　10% 的 UC 患者可能出现消化道大出血，3% 的 UC 患者可能因为严重的消化道大出血而需要进行肠切除。

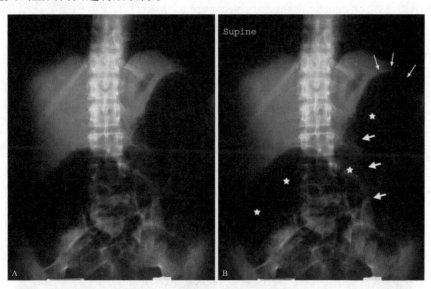

图 4-8-3　中毒性巨结肠立位腹平片

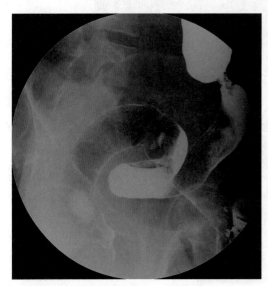

图 4-8-4　溃疡性结肠炎的 X 线钡剂灌肠表现

3. 上皮内瘤变以及癌变　炎症是癌形成的重要机制之一，UC 患者（特别是全结肠型）在长期病程中有癌变的倾向（图 4-8-4）。2018 年《炎症性肠病诊断和治疗共识意见》推荐起病 8 ～ 10 年的所有 UC 患者均应行 1 次结肠镜检查以监测癌变，之后根据病变范围来选择不同的监测间隔。有研究表明，病史超过 30 年的 UC 患者患结肠癌的比例高达 20%～ 30%，而普通人群结肠癌的患病率仅为 2%。UC 患者患结肠癌的危险因素包括：病变范围广、病期长、发病早、重度活动期、合并原发性硬化性胆管炎及有结肠癌家族史。

【实验室检查与其他检查】

（一）实验室检查

1. 血液检查　血常规中白细胞计数在活动期

可有升高，约 31% 的患者出现血小板增多。中重度 UC 患者会出现轻中度外周血红蛋白下降，伴发消化道大出血的患者可出现重度血红蛋白下降。活动期 UC 患者可出现红细胞沉降率增快和 C 反应蛋白升高。

2. 粪便检查　可见红细胞和白细胞。粪便病原体检查包括细菌、真菌、寄生虫，建议活动期初诊时粪便培养不少于 3 次。其中，阿米巴滋养体和包囊检查应取新鲜粪便，注意保暖。粪钙卫蛋白有助于评估疾病严重度。

3. 自身抗体检查　外周血抗中性粒细胞胞质抗体（antineutrophil cytoplasmic antibody，ANCA）对诊断 UC 有一定帮助，但其价值还有待确证。

（二）影像学检查

1. X 线钡剂灌肠检查　可出现以下表现：①黏膜粗乱和（或）颗粒样改变；②多发浅溃疡表现：肠壁边缘毛糙呈毛刺状或锯齿状，可见小龛影；③炎症性息肉表现：多个小的圆或卵圆形充盈缺损；④结肠袋消失，肠壁变硬，肠管缩短、呈铅管状。

2. 其他　经腹部肠道超声、结肠 CT 造影/小肠 CT 造影（computed tomography enterography，CTE）/核磁小肠造影（magnetic resonance enterography，MRE）对于判断结肠狭窄及是否伴有小肠病变有一定帮助，经腹部肠道超声对于判断疾病活动度也有一定的帮助（图 4-8-6 和图 4-8-7）。

（三）内镜检查

结肠镜（图 4-8-5）下 UC 病变多表现为：①黏膜红斑；②黏膜充血、水肿，血管纹理模糊、紊乱或消失；③质脆、自发或接触性出血和脓性分泌物附着；④黏膜粗糙呈细颗粒状；⑤病变明显处可见弥漫性、多发性糜烂或溃疡；⑥结肠袋变浅、变钝或消失以及假息肉和桥黏膜等。伴巨细胞病毒（cytomegalovirus，CMV）结肠炎的 UC 患者内镜下可出现不规则、深凿样或纵行溃疡，部分伴大片状黏膜缺失（见二维码数字资源 4-8-1）。

【诊断与鉴别诊断】

（一）诊断

UC 缺乏诊断的金标准，主要结合临床表现、实验室检查、影像学检查、内镜检查和组织

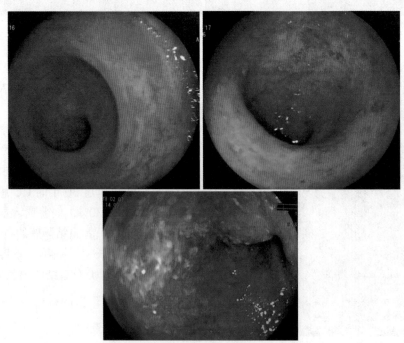

图 4-8-5　溃疡性结肠炎的结肠镜表现

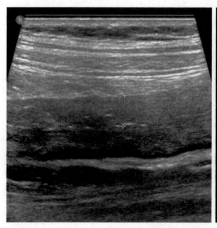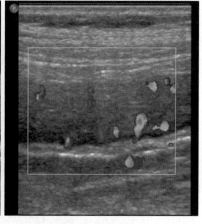

图 4-8-6　溃疡性结肠炎的经腹部肠道超声表现

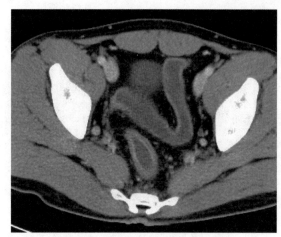

图 4-8-7　溃疡性结肠炎的 CT 表现

病理学表现进行综合分析，在排除感染性和其他非感染性结肠炎的基础上进行诊断。若诊断存疑，应在一定时间（一般为 6 个月）后进行内镜及病理组织学复查。

诊断要点如下：①具有持续或反复发作腹泻和黏液脓血便、腹痛、里急后重等典型临床表现，可考虑临床疑诊，安排进一步检查；②同时具备上述结肠镜和（或）放射影像学特征者，可临床拟诊；③如同时具备上述黏膜活检和（或）手术切除标本组织病理学特征者，可以确诊（图 4-8-8）。

UC 完整诊断要素：临床类型、病变范围、病情分期、病情严重度。举例：UC（慢性复发型、左半结肠、活动期、中度）

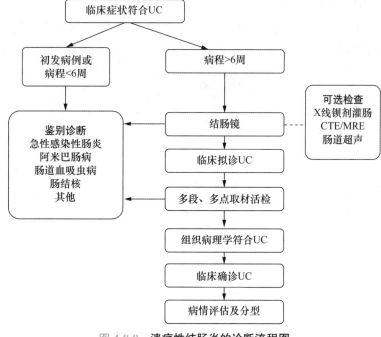

图 4-8-8　溃疡性结肠炎的诊断流程图

（二）鉴别诊断

鉴别诊断见表 4-8-4。

表 4-8-4　溃疡性结肠炎的鉴别诊断

	细菌感染性肠炎	阿米巴肠病	肠道血吸虫病	克罗恩病	结肠癌
流行病学史	有	有	有	无	无
临床表现	常急性起病，病程呈自限性（一般为数天至 1 周，不超过 6 周）	果酱样大便	肝脾大	伴有肛周瘘管、溃疡、脓肿等肛周疾病	
实验室检查	粪便检查及黏液脓性分泌物可见病原体	血清抗阿米巴抗体阳性；粪便中见病原体	免疫学检查阳性		
影像学表现					X 线钡剂灌肠可见溃疡或肿块
内镜表现	糜烂、多发浅溃疡	溃疡较深、边缘潜行，溃疡呈节段性分布	急性期可见直肠、乙状结肠黏膜黄褐色颗粒	纵行溃疡、鹅卵石样改变、跳跃性病变	可见溃疡或肿块
组织病理	多呈急性自限性肠炎表现，黏膜固有结构基本保持	组织病理可见病原体	活检黏膜压片或组织病理见血吸虫卵	非干酪性肉芽肿	可见结肠癌细胞
治疗	抗生素治疗有效	抗阿米巴治疗有效			

注：还应注意与药物性肠炎、缺血性肠炎、放射性肠炎、抗生素相关腹泻、胶原性结肠炎、白塞病、结肠憩室炎等疾病鉴别

【治疗】

UC 治疗的目标是诱导和维持临床缓解，达到黏膜愈合，防止并发症，改善患者生活质量，加强对患者的长期管理。治疗原则是针对不同分期、病变范围、病情程度、疾病类型（复发频率、既往对治疗的反应、肠外表现等）选择不同的治疗方案（图 4-8-9）。

（一）活动期 UC 的治疗

1. 一般治疗　注意休息、饮食和充足的营养。活动期可暂予流质饮食，待病情好转后可改为富含营养的少渣饮食。重症患者建议住院治疗，病情严重者应禁食，给予完全胃肠外营养治

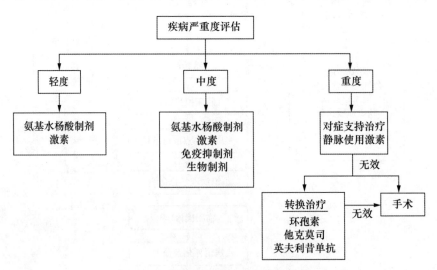

图 4-8-9　活动期溃疡性结肠炎治疗流程图

疗。需要注意纠正贫血、低白蛋白血症和水、电解质紊乱等，注意控制感染。慎用抗胆碱能药物和止泻药（如复方地芬诺酯或洛哌丁胺），因其有引起中毒性巨结肠的危险。

2. 药物治疗

（1）氨基水杨酸制剂（Aminosalicylic acid，ASA）：包括传统的柳氮磺吡啶（sulfasalazine，SASP）和 5- 氨基水杨酸（5-ASA）制剂。该类药物是轻中度 UC 的首选药物。SASP 的疗效与 5-ASA 制剂相似，但不良反应较 5-ASA 制剂多见。尚缺乏证据显示不同类型 5-ASA 制剂在疗效上的差别。推荐剂量为 3 ～ 4 g/d。

该类药物的作用机制尚未完全明确。体外研究显示，ASA 可影响肠黏膜前列腺素的含量，清除氧自由基，并可能抑制脂氧合酶。

该类药物剂型包括片剂、胶囊剂、颗粒剂、栓剂、灌肠剂、泡沫剂、凝胶剂。应根据患者病变范围选择口服用药和（或）局部用药。

（2）糖皮质激素（简称激素）：轻中度 UC 患者经足量 ASA 治疗 2 ～ 4 周后症状仍控制不佳（尤其是病变较广泛者）时，可考虑激素治疗。按泼尼松 0.75 ～ 1 mg/（kg·d）（其他类型作用于全身的激素剂量按上述泼尼松剂量折算）给药。对于急性重度 UC 患者，治疗首选静脉用激素。推荐甲泼尼龙 40 ～ 60 mg 每日 1 次静脉滴注，或氢化可的松 300 ～ 400 mg 每日分次静脉滴注。约 2/3 的急性重度 UC 患者对激素静脉治疗应答良好，然而约 1/3 的患者存在激素抵抗现象，这些患者需要及时采取"转换"治疗或行手术切除结肠。

糖皮质激素的作用机制是控制和减轻炎症反应，在炎症早期可以抑制白细胞的浸润和吞噬，减少渗出和水肿；在炎症后期可以减少组织增殖，减轻粘连等。

（3）免疫抑制剂

1）硫唑嘌呤（Azathioprine，AZA）和 6- 巯基嘌呤（6-mercaptopurine，6-MP）：适用于激素无效或依赖的 UC 患者。AZA 需要在体内转变成 6-MP 来发挥作用，欧美推荐 AZA 的目标剂量为 1.5 ～ 2.5 mg/（kg·d）；我国相关文献的证据等级较低。需要注意的是，ASA 会增加 AZA 骨髓抑制的毒性，故两者合用需要严密监测。

免疫抑制剂的作用机制是抑制 T 细胞的免疫反应，发挥抗炎作用。通过抑制细胞毒性 T 细胞和自然杀伤细胞诱导 T 细胞凋亡，从而产生直接抗炎效应。

2）沙利度胺：一般应用于难治性 UC 的治疗，但因为国内外均为小样本临床研究，故不作为首选治疗药物。推荐剂量为 75 mg 或以上，每日 1 次口服。

沙利度胺的作用机制是免疫调节、抗炎和抗血管生成，可抑制肿瘤坏死因子 -α（TNF-α）和血管内皮生长因子（VEGF）等，同时具有中枢抑制作用。

3）环孢素：作为急性重度 UC 患者使用糖皮质激素无效时的转换用药，推荐剂量为 2 ～ 4 mg/kg，每日 1 次静脉滴注。该药起效快，短期有效率可达 60% ～ 80%，使用该药期间需定期监测血药浓度，一般认为全血药物谷浓度维持在 100 ～ 200 ng/ml 为宜，同时严密监测不良反应。

环孢素的作用机制是抑制 T 细胞产生 IL-2，使之失去对辅助 T 淋巴细胞的刺激作用，还可抑制 IL-3、IL-4、IL-6、γ- 干扰素，抗淋巴细胞增殖，从而抑制免疫性炎症。

4）他克莫司：作用机制与环孢素类似，为钙调磷酸酶抑制剂。研究显示，他克莫司治疗重度 UC 的短期疗效基本与环孢素相同。

（4）生物制剂：当激素和免疫抑制剂治疗无效时，可考虑生物制剂治疗。目前国内审批上市可用于 UC 的生物制剂为 TNF-α 抑制剂和整合素抑制剂。

TNF-α 抑制剂是抑制 TNF-α 的一类单克隆抗体，而 TNF-α 是由单核巨噬细胞产生的一种具有多种生物学效应的炎症介质，在 IBD 的发病中发挥"枢纽"样的关键作用。目前临床上有 3 抗 TNF-α 单抗，分别为英夫利昔单抗（IFX）、阿达木单抗（Adalimumab；修美乐）和赛妥珠单抗（Certolixumab；CDP-870）。我国 IFX Ⅲ期临床试验显示出了其对中重度 UC 的疗效，其 8 周临床应答率为 64%，黏膜愈合率为 34%。除用于激素和免疫抑制剂无效的患者外，IFX 也是急性重度 UC 使用激素无效时重要的转换药物。IFX 的推荐剂量为 5 mg/kg 静脉滴注，0、2、6 周诱导缓解，之后 5 mg/kg 每 8 周维持缓解。

维得利珠单抗是选择性阻断黏附分子整合素的一种人源性 IgG4 单克隆抗体，推荐剂量为 300 mg 静脉滴注，0、2、6 周诱导缓解，之后 300 mg 静脉滴注每 8 周维持缓解。

（5）中药：对 UC 有一定的疗效，如锡类散、复方五味苦参等。

3. 手术治疗

（1）相对指征：积极内科治疗无效的重度 UC 和合并中毒性巨结肠且内科治疗无效者宜尽早行外科干预。内科治疗疗效不佳和（或）药物不良反应严重影响生活质量者可考虑外科手术。

（2）绝对指征：大出血、穿孔、癌变，以及高度怀疑癌变者。

4. 治疗中需特殊关注的情况

（1）重度 UC 活动期患者注意预防血栓形成。

（2）UC 活动期患者注意对合并机会感染的预防、诊断和治疗。

（3）远端结肠炎患者可采用局部治疗或联合口服治疗的方案。

（4）难治性直肠炎应关注原因，必要时可考虑加强治疗，如应用口服或静脉激素、免疫抑制剂、生物制剂。

（二）缓解期维持治疗

UC 维持治疗的目标是维持临床和内镜的无激素缓解。除轻度初发病例、很少复发且复发时为轻度并易于控制者外，均应接受维持治疗。激素不能作为维持治疗的药物。维持治疗药物的选择视诱导缓解时的用药情况而定。如由 ASA 或激素诱导缓解后以 ASA 维持时，ASA 应使用原诱导缓解剂量的全量或半量。对于应用硫嘌呤类药物达到缓解的患者，继续原剂量进行维持缓解，应用生物制剂达到诱导缓解者，可继续应用生物制剂维持缓解。

【预后】

少数初发型轻症患者无反复发作特点，大多数 UC 患者表现为反复发作、迁延不愈。小部分患者在其病程中会因并发症或病情无法控制而手术治疗，预后不佳。

第 2 节　克罗恩病

【流行病学】

克罗恩病（Crohn disease，CD）是一类累及全消化道的非特异性炎症性疾病，1932 年国外报道了第一例 CD，之后随着工业革命进展、经济增长，以及自动化、饮食结构改变等，CD 的发病率和患病率有所增长。近期报道，全球 CD 发病率和患病率分别为（0.41 ～ 23.82）/10 万和（2.17 ～ 322）/10 万。在我国，CD 尚不属于常见疾病，2011—2013 年以人群为基础的 CD 流行病学调查显示，黑龙江省大庆市 CD 标化发病率达 0.13/10 万，湖北省武汉市标化发病率达 0.33/10 万，广东省中山市 CD 标化发病率达 1.09/10 万。以 24 省份城镇职工医保数据库为基础，估计我国 CD 的男性和女性患病率分别为 3.5/10 万和 3.0/10 万，华东地区的粗患病率最高，达 5.6/10 万。

【病理】

CD 病变同时累及回肠末段与邻近右侧结肠者最为多见，约占 1/2，只累及小肠者次之，其主要累及回肠。食管、胃、十二指肠受累较少见。

1. 大体病理　肠道病变外科标本应沿肠管纵轴切开（肠系膜对侧缘），特点如下：①节段性或局灶性病变；②早期溃疡呈鹅口疮样，随后溃疡增大融合成纵行线性溃疡，黏膜呈卵石样外观；④肠系膜脂肪包绕病灶；⑤肠壁增厚和肠腔狭窄、瘘管形成等特征。

2. 显微镜下病理（图 4-8-10）

（1）CD 手术切除标本的镜下特点：①透壁性（transmural）炎症；②聚集性炎症分布，透壁性淋巴细胞增生；③黏膜下层增厚（由纤维化-纤维肌组织破坏和炎症、水肿造成）；④裂沟（裂隙状溃疡）；⑤非干酪样肉芽肿（包括淋巴结）；⑥肠道神经系统异常（黏膜下神经纤维增生和神经节炎，肌间神经纤维增生）；⑦杯状细胞通常正常。

（2）内镜下黏膜活检的诊断：局灶性慢性炎症、局灶性隐窝结构异常和非干酪样肉芽肿。

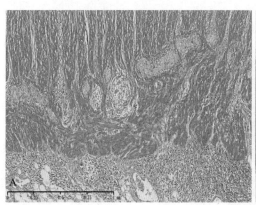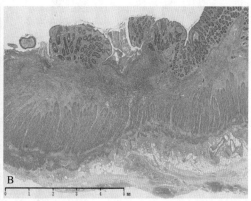

图 4-8-10　**克罗恩病的病理表现**

A. 肉芽肿和肌层深部炎症细胞浸润，神经纤维轻度增生。**B**. 肠壁全层炎症伴溃疡，周围黏膜慢性活动性肠炎

【临床表现】

CD 多发生于青年期，发病高峰年龄为 18 ～ 35 岁，男性略多于女性。CD 临床表型复杂、疾病过程中病情多变，临床表现多与病变部位、病程、并发症、肠外表现等有关。

（一）消化系统表现

1. 腹痛　是 CD 最常见的症状，腹痛多为痉挛性疼痛，以右下腹多见，其次为脐部或全腹痛。腹痛的发病与肠道炎症、肠狭窄、肠梗阻、局部肠痉挛等有关。持续性腹痛应警惕炎症波及腹膜或腹腔内脓肿。

2. 腹泻　常为超过 6 周的慢性腹泻，CD 腹泻与 UC 不同，一般无脓血或黏液。发病与病变肠段炎症渗出、蠕动增加及继发性吸收不良等有关。

3. 其他　发热、便血、腹部包块等。发热与 CD 活动性肠道炎症、继发感染等因素有关；便血与溃疡侵蚀血管等有关；腹部包块与肠粘连、肠壁和肠系膜增厚、腹内脓肿被网膜包裹等有关。肛周脓肿和肛周瘘管可为少数 CD 患者的首诊表现。

（二）全身表现

主要包括体重减轻、食欲减退、疲劳、贫血、维生素缺乏等，青少年患者可见生长发育迟缓。全身表现与营养不良有关，营养不良表现与疾病活动度有关，多由食欲减退、慢性腹泻、肠道吸收障碍或消耗过多所致。

（三）肠外表现

CD 患者肠外表现的类型和机制与 UC 相似，可合并皮肤、黏膜、关节、眼、肝胆、胰腺等肠外表现。我国 CD 注册登记研究显示，19.4% 的 CD 患者发生口腔溃疡，9.8% 的患者发生关节炎，1.8% 的患者发生皮疹，1.6% 的患者发生葡萄膜炎，1.5% 的患者发生结节性红斑。

（四）临床分型

（1）临床类型：按照蒙特利尔 CD 表型分类法进行分型（表 4-8-5）。

（2）病情严重程度：CD 活动指数（crohn disease activity index，CDAI）可用于评估 CD 疾病活动性及进行疗效评价。目前多用 Harvey 和 Bradshow 的简化 CDAI 计算法（表 4-8-6）。

表 4-8-5　**CD 的蒙特利尔分型**

项目	标准	备注
确诊年龄（A）		
A_1	≤16 岁	—
A_2	17～40 岁	—
A_3	＞40 岁	—
病变部位（L）		
L_1	回肠末段	$L_1 + L_4^b$
L_2	结肠	$L_1 + L_4^b$
L_3	回结肠	$L_1 + L_4^b$
L_4	上消化道	—
疾病行为（B）		
B_1^a	非狭窄、非穿透	B_{1p}^c
B_2	狭窄	B_{2p}^c
B_3	穿透	B_{3p}^c

注：[a] 随着时间推移，B_1 可发展为 B_2 或 B_3；[b] L_4 可与 L_1、L_2、L_3 同时存在；[c] p 为肛周病变，可与 B_1、B_2、B_3 同时存在。"—"为无此项

表 4-8-6　**简化 CDAI 计算法**

项目	0 分	1 分	2 分	3 分	4 分
一般情况	良好	稍差	差	不良	极差
腹痛	无	轻	中	重	—
腹部包块	无	可疑	确定	伴触痛	—
腹泻	稀便每日 1 次计 1 分				
伴随疾病	每种症状计 1 分				

【体征】

中重度 CD 可能出现腹部压痛、腹部包块等体征，如出现肠穿孔并发症，可表现为腹膜刺激征、腹部压痛和反跳痛、低血压、心动过速等。

【并发症】

CD 可出现肠狭窄、肠梗阻、瘘管形成、脓肿形成、癌变等并发症。我国 CD 登记研究显示，20.80% 的患者出现肠瘘，15.60% 出现肛周脓肿，12.40% 出现肛瘘，5.40% 出现腹腔内脓肿，1.40% 出现其他肛周病变。其中，瘘管形成是 CD 的特征性临床表现，瘘管与 CD 穿透肠壁的特点有关，一般分为内瘘和外瘘两种形式，内瘘是肠段和肠段之间形成瘘管，外瘘是肠段通向阴道、膀胱、腹壁或肛周皮肤。

【实验室检查与其他检查】

（一）实验室检查

目前无针对 CD 的特异性血液检查，患者可出现贫血、血小板增多、炎症指标升高。血抗

酿酒酵母菌抗体（anti saccharomyces cerevisiae antibody，ASCA）对诊断 CD 有一定帮助，但诊断价值有限。粪钙卫蛋白是近年来研究比较多的一种指标。它是中性粒细胞内的一种蛋白，当炎症发生时，中性粒细胞脱颗粒可导致钙卫蛋白被释放，粪便中钙卫蛋白水平对判断疾病活动度和复发有一定的帮助。

（二）影像学检查

CTE 或 MRE 是诊断 CD 的常规检查，有助于判断肠壁的炎症改变、病变分布的部位和范围、狭窄、肠腔外并发症如瘘管形成、腹腔脓肿或蜂窝织炎等。典型的征象包括肠壁增厚、黏膜强化、靶征、双晕征、木梳征等。肛瘘行直肠磁共振检查有助于确定肛周病变的位置和范围，并了解瘘管类型及其与周围组织的解剖关系。胃肠钡剂造影及钡剂灌肠检查的阳性率低，但对于肠腔狭窄结肠镜无法到达病变部位者，钡剂灌肠也是有益的补充。

近几年来，由于经腹部肠道超声检查方便、无创，患者接纳度好，对 CD 诊断的初筛及治疗后疾病活动度的随访有价值。可显示肠壁的病变的部位和范围、肠腔狭窄、肠瘘及脓肿等。

（三）内镜检查

1. 结肠镜检查　是 CD 诊断的首选检查，镜检应达末段回肠。早期 CD 内镜下表现为阿弗他溃疡，随着疾病进展，溃疡可逐渐增大加深，彼此融合形成纵行溃疡。CD 内镜下可表现为病变非连续、卵石征、狭窄、团簇样息肉增生等。

2. 小肠胶囊内镜（small bowel capsule endoscopy，SBCE）和小肠镜检查　帮助观察小肠病变。胶囊内镜主要适用于疑诊 CD 但结肠镜及小肠放射影像学检查阴性者，但胶囊内镜有发生滞留的风险。气囊辅助式小肠镜（balloon assisted enteroscopy，BAE）可在直视下观察病变、取活检及进行内镜下治疗，小肠镜下 CD 病变特征与结肠镜所见相同。

3. 胃镜检查　少部分 CD 病变可累及食管、胃和十二指肠，可行胃镜检查。

【诊断与鉴别诊断】

（一）诊断

诊断要点如下：①具备反复发作性右下腹痛或脐周、腹泻、腹块、发热等临床表现者可临床疑诊；②同时具备结肠镜或小肠镜特征以及影像学特征者，可临床拟诊；③黏膜活检病理提示 CD 的特征性改变且能排除肠结核，可作出临床诊断；④手术切除标本符合病理特征性改变者可病理确诊；⑤对无病理确诊的初诊病例，随访 6 ~ 12 个月以上，根据对治疗的反应及病情变化判断，符合 CD 自然病程者，可作出临床确诊。与肠结核不易鉴别但倾向于肠结核者，应按肠结核进行诊断性治疗 8 ~ 12 周，再行鉴别。

世界卫生组织（WHO）曾提出 6 个诊断要点的 CD 诊断标准（表 4-8-7）如下：

CD 完整诊断要素：临床类型、病变范围、病情分期、病情严重度。举例：克罗恩病（回结肠型、狭窄型＋肛瘘、活动期、中度）。

表 4-8-7　**WHO 推荐的 CD 诊断标准**

项目	临床表现	放射影像学检查	内镜检查	活组织检查	手术标本
非连续性或节段性改变	－	＋	＋	－	＋
卵石样外观或纵行溃疡	－	＋	＋	－	＋
全壁性炎性反应改变	＋	＋	－	＋	＋
非干酪性肉芽肿	－	－	－	＋	＋
裂沟、瘘管	＋	＋	－	－	＋
肛周病变	＋	－	－	－	－

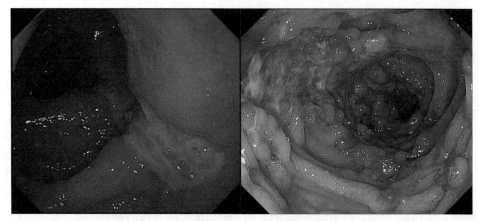

图 4-8-11　**CD 的结肠镜表现**

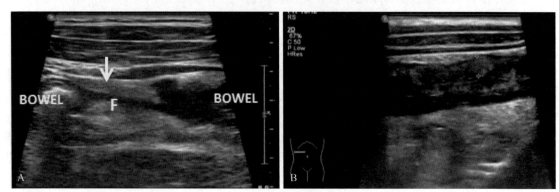

图 4-8-12　**CD 经腹部肠道超声表现**

A. 小肠 小肠瘘（箭头 /F：瘘管）。**B**. 升结肠肠壁明显增厚，回声减低，分层结构消失

（二）鉴别诊断

需要与各种肠道感染、肠道淋巴瘤、肠白塞病、溃疡性结肠炎等相鉴别（表 4-8-8）。

【治疗】

CD 的治疗目标和原则同 UC（图 4-8-14）。不同之处在于由于 CD 可累及全消化道，治疗中要关注不同部位的特殊性如上消化道、小肠等，尚需关注由并发症、肠外表现、特殊人群等所致的疾病特殊性。

（一）活动期 CD 的治疗

1. 一般治疗　注意休息、饮食和充足的营养。重度 CD 患者可予营养支持治疗，首选肠内营养，不足时辅以肠外营养。要求患者必须戒烟。

2. 药物治疗　根据疾病活动严重程度以及对治疗的反应选择治疗方案。

（1）氨基水杨酸（Aminosalicylic acid，ASA）：适用于轻度结肠型、回肠型和回结肠型 CD，但需要及时评估疗效。缓解期或手术后的维持治疗疗效尚不确定。

（2）糖皮质激素：适用于中度和重度 CD。按泼尼松 0.75 ~ 1 mg/（kg·d）（其他类型全身作用激素剂量按泼尼松剂量折算）给药。对于病变局限于回盲部的中度 CD 患者，为减少全身作用激素的相关不良反应，可考虑布地奈德，但该药对活动期 CD 的疗效不如全身作用激素。

（3）免疫抑制剂：激素无效或激素依赖时可加用硫嘌呤类药物或甲氨蝶呤（MTX）。研究证明这类免疫抑制剂在诱导活动期 CD 缓解时与激素有协同作用，但起效慢（硫嘌呤类用药 12 ~ 16 周后达到最大疗效）。AZA 的剂量和不良反应参考 UC 的治疗。MTX 推荐剂量为每周 15 ~ 25 mg，肌内或皮下注射。12 周达到临床缓解后，可改为每周 15 mg，肌内或皮下注射，

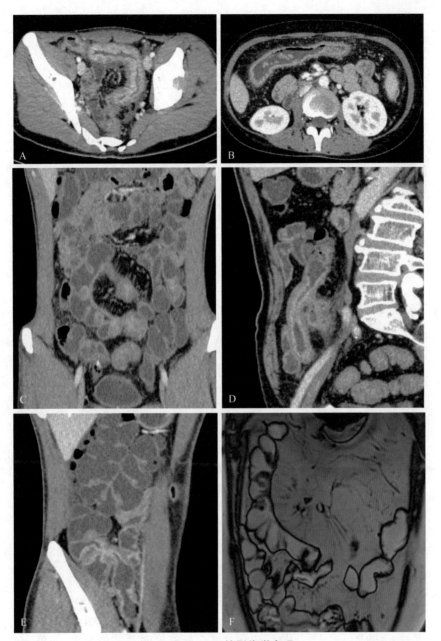

图 4-8-13 CD 的影像学表现

A. 第 6 组小肠肠壁长节段增厚，全层异常强化，肠腔狭窄。**B**. 横结肠结肠袋消失，肠壁增厚，肠腔内多发小息肉样结节，肠周血管影增多。**C**. 小肠长节段病变，以系膜侧病变为著，可见脂肪爬行征。**D**. 小肠长节段肠壁增厚，分层强化，肠腔狭窄，后方肠瘘脓肿形成。**E**. 末段回肠及回盲部肠壁增厚，黏膜面异常强化，回盲瓣狭窄。**F**. 以小肠系膜侧病变为重，对侧囊袋影凸起

亦可改为口服但疗效可能降低。沙利度胺适用于难治性 CD，其起始剂量建议 ≥ 75 mg/d，值得注意的是该药的疗效及毒副作用与剂量相关。

（4）生物制剂：对于激素和免疫抑制剂治疗无效、激素依赖或不能耐受上述药物治疗、有高危因素的 CD 患者建议早期积极生物制剂治疗。

可用于治疗 CD 的生物制剂包括抗 TNF-α 单抗（英夫利昔单抗和阿达木单抗；机制和用法同 UC），乌司奴单抗是一类抗 IL-12 和 IL-13 细胞因子的 p40 亚基的人 IgG1k 单克隆抗体，维得利珠单抗是选择性阻断黏附分子 $\alpha_4\beta_7$ 整合素的一种人源性 IgG4 单克隆抗体。

3. 手术治疗 适应证包括发生 CD 并发症的患者（如肠梗阻、腹腔脓肿、瘘管形成、急性穿孔、消化道大出血、癌变等）和内科保守治疗无效者。由于 CD 肠切除术后复发率相当

表 4-8-8　**CD 的鉴别诊断**

	肠结核	肠道淋巴瘤	肠白塞病	溃疡性结肠炎	急性阑尾炎
流行病学史和既往史	肺结核病史，结核患者接触史	免疫缺陷和免疫抑制，乳糜泻	白塞综合征史，遗传因素	遗传因素	无
临床表现	腹痛、腹胀、慢性腹泻、恶心、呕吐、便秘和出血，腹水、淋巴结肿大 发热、乏力、体重减轻和盗汗	发热、腹痛、腹泻、体重下降、消化道出血、肠梗阻或肠穿孔、腹部肿块	发热、腹痛、腹泻、体重下降、消化道出血、肠穿孔，伴有肠外表现	腹痛、腹泻、黏液脓血便、肠外表现	右下腹疼痛、厌食、恶心和呕吐
实验室检查	结核菌素试验（PPD）强阳性 γ-干扰素释放试验（T-SPOT.TB）阳性	乳酸脱氢酶可能升高	CRP、ESR 升高	贫血、CRP、ESR 升高、白蛋白降低、粪钙卫蛋白或乳铁蛋白升高	白细胞升高
影像学表现	回盲部肠壁向心性增厚，伴或不伴近端肠管扩张。偶见盲肠内侧壁不对称性增厚。邻近肠系膜可能存在淋巴结肿大伴中心低密度灶（提示干酪样液化）	肠道肿物、肠腔狭窄和（或）扩张、肠系膜淋巴结肿大、肠壁增厚	肠壁增厚、肠腔狭窄，肠壁轻中度强化	结肠短缩、结肠袋消失、肠腔变窄、假息肉形成	增大的阑尾直径＞6mm，伴管腔梗阻，阑尾壁增厚（＞2mm）、阑尾周围脂肪条纹征、阑尾结石
内镜表现	环形或横行溃疡，回盲部受累变形，回盲瓣持续开放	内镜下表现多样且非特异：溃疡型、蕈伞型、溃疡蕈伞型、浸润型	常见单个或少量（＜5个）溃疡，直径较大（＞2 cm），圆形或椭圆形	黏膜颗粒样改变、瘀点、渗出、水肿、糜烂、触之易破和自发性出血	诊断不通过内镜评估
组织病理	干酪样坏死性肉芽肿，多见于黏膜下层抗酸染色阳性	病理标本及免疫组化可见异常增殖的淋巴细胞	血管炎表现淋巴细胞或中性粒细胞浸润	隐窝脓肿、隐窝分支、缩短及排列紊乱、隐窝萎缩	阑尾炎性改变
治疗	标准抗结核治疗（也是诊断手段之一） 有并发症者采用手术治疗	根据淋巴瘤分型进行化疗	糖皮质激素、免疫抑制剂、生物制剂	5-ASA、糖皮质激素、免疫抑制剂、生物制剂	阑尾切除术抗生素

高，因此对于具有高危因素的患者（包括吸烟、肛周病变、穿透性疾病行为、有肠切除术史者等），建议术后维持药物治疗。术后应用药物包括嘌呤类药物、抗 TNF-α 单抗等。

4. 治疗中需要特殊关注的情况

（1）广泛性小肠病变：小肠病变累计长度＞100 cm 者易于出现营养不良、小肠细菌过度生长、反复手术后短肠综合征等，建议积极治疗，轻度患者可考虑全肠内营养作为一线治疗。

（2）食管和胃十二指肠病变：治疗原则与其他部位 CD 相似，不同之处在于加用 PPI 对改善症状有效，轻度胃十二指肠 CD 可仅给予 PPI 治疗；由于该类型 CD 一般预后较差，中重度患者宜早期应用免疫抑制剂（AZA、6-MP、MTX），病情严重者早期考虑给予 IFX。

（3）肛瘘：有症状的单纯性肛瘘以及复杂性肛瘘首选抗菌药物［如环丙沙星和（或）甲硝唑］治疗，并给予 AZA 或 6-MP、生物制剂治疗。

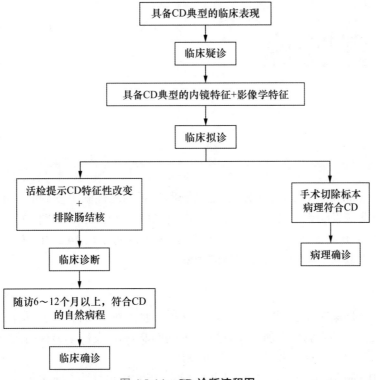

图 4-8-14　**CD 诊断流程图**

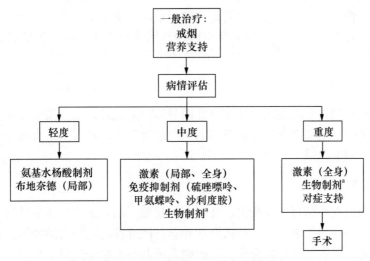

图 4-8-15　**活动期 CD 治疗流程图**

[a] 可选用的生物制剂：英夫利昔单抗、阿达木单抗、乌司奴单抗、维多珠单抗

（二）缓解期维持治疗

应用糖皮质激素或生物制剂诱导缓解的 CD 患者往往需继续长期使用药物，激素不能维持治疗。经糖皮质激素和免疫抑制剂治疗诱导缓解者，建议以免疫抑制剂维持治疗，以生物制剂诱导缓解者，建议以生物制剂维持治疗。

【预后】

多数 CD 患者会反复发作，迁延不愈，并在病程中进行性进展，出现肠狭窄、肠穿孔等并发症，甚至需要手术治疗，部分患者接受多次手术，预后不佳。

（钱家鸣　杨　红）

第9章

结直肠癌

结直肠癌（colorectal cancer，CRC）是结肠和直肠的恶性腺上皮肿瘤。根据 2018 年全球癌症统计，结直肠癌发病率占第三位，死亡率占第二位。在中国的现代化进程中，结直肠癌在中国的发病率逐年升高。1990—2016 年，结直肠癌的发病率从 14.25/10 万人增长至 25.27/10 万人，相关死亡例数从 81 100 例增加至 167 100 例。

【流行病学】

结直肠癌的发病率在发达国家（如美国、欧洲、澳大利亚和新西兰）最高，在中南亚和撒哈拉以南非洲最低。结直肠癌占所有恶性肿瘤发病的 9.7%，发病率男性高于女性，在 40 岁后发病率显著增加，90% 的结直肠癌出现在 50 岁以后。

在 2020 年中国癌症报告中，估计中国结直肠癌患者中男性为 319 486 人，女性为 235 991 人，估计死亡患者中男性为 164 959 人，女性为 121 203 人。我国结直肠癌发病率和死亡率存在显著的地区差异性分布，城市地区显著高于乡村地区，华南地区发病率和死亡率最高，西北地区发病率和死亡率最低。1990—2016 年中国结直肠癌发病率增加了 2.77 倍，死亡率增加了 1.06 倍。

【病因与发病机制】

结直肠癌病因复杂，不同地区发病率存在明显差异。此外，结直肠癌存在遗传倾向，如一级亲属患有结直肠癌，则将来发生结直肠癌的风险显著升高，这提示结直肠癌是环境因素和遗传基因长期相互作用的结果。

（一）环境因素

1. 饮食 高脂饮食和结直肠癌相关，在高脂饮食地区结直肠癌患病率增高。红肉中的饱和脂肪酸是导致结直肠癌的因素之一。摄入高饱和脂肪酸可提高肝胆固醇和胆盐合成，增加肠道中次级胆汁酸含量，促进前列腺素合成，进而刺激肠黏膜细胞增殖发生肿瘤。

纤维素摄入与结直肠癌发生呈负相关。蔬菜、水果和谷物富含纤维素，其预防结直肠癌的机制可能在于纤维素增加大便量，稀释肠道内致癌物，增加其清除，并缩短其与肠黏膜的接触时间。

红肉的摄入与结直肠癌的发生有关，每日摄入 100 g 红肉可使结直肠癌的发生率增加 10% ~ 20%。红肉中的饱和脂肪酸是致癌因素之一，其次是红肉的烹饪方式，尤其是油炸或炒制的红肉中含有的多环胺和多环芳香化合物是致癌物。红肉中的血红素可催化氮胺合成，促进肿瘤发生。

钙的摄入与结直肠癌发生呈负相关，其原因可能是钙能够结合肠道内的胆盐和脂肪酸，调控细胞信号转导，从而减少癌基因突变的细胞。一项观察性研究发现，暴露阳光较少的患者患结直肠癌的概率较高，其主要原因是维生素 D 缺乏。维生素 D 参与调控结肠黏膜细胞周期、氧化应激、DNA 损伤修复，以及与免疫功能有关的基因。补充维生素 D 可以减少结直肠癌的发生。

2. 吸烟 吸烟可增加人群中结直肠癌的发生率。烟草中含有 7000 种致癌物质，能够影响癌基因和抑癌基因的功能。研究提示，吸烟与结直肠癌中的基因突变显著相关。

3. 饮酒 饮酒可增加结直肠癌的发生。其可能的机制是酒精通过乙醇脱氢酶和细胞色素 P450 被氧化成乙醛，增加氧化应激，促进 DNA 损伤。

（二）遗传因素

1. 散发性结直肠癌 多数结直肠癌呈散发性，目前已知有 3 种基因异常通路。如表 4-9-1 所示，第一种是染色体不稳定通路，为腺瘤–腺癌通路，占结直肠癌的 75% ～ 85%，相关癌基因（如 *K-RAS*）突变活化或抑制抑癌基因（如 *APC*、*TP53*）突变失活，导致向恶性肿瘤转化。第二种是微卫星不稳定通路，占结直肠癌的 15% ～ 20%，微卫星中的重复序列数量改变使错配修复基因失活，如锯齿状腺瘤癌变。第三种是 CpG 岛甲基化表型通路，启动子 CpG 岛广泛甲基化，使抑癌基因失活，是锯齿状腺瘤癌变主要的通路。

表 4-9-1 散发性结直肠癌主要的基因异常通路

基因通路	表述	相关基因	举例
染色不稳定	癌基因或抑癌基因突变或染色体等位基因缺失	*K-RAS*、*APC*、*TP53*、*c-Myc*、*PIK3CA*	腺瘤→腺癌
微卫星不稳定	微卫星重复序列数异常致 DNA 错配修复基因失活，继发其他类型基因突变	*MSH2*、*MLH1*、*MSH6*、*MSH3*、*PMS2*	锯齿状腺瘤→腺癌
CpG 岛甲基化表型	抑癌基因启动子 CpG 岛广泛甲基化致其失活	*CACNA1G*、*CDKN2A*、*NEUROG1*、*IGF 2*、*RUNX3*	锯齿状腺瘤→腺癌

2. 遗传性结直肠癌 结直肠癌中有 5% ～ 10% 的患者符合孟德尔遗传规律，被称为遗传性结直肠癌，其中包括遗传性非息肉性结直肠癌和遗传性息肉综合征。

遗传性非息肉性结直肠癌被称为 Lynch 综合征，呈常染色体显性遗传。结直肠癌起源于单个或散在息肉，常在 50 岁前发病，可能伴有肠外恶性肿瘤。Lynch 综合征与微卫星重复序列错配修复基因突变相关，造成微卫星不稳定，如第 2 号染色体的 *MSH2* 基因（占 40% ～ 50%）和第 3 号染色体的 *MLH1* 基因（占 20% ～ 30%），也有 *MSH6* 和 *PMS2* 基因突变的报道。

遗传性息肉综合征表现为大肠内密集生长成百上千个息肉，绝大多数为常染色体显性遗传，息肉存在较高的癌变风险，也可能合并肠外肿瘤。遗传性息肉综合征有多种类型，包括家族性腺瘤性息肉病、MYH 相关息肉病、Peutz-Jeghers 综合征、幼年性息肉病等，涉及的突变基因分别为 *APC*、*MUTYH*、*STK11/LKB1*、*MADH4* 等。

3. 腺瘤性息肉 腺瘤性息肉通过前述的基因异常通路发生癌变，癌变的风险随年龄的增加而增加，其中进展性腺瘤癌变的风险最高，腺瘤 > 1 cm、绒毛成分和重度不典型增生的年癌变率分别为 3%、17% 和 37%。

4. 炎症性肠病 炎症性肠病的患者发生结直肠癌的风险增高。溃疡性结肠炎病程超过 7 年者的癌变风险每 10 年增加 10%，病程为 30 年者的癌变风险为 34%。克罗恩病累及结肠者的癌变风险为普通人群的 4 ～ 20 倍，多数为黏液腺瘤，常出现在狭窄节段。炎症性肠病癌变起源于黏膜隐窝中的不典型增生，与 *TP53* 基因异常、18 号染色体 q 臂缺失和微卫星高度不稳定有关。

（三）发病机制

结直肠癌的发病过程包括多个步骤。结肠腺上皮细胞增殖活跃，更容易受到环境致癌物或遗传异常的影响。遗传特质或环境中的致癌因素（如胆酸或其他致癌物）可促进其增殖，然后通过一系列步骤使其分裂增殖不受控制并发生转移。

在正常肠上皮中，细胞分裂增殖存在于隐窝中下区域，并向隐窝上部推进。在隐窝上部区域，细胞最终分化并停止分裂，当发生结直肠癌时，隐窝内上皮细胞增殖更加活跃，隐窝内细胞分裂和分化的差异消失，这一现象是肿瘤细胞遗传异常的结果。

事实上，结直肠癌细胞中并非仅存在单一的遗传异常，而是多个异常基因逐步出现并累积的结果。在经典的腺瘤-腺癌发生途径中（见二维码数字资源 4-9-1），首先是腺上皮细胞中的 *APC* 基因或 DNA 错配修复基因发生突变（如 Lynch 综合征或出生后获得的突变）。然后通过抑癌基因或 DNA 错配修复基因失活和甲基化异常进展为高度增生性上皮。此后出现 *K-RAS*、*BRAF* 基因突变进展为腺瘤，最后出现 *TP53* 基因缺失、染色体 18q 缺失、染色体 7p 增殖、*TGFBR2* 基因突变等从而进展为腺癌。

结直肠癌的转移也是一个多步骤过程。原发肿瘤首先通过血管内皮生长因子介导形成血管化。肿瘤组织内细胞存在异质性，其中转移潜能较强的肿瘤细胞通过黏附因子缺失（如 E- 钙黏着蛋白）或破坏基底膜［通过金属蛋白酶（如Ⅳ型胶原酶）］途径脱离原发病灶。肿瘤细胞通过淋巴管或血管进入循环，逃逸免疫监控，到达远处器官（如肝）。随后肿瘤细胞通过肿瘤相关唾液酸糖蛋白和内皮选择素黏附内皮细胞，钻出脉管，并发育形成转移灶。

数字资源
4-9-1

【病理】

1. 大体病理　结直肠癌在结直肠内的分布存在差异，升结肠和盲肠占 25%，横结肠占 15%，降结肠占 5%，乙状结肠占 25%，直肠占 20%。近端结直肠癌（尤其是位于盲肠和升结肠）通常呈息肉样膨胀性生长，体积较大，超过其血流供应后会出现坏死（图 4-9-1A）。远端结直肠癌（如位于乙状结肠和直肠）多沿肠管呈环形生长，导致肠腔狭窄（图 4-9-1B）。该现象与肠壁内淋巴管呈环形分布和肿瘤基质纤维化有关。

2. 组织病理　结直肠癌组织在显微镜下的组织分化程度存在差异，分为高分化、中分化和低分化（见二维码数字资源 4-9-2）。高分化型细胞呈高度异型，表现为细胞体积增大，呈多型性，细胞核极性消失，细胞核突出，但整体腺管结构保留，腺管密集分布，分支增多。低分化型细胞除呈高度异型外，整体腺管结构消失。中分化型介于两者之间。此外，还包括少见的印戒细胞癌、黏液腺癌和硬癌（肿瘤腺体结构稀少，周围纤维增生明显）等类型。

数字资源
4-9-2

3. 结直肠癌病理分期　1929 年 Cuthbert Dukes 提出了结直肠癌的分期系统，1974 年 Astler 和 Coller 对其进行了修正，该分期系统包括：

A：肿瘤局限在黏膜层。

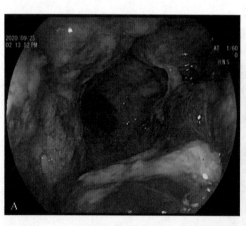
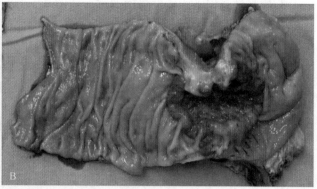

图 4-9-1　**A. 1 例升结直肠癌患者，肿瘤巨大并且坏死严重。B. 1 例直肠癌患者术后大体标本，肿瘤所在位置肠腔狭窄**

B1：肿瘤延伸但并未穿透固有肌层。

B2：肿瘤穿透固有肌层但无淋巴结转移。

B3：侵犯或与周围结构粘连。

C1：B1＋区域淋巴结转移。

C2：B2＋区域淋巴结转移。

C3：B3＋区域淋巴结转移。

D：远处器官转移，或壁腹膜转移，或邻近器官受侵犯。

美国癌症联合委员会（American Joint Committee on Cancer，AJCC）提出了 TNM 分期，T 代表肿瘤原发灶累及的范围，N 代表区域淋巴结转移状态，M 代表是否存在远处转移。TNM 分期被临床广泛应用，目前已替代了 Duke 分期。2016 年 AJCC 发布了第 8 版结直肠癌 TNM 分期（见二维码数字资源 4-9-3）。

数字资源
4-9-3

【临床表现】

结直肠癌生长缓慢，可能需要至少 5 年才会出现症状。无症状患者通常大便潜血阳性，与肿瘤体积增大和出现溃疡有关。结直肠癌的症状取决于肿瘤的位置。右半结肠腔较宽，肿瘤较左半结肠大，出血可造成大便潜血或红色血便，患者常出现贫血症状，腹部可触及包块，但发生肠梗阻相对少见。左半结肠腔较窄，左半结直肠癌容易造成梗阻，患者表现为腹痛，呈餐后加重，并出现排便习惯改变（如便秘、腹泻和里急后重）。左半结肠癌也可出现便血，表现为血液附着于大便表面。此外，直肠癌还可能侵犯阴道、膀胱和盆腔神经，导致泌尿生殖系统症状。直肠指诊可触及肿块，退指可见血染。

【实验室检查与其他检查】

（一）实验室检查

实验室检查通常可出现缺铁性贫血。部分患者 CEA 和 CA19-9 升高，使用 CEA 和 CA19-9 诊断结直肠癌既缺乏敏感性也缺乏特异性，故不推荐使用 CEA 和 CA19-9 诊断结直肠癌。CEA 在结直肠癌患者随访中具有一定价值，术前 CEA ＞ 5 ng/ml 提示肿瘤分期较晚，预后较差，在根治性外科手术后检测 CEA 有助于预测是否存在残留病灶或监测复发。

（二）结肠镜检查

结肠镜是结直肠癌主要的诊断方法（见二维码数字资源 4-9-4）。结肠镜下早期的结直肠癌同息肉形态类似，可表现为显著隆起型息肉或匍匐生长的平坦型息肉（又称侧向发育性肿瘤），后者在结肠镜下较易被漏诊。进展期结直肠癌包括 4 种形态：肿块型、溃疡性、溃疡浸润型和弥漫浸润型。肿块型呈团块膨胀生长，向腔内隆起。溃疡型为边界清晰的溃疡，溃疡底覆盖坏死物质。溃疡浸润型为溃疡周围黏膜存在肿瘤浸润，黏膜隆起并形成皱襞牵拉。弥漫浸润型不形成明确肿块或溃疡，肠壁全层呈弥漫浸润生长。

数字资源
4-9-4

（三）影像学检查

影像学检查可用于结直肠癌的分期。建议所有怀疑 Ⅱ 期及以上的结直肠癌患者完善胸部 CT 和腹盆腔 CT 检查，以明确肿瘤浸润肠壁程度（T 分期）、区域淋巴结（N 分期）和远处转移情况（M 分期），以及可能的并发症（如梗阻、穿孔或瘘）。腹部 CT 的局限性在于难以检出较小的腹膜或肝转移病灶。MRI 对肝转移病灶的检出优于腹部 CT。PET-CT 不常规用于术前分期，但可用于评价术后 CEA 升高且临床怀疑复发但常规影像学检查未发现异常的情况。直肠癌患者应常规行盆腔 MRI、超声内镜和经直肠超声来进行 T 分期和 N 分期。

【诊断与鉴别诊断】

结直肠癌的诊断是基于腹痛、排便习惯改变、便血等症状，查体发现腹部包块或直肠内肿块，或体检发现缺铁性贫血以及大便潜血，行结肠镜检查发现早期或进展期结直肠癌的典型形态，活检病变证实腺癌可确诊。

结直肠癌需要与其他疾病进行鉴别。例如，腹痛和排便习惯改变需与肠易激综合征、炎症性肠病进行鉴别。便血需与痔、炎症性肠病、结肠憩室病等进行鉴别。溃疡型结直肠癌需与缺血性结肠炎、肠道结核感染所致溃疡以及孤立性直肠溃疡进行鉴别。应结合病史、体格检查、实验室检查、结肠镜以及病理进行综合判断。

【治疗】

1. 外科手术治疗 外科手术是Ⅱ期和Ⅲ期结直肠癌的主要治疗方式，其目的在于切除病变所在肠段，并对相应淋巴结进行清扫，切除范围由血供和引流淋巴结决定。结直肠癌通常需切除肿瘤两侧至少 5 cm 的肠段。直肠癌常应用经腹全系膜切除，肿瘤距肛门 2 cm 以上可保留肛门，距离肛门 2 cm 以内需切除乙状结肠、直肠和肛门，并行乙状结肠永久造瘘。早期直肠癌还可进行经肛门切除。

对于结直肠癌合并肝转移或肺转移的患者，在原发肿瘤能够进行根治性切除的同时，可以考虑进行肝转移灶或肺转移灶切除，但需进行包括肿瘤内科、外科、放疗科、病理科和影像科的多学科讨论。

2. 化疗

（1）辅助化疗：肿瘤穿透浆膜或存在周围淋巴结转移时，术后复发率较高。辅助化疗能够清除微小病灶，降低术后复发率，是对手术治疗的重要补充。新辅助化疗于术前进行，能抑制肿瘤进展，降低分期。2020 年中国结直肠癌诊疗规范推荐Ⅲ期结直肠癌或Ⅱ期结直肠癌伴有复发高危因素的患者在术后身体允许的情况下尽早实施化疗。方案包括 5- 氟尿嘧啶＋亚叶酸钙＋奥沙利铂（mFOLFOX6 方案）、卡培他滨＋奥沙利铂（CapeOX 方案）等；不能耐受奥沙利铂的患者可单用氟尿嘧啶或卡培他滨。

（2）无法进行手术切除患者的化疗：进展期结直肠癌由于侵犯邻近器官、远处转移而无法实施手术切除或全身情况不能耐受手术，需进行系统性化疗，以控制肿瘤进展，延长生存期。其常用方案为 mFOLFOX6、CapeOX 或 5- 氟尿嘧啶＋亚叶酸钙＋伊立替康（FOLFIRI 方案）。对于 K-RAS 和 N-RAS 基因无突变的患者，可以同时加用抗血管内皮生长因子的贝伐珠单抗（Bevacizumab）或抗表皮生长因子受体的西妥昔单抗（Cetuximab）。对于不能耐受高强度化疗的患者，可单用 5- 氟尿嘧啶 / 亚叶酸钙、卡培他滨或单抗制剂治疗。免疫治疗（如 PD1/PD-L1 单抗治疗）正在临床研究中。

3. 放疗 放疗主要针对Ⅱ期和Ⅲ期直肠癌，通常联合 5- 氟尿嘧啶化疗。放疗可以降低术后复发率。无法切除的巨大肿瘤或固定于盆腔器官的肿瘤在放疗后可变为能被切除的肿瘤。对于无法手术的晚期直肠癌患者，放疗也可以缓解疼痛和便血。放疗的不良事件是放射性直肠炎和小肠损伤。

4. 内镜治疗 累及黏膜层或黏膜下浅层的早期结直肠癌发生血管和淋巴转移的概率极低，可进行内镜切除治疗（如内镜黏膜切除术或内镜黏膜下剥离术）。对于继发结肠梗阻的患者，内镜下可放置金属支架缓解梗阻症状。手术风险高或晚期结直肠癌患者的病变狭窄段也可以使用内镜下氩离子凝固或光动力治疗，以保持管腔的通畅。

【预后】

结直肠癌的预后与分期相关。Ⅰ期的 5 年生存率为 74%，Ⅱ期为 66.5% ～ 37.3%（随肿瘤侵犯深度增加而递减），Ⅲ期为 73.1% ～ 28.0%（随淋巴结转移个数递减），Ⅳ期为 5.7%。此外，发病年龄＜ 30 岁、术前 CEA 水平高、手术标本切缘阳性、肿瘤低分化、侵犯神经、染色体杂合缺失、*KRAS* 基因突变均是预后不良的因素。相反，肿瘤高分化、微卫星高度不稳定、术前辅助治疗后肿瘤完全清除是预后良好的因素。

【筛查】

中国结直肠癌具有高发病率和死亡率的特点，85% 以上的结直肠癌在发现时即已属于进展期，5 年生存率低于 40%，而早期结直肠癌治疗后的 5 年生存率超过 95%，因此开展结直肠癌筛查十分重要。2019 年中国结直肠癌筛查共识意见推荐 50 ～ 75 岁人群无论是否存在便血、结直肠癌家族史等报警征象，均进行筛查；对于有报警征象的人群，筛查年龄可不受限制。筛查方式包括粪便潜血试验或粪便肿瘤基因检测阳性后行结肠镜检查的两步法，以及直接行结肠镜检查的一步法，其中结肠镜是最直接和最准确的方式。具体筛查方式需根据具体的卫生经济条件决定。结直肠癌筛查和诊治流程如图 4-9-2 所示。

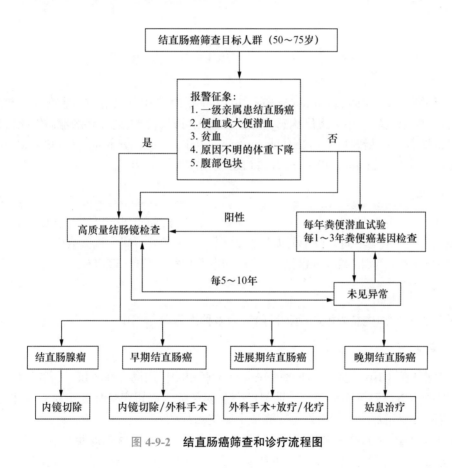

图 4-9-2　结直肠癌筛查和诊疗流程图

（姜　泊　任渝棠）

功能性胃肠病

既往对功能性胃肠病（functional gastrointestinal disorder，FGID）的定义是一组表现为慢性或反复发作的胃肠道症状而无器质性改变的疾病，在罗马Ⅳ标准中FGID又被称为肠-脑互动异常。目前采用罗马Ⅳ标准的FGID命名分类，以功能性消化不良和肠易激综合征多见。

第1节 功能性消化不良

功能性消化不良（functional dyspepsia，FD）是指由胃和十二指肠功能紊乱引起的餐后饱胀感、早饱、中上腹痛及中上腹烧灼感等症状，而无可以解释上述症状的器质性疾病证据。根据罗马Ⅳ标准，FD包括餐后不适综合征（postprandial distress syndrome，PDS）和上腹痛综合征（epigastric pain syndrome，EPS），而且PDS与EPS可重叠出现。

【流行病学】

FD是临床上最常见的一种功能性胃肠病。大规模研究报道显示，FD全球患病率为10%～30%，该数据在不同人群中的差异很大。欧美国家流行病学调查表明，普通人群中FD患者占19%～41%，我国调查资料显示，FD约占消化科门诊的52.85%。

【病因与发病机制】

FD的病因和发病机制尚不明确，目前认为多种因素参与其中。

（一）病因

1. 幽门螺杆菌（Hp）感染 Hp感染在FD发病中的作用尚存在争议。研究表明，Hp的定植可能通过损伤胃黏膜微循环而导致明显的胃黏膜炎症。以胃窦炎症为主而无胃体萎缩的Hp感染患者胃酸分泌增加，可能引发上腹痛或上腹烧灼症状。

2. 精神与应激 约50%的FD患者有精神心理障碍，其症状的严重程度与焦虑、抑郁有关，抗焦虑及抗抑郁治疗有助于症状的缓解。研究表明，FD是双向脑-肠通路，一方面，胃肠道可能引起中枢神经系统症状，另一方面，大脑也可能是胃肠道症状的主要驱动者。

3. 急性胃肠道感染 强有力的证据支持急性感染可诱发上、下消化道症状，这种现象被称为感染后消化不良。有胃肠道感染史的人群发生FD的风险为普通人群的5.2倍，且有FD症状的患者十二指肠嗜酸性粒细胞增多。

4. 遗传及基因多态性 多个基因多态性位点与FD发病相关，如 *GNB3825*、*CCK-1* 内含子 1-779TC、辣椒素/辣椒素受体（TRPV1通道）等。日本人群中发现 *GNB3825T* 纯合子与EPS发病相关，*IL-17F*、*MIF* 的基因多态性也与EPS关系密切。

（二）发病机制

1. 胃肠动力障碍 40%～66%的FD患者有胃肠运动功能障碍，包括：①胃容受性舒张受损，顺应性下降，导致胃内容物分布异常，近端胃储存能力下降，引起餐后饱胀、早饱；②胃排空延迟，可引起餐后饱胀等症状，也有研究显示排空延迟与症状不相关；③胃窦动力降低及胃窦-幽门-十二指肠运动不协调等。

2. 内脏高敏感　FD 患者可能存在不易被察觉的反射传入信号（胃肠抑制反射）和感知信号（机械性扩张）传入异常，使患者对胃扩张刺激产生不适感的阈值明显低于健康人，其可能也与自主神经功能状态和中枢感觉整合功能异常有关。内脏高敏感可以解释患者餐后出现上腹饱胀或疼痛、早饱等症状。

3. 胃酸分泌　FD 患者胃酸大多在正常范围内，但应激时胃酸分泌呈间歇性增加。约 36% FD 患者的十二指肠对胃酸敏感性增加，十二指肠酸灌注可引起症状，抑酸治疗后，酸相关症状大多能得到缓解。

【临床表现与体征】

（一）临床表现

FD 患者无特异性临床表现，起病多缓慢，呈持续性或反复发作，病程长短不一，可以某一症状为主，也可多个症状重叠出现，在病程中症状也可能发生变化。

1. 餐后饱胀、早饱　餐后饱胀和早饱是 FD 患者最常见的症状，60% 以上的 FD 患者可有该症状。餐后饱胀即患者进食后感觉食物长时间停留在胃内，早饱即患者进食较少的餐量即感到胃饱胀不适。这两种症状与进食密切相关，常影响患者的饮食。

2. 中上腹痛、中上腹烧灼感　20%～40% 的 FD 患者有中上腹痛和烧灼感。中上腹痛或烧灼感与进餐关系不明显，空腹或餐后均可发生，进食后症状可能改善。上腹痛患者可能有胃酸分泌增多，胃酸除直接引起疼痛外，还能刺激胃肠肌层引起平滑肌张力增加、加快运动，产生痛觉。

餐后饱胀、早饱、中上腹痛和中上腹烧灼感症状可共存，重叠率为 16%～20%。

3. 其他胃肠道症状　FD 患者其他胃肠道症状包括上腹胀气、嗳气、恶心和呕吐等。此外，FD 还可能与胃食管反流病和肠易激综合征有症状重叠。

4. 胃肠道外症状　胃肠道外症状主要包括焦虑、抑郁、睡眠障碍、注意力不集中等精神心理异常。部分患者还可能出现四肢关节痛、头痛、胸痛、头晕、气促、心悸等躯体化症状。

（二）体征

FD 患者多无明显的阳性体征，部分中上腹痛患者可能有腹部轻压痛。

【实验室检查与其他检查】

（一）实验室检查

诊断 FD 需首先排除器质性疾病引起的相关症状。在寄生虫感染流行区域，建议行相应粪或血清寄生虫病原学检测；多饮、多食、出汗、消瘦者可行甲状腺功能检查以排除甲状腺功能亢进；胆胰疾病等均可出现消化不良症状，需通过血常规、血生化、粪便隐血、消化道内镜及腹部超声或 CT 等检查加以排除。

（二）其他检查

1. 胃镜检查　患者在有症状期间进行胃镜检查是必要的。我国上消化道肿瘤特别是食管癌和胃癌的发病率逐年增长，这些患者常以消化不良症状为主要表现，及时进行内镜检查可以降低上消化道肿瘤的漏诊率。此外，推荐在内镜检查过程中同时行十二指肠活检，以提供其他有用的信息，如识别十二指肠嗜酸性粒细胞增多、肥大细胞或淋巴细胞性十二指肠炎等。

2. Hp 检测　Hp 在 FD 中的作用已受到关注，临床上检测 Hp 的常用方法包括 ^{13}C、^{14}C 尿素呼气试验和快速尿素酶试验法。尿素呼气试验无创且简便，而快速尿素酶试验法需行胃镜下活检。

3. 胃感觉运动功能检测   FD 患者中有 25% ～ 35% 表现为胃排空延迟。罗马委员会不推荐 FD 患者常规进行胃排空检查。常规治疗效果不佳的患者可考虑行胃排空、胃电图、胃感觉功能、胃分泌功能、胃肠道压力等检测。

【诊断与鉴别诊断】

（一）诊断

诊断标准见表 4-10-1。

表 4-10-1   **FD 的罗马Ⅳ诊断标准**

FD 的诊断标准 *	1. 包括以下 1 项或多项：①餐后饱胀不适；②早饱不适感；③中上腹痛；④中上腹烧灼不适 2. 无可以解释上述症状的结构性疾病的证据（包括胃镜检查）
PDS 罗马Ⅳ诊断标准 *	必须包括以下至少 1 项，且至少每周 3 天 1. 餐后饱胀不适（以致影响日常活动） 2. 早饱不适感（以致不能完成平常餐量的进食） 常规检查（包括胃镜检查）未发现可解释上述症状的器质性、系统性或代谢性疾病的证据
EPS 罗马Ⅳ诊断标准 *	必须包括以下至少 1 项，且至少每周 1 天 1. 中上腹痛（以致影响日常活动） 2. 中上腹烧灼不适（以致影响日常活动） 常规检查（包括胃镜检查）未发现可解释上述症状的器质性、系统性或代谢性疾病的证据

* 诊断前症状出现至少 6 个月，近 3 个月符合以上诊断标准

（二）鉴别诊断

需要鉴别的疾病包括：食管、胃和十二指肠的器质性疾病（如消化性溃疡、胃癌等）；肝胆胰疾病（如慢性肝病、胆石症、慢性胰腺炎等）；由全身性疾病或其他系统疾病（如糖尿病、肾病、风湿免疫性疾病和精神神经性疾病等）引起的消化不良症状；药物（如非甾体抗炎药等）引起的上消化道症状；其他功能性胃肠病和动力障碍性疾病（如食管反流病、肠易激综合征等）。该病可与胃食管反流病、肠易激综合征及其他功能性胃肠病并存，即症状重叠（图 4-10-1）。

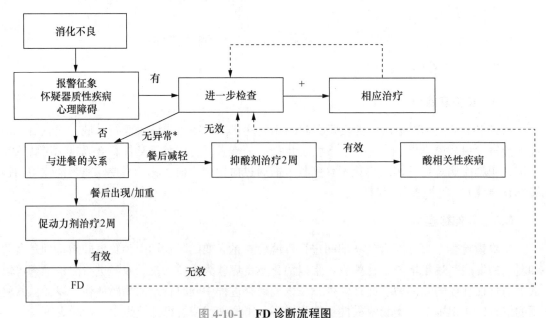

图 4-10-1   **FD 诊断流程图**
* 无异常或胃镜病理活检为非活动性慢性胃炎

【治疗】

FD 的治疗主要以缓解症状、提高患者生活质量为主要目的。遵循综合治疗和个体化治疗的原则（图 4-10-2）。

1. 改变生活方式 推荐 FD 患者进行饮食及生活习惯调整，包括少食多餐、避免高脂饮食、避免使用非甾体抗炎药、避免饮用咖啡和酒精、避免吸烟等，还应注意调整生活规律，避免过度劳累。

2. 药物治疗

（1）根除 Hp 感染：根除 Hp 可使部分 FD 患者的症状得到长期改善，在应用抑酸剂、促动力药治疗无效时，建议向患者充分解释根除 Hp 治疗的利弊，征得患者同意后再进行治疗。

（2）促胃肠动力药：一般适用于以餐后饱胀不适、早饱为主要症状的患者。可选用甲氧氯普胺、多潘立酮、莫沙必利或伊托必利等，对疗效不佳者，可换用或合用抑酸剂和促胃肠动力药。

（3）抗酸剂和抑酸剂：适用于以上腹痛、上腹烧灼感为主要症状的患者。可选用 H_2 受体拮抗剂或质子泵抑制剂。抑酸在 FD 治疗中的价值尚无定论，有专家指出，给予 FD 患者 1～2 周的质子泵抑制剂试验性治疗，可用于预测后续治疗。

（4）胃黏膜保护剂：部分 FD 患者可能存在胃黏膜屏障功能减弱，临床上常应用胃黏膜保护剂进行治疗，但多数资料显示黏膜保护剂治疗 FD 的疗效与安慰剂基本相同。

（5）胃底舒张药：胃容受性功能受损是 FD 症状产生的一个重要病理生理机制，其被作为新的治疗靶点，可通过激活 $5-HT_{1A}$ 受体、抑制胆碱能神经来松弛近端胃从而改善症状。

（6）精神心理治疗：对抑酸剂和促动力药治疗无效且伴有精神心理障碍的患者，可选择三环类抗抑郁药，$5-HT_4$ 再摄取抑制剂也可用于治疗。除药物治疗外，行为治疗、认知疗法及心理干预等也可能有益，不但可以缓解 FD 症状，还可提高患者的生活质量。

（7）中草药治疗：研究表明，部分中草药可以舒张胃底，对 FD 有治疗效果。

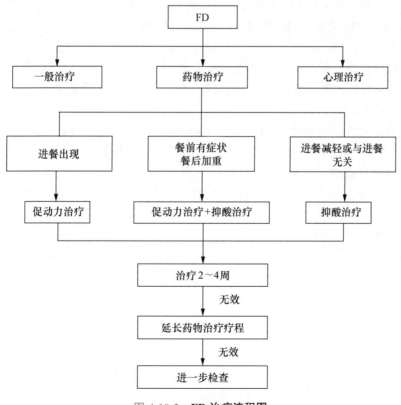

图 4-10-2 **FD 治疗流程图**

【预后】

FD 是一种良性疾病，其症状虽可反复发作，影响患者生活质量，但并不会危及生命。长期随访发现，尽管某个时期内症状可能缓解，但相当多患者的症状会长期存在，仅 1/3 患者的症状可自行消失，且 30% 的患者数年后具有典型的肠易激综合征表现。

第 2 节　肠易激综合征

肠易激综合征（irritable bowel syndrome，IBS）是一种功能性肠病，表现为反复发作的腹痛，与排便相关或伴随排便习惯改变。根据罗马Ⅳ标准，依据排便特点和粪便性状将 IBS 分为 4 个亚型：IBS 便秘型（irritable bowel syndrome with predominant constipation，IBS-C）、IBS 腹泻型（irritable bowel syndrome with predominant diarrhea，IBS-D）、IBS 混合型（irritable bowel syndrome with mixed bowel habits，IBS-M）及 IBS 不定型（IBS unclassified，IBD-U）。

【流行病学】

由于调查人群、定义标准、调查方法不同，IBS 的流行病学研究结果在不同国家中存在差异。欧美国家成人 IBS 发病率为 10% ～ 20%，我国为 5.7% ～ 7.3%，消化专科门诊患者中 IBS 患者占 10% ～ 30%。女性患病率高于男性，年轻人群比 50 岁以上人群更易受该病影响。

【病因与发病机制】

IBS 的病因仍不明确，发病机制复杂，且不同 IBS 亚型的发病机制也不同，目前认为其是多因素综合作用的结果。

（一）病因

1. 心理社会因素　IBS 患者可有焦虑、抑郁和睡眠障碍等精神心理异常。早年负性生活事件或成年经历的慢性持续性应激会增加 IBS 的患病风险，心理因素可造成胃肠道动力或感觉功能异常。

2. 肠道感染和炎症　肠道急性细菌性感染后 10% ～ 30% 的患者会发展为感染后 IBS（PI-IBS），病原体包括弯曲杆菌、志贺菌和沙门菌等，肠道感染引起的黏膜炎症反应、通透性增加、局部免疫激活与发病有关。

3. 食物因素　33% ～ 66% 的 IBS 患者可出现食物不耐受，低聚糖、双糖、单糖和多元醇（FODMAP）在 IBS 中发挥重要作用。此外，少数 IBS 患者伴有食物过敏。

4. 遗传及基因多态性　部分 IBS 患者有家族性发病倾向，研究显示同卵双生患者双方发病率显著高于异卵双生患者。此外，多种功能蛋白的基因单核苷酸多态性改变与部分 IBS 患者发病相关，包括炎症因子（如 TNF-α 和 IL-10 等基因多态性）、神经递质代谢或转运蛋白（如 5-HT 转运体和受体基因多态性）等。

5. 脑-肠轴功能紊乱　中枢神经系统对肠道刺激的感知异常和脑-肠轴调节异常可能参与 IBS 的发生。IBS 患者存在脑-肠轴功能调节异常，主要表现在中枢神经系统对肠道刺激的感知异常与神经-内分泌系统调节异常。IBS-D 患者迷走神经活性显著升高，IBS-C 患者迷走神经张力降低。

（二）发病机制

1. 胃肠动力障碍　被认为是 IBS 症状发生的重要病理生理机制。

（1）结肠运动异常：IBS-C 表现为结肠传输时间延长，而 IBS-D 表现为结肠传输时间缩短；IBS-D 患者结肠收缩运动频率和高幅推进收缩波增加，而 IBS-C 患者则减少；IBS 患者袋状往返运动的频率明显增加，说明 IBS 患者结直肠抑制反射受损；部分患者出现餐后结肠推进性蠕动增加，乙状结肠动力增加。

（2）小肠运动异常：IBS-D 患者小肠内容物转运速度加快，而 IBS-C 患者小肠转运速度减慢，小肠通过时间延长。IBS-D 患者消化间期移行性复合运动周期较正常人缩短，而 IBS-C 患者则明显延长。

（3）食管和胃动力异常：IBS 患者动力异常主要位于大肠和小肠。有研究显示，IBS 患者也存在食管和胃动力异常，如食管下括约肌压力减低、食管体部重复性收缩和自主收缩增多、食管下段对气囊扩张的耐受性差、近端胃舒张功能受损、胃排空异常等。

2. 内脏高敏感　绝大多数研究证实，IBS 患者存在内脏高敏感，即肠道对刺激的感受性增强，是 IBS 腹痛、腹胀等腹部不适症状发生的核心病理生理机制，主要包括：① IBS 患者对结直肠扩张（压力）刺激敏感：IBS 患者直肠感觉阈值和顺应性下降，中枢内脏躯体痛觉感知区域与健康人群相比增加，内脏敏感性明显增加。② IBS 患者对温度（包括冰水）的刺激呈高敏感：IBS 患者行直肠温度刺激后，内脏感觉阈值显著下降。③ IBS 的内脏高敏感还表现为对生理刺激（进餐）的高反应性：进食后可诱发与内脏高敏感有关的症状，包括腹痛、腹胀、饱胀或胀气，以及排便急迫感。

3. 肠道菌群紊乱　肠道微生态在 IBS（特别是 PI-IBS）的发生、发展中起重要作用。患者肠道菌群失调，主要表现为肠益生菌数量减少（如双歧杆菌和乳酸杆菌），而肠杆菌数量增多，双歧杆菌/肠杆菌比值降低，且黏膜菌群中类杆菌和梭菌增多而拟杆菌减少。补充益生菌后患者症状可明显改善，说明肠道菌群紊乱在 IBS 发病中具有一定作用。

4. 免疫功能紊乱　肠道免疫异常在一定程度上与 IBS 相关，但国内外研究结果不尽相同，这与各研究条件不一致和 IBS 人群异质性和症状多样性有关。目前，免疫功能在 IBS 中的作用越来越受到重视。免疫功能与应激、肠黏膜屏障、肠道菌群以及与遗传易感性等的相关研究正不断深入，未来将进一步探求关键免疫细胞及分子的具体作用机制。

【临床表现与体征】

（一）临床表现

IBS 起病隐匿，症状反复发作或慢性迁延，病程可长达数年至数十年，但全身健康状况很少受影响。精神、饮食等因素常诱导症状复发或加重。最主要的临床表现为腹痛或腹部不适、排便习惯和大便性状的改变。

1. 腹痛　腹痛为 IBS 突出的临床表现，进食可能导致症状加重，主要位于下腹部，疼痛程度不等。性质可为痉挛性痛，也可表现为隐痛、刺痛，可放射至腰背部、季肋部或会阴部，腹痛多在排便或排气后缓解。

2. 腹部不适　指难以用腹痛形容的不适感，但不是腹胀，腹部不适的部位不固定，程度不一。作为一种全球性疾病，由于部分国家语言中无表示"不适"的词汇或"不适"有不同的含义，因此与既往诊断标准相比，罗马Ⅳ标准在对 IBS 的定义中已删去"不适"一词。

3. 排便习惯与大便性状改变　根据 IBS 患者不同的亚型，排便习惯改变可表现为腹泻、便秘或两者交替。大便性状可为稀水样或糊状、干球粪或硬粪。

4. 其他消化道症状　可表现为排便紧迫感、排便费力、排便不尽感、腹胀或大便带黏液。部分患者可出现反流、胃灼热、上腹痛、上腹烧灼感、早饱、餐后饱胀、恶心、呕吐等消化道症状。

5. 胃肠道外症状　部分患者在出现消化道症状的同时可存在较多的胃肠外症状，如头晕、头痛、疲劳、肌痛、失眠、焦虑、抑郁等。

（二）体征

IBS 患者多无明显的阳性体征，部分患者可有腹部轻压痛。

【实验室检查与其他检查】

（一）实验室检查

罗马Ⅳ对 IBS 的诊断中强调，腹痛和排便习惯异常的患者均应检查全血细胞计数和 C 反应蛋白；多饮、多食、出汗、消瘦等可行甲状腺功能检查以排除甲状腺疾病；对于 IBS-D 和 IBS-M，可行血清抗肌内膜抗体或谷氨酰胺转移酶抗体定性检测，以排除乳糜泻的可能；行粪便相关检查以排除细菌感染、寄生虫感染。

（二）内镜检查

结肠镜检查：所有 50 岁以上的患者（非洲裔美国人或非洲裔应为≥ 45 岁）需行结肠镜筛查，即使无报警征象。有以下指征应行结肠镜检查：①有报警症状或征象；②有结直肠癌家族史；③慢性水样腹泻；④每日排便多于 6 ～ 10 次和（或）对经验性治疗无效的持续性腹泻（考虑显微镜下结肠炎，以 50 岁以上女性患者多见）。结肠镜检查时要求对结肠不同部位进行活检。

（三）影像学检查

腹部超声、腹部或盆腔 CT、全消化道造影可排除腹部器质性疾病。

【诊断与鉴别诊断】

（一）诊断

诊断标准见表 4-10-2 和表 4-10-3。

表 4-10-2　**IBS 的罗马Ⅳ诊断标准 ***

反复发作的腹痛，近 3 个月内平均发作至少每周 1 天，并伴有以下至少 2 项：
1. 与排便有关
2. 排便频率的改变
3. 粪便性状（外观）改变

* 诊断前症状出现至少 6 个月，近 3 个月符合以上诊断标准

表 4-10-3　**IBS 亚型的罗马Ⅳ诊断标准**

IBS 亚型	诊断标准
IBS 便秘型（IBS with predominant constipation，IBS-C）	＞ 1/4（25%）的排便为 Bristol 粪便性状 1 型或 2 型，且＜ 1/4（25%）的排便为 Bristol 粪便性状 6 型或 7 型
IBS 腹泻型（IBS with predominant diarrhea，IBS-D）	＞ 1/4（25%）的排便为 Bristol 粪便性状 6 型或 7 型，且＜ 1/4（25%）的排便为 Bristol 粪便性状 1 型或 2 型
IBS 混合型（IBS with mixed bowel habits，IBS-M）	＞ 1/4（25%）的排便为 Bristol 粪便性状 1 型或 2 型，且＞ 1/4（25%）的排便为 Bristol 粪便性状 6 型或 7 型
IBS 不定型（IBS Unclassified，IBS-U）	患者符合 IBS 的诊断标准，但其排便习惯无法准确归入以上 3 型中的任何一型，故为不定型

（二）鉴别诊断

需要鉴别的疾病包括：①肠道感染性疾病，如肠道寄生虫感染（血吸虫肠病、阿米巴痢疾等）、病毒感染（HIV 及相关感染、病毒性胃肠炎）、慢性细菌性痢疾；②食物与饮食因素，

一些食物或饮食因素可引起 IBS 样的症状，如乳糖不耐受、果糖不耐受、油腻食物、饮酒、咖啡因、食物过敏等；③其他功能性胃肠病，如功能性腹痛、功能性消化不良、功能性腹泻 / 便秘等；④炎症性肠病或其他器质性胃肠病，如克罗恩病、溃疡性结肠炎、乳糜泻、缺血性肠病、肠梗阻、胰腺功能不全以及胃切除术相关的术后综合征等；⑤妇科疾病，如子宫内膜异位症、痛经、卵巢癌等；⑥神经系统疾病，如脊髓病变、多发性硬化、帕金森病等；⑦内分泌与代谢性疾病，如甲状腺疾病、糖尿病、胰腺内分泌肿瘤、高钙血症、卟啉病等；⑧精神疾病，很多 IBS 患者存在胃肠道外症状，如头痛、头晕、焦虑等，需要与精神疾病（如惊恐障碍、躯体化症状以及焦虑障碍等）进行鉴别；⑨药物相关胃肠道症状，如应用抗生素、化疗药物、阿片类制剂、抗抑郁药、非甾体抗炎药、抑酸药及降压药等可能导致腹痛、腹泻等症状（图4-10-3）。

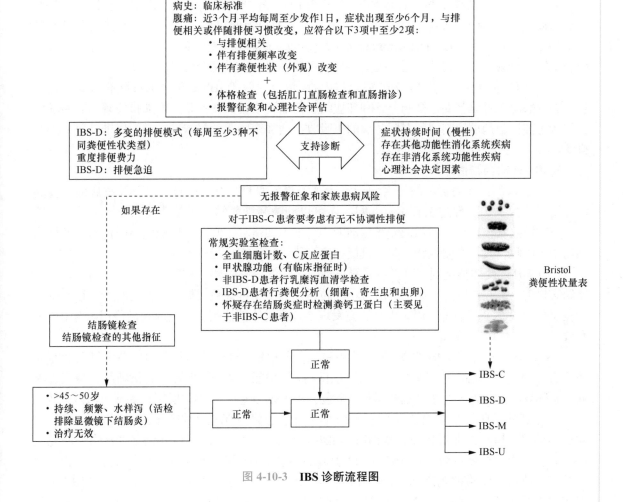

图 4-10-3　**IBS 诊断流程图**

【治疗】

治疗的目的是消除患者顾虑，改善症状，提高生活质量。治疗策略主要是积极寻找并消除促发因素和对症治疗，强调综合治疗和个体化的治疗原则。首先应建立良好的医患沟通和信任关系，向患者进行充分的解释，回答患者关心的问题。

（一）饮食治疗

避免诱发或加重症状的食物，调整相关的生活方式对改善 IBS 症状有益。应限制的食物种类包括：①富含 FODMAP 的食物；②高脂肪和辛辣刺激的食物；③高膳食纤维的食物可能对便秘有效（但对腹痛和腹泻不利）；④一旦明确食物过敏原，应避免摄入含有该过敏原成分的食物。

（二）药物治疗

1. IBS-C 的药物治疗

（1）缓泻剂：IBS-C 患者应用温和的泻药，常用的高渗性泻剂包括聚乙二醇、乳果糖或山梨醇；容积性泻剂包括欧车前、甲基纤维素和多羧钙。这些药物不能被肠道吸收，可吸附水分或通过高渗透性增加肠道内水分，增加大便的容量，促进肠蠕动。

（2）促动力剂：普芦卡必利是选择性 5-HT$_4$ 受体激动剂，对慢传输型便秘患者有治疗作用，该药选择性强、不良反应少，且对肠道的促动力作用强。

（3）促分泌剂：鲁比前列酮可选择性激活通过管腔内肠上皮细胞顶端表面的氯离子通道，促进氯离子、钠离子和水转运至肠腔内。利那洛肽可作用于肠上皮细胞鸟苷酸环化酶 C（guanylate cyclase-C，GC-C）受体，激活肠上皮细胞顶膜的氯离子通道囊性纤维化穿膜传导调节蛋白（cystic fibrosis transmembrane conductance regulator，CFTR），以促进氯离子分泌并促进水转运至肠腔内，此外，还可提高结肠疼痛的阈值，促进完全自发肠道蠕动。

（4）胆汁酸调节剂：增加肠道内胆汁酸含量可能对改善 IBS-C 患者的症状有益。一定剂量的鹅脱氧胆酸可显著促进结肠分泌和加快结肠传输，改善粪便性状、增加排便频率。回肠胆汁酸转运体抑制剂可抑制回肠对胆汁酸的重吸收，增加结肠胆汁酸浓度，进而促进肠道分泌和排便。

2. IBS-D 的药物治疗

（1）止泻剂：腹泻症状较轻者使用吸附止泻剂（如蒙脱石）可吸附水分及致病菌，提高消化道黏膜保护力，促进黏膜修复，同时还可以调整和恢复结肠运动功能，降低结肠的敏感性。对腹泻症状较重者，使用减慢肠运动的止泻剂（如洛哌丁胺）可以减缓结肠传输，增加水和离子的吸收，改善粪便性状，降低排便频率，但对腹痛症状缓解不明显。

（2）5-HT$_3$ 受体拮抗剂：可抑制胃肠道动力、降低内脏敏感性和腹痛。例如，阿洛司琼可使结肠松弛，提高内脏感觉阈值，减慢小肠转运。但由于可导致便秘、缺血性肠炎等较严重的不良反应而限制了其临床应用。也有研究发现 5-HT$_3$ 受体拮抗剂雷莫司琼和昂丹司琼对 IBS-D 有效。

（3）利福昔明：一种不能被肠道吸收的广谱抗生素，对革兰氏阳性和阴性厌氧菌及需氧菌均有作用。多中心临床试验提示短期使用利福昔明能改善 IBS 患者的粪便硬度、腹胀、腹痛及整体症状。此外，对于利福昔明治疗后复发的 IBS-D 患者，再次使用利福昔明同样有效。

（4）其他：胆汁酸螯合剂（如考来维仑）可通过降低肠道内胆汁酸浓度来减少胆汁酸对肠道分泌和运动的促进作用，从而改善 IBS-D 患者的症状，但其目前仅有少量临床研究支持。此外，活性炭吸附剂（如 AST420）为口服肠道内吸附剂，可吸附肠道内毒物，减少肠道内外源性物质对肠道的刺激作用，降低内脏高敏感性和肠道通透性，减少非便秘型 IBS 患者腹痛或腹部不适的时间，改善粪便性状，同时未发现显著不良反应。氯离子分泌抑制剂（如 Crofelemer）可抑制肠上皮细胞 cAMP 和钙激活氯离子通道，抑制肠道分泌。

3. IBS 患者腹痛的治疗

（1）解痉剂：消化道选择性钙离子拮抗剂（如匹维溴胺和奥替溴胺）可降低 IBS 患者平滑肌峰电位频率，解除平滑肌痉挛，抑制餐后结肠运动反应，减轻无益的肠道痉挛性收缩、增强肠道通过时间和生理性蠕动，对许多由药物引起的胃肠平滑肌收缩也有抑制作用。解痉剂还可减轻 IBS 患者的腹痛症状，对腹泻和便秘也有一定疗效。其他解痉剂〔如抗胆碱药（山莨菪碱）、平滑肌抑制剂（美贝维林和阿尔维林）以及钾离子通道抑制剂（曲美布汀）等〕对缓解 IBS 患者的腹痛均有一定的作用。解痉剂虽可在短期内缓解 IBS 患者腹痛的症状，但长期效果尚不明确。

（2）抗抑郁药：抗抑郁药可降低内脏敏感性，从而缓解腹痛，同时处理 IBS 患者合并的心理障碍，常用药物包括三环类抗抑郁药和选择性 5-HT 再摄取抑制剂。

（三）菌群调节治疗

益生菌可能对 IBS 患者有益，其机制可能包括调节肠道菌群、调节黏膜免疫功能、恢复黏膜屏障功能等。研究表明，常用的益生菌（如双歧杆菌和乳酸杆菌）可减少腹痛、腹胀、排便不尽感等，且没有明显不良反应，对腹泻患者具有一定效果，对便秘的作用需要进一步研究证实。

（四）心理和行为疗法

症状严重而顽固，且经一般治疗和药物治疗无效者应考虑给予心理行为治疗，包括认知行为疗法、催眠疗法、放松疗法、生物反馈治疗、情绪意识训练等。认知行为疗法主要用于识别和校正消极的扭曲的思维方式；催眠疗法主要运用语言暗示来改变患者的感觉、感知和思想或行为；多种放松方法可舒缓肌肉紧张和从消化道症状恶化的感觉中自主唤醒。

（五）补充及替代治疗

研究表明，中药治疗和针灸疗法等补充替代治疗对 IBS 有一定的疗效。

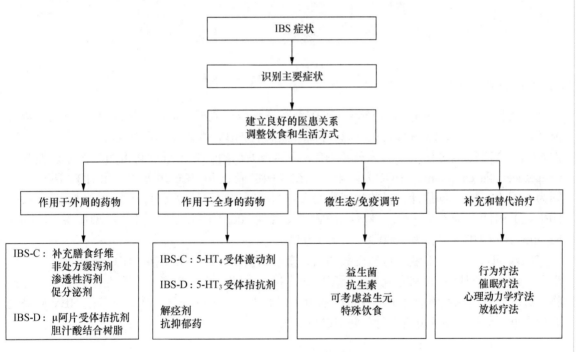

图 4-10-4　**IBS 治疗流程图**

【预后】

IBS 反复发作、病程长，影响患者生活质量，但预后一般较好，大部分患者在 12 个月内症状可消失，很少引起新发疾病。然而，腹部症状持续存在的患者中有 5%～30% 在 5 年后仍有症状。提示预后不好的危险因素包括严重心理障碍、病程长和有既往手术史等。

（王邦茂）

病毒性肝炎

病毒性肝炎（viral hepatitis）一般特指由嗜肝病毒感染所引起的以肝损害为主的一组全身性传染病。目前已知的嗜肝病毒有甲、乙、丙、丁、戊型五种。甲型、戊型肝炎以急性肝炎为主要临床类型，主要经粪-口途径传播；乙、丙、丁型肝炎可表现为急性和慢性肝炎两种临床类型，主要经血液、体液传播。非嗜肝病毒，如巨细胞病毒（cytomegalovirus）和 EB 病毒（Epstein-Barr virus）等亦可造成肝的炎症变化，但一般不会演变为慢性病毒性肝炎。各型病毒性肝炎的主要临床表现相似，多为乏力、食欲减退、厌油腻、恶心、腹胀及肝区不适等，部分病例可出现黄疸。乙型肝炎、丙型肝炎亦常见无症状感染者。部分慢性肝炎可进展为肝硬化。本章着重介绍慢性乙型、丙型病毒性肝炎。

第 1 节　慢性乙型病毒性肝炎

【流行病学】

乙型肝炎病毒（hepatitis B virus，HBV）感染呈全球流行，但不同地区 HBV 感染的流行强度差异很大。据 WHO 报道，全球约有 2.57 亿慢性 HBV 感染者，非洲地区和西太平洋地区占 68%。全球每年约有 88.7 万人死于 HBV 感染相关疾病，其中肝硬化占 30%，原发性肝癌（hepatocellular carcinoma，HCC）占 45%。在我国肝硬化和 HCC 患者中，由 HBV 所致者分别为 77% 和 84%。据估计，目前我国普通人群乙型肝炎表面抗原（hepatitis B surface antigen，HBsAg）阳性率为 5%～6%，慢性 HBV 感染者约 7000 万例，其中慢性乙型肝炎（chronic hepatitis B，CHB）患者为 2000 万～3000 万例。

HBV 可经母婴、血液（包括皮肤和黏膜微小创伤）和性接触传播。HBsAg 阳性产妇的新生儿、HBsAg 阳性者的家庭成员、反复输血、接受血液透析的患者、多个性伴侣者、静脉药物成瘾者、有接触血液或体液职业危险的卫生保健人员和公共安全工作人员等是 HBV 感染的高危人群。接种乙型肝炎疫苗是预防 HBV 感染最有效的方法。

【病因与发病机制】

HBV 属嗜肝 DNA 病毒科，是有包膜的 DNA 病毒，基因组长约 3.2 kb，为部分双链环状DNA。其基因组编码 HBsAg、乙型肝炎核心抗原（hepatitis B core antigen，HBcAg）、乙型肝炎 e 抗原（hepatitis B e antigen，HBeAg）、病毒聚合酶和 HBx 蛋白。HBV 侵入肝细胞后，部分双链环状 HBV DNA 在细胞核内以负链 DNA 为模板，延长正链以修补正链中的裂隙区，形成共价闭合环状 DNA（covalently closed circular DNA，cccDNA）。cccDNA 半衰期较长，难以从体内彻底清除，对慢性感染起重要作用。HBV 至少有 9 种基因型（A～I 型）和 1 种未定基因型（J 型）。我国以 B 和 C 基因型为主。HBV 的抵抗力较强，对热、低温、干燥、紫外线等均能耐受，但 65℃ 10 h、煮沸 10 min 或高压蒸气可灭活 HBV。环氧乙烷、戊二醛、过氧乙酸和碘伏等对 HBV 也有较好的灭活效果。

慢性 HBV 感染的发病机制较为复杂，迄今尚未完全阐明。HBV 不直接杀伤肝细胞，病毒引起的免疫应答是导致肝细胞损伤及炎症坏死的主要机制，而炎症坏死持续存在或反复出现是慢性 HBV 感染者进展为肝硬化甚至 HCC 的重要因素。HBV 包膜可与肝细胞膜融合，侵入肝细胞，HBV DNA 进入肝细胞核形成 cccDNA，以 cccDNA 为模板在肝细胞内复制，启动和激活机体特异性细胞毒性 T 淋巴细胞（cytotoxic T lymphocyte，CTL），一方面介导 HBV 感染的肝细胞溶解，另一方面 CTL 产生的细胞因子引起非特异性肝损伤。

根据 HBV 感染的自然史，HBV 感染一般分为 4 期：免疫耐受期（慢性 HBV 携带状态）、免疫清除期（HBeAg 阳性 CHB）、免疫控制期（非活动 HBsAg 携带状态）和再活动期（HBeAg 阴性 CHB）。HBV 感染时的年龄是影响慢性化的主要因素之一，新生儿及 1 岁以下婴幼儿免疫系统尚未成熟，HBV 感染慢性化风险为 90%，青少年和成年期感染 HBV 多无免疫耐受期，直接进入免疫清除期，表现为急性肝炎，仅 5%～10% 发展为慢性感染。

【病理】

CHB 的主要病理学特点是肝汇管区及其周围不同程度的炎症坏死和纤维化。汇管区浸润的炎症细胞以淋巴细胞为主，也可有少数浆细胞和巨噬细胞；炎症细胞聚集常引起界板破坏而形成界面炎。肝小叶内有肝细胞变性、坏死（包括点灶、桥接、融合性坏死）和凋亡，并可见磨玻璃样肝细胞及凋亡肝细胞形成的凋亡小体，且随炎症病变活动而愈加显著。慢性肝炎坏死可引起细胞外基质（特别是胶原）的过度沉积（即纤维化），表现为不同程度的汇管区纤维性扩大、纤维间隔形成，Masson 染色及网状纤维染色有助于判断肝纤维化程度及肝小叶结构。在弥漫性肝纤维化的基础上，一旦肝细胞结节性再生形成假小叶，即为肝硬化。此外，免疫组织化学染色可检测肝组织内 HBsAg 和 HBcAg 的表达；核酸原位杂交法或 PCR 法可检测组织内的 HBV DNA 或 cccDNA。CHB 炎症活动、纤维化程度分级和分期标准见表 4-11-1。

表 4-11-1　慢性病毒性肝炎分级和分期标准

炎症活动度（G）			纤维化程度（S）	
分级	汇管区及周围	小叶内	分期	纤维化程度
0	无炎症	无炎症	0	无
1	汇管区炎症	变性及少数点状、灶状坏死	1	汇管区纤维化扩大、局限窦周及小叶内纤维化
2	轻度界面肝炎	变性及多数点状、灶状坏死或嗜酸小体	2	汇管区周围纤维化，纤维间隔形成，小叶结构保留
3	中度界面肝炎	变性、融合坏死或桥接坏死	3	纤维间隔伴小叶结构紊乱，无肝硬化
4	重度界面肝炎	桥接坏死范围广，累及多个小叶，小叶结构异常	4	肝硬化

【临床表现与体征】

根据临床症状、体征、实验室检查，CHB 可分为轻、中、重三度。①轻度：临床症状轻微或缺如，肝功能指标轻度异常。②中度：症状、体征、实验室检查介于轻度和重度之间。③重度：有明显、持续的肝炎症状，包括乏力、食欲减退、腹胀、黄疸、出血倾向、肝性脑病，伴有肝病面容、肝掌、蜘蛛痣、脾大等体征。还可出现肝外表现，如慢性肾小球肾炎、关节炎、皮肤病变、骨髓造血功能改变等。若发生 ALT 和 AST 显著升高、血清总胆红素显著异常和凝血功能障碍，提示重症倾向，甚至可导致肝衰竭发生。

【实验室与其他检查】

（一）实验室检查

1. HBV 血清学检测　传统 HBV 血清学标志物包括 HBsAg、抗-HBs、HBeAg、抗-HBe（乙型肝炎 e 抗体）、抗-HBc（乙型肝炎核心抗体）。其临床意义见表 4-11-2。

表 4-11-2   **HBV 血清学标志物的临床意义**

HBsAg	抗-HBs	HBeAg	抗-HBe	抗-HBc	临床意义
−	+	−	−	−	多见于接种乙肝疫苗后，也可见于乙型肝炎康复期
−	+	−	+	+	既往 HBV 感染
+	−	+	−	+	HBV 现症感染、病毒复制活跃、传染性强
+	−	−	+	+	急性肝炎恢复期；慢性肝炎非活动或低复制期；前 C 区变异、病毒复制仍然活跃
−	−	−	+	−	既往 HBV 感染但未产生保护性抗体；低滴度 HBV 现症感染
−	−	−	−	+	既往 HBV 感染；低滴度 HBV 现症感染

2. HBV 病毒学检测

（1）HBV DNA 定量：主要用于评估 HBV 感染者病毒复制水平，是抗病毒治疗适应证选择及疗效判断的重要指标。

（2）HBV 基因分型：检测 HBV 基因型有助于预测干扰素疗效，判断疾病预后。B 型 HBeAg 阳性患者对干扰素 - α 治疗的应答率高于 C 型，A 型高于 D 型。

（3）耐药突变株检测：HBV 是一种高变异的病毒，在反转录复制过程中，因 RNA 聚合酶和逆转录酶缺乏校正功能，可使病毒在复制过程中发生 1 个或多个核苷酸变异。HBV 可在慢性持续性感染过程中发生自然变异，也可因抗病毒药物治疗诱导病毒变异，均可导致对抗病毒药物的敏感性下降。及时进行耐药突变株检测有助于临床医师判断耐药情况并尽早调整治疗方案。

3. 血生化检查   可表现为血清转氨酶、胆红素升高，白蛋白减低、球蛋白升高，凝血酶原时间延长。

（二）影像学检查

通过应用不同的影像学成像技术，可了解肝脾形态、肝表面和组织结构变化、门静脉系统管径和血流变化。

1. 腹部超声   无创、费用低廉、实时显像，为最常用的肝影像学检查方法。超声造影能更好地鉴别占位性病变的性质。

2. 腹部 CT   主要用于观察肝形态，判断有无肝硬化，发现占位性病变并鉴别其性质；动态增强多期 CT 扫描对于 HCC 的诊断具有较高的敏感性和特异性。

3. 磁共振成像（MRI）   无放射性辐射，组织分辨率高，是非常有效的肝影像学检查。一般认为，动态增强多期 MRI 扫描及肝细胞特异性增强剂显像对良、恶性肝内占位性病变的鉴别能力优于增强 CT。

（三）肝组织病理学检查

可用于评价肝炎症坏死及纤维化程度、明确有无肝硬化并排除其他肝病，从而为确定诊断、判断预后、启动治疗和监测疗效提供客观依据。

（四）肝纤维化无创性诊断

肝纤维化无创性诊断方法主要包括影像学检查和血清学指标检测。瞬时弹性成像（transient elastography，TE）是目前最常用的肝纤维化无创性诊断方法，能够比较准确地识别进展期肝纤维化及早期肝硬化，但测定值受肝炎症坏死、胆汁淤积和重度脂肪变等多种因素影响。透明质酸酶、Ⅲ型前胶原氨基端肽、Ⅳ型胶原、层粘连蛋白、脯氨酰羟化酶等血清学指标对肝纤维化的诊断和评估有一定参考价值。研究发现，TE 与血清学指标联合使用可提高诊断效能。

【诊断与鉴别诊断】

（一）诊断

根据慢性 HBV 感染者的血清学、病毒学、生物化学、影像学、病理学和其他辅助检查结果，临床上可将其分为以下几种诊断：

1. 慢性 HBV 携带状态　本期患者处于免疫耐受期，患者年龄较小，HBV DNA 定量水平较高（通常 > $2×10^7$ IU/ml），血清 HBsAg 较高（通常 > $1×10^4$ IU/ml），HBeAg 阳性，但血清 ALT 和 AST 持续正常（1 年内连续随访 3 次，每次至少间隔 3 个月），肝组织病理学检查无明显炎症坏死或纤维化。

2. HBeAg 阳性 CHB　本期患者处于免疫清除期，其血清 HBsAg 和 HBeAg 阳性，HBV DNA 定量水平较高（通常 > $2×10^4$ IU/ml），ALT 持续或反复异常或肝组织学检查有明显炎症坏死和（或）纤维化（≥ G 2/S 2）。

3. 非活动性 HBsAg 携带状态　本期患者处于免疫控制期，表现为血清 HBsAg 阳性、HBeAg 阴性、抗-HBe 阳性，HBV DNA < $2×10^3$ IU/ml，HBsAg < $1×10^3$ IU/ml，ALT 和 AST 持续正常（1 年内连续随访 3 次以上，每次至少间隔 3 个月），影像学检查无肝硬化征象，肝组织检查显示组织活动指数评分 < 4 或根据其他半定量计分系统判定病变轻微。

4. HBeAg 阴性 CHB　此期为再活动期，其血清 HBsAg 阳性、HBeAg 持续阴性，多同时伴有抗-HBe 阳性，HBV DNA 定量水平通常 ≥ $2×10^3$ IU/ml，ALT 持续或反复异常，或肝组织学有明显炎症坏死和（或）纤维化（≥ G 2/S 2）。

5. 隐匿性 HBV 感染　表现为血清 HBsAg 阴性，但血清和（或）肝组织中 HBV DNA 阳性。

（二）鉴别诊断

应与非嗜肝病毒性肝炎、酒精性肝病、药物或毒物性肝损伤、自身免疫性肝炎、非酒精性脂肪性肝炎（代谢相关脂肪性肝病）、Wilson 病等其他原因引起的肝炎进行鉴别。若为黄疸型肝炎，还应注意和溶血性黄疸或胆管癌、胰腺癌、胆管结石引起的梗阻性黄疸进行鉴别（图 4-11-1）。

【治疗】

治疗目标为最大限度地长期抑制 HBV 复制，减轻肝细胞炎症坏死及肝纤维组织增生，延缓和减少肝衰竭、肝硬化失代偿、HCC 和其他并发症的发生，改善患者生活质量，延长其生

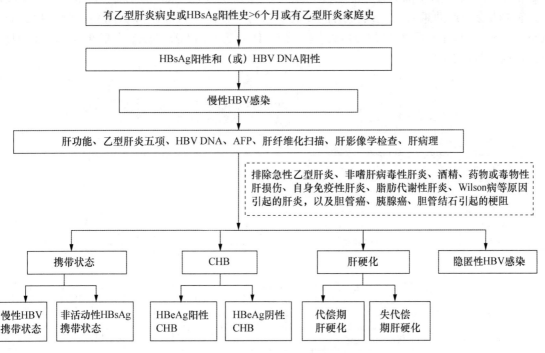

图 4-11-1　慢性乙型肝炎的诊断流程图

存时间。对于部分符合条件的患者，应追求临床治愈［即停止治疗后仍保持 HBsAg 阴性（伴或不伴抗-HBs 阳性）、未检测到 HBV DNA、肝生化指标正常］。

根据患者病情，采取以抗病毒为主的综合治疗方案，包括合理的休息和营养，抗病毒治疗、抗炎保肝、抗纤维化和对症处理。

（一）抗病毒治疗

1. 抗病毒治疗的适应证　我国慢性乙型肝炎防治指南（2019 年版）提出的抗病毒治疗适应证包括以下情况（图 4-11-2）：

（1）血清 HBV DNA 阳性的慢性 HBV 感染者，若 ALT 持续异常（＞正常上限值）且排除其他原因导致的 ALT 升高，建议抗病毒治疗。

（2）存在肝硬化的客观依据，无论 ALT 和 HBeAg 状态，只要可检测到 HBV DNA，均应进行积极的抗病毒治疗。对于失代偿期肝硬化者，若 HBV DNA 检测不到但 HBsAg 阳性，建议抗病毒治疗。

（3）血清 HBV DNA 阳性、ALT 正常的患者如有以下情况之一，则疾病进展风险较大，建议抗病毒治疗：①肝组织学显示存在明显的炎症（≥ G2）和（或）纤维化（≥ S2）；② ALT 持续正常（每 3 个月检查 1 次，持续 12 个月），但有肝硬化 / 肝癌家族史且年龄＞ 30 岁；③ ALT 持续正常（每 3 个月检查 1 次，持续 12 个月），无肝硬化 / 肝癌家族史但年龄＞ 30 岁，肝纤维化无创性诊断检查或肝组织学检查显示存在明显炎症或纤维化；④有 HBV 感染相关的肝外表现（如肾小球肾炎、血管炎、结节性多动脉炎、周围神经病变）。

2. 抗病毒药物　包括干扰素 -α 和核苷（酸）类似物（nucleoside/nucleotide analogues，NA）两大类。

（1）干扰素 -α：有广谱抗病毒及免疫调节作用。我国已批准使用聚乙二醇干扰素 -α（peginterferon-α，Peg-IFNα）和干扰素 -α。

（2）NA：可用于各型 CHB 及肝硬化、肝衰竭、HCC 的治疗。初治患者应首选强效低耐药的药物，包括恩替卡韦（entecavir，ETV）、富马酸替诺福韦酯（tenofovir disoproxil fumarate，TDF）、富马酸丙酚替诺福韦（tenofovir alafenamide fumarate tablets，TAF），不建议使用阿德福韦酯（adefovir dipivoxil，ADV）和拉米夫定（lamivudine，LAM）。正在应用非首选药物治疗的患者，建议换用强效低耐药的药物，以进一步降低耐药风险。替比夫定（telbivudine，LdT）可改善肾小球滤过率，但总体耐药率仍偏高。LdT 在阻断母婴传播中具有良好的效果和安全性。

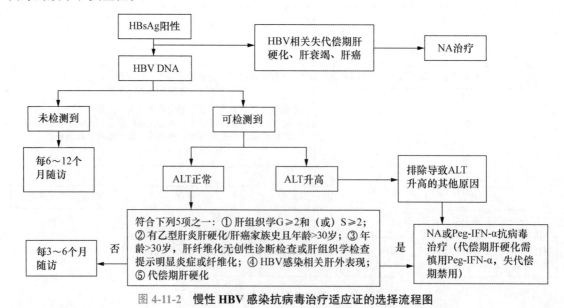

图 4-11-2　慢性 HBV 感染抗病毒治疗适应证的选择流程图

（二）抗炎、抗氧化、保肝治疗

HBV 感染后导致肝细胞炎症坏死是疾病进展的重要病理生理过程。甘草酸制剂、水飞蓟素制剂、多不饱和卵磷脂制剂和双环醇等具有抗炎、抗氧化和保护肝细胞等作用，有望减轻肝炎症损伤。

（三）抗纤维化治疗

多种抗纤维化中药方剂（如安络化纤丸、复方鳖甲软肝片、扶正化瘀片等）在动物实验和临床研究中均显示具有一定的抗纤维化作用，有明显纤维化或肝硬化患者可以酌情使用。

【预后】

CHB 患者若及时接受抗病毒治疗，一般 3～6 个月 HBV DNA 会转阴，肝功能好转。未经抗病毒治疗的 CHB 患者的肝硬化年发生率为 2%～10%。代偿期肝硬化进展为失代偿期的年发生率为 3%～5%，失代偿期肝硬化 5 年生存率为 14%～35%，非肝硬化 HBV 感染者的 HCC 年发生率为 0.5%～1.0%，肝硬化患者 HCC 年发生率为 3%～6%。

第 2 节　慢性丙型病毒性肝炎

【流行病学】

丙型肝炎呈全球性流行，不同性别、年龄、种族人群均对丙型肝炎病毒（hepatitis C virus，HCV）易感。据 WHO 估计，2015 年全球有 7100 万例慢性 HCV 感染者，39.9 万例患者死于 HCV 感染引起的肝硬化或 HCC。根据核苷酸序列同源程度，可将 HCV 分为 6 个基因型（1～6），各型又由若干亚型（a、b、c）组成，而基因型的分布具有明显的地域性，我国以 1b 型和 2a 型最为常见，其中以 1b 型为主，约占 56.8%。其传播途径主要为血液传播、经破损的皮肤和黏膜传播、性传播和母婴传播。

【病因与发病机制】

HCV 属于黄病毒科（*flaviviridae*）肝炎病毒属（*hepacivirus genus*），其基因组为单股正链 RNA。多种因素可影响宿主与病毒间的互相作用，该病的主要发病机制为免疫介导和 HCV 直接损伤所致的肝细胞毒性效应。感染 HCV 后，CTL 通过其表面的 T 淋巴细胞受体识别靶细胞的主要组织相容性抗原复合物 Ⅰ 类分子和病毒多肽复合物，杀伤病毒感染的靶细胞，引起肝病变。机体免疫通过 CD_4^+ T 细胞促进免疫反应清除病毒，若病毒逃避机体免疫攻击，可在宿主体内持续复制并引起肝细胞损伤。

【病理】

组织病理学改变与 CHB 基本相同，主要表现为汇管区炎症细胞浸润及淋巴细胞聚集和点灶样肝细胞坏死。可见小胆管损伤和肝脂肪变明显；部分有肝组织纤维化，严重者可出现桥接坏死，并进展至肝硬化。

【临床表现】

感染 HCV 后，多数患者为慢性持续性感染，仅少数人能自行清除 HCV。临床表现多为非特异性症状，如疲劳、食欲减退、恶心和右季肋部疼痛等，少数可出现低热、轻度肝大。若出现黄疸、腹水、体重下降和腹痛等应考虑存在慢性肝炎的并发症。

HCV 感染的肝外表现较 HBV 感染多见，如类风湿性关节炎、眼口干燥综合征、扁平苔藓、肾小球肾炎、混合型冷球蛋白血症、B 细胞淋巴瘤和迟发性皮肤卟啉症等。

【实验室检查与其他检查】

（一）实验室检查

1. 抗-HCV　多用于 HCV 感染者的筛查，对于抗-HCV 阳性者，应进一步检测 HCV RNA，以确定是否为现症感染。值得注意的是，病毒清除后，抗-HCV 仍可阳性。

2. HCV RNA　暴露于 HCV 后 1 ~ 3 周，在外周血可检测到 HCV RNA。HCV RNA 主要用于判断是否为 HCV 现症感染、分析抗病毒治疗前基线病毒载量，评估治疗结束后的应答。

3. HCV 基因分型　主要用于直接抗病毒药物（direct-acting antiviral agent，DAA）治疗前判断 DAA 治疗方案。

4. 肝功能　慢性 HCV 感染者可伴或不伴不同程度的转氨酶增高。

5. 肝外表现　可出现类风湿因子、抗核抗体、抗甲状腺球蛋白抗体及抗肝肾微粒体抗体等阳性。

（二）影像学检查

主要包括腹部超声检查、CT 和 MRI 等，其主要目的是监测肝硬化进展情况，早期发现占位性病变和鉴别其性质。

（三）肝纤维化无创性诊断

常用的方法包括血清学指标检测和 TE。

（四）肝组织病理学检查

对丙型肝炎的诊断、炎症活动度和纤维化分期评价、疗效和预后判断等方面至关重要。

【诊断与鉴别诊断】

依据患者流行病学接触史、6 个月以上抗-HCV 阳性和（或）HCV RNA 检测阳性、伴或不伴转氨酶升高，并排除其他病毒和导致肝病的原因，可确定诊断。肝穿刺组织病理学检查可为判断病原、病因、炎症活动度及纤维化程度提供依据（图 4-11-3）。

【治疗】

所有 HCV RNA 阳性的患者，无论是否合并肝硬化、慢性肾脏病或肝外表现，均应接受抗病毒治疗。在抗病毒治疗前，需详细评估肝病变的严重程度，判断是否存在进展期肝纤维化或肝硬化，还需评估肾功能（图 4-11-4）。

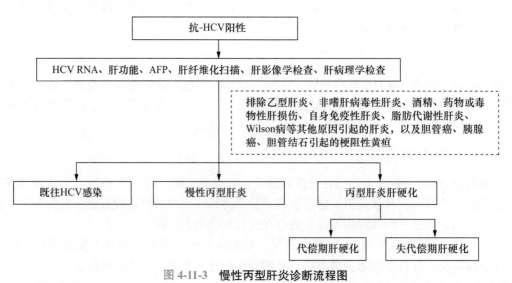

图 4-11-3　慢性丙型肝炎诊断流程图

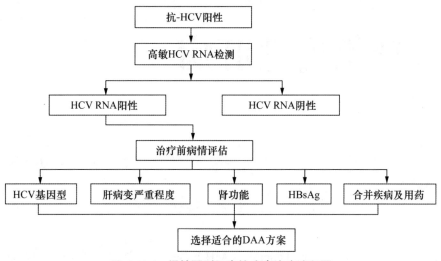

图 4-11-4 慢性丙型肝炎抗病毒治疗流程图

抗病毒治疗的目标是清除 HCV，获得治愈，清除或减轻 HCV 相关肝损伤和肝外表现，逆转肝纤维化，阻止进展为肝硬化、肝衰竭或 HCC，提高患者的长期生存率，改善患者的生命质量，预防 HCV 传播。

1. DAA DAA 方案为目前 HCV 治疗的首选方案。药物及疗程的选择根据 HCV 基因分型以及是否有肝硬化而定，肝功能损伤重、肝硬化失代偿患者禁止使用含有蛋白酶抑制剂的 DAA。在使用 DAA 时也应警惕与其他药物间的相互作用，如卡马西平、苯妥英钠等。我国推荐治疗方案见表 4-11-3。

2. PR 方案（即 Peg-IFN-α 联合利巴韦林） 在 DAA 上市之前，PR 方案曾是我国 HCV 感染者接受抗病毒治疗的主要方案，目前临床应用较少。

3. DAA 联合 PR 方案 如索磷布韦联合 PR、达诺瑞韦联合利托那韦及 PR，一般不建议选用此方案。

【预后】

HCV 感染极易发生慢性化，约 60% 发展为慢性肝病，肝硬化和 HCC 为主要死因。肝硬化失代偿的年发生率为 3% ～ 4%。一旦发生肝硬化，10 年生存率约为 80%；如出现失代偿，10 年生存率仅为 25%。HCC 在诊断后第 1 年死亡的可能性为 33%。自 DAA 问世后，HCV 可实现治愈，其临床预后也得到了显著改善。

表 4-11-3 我国抗 HCV 的推荐治疗方案

分期	HCV 基因型		
	1a	1b	2 ～ 6
慢性肝炎	索磷布韦 / 维帕他韦	索磷布韦 / 维帕他韦 格拉瑞韦 / 艾尔巴韦 索磷布韦 / 来迪派韦	索磷布韦 / 维帕他韦
肝硬化代偿期	索磷布韦 / 维帕他韦	索磷布韦 / 维帕他韦 格拉瑞韦 / 艾尔巴韦 索磷布韦 / 来迪派韦	索磷布韦 / 维帕他韦
肝硬化失代偿期	索磷布韦 / 维帕他韦	索磁布韦 / 维帕他韦 索磁布韦 / 来迪派韦	索磷布韦 / 维帕他韦

（张晓岚 尹凤荣）

第12章 自身免疫性肝病

第1节 自身免疫性肝炎

自身免疫性肝炎（autoimmune hepatitis，AIH）是一种主要针对肝实质细胞且由自身免疫反应介导的炎症性疾病，多表现为慢性肝炎、肝硬化，亦可呈急性起病，甚至表现为暴发性肝衰竭。其临床特征为血清转氨酶升高、免疫球蛋白G（IgG）升高、自身抗体阳性，以及肝汇管区淋巴-浆细胞浸润和界面炎。该病多见于女性，常合并其他肝外自身免疫性疾病，对免疫抑制剂治疗应答良好。

【流行病学】

AIH属于少见疾病，但在全球不同地区和种族中均有报道。该病的年发病率为（0.23～3.0）/10万，患病率为（4.23～41.87）/10万；其中，欧洲的患病率为19.44/10万，亚太地区的患病率为12.99/10万；目前我国尚缺乏AIH的系统流行病学数据。有研究表明，近年来AIH的发病率在全球均呈逐年上升趋势。

【病因与发病机制】

AIH的确切发病机制尚未完全阐明。普遍认为易感个体在环境因素的触发下，机体失去对肝细胞的免疫耐受，从而出现针对肝细胞的异常免疫反应，从而导致炎症损伤及疾病进展。

1. 遗传易感性 目前已明确某些特定的HLA等位基因可增加AIH的易感性，并影响疾病的严重性，但在不同种族和地区，相关的人类白细胞抗原（human leukocyte antigen，HLA）基因不同。在欧洲白人中，携带DRB1*03：01和DRB1*04：01会增加AIH易感性，而中国、日本及拉丁美洲人群中，AIH主要与DRB1*04：04和DRB1*04：05有关。

2. 环境诱发因素 研究发现，微生物感染（病毒、细菌及寄生虫）、多种药物、酒精等均可诱发AIH。目前认为具有遗传易感性的患者在暴露于病毒或药物后，外源蛋白与自身抗原之间通过分子模拟机制诱发机体免疫系统产生自身抗体，并激活细胞毒性T细胞，后者可对表达自身抗原的肝细胞产生特异性杀伤作用，从而诱发肝损伤。

3. 免疫调节紊乱 生理状态下，肝内大量免疫细胞相互作用并处于动态平衡，共同维持免疫内环境稳定。多种环境因素可导致机体免疫调节紊乱、免疫耐受丧失，最终出现T细胞介导的肝细胞损伤。多项研究表明，调节性T淋巴细胞减少及功能缺陷可能是免疫调节紊乱的关键因素之一。

【临床表现与体征】

患者多起病缓慢，轻者可无明显症状或表现为乏力、右上腹不适、食欲减退、体重减轻、瘙痒等非特异性症状。约1/3的成人患者及1/2的儿童患者在确诊该病时已存在肝硬化，少数患者以腹水、食管-胃底静脉曲张破裂出血为首发症状。少数患者呈急性起病，甚至出现黄疸、腹水、凝血机制障碍、肝性脑病等急性肝衰竭表现。

体格检查可有右上腹轻度压痛，肝硬化患者可见黄疸、肝掌、蜘蛛痣或腹水等慢性肝病体征。此外，合并其他自身免疫性疾病者，也可出现自身免疫性甲状腺炎、1 型糖尿病、类风湿性关节炎等疾病的相关表现。

【实验室检查与其他检查】

（一）实验室检查

1. 血生化指标　主要表现为谷丙转氨酶（ALT）、谷草转氨酶（AST）显著升高，而碱性磷酸酶（ALP）和谷氨酰转肽酶（GGT）正常或轻度升高，血清白蛋白可有不同程度降低，同时可出现球蛋白显著升高。急性期或疾病晚期可出现血清胆红素水平明显升高，以直接胆红素升高为主。

2. 免疫学指标　约 85% 的 AIH 患者会出现血清 γ 球蛋白或 IgG 升高，这有助于诊断。血清 IgG 水平可反映肝内炎症活动程度，经免疫抑制治疗后可逐渐恢复正常，故可用于监测治疗应答情况。

大多数 AIH 患者血清中存在 1 种或多种高滴度的自身抗体，可作为 AIH 诊断及分型的依据。根据自身抗体的类型可将 AIH 分为 1 型和 2 型，2 型更多见于青少年和儿童（表 4-12-1）。

表 4-12-1　1 型和 2 型 AIH 的鉴别要点

	1 型 AIH	2 型 AIH
患者比例	约 90%	约 10%
发病人群	成人	儿童
性别差异（女∶男）	4∶1	9∶1
临床表现	常慢性起病	常急性起病
自身抗体	ANA、ASMA、抗 SLA/LP	抗 LKM-1、抗 LC-1
治疗	绝大多数患者经标准治疗后生化指标可恢复正常	部分患者对一线治疗应答不佳
预后	较好	易进展至肝硬化

（1）1 型 AIH：表现为抗核抗体（antinuclear antibodies，ANA）和（或）抗平滑肌抗体（anti-smooth muscle antibodies，ASMA）或抗可溶性肝抗原 / 肝胰抗原抗体（anti-soluble liver antigen/liver pancreas antigen，抗 SLA/LP）阳性。80% ~ 90% 的 AIH 患者可出现 ANA 和（或）ASMA 阳性，但低滴度阳性可见于其他各种肝病患者甚至健康人。抗 SLA 在 1 型 AIH 中检出率较低，但具有高度特异性（高达 99%）。

（2）2 型 AIH：表现为抗肝肾微粒体抗体 -1 型（anti-liver kidney microsome-1，抗 LKM-1）和（或）抗肝细胞溶质抗原 -1 型（anti-liver cytosol-1，抗 LC-1）阳性。抗 LKM-1 阳性患者通常 ANA 和 ASMA 阴性，因此检测抗 LKM-1 可降低漏诊率。在 10% 的 2 型 AIH 患者中，抗 LC-1 是唯一可检测到的自身抗体，且抗 LC-1 被认为与 AIH 的疾病严重程度有关。

（二）病理学检查

肝组织活检对于 AIH 的诊断是必需的，除协助诊断及鉴别诊断外，其对疾病分级和分期、评估疗效、判断停药时机均有重要意义。AIH 的典型病理表现包括界面炎、汇管区淋巴-浆细胞浸润、"玫瑰花环"样改变、淋巴细胞穿入现象（emperipolesis）等。近年有报道部分 AIH 患者的主要病理表现为小叶中心坏死，这可能是 AIH 急性发作的表现之一。

【诊断与鉴别诊断】

AIH 的诊断比较复杂，需要结合血生化指标、免疫学指标及肝组织病理综合判断，并需除外其他肝病。对于所有以转氨酶升高为主的肝功能异常患者，均需考虑 AIH 的可能性。应仔细询问病史并进行相关检查，以除外病毒性肝炎、药物性肝损伤、酒精性肝病、代谢相关脂肪肝及遗传性肝病等。若患者血清 γ 球蛋白或 IgG 明显升高，或 ANA/ASMA/ 抗 LKM-1 等自身抗体阳性时，需高度怀疑该病，应行肝穿刺活检以进一步确诊（图 4-12-1）。

国际自身免疫肝炎小组（International Autoimmune Hepatitis Group，IAIHG）于 1993 年制定并于 1999 年更新了 AIH 的诊断积分系统，2008 年 IAIHG 提出了简化积分系统（表 4-12-2），积分 = 6 分者为"可能"的 AIH，积分 ≥ 7 分者可确诊 AIH。在遇到不典型病例时，仍需使用 1999 年的诊断积分系统。

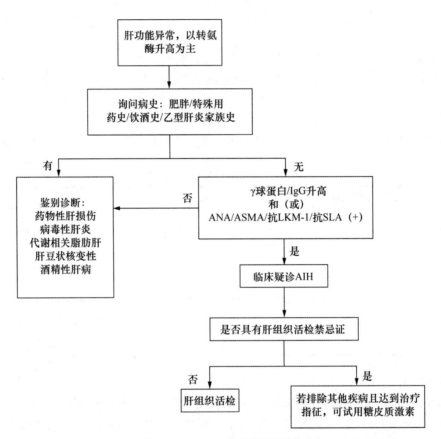

图 4-12-1　**AIH 的诊断流程图**

表 4-12-2　**2008 年 IAIHG AIH 简化诊断标准**

指标	标准	分值
ANA 或 SMA	≥ 1 : 40	1 分
ANA 或 SMA	≥ 1 : 80	2 分
或抗 LKM-1	≥ 1 : 40	
或 SLA/LP	阳性	
IgG	> 正常上限值	1 分
	> 1.1 倍正常上限值	2 分
肝组织学	符合 AIH	1 分
	典型 AIH 表现	2 分
排除病毒性肝炎	是	2 分
积分	= 6 分：AIH 可能	
	≥ 7 分：确诊 AIH	

【治疗】

AIH 的治疗目标是获得完全生化缓解（血清转氨酶和 IgG 均恢复正常水平）和组织学缓解［组织学活动指数（HAI）＜ 3］，防止肝纤维化进展和肝衰竭的发生，延长生存期、改善生活质量。

（一）药物治疗

1. 治疗指征

（1）生化指标提示中度以上炎症活动者（血清转氨酶水平＞ 3 倍正常上限值、IgG 水平＞ 1.5 倍正常上限值）、急性起病者（血清转氨酶水平＞ 10 倍正常上限值）、重症患者［国际标准化比值（INR）＞ 1.5］或组织学检查提示出现中度以上界面炎、桥接性坏死、多小叶坏死或塌陷性坏死、中央静脉周围炎等现象者，均应及时启动免疫抑制治疗。

（2）对于轻微炎症活动（血清转氨酶水平＜ 3 倍正常上限值、IgG 水平＜ 1.5 倍正常上限值、组织学提示轻度界面炎）的老年患者（＞ 65 岁），可酌情暂缓用药，但需严密观察病情变化。

2. 治疗方案

（1）一线治疗：泼尼松（龙）单药或联合硫唑嘌呤是 AIH 的标准治疗方案，具体剂量及适用范围见表 4-12-3。若无硫唑嘌呤的禁忌证，应优先采用联合治疗方案，因其可减少糖皮质激素的用量及不良反应。美国肝病学会指南建议同时开始硫唑嘌呤与泼尼松（龙）治疗，而欧洲肝病学会指南推荐首先开始泼尼松（龙）单药治疗，2 周后再加用硫唑嘌呤。根据应答情况逐渐将糖皮质激素减至最低维持量（一般为泼尼松 5 ～ 7.5 mg/d），硫唑嘌呤剂量维持不变（一般 50 mg/d）。应当注意的是，在治疗过程中（尤其是最初的数周至数月），应密切监测血常规，以便及时发现硫唑嘌呤所致的骨髓抑制现象，并及时调整剂量甚至停药。

布地奈德是第二代糖皮质激素，其肝首过效应强，故全身不良反应少，适用于不能耐受激

表 4-12-3 **AIH 药物治疗方案及适用范围**

药物	剂量	适用范围
一线治疗		
泼尼松（龙）联用硫唑嘌呤	泼尼松（龙）起始剂量为 30 mg/d，4 周内逐渐减至 10 mg/d，硫唑嘌呤剂量始终为 50 mg/d；维持治疗阶段可根据情况泼尼松（龙）完全停用，仅以硫唑嘌呤 50 mg/d 单药维持	特别适用于绝经后女性、骨质疏松、肥胖、糖尿病、痤疮、情绪不稳定及高血压患者
泼尼松（龙）单药治疗	单用大剂量泼尼松（起始剂量为 40 ～ 60 mg/d，4 周内逐渐减量至 20 mg/d）	适用于失代偿期肝硬化或急性重症患者，或合并严重血细胞减少、恶性肿瘤、缺乏巯基嘌呤甲基转移酶、妊娠或对硫唑嘌呤不耐受者
布地奈德	初始剂量为 9 mg/d，逐渐减量直至停药，可单药治疗或与硫唑嘌呤联用	不适用于肝硬化及急性重症患者
二线治疗		
吗替麦考酚酯	500 ～ 3000 mg/d	适用于部分无法耐受硫唑嘌呤的患者
6- 巯基嘌呤	1 mg/（kg·d）	适用于部分无法耐受硫唑嘌呤的患者
三线治疗		
他克莫司环孢素	根据血药浓度调整剂量	对部分儿童患者有效
英夫利昔单抗利妥昔单抗	/	只有少数病例报道

素副作用者，亦可替代泼尼松（龙）作为 AIH 的一线用药。但因其有增加门静脉血栓形成的风险，故不适用于已发生肝硬化及急性重症者。

（2）二线及三线治疗：对于某些无法耐受硫唑嘌呤的患者，可用二线药物吗替麦考酚酯和 6- 巯基嘌呤替代。三线治疗药物包括环孢素 A、他克莫司、英夫利昔单抗、利妥昔单抗等，但多为病例数较少的观察性研究，其确切疗效尚待进一步研究证实。

（3）治疗应答的评估及停药时机：标准治疗 6 个月后未达到完全生化缓解者（转氨酶和 IgG 水平均恢复正常），首先应考虑诊断是否正确，并排除合并其他肝病，同时需评估治疗依从性。在除外上述问题后，可尝试加大标准治疗的剂量，但需密切监测患者对药物的耐受性。若疗效仍不理想，则需考虑试用二线药物。

经治疗获得完全生化缓解者，继续治疗至少 2 年方可考虑停药。通常先逐渐减量至停用糖皮质激素，然后继续单用硫唑嘌呤维持 6 ～ 12 个月停药，总疗程多为 3 ～ 4 年。停药前应行肝活检，如果肝内无明显炎症活动可停药；停药后仍需定期复查生化指标，如有复发，应重新开始免疫抑制治疗，且疗程宜更长。

（4）肝移植：肝移植是治疗终末期肝硬化及急性肝衰竭 AIH 患者的最有效方法。AIH 患者肝移植术后 5 年生存率为 76% ～ 79%，10 年生存率为 67% ～ 75%。

【预后】

AIH 患者的整体预后良好。文献报道显示，在有效治疗的情况下，AIH 患者的 10 年生存率达 89% ～ 91%。确诊时出现肝硬化以及治疗应答不佳是预后不良的主要危险因素。

第 2 节　原发性胆汁性胆管炎

原发性胆汁性胆管炎（primary biliary cholangitis，PBC），既往被称为原发性胆汁性肝硬化，是一种慢性自身免疫性肝内胆汁淤积性疾病。PBC 的生化特点为 ALP、GGT 升高，免疫学特点为抗线粒体抗体（anti-mitochondrial antibody，AMA）阳性、血清 IgM 升高，病理学特点为非化脓性破坏性小叶间胆管炎；熊去氧胆酸（ursodeoxycholic acid，UDCA）是治疗该病的首选药物。

【流行病学】

PBC 的年发病率为（0.33 ～ 5.8）/10 万，患病率为（1.9 ～ 40.2）/10 万。常见于中老年女性，男女性比例约为 1∶9。PBC 呈全球分布，北美和欧洲的发病率和患病率均较亚太地区高；在亚太地区内，中国和日本报道的发病率高于其他国家。近年来，不同地区和人群 PBC 的发病率和患病率均呈上升趋势。

【病因与发病机制】

PBC 的病因和发病机制尚未完全阐明，可能与遗传因素和环境因素相互作用导致的免疫紊乱有关。一般认为，环境因素（如吸烟、毒素暴露、微生物感染等）可导致遗传易感个体的免疫耐受被打破，从而引发针对胆管上皮细胞的免疫反应，进而出现进行性非化脓性中小胆管炎，逐渐进展至肝纤维化、肝硬化。

1. 遗传因素　PBC 发病有家族聚集性，同卵双胞胎的发生率高于异卵双胞胎，提示该病具有一定的遗传易感性。近年来全基因组关联研究发现，HLA DRB1*11 和 HLA-DRB1*13 在欧洲人群中具有保护性；在日本人群中，HLA-DQB1*06∶04 和 DQB1*03∶01 具有保护性。在我国汉族队列中，HLA-DQB1*03∶01 是保护性基因，而 HLA-DRB1*08∶03 和 HLA-DPB1*17∶01 是 PBC 的易感基因。非 HLA 位点上也有多个 PBC 易感基因，其中 IL-12 细胞因子家族和 IL-21 信号通路的基因多态性起重要作用。

2. 环境因素　有文献报道，在核辐射幸存者中及工业污染源、垃圾处理厂周围存在 PBC 病例聚集现象，提示环境因素与 PBC 发病密切相关。此外，许多微生物或化学试剂可引起线粒体自身抗原修饰，提示环境分子可能通过分子模拟机制损伤胆管。

3. 免疫因素　天然免疫和适应性免疫均参与 PBC 的发病。90% 以上的 PBC 患者血清 AMA 呈阳性，该抗体识别的抗原主要是分布于线粒体内膜上的丙酮酸脱氢酶复合体 E2（pyruvate dehydrogenase complex-E2，PDC-E2）。PDC-E2 特异性 CD4/CD8 阳性 T 细胞和 CD19 阳性 B 细胞可介导杀伤胆管细胞。另一方面，胆管上皮细胞、树突样细胞、巨噬细胞等也可通过识别肠道来源的微生物蛋白而直接诱发胆管细胞凋亡，或激活不同信号通路从而介导持续性肝内胆管损伤。

【病理】

PBC 的主要病理特征是慢性进行性非化脓性胆管炎，Ludwig 等将 PBC 分为 4 期（表4-12-4 及图 4-12-2）。

表 4-12-4　**PBC 的 Ludwig 分期**

Ludwig 分期	组织学特点
Ⅰ期　胆管炎期	炎症局限于汇管区，损伤的小胆管周围以淋巴细胞、单核细胞浸润为主，还可见浆细胞、嗜酸性粒细胞及少数中性粒细胞，部分周围可见上皮样细胞团或非干酪性肉芽肿，呈特征性旺炽性胆管病变（florid duct lesion）
Ⅱ期　汇管区周围炎期	汇管区炎症可突破界板深入小叶内，同时汇管区周边带可见细胆管增生，形成胆管性界面炎
Ⅲ期　进行性纤维化期	部分纤维化扩大的汇管区之间以纤维间隔相连
Ⅳ期　肝硬化期	汇管区之间的纤维间隔分隔肝实质呈"七巧板"图样

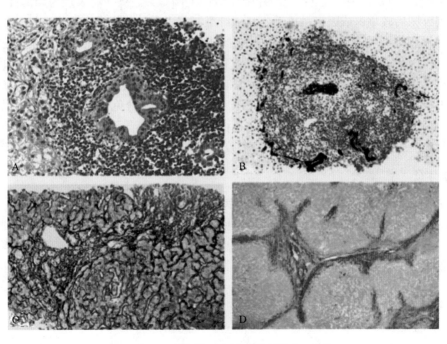

图 4-12-2　**原发性胆汁性胆管炎的病理分期**

A. Ⅰ期（HE 染色：×400）：旺炽性胆管炎期，小胆管上皮细胞变性、坏死、脱失，淋巴细胞、单核细胞、浆细胞浸润。**B**. Ⅱ期（CK-7 染色：×400）：汇管区周围炎期，汇管区炎症性膨大，伴界面炎及细胆管反应性增生。**C**. Ⅲ期（网织＋Masson 三色染色：×200）：纤维化期，汇管区纤维化扩大，部分邻近者以纤维间隔相连。**D**. Ⅳ期（维多利亚蓝＋天狼星红：×200）：胆汁性肝硬化，肝实质被分支状的纤维间隔分隔成"七巧板"图样结构

【临床表现与体征】

（一）临床表现

PBC 早期多无明显临床症状。1/3 的患者可长期无任何临床症状，但大多数患者通常会在 5 年内出现症状。最常见的临床症状是乏力和皮肤瘙痒，随着疾病的进展，可出现胆汁淤积相关的临床表现，合并其他自身免疫性疾病者可有相应的临床表现（表 4-12-5）。

表 4-12-5　PBC 的常见临床症状和体征

临床表现	发生率（%）
无症状	30～40
乏力	60～70
瘙痒	50～60
肝大	25
色素沉着	25
脾大	15
黄疸	10～20
黄色瘤	10

1. 乏力　是 PBC 的最常见症状。其发生机制尚不清楚，可能与中枢神经递质异常及促肾上腺皮质激素释放异常有关。乏力可发生在疾病的任何阶段，与疾病的严重程度无明显相关性。主要表现为嗜睡、倦怠、正常工作能力丧失、社会活动兴趣缺乏和注意力不集中等，从而导致生活质量降低。

2. 瘙痒　是 PBC 的特征性临床表现。其发生机制可能与血清中胆汁酸盐成分改变、内源性阿片类物质积聚以及中枢神经系统阿片受体活性上调有关。瘙痒可表现为局部性或全身性，通常于夜间卧床后较重，或因接触羊毛、其他纤维制品、受热或妊娠而加重。

3. 胆汁淤积症相关表现　包括骨病（骨质疏松、骨软化症）、脂溶性维生素缺乏（维生素 A、D、E 和 K 水平降低，可导致夜盲、骨量减少、神经系统损害和凝血酶原活动度降低等）及高脂血症（胆固醇和甘油三酯均可升高，常表现为高密度脂蛋白胆固醇升高）等。

4. 合并其他自身免疫性疾病的表现　PBC 可合并多种自身免疫性疾病，其中以干燥综合征最常见，主要表现为口干、眼干、猖獗齿（由牙齿片状脱落导致）等。此外，还可合并自身免疫性甲状腺疾病、类风湿性关节炎、自身免疫性血小板减少症、溶血性贫血和系统性硬化等。

（二）体征

早期 PBC 患者通常无特殊体征。随着疾病进展，可见皮肤抓痕、黄色斑和黄色瘤，以及肝脾大等。其中，黄色瘤是胆汁淤积的特征性表现，常见于内眦附近，也可累及腱鞘、骨突起、四肢、背部及胸部，主要由巨噬细胞吞噬血液中过多的脂质聚集而成。晚期患者可出现肝硬化的常见体征，如肝掌、蜘蛛痣、色素沉着，以及门静脉高压的相关表现等（表 4-12-3）。

【实验室检查与其他检查】

（一）实验室检查

1. 生化指标　以 ALP 和（或）GGT 显著升高为主要特征，可同时伴有 ALT 和 AST 轻中度升高。随着疾病的进展，血清胆红素（以直接胆红素为主）水平可逐步升高，提示预后不良。

2. 免疫学指标　血清 AMA（尤其是 AMA-M$_2$ 亚型）阳性是诊断 PBC 的特异性指标，其敏感性和特异性均可达 90%～95%。此外，一些抗核抗体（ANA）亚型也是诊断 PBC 的重要标志，其中抗 GP210 以及抗 SP100 对诊断 PBC 具有很高的特异性（＞ 95%），但敏感性较低（20% ～ 30%），可作为诊断 AMA 阴性 PBC 的重要标志。血清 IgM 水平升高对诊断 PBC 虽无特异性，但也是该病常见的免疫学异常指标。

（二）影像学检查

PBC 患者肝胆影像学检查通常无特殊发现，其主要目的是排除肝内外大胆管梗阻及肝占位等病变。一般首选超声显像，但对于血清 AMA 阴性、短期内血清胆红素明显升高或超声检查发现可疑胆管狭窄或扩张者，需要进行磁共振胰胆管成像（MRCP）甚至经内镜逆行胆胰管成像（ERCP）检查。

【诊断与鉴别诊断】

满足下列 3 项中的 2 项即可诊断 PBC：①胆汁淤积的生化学证据；② AMA 阳性，或 AMA 阴性但其他 PBC 特异性自身抗体（如抗-spl00、抗-gp210）阳性；③组织学提示非化脓性破坏性胆管炎和（或）小叶间胆管破坏。

PBC 的鉴别诊断应包括其他各种病因所致的肝外或肝内胆汁淤积。结石、炎症性狭窄或肿瘤等引起的肝外胆汁淤积一般经超声、CT、MRI 等影像学检查即可发现。可引起肝内胆汁淤积的病因繁多，需依靠病史、体格检查、血生化检查、免疫学检查、影像学检查及病理学检查等手段综合判断。需与主要累及肝细胞的疾病（如酒精性肝病、药物性肝损伤等）、主要累及胆管的疾病（如小胆管型原发性硬化性胆管炎、IgG4 相关性胆管炎、成人特发性胆管减少症等）、主要累及血管的疾病（如肝窦阻塞综合征、布-加综合征等），以及结节病、朗格汉斯细胞组织细胞增生症及肝淀粉样变性等疾病相鉴别。

此外，若 PBC 患者出现转氨酶异常升高，尚需鉴别是否存在 PBC-AIH 重叠综合征（又称具有 AIH 特点的 PBC）。目前常用巴黎标准来诊断，即在符合 PBC 诊断的基础上，需满足以下 3 项中的 2 项，其中必须符合第 3 项：①血清 ALT ≥ 5 倍正常上限值；② IgG ≥ 2 倍正常上限值或血清 SMA 阳性；③肝组织学提示中重度淋巴细胞、浆细胞界面炎。具有 AIH 特点的 PBC 患者预后较单纯 PBC 患者差，且纤维化程度进展更快。

【治疗】

1. 一线治疗　UDCA［13 ～ 15 mg/（kg·d）］是亲水性胆酸，可对抗疏水性胆酸的毒性，并具有一定的免疫调节作用，可有效改善 PBC 患者的生化指标、组织学进展以及生存率，是目前治疗 PBC 的一线药物。对 UDCA 生化应答良好的患者的长期预后与健康人群相似，但 20% ～ 40% 的患者对 UDCA 的生化应答欠佳。目前国际上有多种评价 UDCA 治疗后生物化学应答的标准（表 4-12-6）。

表 4-12-6　评价 UDCA 治疗生化应答的常用标准

标准名称	定义	评估点
巴黎 I（Paris I）标准	ALP ＜ 3×ULN；AST ＜ 2×ULN；TB ≤ 1 mg/dl	1 年
巴黎 II（Paris II）标准	ALP ≤ 1.5×ULN；AST ≤ 1.5×ULN；TB ≤ 1 mg/dl	1 年
巴塞罗那（Barcelona）标准	ALP 较基线下降 40% 或正常	1 年
鹿特丹（Rotterdam）标准	TBIL ＜ 1×ULN 且 ALB ＞ 1×ULN	1 年
多伦多（Toronto）标准	ALP ≤ 1.67×ULN	2 年
罗切斯特 I（Rochester I）标准	ALP 下降 2×ULN	6 个月
罗切斯特 II（Rochester II）标准	ALP ≤ 2×ULN	6 个月

ALB，白蛋白；ALP，碱性磷酸酶；AST，谷草转氨酶；TBIL，总胆红素；UDCA，熊去氧胆酸；ULN，正常上限值

2. 二线治疗 目前对 UDCA 治疗应答不佳的患者尚无统一的治疗标准。可选用以下药物：

（1）贝特类药物（非诺贝特 200 mg/d、苯扎贝特 400 mg/d）可通过激活过氧化物酶体增殖物激活受体（PPAR γ）而发挥抗胆汁淤积作用。研究发现，贝特类药物可显著降低 PBC 患者的 ALP、GGT 水平，但是否能改善患者的长期预后尚不确定。此外，贝特类药物有可能导致药物性肝损害、肾损害及肌痛等副作用，故失代偿期肝硬化患者应慎用。

（2）奥贝胆酸（obeticholic acid，OCA）是法尼酯 X 受体（farnesoid X receptor，FXR）激动剂。对于 UDCA 应答不佳的患者，加用 OCA 可改善血生化指标；对于初治 PBC 患者，单药治疗亦有效。OCA 目前已在欧美国家经被批准用于 UDCA 治疗 1 年后应答不佳或不能耐受的患者。初始剂量为 5 mg/d，若治疗 3 个月后生化指标仍然异常且患者耐受良好，可增加至 10 mg/d。OCA 的主要不良反应是瘙痒。不建议在失代偿期（Child-Pugh B 或 C 级）患者中使用。

（3）布地奈德是肝首过效应很强的糖皮质激素，故全身副作用较小。目前临床研究证据显示，该药可改善 UDCA 治疗应答不佳患者的生化指标，但尚不确定是否能改善肝组织病理学及长期预后。对于组织学分期 IV 期的患者，布地奈德可导致门静脉血栓等严重不良反应，故不推荐用于合并肝硬化或门静脉高压的患者。

3. PBC-AIH 重叠综合征（具有 AIH 特点的 PBC）的治疗 对以 PBC 为主的患者，可首先予以 UDCA 治疗 3 ～ 6 个月；若 ALP、GGT 指标改善，而 ALT、AST 无明显改善，可加用泼尼松（龙）联合硫唑嘌呤等免疫抑制剂治疗。对以 AIH 为主的患者，可在开始时即采用 UDCA 联合免疫抑制治疗。

4. PBC 并发症的治疗 PBC 患者常合并瘙痒、乏力及骨质疏松，可给予相应的治疗（表 4-12-7）。

表 4-12-7 **PBC 的对症治疗**

症状	一线药物	二线药物	三线药物
瘙痒	考来烯胺 4 ～ 16 g/d（与其他药物间隔 > 2 h 服用）	利福平 150 ～ 600 mg/d TBIL > 2.5 mg/dl 时避免使用	纳曲酮 50 mg/d 舍曲林 75 ～ 100 mg/d
乏力	尚无具体推荐	尚无具体推荐	试用莫达非尼
骨质疏松	尚无具体推荐	尚无具体推荐	试用双膦酸盐类 补充维生素 D 和钙预防

TBIL，总胆红素

5. 肝移植 肝移植是终末期 PBC 唯一有效的治疗手段，其移植后 3 年、5 年及 10 年生存率约为 86.7%，84.4% 及 79%。对于失代偿期肝硬化、终末期肝病模型（model for end-stage liver disease，MELD）评分 ≥ 15、总胆红素 > 100 μmol/L 或 PBC 梅奥风险评分 > 7.8 的患者，推荐进行肝移植评估。严重影响生活质量的顽固性瘙痒是 PBC 肝移植的特殊指征。肝移植后常规预防性服用 UDCA 可减少 PBC 的复发。

【预后】

UDCA 的应用可显著改善 PBC 的自然病程。对 UDCA 生化应答较好的患者，其生存期与年龄、性别相匹配的普通人群相似。除经典的 Mayo 自然史模型及各种评估 UDCA 生化应答的标准外，近些年文献报道的 Globe PBC 评分、UK-PBC 评分等预后模型也有助于评估药物治疗效果、判断临床预后（表 4-12-8）。

表 4-12-8　用于预测 PBC 患者生存率的模型

模型名称	变量	生存指标
Mayo 评分	年龄、胆红素、白蛋白、凝血酶原时间、水肿及利尿剂使用	1 年、2 年、3 年、4 年、5 年、6 年和 7 年生存率
PBC Globe 评分	年龄、胆红素、ALP、白蛋白和血小板	评分 > 0.30 时，5 年、10 年和 15 年无肝移植生存率分别为 79.7%、57.4% 和 42.5%
UK-PBC 评分	经 UDCA 治疗 1 年后的胆红素、ALP、白蛋白、血小板、ALT 或 AST	可预测 5 年、10 年及 15 年生存率

ALP，碱性磷酸酶；ALT，谷丙转氨酶；AST，谷草转氨酶；UDCA，熊去氧胆酸

第 3 节　原发性硬化性胆管炎

原发性硬化性胆管炎（primary sclerosing cholangitis，PSC）是一种免疫介导的累及肝内胆管和（或）肝外胆管的慢性胆汁淤积性肝病。该病多见于男性，常合并炎症性肠病（IBD；特别是溃疡性结肠炎）；其生化特征为血清 ALP、GGT 升高；典型的影像学表现是肝内和（或）肝外胆管狭窄与扩张相间，呈串珠样或枯树枝样改变；病理特征为胆管周围纤维化呈洋葱皮样改变。目前尚无特效治疗药物，部分患者使用熊去氧胆酸（UDCA）后生化指标可改善；对于终末期患者，肝移植是唯一有效的治疗手段。

【流行病学】

PSC 呈全球性分布，发病率为（0.41 ~ 1.22）/10 万，患病率为（1.3 ~ 16.2）/10 万。北欧和北美地区的发病率最高，亚洲和南欧国家报道的发病率及患病率相对较低。日本 PBC 患病率约为 0.95/10 万，新加坡的患病率约为 1.3/10 万，我国目前尚缺乏该病的系统流行病学资料。

【病因与发病机制】

PSC 的病因尚未明确。目前认为，PSC 的发生与遗传因素、环境因素及免疫因素有关。一般认为，环境因素可诱导具有遗传易感性的个体发生针对自身胆管上皮细胞的免疫应答，从而导致胆管上皮和（或）结肠上皮慢性炎症。

PSC 患者一级亲属的患病风险是普通人群的 9 ~ 39 倍，提示遗传因素参与发病。人类 GWAS 研究已发现 23 个与 PSC 发生相关的风险基因位点，主要集中在染色体 6p21 上的 HLA 位点。其中 HLA Ⅰ 类、Ⅱ 类、Ⅲ 类区域（分别是 HLA-B*08、HLA-DRB1 等位基因和 NOTCH4 附近的基因位点）及 IL-2 通路的基因（CD28、IL-2 和 IL-2 受体的 α 亚基）与 PSC 的发生密切相关。另有研究提示，调节性 T 细胞数量及功能异常也在 PSC 的发病过程中发挥重要作用。

肠道菌群可直接（结合）或间接（改变 FXR 信号传导）影响胆汁酸代谢，进而改变体内胆汁酸池的构成。慢性胆汁淤积可导致胆管细胞活化，并表达多种促炎细胞因子（如 TNF-α、IL-6、IL-8 等），进一步介导 T 细胞、巨噬细胞、中性粒细胞及自然杀伤细胞等免疫细胞的募集与活化，从而参与 PSC 的发生和发展。

【临床表现与体征】

1. 症状及体征　PSC 通常隐匿起病，约 50% 的患者在就诊时无症状，仅在常规体检时发现 ALP 升高，或因 IBD 进行肝功能筛查时发现。随着疾病进展，可出现乏力、瘙痒、右上腹不适和体重下降等症状。皮肤瘙痒较常见，多为阵发性，严重者可呈持续性，可继发皮肤抓痕、色素沉着、湿疹样变等。部分患者可出现发热、黄疸、上腹痛等急性胆管炎表现。当疾病进展至肝硬化阶段时，可出现门静脉高压的表现，如腹水、食管-胃底静脉曲张等。

2. 并发症及合并症　PSC 的并发症包括门静脉高压、脂溶性维生素缺乏症、代谢性骨病

等全身并发症，以及胆结石、胆管梗阻性狭窄、细菌性胆管炎、肝胆管恶性肿瘤等局部并发症。合并 IBD 的患者发生结肠不典型增生及结肠癌的风险明显增加。除 IBD 外，PSC 还可伴有甲状腺炎、系统性红斑狼疮、类风湿性关节炎、腹膜后纤维化等多种自身免疫性疾病。

3. PSC 的特殊类型

（1）小胆管型 PSC：病变仅累及肝内小胆管，故胆管造影结果可无明显异常发现，其诊断需依据胆汁淤积的生化指标和 PSC 的典型组织学改变，因此病理学检查成为确诊的必要条件。

（2）PSC-AIH 重叠综合征：同时具有 PSC 和 AIH 的临床、生化、免疫和病理学特征，目前尚无统一的诊断标准。

【实验室检查与其他检查】

（一）实验室检查

1. 血生化检查　主要表现为反映胆汁淤积的指标［血清 ALP 和（或）GGT］明显升高。血清转氨酶通常正常或仅轻度升高，明显升高需考虑存在急性胆道梗阻或重叠 AIH 的可能。PSC 初期血清胆红素水平一般在正常范围，随着病情进展出现严重胆道梗阻、胆管炎症或胆管癌时，胆红素可有不同程度地升高。疾病进展至肝硬化时，可出现低蛋白血症及凝血酶原时间延长等肝合成功能障碍的表现，以及食管-胃底静脉曲张、脾大、脾功能亢进等门静脉高压的表现。

2. 免疫学检查

（1）血清免疫球蛋白：约有 30% 的患者可出现高球蛋白血症，50% 患者可伴有 IgM 和 IgG 水平的轻中度升高。值得注意的是，PSC 患者亦常有 IgG4 水平轻度升高。

（2）血清自身抗体：目前尚无诊断 PSC 的特异性自身抗体。超过 50% 的 PSC 患者血清中可检出多种自身抗体，包括抗核抗体（ANA）、抗平滑肌抗体（SMA）及抗中性粒细胞胞质抗体（ANCA）等。26% ～ 94% 的 PSC 患者血清中核周型抗中性粒细胞胞质抗体（p-ANCA）呈阳性，但无疾病特异性且不能反映预后。

（二）影像学检查

腹部超声显像常作为 PSC 的初筛检查，有助于鉴别胆道结石、肿瘤性胆管狭窄等病变，并有助于识别有无肝硬化，但对该病不具备诊断特异性。肝瞬时弹性测定可评估肝硬度，有助于对疾病进展及预后的评估。

磁共振胰胆管成像（MRCP）是疑诊 PSC 患者的首选检查。其具有无创、无辐射、费用低等优势，诊断 PSC 的敏感性和特异性分别为 86% 和 94%。MRCP 表现主要包括：局限或弥漫性胆管狭窄，其间胆管正常或继发性轻度扩张，典型者呈"串珠"样改变；显著狭窄的胆管在 MRCP 上显影不佳，表现为胆管多处不连续；小胆管闭塞导致肝内胆管分支减少，而较大胆管狭窄、僵硬，呈枯树枝状（图 4-12-3）。

经内镜逆行胰胆管成像（ERCP）被认为是诊断 PSC 的金标准。PSC 的典型表现为肝内外胆管多灶性、局限性或节段性狭窄，呈串珠样或枯树枝样改变（图 4-12-4）。但是，ERCP 是有创性检查，并可能导致胰腺炎、细菌性胆管炎、穿孔等严重并发症。因此，目前 ERCP 通常被推荐用于以下情况：①临床怀疑 PSC，但 MRCP 和肝

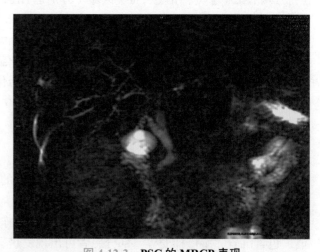

图 4-12-3　PSC 的 MRCP 表现
肝内胆管粗细不均，部分断续显示呈串珠样改变；肝门区胆管壁局部稍厚伴管腔狭窄

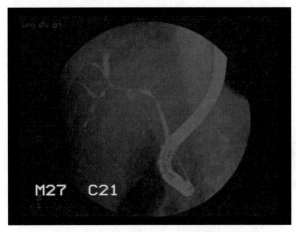

图 4-12-4　PSC 的 ERCP 表现
胆总管多发节段性狭窄，肝内胆管多发囊性扩张

组织活检无法确诊或两者结果矛盾时；②需行细胞刷检或活检以筛查胆管癌时；③需要进行胆道扩张或支架置入等治疗操作时。

（三）病理学检查

PSC 的诊断主要依靠影像学检查，但对病变仅累及肝内小胆管而胆管影像学检查无明显异常的小胆管型 PSC 患者，其诊断主要根据组织病理学检查。PSC 的典型组织病理学表现为大、中胆管周围环形纤维化，呈洋葱皮样；胆管上皮细胞变性、萎缩，严重时可有胶原纤维增生、管腔消失，汇管区内仅见相伴行的血管（图 4-12-5）。

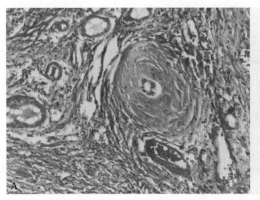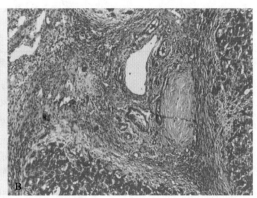

图 4-12-5　PSC 的典型病理表现
A. 胆管周围洋葱皮样纤维化（Masson 染色：×400）；**B**. （Masson 染色：×200）胆管消失，代之以胆管瘢痕

【诊断与鉴别诊断】

（一）诊断

PSC 尚无统一的的诊断标准。对于 ALP 和（或）GGT 升高的患者，结合临床特点疑诊 PSC 时，可首选 MRCP 检查。若 MRCP 未见明显异常，需行肝组织活检明确是否存在小胆管型 PSC 或其他病因（图 4-12-6）。

2015 年中华医学会肝病学分会制定的 PSC 诊断和治疗专家共识推荐的诊断标准包括：①患者存在胆汁淤积的临床表现及生化改变；②胆管造影具备 PSC 的典型影像学特征；③排除其他因素引起的胆汁淤积。若胆管造影未见明显异常，且其他原因不能解释的 PSC 疑诊者，需行肝组织活检以进一步确诊或排除小胆管型 PSC。

（二）鉴别诊断

PSC 主要应与继发性硬化性胆管炎及其他胆汁淤积性肝病相鉴别。

1. 继发性硬化性胆管炎（secondary sclerosing cholangitis，SSC）　是一组临床表现和胆管造影与 PSC 相似但病因明确的疾病。常见的 SSC 病因见表 4-12-9。在诊断 PSC 时，需仔细询问病史和进行相关的检查以除外 SSC。

2. IgG4 相关性硬化性胆管炎　该病在影像学上与 PSC 无法区分，但常伴有自身免疫性胰腺炎（典型者因弥漫性肿胀而呈腊肠样改变），血清 IgG4 水平明显升高（> 135 mg/dl）。

此外，小胆管型 PSC 还需与其他肝内胆汁淤积性肝病相鉴别，如 PBC、药物性肝损伤等。

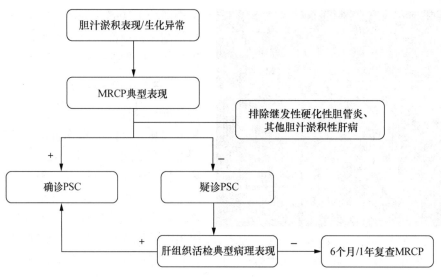

图 4-12-6   **PSC 的诊断流程图**

表 4-12-9   **常见的 SSC 病因**

疾病类型	疾病谱
感染性疾病	细菌 / 寄生虫性胆管炎 复发性化脓性胆管炎
免疫缺陷相关性疾病（感染）	先天性免疫缺陷 获得性免疫缺陷（如 HIV 感染） 联合免疫缺陷 血管免疫母细胞性淋巴结病
机械性 / 毒性相关疾病	胆石症 / 胆总管结石 外科胆管创伤 肝动脉内化疗 药物诱导的硬化性胆管炎
缺血性疾病	血管创伤 肝移植动脉供血不足 阵发性睡眠性血红蛋白尿
其他胰腺及胆道疾病	囊性纤维化 危重症所致硬化性胆管炎 *ABCB4* 相关性胆管病 慢性胰腺炎
全身性炎症性疾病	IgG4 相关性系统性疾病 嗜酸性粒细胞综合征 结节病 移植物抗宿主病
影像学表现酷似 PSC 的疾病	朗格汉斯细胞组织细胞增生症 系统性肥大细胞增多症 先天性肝内胆管扩张（Caroli 病） 先天性肝纤维化 其他类型的胆管板发育异常 霍奇金淋巴瘤 增生性胆管炎 肿瘤 / 转移性疾病 淀粉样变性 肝移植排斥

ABCB4，ATP 结合盒超家族 B 成员 4；PSC，原发性硬化性胆管炎

值得注意的是，PSC 具有恶变倾向，故在诊断和随访中，需注意是否有合并胆管癌、胆囊癌的可能。如果患者出现黄疸进行性加重，伴消瘦、体重减轻等症状，需注意与胆管癌鉴别。

【治疗】

1. 药物治疗　13 ～ 15 mg/（kg·d）UDCA 可改善 PSC 患者的血生化指标，但是否能降低肝移植率、死亡率及减少胆管癌发生尚不确定，且剂量过大［28 ～ 30 mg/（kg·d）］会增加 PSC 患者的死亡风险及对肝移植的需求，故欧美的指南均未明确推荐 UDCA 用于 PSC 的治疗。由于 UDCA 能改善生化指标，而停药后生化指标恶化，故目前仍被广泛用于 PSC 的治疗。

处于研发早期或 Ⅱ 期临床试验阶段的药物主要包括：奥贝胆酸、成纤维细胞因子 19（fibroblast growth factor 19，FGF19）等。

2. 内镜治疗　当 PSC 患者出现明显胆管狭窄（即胆总管直径＜ 1.5 mm 或距离肝总管分叉处 2 cm 内的左、右肝管直径＜ 1.0 mm）时，可能会造成反复发作的胆管炎、急性肝损伤，甚至迅速发展至肝衰竭。有严重胆道狭窄者多需要内镜治疗来缓解胆道梗阻，包括球囊扩张术、狭窄处短期放置可拔除型支架等。

3. 介入或手术治疗

（1）经皮肝穿刺胆道引流（PTCD）：当无法行 ERCP 时，可行 PTCD 置管引流，也可利用 PTCD 经皮置入导丝至壶腹部，再行 ERCP 置入支架。

（2）姑息性手术：适用于伴有肝门或肝外胆管显著狭窄、明显胆汁淤积或复发性胆管炎、不能经微创术改善黄疸和胆管炎且未进展为肝硬化者。通过胆道重建行胆肠内引流术可改善临床症状、缓解黄疸，但可能会增加胆管炎的风险和病死率。应注意，对于有条件接受移植的患者不提倡这种手术。

4. 对症治疗　PSC 患者可伴发皮肤瘙痒、脂溶性维生素吸收不良、骨密度减低、骨质疏松等问题，处理原则与 PBC 相似（见本章第 2 节）。对于合并急性细菌性胆管炎的患者，应给予针对革兰氏阴性杆菌、肠球菌、类杆菌和梭状芽孢杆菌有效的广谱抗生素，常用的抗生素包括第三代、四代头孢、硝基咪唑类及碳青霉烯类。若患者需行 ERCP，则术前需预防性使用抗生素，以减少胆管炎的发生。

5. 胆管癌及结肠癌的监测　PSC 患者并发胆管癌及结肠癌的风险明显增加。建议每 6 个月至 1 年复查影像学检查及血清 CA19-9 以筛查胆管癌；对于伴发结肠炎的患者，建议每年复查 1 次结肠镜，无结肠炎表现者每 3 ～ 5 年复查 1 次结肠镜以筛查结肠癌。

6. 肝移植　对于终末期 PSC 患者，肝移植是唯一有效的治疗手段。肝移植的指征与其他病因导致的肝硬化相似，MELD 评分＞ 14 分者可从肝移植中获益。PSC 患者出现以下临床表现时可提高其肝移植的优先等级：①胆管炎反复发作，菌血症发作＞ 3 次，脓毒症发作＞ 1 次；②胆管癌直径＜ 3 cm 且无转移征象；③顽固性皮肤瘙痒。肝移植后 PSC 患者 5 年生存率为 80% ～ 85%，20% ～ 25% 的 PSC 患者会在术后 10 年内复发。

【预后】

PSC 患者的死亡率比普通人群高 4 倍。从诊断 PSC 至死亡或进行肝移植的中位时间为 12 ～ 21 年。PSC 相关死亡的最常见原因是胆管癌（32%）、肝衰竭（15%）、移植相关并发症（9%）和结肠癌（8%），PSC 患者恶性肿瘤的风险增加是影响其预期寿命的重要原因之一。

第 4 节　IgG4 相关性硬化性胆管炎

IgG4 相关疾病（IgG4-related disease，IgG4-RD）是一种可累及全身多系统器官的慢性炎症纤维化性疾病。主要表现为弥漫性或局灶性器官肿大，多伴有血清 IgG4 水平升高，组织学特征为淋巴细胞和浆细胞浸润、IgG 阳性浆细胞增多、席纹状纤维化及闭塞性静脉炎，大部分患者应用激素治疗有效。根据受累器官可大致分为：①主要累及头颈部的 IgG4-RD；②累及泪腺、腮腺、颌下腺及全身的 IgG4-RD；③主要表现为腹膜后纤维化和主动脉炎的 IgG4-RD；④主要累及胰腺和胆管系统的 IgG4-RD。

IgG4 相关性硬化性胆管炎（IgG4-related sclerosing cholangitis，IgG4-SC）是 IgG4-RD 在胆道系统的表现，以血清 IgG4 水平升高、慢性进行性梗阻性黄疸、胆管壁 IgG4 阳性浆细胞浸润和明显纤维化为特征。该病主要累及大胆管，同时累及胰腺者多见，影像学检查可见局灶性或多发性胆管狭窄、弥漫性胰腺肿大及胰管扩张，在临床上需与 PSC、胆管癌、胆囊癌及胰腺癌等疾病相鉴别。

【流行病学】

由于缺乏系统的流行病学研究，IgG4-RD 的确切发病率尚不清楚。一项来自日本的研究显示，IgG4-SC 的患病率为 2.0/100 000，其中男性患者约占 80%；我国尚缺乏该病的流行病学资料。与多数传统风湿免疫性疾病主要累及女性不同，IgG4-SC 主要累及 50 岁以上的男性。

【病因与发病机制】

IgG4-RD（包括 IgG4-SC）的确切病因尚不清楚。目前认为该病是一类自身免疫性疾病，可能是遗传易感因素、环境因素及免疫系统功能紊乱共同作用的结果。作为占比很低的一种 IgG 亚类，在生理状态下，IgG4 能够抑制 Th2 细胞相关的免疫反应，并可通过半抗体交换反应（又称 Fab 臂交换）抑制免疫复合物沉积和中性粒细胞产生 IL-8。多数患者的血清 IgG4 水平明显升高，但尚不清楚 IgG4 升高是直接参与发病或仅仅是对过度免疫应答的一种反应。

有研究表明，IgG4-RD 患者细胞和体液免疫存在一系列异常，包括：体内淋巴细胞和浆母细胞活化、IgG4 分泌增加；滤泡辅助 T 细胞（Tfh 细胞）显著增多，从而促进 B 细胞增殖、抑制 B 细胞凋亡；调节性 T 细胞（Treg 细胞）激活并分泌 IL-10 和转化生长因子 β（TGF-β），而 IL-10 能够协同 IL-4 促进 B 细胞产生 IgG4，TGF-β 具有促进纤维化的作用。以上免疫学紊乱共同导致组织器官的慢性炎症和纤维化改变。

【临床表现】

IgG4-SC 多见于 50 岁以上男性。典型临床表现为梗阻性黄疸，发病早期可有腹部不适、脂肪泻、体重下降、新发糖尿病等非特异性症状。部分患者可无明显临床症状，仅因生化检查发现 ALP、GGT 异常或影像学检查发现胆管壁增厚、狭窄或扩张而就诊。约 90% 的患者合并 1 型自身免疫性胰腺炎，可出现腹痛、腹胀、消化不良、黄疸等症状；约 50% 的患者合并过敏性疾病，如遗传性过敏症、湿疹、哮喘、鼻窦炎等。

【实验室检查与其他检查】

（一）实验室检查

血生化检查主要表现为 ALP、GGT、总胆红素及直接胆红素升高等胆汁淤积性黄疸的表现。伴其他脏器受累者，可表现为相应器官功能异常。

血清 IgG4 水平升高是该病的特征性血清学改变。目前认为，血清 IgG4 水平 ≥ 135 mg/dl 提示 IgG4-RD 的诊断。但是，血清 IgG4 水平升高也可见于其他疾病，如胆胰系统恶性肿瘤。此外，多数患者血清 IgE 水平升高，部分患者血清 IgG 水平升高，或同时伴有非特异性自身抗体阳性（如抗核抗体、抗线粒体抗体、抗中性粒细胞胞质抗体、类风湿因子等）。

（二）影像学检查

IgG4-SC 常累及胆总管下段，腹部 CT 和 MRI 胆胰管造影常表现为局限或弥漫性胆管狭窄、近端胆管扩张、胆管壁弥漫性不均匀增厚及胆管周围瘤样软组织增生，有时不易与胆管癌及 PSC 鉴别。ERCP 联合胆管腔内超声检查有助于对以上疾病进行鉴别，非狭窄段胆管壁增厚 > 0.8 mm 提示 IgG4-SC。合并自身免疫性胰腺炎时，可表现为特征性胰腺"腊肠样"肿胀（即胰腺弥漫性肿大、表面结节消失）及胰管不规则狭窄。

（三）病理学检查

组织病理学检查是诊断 IgG4-RD 的关键。该病典型的病理特征为弥漫性密集淋巴细胞和浆细胞浸润、轮辐状或席纹状纤维化和闭塞性静脉炎。部分患者可见嗜酸性粒细胞浸润和非闭塞性静脉炎。免疫染色 IgG 阳性浆细胞数 > 10 个 / 高倍视野或 IgG4/IgG 阳性浆细胞数比例 > 40% 是诊断的必备条件。

【诊断与鉴别诊断】

2019 年美国风湿病学会（American College of Rheumatology，ACR）和欧洲抗风湿病联盟（European League Against Rheumatism，EULAR）制定了最新的 IgG4-RD 分类诊断标准。该标准的应用分三个步骤：首先，必须符合纳入标准（即至少 1 个器官受累）；其次，不能符合 32 项排除标准（包含临床症状、血清学检查、影像学检查和病理学特征）中的任何一项；最后，对临床症状、血清学检查、影像学检查和病理学检查等 8 个项目进行评分，总分 ≥ 20 分即符合 IgG4-RD 诊断标准。该标准的特异性达 97.8%，敏感性为 82%，是较理想的诊断标准，但其初衷主要是用于临床研究或流行病学研究。

IgG4-SC 的诊断需要结合临床表现、血清学检查、影像学检查、组织学检查等。目前应用较广泛的是日本学者于 2012 年提出的诊断标准：①胆道影像学检查显示肝内外胆管弥漫性或节段性狭窄伴胆管壁增厚。②血清 IgG4 水平升高（ ≥ 135 mg/dl）。③合并自身免疫性胰腺炎，或 IgG4 相关性泪腺炎 / 唾液腺炎，或 IgG4 相关性腹膜后纤维化。④组织病理学检查提示：a. 明显的淋巴细胞或浆细胞浸润和纤维化；b.IgG4 阳性浆细胞浸润（ > 10 个 / 高倍镜视野）；c. 席纹状纤维化；d. 闭塞性静脉炎。⑤糖皮质激素治疗有效。其中，确诊需符合以下情况之一：①+③；①+②+④ a + b；④ a + b + c；④ a + b + d。

IgG4-SC 主要需与 PSC、胆管癌、胆囊癌、胰腺癌等鉴别。此外，还应与先天性胆管变异、胆道手术后胆管狭窄、胆管缺血性狭窄等相鉴别。

【治疗】

IgG4-RD 可自行缓解，但也可导致永久性器官功能障碍。治疗时机主要取决于受累器官功能障碍的程度。由于 IgG4-SC 可在数月内即进展至终末期肝病，因此一经确诊需及时给予治疗。

1. 药物治疗

（1）肾上腺糖皮质激素：为一线治疗药物，常用初治方案为口服泼尼松 0.5 ~ 0.6 mg/（kg·d）或 30 ~ 40 mg/d 治疗 2 ~ 4 周，在 3 ~ 6 个月内减量至 5 mg/d 维持。90% 以上的患者应用激素后可出现临床症状缓解、血清胆汁淤积指标改善和 IgG4 水平降低，以及影像学改善。由于停药后易复发，建议小剂量长期维持治疗（约 2 年），但具体疗程和停药方案尚无一致意见。

（2）免疫抑制剂：硫唑嘌呤、吗替麦考酚酯及甲氨蝶呤等也可用于维持治疗，但其疗效尚缺乏足够的临床证据支持。个案报道和小样本观察性临床研究显示，生物制剂（如抗 CD20 单抗）可有效清除 B 细胞并改善 IgG4-RD 病情，可作为部分传统治疗无效患者的替代治疗方案。

2. 介入治疗　若 IgG4-SC 或自身免疫性胰腺炎出现胰胆管梗阻或腹膜后纤维化导致输尿管梗阻时，需放置临时性支架以缓解症状、改善器官功能。

【预后】

IgG4-SC 患者应用糖皮质激素治疗的短期应答较好，但停药后易复发。若不及时治疗，可导致肝功能严重受损和继发性胆汁性肝硬化，甚至肝衰竭从而危及生命。

（段维佳　王倩怡　贾继东）

第13章 药物性肝损伤

药物性肝损伤（drug-induced liver injury，DILI）是指由各类处方或非处方化学药物、生物制剂、天然药物、保健品、膳食补充剂及其代谢产物或辅料等所导致的肝损伤。DILI 是最常见的药物不良反应之一，临床表现复杂多样，多数表现为可恢复的急性肝损伤，严重者可导致急性肝衰竭甚至死亡，少数可发展为慢性肝损伤甚至肝硬化。

【流行病学】

近年来，DILI 的发病率在世界范围内不同地区均呈逐年升高趋势。在美国及欧洲等发达国家，DILI 发病率为（2.3～19.0）/10 万，韩国发病率约为 12.0/10 万，我国发病率约为 23.8/10 万。

目前已知全球 1100 多种上市药物具有潜在肝毒性。在欧美等发达国家，抗生素、心血管系统用药、非甾体抗炎药是导致 DILI 的常见原因；在东方国家，抗结核药、抗生素、中草药及膳食补充剂是导致 DILI 的常见原因。近年来，中草药、保健品、膳食补充剂引起 DILI 的报道在全球范围内均呈上升趋势，其中报道较多的单药包括何首乌、土三七、补骨脂及雷公藤等。同时，随着肿瘤靶向治疗药物的陆续上市，由小分子蛋白激酶抑制剂及单克隆抗体药物（特别是针对免疫检查点的单克隆抗体）导致的肝损伤也成为重要临床问题。

【病因与发病机制】

DILI 的发病机制通常被分为药物的肝毒性作用（direct hepatotoxicity）和特异质型肝毒性作用（idiosyncratic hepatotoxicity）两大类。药物的直接肝毒性是指药物和（或）其代谢产物对肝细胞器或细胞膜等结构产生直接损伤，多呈剂量依赖性，潜伏期较短，常可预测。特异质型肝毒性与药物剂量无明显关系，潜伏期变化较大，难以预测。特异质型肝毒性的发病机制又可分为两种：一种是与免疫反应有关的"半抗原"假说，即药物或其代谢产物作为半抗原与机体蛋白结合形成完整抗原并激活免疫系统，通过免疫介导产生肝损伤；另一种是由基因多态性决定的药物代谢的个体差异，导致药物代谢过慢或产生毒性中间产物，进而导致肝损伤。值得注意的是，近年来新出现的分子靶向治疗药物［特别是免疫检查点抑制剂（主要是针对 CTLA-4 及 PD-1/PDL-1 的各种单克隆抗体）］可通过激活免疫系统而在增强对肿瘤细胞杀伤作用的同时导致对肝的免疫性损伤，因其本身并没有肝毒性，故被称为免疫介导的肝毒性（immune mediated hepatotoxicity，IMH）。以下 3 个方面决定了 DILI 的发生及严重程度：

1. 药物因素 脂溶性强、每日剂量 > 100 mg、主要经肝代谢（特别是经细胞色素 P450 代谢）、能形成反应性代谢产物、对线粒体和胆盐转运蛋白有双重抑制作用的药物容易产生肝毒性。

2. 机体因素 药物代谢酶、药物转运蛋白、HLA 等基因多态性均可影响个体对 DILI 的易感性。高龄和女性也是 DILI 的易感因素，妊娠期易发生甲基多巴、肼屈嗪所致的肝损伤。

3. 环境因素 过量饮酒可能增加度洛西汀、对乙酰氨基酚、甲氨蝶呤、异烟肼等引起 DILI 的风险。

【临床表现与分型】

（一）DILI 的一般临床表现

多无特异性，可与其他病因所致的急、慢性肝损伤表现类似，如乏力、食欲减退、恶心、呕吐、腹痛、腹胀、尿黄、瘙痒等症状，少数可有发热、皮疹。部分患者可无明显症状，仅有生化检查异常。体格检查可见黄疸、肝大（急性）或缩小（急性肝衰竭或慢性 DILI 发展至肝硬化）。严重者可出现急性、亚急性或慢性肝衰竭表现，如凝血功能异常、肝性脑病或腹水。

（二）DILI 的临床分型

1. 基于病程的分型 分为急性 DILI 和慢性 DILI。目前国内外指南推荐慢性 DILI 的诊断标准为发生 12 个月后血清 ALT、AST、ALP、总胆红素（TBIL）仍持续异常，或存在门静脉高压或慢性肝损伤的影像学或组织学证据。

2. 基于受损靶细胞的分型 主要分为肝细胞损伤型、胆汁淤积型、混合型及肝血管损伤型。

（1）肝细胞损伤型：ALT ≥ 3 倍正常上限值，且 R ≥ 5 [R =（ALT 实测值 /ALT 正常上限值）/（ALP 实测值 /ALP 正常上限值）]；主要致病药物：异烟肼、氟他胺、双氯芬酸、中草药等。

（2）胆汁淤积型：ALP ≥ 2 倍正常上限值，且 R ≤ 2；主要致病药物：头孢唑林、阿莫西林克拉维酸钾、大环内酯类抗生素、性激素等。

（3）混合型：ALT ≥ 3 倍正常上限值，ALP ≥ 2 倍正常上限值，且 2 < R < 5。病程中不同时间检查结果计算出的 R 值不同，R 值的计算应以发病后第一次生化检查为准；主要致病药物：复方磺胺甲噁唑 / 甲氧苄啶、阿莫西林克拉维酸钾等。

（4）肝血管损伤型：本型 DILI 相对少见，可累及肝窦、肝小静脉、肝静脉主干以及门静脉及其分支的内皮细胞，临床上可表现为肝窦阻塞综合征（又称肝小静脉闭塞病）、肝紫癜症、布-加综合征，特发性非肝硬化性门静脉高压及结节性再生性增生等。主要致病药物：含吡咯双烷生物碱的草药、部分化疗药物、激素、避孕药、免疫制剂、抗逆转录药物等。

【实验室检查与其他检查】

（一）实验室检查

血清 ALT、AST 主要反映肝细胞损伤，ALP、GGT 主要反映胆管损伤，但应除外生长发育期儿童和骨病患者的非肝源性 ALP 升高。TBIL 特别是直接胆红素（direct bilirubin，DBIL）既可反映肝细胞损伤，也可反映胆汁淤积，需结合其他指标综合判断。血清白蛋白降低和维生素 K 不能纠正的凝血功能低下主要反映肝合成功能障碍。通常以国际标准化比值（INR）＞1.5 或凝血酶原活动度（PTA）＜40% 作为判断严重肝损伤或肝衰竭的标准。

多数 DILI 患者血常规较基线并无明显改变，特异质型 DILI 患者可能会出现嗜酸性粒细胞升高（＞5%）。部分 DILI 患者可有不同程度的免疫学指标异常（如 ANA 阳性、IgG 升高、AMA-M2 一过性阳性），表现为药物诱导的自身免疫性肝炎。

（二）影像学检查

腹部超声、CT、MRI（包括 MRCP）等影像学检查有助于 DILI 的诊断和鉴别诊断。肝细胞损伤型急性 DILI 患者可有轻度肝大，急性肝衰竭患者可出现肝体积缩小；慢性 DILI 患者可有肝硬化（如肝边缘不规则、肝实质呈结节样）及门静脉高压（脾大、门静脉增宽、侧支循环开放等）的影像学表现。

在拟诊急性或慢性胆汁淤积型 DILI 时，影像学检查对排除胆、胰系统结石、炎症或肿瘤性病变有重要价值；MRCP 对于药物引起的继发性硬化性胆管炎有一定诊断意义。

对于肝血管损伤型 DILI，影像学检查是主要的诊断方法，依据所累及血管的具体部位不同，动态增强多期扫描可见门静脉、肝窦及肝静脉阻塞的影像学表现。

（三）病理学检查

病理学检查并非诊断 DILI 的必要条件，也非单一的金标准。但是，对于经临床和实验室检查仍不能确诊 DILI 或需要与其他肝病进行鉴别诊断时，肝组织活检病理检查很有价值。以下情况需行肝组织活检：①停用可疑肝损伤药物后，肝生化指标仍无明显下降，病程迁延或出现肝生化指标持续异常；②临床怀疑特殊类型的 DILI，如肝血管病变（肝窦阻塞综合征、肝紫癜症、结节性再生性增生）、小泡性脂肪变性、肝纤维化 [如长期使用可能导致肝纤维化的药物（如甲氨蝶呤）] 等；③临床不能排除自身免疫性肝炎；④临床怀疑合并其他慢性肝病；⑤生物制剂引起的肝损伤。

DILI 的主要靶点包括肝细胞、胆管上皮及血管内皮，因此 DILI 组织学表现复杂多样，且大多缺乏特异性。其共同特征是以肝腺泡 III 带为主的肝细胞坏死、伴或不伴炎症细胞浸润，其原因为肝腺泡 III 带相对缺血、低氧并与药物代谢密切相关。常见的组织学损伤模式包括：急性和慢性肝炎型、急性和慢性淤胆型，以及胆汁淤积性肝炎型，约占 DILI 病理损伤模式的 83%；少见的组织损伤模式包括：肉芽肿型、肝细胞脂变型及血管损伤型（肝窦阻塞综合征型、特发性非肝硬化性门静脉高压型及结节性再生性增生型等）。部分患者可有明显的淋巴细胞浆细胞性界面炎，应考虑药物诱导的自身免疫性肝炎。肝病理改变的严重程度决定了 DILI 的临床严重程度和临床转归。若 1/2 以上的汇管区缺少小动脉旁伴行小胆管（11 个汇管区中有 6 个以上汇管区小胆管缺失），则称为胆管消失综合征（vanishing bile duct syndrome），是预测胆汁淤积型 DILI 预后不良的独立危险因素。

【诊断与鉴别诊断】

（一）诊断

目前，DILI 仍主要是排除性诊断，首先需要确认应用药物与发生肝损伤在时间上的先后顺序，并据此评估药物与肝损伤之间的因果关系，然后评估 DILI 的严重程度。DILI 的诊断要点如下：

1. 确定是否有肝损伤　DILI 的生化诊断标准为满足以下 4 项中的任意 1 项：① ALT（或 AST）≥ 5 倍正常上限值；② ALP ≥ 2 倍正常上限值；③ ALT（或 AST）≥ 3 倍正常上限值同时 TBIL > 2 倍正常上限值或 INR > 1.5；④ ALT 或 AST > 3 倍正常上限值并伴有进行性加重的乏力、发热、皮疹和（或）嗜酸性粒细胞 > 5%。若患者存在肝基础性疾病，则应以发病前的基线肝生化水平代替正常上限值。

2. 确定肝损伤类型　根据 R 值确定肝损伤类型（肝细胞损伤型、胆汁淤积型、混合型）；根据影像学或病理学检查确定是否为肝血管损伤型。

3. 评估肝损伤与药物之间的因果关系　目前多采用 Roussel Uclaf 因果关系评估法（RUCAM），根据用药史与肝损伤发生的时间关系、生化动态变化并排除其他肝损伤病因，将药物与肝损伤的因果相关性分为 5 级：> 8 分高度可能，6 ~ 8 分可能性大，3 ~ 5 分可能，1 ~ 2 分不太可能，≤ 0 分排除。

4. 评估 DILI 的严重程度　目前国际和国内指南通常将 DILI 的严重程度分为：1 级（轻度肝损伤）、2 级（中度肝损伤）、3 级（重度肝损伤）、4 级（急性肝衰竭）、5 级（致死）。

（二）鉴别诊断

DILI 的临床表型复杂，需要根据详细病史（特别是用药史）、症状、体征、病程特点、生化异常模式，以及病因学、影像学及病理学检查结果，进行全面仔细的鉴别。

在疑诊肝细胞损伤型 DILI 时，需要与以下肝病进行鉴别：各型嗜肝病毒（包括甲、乙、丙、丁、戊型肝炎）及非嗜肝病毒（如巨细胞病毒、EB 病毒及单纯疱疹病毒等）感染、酒精性及非酒精性脂肪性肝病、自身免疫性肝病（如 AIH、PBC、PSC），以及遗传代谢性肝病（如肝豆状核变性、血色病、α- 抗胰蛋白酶缺乏症）。此外，还应排除由低血压、休克、心力衰竭、呼吸衰竭引起的缺血缺氧性肝病，以及严重感染或中毒引起的肝损伤。

在疑诊胆汁淤积型 DILI 时，首先应与肝、胆、胰系结石、炎症或肿瘤等疾病所致的胆道梗阻进行鉴别，其次需要与先天性胆红素代谢障碍（如 Gilbert 综合征、Dubin-Johnson 综合征、Rotor 综合征等）、肝内胆汁淤积性疾病（如各型良性复发性肝内胆汁淤积、家族性进行性肝内胆汁淤积、Alagile 综合征，以及成人特发性肝内胆管减少症等）相鉴别。

对于有肝基础性疾病的患者，如出现肝生化异常或肝损伤加重，需要鉴别原发病加重和合并 DILI。对于应用化疗药物或免疫抑制药物且合并 HBV/HCV 标志物阳性的患者，如出现肝生化异常加重，需要鉴别 HBV/HCV 再激活和 DILI，或两者兼有。免疫检查点抑制剂所致的 IMH 与 AIH 有相似之处，但自身抗体多为阴性或仅为低滴度阳性，IgG 水平亦无明显升高，肝组织病理学主要表现为急性小叶性肝炎和凋亡小体，肝腺泡 I 带坏死明显，有时可见微小肉芽肿，但多无明显浆细胞浸润。

【治疗】

DILI 的基本治疗原则包括：①及时停用可疑肝损伤药物；②尽量避免再次使用此药或同类药物；③根据 DILI 的临床类型选用适当的药物治疗；④对于肝衰竭等重症患者，可考虑转入 ICU 并加强支持治疗，无效时进行肝移植。

1. 停用可疑药物　及时停用可疑药物是治疗 DILI 的最重要措施，原则上诊断 DILI 后应立即停药。停药后，大部分 DILI 可自行恢复，仅极少数进展为急性肝衰竭，少数可演变为慢性。对于因原发病治疗需要不能立即停药者，可参考 FDA 于 2013 年制定的新药临床试验中发生 DILI 的处理原则，有下列情况之一者应考虑停药：① ALT ＞ 8 倍正常上限值；② ALT 或 AST ＞ 5 倍正常上限值持续 2 周；③ ALT 或 AST ＞ 3 倍正常上限值，且胆红素＞ 2 倍正常上限值或 INR ＞ 1.5；④ ALT 或 AST ＞ 3 倍正常上限值，并伴进行性加重的乏力、恶心、呕吐、右上腹疼痛或压痛、发热、皮疹和（或）嗜酸性粒细胞增多（＞ 5%）。

2. 药物治疗　有文献报道一些药物对特定药物导致的 DILI 有效。例如，口服考来烯胺阻断肠肝循环可加快来氟米特所致 DILI 的恢复，考来烯胺联合抗组胺药物对特比奈芬所致 DILI 有效；左卡尼丁对丙戊酸钠所致 DILI 有效；N- 乙酰半胱氨酸可治疗对乙酰氨基酚所致 DILI。

对于胆汁淤积型 DILI，口服熊去氧胆酸（UDCA）、静脉注射或口服腺苷蛋氨酸有一定效果。国内文献报道，对于肝细胞损伤型 DILI，静脉注射或口服甘草酸制剂、多不饱和卵磷脂制剂、还原型谷胱甘肽制剂或口服水飞蓟素制剂能促进肝功能的恢复。

针对各种药物（特别是对乙酰氨基酚）所致的严重 DILI，N- 乙酰半胱氨酸可改善患者的生存期，应用越早效果越好，成人一般用法为 50 ～ 150 mg/（kg·d），总疗程不少于 3 天。

对于诊断为药物诱导的自身免疫性肝炎的患者，或临床出现超敏现象（如发热、皮疹、嗜酸性粒细胞增高等）或自身免疫现象（如 IgG 明显升高、自身抗体高滴度阳性等），且停用可疑肝损伤药物后肝生化指标改善不明显甚至持续恶化者，可在充分权衡治疗获益与可能的不良反应并在患者知情同意的基础上，谨慎应用糖皮质激素。有文献报道，对于免疫检查点抑制剂导致的 2 级及以上肝损伤，短期激素治疗有效。值得注意的是，对于其他类型 DILI，糖皮质激素的疗效尚缺乏高级别临床证据，且大剂量长期应用可能带来严重不良反应，故须慎用。

对于肝血管损伤型 DILI，国外文献报道去纤苷（defibrotide）能够在内皮细胞水平恢复促凝-纤溶之间的平衡，已被欧美国家批准用于治疗骨髓移植后肝窦阻塞综合征。国内文献和早期国外文献报道，肝窦阻塞综合征病程早期应用低分子量肝素抗凝治疗有一定效果。

3. 对症支持治疗 国内文献报道，对于发生肝衰竭或重度胆汁淤积严重影响生活质量者，血浆置换等人工肝支持治疗有一定效果。对于经上述治疗病情仍急剧进展的肝衰竭患者，肝移植是唯一能够挽救生命的方法。

【预后】

绝大多数 DILI 患者停药后可恢复，少部分患者可发展急性肝衰竭或转变为慢性 DILI。Hy's 法则（ALT 或 AST ＞ 3 倍正常上限值、TBIL ＞ 2 倍正常上限值，ALP ＜ 2 倍正常上限值）、新 Hy's 法则［（ALT 或 AST 正常上限值，以高者为准）/（ALP 实测值 / 正常上限值）≥ 5，且 TBIL ＞ 2 倍正常上限值］及 MELD 评分均有助于判断 DILI 的病死率。文献报道，3.4% ～ 18.9% 的 DILI 可发展为慢性，女性、高龄、有肝基础性疾病、肝损伤程度重的患者更易慢性化。

【预防】

总体来说，应避免盲目应用药物（包括化学药、生物药及天然药）、保健品及膳食添加剂，特别是避免同时应用多种药物或超剂量用药。在联合用药时，应慎用对药物代谢酶有诱导或抑制作用的药物，以减少药物相互作用。在权衡利弊后确需应用具有潜在肝毒性的药物时，应密切监测肝生化指标，以便及时发现肝损伤并及时停药。美国于 2012 年设立的 LiverTox 网站（http://livertox.nih.gov）和我国于 2014 年设立的 HepaTox 网站（http://www.hepatox.org）均动态收录和发布可导致肝损伤的药物信息，为临床医生处方提供参考，并为 DILI 的预防和诊断提供依据。应注意，尚无充分的临床证据表明预防性应用保肝降酶药物能降低 DILI 发生率及其严重程度。

（赵新颜 王 艳 贾继东）

脂肪性肝病

脂肪性肝病（fatty liver disease，FLD）是以肝细胞脂肪过度贮积和弥漫性大泡性脂肪变为主要特征的临床病理综合征。不同种族、不同年龄均可发病，40～49岁的发病率最高，我国成人患病率为15%～25%，欧美国家可高达30%以上，且呈逐渐上升的趋势，其患病年龄高峰提前，已成为被重点关注的慢性肝病之一。临床上，根据有无长期过度饮酒史将FLD分为非酒精性脂肪性肝病和酒精性肝病。

第1节　非酒精性脂肪性肝病

非酒精性脂肪性肝病（non-alcoholic fatty liver disease，NAFLD）是指除酒精因素外的肝病理性脂肪沉积（也被称为脂肪变性）。正常人肝内也可有少量脂肪沉积，但当5%以上的肝细胞发生脂肪沉积时则认为是病理性的。NAFLD包括单纯性脂肪性肝病以及由其演变而来的非酒精性脂肪性肝炎（non-alcoholic steatohepatitis，NASH）、非酒精性脂肪性肝纤维化和肝硬化。最新专家共识提出了代谢相关脂肪性肝病（metabolic associated fatty liver disease，MAFLD）的概念，其排除酒精因素的影响，将适用于任何临床情境，但目前尚无统一的诊断标准。

【病因与发病机制】

NAFLD病因多样，与遗传、环境、代谢、营养、免疫等多重因素相关，具体发病机制目前尚未完全明确。

"二次打击"学说仍是目前最为公认的NAFLD的主要发病机制：肝脂肪变性的首要因素是胰岛素抵抗，即胰岛素作用的靶器官（包括肝、骨骼肌、脂肪组织等）对其不敏感，可引起外周脂肪分解增加、肝细胞脂质代谢异常及高胰岛素血症，产生第一次打击；脂肪变性的肝细胞对外源和内源性损伤的易感性增加，使线粒体功能紊乱，活性氧类（reactive oxygen species，ROS）生成增加，产生氧化应激及脂质过氧化损伤等，同时引起非折叠蛋白在内质网堆积增加，产生内质网应激，进一步导致肝细胞炎症、死亡和纤维化，产生第二次打击。

近期研究也揭示了铁超载、自噬、肠道菌群、细胞死亡（包括凋亡、坏死或坏死凋亡）在NAFLD发生发展中发挥重要作用。

【病理】

根据组织病理学特征可将NAFLD分为3个类型：单纯性脂肪性肝病、非酒精性脂肪性肝炎、非酒精性脂肪性肝纤维化和肝硬化。

（一）单纯性脂肪性肝病

脂肪变性是指肝细胞内脂滴积聚，脂肪变性初期表现为腺泡区（小叶中心）分布，根据形态学可分为3类：①大泡型是指大脂滴取代细胞核和细胞器并使之移位至细胞外围；②微泡型是指多个小脂滴堆积使细胞质形成泡沫状而无细胞核移位；③混合型脂肪变性是指两种脂肪变性共存。其中混合型在 NAFLD 中最为常见。

（二）非酒精性脂肪性肝炎（NASH）

脂肪变性常伴有包括淋巴细胞（主要是 T 细胞）、少量浆细胞和单核细胞在内的慢性炎症浸润，引起轻度慢性或混合性门静脉炎症。此外，肝细胞气球样变也是 NASH 的特征性病理改变：肝细胞增大（细胞直径 > 30 μm）、呈圆形，胞浆浅染，其原因目前尚未明确。此外，也可观察到 Mallory-Denk 小体、门静脉周围肝细胞糖原化的细胞核、腺泡脂肪肉芽肿、巨线粒体、凋亡肝细胞和细胞周围纤维化等病理改变。

（三）非酒精性脂肪性肝纤维化和肝硬化

早期纤维化分布于静脉周围，局限于活跃的肝细胞损伤和气球样变的肝细胞区域，静脉周围纤维化可伴有门静脉和门静脉周围纤维化。随着疾病的进展，中央-中央、中央-门静脉和门静脉-门静脉间隔形成桥接纤维化，最终导致以小结节为主的肝硬化。

【临床表现与体征】

（一）临床表现

NAFLD 患者通常无症状，约 1/3 的患者会出现右上腹不适、肝区隐痛、上腹胀痛、乏力等症状。NAFLD 相关的症状较轻微且为非特异性，在疾病早期患者很少自发就诊，常因行影像学检查被偶然发现，或因常规体检中的肝生化指标轻度异常而被发现。NAFLD 患者常在疾病晚期就诊，在诊断时有 25% ~ 33% 的患者已有进展期纤维化或肝硬化。这些患者可能会出现肝硬化和门静脉高压相关并发症，如静脉曲张出血等。

（二）体征

没有明确的体征可诊断 NAFLD 或鉴别单纯性脂肪性肝病和 NASH。向心性肥胖是最常见的体格检查发现，可见于 50% 以上的 NAFLD 患者。查体时应记录身高和体重，并测量臀围 / 腰围，同时注意是否存在肝大。

【实验室检查与其他检查】

（一）实验室检查

有助于 NAFLD 诊断的实验室检查包括肝酶、血糖、抗核抗体（ANA）、铁蛋白等。

NAFLD 患者的典型生化异常表现为血清谷丙转氨酶（ALT）、谷草转氨酶（AST）和 γ-谷氨酰转移酶（GGT）水平升高。这些指标通常为轻度升高，低于正常上限值的两倍，但敏感性较低。在早期 NAFLD 患者中，AST/ALT 比值 < 1，但随着肝纤维化和肝硬化的发展，ALT 水平逐渐下降而 AST 水平升高，使该比值逆转（AST/ALT 比值 > 1）。

NAFLD 患者也可能出现血糖升高、血脂异常。20% ~ 30% 的患者可出现低滴度抗核抗体阳性（通常 ≤ 1∶160）和（或）抗平滑肌抗体（SMA）滴度 ≤ 1∶40。此外，NAFLD 患者铁蛋白水平升高和 IgA 水平升高常提示存在进展期纤维化。

（二）影像学检查

NAFLD 的影像学检查包括超声、CT 和 MRI，典型影像学表现为肝裂增宽，肝包膜增厚，表面不规则，肝内回声、信号、密度不均，肝叶比例失常，门静脉主干增粗，血流量增加，肝体积增大等。

超声被广泛应用于检测肝脂质积聚中且应用最为广泛也最经济有效，但高度依赖操作者的经验，当肝细胞脂肪变性比例小于 30% 时敏感性有限，且超声是一种定性而非定量的检查。CT、MRI 和 ^{1}H- 磁共振波谱（^{1}H-magnetic resonance spectroscopy，^{1}H-MRS）对检出率较低的脂肪变性具有更高的敏感性，其中 MRI 和 ^{1}H-MRS 是脂肪变性最准确的无创定量检测方法。此外，基于瞬时弹性成像技术和受控衰减参数理论的 FibroScan 也可用于 NAFLD 脂肪变性及纤维化的评估。

（三）病理学检查

肝穿刺组织活检是 NAFLD 确诊的主要方法，可用于鉴别单纯性脂肪肝、NASH，以及严重程度评价，对鉴别局灶性脂肪性肝病与肝肿瘤及其他疾病（如血色病、胆固醇贮积病和糖原贮积病等）有重要意义，也是敏感性及特异性最高的判断预后的方法。

【诊断与鉴别诊断】

NAFLD 的诊断需结合患者的临床表现、实验室检查、影像学检查及饮酒史、既往史等，具体诊断标准如下：①无饮酒史或男性每周饮酒折合酒精量＜ 140 g，女性＜ 120 g；②排除合并其他慢性肝病及引起肝脂肪变性的原因（包括病毒性肝炎、药物性肝损害、全胃肠外营养、肝豆状核变性等）；③可伴随乏力、消化不良、肝区隐痛、肝脾大等非特异性症状及体征；④可有超重或肥胖、血糖升高、血脂代谢紊乱、高血压等代谢综合征表现；⑤实验室检查提示 ALT、AST、GGT 轻中度升高，以 ALT 升高为主；⑥影像学检查提示存在弥漫性肝脂肪变性；⑦病理学检查提示肝细胞脂肪变性等特征。具备第 1 ～ 5 项和第 6 项或第 7 项即可诊断 NAFLD（图 4-14-1）。

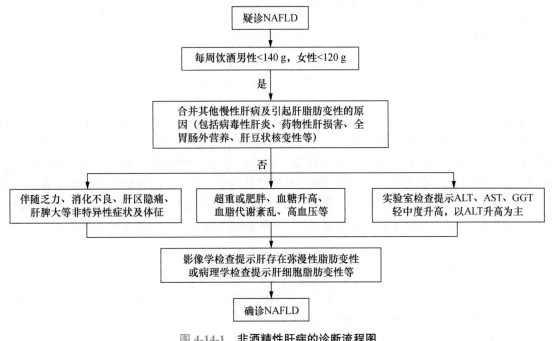

图 4-14-1 非酒精性肝病的诊断流程图

此外，对拟诊 NAFLD 患者的评估还应包括疾病活动度和肝纤维化的分期，并评估患者是否存在胰岛素抵抗及其严重程度，以及是否存在代谢综合征的并发症。

该病应与酒精性肝病、病毒性肝炎、药物性肝损伤、自身免疫性肝病及其他原因引起的肝硬化相鉴别。

【治疗】

NAFLD 目前尚无特异性治疗，主要干预措施包括生活方式调整、药物干预及手术治疗等。其中最根本的治疗方法仍然是生活方式调整，包括饮食和锻炼，最终目标是持续减轻体重和改善代谢。药物干预和手术治疗也是可行的治疗手段，可以改善代谢和肝组织学特征（如NAFLD 活性评分、脂肪变性和小叶炎症等）。

（一）生活方式调整

控制饮食、增加运动是 NAFLD 生活方式调整的主要方式。其中，NAFLD 的饮食调整主要包括低碳水化合物或低脂饮食（如地中海饮食），以实现持续减重，从而有效降低血清ALT、AST、空腹血糖、血甘油三酯和游离脂肪酸水平，也可显著改善肝细胞死亡、炎症及纤维化，防止 NAFLD 进展。此外，增加特殊营养素（如多不饱和脂肪酸）摄入、严格控制有害营养素（如果糖）摄入、适当补充咖啡因等均可使 NAFLD 患者获益。锻炼可减轻胰岛素抵抗、降低肝内脂肪含量、改善代谢紊乱，目前已将锻炼作为各阶段 NAFLD 治疗方案的组成部分，但如何制订改善 NAFLD 的最佳运动方案仍需更细化的研究探讨（图 4-14-2）。

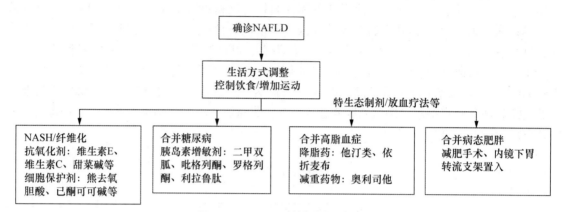

图 4-14-2　**NAFLD 的治疗流程图**

（二）药物治疗

NAFLD 目前仍没有特异性治疗药物。单纯性脂肪性肝病患者通常无需药物干预；NASH（特别是合并进展性肝纤维化）患者可考虑抗氧化剂（如维生素 E、维生素 C 和甜菜碱等）、细胞保护剂（如熊去氧胆酸和己酮可可碱等）治疗；合并 2 型糖尿病的患者可使用胰岛素增敏剂（如二甲双胍、吡格列酮、罗格列酮和利拉鲁肽等）；合并高脂血症或肥胖的患者可采取降脂药（如他汀类药物、依折麦布）及减重药物（如奥利司他）治疗；适当补充微生态制剂、调节肠道菌群也可一定程度上改善 NAFLD。应警惕药物相关不良反应（如心肌缺血、骨质减少、充血性心力衰竭及肿瘤）。

（三）手术治疗

减肥手术是一种适用于保守治疗方法无效的病态肥胖 NAFLD 患者的治疗手段。除了持续减重外，减肥手术还能改善 NAFLD 患者的肝脂肪变性、炎症和纤维化程度。此外，内镜下胃转流支架置入也有助于改善病态肥胖。

（四）其他治疗

代谢异常铁超载综合征（包括高铁血红蛋白血症和肝铁沉积）是新提出的 NAFLD 发病机制，放血疗法为逆转 NAFLD 合并高铁蛋白血症患者的肝损伤提供潜在可能。随机对照临床试验提示放血疗法可减少肝脂肪变性，但不能减少坏死性炎症或肝细胞肿胀，后续仍需要研究其具体疗效价值。

【预后】

多数 NAFLD 患者预后良好，约 15% 的单纯性脂肪性肝病在未经治疗后的数十年可进展为 NASH，少数患者可进展为肝纤维化、肝硬化甚至肝细胞肝癌。

第 2 节　酒精性肝病

酒精性肝病（alcoholic liver disease，ALD）是指由长期大量饮酒导致的中毒性肝损伤，初期表现为肝细胞脂肪变性，进而可进展为酒精性肝炎、肝纤维化、酒精性肝硬化。ALD 在欧美国家较为常见，我国成人 ALD 的发病率为 4% ～ 6%，近年来呈逐渐上升趋势。

【病因与发病机制】

ALD 的发病与酒精摄入频率、方式、持续时间和酒精类型相关。ALD 的其他危险因素包括女性、合并肥胖、2 型糖尿病，以及合并其他肝病（如乙型肝炎或丙型肝炎）、高铁饮食、遗传易感因素（乙醇脱氢酶、乙醛脱氢酶 2、IL-10、TNF-α、toll 样受体 4 及 Patatin 样磷脂酶结构域蛋白 3 等基因多态性）。

乙醇的肝损伤机制尚未完全明确，可能涉及的机制包括：①乙醇中间代谢产物乙醛与蛋白结合形成乙醛-蛋白复合物，一方面对肝产生直接损伤，另一方面可作为抗原诱导细胞免疫及体液免疫，产生免疫损伤；②乙醇代谢可引起小叶中央区缺氧，导致肝细胞缺氧损伤；③乙醇代谢过程中生成活性氧类，造成肝细胞氧化应激损伤；④乙醇代谢过程消耗 NAD 而使 NADH 增加，导致细胞内 NAD/NADH 相关代谢过程失衡，促进脂肪变性；⑤血清酒精浓度过高，肝内血管收缩、血流减少、血流动力学紊乱、氧供减少，而乙醇代谢使细胞耗氧增加，最终引起肝微循环障碍和低氧血症，导致肝细胞损伤。

【病理】

根据组织病理学特征可将 ALD 分为 3 种类型：酒精性脂肪性肝病、酒精性肝炎、酒精性肝纤维化和肝硬化。

（一）酒精性脂肪性肝病

酒精性脂肪性肝病的病理改变主要为大泡性或以大泡性为主伴小泡性的混合性肝细胞脂肪变性，轻者为散在单个肝细胞或小叶片状肝细胞受累，主要分布在小叶中央区，随着疾病进展可呈弥漫分布。该阶段肝细胞无炎症、坏死，小叶结构完整。

（二）酒精性肝炎

酒精性肝炎可发生在酒精性脂肪肝或酒精性肝硬化的基础上，以肝细胞坏死、中性粒细胞浸润、小叶中央区肝细胞内酒精性透明小体（Mallory 小体）为主要病理特征，严重时可出现融合性坏死或桥接坏死。

（三）酒精性肝纤维化和肝硬化

酒精性肝纤维化初期表现为窦周/肝细胞周纤维化和中央静脉周围纤维化，进而扩展到门管区，出现中央静脉周围硬化性玻璃样坏死，局灶性或广泛性门管区星芒状纤维化，甚至局灶性或广泛性桥接纤维化。

酒精性肝硬化的病理改变为肝小叶结构完全破坏，出现假小叶和广泛纤维化，大体形态呈结节性肝硬化，根据纤维间隔是否有界面性肝炎分为活动性和静止性。

【临床表现】

酒精性脂肪性肝病患者常无症状或出现非特异性临床表现，如乏力、食欲减退、右上腹隐痛等。近期大量饮酒后可出现全身不适、乏力、食欲减退、恶心、呕吐、腹泻、肝区疼痛，也可伴低热、黄疸、肝大、肝区触痛。酒精性肝硬化的临床表现与其他原因导致的肝硬化相似，可出现门静脉高压的相关症状及体征，可伴有慢性酒精中毒表现（如神经精神症状、慢性胰腺炎等）。

【实验室检查与其他检查】

（一）实验室检查

ALD 的实验室检查包括血常规、血生化、凝血功能、转铁蛋白等。

酒精性脂肪肝患者 AST、ALT 可轻度升高，进展为酒精性肝炎后 AST 升高较 ALT 明显，ASL/ALT 常大于 2，但 AST 通常小于 500 IU/L。此外。GGT、白细胞、平均红细胞体积（MCV）、血胆红素、凝血酶原时间、白蛋白、血清糖缺失转铁蛋白均可出现异常改变，其中胆红素和凝血酶原时间可用于评价酒精性肝炎的严重程度。

（二）影像学检查

ALD 的影像学检查与 NAFLD 相似。超声显像可见肝实质脂肪变性，伴肝体积增大；CT 可提示肝密度降低，肝 / 脾 CT 值之比 ≤ 1。

（三）病理学检查

肝穿刺组织活检是诊断 ALD 的主要方法，可判断其分期分级，也是评估 ALD 严重程度和预后的重要依据，但仅依靠组织病理学很难与其他病因引起的肝损伤相鉴别。

【诊断与鉴别诊断】

饮酒史是 ALD 的重要诊断依据，应详细询问患者饮酒种类、每日摄入量、持续饮酒时间和饮酒方式等。目前，ALD 的诊断标准包括：①有长期饮酒史，一般超过 5 年，折合酒精量男性 ≥ 40 g/d，女性 ≥ 20 g/d，或 2 周内有大量饮酒史，折合酒精量 > 80 g/d；②有右上腹胀痛、乏力、食欲减退、体重减轻、黄疸等症状；③实验室检查提示 AST、ALT、GGT、白细胞、MCV、血胆红素、凝血酶原时间、白蛋白、血清糖缺陷转铁蛋白等指标异常，其中 AST/ALT 常大于 2，禁酒后可恢复正常；④影像学检查提示肝脂肪变性；⑤排除病毒性肝炎、药物性肝损伤等（图 4-14-3）。

ALD 应与 NAFLD、病毒性肝炎、药物性肝损伤、自身免疫性肝病等相鉴别。

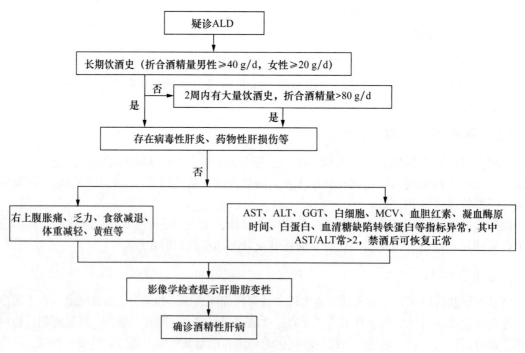

图 4-14-3　**ALD 的诊断流程图**

【治疗】

（一）患者教育

戒酒是治疗 ALD 的关键。戒酒 4～6 周后，肝脂质沉积、炎症、肝酶升高均可改善，在彻底戒酒后可恢复至正常。对于酒精性肝硬化，戒酒虽不能逆转肝硬化的病理改变，但可改善肝硬化患者的预后，提高生存率。认知行为疗法（如动机增强疗法、12 步法、夫妻疗法和社区强化疗法）有助于 ALD 患者戒酒，其核心目标是以同情的方式激励个体改变饮酒行为。巴氯芬、美他多辛等药物辅助有助于减少渴求和焦虑，有效达到戒断。此外，ALD 患者也应常规进行健康生活方式咨询（筛查和建议戒烟、戒毒、安全驾驶宣教等）、静脉曲张的筛查和监测、肝细胞癌的筛查和监测、筛查和评估躯体疾病合并症（包括营养不良、HCV 感染、心肌病、慢性胰腺炎、神经系统疾病）、筛查精神疾病合并症（抑郁、焦虑、其他物质使用障碍等）。

（二）营养支持

酒精性肝病患者常存在不同程度的营养不良，因此提倡高热量、高蛋白、低脂饮食，并补充多种维生素（包括维生素 B、C、K 及叶酸）。近期研究提示，对于每日摄入能量低于 1000～1200 kcal 的酒精性肝炎患者应考虑进行肠内营养补充。

（三）药物治疗

皮质类固醇对酒精性肝炎的疗效尚有争议。在重症患者中，其可降低短期死亡率，但合并活动性感染或败血症、活动性消化道出血和未控制的糖尿病、急性肾损伤或肝肾综合征时应谨慎使用。其他药物［如己酮可可碱、TNF-α 抑制剂（如英夫利昔单抗）、抗氧化剂（如维生素 E、N- 乙酰半胱氨酸）、丙基硫尿嘧啶］在酒精性肝炎患者中亦具有一定疗效。

目前，新药的研发主要关注肠肝轴、炎症级联反应、氧化应激、肝细胞死亡和再生等过程。

（四）肝移植

Child-Pugh C 级的酒精性肝硬化患者存在肝移植指征，须遵守 6 个月戒酒规则，且其他脏器无严重酒精损害的并发症。但由于这类患者短期死亡率高，有时无法等待 6 个月的戒断，因此肝移植指征尚存在争议（图 4-14-4）。

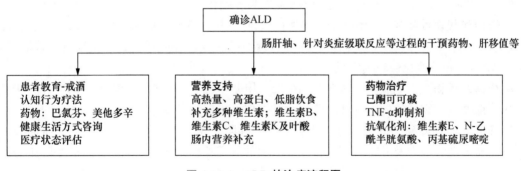

图 4-14-4　**ALD 的治疗流程图**

【预后】

ALD 一般预后良好，戒酒后部分可逆。部分患者在 10 年内可进展为纤维化或肝硬化，特别是继续饮酒者。脂肪变性的严重程度、女性、存在巨线粒体是疾病进展的独立预测因子。血清肌酐、白蛋白、血清胆红素水平及凝血酶原时间可预测酒精性肝炎患者的短期死亡率。

（虞朝辉）

第15章 肝硬化

肝硬化（liver cirrhosis）是一种由不同病因引起的肝慢性进行性弥漫性病变，其主要病理特征是在广泛肝细胞变性、坏死的基础上发生肝纤维组织大量增生，并形成再生结节和假小叶。临床上以肝功能损害和门静脉高压为特征性表现，晚期可出现腹水、消化道出血、肝性脑病、感染、肝肾综合征等多种并发症。

【病因与发病机制】

（一）病因

肝硬化的病因很多，在我国仍以乙型肝炎病毒（HBV）感染为主；国外（尤其是欧美国家）则以酒精性肝病和丙型肝炎病毒感染（HCV）最为常见。

1. 病毒性肝炎　慢性 HBV、HCV 或 HBV 合并丁型肝炎病毒（HDV）感染均可发展为肝硬化。从病毒性肝炎发展到肝硬化的病程长短不一，少则数月，亦可长达数十年。甲型肝炎病毒（HAV）和戊型肝炎病毒（HEV）感染一般不会发展为肝硬化。

2. 酒精性肝病　乙醇及其代谢产物乙醛对肝具有直接毒性作用，长期大量饮酒可导致肝纤维化和肝硬化。酒精也可加速 HBV 和 HCV 相关肝硬化的进展。

3. 非酒精性脂肪性肝病（NAFLD）　随着生活水平的提高、饮食结构的改变及肥胖的流行，非酒精性脂肪性肝病已逐渐成为全球范围内慢性肝病的主要原因，由 NAFLD 引起的肝硬化日益增多，特别是合并代谢综合征者。

4. 自身免疫性肝病　自身免疫性肝炎（AIH）、原发性胆汁性胆管炎（PBC）、原发性硬化性胆管炎（PSC）等自身免疫性肝病最终可发展为肝硬化。

5. 遗传和代谢性疾病　遗传代谢性疾病［如肝豆状核变性（Wilson 病）、血色病、肝淀粉样变、半乳糖血症、α_1-抗胰蛋白酶缺乏症、糖原贮积症、酪氨酸血症等］均可导致肝硬化。我国以 Wilson 病及血色病较为常见。

6. 药物或毒物　长期服用或接触双醋酚酊、甲基多巴、四环素、异烟肼、磷、砷、四氯化碳等化学毒物或药物导致的中毒性或药物性肝损伤可进展为肝硬化。

7. 肝血液循环障碍　肝静脉和（或）下腔静脉阻塞（布-加综合征）、慢性充血性心力衰竭、慢性缩窄性心包炎及肝窦阻塞综合征等引起的肝窦长期淤血、缺氧，导致肝小叶中心区肝细胞坏死、纤维化，最终导致肝硬化。

8. 胆汁淤积　各种原因引起的肝内、外胆道梗阻和持续胆汁淤积均可发展为胆汁性肝硬化。

9. 寄生虫感染　血吸虫感染在我国南方部分地区依然存在。虫卵沉积在汇管区可刺激结缔组织增生，引起肝纤维化，其导致的肝硬化以门静脉高压为突出特征。华支睾吸虫寄生于人肝胆管内，引起胆管内膜及胆管周围的超敏反应和炎症反应，最终可进展至胆汁性肝硬化。

10. 其他　部分患者肝硬化的发生无法用目前已知的病因解释，又称隐源性肝硬化（cryptogenic cirrhosis）。近年来，人们逐渐认识到既往认为的隐源性肝硬化很多是由 NAFLD 引起的。

（二）发病机制

肝硬化的发病机制不尽相同，但均经历肝细胞坏死、结节再生及纤维结缔组织增生这 3 个互相关联的病理过程。在肝慢性炎症坏死的过程中，受损的肝细胞和各种非实质细胞可分泌多种细胞因子〔如 TNF-α、TGF-β、血小板衍生生长因子（platelet-derived growth factor，PDGF）等〕，激活位于肝窦的肝星状细胞（hepatic stellate cell，HSC）。活化 HSC 合成胶原等大量细胞外基质，且减少其降解，导致肝细胞外基质增加。

与普通的毛细血管不同，正常肝窦缺乏基底膜结构，肝窦内皮细胞上有很大的窗孔（直径 100～200 μm），有利于大分子物质的交换。当增生的胶原沉积于 Disse 间隙，内皮细胞窗孔直径变小甚至消失，肝窦内皮细胞下基底膜形成，称为肝窦毛细血管化（sinusoid capillarization）。这可导致肝细胞与肝窦血液间的营养物质和代谢物质交换障碍，造成肝细胞缺氧和营养供给缺乏，进一步加重肝细胞坏死和功能受损。

肝细胞再生是肝对损伤的一种修复机制。多种病因可导致肝细胞炎症和坏死，若病因持续存在，再生的肝细胞难以恢复正常的肝结构，而形成无规则的结节。汇管区纤维组织向肝小叶中央静脉延伸扩展，这些纤维间隔会包绕再生结节或将残留肝小叶重新分割，改建为假小叶。

肝纤维化发展的同时可伴有显著的异常血管增殖，使肝内门静脉、肝静脉和肝动脉之间失去正常关系，出现交通吻合支等。纤维隔血管交通吻合支的形成和再生结节压迫以及增生的结缔组织可牵拉门静脉、肝静脉分支，造成血管扭曲、闭塞，使肝内血液循环进一步障碍。假小叶的肝细胞没有正常的血流供应系统，可加重肝细胞损伤和纤维组织增生。这不仅是形成门静脉高压的病理基础，也是加重肝细胞功能障碍、促进肝硬化发展的重要机制。若上述病变不断进展，肝逐渐变形、变硬，肝功能进一步减退，形成肝硬化。

【病理】

肝硬化早期可有轻度肝大，晚期则明显缩小，质地变硬，重量变轻，表面呈凹凸不平的结节状。显微镜下可观察到弥漫性肝细胞变性坏死、肝细胞再生和结节形成，以及纤维组织增生和间隔形成。大量肝细胞坏死后形成的纤维间隔可将肝实质分割为大小不等、圆形或类圆形的肝细胞团，称为假小叶。假小叶形成是肝硬化的基本病理特点，也是确定肝硬化病理诊断的主要依据（图 4-15-1）。

根据结节形态，可将肝硬化分为大结节性、小结节性和大小结节混合性肝硬化。小结节性肝硬化最为常见，其结节大小相仿，直径＜ 3 mm，纤维间隔窄而均匀，多见于酒精性和淤血性肝硬化。大结节性肝硬化由大量肝实质细胞坏死引起，结节粗大不均，直径＞ 3 mm，较大的可达数厘米，HBV 和 HCV 感染所致的肝硬化多为此型。大小结节混合性是上述两种病理形态的混合，α₁- 抗胰蛋白酶缺乏症所致的肝硬化为此型，部分由 HBV 感染引起的肝硬化亦可表现为此型。

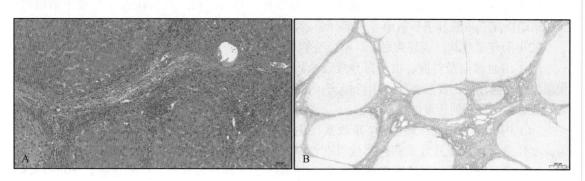

图 4-15-1　肝硬化的病理表现

A. HE 染色（×10）示肝细胞坏死、汇管区纤维组织沉积并有淋巴细胞和浆细胞浸润；**B**. 天狼星红染色（×5）示汇管区大量胶原沉积及假小叶形成

【临床表现与体征】

多数肝硬化患者起病隐匿、病程发展缓慢，早期可无特异性临床表现。根据病程进展可将肝硬化分为代偿期和失代偿期，临床上两期界限有时难以界定。根据是否伴有门静脉高压或出现腹水等并发症，可将肝硬化进一步分为5期，其中1和2期为代偿期，3～5期为失代偿期（表4-15-1）。

表4-15-1　各期肝硬化的临床特征

项目	代偿期肝硬化			失代偿期肝硬化		
	1a 期	1b 期	2 期	3 期	4 期	5 期
临床特征	无明显门静脉高压，无静脉曲张	有明显门静脉高压，但无消化道静脉曲张	消化道有静脉曲张，但无出血及腹水	有腹水，无消化道静脉曲张出血，伴或不伴消化道静脉曲张	有消化道静脉曲张出血，伴或不伴腹水或肝性脑病	脓毒症、难以控制的消化道静脉曲张出血或顽固性腹水、急性肾损伤-肝肾综合征及肝性脑病等多器官功能损伤
治疗要点	预防门静脉高压预防肝功能失代偿	预防静脉曲张预防肝功能失代偿	预防肝功能失代偿	预防失代偿期肝硬化肝功能进一步恶化，降低病死率		降低病死率
已知的主要危险因素	饮酒、肥胖、持续肝损伤因素（如乙型肝炎、丙型肝炎）			可导致肝肾功能受损的因素、饮酒、肌肉减少、维生素 D 缺乏		

（一）代偿期

代偿期肝硬化患者症状较轻且缺乏特异性，可表现为轻度乏力、消瘦、纳差、腹胀、厌油、上腹不适、右上腹隐痛等。多呈间歇性，常因劳累或伴发疾病而诱发，适当治疗或休息可缓解。部分患者体格检查可触及质地较硬的肝，边缘较钝，表面尚平滑；肝功能正常或轻度异常。少数患者可无症状，仅在体检或因其他疾病进行手术时偶然发现。

（二）失代偿期

此期患者症状明显，临床上主要表现为由肝功能减退和门静脉高压所致的两大症候群。

1. 肝功能减退的临床表现

（1）全身症状：可出现消瘦、乏力、营养不良、精神不振、食欲减退、皮肤干枯粗糙、面色灰暗黝黑、皮肤和巩膜黄染等，部分患者伴有口角炎、多发性神经炎、不规则低热。

（2）消化道症状：表现为恶心、呕吐、腹胀、腹泻等，进食高脂饮食后症状更为明显。

（3）出血倾向及贫血：由于肝合成凝血因子减少、脾功能亢进时血小板减少，患者常有牙龈出血与鼻出血，皮肤黏膜可出现瘀斑；食欲减退、肠道吸收功能低下、胃肠道出血等因素可导致患者出现不同程度的贫血。

（4）内分泌失调：以雌激素/雄激素比例失衡最为常见，表现为雌激素增加、雄激素减少，女性患者可出现月经失调，男性可有性欲减退、睾丸萎缩、毛发脱落及乳房发育等。此外，蜘蛛痣及肝掌等也与雌激素增加有关（图4-15-2）。除性激素外，肝硬化患者还可有醛固酮和抗利尿激素增多，导致水钠潴留，诱发水肿并参与腹水形成。继发性肾上腺素皮质功能减退可导致皮肤（尤其是面部和其他暴露部位皮肤）色素沉着。

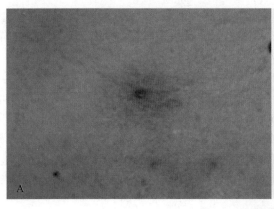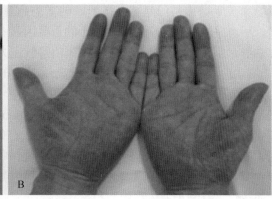

图 4-15-2　肝硬化的相关体征

A. 蜘蛛痣。**B**. 肝掌

2. 门静脉高压的临床表现　门静脉高压的主要临床表现包括脾大、侧支循环的建立与开放、腹水等。

（1）脾大：脾大是肝硬化门静脉高压患者较早出现的表现。肝硬化、门静脉高压使脾静脉淤血可导致脾大，大者可至脐下（巨脾）。上消化道大出血后，脾可暂时缩小。发生脾周围炎时，可有左上腹隐痛。脾大常伴脾功能亢进（外周血白细胞、红细胞及血小板计数减少），骨髓象呈巨核细胞增多，少数有成熟障碍。

（2）侧支循环的建立与开放：侧支循环的开放是门静脉高压的独特表现，是诊断门静脉高压的重要依据。常见的侧支循环包括：①食管-胃底静脉曲张：由门静脉系统的胃冠状静脉与腔静脉系统的食管静脉、肋间静脉及奇静脉等吻合而成。其破裂出血是门静脉高压患者的重要死亡原因之一。②腹壁静脉曲张：门静脉高压时，脐静脉重新开放，门静脉血流可经脐静脉、脐周皮下静脉分别进入上、下腔静脉。位于脐周的腹壁浅表静脉可因此曲张，严重时腹壁可见"海蛇头"样曲张静脉，并可闻及萤萤静脉音，称为克-鲍综合征（Cruveilhier-Baumagartern syndrome）。③痔静脉曲张：门静脉系统肠系膜下静脉的直肠上静脉与腔静脉系统髂内静脉的直肠中、下静脉相吻合，形成痔静脉曲张。破裂时可引起便血。④腹膜后吻合支曲张：肝至膈的脐旁静脉、脾肾韧带和网膜中的静脉、腰静脉、后腹壁静脉均可与门静脉及其属支交通。⑤脾肾分流：门静脉的属支脾静脉、胃静脉等可与左肾静脉交通，形成脾肾分流。

（3）腹水：是肝硬化进展至失代偿期的重要标志。主要表现为腹胀、消化不良、腹围增大。腹水出现前很多患者有腹腔胀气，出现腹水后腹胀症状明显加重，大量腹水时还可因腹内压力增大导致呼吸困难、气短和端坐呼吸。体格检查可发现腹部膨隆、脐疝、移动性浊音阳性等。

3. 肝　早期可触及肿大的肝，质硬、边缘钝，表面尚光滑。晚期肝硬化患者肝常缩小，呈结节状，肋下常不易触及。胆汁淤积或淤血性肝硬化晚期仍可有肝大。

【并发症】

肝硬化的并发症包括腹水、消化道出血、感染、肝性脑病、肝肾综合征、肝硬化心肌病、肝肺综合征、门静脉血栓和原发性肝癌等。患者常因并发症死亡。

1. 腹水　正常人体液进入腹腔后，由腹膜毛细血管和毛细淋巴管回流入血液循环，两者保持动态平衡。如果腹腔内液体的产生速度超过吸收速度，则形成腹水。腹水是失代偿期肝硬化患者最常见的并发症之一，约 60% 的患者在发现肝硬化后 10 年内可发生腹水。肝硬化时腹水的形成常是多个因素综合作用的结果，目前认为门静脉高压和水钠潴留是其中最重要的两个因素，低白蛋白血症也是肝硬化腹水形成的促进因素。

（1）门静脉高压：门静脉高压是腹水形成的主要原因及始动因素。门静脉阻力增加和门静脉血流量增加是门静脉高压形成的主要病理生理学机制，前者是门静脉高压发生的始动因素，后者是维持和加剧门静脉高压的重要因素。肝硬化门静脉系统血管内压升高，毛细血管静脉端静水压升高，水分漏入腹腔。当门静脉压力 < 12 mmHg 时，很少形成腹水。

（2）水钠潴留：肝硬化门静脉高压时，扩血管物质［如一氧化氮（NO）、前列环素等］通过侧支循环进入体循环，导致内脏和外周循环系统中 NO 等浓度增加；同时，门静脉高压增加了细菌易位，模式识别受体（pattern recognition receptor，PRR）持续活化，导致全身炎症反应。以上因素可引起内脏和外周血管扩张，有效动脉循环血容量下降，进而激活肾素-血管紧张素-醛固酮系统（RAAS）、交感神经系统，并增加抗利尿激素（ADH）释放以维持动脉压，导致肾血管收缩和水钠潴留。门静脉高压与内脏血管扩张相互作用改变了肠道的毛细血管压力和通透性，有利于液体在腹腔积聚。

（3）低白蛋白血症：肝硬化时，肝细胞白蛋白合成功能减退，血浆胶体渗透压降低，促使液体从血浆中漏入腹腔，形成腹水。部分患者还可出现肝性胸腔积液（hepatic hydrotorax），以右侧多见，双侧次之，单纯左侧胸腔积液较少。胸腔积液的形成机制与腹水一致，多见于晚期肝硬化伴低蛋白血症和大量腹水者，可能与胸腔负压和横膈解剖异常有关。

2. 消化道出血　是肝硬化门静脉高压常见的致死性并发症，表现为呕血、黑便或便血。

（1）食管-胃底静脉曲张破裂出血：食管-胃底静脉曲张破裂出血（esophagogastric variceal bleeding，EVB）是引起肝硬化消化道出血最常见的原因，临床表现为突发大量呕血，多为鲜红色血液，也可为暗红色血液。呕血前可有上腹饱胀感、恶心加重及呃逆等先兆症状。部分患者可仅有黑便，多为柏油样或紫红色大便，严重者可导致出血性休克。

（2）门静脉高压性胃肠病：门静脉高压性胃病（portal hypertensive gastropathy，PHG）是门静脉高压患者发生的胃黏膜特殊病变，胃镜下可见胃黏膜内和黏膜下血管扩张，呈"蛇皮样改变""马赛克征"等。PHG 是肝硬化患者消化道出血的第二大病因。门静脉高压性肠病（portal hypertensive enteropathy，PHE）是门静脉高压以肠道血管扩张为特征的一种病变，分为门静脉高压性结肠病、门静脉高压性小肠病等。PHE 是肝硬化患者下消化道出血的重要病因。

（3）消化性溃疡：肝硬化门静脉高压可使胃黏膜静脉回流减缓，屏障功能受损，易发生消化性溃疡甚至出血。

3. 感染　由于脾功能亢进导致机体免疫力、抵抗力下降，而门静脉侧支循环的存在增加了病原体进入机体的机会，因此肝硬化患者易发生各种感染。

（1）自发性细菌性腹膜炎：自发性细菌性腹膜炎（spontaneous bacterial peritonitis，SBP）是在肝硬化的基础上发生的腹腔感染，是指在无明确腹腔内病变来源（如腹腔脏器穿孔、炎症）的情况下发生的腹膜细菌性感染。肝硬化患者肠道内细菌呈过度生长，细菌易位经肠系膜淋巴结进入循环系统，引起菌血症；入血的细菌在易感的腹水内定植，最终导致腹水感染。SBP 的致病菌常为肠道来源的单一革兰氏阴性需氧菌。

（2）其他部位感染：其他常见的感染部位包括呼吸道、胆道系统、泌尿系统、胃肠道、皮肤软组织等，可发生脓毒症。

4. 肝性脑病　是肝硬化最常见的并发症和死亡原因之一，详见本篇第十八章。

5. 肝肾综合征　肝肾综合征（hepatorenal syndrome，HRS）传统被认为是严重肝病患者病程后期出现的功能性肾衰竭（肾无明显器质性病变），是以肾功能损伤、血流动力学异常和内源性血管活性物质明显异常为特征的一种综合征，临床分为 1 型和 2 型。近年来，随着对急性肾损伤（acute kidney injury，AKI）认识的不断深入，目前认为 HRS 是肝病患者（尤其是肝硬化腹水患者）肾功能损伤的一种表现形式，主要为功能性损伤，亦可伴有一定程度的肾实质损伤。通常由肝内（酒精、药物、肝炎活动期）和（或）肝外［细菌感染和（或）细菌易位］因素诱发。其发病机制十分复杂，除了血流动力学异常（系统性动脉扩张、心输出量下降）外，系统性炎症、氧化应激及胆汁酸盐的直接肾小管毒性作用等共同参与了 HRS 的发生发展。

6. 肝肺综合征　肝肺综合征（hepatopulmonary syndrome，HPS）是由肺内血管扩张引起的氧合异常及一系列病理生理学变化和临床表现。典型症状包括劳力性呼吸困难或静息时呼吸困难。

7. 肝硬化心肌病　肝硬化心肌病（cirrhotic cardiomyopathy，CCM）是肝硬化引起的一种慢性心功能不全，特点是在没有其他已知心脏病的情况下出现心肌收缩功能、舒张功能受损。

8. 门静脉血栓形成　门静脉血栓形成（portal vein thrombosis，PVT）是指门静脉主干和（或）门静脉左、右分支发生血栓，伴或不伴肠系膜静脉和脾静脉血栓形成。PVT 是肝硬化的常见并发症之一，患病率为 5% ～ 20%。其形成由门静脉血流缓慢、局部血管损伤和血液高凝状态等多种因素综合作用所致。

9. 肝细胞癌　我国约 85% 的肝细胞癌是在肝硬化的基础上发生（详见本篇第十六章）。

【实验室检查与其他检查】

（一）实验室检查

1. 血常规　营养不良、出血、脾功能亢进等可致不同程度的贫血。血小板降低是门静脉高压的早期表现。随着脾大 / 脾功能亢进的加重，可出现三系减少（白细胞、红细胞和血小板均降低）。

2. 尿常规　通常在正常范围，有黄疸时可出现胆红素和尿胆原增加，合并乙型肝炎相关性肾炎时尿蛋白可呈阳性。有时可见管型或血尿。

3. 粪常规　消化道出血时可出现肉眼可见的黑便或血便，少量出血时粪隐血试验阳性。

4. 肝功能　肝硬化患者肝功能明显减退时，白蛋白和前白蛋白合成减少。白蛋白半衰期约为 20 天，而前白蛋白半衰期仅为 2 天，且受机体其他因素的影响更小，因此前白蛋白较白蛋白能更好地反映短期内肝蛋白合成功能。失代偿期肝硬化患者可出现结合胆红素和总胆红素升高，胆红素持续升高是预后不良的重要指标。

肝硬化患者还可出现 ALT、AST、GGT 和 ALP 的升高。ALT 及 AST 均是反映肝细胞损伤的敏感指标，但 ALT 及 AST 的水平与肝损害的严重程度并不一定平行，不代表肝储备功能，与肝硬化程度亦无关。ALP 和 GGT 是反映胆汁淤积的敏感指标，当 ALP 和 GGT 均显著升高时，提示胆汁淤积。此外，肝硬化患者还可出现胆汁酸、球蛋白升高，白蛋白 / 球蛋白比降低或倒置等。

5. 凝血功能　凝血酶原时间（PT）是反映血浆中凝血因子 I、II、V、VII、X 活性的指标，由于上述凝血因子多在肝内合成，因此 PT 是反映肝储备功能的重要预后指标。PT 延长与肝硬化患者肝细胞受损程度呈正相关，且注射维生素 K 难以纠正。此外，凝血酶原活动度（PTA）下降和国际标准化比值（INR）升高的临床意义与 PT 延长基本相同。

6. 肝纤维化指标　常用的肝纤维化血清标志物包括 III 型前胶原氨基末端肽（precollagen III N-terminal peptide，PIIINP）、IV 型胶原、透明质酸和层粘连蛋白等，对肝纤维化诊断有一定意义，但敏感性和特异性均较低，单一检测价值不大，联合检测有助于判断肝纤维化程度及评估抗纤维化疗效。

（二）影像学检查

包括超声检查、CT 及 MRI 等。典型的肝硬化影像学表现为肝包膜呈波浪状或锯齿状改变；肝硬化早期肝可轻度增大，晚期明显缩小，肝叶比例失调，多呈右叶萎缩、左叶和尾状叶增大；肝裂增宽；肝静脉管腔狭窄、粗细不等。此外，也可出现脾大、门静脉增宽和门静脉侧支开放等门静脉高压表现，部分患者还可伴有腹水（图 4-15-3）。CT 及 MRI 对肝硬化诊断有较高的敏感性和特异性。此外，CT 三维血管重建及 MRI 血管造影可清楚显示门静脉系统血管及血栓情况。

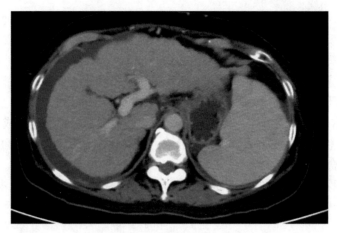

图 4-15-3   肝硬化的 CT 表现

（三）腹水检查

腹水的实验室检查是明确腹水原因和性质的关键，对于所有新发生的中度以上腹水患者、不明原因腹水加重的住院患者均需进行诊断性腹腔穿刺术。肝硬化腹水患者如果出现不明原因的发热、休克、肝性脑病、消化道出血、肝肾衰竭等情况，也应进行诊断性腹腔穿刺术。常用的实验室检查包括腹水常规（外观、比重、细胞总数及分类等）、生化（总蛋白、白蛋白、腺苷脱氨酶、淀粉酶、胆红素等）、脱落细胞学、细菌学（细菌培养、抗酸染色）等。肝硬化腹水常为漏出液（外观淡黄、透明，比重 < 1.018，蛋白定量 < 25 g/L，细胞计数 < 100/mm³，以淋巴细胞为主），0.5% ~ 1.3% 的肝硬化腹水可呈乳糜样。

近年来，血清-腹水白蛋白梯度（serum-ascites albumin gradient，SAAG）在腹水鉴别诊断中的价值已得到肯定。SAAG 是血清白蛋白与腹水白蛋白的差值。为提高检测的准确率，血清与腹水标本应在同一小时或同日内抽取。SAAG ≥ 11 g/L 提示门静脉高压性腹水，< 11 g/L 提示非门静脉高压性腹水，诊断准确率可达 97%，优于总蛋白等其他参数。需要指出的是，SAAG ≥ 11 g/L 不能排除门静脉高压合并腹水感染或腹腔肿瘤转移，也无法鉴别门静脉高压的病因。

（四）内镜检查

主要用于明确有无 PHG、食管胃静脉曲张（gastroesophageal varices，GOV）及其程度，以及有无出血风险。我国目前主要采用 LDRf 分型法记录 GOV，即静脉曲张在消化管道内的位置（location，L）、直径（diameter，D）与危险因素（risk factor，Rf），统一表示方法为：LXx D0.3 ~ 5 Rf0，1，2（表 4-15-2）。

食管静脉曲张也可按静脉曲张形态、是否有红色征（red colour，RC）及出血危险程度分为轻、中、重度。轻度（G1）：食管静脉曲张呈直线形或略有迂曲，无 RC。中度（G2）：食管静脉曲张呈直线形或略有迂曲且有 RC，或食管静脉曲张呈蛇形迂曲隆起但无 RC。重度（G3）：食管静脉曲张呈蛇形迂曲隆起且有 RC 或食管静脉曲张呈串珠状、结节状或瘤状（无论有无 RC）。

（五）肝静脉压力梯度测定

由于直接测定门静脉压力较为困难，临床上常采用肝静脉楔压与游离压之差［即肝静脉压力梯度（hepatic venous pressure gradient，HVPG）］来间接反映门静脉压力。HVPG 正常值范围为 3 ~ 5 mmHg。当 HVPG > 5 mmHg 时，定义为门静脉高压。HVPG 5 ~ 10 mmHg 时大多不出现门静脉高压的临床表现，称为亚临床门静脉高压；HVPG ≥ 10 mmHg 称为临床显著

表 4-15-2 **GOV 的记录方法**

项目	表示方法
位置（L）	Le：曲张静脉位于食管
	Le_s：曲张静脉位于食管上段
	Le_m：曲张静脉位于食管中段
	Le_i：曲张静脉位于食管下段
	Lg：曲张静脉位于胃部
	Lg_f：曲张静脉位于胃底
	Lg_b：曲张静脉位于胃体
	Lg_a：曲张静脉位于胃窦
	$Le，g$：食管曲张静脉与胃曲张静脉完全相通
	$Le，Lg$：食管曲张静脉与胃曲张静脉各自独立
	$Le，g，Lg$：一支以上胃曲张静脉与食管曲张静脉完全相通，但还有胃孤立曲张静脉存在
	多段或多部位曲张静脉使用相应部位代号联合表示
直径（D）	D_0：无曲张静脉
	$D_{0.3}$：曲张静脉最大直径 ≤ 0.3 cm
	$D_{1.0}$：曲张静脉最大直径 > 0.3 ～ 1.0 cm
	$D_{1.5}$：曲张静脉最大直径 > 1.0 ～ 1.5 cm
	$D_{2.0}$：曲张静脉最大直径 > 1.5 ～ 2.0 cm
	$D_{3.0}$：曲张静脉最大直径 > 2.0 ～ 3.0 cm
	$D_{4.0}$：曲张静脉最大直径 > 3.0 ～ 4.0 cm
	曲张静脉最大直径 > 4.0 cm 时，按 D ＋直径数值的方法表示
危险因素（Rf）	Rf_0：RC 阴性，未见糜烂、血栓及活动性出血
	Rf_1：RC 阳性或 HVPG > 12 mmHg，未见糜烂、血栓及活动性出血
	Rf_2：可见糜烂、血栓及活动性出血，或镜下可见新鲜血液，并能排除非静脉曲张性出血因素

HVPG，肝静脉压力梯度；RC，红色征

门静脉高压；HVPG ≥ 12 mmHg 是发生静脉曲张出血的高危因素；HVPG ≥ 20 mmHg 提示肝硬化急性静脉曲张出血患者的止血治疗失败率和死亡风险均显著升高。HVPG 预测肝硬化并发症的价值优于肝病理学检查，也是目前评价门静脉高压药物疗效的金标准。

（六）肝穿刺组织病理学检查

肝组织活检是诊断和评价不同病因导致的早期肝硬化及肝硬化炎症活动程度的"金标准"。但并非所有肝硬化患者都需进行肝活检，当肝硬化诊断或其病因不明确时才需考虑。

（七）肝瞬时弹性成像技术

肝瞬时弹性成像（transient elastography，TE）可通过检测肝硬度值（liver stiffness measurement，LSM）来判断肝纤维化状态，是最简便的无创诊断肝纤维化及肝硬化的方法。TE 操作主要受患者肥胖、肋间隙狭窄及腹水等因素限制，检查结果亦受肝炎症及脂肪变性等影响。Fibroscan、Fibrotouch 是目前临床常用的 LSM 测定工具，不同病因导致的肝纤维化和肝硬化的 LSM 临界值也不同。TE 对显著肝纤维化、肝硬化的评估能力较强，但对轻度肝纤维化分期的评估可靠性较差。

（八）腹腔镜检查

腹腔镜检查可直接观察肝表面形态、边缘及脾情况。此外，腹腔镜直视下病变处取肝组织活检对鉴别肝硬化、慢性肝炎和原发性肝癌有重要价值。

【诊断与鉴别诊断】

（一）肝硬化的诊断

临床诊断肝硬化通常是根据同时存在肝功能减退和门静脉高压的证据。失代偿期肝硬化多伴有腹水、消化道出血、肝性脑病等并发症，影像学检查可有典型门静脉高压及肝硬化表现，结合病史及实验室检查结果，临床诊断通常并不困难。代偿期肝硬化患者的症状体征不典型，需要采用实验室检查（白蛋白、前白蛋白、PT、血小板计数等）、影像学检查及内镜检查等综合判断，有时需行肝组织活检以明确诊断。

完整的肝硬化诊断需包括病因、分期、肝功能分级及并发症。目前临床一般采用 Child-Pugh 分级方法评判肝功能（表 4-15-3）。一般而言，代偿期肝硬化属于 Child-Pugh A 级，失代偿期肝硬化属 Child-Pugh B ～ C 级。肝硬化患者一旦出现腹水、门静脉高压性出血或肝性脑病等并发症，即表明进入失代偿期。此外，终末期肝病模型（MELD）评分也是评估肝硬化患者病情严重程度的常用指标，可用来判定终末期肝病患者的预后。

MELD ＝ 3.78×ln［总胆红素（μmol/L）÷17.1］＋ 11.2×ln［国际标准化比值（INR）］＋ 9.57×ln［血清肌酐（μmol/L）÷88.4］＋ 6.43×（病因：胆汁性或酒精性为 0，其他为 1）。

表 4-15-3　**Child-Pugh 评分及分级标准**

临床生化指标	分数		
	1 分	2 分	3 分
总胆红素（μmol/L）*	＜ 34	34 ～ 51	＞ 51
白蛋白（g/L）	＞ 35	28 ～ 35	＜ 28
PT 延长（s）	1 ～ 3	4 ～ 6	＞ 6
腹水	无	轻度	中重度
肝性脑病（级）	无	1 ～ 2	3 ～ 4

* 对原发性胆汁性肝硬化患者进行评分时标准相应提高为 17 ～ 68 μmol/L（1 分）；68 ～ 170 μmol/L（2 分）；＞ 170 μmol/L（3 分）；肝硬化 Child-Pugh 分级标准：A 级 5 ～ 6 分；B 级 7 ～ 9 分；C 级 10 ～ 15 分

（二）肝硬化的鉴别诊断

早期肝硬化常表现为肝大，此时应注意与慢性肝炎、原发性肝癌（尤其是肝硬化合并肝癌等）相鉴别，必要时可进行肝活检。脾大是肝硬化门静脉高压的重要表现，部分患者可能仅因脾功能亢进、贫血或血小板减少等就诊，此时需注意与先天性肝纤维化、特发性非肝硬化性门静脉高压、慢性疟疾、特发性血小板减少性紫癜、慢性溶血性贫血、白血病、淋巴瘤、恶性组织细胞病等导致的脾大相鉴别。

（三）肝硬化并发症的诊断和鉴别诊断

1. 腹水　正常腹腔液体少于 100 ～ 200 ml，腹腔内液体量超过 200 ml 时即可诊断为腹水。临床上根据腹水量可将其分为 1 级（少量）、2 级（中量）和 3 级（大量）。①1 级腹水：只有通过超声检查才能发现，患者一般无腹胀症状，查体移动性浊音阴性，超声下腹水深度＜ 3 cm。②2 级腹水：患者常有中度腹胀和对称性腹部隆起，查体移动性浊音可阳性，超声下腹水深度 3 ～ 10 cm。③3 级腹水：患者腹胀明显，查体移动性浊音阳性，可有腹部膨隆甚至脐疝形成，超声下腹水深度＞ 10 cm。

顽固性或难治性腹水（refractory ascites）是指经限钠和利尿剂治疗无效或早期复发者。包括两种亚型：①利尿剂抵抗性腹水（diuretic-resistance acites）：经限盐（4 ～ 6 g/d）及强化利尿剂

（螺内酯 400 mg/d 联合呋塞米 160 mg/d）治疗至少 1 周或治疗性放腹水（每次＞ 5000 ml）后无治疗应答（4 天内体质量平均下降＜ 0.8 kg/d，尿钠排泄＜ 50 mmol/d；或已经控制的腹水在 4 周内复发，腹水分级至少升 1 级）。②利尿剂难治性腹水（diuretic-intractable acites）：指出现难以控制的利尿剂相关并发症或不良反应，如急慢性肾损伤、难以控制的电解质紊乱、男性乳房肿大胀痛等。

肝硬化腹水需与心脏病、肾病及肿瘤、结核等疾病引起的腹水相鉴别。SAAG 有助于鉴别门静脉高压性腹水与非门静脉高压性腹水。部分体征、实验室检查和其他辅助检查有助于鉴别病因，如颈静脉怒张常见于心力衰竭、缩窄性心包炎等心源性腹水；颜面部、眼睑水肿常见于肾病所致的水肿；腹部及盆腔包块常见于胃肠道及妇科肿瘤。胃肠镜检查和腹部影像学检查有助于排除恶性腹水。腺苷脱氨酶（ADA）对于诊断结核性腹膜炎的价值较大。对于不明原因的腹水患者，可行腹腔镜检查进一步明确诊断。

2. 消化道出血　急诊内镜检查是诊断消化道出血部位及原因的主要手段。内镜提示食管-胃底静脉曲张破裂出血的征象包括：①曲张静脉活动性出血；②曲张静脉表面附着白色血栓头；③曲张静脉表面有血凝块附着；④存在静脉曲张，且内镜下未发现其他非静脉曲张出血因素。

3. 自发性细菌性腹膜炎　肝硬化腹水患者在短期内腹水迅速增加或伴腹痛、腹胀、不明原因发热、休克、肝性脑病、消化道出血、肝肾衰竭等表现，均应考虑 SBP 可能。由于 SBP 患者的临床症状常不典型，其诊断主要依赖于腹水实验室检查。腹水中性粒细胞计数≥ 250/mm³ 是诊断 SBP 的金标准。根据腹水中性粒细胞数和细菌培养结果，可将 SBP 分为 3 个亚型：①典型 SBP：腹水中性粒细胞增多≥ 250/mm³，细菌培养阳性；②细菌培养阴性白细胞性腹水（culture negative neutrocytic ascites，CNNA）：腹水中性粒细胞增多≥ 250/mm³，细菌培养阴性；③细菌性腹水：指腹水有细菌定植而无炎症反应，腹水中性粒细胞＜ 250/mm³，但细菌培养阳性。鉴别诊断应除外继发性腹膜炎。

4. 肝性脑病　详见本篇第十八章。

5. 肝肾综合征　基于肾功能损伤类型，可将 HRS 分为急性肾损伤（acute kidney injury，AKI）和非急性肾损伤（non-acute kidney injury，NAKI），其中 NAKI 又可分为急性肾脏病（acute kidney disease，AKD）和慢性肾脏病（chronic kidney disease，CKD）。HRS-AKI 和 HRS-NAKI 可能存在重叠现象。

HRS-AKI 的诊断标准：①肝硬化；② 48 h 内血清肌酐（serum creatinine，SCr）较基线升高≥ 26.5 μmol/L（0.3 mg/dl），或 7 天内 SCr 较已有或推断的基线值升高≥ 50%（3 个月内任意一次 SCr 值均可作为基线），或尿量＜ 0.5 ml/（kg·h）≥ 6 h；③停用利尿剂并按 1 g/kg 体质量补充白蛋白扩充血容量治疗 48 h 后无应答；④排除休克；⑤目前或近期没有应用肾毒性药物；⑥没有肾结构性损伤迹象（即尿蛋白＜ 0.5 g/d、尿红细胞＜ 50 个/高倍视野、肾超声检查正常）。根据肾功能损伤程度，临床可分为 3 期：1 期为 SCr 绝对值升高≥ 26.5 μmol/L（0.3 mg/dl），或 SCr 升高至基线值的 1.5 ～ 2.0 倍；2 期为 SCr 升高至基线值的 2.0 ～ 3.0 倍；3 期为 SCr 升高至基线值的 3 倍以上或 SC ≥ 353.6 μmol/L 的基础上急剧升高≥ 26.5 μmol/L（0.3 mg/dl），或开始肾脏替代治疗。鉴别诊断主要是引起 AKI 的其他病因，包括肾前性、急性肾小管坏死和肾后性因素。

HRS-AKD 的诊断标准：①肝硬化；②估算的肾小球滤过率（estimated glomerular filtration rate，eGFR）＜ 60 ml/（min·1.73 m²）不超过 3 个月；或以 3 个月内的 SCr 值作为基线值，SCr 较基线值升高＜ 50%；③没有肾结构性损伤迹象。

HRS-CKD 的诊断标准：①肝硬化；②估算肾小球滤过率（estimated glomerular filtration rate，eGFR）＜ 60 ml/（min·1.73 m²）达到或超过 3 个月；③没有肾结构性损伤迹象。

6. 肝肺综合征　诊断标准：①肝病（通常是肝硬化合并门静脉高压）；②对比增强经胸超声心动图（contrast enhancement-transthoracic echocardiography，CE-TTE）阳性：从外周手臂静脉注射 10 ml 生理盐水，再对右心进行微泡造影；≥ 3 个心动周期后左心可见微泡显影；③动脉血气结果异常：肺泡动脉血氧梯度 ≥ 15 mmHg（年龄 > 64 岁者 > 20 mmHg）。HPS 的诊断主要是一种排除性诊断，需要除外阻塞性肺疾病、胸腔积液、大量腹水、弥散功能障碍性肺疾病及左心功能不全。

7. 原发性肝癌 详见本篇第十六章。

【治疗】

代偿期肝硬化的治疗目标是阻止或延缓患者发展为失代偿期，主要措施包括：①病因治疗（如抗病毒药物）；②避免肝损伤因素（如酒精、肝毒性药物等）；③定期监测静脉曲张和肝细胞癌发生，并尽早开始治疗。失代偿期肝硬化的治疗目标是防治并发症、延长生存期和提高生活质量。符合肝移植指征者进行移植前准备。

（一）一般治疗

1. 休息 代偿期肝硬化患者提倡劳逸结合，可参加低强度工作，以不感到疲劳为宜。失代偿期出现并发症者，应以卧床休息为主。由于直立体位可激活 RAAS 及交感神经系统加重水钠潴留并损害肾灌注和钠的排泄，因此，卧床休息对于肝硬化腹水患者有一定益处。

2. 营养 约 20% 的代偿期肝硬化患者和超过 50% 的失代偿期肝硬化患者存在营养不良。营养不良和肌肉减少症与感染、肝性脑病和腹水等并发症的发生相关，也是肝硬化患者预后不良的独立危险因素。因此，所有进展期慢性肝病患者（尤其是失代偿期肝硬化患者）应进行营养筛查。体重指数（body mass index，BMI）< 18.5 kg/m² 或肝功能 Child-Pugh C 级强烈提示存在营养不良。

肝硬化患者主要是蛋白质和能量性营养不良，故营养支持治疗的首要目标是达到能量和蛋白质的目标摄入量。营养不良的肝硬化患者建议能量摄入量为 30 ~ 35 kcal/（kg·d），蛋白质摄入量为 1.2 ~ 1.5 g/（kg·d），首选植物蛋白。避免长时间处于饥饿状态，建议少量多餐（每日 4 ~ 6 餐），推荐夜间加餐。并发严重肝性脑病时，可酌情减少或短时间内限制口服蛋白质摄入，根据患者耐受情况，逐渐增加蛋白质摄入至目标量。并发肝性脑病者可补充支链氨基酸（branched chain amino acid，BCAA）。

（二）病因治疗

病因治疗是肝硬化治疗的关键。代偿期患者去除病因后可阻止其进入失代偿期；失代偿期患者病因治疗的效果取决于治疗时肝病严重程度等多种因素，部分患者可逆转为代偿期并显著改善预后。因此，只要存在可控制的病因，均应尽快开始病因治疗。

1. 抗病毒治疗 乙型肝炎肝硬化患者无论 ALT 和 HBeAg 水平如何，只要可检测到 HBV DNA，均应进行积极的抗病毒治疗；失代偿期乙型肝炎肝硬化患者若检测不到 HBV DNA 但 HBsAg 阳性，也建议行抗病毒治疗。目前常用的抗病毒药物为恩替卡韦、富马酸替诺福韦酯及丙酚替诺福韦等核苷（酸）类似物。代偿期乙型肝炎肝硬化患者可谨慎使用干扰素，但需密切监测不良反应；失代偿期乙型肝炎肝硬化患者禁用干扰素治疗。

丙型肝炎肝硬化患者若 HCV RNA 阳性，应立即开始抗病毒治疗。失代偿期丙型肝炎肝硬化患者禁用 NS3/4A 蛋白酶抑制剂及干扰素，在应用其他直接抗病毒药物（DAA）时也应密切监测，出现严重肝功能损害者应停止治疗（详见本篇第十一章）。

2. 其他 酒精性肝硬化患者应禁酒；继发性胆汁性肝硬化患者应尽可能解除胆道梗阻；血色病肝硬化患者应限制饮食中铁的摄入，减少铁的吸收，能耐受者可给予治疗性静脉放血，使血清铁蛋白浓度维持在 50 ~ 100 ng/ml；Wilson 病肝硬化患者应避免食用富含铜的食物（如贝类、坚果、蘑菇和动物内脏等），并服用青霉胺或锌制剂进行驱铜治疗。

（三）药物治疗

目前尚无针对肝硬化和肝纤维化本身的特异性药物。对部分无法进行病因治疗的疾病或经病因治疗后肝炎和（或）肝纤维化仍然存在或进展的患者，可考虑给予抗炎保肝等药物治疗。常用的药物包括甘草酸制剂、多烯磷脂酰胆碱、腺苷蛋氨酸、熊去氧胆酸和还原型谷胱甘肽等。理论上，这些药物可通过抑制炎症反应、解毒、免疫调节、清除活性氧类和自由基、改善肝细胞膜稳定性等途径，达到减轻肝组织损害、促进肝细胞修复和再生、减轻肝内胆汁淤积、改善肝功能的目的。值得注意的是，大部分药物均经肝代谢，过多使用反而会加重肝负担，因此滥用药物对肝有害。

（四）肝移植

肝移植是治疗终末期肝硬化患者唯一有效的方法。肝硬化患者一旦发生顽固性腹水、门静脉高压性出血、显性肝性脑病、肝肾综合征等严重并发症，应考虑肝移植治疗。

（五）肝硬化并发症的治疗

1. 腹水的治疗　肝硬化腹水的治疗目的是减少腹水和预防复发。

（1）限制钠、水摄入：水钠潴留是肝硬化患者腹水形成的重要环节。限制钠摄入能使 10%～20% 的肝硬化腹水患者病情得到改善，特别是初发型腹水患者。但过度限钠可导致利尿剂引起的低钠血症和肾损害，也可能影响患者的营养状态。因此，肝硬化腹水患者应适度限钠，推荐每日饮食钠含量为 87～113 mmol（相当于食盐 5～6.5 g）。需注意的是，部分食物本身已含有一定量的钠。除非患者出现严重的稀释性低钠血症，否则无需限制水的摄入。若血清钠 < 125 mmol/L，应适当限水（1～1.5 L/d）。

（2）利尿治疗：利尿治疗是肝硬化腹水的重要治疗措施，限钠及规范的利尿治疗可使 90% 肝硬化患者的腹水控制在可接受水平。常用的利尿剂种类包括醛固酮拮抗剂（螺内酯）和袢利尿剂（呋塞米、托拉塞米）。目前临床最常用及首选的利尿剂仍为螺内酯（保钾利尿剂）和呋塞米（排钾利尿剂），两者常联合使用，剂量比例为螺内酯 100 mg∶呋塞米 40 mg。对于首次出现的中度以下腹水患者，亦可螺内酯单药治疗。螺内酯推荐起始剂量为 40～80 mg/d，以 3～5 天阶梯式递增剂量，最大剂量不超过 400 mg/d；呋塞米推荐初始剂量为 20～40 mg/d，每 3～5 天增加 20～40 mg，最大剂量不超过 160 mg/d。为避免血容量下降导致的肾损害，无外周水肿的患者每天体重下降不应超过 0.5 kg，有水肿者每天体重下降不超过 1 kg。为减少夜尿，目前多主张利尿剂早晨顿服。

利尿剂的不良反应发生率为 19%～33%，部分患者因不良反应而减量甚至停用。螺内酯常见的不良反应包括高钾血症、男性乳房发育、女性月经失调、行走不协调等；呋塞米常见的不良反应包括直立性低血压、低钾血症、低钠血症、心律失常等。

对常规利尿剂治疗反应差或出现不良反应者，亦可选用托拉塞米等其他药物。

（3）提高血浆胶体渗透压：对于低蛋白血症患者，静脉输注人血白蛋白或新鲜血浆可改善机体的一般状况、提高血浆胶体渗透压，促进腹水消退。

（4）腹腔穿刺放液：腹腔穿刺放腹水可减轻大量腹水患者的腹胀症状，也是治疗顽固性腹水患者的有效方法。1～2 h 内放腹水 4～6 L，同时补充白蛋白 6～8 g/L。一次排放后仍有腹水者可重复进行，排放腹水后应用螺内酯等药物维持治疗。

（5）经颈静脉肝内门体分流术：经颈静脉肝内门-体静脉分流术（transjugular intrahepatic portosystemic shunt，TIPS）是目前治疗顽固性腹水最有效的方法，并可作为肝移植前的过渡治疗。此外，TIPS 还可缓解 60%～70% 难治性肝性胸腔积液患者的症状。但 TIPS 术后肝性脑病的发生率达 25%～50%。

2. 食管胃静脉曲张破裂出血的治疗　食管胃静脉曲张的治疗包括控制急性出血、预防食管胃静脉曲张首次出血（一级预防）和再出血（二级预防）。

（1）急性出血的治疗：门静脉高压曲张静脉破裂出血时，应尽快降低门静脉压力，迅速控制出血，维持血流动力学稳定，并积极防治并发症。

1）一般治疗。患者应卧床休息、禁食，密切观察生命体征，监测尿量，维持水、电解质和酸碱平衡。由于大量出血易导致误吸，因此保持气道通畅、防止吸入性肺炎十分重要。大量出血时必须维持静脉通路通畅，以便快速输血补液、纠正低血容量。需注意的是，肝硬化门静脉高压出血时恢复血容量应适当，过度输血或输液可能导致持续出血或再出血，血红蛋白维持在 7 ~ 9 g/dl 即可。同时，应避免仅用氯化钠溶液扩容，以免加重腹水或其他血管外液体积聚。

2）血管活性药物治疗。临床常用的血管活性药物包括生长抑素及其类似物和血管加压素，其可收缩内脏血管，减少门静脉血流量，从而达到止血效果。一旦疑诊食管胃静脉曲张破裂出血，即应静脉给予血管活性药物。生长抑素是 14 肽胃肠激素，半衰期短（3 ~ 5 min），起效快，首剂 250 μg 静脉推注，继以 250 ~ 500 μg/h 持续静脉滴注；奥曲肽是人工合成的八肽生长抑素类似物，半衰期为 70 ~ 90 min，首剂 100 μg 静脉推注，继以 25 ~ 50 μg/h 持续静脉滴注；三甘氨酰赖氨酸血管加压素（特利加压素）1 mg 每 4 h 1 次，静脉注射或持续滴注，首剂可加倍，继以 1 mg 每 12 h 1 次维持治疗。

血管活性药物的疗程为 3 ~ 5 天。生长抑素及其类似物与特利加压素控制急性门静脉高压性出血的疗效相当，80% ~ 85% 的患者出血可被成功控制。

3）抗感染治疗。抗感染治疗是肝硬化门静脉高压性出血治疗的重要组成部分，肝硬化门静脉高压性出血患者应常规使用抗生素，首选三代头孢菌素或喹诺酮类，疗程 5 ~ 7 天。

4）三腔二囊管压迫止血。急性食管胃静脉曲张出血药物控制出血无效且无条件进行急诊内镜和介入治疗或治疗失败时，可考虑使用三腔二囊管压迫止血，为后续的有效止血措施起到"桥梁"作用。使用三腔二囊管压迫可使 80% ~ 90% 的出血病例得到控制，但再出血率高达 50% 以上，且患者较痛苦、并发症多（如吸入性肺炎、气道阻塞等）。使用三腔二囊管时，一般先向胃囊注气，使胃囊压力达到 50 mmHg（6.6 kPa）；若无效可向食管囊注气，使食管囊压力达到 30 ~ 40 mmHg（4 ~ 5.3 kPa）。使用三腔二囊管时间不宜过长，一般不超过 72 h，若出血不止可适当延长。使用过程中应根据病情每 8 ~ 24 h 放气 1 次，止血后 24 h 内可放气观察 24 h，若仍无出血即可拔管。

5）内镜治疗。患者经抗休克和药物治疗后血流动力学稳定者，应尽快实施内镜下检查和治疗。内镜下治疗方法包括内镜下曲张静脉套扎术（endoscopic variceal ligation，EVL）、硬化剂治疗（endoscopic injection sclerotherapy，EIS）及组织黏合剂注射治疗等。内镜治疗止血率与血管活性药物相近，两者联合应用效果优于单独治疗。

6）介入治疗。药物和内镜治疗无效者可选择 TIPS 治疗。对于胃底静脉曲张出血伴有较大的胃-肾分流或脾-肾分流患者，可选择球囊导管闭塞下逆行性静脉栓塞术（ballon-occluded retrograde transvenous obliteration，BRTO）或球囊导管闭塞下顺行性静脉栓塞术（ballon-occluded antegrade transvenous obliteration，BATO）治疗。

7）外科手术。对于肝功能 Child-Pugh A 级或 B 级患者，若药物、内镜或介入治疗无效，可考虑外科手术治疗。

（2）预防治疗

1）一级预防。一级预防适应证：①中重度食管静脉曲张；②轻度食管静脉曲张伴红色征；③失代偿期肝硬化伴轻度静脉曲张。一级预防手段主要包括药物和内镜治疗。非选择性 β 受体阻滞剂是最常用的一级预防药物，包括普萘洛尔（心得安）和纳多洛尔，其既可作用于心脏 $β_1$ 受体，降低心率和心肌收缩力，导致心输出量下降，也作用于内脏血管 $β_2$ 受体，使肠系膜等内脏血管收缩，降低门静脉血流量。非选择性 β 受体阻滞剂与 EVL 预防首次出血的效果相当。一般首选非选择性 β 受体阻滞剂，对非选择性 β 受体阻滞剂有禁忌证、不耐受或治疗无效者可行 EVL。轻度门静脉高压患者且无高动力循环状态时，不推荐使用非选择性 β 受体阻滞剂行预防治疗，也不推荐 EVL 联合非选择性 β 受体阻滞剂用于一级预防。

普萘洛尔的起始剂量为 10 mg，每日 2 次，每 3 ～ 5 天增加 10 mg 直至治疗应答。无腹水患者最大耐受剂量为 320 mg/d，腹水患者最大耐受剂量为 160 mg/d。普萘洛尔可使出血率降低 50% 并降低其相关死亡率。其相对禁忌证包括窦性心动过缓、中重度充血性心力衰竭、支气管哮喘、严重慢性阻塞性肺疾病、肝功能 Child-Pugh C 级、急性出血期、周围血管疾病和胰岛素依赖性糖尿病等。部分患者可出现头晕、乏力、气促、阳痿及睡眠障碍等症状。卡维地洛是具有 α_1 受体阻断作用的非选择性 β 受体阻滞剂，目前多数研究认为其预防出血的疗效优于普萘洛尔，且耐受性更好。卡维地洛起始剂量为 6.25 mg/d，如可耐受则 3 天后增至 12.5 mg/d。

非选择性 β 受体阻滞剂应连续服用，如无特殊情况，不应随意停药。使用过程中应注意监测血压，收缩压不能低于 90 mmHg。

非选择性 β 受体阻滞剂的治疗应答标准是 HVPG ≤ 12 mmHg 或较 HVPG 基础值降低 20% 以上。应用普萘洛尔和纳多洛尔的患者，若不能检测 HVPG，则应使静息心率下降到基础心率的 75% 或静息心率达 55 ～ 60 次 / 分。但是，心率变化与 HVPG 下降程度并不一致。

2）二级预防。未经预防治疗的患者 1 ～ 2 年内再出血率高达 60% 以上，因此所有食管胃静脉曲张破裂出血患者出血停止后均应予二级预防。主要方法包括药物、内镜、介入及外科手术治疗等。目前认为，EVL 结合非选择性受体阻滞剂是二级预防最有效的方法。

3. 自发性细菌性腹膜炎的治疗　SBP 一经被诊断，应立即给予经验性抗生素治疗。导致 SBP 最常见的致病菌为革兰氏阴性需氧菌，因此 SBP 经验性用药首选在腹水中浓度较高的三代头孢菌素，如头孢噻肟 2 g 每 12 h 1 次。其他常用于治疗 SBP 的药物包括阿莫西林 / 克拉维酸、诺氟沙星和氧氟沙星等。抗生素疗程至少 5 ～ 7 天。

4. 肝肾综合征的治疗　肝硬化合并腹水患者应密切监测尿量、液体平衡以及生命体征，积极治疗肝原发病及其他并发症（如上消化道出血、肝性脑病、感染等），避免肾毒性药物，使用静脉造影剂检查前需权衡利弊，以防止 HRS 发生。一旦发生 HRS，应减少或停用利尿剂，停用可能有肾毒性的药物、血管扩张剂或非甾体抗炎药；适量使用晶体液、人血白蛋白或血液制品以补充血容量。特利加压素联合白蛋白（20 ～ 40 g/d）是 HRS 的一线治疗方案。

【预后】

多数肝硬化患者预后不佳，1 ～ 5 期肝硬化的年病死率分别为 1%、3.4%、20%、57% 和 ＞ 60%。下列因素提示肝硬化预后差：①病因为病毒性肝炎；②持续重度黄疸；③严重低蛋白血症（＜ 25 g/L）；④ PT 显著延长；⑤顽固性腹水；⑥反复食管胃静脉曲张破裂出血；⑦并发肝肾综合征。肝移植的开展已明显地改善了肝硬化患者的预后。移植后 1 年生存率为 90%、5 年生存率为 80%，且患者生活质量大大提高。

（谢渭芬）

原发性肝癌

原发性肝癌是指发生于肝细胞或肝内胆管细胞的恶性肿瘤，其中肝细胞癌（hepatocellular carcinoma，HCC）占原发性肝癌的绝大部分，胆管细胞癌（cholangiocarcinoma）占原发性肝癌的 10%～15%。尽管近年来对原发性肝癌的预防、监测、诊断和治疗有了较大的进展，但其恶性程度高，早期易发生肝内、外转移，中晚期预后仍较差。

【流行病学】

国际癌症研究机构（International Agency of Research on Cancer，IARC）发布的《2020 年全球癌症负担报告》数据显示，全球范围内，肝癌发病率在恶性肿瘤中居第七位，是第三大癌症相关死亡原因。肝癌新发病例居第六位，总发生率居第七位，全球有超过 90 万新发肝癌病例，肝癌死亡病例约 83 万。中国国家癌症中心 2019 年发布数据显示，我国肝癌年发病人数约 37.0 万，发病率为 26.92/10 万；年死亡人数约 32.6 万，死亡率为 23.72/10 万，发病人数及死亡人数约占全球的 1/2，是我国第四大常见恶性肿瘤和第二大肿瘤致死病因。值得注意的是，肝癌是我国 45 岁以下男性最常见和死亡率最高的恶性肿瘤。

近年来，随着乙型肝炎病毒疫苗的接种、抗病毒药物核苷类似物及直接抗病毒药物（DAA）的广泛应用，由肝炎病毒所致的原发性肝癌的发病率呈下降趋势，但由于我国慢性病毒性肝病患者基数较大，且其他原因所致肝病例数增加，肝癌发病率可能会继续上升。

【病因与发病机制】

原发性肝癌的发生是多基因、多步骤、多阶段的复杂过程，其病因和发病机制尚未完全明确，可能与下列因素的协同作用有关。

（一）肝硬化

约 80% 的原发性肝癌是在肝硬化的基础上发生，我国大多数患者是在患病毒性肝炎后进展为结节型肝硬化。尽管 HBV 感染可不经历肝硬化而直接发展为肝癌（年发生率为 0.1%～0.8%），但绝大部分患者仍是经过肝硬化阶段而发生肝癌（年发生率为 2.2%～4.3%）。一旦进展为肝硬化，即使进行规范的抗病毒治疗，其仍有进展为肝癌的风险。其他慢性肝病（如酒精性肝病、代谢相关性脂肪性肝病、自身免疫性肝病和血色病等）导致的肝硬化也是肝癌发生的危险因素。当两种或多种慢性肝病并存时，肝癌发生的风险更高。

（二）病毒性肝炎

病毒性肝炎是原发性肝癌发生最主要的因素，其中以慢性乙型及丙型肝炎最常见。我国肝癌患者 HBsAg 的阳性检出率高达 90%，提示 HBV 与肝癌高发相关。中国台湾地区开展的婴儿乙型肝炎病毒疫苗接种将肝癌年发病率从未接种组的 0.92/10 万降低到接种出生队列的 0.23/10 万。在欧美国家及日本，肝癌患者中 HCV 检出率最高。

HBV 诱发肝癌发生的机制复杂，学说众多。目前多认为是由于 HBV DNA 嵌入整合至宿主细胞基因组、HBV 游离复制型缺陷病毒的存在以及 HBV 某些基因产物使宿主基因组失稳定，激活原癌基因或使抑癌基因失活，导致肝细胞癌变。此外，HBV 诱发的免疫反应也被认为在肝癌的发生中起重要作用。大量吸烟、饮酒可增加 HBV 感染者发生肝癌的风险。高病毒载量、持续性感染、重症肝炎和肝癌家族史也是 HBV 感染者肝癌风险增加的重要因素。

HCV 诱导肝癌发生的机制与 HBV 不同，其可能是通过表达基因产物而间接影响细胞的增殖和分化，进而促进细胞癌变。丙型肝炎肝硬化患者肝癌的年发生率为 2% ～ 8%，乙型肝炎患者更高。DAA 治疗可使丙型肝炎患者的肝癌发生风险降低 71%，但接受 DAA 治疗且持续病毒学应答的丙型肝炎肝硬化患者仍有部分会发展为肝癌。HBV/HCV 重叠感染或合并 HIV 感染者肝癌发生的风险更高。

（三）非酒精性脂肪性肝病

非酒精性脂肪性肝病（NAFLD）在我国的患病率为 15.40% ～ 40%，某些地区的患病率高于全球平均患病率（25.24%），与 NAFLD 相关的肝硬化和肝癌比例逐年增加。NAFLD 诱导肝癌的机制尚未完全清楚，胰岛素抵抗及其相关的氧化应激可能是其促进肝癌发生的重要因素。

（四）酒精性肝病

酒精性肝病在欧美等国家多见，在我国亦为常见。我国酒精性肝硬化患者在总肝硬化病例中的占比约为 24%。酒精性肝硬化患者的肝癌年发病率为 1.3% ～ 3%。酒精所致的肝硬化可增加肝癌风险，长期大量饮酒可增加肝活性氧类（ROS）释放和 NF-κB 产生，增加一系列促肿瘤因子的表达，进而促进肝癌的发生和转移。

（五）遗传因素

多种肝遗传性疾病可增加肝癌发生的风险，如血色素病、α_1- 抗胰蛋白酶缺乏症和卟啉病。在肝癌高发地区，家族史是原发性肝癌发生的重要危险因素，但具体机制尚不清楚。

（六）其他因素

常接触黄曲霉素的人群肝癌发生率较高，黄曲霉素 B_1 可通过影响 *Ras*、*C-fos*、*p53*、*Survivin* 等基因表达而诱发肝癌发生。口服避孕药可增加育龄期女性发生肝细胞腺瘤的风险，但其与肝癌之间的关联尚未确定。长期应用雄性类固醇激素的再生障碍性贫血患者肝癌的发生率较高。部分患者停用这类激素后生存期延长，甚至肿瘤缩小，提示性激素可能与肝癌发生相关。吸烟可增加肝癌发生的风险，而适当饮用咖啡可降低肝癌的发生风险。一些化学物质（如亚硝胺类、偶氮芥类、有机氯农药等）是可疑的致肝癌物质。

【病理】

（一）病理分型

1. 大体形态分型

（1）块状型：最多见，呈单个、多个或融合块状，直径 ≥ 5 cm，肿块边缘可有散在的小卫星结节。> 10 cm 者称为巨块型，呈膨胀性生长，因而易液化、坏死及出血，可引起自发性肝破裂或瘤体破裂、腹腔内出血等严重并发症。

（2）结节型：较多见，癌结节最大直径 ≤ 5 cm。此型又可分为单结节、多结节和融合结节。结节多位于肝右叶，常伴有肝硬化。单个结节或相邻两个癌结节直径之和 < 3 cm 者称为小肝癌。

（3）弥漫型：较少见，米粒或黄豆大小的癌结节呈弥漫分布，与肝硬化结节不易区分。肝大不明显，甚至可缩小。肿瘤引起的肝细胞功能损害较其他两型显著，患者常因肝衰竭而死亡。

2. 组织学分型

（1）肝细胞型：最多见，约占原发性肝癌的 4/5。癌细胞由肝细胞发展而来，大多有肝硬化背景。癌细胞多角形排列呈巢状或索状，癌巢之间有丰富的血窦。癌细胞核大，核仁明显，胞质丰富，癌细胞有向血窦内生长的趋势。

（2）胆管细胞型：相对少见，癌细胞由胆管上皮细胞发展而来，呈柱状或立方状，呈腺泡、囊或乳头状排列，胞质呈嗜碱性，纤维组织多，血窦较少。

（3）混合型：最少见，癌组织中部分似肝细胞，部分似胆管细胞，或呈中间过渡形态。

（二）转移途径

1. 肝内转移 肝内血行转移发生最早，也最常见，是肝癌切除后早期复发的主要原因。肝癌易侵犯门静脉及其分支并形成癌栓，脱落后常在肝内形成多发性转移灶。门静脉主干癌栓阻塞可引起或加重原有的门静脉高压，导致顽固性腹水。

2. 肝外转移

（1）血行转移：肝静脉中癌栓可通过下腔静脉随血流经右心到达肺动脉，最易在肺内形成转移灶。此外，亦可通过血行转移至胸、肾上腺、肾及骨等部位。

（2）淋巴转移：肝门淋巴结转移最常见，也可转移至主动脉旁、胰周、脾及锁骨上淋巴结。

（3）种植或直接浸润转移：癌细胞从肝脱落后可种植于腹膜、盆腔和横膈等部位，女性还可发生卵巢转移。癌细胞也可直接侵犯临近的器官和组织，如膈肌、胃、十二指肠和结肠等。

【临床表现与体征】

原发性肝癌起病常隐匿，早期缺乏典型症状。部分肝癌是在体检中被发现，这些肝癌患者既无明显症状，也无体征，可能仅表现为影像学上的占位和（或）甲胎蛋白升高，被称为亚临床肝癌。临床症状明显者，常已进入中、晚期。

（一）临床表现

1. 肝区疼痛 是肝癌最常见的症状，多为持续性胀痛或钝痛，由肿瘤迅速生长使肝包膜被牵拉所致。若肿瘤侵犯膈肌，疼痛可放射至右侧肩背部。

2. 消化道症状 肿瘤压迫、腹水、门静脉高压性胃肠病及肝功能损害可引起食欲减退、腹胀、腹泻、恶心、呕吐等症状，因缺乏特异性，易被忽视。

3. 恶性肿瘤的全身表现 进行性消瘦、乏力、发热和营养不良等，晚期可呈恶病质。

4. 转移灶症状 肿瘤转移至肺、骨、脑、淋巴结和胸腔等部位可产生相应的症状，如咳嗽、咯血、胸痛、骨痛、病理性骨折和意识障碍等。部分患者以转移灶症状为首发表现而就诊。

5. 伴癌综合征 原发性肝癌患者由于肝癌组织自身代谢异常或对机体产生影响引起内分泌或代谢异常而出现的一组特殊综合征。以自发性低血糖和红细胞增多症最常见，其他还包括类癌综合征、高钙血症、高脂血症、异常纤维蛋白原血症和皮肤卟啉病等。

（二）体征

1. 肝大 肝硬化患者常出现肝体积缩小，当肋缘下及剑突下局部隆起或饱满时，需考虑肝癌。肝癌中晚期肝进行性增大，常伴有不同程度的压痛。肿瘤质地坚硬，但如果发生坏死或出血，局部可变软，甚至有波动感。肝右叶膈面肿瘤可使右侧膈肌明显抬高。

2. 脾大 多继发于原有的肝硬化，由门静脉高压引起；若脾在短期内增大，应警惕门静脉血栓或癌栓阻塞的可能性。肝癌多发性脾转移引起脾大非常罕见。

3. 腹水 腹水为草黄色或血性，多数是由肝硬化或门静脉高压合并门静脉、肝静脉血栓或癌栓所致。肝癌腹腔内种植可产生血性腹水，血性腹水亦可由肝癌结节破裂出血所致。

4. 黄疸 常见于肝癌晚期，多为梗阻性黄疸，少数为肝细胞性黄疸。肿瘤侵犯、压迫胆管或肝门转移性淋巴结肿大压迫胆管可引起梗阻性黄疸；弥漫型肝癌时，肝癌细胞广泛侵犯可引起肝细胞性黄疸。

5. 肝动脉杂音 约20%的肝癌患者可闻及肝上方动脉杂音，反映肿瘤高度血管化的特点。肝动脉杂音由肿瘤血管内血流加速所致，音质粗糙，杂音常出现在收缩期，也可持续存在并伴收缩期增强。

6. 其他 在合并肝硬化的肝癌患者中常出现慢性肝病体征，如慢性肝病面容、蜘蛛痣、肝掌、男性乳房发育和睾丸萎缩等。肝外转移时则有转移部位相应的体征。

（三）并发症

1. 消化道出血　约占肝癌死亡原因的 15%。合并肝硬化或门静脉、肝静脉癌栓者可因门静脉高压而导致食管-胃底静脉曲张破裂出血或消化道异位静脉曲张破裂出血。门静脉高压性胃肠病和凝血功能异常也可导致消化道出血。

2. 感染　肝癌患者可因长期消耗或脾功能亢进、放疗和化疗导致白细胞减少或缺乏，抵抗力减弱，易合并各种感染，如肺炎、败血症、肠道感染和自发性腹膜炎等。

3. 肝性脑病　是肝癌终末期最严重的并发症，约 1/3 的患者因此死亡。常因消化道出血、大量使用利尿剂、电解质紊乱或继发感染等诱发。

4. 肝癌结节破裂出血　发生率为 9%～14%。肝癌结节可由癌组织坏死液化而自发破裂，也可在外力作用下破裂。出血局限于肝包膜下，可产生局部疼痛；出血破入腹腔可引起急性腹痛和腹膜刺激征，严重者可导致出血性休克和死亡。

5. 其他　可出现肝肾综合征、肝肺综合征、电解质紊乱等并发症。

【实验室检查与其他检查】

（一）实验室检查

1. 肝癌标志物检测

（1）甲胎蛋白（alpha-fetoprotein，AFP）：血清 AFP 是原发性肝癌普查、诊断、疗效监测和预测复发常用且重要的指标。血清 AFP ≥ 400 μg/L（排除妊娠、慢性或活动性肝病、消化道和生殖腺胚胎源性肿瘤后）高度提示肝癌。血清 AFP 轻度升高者需动态观察，并与肝功能变化对比分析，这有助于与其他原因所致的 AFP 升高相鉴别。

（2）AFP 异质体：原发性和继发性肝癌、胚胎细胞癌和良性活动性肝病均可合成 AFP，但其糖链结构不同，对植物凝集素［如小扁豆凝集素（lens culinaris agglutinin，LCA）］反应的亲和力亦不相同，由此可将 AFP 分为 LCA 非结合型（AFP-L1 和 AFP-L2）和 LCA 结合型 AFP（AFP-L3）。通常将 AFP-L3 称为 AFP 异质体，其有助于鉴别良性肝病和肝癌引起的 AFP 升高。

（3）其他肝癌标志物：尽管 AFP 的敏感性和特异性较低，但目前的研究尚未发现敏感性和特异性优于 AFP 的肝癌标志物。其他血清生化标志物与 AFP 联合应用可提高原发性肝癌的诊断率。包括异常凝血酶原（DCP）、血清岩藻糖苷酶（AFu）和 γ-谷氨酰转移酶同工酶 II（GGT$_2$）等。

（二）影像学检查

1. 超声显像　具有简便、实时、无创、敏感和价格低廉等优点，一般可显示长径＞2 cm 的肿瘤（高分辨率的仪器可检出长径为 1 cm 的病灶）。超声显像可显示肿瘤部位、大小、形态、性质及其与血管的关系。此外，超声检查可引导临床肝活检穿刺和局部介入治疗。近年来，实时超声造影技术进一步提高了超声诊断肝癌的敏感性和准确性。通过外周注射造影剂后，可观察到肝癌结节内动态增强，如肝癌结节表现为快进快出，动脉期较周围肝组织显著增强，门静脉期显示较周围肝组织回声更低。但超声造影对于肝细胞癌和肝内胆管细胞癌的鉴别仍有争议。

2. CT　分辨率更高，能更全面客观地反映肝癌的特性，是肝超声和血清 AFP 筛查异常者明确诊断的首选影像学检查方法。此外，动态增强 CT 扫描还具有以下优势：①客观地显示肝癌的部位、大小、形态、数目、边界、肿瘤血供，以及与周围肝组织的关系；②评估有无肝内外血管转移、淋巴结转移及相邻组织和器官侵犯；③易发现直径＜1 cm 的肿块或 1～2 cm 的卫星灶，显著提高小肝癌的检出率；④可用于肝癌局部治疗的疗效评价，特别适用于观察经导管动脉化疗栓塞（transcatheter arterial chemoembolization，TACE）后的碘油沉积；⑤借助 CT后处理技术可进行三维血管重建、肝体积和肝肿瘤体积测量、肺和骨等其他脏器转移评价。

3. MRI　具有无辐射、组织分辨率高和多方位多序列参数成像的优势，且具有形态结合功能（包括扩散加权成像等）综合成像技术能力，已成为肝癌临床诊断、分期和疗效评价的优选影像学检查。使用肝细胞特异性造影剂对于小肝癌的诊断能力优于动态增强 CT，且对肝癌与肝不典型增生结节和肝良性肿瘤等病变的鉴别更有帮助。MRI 在评价肝癌是否侵犯门静脉、肝静脉主干及其分支，以及腹腔或后腹膜淋巴结转移等方面优于动态增强 CT。

4. 数字减影血管造影（digital subtraction angiography，DSA） DSA 是一种有创性检查，多采用选择性或超选择性肝动脉插管。对于多血管型肿瘤，DSA 可显示长径为 0.5 ～ 1.0 cm 的微小肿瘤。但由于其有创性，以及其他影像学检查能力的提高，DSA 一般不作为肝癌检查的首选。该技术在临床上多用于肝癌局部治疗或急性肝癌破裂出血治疗等。

5. 核医学影像学检查

（1）PET-CT ^{18}F- 氟代脱氧葡萄糖（^{18}F-FDG）PET-CT 全身显像的优势包括：①全面评价有无淋巴结转移及远处器官的转移，对肿瘤进行分期和预后评价；②因 PET-CT 功能影像不受解剖结构的影响，可准确显示解剖结构发生变化后或解剖结构复杂状态下的转移或复发病灶；③更加敏感、准确地评价肿瘤活性靶向药物的疗效；④指导制订放疗生物靶区的计划和穿刺活检部位选择。^{11}C 标记的乙酸盐（^{11}C-acetate）或胆碱（^{11}C-choline）PET 显像可提高对高分化肝癌诊断的敏感性，与 ^{18}F-FDG PET-CT 显像具有互补作用。

（2）SPECT/CT 已逐渐替代 SPECT 成为核医学单光子显像的主流设备，选择全身平面显像所发现的病灶，再进行局部 SPECT/CT 融合影像学检查，可同时获得病灶部位的 SPECT 和诊断 CT 图像，提高诊断的准确性。

（3）PET/MRI 单次 PET/MRI 检查可同时获得疾病解剖与功能信息，显著提高肝癌诊断的敏感性。

（三）肝穿刺组织病理学检查

对于缺乏典型肝癌影像学特征的肝占位性病变，需考虑行肝病灶穿刺活检。肝病灶穿刺活检有助于明确病灶性质、肝病病因、肝癌病理分型及指导治疗和判断预后，但需注意的是，肝活检的假阴性率可高达 30%。联合磷脂酰肌醇蛋白聚糖 -3（glypican-3，GPC3）、热休克蛋白 70（heat shock protein-70，HSP70）和谷氨酰胺合成酶（glutamine synthetase，GS）免疫组织化学染色有助于区分肝癌与肝高级别异型增生。

【诊断与鉴别诊断】

（一）诊断

对原发性肝癌的临床诊断流程可参考国家卫生健康委员会发布的《原发性肝癌诊疗规范（2019 年版）》（图 4-16-1），具体如下：

1. 若发现肝内直径 ≤ 2 cm 的结节，动态增强 CT、动态增强 MRI、超声造影或肝细胞特异性造影剂 Gd-EOB-DTPA 增强 MRI 4 项检查中至少有 2 项显示动脉期病灶明显强化、门静脉期和（或）平衡期肝内病灶强化低于肝实质，即"快进快出"的肝癌典型特征，则可作出肝癌的临床诊断；对于肝内直径 > 2 cm 的结节，上述 4 种影像学检查中只要有 1 项出现典型的肝癌特征，即可临床诊断为肝癌。

2. 存在肝癌发生的高危因素，随访发现肝内有直径 ≤ 2 cm 结节者，若上述 4 种影像学检查中无或只有 1 项有典型的肝癌特征，可进行肝病灶穿刺活检或每 2 ～ 3 个月行影像学检查随访并结合血清 AFP 水平以明确诊断；对于发现肝内直径 > 2 cm 的结节，若上述 4 种影像学检查无典型的肝癌特征，则需进行肝病灶穿刺活检，以明确诊断。

3. 肝癌高危人群如果血清 AFP 升高（特别是持续升高），应进行影像学检查以明确肝癌诊断；如未发现肝内结节，在排除活动性肝病、妊娠、生殖系胚胎源性肿瘤及转移性肝癌后，应密切随访血清 AFP 水平，并每隔 2 ～ 3 个月进行 1 次影像学复查。

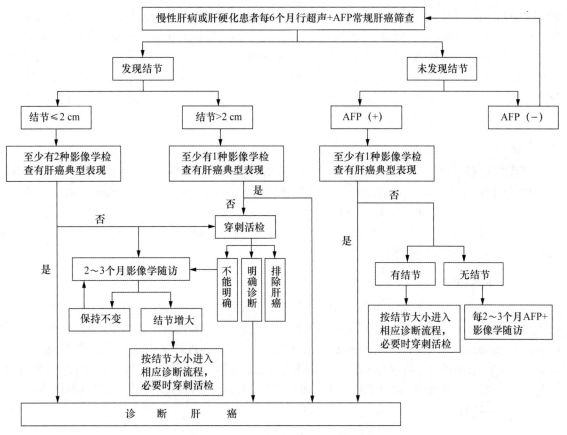

图 4-16-1　原发性肝癌的诊断流程图

（二）鉴别诊断

1. 继发性肝癌　常由原发于消化道、呼吸道、泌尿生殖系统、乳腺等处的恶性肿瘤转移至肝，大多为多发性癌结节，血清 AFP 一般为阴性，大多无肝病病史。少数继发性肝癌很难与原发性肝癌鉴别，确诊的关键在于病理组织学依据和发现肝外原发肿瘤的证据。

2. 肝硬化和慢性活动性肝炎　原发性肝癌多发生在肝硬化的基础上，故早期小肝癌很难与肝硬化结节鉴别。一般来说，肝硬化的局部病灶发展较慢，而肝癌短期可有较大变化。通过增强 CT、MRI、超声造影或 DSA 可以帮助诊断。对于不确定的病例，短时间内动态观察影像学和 AFP 变化非常重要。活动性肝炎可存在 AFP 升高，但多伴有血清转氨酶升高，随着肝炎恢复，转氨酶恢复正常，AFP 可逐渐下降至正常；肝癌引起的 AFP 变化多呈持续性升高，常超过 400 μg/L，且不随肝功能的恢复而下降。

3. 肝良性肿瘤　肝血管瘤、肝腺瘤、肝囊肿、局灶性结节样增生、肝炎性假瘤等易与原发性肝癌混淆，主要通过影像学和 AFP 检查鉴别。有时需要通过肝病灶穿刺活检证实。

4. 肝脓肿　患者多有发热、肝区疼痛和明显压痛。白细胞和中性粒细胞计数升高，血培养可能提示感染的细菌种类。反复多次超声检查常发现脓肿的液性暗区，四周多有较厚的炎症反应区。慢性肝脓肿经敏感抗生素治疗后多可逐渐吸收变小，必要时在超声引导下行诊断性穿刺及培养可帮助诊断。

【临床分期】

肝癌的分期对于预后的评估、选择治疗方案和临床研究均具有重要指导意义。目前采用的肝癌分期主要有 TNM 分期、巴塞罗那分期（BCLC）、意大利肝癌评分系统（CLIP）、日本综合分期系统（JISS）、香港肝癌分期系统（HKLC）和中国肝癌分期方案（CNLC）。BCLC 分期系统包含了肿瘤负荷状态、肝功能和患者体力状态（performance status，PS）的评估，将肝癌患者的生存率分为 0、A、B、C 和 D 期。美国肝病研究学会（American Association for the Study of Liver Disease，AASLD）及欧洲肝病研究学会（European Association for the Study of the Liver，EASL）最新指南均推荐以 BCLC 肝癌分期系统为基础进行临床决策和预后分析（图 4-16-2）。多项研究提示，与其他分期系统相比，BCLC 分期系统在预测生存能力方面最准确。随着循证医学证据的增加，BCLC 分期系统和治疗策略不断完善，基于此种分期系统的早期和极早期患者可从根治性治疗中获益，索拉非尼也已成为晚期患者的标准治疗。

【治疗】

早期发现和早期治疗是改善肝癌预后的主要措施。早期肝癌尽量手术切除，对于不能切除者应结合肿瘤的分期和肝功能情况，采取多学科协作（multi-disciplinary team，MDT）模式。肝癌的治疗方法包括治愈性治疗（肝癌切除术、原位肝移植术和局部消融治疗）和姑息性治疗（TACE、放疗和系统治疗）等多种手段。前者可维持长期治疗作用，改善生存率；后者可通过延缓肿瘤进展延长存活时间。

（一）手术切除

手术切除仍是目前原发性肝癌根治的首选方案。凡有手术指征者应积极争取手术根治切除。肝癌切除的适应证主要包括无肝硬化的局限性肝癌、虽伴有肝硬化但无临床显著性门静脉高压（clinical significance of the portal hypertension，CSPH）和 Child-Pugh A 级的可切除性肝癌。病变是否可被切除取决于肿瘤的数目、部位，以及是否有足够的术后肝储备。肝癌切除术后 5 年肿瘤的复发率仍然高达 70%，需加强术后随访。如果发现复发病灶，可再次行手术切除或其他治疗。

（二）肝移植

肝移植是肝癌根治性治疗手段之一，尤其适用于伴有 CSPH 和（或）失代偿期肝硬化的早期肝癌及不适合手术切除及局部消融的早期肝癌患者。关于肝癌肝移植的适应证，国际上主要采用米兰标准或美国加州大学旧金山分校标准。肿瘤复发是肝癌肝移植术后面临的主要问题，其危险因素包括肿瘤分期、有无血管侵犯、血清 AFP 水平和免疫抑制剂累积剂量等。肝癌肝移植术后一旦发生肿瘤复发转移，病情进展迅速，中位生存时间仅为 7～16 个月。

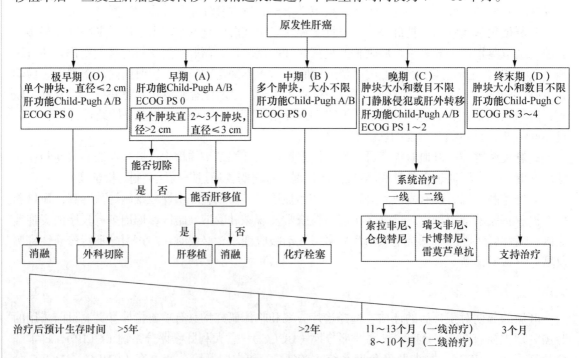

图 4-16-2　以 BCLC 肝癌分期系统为基础的临床决策流程图

ECOG，美国东部肿瘤协作组；PS，体力状态

（三）局部消融治疗

消融技术在过去的十多年间迅速发展，成为一种可能治愈肝癌的新手段。局部消融治疗是在超声、CT 或 MRI 等影像学技术的引导下对肿瘤靶向定位，并通过局部注射化学物质（无水乙醇、乙酸、热生理盐水或热蒸馏水等）或改变局部肿瘤温度（射频消融、微波、激光和冷冻治疗等）直接杀伤肿瘤组织。局部消融治疗可经皮穿刺或通过腹腔镜进行操作，目前是 BCLC A 期且不能手术治疗的肝癌患者的最佳选择，可获得根治性的治疗效果。对于肿瘤长径＜ 3 cm 的肝癌，热消融技术的疗效最佳。微波消融可能比射频消融有更高的肿瘤治疗应答率；对于不能手术切除的长径为 3 ～ 7 cm 的单发肿瘤或多发肿瘤，可联合 TACE 治疗。

局部消融治疗后应在 1 个月后进行疗效评估，影像学结合造影检查未见动脉期强化提示完全消融。完全消融后应定期随访，通常每隔 2 ～ 3 个月复查血清 AFP、超声、MRI 或 CT 检查，以便及时发现可能的局部复发病灶和肝内新发病灶。不完全消融表现为消融治疗后影像学检查动脉期仍有强化，提示有残余肿瘤，可再次行消融治疗。如果经过两次消融后仍有肿瘤残留，则考虑消融失败，应选择其他治疗手段。

（四）TACE

TACE 是目前肝癌非手术治疗最常用的方法之一。TACE 的主要步骤是经皮股动脉穿刺后，在 X 线透视下将导管插至肝固有动脉或其分支，注射抗肿瘤药物或栓塞剂。常用的化疗药物包括 5- 氟尿嘧啶（5-FU）、顺铂（DDP）、丝裂霉素（MMC）和阿霉素（ADM）等。常用的栓塞剂包括碘化油或明胶海绵。

肝功能代偿期的无症状多发性结节型肝癌或不能（不愿）接受手术治疗的大肝癌是 TACE 的最佳适应证。此外，肝癌局部破裂出血而内科治疗效果差的患者和肝癌切除术后 DSA 检查发现残余病灶或复发病灶的患者也可考虑 TACE 治疗。经过 TACE 治疗病灶缩小后，若有可能根治性切除，应首先考虑手术切除。TACE 可加重肝功能损害，且不能延长肝功能失代偿期肝癌患者的生存期，因此，肝功能 Child-Pugh C 级是 TACE 的禁忌证。TACE 最常见的不良反应是栓塞后综合征，主要表现为发热、肝区疼痛、恶心和呕吐等，症状多在 5 ～ 7 天内消失，但需排除术后肝脓肿发生。应在 TACE 治疗后 4 ～ 6 周时复查影像学、AFP 和血生化。后期随访时间可间隔 1 ～ 3 个月或更长时间，依据 CT 和（或）MRI 动态增强扫描评价肝肿瘤的存活情况，以决定是否需要再次进行 TACE 治疗。目前主张综合 TACE 治疗，即 TACE 联合其他治疗方法，以控制肿瘤、提高患者生活质量和长期带瘤生存。

（五）放疗

肿瘤放射治疗简称放疗，包括外放疗和内放疗。外放疗是指利用放疗设备产生的射线（光子或粒子）从体外对肿瘤病灶进行照射。外放疗主要适用于肝门区肝癌的局部治疗，也可用于伴有门静脉或下腔静脉癌栓，以及邻近淋巴结转移或远处转移的患者，多属于姑息性治疗。一部分无法进行手术切除的肝癌患者放疗后肿瘤可缩小或降期，可转化为手术切除；外放疗也可用于等待肝移植术前的桥接治疗。严重的肝功能失代偿期患者或肝内病灶呈弥散分布的肝癌患者，不推荐外放疗。内放疗是将放射性核素经机体自身管道或通过针道植入肿瘤内，持续性释放射线来杀伤肿瘤细胞。常见的内放疗包括 ^{90}Y 微球疗法、^{131}I 单克隆抗体、放射性碘化油和 ^{125}I 粒子植入等。

（六）系统治疗

系统治疗主要针对晚期肝癌患者，以减轻肿瘤负荷、改善肿瘤相关症状、提高生活质量和延长生存时间为目的。但总体来说，目前针对肝癌的系统治疗效果仍不尽如人意。

1. 分子靶向治疗　索拉非尼（sorafenib）是国内外推荐的经多项临床研究证实的一线分子靶向药物，不同肝病背景的晚期肝癌患者均可获益。索拉非尼是一种口服的多激酶抑制剂，一方面通过阻断 RAF/MEK/ERK 介导的信号通路直接抑制癌细胞增殖；另一方面，索拉非尼抑制血管内皮生长因子受体（VEGFR）和血小板衍生生长因子（PDGF）受体，减少肿瘤新生血管形成，间接抑制癌细胞生长。相对于肝功能 Child-Pugh B 级的患者，Child-Pugh A 级者生存获益更明显。常规推荐用法为 400 mg，口服，每日 2 次。需注意该药对 HBV 和肝功能的影响，提倡全程管理基础肝病。最常见的不良反应为腹泻、体重下降、手足综合征、皮疹、心肌缺血及高血压等，一般发生在治疗开始后 2 ～ 6 周内。

另一种多激酶抑制剂仑伐替尼（lenvatinib）已被证实对肝癌的疗效和安全性都不劣于索拉非尼，对 HBV 感染相关性肝癌具有更好的生存获益。我国多个指南已推荐将仑伐替尼作为不可手术切除的肝功能 Child-Pugh A 级的晚期肝癌患者的一线治疗方案。用法如下：体重 ≥ 60 kg 者，口服 12 mg，每日 1 次；体重 < 60 kg 者，口服 8 mg，每日 1 次。常见的不良反应为高血压、腹泻、食欲减退、疲劳、手足综合征、蛋白尿、恶心及甲状腺功能减退等。

其他在肝癌中研究的分子靶向药物还包括瑞戈非尼（regorafenib）和卡博替尼（cabozantinib）等，但均未取得理想的疗效，仅作为二线治疗推荐方案。

2. 全身化疗   肝癌对化疗不敏感，全身化疗的效果较差。全身化疗主要用于有远处转移的肝癌，且患者一般情况较好。由我国学者提出的 FOLFOX4 方案（氟尿嘧啶＋亚叶酸钙＋奥沙利铂）已在我国被批准用于治疗不适合手术切除或局部治疗的晚期肝癌。三氧化二砷对中晚期肝癌具有一定的姑息治疗作用，但需注意监测肝肾毒性。

3. 免疫治疗   免疫治疗是目前包括肝癌在内的肿瘤研究热点。免疫检查点阻断剂人源化抗 PD-1 单克隆抗体是肝癌免疫治疗的重大突破。纳武利尤单抗（nivolumab）和帕博利珠单抗（pembrolizumab）已被多个国家批准用于既往索拉非尼治疗后进展或无法耐受索拉非尼的肝癌患者。其他免疫调节剂（如干扰素 α、胸腺肽 α_1）、细胞免疫治疗（CAR-T，CIK）均有一定抗肿瘤作用，但尚需大规模临床研究证实。

（七）中药

中药治疗可通过调整机体状态改善临床症状，提高机体抵抗力，减轻治疗的副作用，提高带瘤生存质量。我国已批准多种现代中药制剂用于治疗肝癌及手术切除后的辅助治疗。

（八）综合治疗

肝癌的治疗选择较多，但治疗过程中需根据患者的具体情况制订合理可行的治疗计划，以提高生存率和维持较高的生活质量。AASLD 2018 年版肝癌临床实践指南和中国卫生健康委员会 2019 年版《原发性肝癌诊疗规范》等多个指南均推荐以消化肝病科医生、外科医生、放射科医生（包括放射介入医生）、病理科医生、肿瘤科医生和护理人员组成肝癌 MDT 团队。多学科综合治疗可提高肝癌治疗的效果，已成为中晚期肝癌主要的治疗方式。

【预后】

早期诊断及早期治疗是判断肝癌预后的关键。肝癌切除术后 5 年生存率达 60%，肿瘤体积小、包膜完整、未形成癌栓及转移、肝功能及一般情况较好且手术切除彻底者预后较好。中晚期肝癌预后差，如经积极综合治疗也能明显延长生存时间。

【预防】

新生儿及高危人群接种乙型肝炎疫苗是预防乙型肝炎及减少原发性肝癌发病率的基础。通过积极抗病毒治疗延缓慢性乙型和丙型肝炎的进展对预防肝癌的发生具有重要意义。规范输血、避免黄曲霉素和某些化学物质及药物的影响对肝癌的预防也有重要的作用。

应对肝癌高危人群进行筛查。肝癌高危人群包括由 HBV 和（或）HCV 感染、酒精性肝病、NAFLD、长期食用被黄曲霉毒素污染的食物和其他原因引起的肝硬化以及有肝癌家族史的人群。此外，糖尿病、肥胖和长期吸烟也是肝癌的危险因素。年龄 > 40 岁的男性高危人群发生肝癌的风险更高。肝癌高危人群应至少每隔 6 个月进行 1 次超声及血清 AFP 检测，必要时通过病理学证实。

（田德安）

第17章

急性肝衰竭

急性肝衰竭（acute liver failure，ALF）是指由病毒、酒精、药物及肝毒性物质等因素引起的临床综合征，患者既往无肝病病史，两周内出现肝功能急剧恶化，以意识障碍和凝血功能障碍为主要表现。

【流行病学】

ALF 是一种相对少见但危及生命的疾病，发病人群以青壮年、男性多见。发展中国家 ALF 的流行病学数据较少；发达国家 ALF 的总发病率为（1～6）/100 万，每年新发病例约 2000 例。

【病因与发病机制】

（一）病因

我国 ALF 的主要病因是病毒性肝炎，特别是乙型肝炎；在西方国家，引起 ALF 的主要原因是对乙酰氨基酚使用过量所致的药物性肝损伤；其他常见病因包括自身免疫性肝病、妊娠期急性脂肪肝、休克或低灌注引起的缺血性肝损伤及肝豆状核变性（Wilson 病）等（表 4-17-1）。据统计，约 15% 的 ALF 患者未能明确病因。

表 4-17-1　**ALF 的常见病因**

病因	常见分类
病毒	肝炎病毒：甲型、乙型、丙型、丁型、戊型肝炎病毒 其他病毒：巨细胞病毒、EB 病毒、单纯疱疹病毒、水痘带状疱疹病毒、柯萨奇肠道病毒、黄热病毒等
药物	对乙酰氨基酚、抗结核药、抗癫痫药、他汀类药物、抗肿瘤药物、抗风湿病药物、部分抗生素、中草药及膳食添加剂等
肝毒性物质	酒精、毒蕈、四氯化碳、黄磷、有毒化学物质等
其他	自身免疫性肝病、缺血性肝损伤、布-加综合征、妊娠期急性脂肪肝、HELLP 综合征、Wilson 病等

（二）发病机制

ALF 的发病机制主要涉及两个方面，一方面是各种因素对肝细胞的直接损伤，如毒素、感染、药物及缺血等导致肝细胞损伤或死亡。ALF 中肝细胞死亡的经典途径是细胞坏死与细胞凋亡；HBV 基因变异可引起细胞坏死，而 HBV 的 X 蛋白可诱导细胞凋亡。另一方面，内毒素、免疫细胞及细胞因子可介导免疫炎性损伤，如内毒素可直接或通过激活 Kupffer 细胞释放炎症介质引起细胞坏死；细胞毒性 T 淋巴细胞（cytotoxic T lymphocyte，CTL）亦可引起细胞凋亡或坏死；激活的免疫细胞可释放细胞因子 [如肿瘤坏死因子 -α（TNF-α）等]，进一步放大炎症反应，甚至引发全身炎症反应综合征（SIRS）。此外，肝微循环障碍、肝能量代谢及解毒功能丧失等在免疫炎性损伤中发挥协同作用。

【病理】

ALF 的肝细胞呈一次性坏死，主要表现为大块性（坏死范围≥肝实质的 2/3）或亚大块性（坏死范围占肝实质的 1/2 ～ 2/3）坏死或桥接坏死（较广泛的融合性坏死并破坏肝实质结构），存活的肝细胞严重变性，肝窦网状支架塌陷或部分塌陷。

【临床表现与体征】

1. 一般症状　ALF 起病酷似急性肝炎，主要表现为乏力、消化道症状及黄疸等；但 ALF 患者上述表现更为突出，全身高度乏力、频繁恶心、呕吐，食欲减退甚至厌食、严重腹胀，黄疸出现后迅速加深。

2. 意识障碍　意识障碍是部分 ALF 患者的首发症状，主要为肝性脑病。ALF 所致的肝性脑病更易出现激动、烦躁、躁动、癫痫样发作、抽搐及去大脑强直等。ALF 时，代谢发生紊乱，血氨、游离脂肪酸、硫醇、酚、芳香族氨基酸等增多，影响中枢神经系统功能；此外，脑水肿、颅内高压、低血糖、酸碱失衡、缺氧等也可影响脑功能。

3. 肝臭　ALF 患者呼出气有一种特征性气味（特殊的酸甜味），可能与肠道细菌分解含硫氨基酸产生硫醇，后者不能被肝代谢而从呼气中排出有关。

4. 肝外器官功能障碍的临床表现

（1）脑水肿、颅内压增高：20% ～ 30% 的 ALF 患者会出现颅内高压，典型临床表现为血压升高、心率减慢、瞳孔变化、去大脑强直、抽搐、癫痫发作等，多发生于Ⅳ期肝性脑病患者。

（2）凝血功能障碍：轻症 ALF 无明显出血表现，仅出现实验室检查指标异常，如血小板减少、国际标准化比值（INR）升高、凝血酶原时间（PT）延长等，中重度 ALF 有不同程度的出血倾向，如皮肤注射部位渗血、紫癜、瘀斑，以及牙龈出血、鼻出血、球结膜出血、胃肠黏膜出血或颅内出血等。肝是大多数血浆凝血因子、抗凝血因子合成的场所，ALF 患者皮肤黏膜出血可能与肝合成凝血因子减少，弥散性血管内凝血、原发性纤维蛋白溶解等有关。

（3）感染：ALF 患者并发感染的发生率高达 80%。约 30% 的 ALF 合并感染者可无感染相关临床表现，仅部分患者有发热、白细胞水平升高。当出现严重酸中毒、不明原因的平均动脉压下降时需高度怀疑并发感染。

（4）肾功能损伤：较常见，多数患者表现为功能性肾衰竭、肝肾综合征，少数患者可表现为急性肾小管坏死。

（5）循环功能障碍：主要表现为心输出量增加和血压降低或接近正常的高动力循环状态，与外周和内脏血管扩张有关。

（6）肺水肿：ALF 患者常伴有肺功能不全或肺水肿，表现为呼吸窘迫，严重者可发生急性呼吸窘迫综合征（ARDS），与肺毛细血管通透性增加有关。

【实验室检查与其他检查】

（一）实验室检查

1. 一般检查

（1）血常规：白细胞计数正常或增多，血小板减少；动脉血气分析多为代谢性酸中毒、呼吸性碱中毒；动脉血乳酸水平可升高；上述检查对 ALF 患者的预后评估有一定价值。

（2）血生化：转氨酶升高，但大块肝坏死时可出现胆-酶分离现象，此时胆红素持续升高，而转氨酶不升高；血胆红素升高，血清总胆红素≥ 10 倍正常上限值或每日上升≥ 17.1 μmol/L；血肌酐或尿素氮可升高；可出现电解质紊乱如低钠血症、低钾血症等。部分患者可出现低血糖。肝性脑病时可出现血氨升高。

（3）凝血功能：凝血酶原时间及活动度是反映肝损伤程度最有价值的指标，常可出现 PT 延长，凝血酶原活动度（PTA）≤ 40%，或 INR ≥ 1.5；部分患者可出现弥散性血管内凝血。

（4）其他：检测病毒性肝炎血清标志物（HAV IgM、HBV DNA、HCV RNA、HDV IgM 及 HEV IgM）、巨细胞病毒、EB 病毒及单纯疱疹病毒 IgM 等有助于明确 ALF 的病因。血乙酰氨基酚水平、血清铜蓝蛋白水平、人绒毛膜促性腺激素水平（女性患者）、自身抗体（抗核抗体与抗线粒体抗体等）的检查及毒理学筛查亦有助于病因的鉴别。

（二）影像学检查

腹部超声可评估肝大小、有无腹水、肝静脉及门静脉有无阻塞，如布-加综合征患者腹部超声可提示肝静脉闭塞。CT 与 MRI 可以更加细致地评估肝的解剖情况，以及有无慢性肝病、肝硬化、门静脉高压等情况，并有助于排除胆管梗阻及胆囊疾病。

【诊断与鉴别诊断】

ALF 的诊断主要结合病史、临床表现、实验室检查及影像学检查等进行综合分析（图 4-17-1）。

（一）诊断

ALF 呈急性起病，2 周内出现 II 期及以上肝性脑病并有以下表现者可诊断：①极度乏力，严重的消化道症状（如频繁恶心、呕吐、高度腹胀、极端厌食等）；②短期内黄疸进行性加深，血清总胆红素 ≥ 10 倍正常上限值或每日上升 ≥ 17.1 μmol/L，出现酶-胆分离现象；③明显出血倾向，PTA ≤ 40%，或 INR ≥ 1.5，且排除其他原因；④肝进行性缩小。

（二）鉴别诊断

1. 胆道阻塞性疾病及严重胆道感染　该病通常黄疸深，而肝功能损害轻，谷丙转氨酶（ALT）上升幅度小，并常有发热、腹痛、肝体积增大等特点。

2. 淤胆型肝炎　该病皮肤瘙痒明显，而消化道症状较轻，极少出现肝性脑病、出血及腹腔积液，PT 延长不明显。

3. 其他引起意识障碍的原因。

【治疗】

（一）病因治疗

对有明确病因的 ALF 需立刻进行病因治疗。

1. 病毒感染

（1）肝炎病毒感染：对于由甲型、戊型肝炎引起的 ALF，目前尚未证明抗病毒治疗有效，主要采用支持治疗。对于 HBV DNA 阳性的 ALF 患者，无论其检测出的 HBV DNA 载量如何，建议立即使用快速强效的核苷（酸）类药物抗病毒治疗，如恩替卡韦、替诺福韦等。对 HCV RNA 阳性的 ALF 患者，可根据肝衰竭情况选择抗病毒时机。若终末期肝病模型（MELD）评分 < 18，可在肝移植术前尽快开始抗病毒治疗；若 MELD 评分 ≥ 18，可先行肝移植，术后再行抗病毒治疗。抗病毒治疗首选直接抗病毒药物，并根据 HCV 基因型、患者耐受情况等进行个体化治疗。我国 MELD 评分的计算公式：MELD = 3.78×ln［总胆红素（μmol/L）÷17.1］＋11.2×ln（INR）＋9.57×ln［血清肌酐（μmol/L）÷88.4］＋6.43× 病因（病因：胆汁性或酒精性为 0，其他为 1）。

（2）其他病毒感染：确诊或疑似疱疹病毒或水痘-带状疱疹病毒感染导致的 ALF 可使用阿昔洛韦（5 ～ 10 mg/kg，每 8 h 1 次，静脉滴注）治疗，危重者可考虑进行肝移植。

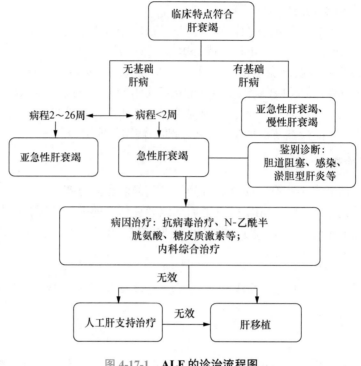

图 4-17-1　**ALF 的诊治流程图**

2. 药物性肝损伤　药物肝毒性所致的 ALF 应及时停用所有可疑的药物。追溯患者半年内服药的详细信息：服药种类（包括处方药、非处方药、中草药及膳食添加剂）、开始及最后一次服药的时间和剂量。临床研究显示，N- 乙酰半胱氨酸（NAC）对药物性肝损伤所致的 ALF 有效。确诊或疑似由对乙酰氨基酚（APAP）过量引起的 ALF，可用 NAC 治疗，必要时进行人工肝治疗。疑似或明确为毒蕈中毒所致的 ALF，可用青霉素 G、水飞蓟素和 NAC 治疗。对于非 APAP 引起的 ALF，应用 NAC 亦可改善预后。

3. 自身免疫性肝炎　可考虑糖皮质激素治疗（40 ～ 60 mg/d）。

4. 妊娠期急性脂肪肝 /HELLP 综合征导致的急性肝衰竭　建议立即终止妊娠。如果终止妊娠后肝衰竭状况未迅速缓解或继续进展，可考虑人工肝和肝移植治疗。

（二）内科综合治疗

1. 一般支持治疗

（1）基本治疗：绝对卧床休息，减少体力消耗，减轻肝负担；推荐肠内营养，包括高碳水化合物、低脂、适量蛋白饮食，总热量为 35 ～ 40 kcal/kg，补充足量维生素和微量元素。进食不足者，每日静脉补给足够的热量、液体和维生素，给予支链氨基酸支持治疗。肝性脑病应限制经肠道蛋白摄入。

（2）重症监护治疗：大多数 ALF 患者可出现不同程度的循环功能障碍，必须进行严密监护。应评估意识状态、监测血压、心率、呼吸频率、血氧饱和度、尿量等。动态监测血常规、肝功能、凝血功能、血糖及动脉血气指标的变化。积极补充白蛋白、新鲜血浆、冷沉淀及凝血因子，纠正水、电解质及酸碱平衡紊乱，加强口腔护理、肺部及肠道管理，预防院内感染。对呼吸衰竭患者应及时给氧及呼吸支持。

（3）辅助治疗：ALF 患者存在肠道微生态失衡，肠道益生菌减少，有害菌增加，应用肠道微生态制剂可减少肠道细菌易位，降低内毒素血症及肝性脑病的发生，改善预后。此外，可酌情使用促肝细胞生长素、免疫调节剂等药物。

2. 并发症的防治

（1）脑水肿、颅内高压：脑水肿与颅内高压是 ALF 最严重的并发症，亦是 ALF 患者死亡的主要原因。脑水肿患者可采取床头抬高 20°～ 30°，避免通气过度，纠正低氧血症、高碳酸血症。对已出现颅内高压的 ALF 患者，可给予甘露醇（0.5 ～ 1.0 g/kg）、袢利尿剂（呋塞米）、高渗盐水治疗；对于难以控制的颅内高压，可考虑给予低温治疗（32 ～ 33℃）和吲哚美辛（0.5 mg/kg）。

（2）肝性脑病：去除诱因（如严重感染、出血及电解质紊乱等）；限制蛋白饮食；减少肠道氨的生成与吸收，促进血氨的清除；对 III 期以上的肝性脑病建议气管插管。

（3）感染：ALF 患者最常见的病原体是细菌（38%～ 80%）和真菌（30%）；常见的细菌为革兰氏阳性球菌和肠道革兰氏阴性杆菌；常见的真菌为念珠菌。感染的主要部位为腹腔、呼吸道及胃肠道。推荐常规进行血液和其他体液的病原学检测，及时发现潜在的感染，根据病原学及药物敏感试验结果尽早采取抗感染治疗。使用强效或联用抗菌药物、激素等治疗时，尤其需要注意防治真菌二重感染。在无感染证据时，一般不推荐常规预防性使用抗菌药物。

（4）急性肾损伤及肝肾综合征：避免使用肾毒性药物，积极控制感染，保持有效循环血容量（保持平均动脉压≥ 75 mmHg）。低血压的初始治疗建议静脉输注生理盐水；充分液体复苏后仍有低血压的 ALF 患者，可使用系统性血管活性药物（如去甲肾上腺素或特利加压素）。ALF 合并急性肾损伤患者建议尽早使用肾脏替代治疗（renal replacement therapy，RRT）。临床研究显示，ALF 患者早期使用（出现高钾血症、尿毒症及少尿之前）连续性肾脏替代治疗（continuous renal replacement therapy，CRRT）可改善疾病的预后。

（5）出血：肝衰竭患者在明确维生素 K 缺乏后可短期使用维生素 K_1（5 ～ 10 mg）；可常规使用质子泵抑制剂预防应激性溃疡出血。尽管 ALF 患者存在血小板减少、INR 升高、PT 延长等导致出血的危险因素，但仅有约 5% 的 ALF 患者会出现明显的出血。因此，对于无明显出血征象的患者，建议避免不合理的输血；对血小板显著减少者可输注血小板；对显著凝血功能障碍的患者，可给予新鲜血浆、凝血酶原复合物和纤维蛋白原等补充凝血因子；对弥散性血管内凝血者可酌情给予小剂量低分子量肝素或普通肝素；对有纤溶亢进证据者可应用氨甲环酸或氨甲苯酸等。

（6）肝肺综合征：肝肺综合征患者应根据需要接受氧疗，鼻导管或面罩给予低流量氧气（2 ～ 4 L/min）。取头低脚高位、吸入依前列醇、一氧化氮和静脉注射亚甲蓝可作为支持性治疗方式。对于伴有严重低氧血症的 ALF 患者，建议使用高流量鼻导管氧疗；若同时存在高碳酸血症，建议使用无创正压通气或有创机械通气。对于 ALF 合并 ARDS 的患者，可采用低潮气量机械通气治疗。

（三）人工肝支持治疗

人工肝支持治疗是治疗肝衰竭的有效方法之一，其通过借助体外的机械、化学或生物性装置，清除各种有害物质，补充必需物质，改善内环境，暂时或部分替代肝功能，为肝细胞再生及肝功能恢复创造条件或等待机会进行肝移植。

人工肝支持系统分为非生物型、生物型和混合型 3 种。临床常用血浆置换 / 选择性血浆置换、血浆（血液）灌流 / 特异性胆红素吸附、血液滤过、血液透析等方法；这些方法可单用或联合使用。但是，人工肝支持治疗可发生出血、低血压及感染等并发症，需要在治疗前充分评估，在治疗中和治疗后严密观察，防治并发症。

1. 适应证　①各种原因引起的肝衰竭，以 PTA 20%～ 40% 为宜；②终末期肝病肝移植术前等待肝源、肝移植术后排异反应、移植肝无功能期；③严重高胆红素血症或胆汁淤积性肝病，经内科治疗效果欠佳。

2. 相对禁忌证　①严重活动性出血或 DIC；②对治疗过程中所用的血液制品或药品（如血

浆、肝素和鱼精蛋白等）高度过敏；③循环功能衰竭者；④心肌梗死或脑梗死非稳定期；⑤妊娠晚期。

（四）间充质干细胞或肝移植

1. 间充质干细胞移植　近年来，细胞疗法在 ALF 治疗中的作用越来越受到关注。临床研究显示，间充质干细胞移植可减轻 ALF 患者的肝损伤，其作用机制可能是间充质干细胞可分泌各种因子，抑制免疫、炎症反应，减少肝细胞凋亡、坏死。

2. 肝移植　是治疗急性肝衰竭的有效手段，适用于积极内科综合治疗和（或）人工肝治疗疗效欠佳者。随着肝移植技术的进步，ALF 患者的生存率已从约 15% 提高到 60% 以上。对于 ALF，MELD 评分是评估肝移植的主要参考指标，MELD 评分为 15 ～ 40 分是肝移植的最佳适应证。禁忌证包括：①4 个及以上器官功能衰竭（肝、肾、肺、循环、脑）；②脑水肿并发脑疝；③严重的循环、呼吸衰竭；④严重感染、活动性肺结核；⑤严重虚弱状态。

【预后】

ALF 病情危重、病死率高，其预后取决于多种因素（如病因、性别、年龄、入院时肝的临床状态、高峰时期肝性脑病的程度、PT、INR、肾功能、胆红素水平、血钠浓度、动脉血 pH 值等）。对乙酰氨基酚过量、缺血性肝损伤的病程较短，以及早期、及时接受治疗的患者预后较好；各型病毒性肝炎或药物特异性反应引起的 ALF 病程较长，预后相对较差。

（田德安）

第18章

肝性脑病

肝性脑病（hepatic encephalopathy，HE）是由急、慢性肝衰竭或门静脉-体循环分流（以下简称门-体分流）异常引起，以代谢紊乱为基础且严重程度不同的神经精神异常综合征。主要临床表现为注意力下降、人格改变、行为失常等，严重者可出现意识障碍和昏迷。轻微型肝性脑病（minimal hepatic encephalopathy，MHE）通常无明显 HE 临床表现，需通过精细的神经心理学和（或）神经生理学测试才能发现。2011 年国际肝性脑病和氨代谢协会（International Society for Hepatic Encephalopathy and Nitrogen Metabolism，ISHEN）发布 SONIC 分级标准将 MHE 和 West-Haven 1 级 HE 统称为隐匿性肝性脑病（covert hepatic encephalopathy，CHE），将有明显临床表现的 West-Haven 2 ～ 4 级 HE 统称为显性肝性脑病（overt hepatic encephalopathy，OHE）。

【流行病学】

多数肝硬化患者在病程中的某些阶段会出现不同程度的 HE。由于 HE 的病因以及肝硬化的严重程度差异较大，以及诊断 MHE/CHE 的方法不同，故国内外报道的 HE 的确切发病率不一致。国外报道的肝硬化患者 HE 的发生率为 30% ～ 45%，在疾病进展期发生率更高。我国学者研究发现，住院患者 MHE 的发生率为 39.9%，其中 Child-Pugh A 级者 MHE 的发生率为 24.8%，B 级者为 39.4%，C 级者为 56.1%。经颈静脉肝内门-体静脉分流术（TIPS）后患者发生 OHE 的比例为 10% ～ 50%。

【临床分类与分级】

（一）HE 的分类

HE 可分为 3 种类型：① A 型是与急性肝衰竭相关的 HE，进展较迅速，常于起病 2 周内出现 HE。亚急性肝衰竭时，HE 常出现于第 2 ～ 4 周；② B 型由单纯门-体分流所致，无明显肝功能障碍，肝活组织病理学检查提示肝组织学正常，如先天性血管畸形、外伤、骨髓增殖性疾病等引起的高凝状态所致的门静脉及其分支血栓形成，以及淋巴瘤、转移性肿瘤等疾病导致的门静脉高压和门体分流；③ C 型是指发生于肝硬化等慢性肝损伤基础上的 HE，是 HE 中最常见的类型，常伴有门体侧支循环。

根据 HE 病程不同，可分为 3 个亚型，即发作性 HE、复发性 HE 和持续性 HE。发作间隔超过 6 个月者为发作性 HE；发作间隔不超过 6 个月为复发性 HE；若患者行为改变等症状持续存在，并间断发生明显 HE 临床表现，则为持续性 HE。

（二）HE 的分级

目前应用最广泛的是 West-Haven HE 分级标准，其将 HE 分为 0 ～ 4 级。修订后的 West-Haven HE 分级标准进一步将 0 级分为无 HE 和 MHE。因 1 级 HE 中性格改变、注意力时间缩短等临床征象常难以识别，故 2011 年 SONIC 分级标准将 MHE 和 1 级 HE 统称为 CHE，其定义为有神经心理学和（或）神经生理学异常，但无定向障碍、无扑翼样震颤的肝硬化患者。将出现性格行为改变、定向障碍或昏迷等明显 HE 临床表现（West-Haven 2 ～ 4 级 HE）的患者定义为 OHE（表 4-18-1）。

表 4-18-1　**HE 的分级**

| | West-Haven（新修订） | | SONIC 标准 |
	神经精神症状	神经系统体征	
无 HE	正常	神经系统体征正常，神经心理学测试正常	
MHE	潜在 HE，没有能觉察的性格或行为变化	神经系统体征正常，但神经心理学测试异常	CHE
1 级	存在轻微临床征象，如轻微认知障碍、注意力减弱、睡眠障碍（失眠、睡眠倒错）、欣快或抑郁	扑翼样震颤可引出，神经心理学测试异常	CHE
2 级	明显的行为和性格变化；嗜睡或冷漠、轻微定向异常（时间、定向）、计算能力下降、运动障碍、言语不清	扑翼样震颤易引出，不需要做神经心理学测试	OHE
3 级	明显定向障碍（时间、空间定向）、行为异常、半昏迷到昏迷、有应答	扑翼样震颤常无法引出、踝阵挛、肌张力增高、腱反射亢进，不需要做神经心理学测试	OHE
4 级	昏迷（对言语和外界刺激无反应）	肌张力增高或中枢神经系统阳性体征，不需要做神经心理学测试	OHE

【病因与发病机制】

（一）病因

各种原因引起的急、慢性肝衰竭及肝硬化是 HE 的主要原因（占 90% 以上）。目前我国引起肝衰竭及肝硬化的主要病因仍然是病毒性肝炎，其中乙型肝炎占 80% ～ 85%，其次是药物或肝毒性物质。脂肪性肝病、自身免疫性肝病和严重感染也可导致肝衰竭和肝硬化。此外，门-体分流异常也是 HE 的病因，在我国较为少见。其他少见病因还包括由先天性尿素循环障碍等原因导致的血氨代谢异常。

（二）诱发因素

大多数 HE 均可找到诱发因素，对诱发因素的识别和尽早干预可有效预防和治疗 HE。HE 常见的诱发因素包括：①感染（特别是自发性细菌性腹膜炎、肺部和尿路感染）；②消化道出血；③电解质和酸碱平衡紊乱；④高蛋白饮食；⑤低血容量与缺氧；⑥麻醉、镇痛、催眠、镇静类药物；⑦便秘；⑧手术；⑨大量放腹水；⑩过度利尿。TIPS 后 HE 的发生与术前肝功能储备状态、有无 HE 病史、支架类型及其直径等因素有关。

（三）发病机制

HE 的发病机制尚未完全阐明。HE 的病理生理学基础是肝细胞功能衰竭和门-体静脉间存在大量分流，通过氨中毒、炎症反应损伤、假性和抑制性神经递质积聚、氨基酸代谢失衡等机制导致 HE。一般而言，HE 的发生是上述多种因素综合作用的结果。

1. 氨中毒学说　100 多年前提出的氨中毒学说仍然是 HE 的主要发病机制之一。正常人体内氨的生成和清除保持动态平衡。肝细胞功能衰竭时，氨生成增加，清除不足，引起高氨血症和氨中毒。

（1）氨生成增加：血氨主要由肠道内含氮物质经细菌氨基酸氧化酶和尿素酶分解而生成。

肝衰竭时，胃肠道吸收功能低下，肠腔内未被消化的蛋白质增多，加之肠腔内菌群失衡、细菌增殖，肠道产氨明显增多。而肠腔内氨的吸收与肠腔内 pH 值有关。由于氨（NH_3）与铵（NH_4^+）可以相互转换，当 pH 值 < 6 时，则 NH_4^+ 大量生成。NH_4^+ 为水溶性，需在钠泵作用下与 K^+ 竞争才能被吸收，故多随粪便排出。因此，肠内氨生成和吸收的量取决于肠腔内含氮物质的量、细菌的作用和肠腔内的 pH 值。此外，骨骼肌、肝、脑、肾和红细胞还可通过嘌呤核苷酸循环产氨。肝衰竭时，机体蛋白质分解代谢占优势，肌肉和脑等组织的产氨亦增多。

（2）氨清除减少：氨主要在肝内经鸟氨酸循环合成尿素而被清除。肝衰竭时，肝清除氨的功能减退。同时，正常人 50% 的动脉血氨经肌肉代谢，而慢性肝病患者肌肉大量减少。此外，肾小管上皮产生的 NH_3 通常与 H^+ 结合形成 NH_4^+，并与 Cl^- 结合后随尿排出。重症肝病患者常伴低钾低氯性碱中毒，H^+ 生成减少，故肾排氨也减少。

（3）氨对大脑的毒性作用：①干扰脑能量代谢：脑内氨的清除是通过氨与三羧酸循环中的 α - 酮戊二酸结合后形成谷氨酸，后者再与氨结合形成谷氨酰胺。脑内氨增多时消耗大量 α - 酮戊二酸，使三羧酸循环不能正常进行，影响脑细胞能量代谢。此外，氨还可抑制丙酮酸脱氢酶的活性和有氧代谢，影响脑乙酰辅酶 A 的合成，并可促进磷酸果糖激酶活性，增强糖酵解作用，减少 ATP 产生。②抑制神经细胞膜的电活动：氨可抑制神经细胞膜上 Na^+-K^+-ATP 酶的活性，影响膜的复极化，抑制膜的电活动。③影响神经递质：谷氨酸是大脑重要的兴奋性神经递质，在氨与谷氨酸结合形成谷氨酰胺的脑氨清除过程中，谷氨酸减少甚至耗竭，影响了兴奋性神经递质的传递作用。

2. 炎症反应损伤 慢性肝病患者易并发感染和内毒素血症，生成大量 IL-1、IL-6、TNF-α 等炎症介质。高氨血症与炎症介质相互作用可促进 HE 的发生和发展。炎症反应可导致血脑屏障被破坏，从而使氨等有毒物质及炎性细胞因子进入脑组织，引起脑实质改变和脑功能障碍。高血氨能够诱导中性粒细胞功能障碍，释放活性氧类（ROS），促进机体产生氧化应激和炎症反应。

3. 神经递质学说 脑内有兴奋性和抑制性神经递质，前者主要包括去甲肾上腺素、多巴胺、乙酰胆碱、谷氨酸和门冬氨酸；后者主要包括 γ - 氨基丁酸（gamma-aminobutyric acid，GABA）、5- 羟色胺（5-HT）、谷氨酰胺。HE 时两者的平衡被打破，加之酪胺、苯乙醇胺等假性神经递质增多，正常神经冲动传导被抑制。

（1）假性神经递质学说：食物中的芳香族氨基酸（如酪氨酸、苯丙氨酸等）经肠菌脱羧酶的作用分别转变为酪胺和苯乙胺。正常时二者在肝内被单胺氧化酶分解清除，当肝衰竭时，清除发生障碍，二者进入脑组织，在脑内经 β - 羟化酶分别形成酪胺和苯乙醇胺。后二者的化学结构式与去甲肾上腺素相似，可与去甲肾上腺素竞争神经元上的受体，但其生理活性远低于正常神经递质，故称为假性神经递质。它们在脑中积聚大大减弱了正常神经元突触间冲动的传导，出现意识障碍或昏迷。

（2）GABA/ 苯二氮䓬（benzodiazepine，BZ）复合受体假说 GABA 是脑中主要的抑制性神经递质，GABA 受体与 BZ 受体及巴比妥受体组成 GABA/BZ 受体复合体，共同调节氯离子通道，复合体中任何一个受体被激活均可促使氯离子内流而使神经传导受抑制。正常情况下，肝能大量摄取门静脉血液中的 GABA，并迅速分解。肝衰竭时，肝对 GABA 的清除能力明显降低，且当出现门-体分流时进入体循环的 GABA 增加，导致血中 GABA 浓度以及通过血脑屏障的 GABA 增多，其通过与受体结合产生中枢抑制效应。但也有大量实验表明，脑内 GABA/BZ 浓度在 HE 时并没有改变，但在氨的作用下，星形胶质细胞中的 BZ 受体表达上调。临床上，肝衰竭患者对 BZ 类药物及巴比妥类安眠药极为敏感，而 BZ 拮抗剂（如氟马西尼）对部分 HE 患者具有促苏醒作用也支持了这一假说。

4. 氨基酸失衡学说 正常人血浆中支链氨基酸（缬氨酸、亮氨酸和异亮氨酸）和芳香族氨基酸（酪氨酸、苯丙氨酸和色氨酸）的比值为 3.5±1.0。在 HE 发病前或病程中，该比值明显下降。这是由于芳香族氨基酸主要在肝内分解，肝衰竭时分解减少，血浆浓度升高；支链氨基酸主要在骨骼肌分解，肝衰竭时胰岛素灭活减少，促使更多的支链氨基酸进入骨骼肌，血浆浓度明显下降。这两类氨基酸在通过血脑屏障时互相竞争和排斥。肝衰竭时，血浆芳香族氨基酸含量增多，进入大脑的芳香族氨基酸也增多，其中酪氨酸、苯丙氨酸可进一步转化为酪胺和苯乙醇胺（假性神经递质）。此外，血浆中的色氨酸主要与白蛋白结合，不易透过血脑屏障。肝衰竭时色氨酸分解减少，肝合成白蛋白也减少，使血浆中游离色氨酸增加，进入脑内转化为5-HT 和 5-羟吲哚乙酸，两者均为抑制性神经递质。

5. 锰中毒   肝细胞可分泌锰离子入胆道，并经肠道排出。当肝细胞功能受损或存在门-体分流时，锰经胆道排出减少，血锰浓度升高，并通过血液循环进入大脑。肝硬化患者血浆和脑组织中锰的含量升高。当锰进入神经细胞后，低价锰离子被氧化成高价锰离子，并蓄积在线粒体内。同时，锰离子在价态转变过程中可产生大量自由基，进一步导致黑质和纹状体中脑细胞线粒体呼吸链关键酶的活性降低，从而影响脑细胞的功能。

【病理】

急性肝衰竭所致的 HE 患者脑组织常无明显解剖异常，部分患者可出现脑水肿。肝硬化患者发生 HE 可出现脑皮质变薄，皮质深部片状坏死，神经细胞及其神经纤维消失，而皮质下组织的星形胶质细胞肥大并增多。

【临床表现与体征】

HE 的主要表现为基础肝病的症状、体征和在此基础上出现的各种神经精神异常。急性肝衰竭所致的 HE 起病急，常无明显诱因和前驱症状，短期内进入昏迷状态。慢性肝病基础上发生的 HE 起病缓急不一，最早表现为性格改变和行为异常，继而定向力、理解力减退，最终出现嗜睡和昏迷。MHE/CHE 常无明显临床症状，大多需要通过神经生理学测试或神经心理学测试才能发现。

HE 较特征性的体征是扑翼样震颤。检查方法是嘱患者上肢伸直，前壁固定，腕关节向背侧伸展，手指分开，若出现掌指关节及腕关节快速、无节律的扑翼样扑动（每秒 1～2 次）为阳性。HE 的其他体征还包括踝阵挛、肌张力增高、腱反射亢进等。

【实验室检查与其他检查】

（一）实验室检查

1. 肝功能   急性肝衰竭或肝硬化患者胆红素、谷丙转氨酶、谷草转氨酶、白蛋白、凝血酶原活动度等可出现不同程度的异常。

2. 血氨   正常人空腹静脉血氨浓度为 22～44 μmol/L（酶法），动脉血氨浓度为静脉血的0.5～2 倍。空腹动脉血氨比较稳定可靠。慢性肝病所致的 HE 患者血氨大多数升高，但升高幅度与 HE 严重程度不尽一致。高氨血症对于 HE 的诊断和预后判断的价值仍有争议，单纯血氨升高不能作为 HE 的诊断依据，但若血氨正常，诊断 HE 应慎重。血氨的检测应在室温下采静脉血后立即低温送检，30 min 内完成测定，或离心后于 4℃冷藏，2 h 内完成检测。止血带压迫时间过长、采血后检测时间延迟、高温下运送等因素均可能引起血氨假性升高。

（二）神经心理学测试

CHE 主要引起患者认知功能和神经心理学异常，多表现为注意力和处理速度下降。临床可利用神经心理学测试来诊断 CHE，其结果易于计算，便于随访。

1. 肝性脑病心理测量评分（psychometric hepatic encephalopathy score，PHES）   PHES为传统的纸-笔试验，包括数字连接试验（number connection test，NCT）A 和 B、数字符号试

验（digit symbol test，DST）、轨迹描绘试验（line-tracing test，LTT）和系列打点试验（serial dotting test，SDT）5 个子项目（见二维码数字资源 4-18-1）。PHES 检测完成后，计算 5 个子项目的检测结果与预测结果（通过年龄和受教育年限标化）的差值，将差值与相应检测项目的预测值标准差（SD）进行比较后得到各个子项目的 Z 值。在 NCT-A、NCT-B、LTT、SDT 检测中，差值＝检测值－预期值；在 DST 检测中，差值＝预测值－检测值。若差值在 ±1 SD 范围内，则 Z 值计为 0 分，而（＋1～＋2）SD、（＋2～＋3）SD 和＋3 SD 以上则分别计为－1、－2 和－3 分，－1 SD 以下为＋1。由这 5 项 Z 值相加得到最终的 PHES 总分，范围为＋5～－15。当 Z 值＜－4 分时，可诊断为 CHE。PHES 简单易行，具有较高的敏感性和特异性，是目前应用最广泛的神经心理学测试方法。但 PHES 各项试验过程较为繁琐，耗时较长。也有学者主张 NCT-A 和 DST 两项测试方法阳性即可诊断 MHE/CHE。PHES 检测受患者年龄、教育程度等因素影响，应针对不同人群进行校正与标准化。

2. Stroop 试验及 Encephal APP 测试　Stroop 试验是通过记录识别彩色字段和书写颜色名称之间的干扰反应时间来评估患者精神运动速度和认知灵活性，可作为衡量患者神经心理学能力的指标。该方法包含 "off" 和 "on" 两种状态。在 "off" 状态下患者将看到红色、绿色或蓝色的闪烁符号，根据符号的颜色选择相应的按钮；在 "on" 状态下患者将看到 "红""蓝"或 "绿" 汉字，根据汉字的颜色选择相应的按钮。Stroop 试验结果为正确完成 5 轮 "off" 和 "on" 状态下测试所用的总时间。Encephal APP 是基于 Stroop 试验的移动应用软件工具，可安装在不同的智能终端设备进行检测。Stroop 试验省时、便捷、可接受性好，诊断 CHE 的敏感性高，但特异性较差。该方法同样受年龄和教育水平影响，不适用于红绿色盲患者。

3. 控制抑制试验（inhibitory control test，ICT）　目前认为，在肝硬化相关的神经功能障碍中，低级别的认知功能障碍（如警惕性、注意力改变）是最敏感的指标。不同于传统的纸-笔测试，ICT 是通过计算机技术在 50 ms 周期内显示一些字母，测试患者的反应抑制、注意力和工作记忆，是诊断 CHE 的简易方法。

4. 临界闪烁频率（critical flicker frequency，CFF）检测　CFF 是指能引起闪光融合感觉的最小刺激频率，可反映大脑神经传导功能。该检查操作较为简便，但需要特定的设备。目前研究多认定 CFF < 39 Hz 为异常，但亦有学者建议应根据种族、个体差异选择特定健康对照。该方法诊断 MHE 的特异性较高，且易于解读，可作为辅助检查手段。

5. 扫描测试　是一种计算机辅助的神经心理学测试，可以测量反应速度和准确度。扫描测试可用于了解肝硬化患者神经心理学状态，对评价患者预后也具有一定价值。

此外，也有学者利用可重复性成套神经心理状态测试（repeatable battery for the assessment of neuropsychological status，RBANS）、连续反应时间（continuous reaction time，CRT）、简易精神状态检查量表（mini mental status examination，MMSE）、动物命名测试（animal naming test，ANT）等方法诊断 CHE。

（三）神经生理学检查

神经生理学检查较心理学检测更客观，不受患者年龄和教育程度的影响，患者不需要训练，但诊断敏感性不及心理学检测，且需要专业的设备和人员。

1. 脑电图　脑电图可反映大脑皮质功能，HE 患者脑电图的主要异常表现为节律变慢，与 HE 的严重程度存在一定的相关性。但该变化并非 HE 的特异性改变，亦可见于低钠血症、尿毒症性脑病等其他代谢性脑病。一般只有在严重 HE 患者中才能检测出典型的脑电图改变，故不适用于 HE 的早期诊断。

2. 诱发电位　诱发电位包括视觉诱发电位、听觉诱发电位和躯体诱发电位。该方法特异性差，临床较少使用。

（四）影像学检查

1. CT 和 MRI 常规 CT 和 MRI 检查不能用于 HE 的诊断和分级，但可发现脑水肿、脑血管意外、颅内肿瘤等，对鉴别诊断具有重要价值。腹部增强 CT 或 MRI 有助于判断是否存在肝硬化及门-体分流。

2. 功能磁共振成像（functional magnetic resonance imaging，fMRI） fMRI 常用于了解中枢代谢水平以及大脑的认知、感觉等功能状态。目前利用 fMRI 在研究 HE 患者认知功能改变及其病理生理学机制方面取得较大进步。例如，静息态 fMRI 研究发现 HE 患者的基底节-丘脑-皮层回路受损，功能连接的改变与 HE 患者认知功能的改变有关。fMRI 诊断 HE 虽仍处于研究阶段，但具有较大的临床应用潜力。

【诊断与鉴别诊断】

（一）诊断

OHE 的诊断以临床诊断为主，一般不需要进行神经心理学和（或）神经生理学检查。OHE 诊断依据包括：①有引起 HE 的基础疾病［严重肝病和（或）广泛门体侧支循环分流］；②有明显的神经精神症状和体征；③查找到可能存在的诱因；④排除其他导致神经精神异常的疾病，如代谢性脑病、中毒性脑病、神经系统疾病（如颅内出血、颅内感染及颅内占位性病变）、精神疾病等。

CHE 的诊断依据包括：①存在基础疾病，如肝硬化、门-体分流；②临床无明显神经精神症状；③神经心理学测试和（或）神经生理学测试异常；④排除其他导致神经精神异常的疾病。目前尚缺乏公认的诊断 CHE 的标准神经心理学测试和（或）神经生理学检测方法，多种方法联合检测可提高诊断准确性。2014 年美国肝病学会和欧洲肝病学会联合发布的指南推荐在开展多中心临床研究时，诊断 CHE 应至少选用 2 种神经心理学测试和（或）神经生理学检测方法，其中 PHES 为必选项目。2 种检测方法异常即可诊断 CHE。

（二）鉴别诊断

典型的 HE 诊断并不困难，但以精神症状为突出表现者易被误诊为精神病，而以昏迷为主要表现者有时需与可致昏迷的其他疾病（如脑血管病、糖尿病酮症酸中毒、低血糖休克、尿毒症、脑部感染和中毒等）相鉴别。此外，扑翼样震颤除可见于 HE 外，也可见于严重心力衰竭、呼吸衰竭、尿毒症、低钾血症和镇静药过量、麻醉恢复期等；HE 的异常脑电波类型也可见于尿毒症、呼吸衰竭、低血糖和维生素 B_2 缺乏，均应加以鉴别。

【治疗】

HE 是终末期肝病患者的主要死因之一，早期识别、及时治疗、预防再发是改善患者预后的关键。HE 的治疗原则包括：寻找和清除诱因，适当营养支持，维持水、电解质平衡，减少肠道有害物质生成和吸收，促进有毒物质代谢和清除。临床中需根据患者发病诱因、临床类型和疾病严重程度采取个体化治疗方案。

（一）去除诱因

大部分 HE 存在诱发因素，去除诱因是治疗 HE 的基本措施，多数患者经去除诱因后可控制 HE。

感染是肝硬化患者发生 HE 最常见的诱发因素，应积极寻找感染源，及时抗感染治疗。消化道出血导致肠道产氨增加也是 HE 的常见诱发因素，应尽快止血，并清除胃肠道内积血。由过度利尿引起的 HE 应暂停使用利尿剂，并注意纠正内环境紊乱。避免使用麻醉、镇痛、镇静催眠类等药物。

（二）营养支持

由于蛋白质摄入过多可诱发 HE，故传统观点认为 HE 患者应限制蛋白质摄入量。但近年来的研究认为，约 75% 的 HE 患者存在中重度营养不良，其蛋白质需求较健康人更多，合理的营养支持是 HE 治疗的重要组成部分。此外，营养不良和肌肉萎缩是 HE 的易感因素，因此不宜过长时间限制蛋白质摄入。因植物蛋白含较多膳食纤维，有利于肠道微生态平衡、降低肠道内 pH 值，故推荐摄入植物蛋白。慢性 HE 患者鼓励少食多餐，应避免日间 3 ～ 6 h 不进食。需要注意的是，OHE 发病数日内仍需限制蛋白质摄入，3 ～ 4 级 HE 患者应禁止经肠道补充蛋白质。

（三）药物治疗

1. 非吸收性双糖 主要包括乳果糖和拉克替醇。

（1）乳果糖：是由半乳糖与果糖组成的二糖，是治疗 HE 的一线药物，其治疗 HE 的机制包括：降低肠道 pH 值，促使 NH_3 转换为 NH_4^+，利于氨的排出；抑制产氨细菌生长、增加细菌对氨的利用，减少肠道内氨的产生和吸收；促进肠内容物排泄，利于氨和其他含氮物质排出。常用剂量为每次口服 15 ～ 30 ml，每日 2 ～ 3 次，以每日 2 ～ 3 次软便为宜。除口服外，乳果糖还可通过保留灌肠给药。乳果糖不良反应少，可用于糖尿病或乳糖不耐受的患者，需注意肠梗阻患者禁用。

（2）拉克替醇：为肠道不吸收的双糖，对 HE 的疗效与乳果糖相当，其优点是甜度较低。推荐初始剂量为 0.6 g/kg，分 3 次于就餐时服用，可根据排便情况调整用量，以每日 2 次软便为宜。使用初期易出现胃肠胀气、痉挛等不良反应。

2. 利福昔明 -α 晶型 是利福霉素半合成衍生物，在肠道几乎不被吸收，可强效、广谱抑制肠道细菌生长，减少肠道氨的产生与吸收。大量研究表明，利福昔明可显著减轻 HE 症状，预防 HE 发生，改善 CHE 患者的生活质量。利福昔明的疗效与乳果糖相当，均为治疗 HE 的一线药物，两者联合使用可提高疗效。利福昔明的安全性高，无严重不良反应。但有个案报道，利福昔明可导致中性粒细胞减少和中毒性表皮坏死松解症，停药及对症治疗后可完全恢复。常用剂量为 800 ～ 1200 mg/d，分 2 ～ 3 次口服。

3. L- 鸟氨酸 -L- 门冬氨酸（L-ornithine L-aspartate，LOLA） 通过促进肝鸟氨酸循环和谷氨酰胺合成来降低血氨，可作为传统治疗反应不佳的患者的替代或补充治疗，对 OHE 和 CHE 均有治疗作用。剂量为 10 ～ 40 g/d，静脉滴注。LOLA 亦有口服制剂，可单药或联合乳果糖使用。

4. 支链氨基酸 口服或静脉输注以支链氨基酸为主的氨基酸混合液可纠正氨基酸代谢失衡，竞争性抑制芳香族氨基酸进入大脑，减少假性神经递质生成，可能有助于改善 HE。

5. 肠道微生态制剂 主要包括益生菌、益生元和合生元，肠道微生态制剂可促进有益菌群的生长，并抑制有害菌群的繁殖；改善肠上皮细胞的营养状态、降低肠黏膜通透性，减少细菌易位，减轻内毒素血症并改善高动力循环；减轻肝细胞的炎症和氧化应激反应。近年来肠道微生态制剂治疗 HE 的作用日益受到重视，多项研究结果显示益生菌对治疗 MHE 有一定效果。

6. 其他药物

（1）精氨酸：偏酸性，可用于治疗伴代谢性碱中毒的 HE。在应用过程中应注意监测血气分析，警惕使用过量引起酸中毒。

（2）谷氨酰胺：谷氨酸盐只能暂时降低血氨，且不能透过血脑屏障，不能降低脑组织中的氨水平，且有诱发代谢性碱中毒的风险，反而可能加重 HE。此外，脑内过多的谷氨酰胺可产生高渗效应，参与脑水肿形成，不利于 HE 恢复。因此，目前国内外指南均不推荐该药用于治疗 HE。

（3）镇静药：如纳洛酮、丙泊酚、氟马西尼等。对于出现严重精神异常表现（如躁狂、危及自身或他人安全、不配合治疗等）的 HE 患者，适当应用镇静剂有利于控制症状，但需个体化并谨慎使用。

（四）人工肝治疗

肝衰竭合并 HE 时，在内科治疗的基础上，可采用一些可改善 HE 的人工肝支持治疗。目前临床常用的人工肝治疗模式包括血液灌流、血液滤过、血浆滤过透析、分子吸附再循环系统（molecular adsorption recycling system，MARS）、双重血浆分子吸附系统（dual plasma molecular adsorption system，DPMAS）、血浆置换等。人工肝支持治疗能在一定程度上清除部分炎症因子、内毒素、血氨、胆红素等，也可作为等待肝移植的暂时支持措施或为肝再生赢得时间。

（五）肝移植

肝移植是终末期肝病唯一的根治方法，反复发作的难治性 HE 伴有肝衰竭是肝移植的指征。

【预后】

MHE/CHE 会影响患者的生活质量，对其工作能力、安全驾驶等造成潜在危害，若不能有效控制，可进一步发展为 OHE，同时增加其他肝硬化并发症发生的风险，显著影响患者预后。肝功能较好、分流术后和肝硬化患者发生 HE 有明确诱因且诱因容易消除者，通常预后较好。急性肝衰竭所致 HE 以及合并腹水、黄疸、出血倾向的慢性肝病患者预后较差。

【预防】

（一）一级预防

一级预防是指预防 HE 首次发作。其目的是预防 HE 的发生、改善生活质量、提高患者生存率。一级预防的重点是治疗肝原发性疾病，及时预防和治疗 HE 的诱发因素。对于肝硬化、肝衰竭、TIPS 术后等容易发生 HE 的高危患者，应尽早进行 MHE/CHE 筛查，及时发现并尽早进行治疗，防止其进一步发展。

（二）二级预防

二级预防是指预防 HE 复发。患者第一次发生 HE 后，容易反复发作。二级预防的重点是针对患者及其家属的健康教育和有效控制诱发因素。应指导患者及家属注意观察患者性格、行为和意识的变化，避免感染、便秘、过度使用利尿剂等常见诱发因素。

（谢渭芬）

第19章

胆道系统结石及炎症

胆石症是指胆道系统（包括胆囊和胆管）内发生结石的疾病。结石的种类和成分不尽相同，成因较为复杂，被认为与胆汁的理化因素改变、胆汁淤积及胆道系统感染等因素相关。临床表现取决于结石的大小及部位、是否造成胆道梗阻和感染等因素。多数胆石症没有症状，但当结石造成胆道梗阻继而出现局部炎症时，可出现典型症状，包括急性右上腹痛、发热及黄疸等。腹部超声及 CT 等影像学检查可帮助确诊。胆囊切除仍是胆囊结石治疗的金标准，随着内镜技术的蓬勃发展，内镜手术已成为胆管结石的首选治疗方式。多数患者病情轻，预后好。

第 1 节　胆囊结石及胆囊炎

【流行病学】

胆囊结石是全球范围的常见病和多发病。随着生活水平的提高及饮食结构的改变，我国胆囊结石的患病率由 20 世纪 90 年代的 3.5% 上升至目前的 10% 以上，且女性胆囊结石患病率高于男性。在欧美等发达国家，胆囊结石的患病率可达 15%，部分种族甚至达 20% 以上。该病的主要发病危险因素包括女性、妊娠、年龄 > 40 岁、口服避孕药及雌激素替代治疗、肥胖、减肥期间的极低热量膳食和体重快速减轻、糖尿病、不吃早餐和胆囊结石家族史等。保护因素包括增加运动、高纤维饮食、咖啡、他汀类药物、维生素 C、植物蛋白及坚果等。

【病理】

胆囊结石分为胆固醇结石和胆色素结石。胆固醇结石一般由 50% 以上的胆固醇一水化物及钙盐、胆色素、蛋白质和脂肪酸构成。胆汁中的胆固醇过饱和是形成胆固醇结石的主要机制。胆汁中的胆固醇、卵磷脂和胆盐共同维持胆汁性状的稳定，当胆汁中胆固醇的分泌量增加时，易于析出结晶而形成结石，这可能与肥胖、代谢综合征、雌激素、口服避孕药等相关。其他机制包括胆固醇单水结晶的成核现象加速及伴有延迟胆汁排空的胆囊动力异常。

胆色素结石主要由胆红素钙构成，其含有的胆固醇不足 20%。胆色素结石的发生与胆囊及胆管感染、回肠疾病、肝硬化、慢性溶血状态有关。

胆囊急性炎症通常由结石嵌顿引起胆道梗阻所致。引起炎症反应的原因包括：①胆道内压力升高造成机械性炎症；②溶血磷脂酰胆碱释放导致化学性炎症；③细菌性炎症（为 50% ～ 85% 急性胆囊炎患者的发病原因）。急性胆囊炎时，胆囊壁及胆囊黏膜出现水肿和炎症反应，严重者可出现坏死及坏疽。非结石性胆囊炎则以缺血、内皮损伤及坏死为主要表现。

【临床表现与体征】

（一）临床表现

大多数胆囊结石患者无明显临床症状，多在进行腹部超声检查时意外发现。

1. 无症状胆囊结石　无临床症状。在确诊后 5 年内出现症状的概率为每年 2% ～ 4%。

2. 有症状胆囊结石

（1）胆绞痛：是胆囊结石的典型症状。结石嵌顿于胆囊颈，胆囊排空受阻且压力逐渐增高，在此基础上饱餐或油腻饮食后，胆囊强力收缩，进而胆囊压力进一步升高，出现绞痛。常呈突然发作，数分钟内中上腹或右上腹部疼痛达到高峰，经过 30 min 至数小时逐渐缓解，且常出现右肩或右侧肩胛部牵涉痛。可伴随恶心、呕吐，呕吐后腹痛不缓解。发热及腹部包块少见。

（2）非特异性消化系统症状：多发生于脂餐后，表现为持续时间较短的上腹部饱胀感、打嗝、胀气、消化不良等。

3. 非结石性胆囊炎　约 5% 的急性胆囊炎患者在检查中未发现胆囊结石的存在，多见于长期禁食需要肠外营养、长期卧床或血流动力学不稳定的患者，其可能与胆囊缺血及血液淤滞相关。其症状与急性结石性胆囊炎无明显差异，但较后者有较高的并发症发生率及死亡率。

（二）体征

无症状者无特异性体征，当并发急性胆囊炎时可出现发热、上腹或右上腹压痛、肌紧张，部分患者可触及包块。墨菲征阳性为急性胆囊炎的典型体征。

【并发症】

1. 急性胆囊炎　胆囊壁的急性炎症常继发于结石阻塞胆囊管引起的胆汁排出不畅，由起初的机械性炎症和化学性炎症逐渐转变为细菌性炎症。主要致病菌为大肠埃希菌、克雷伯菌属及链球菌属。临床表现为突然发作的上腹或右上腹痛，程度逐渐加重，并伴右肩胛、右肩或腰部牵涉痛。与胆绞痛不同的是，这种疼痛常无法自发缓解。其他伴随症状包括恶心、呕吐及厌食。患者通常会出现发热、寒战。若胆囊管梗阻持续未解除，淤滞的胆汁可受产脓细菌感染发生胆囊积脓。当胆囊内压力进一步升高引起囊壁血管受压、局部血供不足而导致缺血坏死时，则可发生坏疽性胆囊炎。坏疽后的胆囊易发生穿孔，此时患者可出现高热、腹膜炎等表现，可危及生命。

2. Mirizzi 综合征　是由于较大结石长期嵌顿于胆囊颈或胆囊管，压迫肝总管进而导致反复发作的梗阻性黄疸及局部炎症。其形成的解剖学基础为胆囊管与肝总管伴行过长或两者汇合位置过低。主要临床表现为腹痛、发热、黄疸等。

3. 瘘管形成及胆石性肠梗阻　反复囊壁炎症发作及与周围器官组织粘连可引起两者之间瘘管形成，其中胆囊-十二指肠瘘最为常见，也可发生于结肠肝曲、胃、空肠等。大的结石嵌顿于回盲瓣可引起小肠梗阻。腹部 X 线平片发现胆道系统积气或消化道造影及内镜检查均可确诊。

4. 慢性胆囊炎　绝大部分患者同时存在胆囊结石。该病与急性胆囊炎反复发作或结石对胆囊壁的持续机械刺激有关，导致胆囊与周围组织粘连、囊壁增厚并纤维化，进而胆囊萎缩、功能减退。患者可多年没有症状，或仅有胆绞痛间断发作，也可进展为有症状的急性胆囊炎等，或以其他并发的形式表现出来。

5. 胆囊癌　结石及炎症的长期刺激可诱发胆囊癌，早期症状可与胆囊炎相似，因此早期发现较为困难，预后较差。老年患者、胆囊息肉进行性增大者、瓷性胆囊、结石直径 > 3 cm 者、胆囊结石病史 > 10 年者的癌变风险增加，应提高警惕。

6. 胆囊积液　多为胆囊管长期梗阻所致胆囊黏膜上皮细胞产生黏液，伴胆囊腔进行性扩张。查体有时可于右上腹触及包块，但无明显压痛。胆囊积液患者常无症状，少数可出现右上腹隐痛。

【实验室检查与其他检查】

（一）实验室检查

急性胆囊炎患者常有白细胞增多伴中性粒细胞比例升高，不足 1/2 的患者可有血清胆红素轻度升高（< 85.5 μmol/L）及转氨酶轻度升高（< 5 倍正常上限值）。当同时出现黄疸、转氨酶升高、淀粉酶升高时，应警惕发生胆总管结石。

（二）影像学检查

腹部超声是胆囊结石的首选检查方法，其敏感性和特异性均大于 90%。典型表现为在胆囊腔中出现随体位改变的声影，胆泥为低回声物质，通常在胆囊中形成层状结构，可随体位改变而变动，不产生声影，根据上述特点可区分胆囊结石及胆泥。超声还有助于发现并发症，如胆囊炎（可见胆囊壁增厚，胆囊周围渗液）、胆囊积液、胆囊息肉及胆总管扩张，但对于胆总管内结石的检查准确率较低，约20%。腹部 CT、MRI 或磁共振胆胰管成像（MRCP）也可显示胆囊结石（图 4-19-1）。

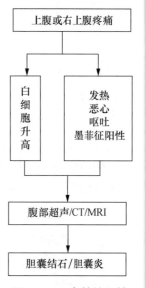

图 4-19-1　急性结石性胆囊炎诊断流程图

【诊断与鉴别诊断】

1. 胆囊结石　腹部超声等影像学检查可确诊。若存在胆绞痛等症状，应与功能性消化不良、消化性溃疡、胃炎、胃癌、右侧输尿管结石等疾病相鉴别。

2. 急性胆囊炎　突发右上腹疼痛、发热及白细胞升高三联征具有较高的提示性，可出现墨菲征阳性或右上腹包块。确诊可完善腹部超声或其他影像学检查。需与急性胰腺炎、急性阑尾炎、消化性溃疡伴穿孔、急性胃炎、急性冠脉综合征、右侧输尿管结石、右肺及胸膜炎等相鉴别。

【治疗】

1. 无并发症胆囊结石　无症状者以观察为主，待出现症状时采取相应的治疗措施。若症状反复发作、严重干扰正常生活以及出现以下增加并发症风险的情况时，应积极考虑预防性胆囊切除术：①糖尿病患者；②存在较大胆囊息肉；③胆囊结石直径> 3 cm；④瓷性胆囊；⑤镰状细胞贫血；⑥儿童胆囊结石。作为一种微创手术方式，腹腔镜下胆囊切除术具有损伤小、遗留瘢痕小、恢复期短等优势，是目前绝大部分行择期胆囊切除术患者的首选手术方式，也是治疗有症状胆囊结石的金标准术式。但对于高危患者（如有腹部手术史、严重肥胖、患有肝硬化等），仍应考虑行开腹胆囊切除术。

2. 急性胆囊炎

（1）内科治疗：包括禁食、水，静脉补液纠正水、电解质紊乱，对症治疗包括止痛、胃肠减压缓解呕吐、腹胀等。早期可行经验性抗感染治疗，首选可覆盖革兰氏阴性菌的头孢类或碳青霉烯类药物，必要时可加用覆盖厌氧菌的药物（如甲硝唑）。当血培养及药物敏感试验结果回报后，可根据检查结果调整抗生素。

（2）外科治疗：手术的最佳时机取决于患者病情的稳定程度。对于没有急性胆囊炎并发症的患者，早期行外科手术（确诊后的 48 ～ 72 h）是目前的趋势，而对于有并发症的患者，紧急胆囊切除术是合理的。但是，对于如下情况，最好选择延期手术：①患者整体状况不佳，手术风险高；②急性胆囊炎的诊断尚存疑。对于病情危重、极度虚弱的患者，可先行经皮经肝胆囊穿刺引流术减轻胆囊内压力，配合药物治疗待急性期过后再予以择期手术。

【预后】

胆囊结石及胆囊炎的患者预后一般良好。无症状患者推荐每年进行 1 次随访，随访内容包括体格检查、肝功能实验室检查和腹部超声检查。

第2节　肝外胆管结石及胆管炎

【流行病学】

肝外胆管结石主要指肝总管结石及胆总管结石，其中胆总管结石更为常见。10%～15%的胆囊结石会通过胆囊管进入胆总管，这是大多数胆总管结石的来源。

【病理】

由胆囊进入胆总管的结石以胆固醇成分为主。此外，胆管内也可出现原发性结石，通常为胆色素结石。

【临床表现与体征】

（一）临床表现

胆管结石患者的主要症状为餐后右上腹和（或）上腹不适，部分患者呈明显绞痛，可持续数小时，并放射至右侧肩胛或背部。部分患者以梗阻性黄疸为伴随症状甚至为主要症状。发生急性胆管炎时通常会出现黄疸、高热、寒战、恶心、呕吐等症状。其中腹痛、黄疸和高热寒战即为 Charcot 三联征。若在此基础上出现休克和中枢神经系统抑制则为 Reynold 五联征，提示出现急性梗阻性化脓性胆管炎。少部分胆管结石患者可无任何症状。

（二）体征

通常表现为上腹或右上腹压痛及皮肤巩膜黄染，病情严重者可出现心率、血压明显异常等休克体征。病情轻微者可无阳性体征。

【并发症】

1. 胆源性胰腺炎　胆源性胰腺炎是我国急性胰腺炎的主要类型，约 15% 的急性胆囊炎和超过 30% 的胆总管结石患者会合并急性胰腺炎，患者在出现以下症状时应怀疑合并胰腺炎：①背部疼痛或腹部中线左侧疼痛；②持续呕吐并伴有麻痹性肠梗阻；③出现胸腔积液（特别是左侧）。可通过血清淀粉酶、脂肪酶、腹部 CT 等检查明确。

2. 胆汁淤积性肝硬化　无论是否伴有反复发作的胆管炎，持续或间断发生的胆管梗阻均可能导致继发性胆汁性肝硬化，即使梗阻因素解除也不能阻止病情的进展，不断发展的严重肝硬化可导致门静脉高压、肝衰竭甚至死亡。

3. 胆道出血　胆总管结石、胆管炎可导致胆道出血，患者常表现为典型的三联征，即胆源性腹痛、梗阻性黄疸和黑便或粪便潜血阳性。

4. 胆管癌　反复发作的化脓性胆管炎可导致胆管癌，这些癌症患者通常有持续性无痛的黄疸，只有少部分胆管癌患者有机会接受根治性手术治疗，若无法行手术治疗，可行经内镜逆行胆胰管成像（ERCP）或经皮肝穿刺胆道引流术（PTCD）进行姑息性胆道引流。

【实验室检查与其他检查】

（一）实验室检查

无症状或症状较轻的胆管结石患者实验室检查可无明显异常。合并急性胆管炎时可出现血清胆红素、碱性磷酸酶和转氨酶、白细胞、降钙素原等指标升高，部分患者可因合并胆源性胰腺炎而出现淀粉酶升高，部分患者胆汁培养或血培养中可发现病原微生物。

（二）影像学检查

1. 腹部超声　简便快捷，可同时观察胆囊、肝、胆管、胰腺。虽然在超声下胆总管远端视野差且检出胆总管结石并不敏感，但可准确辨识扩张胆管，而不受黄疸、妊娠的限制。

2. CT/MRI　图像分辨率高，可同时观察胆囊、肝、胆管、胰腺，增强现象可准确辨识扩张胆管、肿物，不受黄疸、气体、肥胖、腹水的限制（图 4-19-2）。

3. MRCP　是观察胰腺和胆管形态的有效手段，对胆管扩张、胆道结构和肝内胆管异常具有高度敏感性，能辨识胰管扩张或狭窄、胰腺分裂（图 4-19-3）。但检查费用相对较高，且检查速度相对较慢，不利于急诊患者检查。

（三）内镜检查

1. 超声内镜（EUS）　是检出壶腹部结石最为敏感的方法，可近距离观察十二指肠乳头、胆管及胰管的情况，避免肠管内气体的影响，其诊断胆管结石的敏感性超过 MRCP（图 4-19-4）。

2. ERCP　同步胰管造影是观察远端胆管的金标准（图 4-19-5），还可进行胆道系统或胰腺细胞学检查，进一步于内镜下行十二指肠乳头括约肌切开术和取石。但是，近年来随着 MRCP 等影像学技术的发展，单纯的诊断性 ERCP 已不被推荐。

3. PTCD　是胆管扩张时观察近端胆管的最佳手段（图 4-19-6）。但因为 PTCD 和 ERCP 均为侵入性检查，随着 MRCP 等影像学技术的发展，PTCD 已不被推荐用于单纯性诊断。

4. 术中胆道造影（intraoperative cholangiography，IOC）　胆囊切除术中可经胆囊管断端进行造影检查，若发现胆管结石可进行下一步治疗，该方法直接、明确，但对技术要求较高，且随着内镜及介入诊疗技术的进步，IOC 检查已较少应用。

【诊断与鉴别诊断】

（一）诊断

胆管结石及胆管炎需要依靠结合患者病史、临床表现及相关辅助检查进行综合判断（图

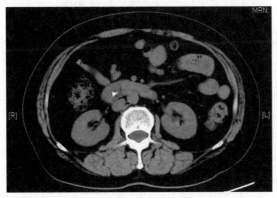

图 4-19-2　**CT 平扫**
可见胆总管结石（胆总管走形区内高密度影）

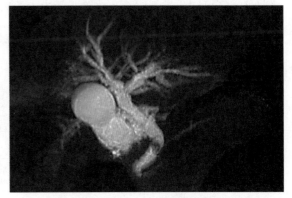

图 4-19-3　**MRCP**
可见胆总管结石（胆总管内类圆形充盈缺损）

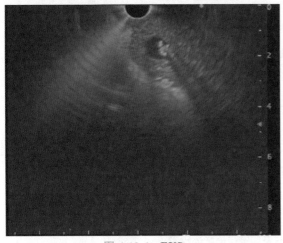

图 4-19-4　**EUS**
可见胆总管结石（胆总管内高回声病变伴声影）

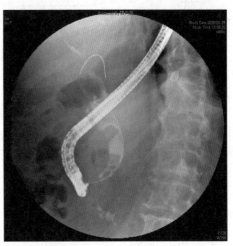

图 4-19-5　**ERCP**
可见胆总管结石（胆总管内多发充盈缺损）

4-19-7）。出现腹痛、发热及黄疸的患者均需进行实验室检查及影像学检查，同时还应进行患者全身状态、心肺功能等评估，为后续治疗方案的制订提供依据。

（二）鉴别诊断

由于胆管结石合并胆管炎的主要临床表现为发热、腹痛及黄疸，故应与胆管癌、胰腺癌、急性胆囊炎、肾绞痛、内脏穿孔、胰腺炎等疾病相鉴别。需要注意的是，上述疾病（如胆管癌、胆囊炎、胰腺炎等）可与胆管结石同时出现。

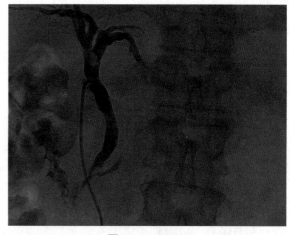

图 4-19-6   **PTC**
可见胆总管结石（胆总管内类圆形充盈缺损）

【治疗】

1. 一般治疗   包括清淡饮食（必要时禁食、水）、营养支持治疗等，当诊断明确时可给予患者止痛治疗。

2. 药物治疗   在病原学检查回报之前可经验性应用覆盖常见胆道感染病原体的抗菌药物，通常首选头孢菌素，并可联合应用 β - 内酰胺酶抑制剂。合并胆源性胰腺炎时应注意加用生长抑素及其类似物治疗。

3. 内镜治疗   ERCP 是目前肝外胆管结石的最主要治疗方法，除可判断结石位置、大小等情况外，还可同步进行取石和放置胆管内引流管，必要时可进行细胞刷检、经口胆道镜等检查以明确病变性质。

4. 介入治疗   介入治疗不便取石，故通常介入治疗不应用于单纯胆管结石的患者，但对于无法耐受内镜或手术治疗的患者在紧急情况下可行 PTCD 等介入治疗缓解环节胆道梗阻，但后续可能仍需要进行 ERCP 或外科手术取石。

5. 手术治疗   腹腔镜下胆囊切除术和 ERCP 技术的广泛应用已降低了对胆总管切开取石术及胆道 T 管引流术的需要。但对于内镜治疗效果欠佳或怀疑合并恶变的患者，手术治疗仍是必要的。

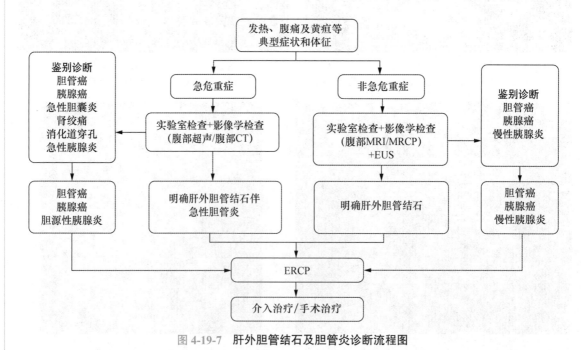

图 4-19-7   肝外胆管结石及胆管炎诊断流程图

（郝建宇）

第20章

胆道系统肿瘤

第1节 胆囊癌

胆囊癌（gallbladder cancer）是指发生于胆囊（包括胆囊底部、体部、颈部及胆囊管）的恶性肿瘤，是胆道系统最常见的恶性肿瘤。胆囊癌起病隐匿，临床表现缺乏特征性，具有早期淋巴结转移和远处转移的倾向，患者就诊时常已进展至晚期。胆囊癌恶性程度高、容易复发转移、预后差，患者5年生存率低于5%。

【流行病学】

根据2015年中国癌症发病与死亡统计报告，我国胆囊癌发病率约3.95/10万，位列消化系统恶性肿瘤第6位。90%以上的患者发病年龄超过50岁，随着年龄的增长发病率逐渐升高，女性发病率是男性的2～4倍，可能与雌激素促进胆汁淤积、结石形成有关。意外胆囊癌（incidental gallbladder cancer，IGBC）是指临床上因良性疾病行胆囊切除术时，术中或术后病理学检查发现的胆囊癌。近年来，随着腹腔镜胆囊切除术（laparoscopic cholecystectomy，LC）的广泛开展，发生率可达0.2%～2%。

【病因】

胆囊癌病因尚不明确，其危险因素包括：

1. 慢性胆囊炎、胆石症 胆石症伴慢性炎症是胆囊癌最常见的危险因素，约85%的胆囊癌患者合并胆囊结石。胆囊结石患者患胆囊癌的风险是无结石人群的13.7倍。单个结石直径＞3 cm者发生胆囊癌的风险是直径＜1 cm结石患者的10倍。胆固醇和混合胆固醇类胆囊结石的风险更高。胆结石发作年龄越早，胆囊癌发病风险越大。胆囊慢性炎症伴囊壁不均匀钙化或点状钙化被认为是癌前病变；胆囊壁因钙化而形成质硬、易碎的瓷性胆囊（porcelain gallbladder）与胆囊癌高度相关。

2. 胆囊息肉样病变 约60%为假性息肉，无癌变可能。具有恶变倾向的胆囊息肉具有以下特征：①直径≥10 mm（约1/4发生恶变）；②直径＜10 mm合并胆囊结石、胆囊炎；③单发息肉或无蒂息肉，息肉生长速度快（生长速度＞3 mm/6个月）；④腺瘤样息肉。

3. 先天性胰胆管汇合异常 胰胆管汇合异常是一种先天性畸形，即胰管在十二指肠壁外汇合入胆总管，丧失Oddi括约肌控制功能，导致胰液逆流入胆囊，长期慢性炎症刺激可引起黏膜反复再生和修复，最终导致胆囊恶变。约10%的胆囊癌患者合并胰胆管汇合异常。

4. 胆囊腺肌病 是一种以胆囊腺体和平滑肌慢性增生伴黏膜上皮陷入肌层形成罗-阿窦为特征的非炎症性非肿瘤性病变，具有恶变倾向。约6%的胆囊腺肌病患者合并胆囊癌。

5. 其他危险因素 包括胆道系统感染（如伤寒沙门菌、副伤寒沙门菌、幽门螺杆菌）、胆道寄生虫病、原发性硬化性胆管炎、炎症性肠病、化学暴露（如镍、镉、铬等）、吸烟、肥胖、糖尿病、胆囊癌家族史等。

【病理】

胆囊癌可发生于胆囊的任何部位，起源于胆囊底部、体部、颈部的比例分别为60%、30%、10%。胆囊癌多沿淋巴引流方向转移，肝转移常见。

1. 大体分型 可分浸润型、腔内生长型、混合型。其中浸润型最多见，占75%～80%。

2. 组织病理学分型 最常见的病理学类型为腺癌，约占80%，其他还包括未分化癌、鳞状细胞癌、腺鳞癌、神经内分泌肿瘤等。

3. 分期 目前国际上多采用美国癌症联合委员会（American Joint Committee on Cancer, AJCC）制定的胆囊癌TNM分期（表4-20-1）。

表 4-20-1 **AJCC 第 8 版胆囊癌分期**

原发肿瘤（T）

T_{is} 原位癌

T_{1a} 肿瘤侵犯固有层

T_{1b} 肿瘤侵犯肌层

T_{2a} 腹腔侧肿瘤侵及肌层周围结缔组织，未超出浆膜

T_{2b} 肝侧肿瘤侵及肌层周围结缔组织，未进入肝

T_3 肿瘤穿透浆膜（脏腹膜）和（或）直接侵犯肝和（或）1个邻近器官或结构，如胃、十二指肠、结肠、胰腺、网膜或肝外胆管

T_4 肿瘤侵犯门静脉或肝动脉主干或直接侵入两个或更多肝外器官或结构

区域淋巴结（N）

N_1 1～3枚区域淋巴结转移

N_2 ≥4枚区域淋巴结转移

远处转移（M）

M_0 无远处转移

M_1 远处转移

分期	T	N	M
0 期	T_{is}	N_0	M_0
Ⅰ 期	T_1	N_0	M_0
ⅡA 期	T_{2a}	N_0	M_0
ⅡB 期	T_{2b}	N_0	M_0
ⅢA 期	T_3	N_0	M_0
ⅢB 期	$T_{1\sim3}$	N_1	M_0
ⅣA 期	T_4	$N_{0\sim1}$	M_0
ⅣB 期	任何 T	N_2	M_0
	任何 T	任何 N	M_1

【临床表现】

胆囊癌起病隐匿，早期多无特异性症状，常被胆囊炎、胆囊结石及其并发症所掩盖，如腹部不适、腹痛、食欲下降、恶心、呕吐、厌食等。当肿瘤侵犯至浆膜或胆囊床时，可出现右上腹痛伴肩背部放射痛。胆囊管受阻时可触及肿大的胆囊。晚期可出现腹部包块和黄疸，常伴有腹胀、食欲缺乏、体重减轻、贫血、肝大，甚至全身衰竭。少数肿瘤穿透浆膜，可发生胆囊急性穿孔、腹膜炎或慢性穿透至其他脏器形成内瘘；还可引起胆道出血，弥漫性肝转移时可出现肝衰竭等。

【实验室检查与其他检查】

（一）实验室检查

1. 常规检查 可有肝功能异常、胆红素升高。

2. 肿瘤标志物 目前尚未发现特异性的胆囊癌肿瘤标志物，癌抗原 19-9（CA19-9）、癌胚抗原（CEA）、CA12-5、CA72-4、CA15-3 等均可升高。CA19-9 和（或）CEA 是最常用的诊断胆囊癌的肿瘤标志物。CA19-9 的特异性为 92.7%，敏感性为 50%；CEA 的特异性为 79.2%，敏感性为 79.4%。CEA > 4.0 ng/ml 或 CA19-9 > 20 U/ml 提示胆囊癌可能，但其他疾病合并梗阻性黄疸时，CA19-9 也可升高。细针穿刺胆囊取胆汁行肿瘤标志物检查更有诊断意义。

3. 胆囊癌相关基因 胆囊癌的发生和发展是多种癌基因和抑癌基因异常改变共同作用的结果。研究显示，存在慢性胆囊炎或胰胆管汇合异常的患者更易发生高度微卫星不稳定的胆囊癌，在 13% 的胆囊癌病例中发现了 *HER2/neu* 的过表达。其他已发现的促癌基因包括 *ras*、*c-myc*、*bcl-2* 基因等，抑癌基因有 *p53*、*p16*、*MTSI*、*APP*、*DCC*、*nm23*、*Rb* 基因等。

（二）影像学检查

当腹部超声、CT 显示胆囊壁不均匀增厚且腔内有位置及形态固定的肿物时，应考虑胆囊癌的可能。超声造影、腹部增强 CT 或 MRI 显示胆囊肿块血供丰富时，胆囊癌可能性更大。

1. 超声检查 是胆囊疾病初步筛查及动态随访观察的首选检查方法，对胆囊癌的诊断率接近 80%，但腹壁肥厚、肠管积气、结石强回声干扰、宽大声影的覆盖等均会影响超声图像，易使肿瘤被漏诊。胆囊癌通常表现为不均匀增厚的胆囊壁，腔内有实性回声肿物。

2. 超声内镜（EUS） EUS 是利用置于内镜前端的微型高频超声探头隔着胃窦或十二指肠腔对胆囊进行超声扫查，可以克服肠腔气体和脂肪的干扰，从而获得清晰的超声图像。EUS 可精确显示胆囊腔内肿块、浸润囊壁结构及深度，以及肝、胆道受侵犯的情况。超声内镜引导下细针穿刺（endoscopic ultrasound guided fine needle aspiration，EUS-FNA）是在 EUS 引导下通过可弯曲的细针穿刺组织从而获得病理学诊断的一种微创诊断方法。

3. 多层螺旋 CT（multi-slice spiral CT，MSCT） 增强 CT 是胆囊癌最主要的诊断手段，诊断准确率为 83.0% ~ 93.3%，动态增强扫描可显示肿块或胆囊壁的强化，在延迟期达高峰，表现出"快进慢出"的征象。CT 可显示胆囊壁被侵犯的程度、毗邻器官是否受累及淋巴结转移情况。

4. MRI 和 MRCP 可清晰显示胰胆管解剖关系，其显示胆管梗阻的敏感性为 91% ~ 100%，准确度 > 90%。

5. PET 对胆囊癌的敏感性高，可发现胆囊癌早期病变，并可检出最大直径 ≤ 1.0 cm 的转移淋巴结和转移病灶。当 CT 或 MRI 检查有可疑病变时，建议进一步行 PET-CT 检查。

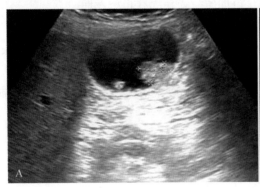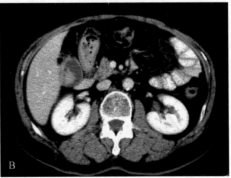

图 4-20-1 **胆囊癌**
A. 腹部超声示腔内占位。B. 增强 CT 示软组织密度影，增强可见强化

【诊断与鉴别诊断】

（一）诊断

影像学检查阳性发现及肿瘤标志物显著升高时，临床可作出初步诊断。手术及术后病理可作出明确诊断（图 4-20-2）。但是，发现早期胆囊癌仍很困难，通常是在术中或术后对胆囊行病理学检查时偶然发现。

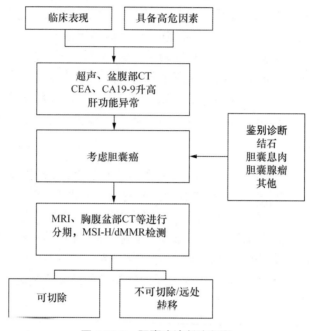

图 4-20-2　胆囊癌诊断流程图

（二）鉴别诊断

胆囊癌需与胆囊息肉、胆囊腺瘤、胆囊结石、肝细胞癌侵犯胆囊等疾病相鉴别。

【治疗】

1. 手术　手术切除是胆囊癌最有效的治疗方式，手术的目标是完整切除肿瘤和获得病理阴性切缘（R0 切除），然而仅有少数患者在疾病早期确诊并通过手术得以根治肿瘤。

2. 化疗　吉西他滨联合顺铂是不可切除胆囊癌的标准一线化疗方案。

3. 放疗　包括术前、术中、术后放疗及姑息性放疗。姑息性放疗适用于胆囊癌范围较大、无法根除、病期较晚、治愈可能性较小的患者，以期缓解症状、延长生存期。

4. 免疫治疗和靶向治疗　在不可切除或复发的胆囊癌患者中，如出现高度微卫星不稳定（micro satellite instability high，MSI-H）或细胞错配修复机制缺陷（mismatch repair deficiency，dMMR），使用免疫检查点抑制剂卡瑞利珠单抗或纳武利尤单抗治疗可能使患者获益。其他正在研究中的靶向抑制剂包括 EGFR 抑制剂、VEGF 抑制剂、Her-2 抑制剂、IDH-1 抑制剂、MEK 抑制剂及 pan-FGFR 抑制剂等。

【预后】

由于早期发现困难、进展快、恶性度高，胆囊癌的预后较差。早发现、早治疗是改善预后的关键。

第 2 节　胆管癌

胆管癌（cholangiocarcinoma，CCA）是起源于肝内外胆管上皮的恶性肿瘤，根据病灶的解剖部位，胆管癌可分为肝内胆管癌（intrahepatic cholangiocarcinoma，ICC）及肝外胆管癌。肝外胆管癌较常见，其又以胆囊管与肝总管汇合点为界分为肝门部胆管癌（hilar cholangiocarcinoma，HCC）和远端胆管癌（distal cholangiocarcinoma，DCC）。ICC 起源于肝内胆管及其分支至小叶间细胆管树的任何部位的被覆上皮，临床上较少见，占胆管癌总数的 10%，既往多被误诊为肝细胞癌，其恶性程度高，发病隐匿，预后差。

【流行病学】

胆管癌约占消化系统恶性肿瘤的 3%，平均发病年龄为 50 岁，男性略多于女性，男女性比例（1.2 ～ 1.5）∶1.0。根据 2015 年欧洲胆管癌研究网络（European Network for the Study of Cholangiocarcinoma，ENS-CCA）共识，胆管癌在大多数国家中发病率不足 6/10 万，但泰国东北部发病率达 85/10 万。我国上海市的胆管癌发病率约 7.55/10 万。在全球范围内 ICC 的发病率增长迅速，而肝外胆管癌的发病率未见明显增加。

【病因】

胆管癌的病因尚不明确，目前已确定的危险因素包括：

1. 肝吸虫感染　肝吸虫感染（尤其麝猫后睾吸虫）是胆管癌比较明确的病因之一，东南亚地区胆管癌发病率较高与肝吸虫感染率较高有关。我国主要是华支睾吸虫感染。

2. 原发性硬化性胆管炎（PSC）　是西方国家胆管癌最重要的危险因素。PSC 患者胆管癌的终身风险为 9% ～ 23%。

3. 胆管囊肿（bile-duct cysts）　又称胆管扩张症，是临床比较少见的一种原发性胆管病变，主要表现为肝内、外胆管单发或多发性局部扩张等。在亚洲地区，胆管囊肿患者的胆管癌发病率为 18%，可能与胆汁淤积、胆酸刺激和胰液反流引起的慢性炎症有关。

4. 肝内胆管结石　在东南亚多见，在西方国家少见。在亚洲，患有肝胆管结石者 ICC 的发病率达 2% ～ 10%。结石引起的胆汁淤积会使患者易反复发生细菌感染和慢性炎症，这与胆管癌的发生有关。

5. 化学致癌物　包括石棉、钍造影剂、有机氯溶剂等，这些物质的暴露可明显增加胆管癌的发病风险。

6. 其他　包括炎症性肠病、非酒精性脂肪性肝病、乙型肝炎、丙型肝炎、肝硬化、糖尿病、肥胖、吸烟、饮酒等。

【病理】

胆管癌根据肿瘤生长的部位分为肝内胆管癌和肝外胆管癌，其可通过周围浸润、血行转移、淋巴转移及较为特征性的沿神经间隙浸润转移。

1. 癌前病变　胆管癌常见的癌前病变包括：①胆管上皮内瘤变（biliary intraepithelial neoplasia，BilIN）。按胆管被覆上皮的异型程度分为低级别和高级别上皮内瘤变。②胆管内乳头状肿瘤（intraductal papillary neoplasm of the bile duct，IPN-B）。胆管黏液性囊性肿瘤（biliary mucinous cystic neoplasm，B-MCN）和胆管内管状 / 管状乳头状肿瘤（intraductal tubular/tubulopapillary neoplasm of the bile duct，ITN-B/ITPN-B）是两种罕见的胆管肿瘤，具有癌变倾向。

2. 大体类型　包括肿块型、管周浸润型和管内生长型。

3. 组织病理学分型　90% 的胆管癌为腺癌。其他少见类型包括未分化癌、印戒细胞癌、腺鳞癌等。

4. 分期及分型（表 4-20-2 至表 4-20-4） 一般根据 TNM 系统对 ICC、HCC 和 DCC 分别进行分期。Bismuth-Corlett 分型（表 4-20-5）是 HCC 的经典分型方法，可对癌肿累及胆管树的部位、范围及可切除性进行初步评估，对于手术方式的选择具有重要意义。

表 4-20-2　**AJCC 第 8 版肝内胆管癌分期标准**

原发肿瘤（T）

T_{is} 原位癌

T_{1a} 单个病灶无血管浸润，$\leqslant 5$ cm

T_{1b} 单个病灶无血管浸润，> 5 cm

T_2 单个病灶浸润血管或多发病灶伴或不伴血管浸润

T_3 穿透腹膜，未侵及局部肝外结构

T_4 直接侵及局部肝外结构

局部淋巴结（N）

N_0 无区域淋巴结转移

N_1 有区域淋巴结转移

远处转移（M）

M_0 无远处转移

M_1 有远处转移

分期	T	N	M
0	T_{is}	N_0	M_0
I A	T_{1a}	N_0	M_0
I B	T_{1b}	N_0	M_0
II	T_2	N_0	M_0
III A	T_3	N_0	M_0
III B	T_4	N_0	M_0
	任何 T	N_1	M_0
IV	任何 T	任何 N	M_1

表 4-20-3　**AJCC 第 8 版肝门部胆管癌分期标准**

原发肿瘤（T）

T_{is} 原位癌 / 高级别上皮内瘤变

T_1 局限于胆管，可达肌层或纤维组织

T_{2a} 超出胆管壁达周围脂肪组织

T_{2b} 浸润邻近的肝实质

T_3 侵及门静脉或肝动脉的一侧分支

T_4 侵及门静脉或其双侧属支；或肝总动脉；或双侧的二级胆管；或一侧二级胆管的肿瘤侵及对侧的门静脉或肝动脉

局部淋巴结（N）

N_0 无区域淋巴结转移

N_1 1～3 枚区域淋巴结转移

$N_2 \geqslant 4$ 枚区域淋巴结转移

远处转移（M）

M_0 无远处转移

M_1 有远处转移

分期	T	N	M
0	T_{is}	N_0	M_0
I	T_1	N_0	M_0
II	$T_{2a \sim b}$	N_0	M_0

（续表）

分期	T	N	M
ⅢA	T_3	N_0	M_0
ⅢB	T_4	N_0	M_0
ⅢC	任何 T	N_1	M_0
ⅣA	任何 T	N_2	M_0
ⅣB	任何 T	任何 N	M_1

表 4-20-4　AJCC 第 8 版远端胆管癌分期标准

原发肿瘤（T）
　T_{is} 原位癌
　T_1 侵及胆管壁深度 < 5 mm
　T_2 侵及胆管壁深度 5 ~ 12 mm
　T_3 侵及胆管壁深度 > 12 mm
　T_4 侵及腹腔动脉干、肠系膜上动脉和（或）肝总动脉

局部淋巴结（N）
　N_0 无区域淋巴结转移
　N_1 1 ~ 3 枚区域淋巴结转移
　N_2 ≥ 4 枚区域淋巴结转移

远处转移（M）
　M_0 无远处转移
　M_1 有远处转移

分期	T	N	M
0	T_{is}	N_0	M_0
Ⅰ	T_1	N_0	M_0
ⅡA	T_1	N_1	M_0
	T_2	N_0	M_0
ⅡB	T_2	N_1	M_0
	T_3	$N_{0 \sim 1}$	M_0
ⅢA	$T_{1 \sim 3}$	N_2	M_0
ⅢB	T_4	任何 N	M_0
Ⅳ	任何 T	任何 N	M_1

表 4-20-5　肝门部胆管癌 Bismuth-Corlett 分型

分型	特点
Ⅰ型	肿瘤位于肝总管，左、右肝管汇合部通畅
Ⅱ型	肿瘤侵及左、右肝管汇合部，累及左、右肝管开口
Ⅲ型	肿瘤侵及肝内一、二级肝管
Ⅲa 型	累及右肝管
Ⅲb 型	累及左肝管
Ⅳ型	肿瘤侵及左、右一级肝管

【临床表现与体征】

　　胆管癌因肿瘤部位及大小不同，临床表现也不尽相同。ICC 患者早期常无特殊临床症状，随着病情的进展，可出现腹部不适、腹痛、乏力、恶心、上腹肿块、黄疸、发热等，黄疸较少见。肝门部或肝外胆管癌患者常出现黄疸，黄疸随时间延长而逐渐加深，大便色浅、灰白，尿色深黄及皮肤瘙痒，常伴有倦怠、乏力、体重减轻等全身表现。右上腹痛、畏寒和发热提示伴

有胆管炎，最常感染的细菌包括大肠埃希菌、粪链球菌及厌氧菌。病变位于中下段时可触及肿大的胆囊，墨菲征可呈阴性，而上段胆管癌胆囊不肿大，甚至缩小。

【实验室检查与其他检查】

（一）实验室检查

1. 血生化　胆道梗阻时，血清总胆红素、直接胆红素、ALP 和 GGT 均显著升高。谷丙转氨酶、谷草转氨酶可轻度升高，伴有胆管炎时会显著升高。胆道梗阻可致维生素 K 吸收障碍，肝合成凝血因子受阻，凝血酶原时间延长。随着疾病进展，血清白蛋白、血红蛋白和乳酸脱氢酶水平可随之下降。

2. 肿瘤标志物　胆管癌尚无特异性肿瘤标志物，可表现为 CA19-9、CA12-5 和 CEA 水平升高。① CA19-9：约 85% 的胆管癌患者伴有 CA19-9 升高；CA19-9 升高也可见于其他原因导致的梗阻性黄疸，但胆道减压后，CA19-9 水平持续升高。② CA12-5：约 65% 的胆管癌患者伴有 CA12-5 升高。③ CEA：约 30% 的胆管癌患者伴有 CEA 升高。

3. 胆囊癌相关基因和蛋白　测序、原位杂交、免疫组织化学等可用于检测胆管癌基因和蛋白异常，指导靶向治疗。胆管癌患者存在 NTRK 融合基因、*KRAS* 和 *TP53* 突变，以及错配修复基因缺陷等。ICC 患者中可检测到 *IDH1/2* 突变（10% ～ 23%）、FGFR2 融合基因（8% ～ 14%）等。肝外胆管癌患者中可检测到 *HER2* 基因扩增（18%）和 *IDH1* 突变。

（二）影像学检查

1. 腹部超声　超声是诊断胆管癌的首选方法，可鉴别肿块与结石。ICC 可能仅表现为肝内局限性肿块。HCC 则表现为肝内胆管扩张，而肝外胆管不扩张，在肝门附近截断、扩张的胆管内可见肿瘤回声，与正常肝组织和胆管分界不清。

2. 高分辨率螺旋 CT　肝包膜皱缩是 ICC 的特征性影像学表现，这与肿瘤呈浸润性生长、内部含有大量纤维组织、对肝包膜存在牵拉作用有关。肝外胆管癌 CT 可表现为梗阻近端胆管扩张、胆囊增大、扩张的胆管突然中断，局部形态不规则，并可显示肿块影。

3. MRI 和 MRCP　MRI 能显示肝和胆管的解剖和肿瘤范围、是否有肝转移。MRCP 可较好地显示胆道分支，反映胆管的受累范围及判断胆道梗阻。胆管癌 MRCP 表现为胆管狭窄，狭窄近端胆管扩张，胆管内呈息肉样充盈缺损等。

（三）内镜检查

1. ERCP 和经皮穿刺肝胆道成像（percutaneous transhepatic cholangiography，PTC）　ERCP 适用于了解梗阻部位以下的胆道情况，且可用于缓解胆道梗阻。PTC 适用于了解梗阻部位以上的胆道情况。ERCP 或 PTC 可取胆汁样本行细胞学检查，阳性率约为 30%，联合刷检和活组织检查时阳性率约为 50%。

2. 胆管腔内超声（intraductal ultrasonography，IDUS）　利用高频超声小探头在 ERCP 操作时经导丝引导直接进入胆管，可清晰显示胆管壁和管周结构，提供详细的影像学信息用于胆管狭窄的良恶性鉴别。

3. 超声内镜　可有效避开肠道气体，获得高分辨率图像，并可引导细针对病灶和淋巴结穿刺行活组织检查。

4. 共聚焦激光显微内镜（confocal laser endomicroscopy，CLE）　是一种将共聚焦激光显微镜整合于传统内镜的新型内镜下显微成像技术，可将上皮及上皮下组织实时放大 1000 倍进行观察，有助于胆管狭窄的良恶性鉴别。

5. 经口胆道镜（peroral cholangioscopy）　可直接观察胆道内病变，并在直视下行组织活检，提高胆管癌诊断的准确性。

6. PET-CT　可用于评估肿瘤良恶性及是否存在远处转移。

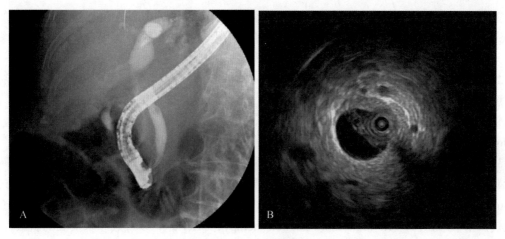

图 4-20-3　胆管癌
A. ERCP 示胆管狭窄。**B.** IDUS 示胆管壁偏心性增厚

【诊断与鉴别诊断】

（一）诊断

肝外胆管癌常伴有胆道梗阻的表现，ICC 的临床表现无特异性。结合典型的胆管癌影像特点、肝功能异常、CEA 及 CA19-9 升高可作出临床诊断。病理学检查可作出明确诊断（图4-20-4）。

（二）鉴别诊断

鉴别诊断应考虑可导致肝外和肝内胆汁淤积性黄疸的其他原因，如胆总管结石、胆管良性肿瘤、壶腹周围癌和胰头癌、肝炎等。肝外胆管癌应注意与 IgG4 相关性胆管炎鉴别，IgG4 相关性胆管炎也可表现为胆管狭窄和梗阻性黄疸，但患者血清中 IgG4 水平升高。ICC 应注意与肝细胞癌相鉴别，需检测肝炎病毒和 AFP，肝细胞肝癌 AFP 呈阳性。

【治疗】

1. 手术治疗　手术切除是治疗胆管癌的首选方法，应根据病变的部位及分型采取不同的术

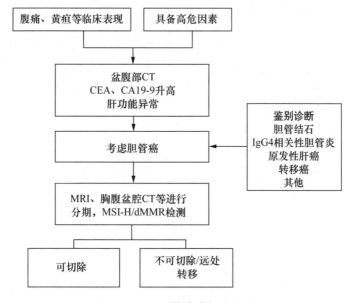

图 4-20-4　胆管癌诊断流程图

式：①ICC：肝叶切除加淋巴结清扫。②中段胆管癌：肿瘤局部切除、淋巴结清扫、肝总管空肠Roux-Y吻合术。③下段或中下段胆管癌：胰头-十二指肠切除术。④HCC的手术较复杂，不同分型的治疗方式不同。

2. 胆道引流 对于不能行根治性手术切除的患者，置入胆道支架可引流胆汁，缓解症状，提高患者生存率。包括经内镜鼻胆管引流术（endoscopic naso-billary drainage，ENBD）、内镜下胆管内塑料支架引流术（endoscopic retrograde biliary drainage，ERBD）和金属支架置入术（endoscopic metal biliary endoprothesis，EMBE）、经皮肝穿刺胆道引流术（PTCD）。

3. 化疗 对于局部晚期或转移性ICC，吉西他滨联合铂类的系统化疗仍是一线选择。

4. 放疗 ICC常用的放疗方法包括外照射放疗［如立体定向放疗（stereotactic body radiation therapy，SBRT）、调强放疗（intensity modulated radiotherapy，IMRT）］、近距离放疗［如选择性内放疗（selective internal radiation therapy，SIRT）］，以及近年来发展的新放疗技术（如质子治疗）等。

5. 免疫治疗和靶向治疗 靶向PD-1疗法已被批准用于存在错配修复缺陷或高度微卫星不稳定的晚期ICC。以FGFR2融合、*IDH1/2*突变、*HER2*扩增及NTRK融合等为代表的靶点为ICC的靶向治疗带来了希望，但目前大多处于临床研究阶段。

6. 其他 射频消融、光动力疗法（photodynamic therapy，PDT）和经肝动脉介入技术（intra-arterial therapies，IAT）。IAT包括经导管动脉化疗栓塞（TACE）、经导管动脉放疗栓塞术（transcatheter arterial radioembolization，TARE）及肝动脉灌注化疗（HAI）、肝移植等方式。

【预后】

胆管癌起病隐匿，早期临床症状不典型，多数患者确诊时已属晚期，仅30%～40%的患者可行根治性手术切除，但60%的患者会出现术后局部复发及远处转移，因此，胆管癌患者的整体预后较差，5年生存率不足5%。

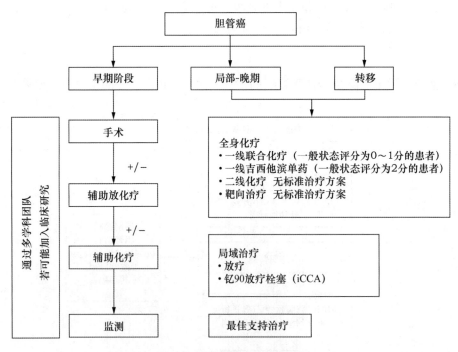

图4-20-5 胆管癌治疗流程图

（郝建宇）

胰腺炎

胰腺位于后腹膜，具有分别来自胰腺腺泡细胞的内分泌功能和来自胰岛细胞的外分泌功能。胰腺作为外分泌腺参与正常的消化和营养吸收。胰腺分泌的多种酶类参与淀粉（即淀粉酶）、脂肪（即脂肪酶）和蛋白质（即胰蛋白酶和其他蛋白水解酶）的消化过程。

胰腺炎是发生在胰腺组织的炎症性疾病，包括急性胰腺炎和慢性胰腺炎。急性胰腺炎（acute pancreatitis，AP）是多种病因引起胰酶异位激活而发生的呈急性起病的胰腺自身消化、组织炎症和细胞损伤的过程。成人急性胰腺炎的常见病因为胆道疾病、酒精及暴饮暴食等。急性胰腺炎的临床特点为急性上腹痛和血（尿）淀粉酶升高以及影像学检查提示胰腺渗出、坏死等改变。慢性胰腺炎（chronic pancreatitis，CP）是胰腺组织的慢性进行性炎症性疾病。临床上以反复发作的上腹部疼痛，胰腺内、外分泌功能不全为主要表现；病理上以胰腺腺泡萎缩、破坏、间质纤维化为主要特征。

第 1 节　急性胰腺炎

【流行病学】

近年来急性胰腺炎（AP）的发病率呈逐年上升的趋势，这与胆石症、饮酒、高脂饮食的增加密切相关。AP 的发病率为（13 ～ 45）/10 万，男性与女性发病率相似，我国 AP 的发病率也呈逐年上升趋势，重症 AP 死亡率可高达 20%。

【病因与发病机制】

（一）病因

AP 的病因众多（表 4-21-1），胆道疾病和饮酒分别占 AP 病因的 40% 和 35%。其中有 15% ～ 20% 病因不明，称为特发性急性胰腺炎（idiopathic acute pancreatitis）。近年来，高脂胰腺炎、ERCP 术后胰腺炎有逐渐增多的趋势。

1. 胆道疾病　胆石症及胆道感染等是 AP 的最主要病因。胆管结石患者 AP 的发生率为 0.17%，约为普通人群的 25 ～ 35 倍。70% ～ 80% 的人群胰管和胆总管汇合成共同通道并开口于肝胰壶腹（Vater 壶腹），当结石、蛔虫嵌顿造成共同通道梗阻、胆管内炎症或结石排出过程中引起一过性 Oddi 括约肌功能不全时，可引起胰管流出道不畅、胰管内高压从而导致 AP 发生。

2. 酒精　酒精摄入是引起胰腺炎的第二大病因。具体机制为酒精可促进胰液分泌，当胰管流出道不能充分引流大量胰液时，胰管内压升高，引发腺泡细胞损伤。同时，酒精在胰腺内氧化代谢时可产生大量的活性氧类，也有助于激活炎症反应。

3. 高脂血症　近年来高甘油三酯血症性胰腺炎（hypertriglyceridemic pancreatitis，HTGP）的发病人数日渐增多，且呈年轻化、重症化趋势，有超越酒精性胰腺炎成为第二大病因的可能。其机制可能与脂球微栓影响微循环及胰酶分解甘油三酯致毒性脂肪酸损伤细胞有关。当血清甘油三酯 ≥ 11.3 mmol/L 时，极易发生 AP，当三酰甘油 < 5.65 mmol/L 时，发生 AP 的风险减小。

表 4-21-1   **AP 的病因**

梗阻因素
胆道结石及蛔虫
肝胰壶腹、胰腺及十二指肠肿瘤
Oddi 括约肌痉挛
毒物及药物因素
毒物：甲醇、乙醇、有机磷农药
药物：
（1）确定相关：硫唑嘌呤 /6- 巯基嘌呤、雌激素（与高脂血症相关）、四环素（与急性脂肪肝及肝衰竭相关）、甲硝唑、丙戊酸、甲基多巴、磺胺（呋塞米及柳氮磺吡啶等）
（2）可能相关：噻嗪类利尿剂、依他尼酸、苯乙双胍、L- 门冬酰胺酶、对乙酰氨基酚、氢化可的松等
代谢因素
高甘油三酯血症
高钙血症
创伤因素
外伤：腹部损伤
医源性：手术后、ERCP 术后、内镜下 Oddi 括约肌切开术等
感染因素
腮腺炎病毒、肝炎病毒、柯萨奇 B 组病毒、EB 病毒
支原体、空肠弯曲菌、结核菌
华支睾吸虫
血管因素
动脉粥样硬化栓子、结缔组织病性血管炎
先天性因素
常染色体显性遗传
胰腺分裂症
其他因素
消化性溃疡穿孔、十二指肠克罗恩病、妊娠等
特发性

4. 手术与创伤　ERCP、腹腔手术、腹部损伤等也可损伤胰腺组织，导致 AP。其中 ERCP 术后胰腺炎（post-ERCP pancreatitis，PEP）的发生率为 4%～8%，部分 PEP 患者会进展为急性重症胰腺炎，发生 PEP 的高危人群包括女性、年轻人、Oddi 括约肌运动功能障碍（sphincter of oddi dysfunction，SOD）、胰腺炎发作史等人群。

5. 药物　噻嗪类利尿剂、硫唑嘌呤、糖皮质激素、磺胺类等药物可导致 AP 发生，多发生在服药最初 2 个月，与服药剂量无明显相关性。

6. 遗传性因素　胰腺炎的遗传学病因包括编码阳离子胰蛋白酶原（PRSS1）、胰分泌胰蛋白酶抑制剂［丝氨酸蛋白酶抑制剂 Kazal 1 型（SPINK1）］、囊性纤维化穿膜传导调节蛋白（CFTR）、胰凝乳蛋白酶 C（即钙调蛋白）的基因突变。尚无特异性治疗手段。但是，确定潜在的遗传学病因可避免进行进一步检查，更好地监测包括胰腺癌在内的并发症的发生。

7. 感染及全身炎症反应　AP 可继发于急性流行性腮腺炎、甲型流行性感冒、肺炎衣原体感染、传染性单核细胞增多症、柯萨奇病毒感染等，常随感染痊愈而自行缓解。在全身炎症反应时，作为受损的靶器官之一，胰腺也可能有急性炎症损伤。

8. 其他　原发性胰腺导管腺癌、壶腹肿瘤、恶性肿瘤胰腺转移和导管内乳头状黏液性腺瘤是 AP 的少见原因。

在胚胎发育约第 4 周时，背侧十二指肠形成背侧胰腺，此后不久，肝憩室形成腹侧胰腺。约在第 8 周时，腹侧胰腺旋转至十二指肠后方，主胰管与背侧胰管相融合。如果融合不完全，则主胰管通过壶腹部仅排出腹侧胰腺的胰液，而副胰管则通过相对较小的副乳头排出大部分胰腺（即背侧胰腺）分泌的胰液，这种异常称为胰腺分裂，发生率占总人口的 5%～10%，并与

AP 和 CP 相关。此种类型胰腺炎是由于胰腺流出相对不畅所致。

其他病因包括 SOD、毒物、胰腺外伤、高钙血症、血管炎、α_1- 抗胰蛋白酶缺乏症等。经临床、影像学检查、血生化等检查不能确定病因者称为特发性胰腺炎。

（二）发病机制

AP 的发病机制尚未完全明确，其中涉及胰蛋白酶原激活，从而导致急性胰腺细胞损伤、胰腺自消化及被激活的胰酶进入血液后引起严重的全身并发症。导致发病的始动因素包括胰管梗阻（如胆石症、胰腺肿瘤）、胰管扩张（如 ERCP）、胆汁或十二指肠液反流至胰腺，以及胰管通透性改变、器官缺血和毒素引起的胆碱能过度刺激等。

1. 胰腺消化酶 胰酶在胰管内被激活是引起胰腺局部炎症的必备条件，而胰蛋白酶原转化成胰蛋白酶是整个胰酶系统被激活的起始步骤，随后产生一系列病理生理学过程。生理情况下，非活性酶原被分泌到十二指肠肠腔，通过与肠激酶作用（一种由小肠上皮细胞分泌的酶）转化为活性形式，胰蛋白酶原转化为活性胰蛋白酶，随后将其他酶原转化为活性酶。除淀粉酶、脂肪酶具有生物活性外，胰腺分泌的大部分消化酶（胰蛋白酶原、糜蛋白酶原、弹性蛋白酶原，磷脂酶原 A、激肽原、胰舒血管素原等）以无活性的酶原形式存在于腺泡细胞内，可能的原因包括：①胰分泌性胰蛋白酶抑制剂（pancreatic secretory trypsin inhibitor，PSTI）可结合被激活的少量胰蛋白酶；②部分酶（如 mesotrypsin 和 enzyme Y）可分解胰蛋白酶或使胰蛋白酶失活；③非特异性抗蛋白酶物质（α_1- 抗胰蛋白酶和 α_1- 巨球蛋白）的存在；④腺泡细胞内的分隔结构使胰酶在合成、转运中与溶酶体水解酶（如组织蛋白 B）分开，后者可激活胰蛋白酶。

2. 胰酶激活腺泡细胞内胰蛋白酶原 激活的始动因素可能包括：①上述抑制胰蛋白原激活的能力下降，使腺泡细胞内胰蛋白酶原早期激活；②各种原因造成的胰管阻塞和胰液大量分泌，使胰管内压力增加，从而损伤腺泡细胞、激活胰酶；③各种原因导致的胰腺血供障碍，胰腺损伤，使腺泡细胞内各种酶共存，为组织蛋白酶 B 提供激活消化酶原的机会；④病毒或细菌毒素可激活胰酶、损伤腺泡细胞；⑤遗传性胰腺炎发病与基因突变有关，如胰蛋白酶基因和 CFTR 基因。

3. 胰蛋白酶催化胰酶系统 激活补体和激肽系统可引起胰腺局部组织炎症反应，严重者可导致全身病理生理学改变，包括白细胞趋化、活性物质释放、氧化应激、微循环障碍、细菌易位等。胰蛋白酶催化胰酶系统后，不同的消化酶和活性物质有不同的病理生理学作用。磷脂酶 A_2（phospholipase A_2，PLA_2）在胆酸的参与下可分解细胞膜的磷脂产生溶血磷脂酰胆碱和溶血脑磷脂，后者可引起胰腺组织坏死与溶血；弹力蛋白酶可水解血管壁的弹性纤维，使胰腺出血和血栓形成；脂肪参与胰腺及周围脂肪坏死、液化；激肽释放酶可使激肽酶原变为激肽和缓激肽，导致血管扩张和通透性增加，进而引起微循环障碍和休克；补体系统激活使活化的单核巨噬细胞、多枝中性粒细胞释放细胞因子（TNF、IL-1、IL-6、IL-8）、花生四烯酸代谢产物（前列腺素、血小板活化因子、白三烯）、蛋白水解酶和脂肪水解酶，从而增加血管通透性，引起血栓形成和胰腺组织坏死激活的消化酶和活性物质共同作用，引起胰实质及邻近组织的自身消化，进一步促使各种有害物质释放，形成恶性循环，损伤加重。

上述机制可引起血管损伤，血管壁渗透性增高，血栓形成。早期胰腺炎多无明显微循环灌注不足，但重症急性胰腺炎（severe acute pancreatitis，SAP）则有明显的胰腺缺血表现，缺血程度与坏死的范围成正比，提示微循环障碍在 SAP 发病中起重要作用。消化酶、活性物质和坏死组织液可经血液循环、淋巴管转移至全身，引起多脏器损害，甚至出现器官衰竭。全身炎症反应综合征（systemic inflammatory response syndrome，SIRS）的发生与炎症因子（TNF 等）激活的胰酶（胰蛋白、磷脂、弹性蛋白酶等）进入血液循环有关。例如，急性呼吸窘迫综合征（ARDS）多发于微血管血栓形成，这与卵磷脂活化肺表面活性物质有关；血管活性肽和心肌抑制因子可引起心力衰竭和休克。细菌易位在 AP 的发生发展中有重要作用，肠道缺血可使肠道屏障受损，细菌在胃肠繁殖、上移，胰腺炎时可出现动静脉瘘，肠道细菌进入血液循环或通过淋巴管途径诱发远处感染。一旦感染极易并发多脏器功能衰竭，死亡率明显增加。

【病理】

AP 的病理变化包括间质炎症和胰腺组织坏死两个方面。间质炎症时肉眼可见胰腺肿大，病变累及部分或整个胰腺，显微镜下以间质水肿、炎症细胞浸润为主，也可见少量腺泡坏死和小灶状脂肪坏死，多无明显血管变化。

胰腺坏死多发生于外周胰腺，但也可累及整个胰腺。肉眼可见胰腺肿大、灶状或弥漫性胰腺间质坏死和（或）大面积脂肪坏死，大小不等的灰白色或黄色斑块状脂肪坏死灶散落于胰腺和周围组织中。严重者可见胰腺表面或胰周组织出血灶，呈褐色或灰褐色，可有新鲜出血。显微镜下见胰腺组织凝固性坏死、粒细胞和巨噬细胞浸润，病灶累及腺泡细胞、胰岛细胞和胰管系统。严重的间质脂肪坏死可能累及小血管，引起血栓、坏死、破裂，偶尔可见动脉血栓形成。少数可并发胰腺假性囊肿（pancreatic pseudocyst），坏死发生后如继发细菌感染，将出现化脓性炎症或脓肿。

由于体液外溢和血管损害，部分患者可出现腹水、胸腔积液和心包积液，并可出现肾小球病变、急性肾小管坏死、脂肪栓塞和弥散性血管内凝血。也可能因过多的脂肪酶随血流运输至全身，引起皮下或骨髓的脂肪坏死。

【临床表现与体征】

（一）临床表现

1. 腹痛　AP 的典型症状是持续性腹痛，通常为仰卧时突发上腹剧痛，可伴有背部、胸部和肋部放射痛，约 50% 的患者伴有向腰背部放射的束带状疼痛，弯腰抱膝或前倾坐位可能会减轻疼痛。胰腺分泌物扩散后可引起腹膜炎，发生下腹及全腹痛。5% ～ 10% 的患者可能无腹痛。

2. 恶心、呕吐及腹胀　90% 的患者起病时即有恶心、呕吐，呕吐可频繁发作，或持续数小时，呕吐物可为胃内容物、胆汁或咖啡样液体，呕吐后腹痛多无缓解。恶心、呕吐及腹胀可能是因为炎症累及胃后壁，也可由肠道胀气、麻痹性肠梗阻、腹膜炎或并发腹腔间隔室综合征引起。

3. 发热　早期常源于 SIRS，晚期多由于合并感染，胰腺坏死组织继发细菌或真菌感染，发热伴黄疸者多为胆源性胰腺炎合并胆管炎，或胰头炎症坏死压迫胆管。

4. 胸闷及呼吸困难　AP 患者常伴有胸闷、喘憋及呼吸困难症状，可能是由于肺间质水肿合并 ARDS 或合并胸腔积液，肠麻痹及腹腔间隔室综合征也可因腹腔压力的升高而导致胸闷、喘憋及呼吸困难。

5. 低血压及休克　SAP 患者常发生低血压或休克，表现为烦躁不安、皮肤苍白、湿冷、脉搏细弱。休克主要由有效循环血量不足所致，常见于以下情况：①血液和血浆大量渗出；②频繁呕吐丢失体液和电解质；③血中缓激肽增多，引起血管扩张和血管通透性增加；④并发消化道出血。

6. 少尿、无尿　多为急性胰腺大量液体丢失导致急性肾功能不全所致。

7. 其他　AP 还可因应激性溃疡、门静脉高压而导致急性消化道出血，同时还可因胰性脑病导致意识障碍及精神失常。

（二）体征

体征与病情的严重程度相关。轻症急性胰腺炎（mild acute pancreatitis，MAP）患者的腹部体征较轻，常与腹痛主诉程度相称，仅有上腹轻压痛，可有腹胀和肠鸣音减少，多无腹肌紧张、反跳痛。

1. 腹部体征　几乎所有中重症急性胰腺炎（moderately severe acute pancreatitis，MSAP）和 SAP 患者均有腹部压痛、肌紧张，可有明显的腹胀、肠鸣音减弱或消失。腹膜炎时可出现全腹压痛、反跳痛，而胰腺与胰周大片坏死渗出时可出现移动性浊音。合并假性囊肿或包裹性坏死时，上腹可扪及肿块。血液、胰酶及坏死组织液穿过筋膜与肌层深入腹壁时，可见两侧肋腹皮肤呈灰紫色斑（即 Crey-Turner 征），而脐周皮肤青紫称 Cullen 征，多提示预后差。

2. 全身体征　AP 常伴有全身表现，以血容量不足和中毒症状为主，包括脉搏＞ 100 次 / 分、血压下降等。肿大的胰头压迫胆总管可造成暂时性梗阻性黄疸，如黄疸持续不退且逐渐加深则多为胆总管或壶腹部嵌顿性结石引起，少数患者可因并发肝细胞损害引起肝细胞性黄疸。少见体征还包括皮下脂肪坏死小结、下肢血栓性静脉炎、多发性关节炎等。

【并发症】

AP 与多种局部和全身并发症相关，包括炎症向邻近器官的局部扩散。最常见的并发症包括胰周液体积聚、假性囊肿形成、十二指肠或胆管梗阻及外分泌或内分泌功能不全。少见的并发症包括胰瘘形成、血管血栓形成（脾、门静脉和肠系膜上静脉）、结肠坏死和动脉假性动脉瘤的发生。胰蛋白酶可将纤溶酶原激活为纤溶酶并诱导纤溶，也可激活凝血酶原和凝血酶导致血栓形成或弥散性血管内凝血。

（一）局部并发症

1. 急性胰周液体积聚（acute peripancreatic fluid collection，APFC）　APFC 是由正常胰周筋膜所限制的液体的外渗，但尚无明确的包膜包裹，通常发生在间质性胰腺炎后的最初 4 周内，多数保持无菌状态，并在 AP 发作后的最初几周内被自然吸收。合并 APFC 时可见胰腺内、胰周或胰腺远隔间隙液体积聚，缺乏完整包膜，质地均匀。

2. 急性坏死物积聚（acute necrotic collection，ANC）　发生在病程早期，表现为液体内容物，包含混合的液体和坏死组织（胰腺实质或胰周组织坏死），MRI 或超声检查有助于与 APFC 鉴别。

3. 胰腺假性囊肿　是具有明确炎性包膜包裹的囊状液体聚集，通常位于胰腺外，几乎没有坏死。可在 MSAP 和 SAP 起病 4 周后出现；若局部 APFC 持续超过 4 周，则很可能发展为胰腺假性囊肿。假性囊肿有完整的非上皮性包膜，囊壁由纤维组织和肉芽组织构成，囊液内含有组织碎片和大量酶。约 80% 为单发，胰体、胰尾居多，常与胰管相通。大的囊肿可产生压迫症状，伴有压痛。囊破裂或有裂隙时，囊液流入腹腔，可引起胰源性腹水。大多数假性囊肿无症状，但由于胃或小肠受压，出现的症状可能包括腹痛、早饱、恶心和呕吐。迅速扩大的假性囊肿可能破裂、出血、阻塞肝外胆管系统、侵蚀周围结构并伴发感染。

4. 包裹性坏死　通常发生于起病 4 周后，由坏死组织及加强的壁构成，是一种成熟的、包含胰腺和（或）胰周坏死组织、具有界限分明炎性包膜的囊实性结构。

5. 感染性胰腺坏死　多发生在 AP 起病 4 周后。外周为纤维囊壁，包裹的胰腺坏死组织和（或）胰周积液合并感染，CT 可见气泡征。当患者高热不退、白细胞持续升高、腹痛加重和高淀粉酶血症时应考虑脓肿形成。

（二）全身并发症

1. 全身炎症反应综合征（SIRS）　SIRS 是 AP 最常见的全身并发症，多发生于 MSAP 和 SAP。AP 时符合以下临床表现中的 2 项及以上可诊断 SIRS：①心率＞ 90 次 / 分；②体温＜ 36℃或＞ 38℃；③白细胞计数＜ 4×10^9/L 或＞ 12×10^9/L；④呼吸频率＞ 20 次 / 分或 PCO_2＜ 32 mmHg。SIRS 持续存在会增加 AP 患者发生器官功能衰竭的风险。

2. 器官功能衰竭（organ failure，OF）　AP 相关 OF 主要为呼吸衰竭、循环衰竭和肾衰竭，是 AP 最严重的全身并发症，也是 SAP 的主要致死原因。OF 可根据改良 Marshall 评分来评定（表 4-21-2）。单个器官评分≥ 2 分则定义为 OF；器官功能在 48 h 内恢复者为一过性 OF，否则为持续性 OF（persistent organ failure，POF）；≥ 2 个器官衰竭并持续 48 h 以上者则为持续性多器官功能衰竭（persistent multiple organ failure，PMOF）。

表 4-21-2　判断 SAP 患者伴有器官功能衰竭的改良 Marshall 评分系统

评分项目	1分	2分	3分	4分	5分
呼吸（PaO_2/FiO_2）	> 400	301 ~ 400	201 ~ 300	101 ~ 200	< 101
循环（收缩压，mmHg）	> 90	< 90 补液后能纠正	< 90 补液不能纠正	< 90 pH 值 < 7.3	< 90 pH 值 < 7.2
肾（Cr，μmol/L）	> 134	134 ~ 169	170 ~ 310	311 ~ 439	> 439

3. 脓毒症　SAP 患者合并脓毒症的病死率升高（50% ~ 80%）。脓毒症主要以革兰氏阴性杆菌感染为主，也可有真菌感染。

4. 腹腔内高压（intra-abdominal hypertension，IAH）和腹腔间隔室综合征（abdominal compartment syndrome，ACS）　在 SAP 中，严重的肠道屏障功能障碍和高内毒素水平可引起 IAH 和 ACS，促炎反应可引起积液、腹水及后腹膜水肿，也可因过度补液治疗而导致 IAH。ACS 会导致腹腔和腹腔外重要的脏器发生功能障碍，病死率明显升高。膀胱压（urinary bladder pressure，UBP）测定是判断腹腔内压力（intra-abdominal pressure，IAP）的间接指标。IAP 持续或反复 > 12 mmHg 或 16 cmH_2O 被定义为 IAH。当腹腔内压力 > 20 mmHg 并伴有有新发呼吸衰竭、肾衰竭或心力衰竭的征兆时，可诊断为 ACS。ACS 的死亡率高达 50% ~ 75%。

5. 胰性脑病（pancreatic encephalopathy，PE）　PE 是 AP 的严重全身并发症之一，可表现为耳鸣、复视、谵妄、语言障碍及肢体僵硬、昏迷等，多发生于 AP 早期，但具体机制不明。

【**实验室检查与其他检查**】

（一）实验室检查

1. 淀粉酶　淀粉酶是诊断 AP 最常用的指标。血清淀粉酶在起病 6 ~ 12 h 开始升高，48 h 达峰，多超过正常值 3 倍，并持续 3 ~ 5 天或更长时间。AP 诊断以血淀粉酶为主，尿淀粉酶仅作参考。

淀粉酶升高应与导致淀粉酶升高的非胰腺性疾病相鉴别，急腹症是淀粉酶升高的常见原因，包括肠穿孔、肠梗阻或局部肠管缺血、急性阑尾炎、胆囊炎、胆道感染、胆石症、肾小管卵巢疾病和肾衰竭。绝大多数非胰腺炎疾病所致的淀粉酶升高 < 正常上限值 3 倍。当血淀粉酶升高而尿淀粉酶正常时，应考虑巨淀粉酶血症，因为淀粉酶与免疫球蛋白或异常血清蛋白结合形成复合物无法通过肾滤过。若尿淀粉酶升高而血清淀粉酶正常，应考虑 Munchausen 综合征。

少数 AP 患者淀粉酶可不升高，原因包括：①极重症急性胰腺炎；②极轻症胰腺炎；③慢性胰腺炎基础上急性发作；④急性胰腺炎恢复期；⑤高脂血症型胰腺炎，甘油三酯升高可能使淀粉酶抑制物升高，因此患者并未见淀粉酶水平升高，酒精引起的 AP 患者的血清淀粉酶水平也可能正常。

反复测量血清淀粉酶对评估疾病进展没有价值，血清淀粉酶或脂肪酶升高的程度与胰腺炎的严重程度无关。患者是否开放饮食或病情程度的判断不能单纯依赖于血清淀粉酶是否降至正常，应结合临床症状、体征及其他检查结果综合判断。胰源性腹水和胸腔积液的淀粉酶显著升高可作为 AP 的诊断依据。

2. 血清脂肪酶　相较于血清淀粉酶，血清脂肪酶具有更高的敏感性和特异性。在诊断中和淀粉酶有互补作用。血清脂肪酶于起病后 24 h 内升高，持续时间较长（7 ~ 10 天）。超过正常上限值 3 倍有诊断意义。

3. 其他血清标志物　血清 C 反应蛋白（CRP）是反映 SIRS 或感染的重要指标，发病 72 h 后血清 CRP ≥ 150 mg/L 提示广泛胰腺坏死，AP 病情较重。尿素氮（BUN）持续升高（> 7.5 mmol/L）、血细胞比容（HCT）升高（> 44%）、肌酐进行性升高也是病情重症化的指标。血钙降低通常提示胰腺坏死严重。降钙素原（PCT）水平的升高也可作为有无继发局部或全身感染的参考指标。

（二）影像学检查

1. 超声检查　腹部 B 超作为常规初筛检查，可在入院 24 h 内进行，其作用包括：①可发现胰腺肿大和弥漫性胰腺低回声，但难以发现灶状回声异常；②发现胰腺钙化、胰管扩张；③发现胆囊结石、胆管扩张；④发现腹腔积液；⑤发现或随诊假性囊肿。B 超检查受肠胀气影响大，诊断价值有限。超声内镜用于诊断结石的敏感性和准确率高于常规 B 超及 CT，对于不明原因的胰腺炎，超声内镜常可发现胆管微小结石。

2. CT 及 MRI　可用于 AP 的诊断和鉴别诊断，是病情严重程度评估的最重要检查，且 3 天后动态增强 CT 对诊断胰腺坏死非常重要。对于诊断不明确或在入院 48～72 h 内症状未能改善的患者，应进行腹部增强 CT 扫描或 MRI。

AP 的影像学表现包括胰腺肿大、胰腺周炎症改变和胰腺外液体渗出（图 4-21-1）。影像学阴性不能作为排除性诊断，因为轻症患者胰腺形态可能正常，这一部分占所有 AP 患者的 15%～30%。腹部增强 CT 可通过明确并发症的存在和程度（如胰腺坏死和急性胰周液体积聚）来评估疾病的严重程度和进展。特别需要说明的是，应在进行足够的液体复苏后进行腹部增强 CT 扫描，以最大限度地减少造影剂引起的肾损伤。对于有造影剂过敏和肾功能不全的患者，首选 MRI 检查，因为不注射造影剂的 T2 加权图像也可以诊断胰腺坏死。

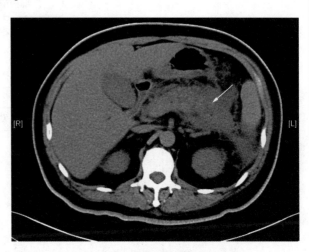

图 4-21-1　**AP 腹部平扫 CT 表现**
可见胰腺肿胀，体尾部大量渗出（箭头）

CT 可见胰腺增大，边缘不规则，胰内低密度区、胰周脂肪炎症改变、胰周液体积聚，甚至有气体出现，坏死灶在造影剂增强动脉期无增强显影，与周围无坏死胰腺形成鲜明对比，可发现胰腺脓肿、假性囊肿。间质性和坏死性急性胰腺炎的鉴别具有重要的预后意义。间质性胰腺炎的特征是完整的微循环和腹部增强 CT 示胰腺均匀增强。坏死性胰腺炎的特点是胰腺微循环受阻，因此大面积（＞ 3 cm 或＞ 30%）的胰腺实质在腹部增强 CT 上不会增强。20%～30% 的 AP 患者患有坏死性胰腺炎。早期影像学检查（症状发作后 72 h 内）不能明确胰腺坏死是否存在和评估坏死程度。

初次 CT 示 A～C 级胰腺炎（CTSI 评分在 0～2 分）的患者仅在临床怀疑有并发症时复查增强 CT，而 D～E 级胰腺炎（CTSI 评分为 3～10 分）应间隔 7～10 天复查增强 CT。

【诊断与鉴别诊断】

（一）诊断

AP 的诊断应基于临床表现、实验室检查和影像学检查。完整诊断应包括 AP 的诊断、分类诊断、病因诊断和并发症诊断（图 4-21-2）。

1. 诊断标准　①急性、突发、持续、剧烈的上腹部疼痛，可向背部放射；②血清淀粉酶和（或）脂肪酶活性高于正常上限值超过 3 倍；③CT 或 MRI 呈 AP 典型影像学改变（胰腺水肿或胰周渗出积液）。临床上符合上述 3 项标准中的 2 项即可诊断为 AP。

2. 分类诊断　①MAP：符合 AP 诊断标准，不伴有器官功能衰竭及局部或全身并发症；②MSAP：伴有一过性器官衰竭（48 h 内可恢复），或伴有局部或全身并发症；③SAP：伴有持续（＞ 48 h）的器官功能衰竭，改良 Marshall 评分 ≥ 2 分，APACHE Ⅱ、BISAP、JSS、

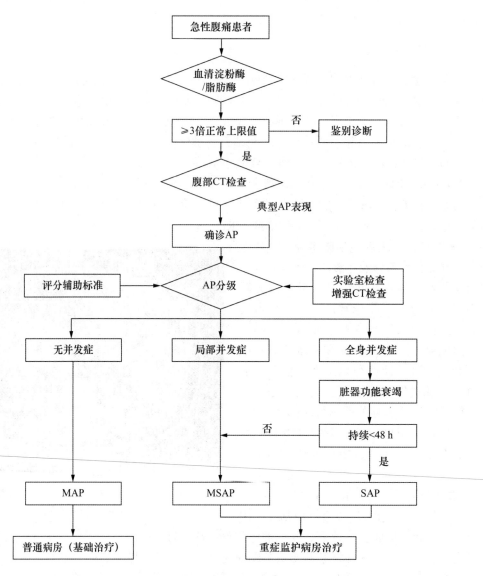

图 4-21-2　**AP 诊疗流程图**

MCTSI 等评分系统也有助于判断 AP 的病情严重程度。

3. 病因诊断　包括胆源性 AP、酒精性 AP、高甘油三酯血症性 AP、PEP 等。

（1）急性胰腺炎严重程度床边指数（bedside index of severity acute pancreatic，BISAP）包含 BUN（＞ 25 mg/dl）、意识障碍，SIRS、年龄（＞ 60 岁）和影像学提示胸膜渗出共 5 项，24 h 内出现 1 项计 1 分，总分为 5 分。

（2）CT 分级曾用 CT 严重程度指数（CT severity index，CTSI），现用改良 CT 严重程度指数（Modified CT severity index，MCTSI）。按照 CTSI 评分，0 ～ 3 分为轻度：4 ～ 6 分为中度；7 ～ 10 分为重度。按照 MCTSI，0 ～ 2 分为轻度：4 ～ 6 分为中度：8 ～ 10 分为重度。CT 分级与临床病情有一定的相关性。

（二）鉴别诊断

1. 各种急腹症消化道脏器穿孔、胆石症和急性胆囊炎、急性肠梗阻、肠系膜血栓、脾栓塞、脾破裂、高位阑尾穿孔、肾绞痛、异位妊娠破裂等。

2. 发生于其他脏器的急性腹痛、心绞痛、心肌梗死、肺栓塞等。

表 4-21-3　评估 AP 严重程度的改良 CT 评分系统（MCTSI）

特征	评分
胰腺炎症反应	
正常胰腺	0
胰腺和（或）胰周炎症改变	2
单发或多个积液区或胰周脂肪坏死	4
胰腺坏死	
无胰腺坏死	0
坏死范围≤ 30%	2
坏死范围＞ 30%	4
胰腺外并发症，包括胸腔积液、腹水、血管或胃肠道受累等	2

【治疗】

AP 患者的早期治疗包括密切监测、积极液体复苏及早期发现胰腺坏死和胆总管结石。

（一）MAP 的治疗

1. 监护　从炎症反应到器官功能障碍至器官衰竭，可经历时间不等的发展过程，AP 病情变化较多，应予密切监护，根据症状、体征、实验室检查、影像学改变及时了解病情发展。高龄、肥胖（BMI ＞ 25 kg/m³）、妊娠等是 SAP 的高危人群。

2. 支持治疗　早期液体复苏的目的是改善有效循环血容量和器官灌注不足，建议采用目标导向治疗策略。

3. 止痛　麻醉性镇痛药可能导致 Oddi 括约肌痉挛和胰腺炎恶化，反复服用麻醉性镇痛药的患者应进行氧饱和度监测，因其存在缺氧的风险。腹痛剧烈者可给予哌替啶，不推荐应用吗啡或胆碱能受体拮抗剂。

4. 抗感染　MAP 无须应用抗生素，但胆源性胰腺炎应给予抗生素治疗。

（二）MSAP 和 SAP 的治疗

1. 监护　MSAP 与 SAP 患者应密切监护生命体征，包括血压、心率、呼吸频率及氧饱和度等，针对器官功能衰竭及代谢紊乱的情况采取相应防治措施，发病初期建议所有患者应用鼻导管吸氧，出现 ARDS 应给予正压辅助呼吸。有严重麻痹性肠梗阻者可予鼻胃管持续吸引胃肠减压。应密切监测患者的补液量及尿量，注意定期监测血气分析、pH 值、血尿素氮、CRP、肌酐等指标变化。

2. 液体复苏　对于 MSAP 和 SAP 的患者，积极的液体复苏对于 AP 早期维持胰腺的微循环和灌注很重要，并且对控制胰腺坏死和器官衰竭有一定益处。首选静脉补充晶体液，最初以 250 ～ 500 ml/h 的速率给药，乳酸林格液是首选的类晶体替代品。

补液措施可分为快速扩容和调整体内液体分布两个阶段，必要时使用血管活性药物（如去甲肾上腺素或多巴胺）维持血压。补液量包括基础需要量和流入组织间隙的液体量。输液种类包括胶体物质［天然胶体（如新鲜血浆、人血白蛋白）］、0.9% 氯化钠溶液（生理盐水）和平衡液（乳酸林格液）。扩容时应注意晶体与胶体的比例（晶体∶胶体＝ 2 ∶ 1），并控制输液速度［在快速扩容阶段可达 5 ～ 10 ml/（kg·h）］。发病初期每天需要补液 5 ～ 10 L，血细胞比容＞ 50% 提示有效循环血量不足需紧急补液；维持在 30% 左右时，输注低分子右旋糖酐可改善微循环；＜ 25% 时应补充红细胞，若白蛋白＜ 20 g/L 则应予以补充。注意控制血糖、维持电解质和酸碱平衡。液体复苏在保障初期快速扩容的同时也应避免过度液体复苏，否则可能加重组织水肿并影响脏器功能。

复苏成功的指标包括：①尿量＞0.5～1 ml/（kg·h）；②平均动脉压（MAP）＞65 mmHg；③心率＜120次/分；④BUN＜7.14 mmol/L（如果BUN＞7.14 mmol/L，则在24 h内下降至少1.79 mmol/L）；⑤血细胞比容35%～44%。入院后的24～48 h应每隔4～6 h评估1次液体需求。在达到复苏指标后应控制液体输注速度和输液量，并可小剂量应用利尿剂避免组织水肿。

3. 抗感染治疗 预防性抗菌药物的应用不能降低胰腺坏死感染的风险，且会增加多重耐药菌及真菌感染的风险，故对于MSAP及SAP患者，不常规预防性使用抗菌药物，但对于特定SAP［如伴有广泛胰腺坏死（坏死面积＞30～50%）及持续器官功能衰竭］的患者，预防性使用抗菌药物可能改善患者预后。

对于胰腺坏死感染的患者，可先经验性使用抗菌药物，再根据细针穿刺活检结果选择特异性抗菌药物，但细针穿刺活检的阳性率较低，也可参考引流液或血液培养结果。对于胆源性MAP或伴有感染的MSAP和SAP应常规使用抗菌药物。胰腺感染的致病菌主要为革兰氏阴性菌和厌氧菌等肠道常驻菌。抗菌药物的应用应遵循"降阶梯"策略，选择抗菌谱以革兰氏阴性菌和厌氧菌为主、脂溶性强且可有效通过血-胰屏障的药物，如碳青霉烯类、喹诺酮类、第三代头孢菌素、甲硝唑等，疗程为7～14天，特殊情况下可延长应用时间。不推荐常规抗真菌治疗。临床上无法用细菌感染来解释发热等表现时应考虑到真菌感染的可能，可经验性应用抗真菌药，同时进行血液或体液真菌培养。

4. 营养支持 MSAP和SAP患者早期采用肠内营养有助于保护肠黏膜屏障以及减少菌群易位，从而降低发生感染性胰周坏死和其他严重并发症的风险。肠内营养的时机应视病情的严重程度和胃肠道功能的恢复情况来确定，只要患者胃肠动力能够耐受，建议尽早进行肠内营养（入院后24～72 h）。可先采用短肽类制剂，再逐渐过渡到整蛋白类制剂。对于高脂血症患者，应减少脂肪类物质的补充。进行肠内营养时应注意患者的腹痛、肠麻痹、腹部压痛等症状和体征是否加重，并定期复查血常规、肝肾功能、电解质、血脂、血糖等水平，以评价机体代谢状况，调整肠内营养的剂量与剂型。

5. 抑制胰腺外分泌和胰酶活性 生长抑素及其类似物（奥曲肽）可通过直接抑制胰腺外分泌而发挥作用，也可对抗SIRS，对于预防ERCP术后胰腺炎也有一定积极作用。蛋白酶抑制剂（乌司他丁、加贝酯）能够广泛抑制与AP进展有关的胰蛋白酶、糜蛋白酶、弹性蛋白酶、磷脂酶A等的释放和活性，还可稳定溶酶体膜，改善胰腺微循环，减少AP并发症，主张早期足量应用。

质子泵抑制剂可通过抑制胃酸分泌而间接抑制胰腺分泌，应用时应注意早期、足量。同时，H_2受体拮抗剂和质子泵抑制剂可预防应激性溃疡的发生。

6. 预防和治疗肠道衰竭 可选择性口服肠道不吸收的抗生素；口服大黄、硫酸镁、乳果糖可保持排便通畅；微生态制剂（如双歧杆菌、乳酸杆菌等）可调节肠道菌群；可静脉使用谷氨酰胺；尽量早期给予肠内营养或恢复饮食。

7. 内镜治疗 伴有胆总管结石嵌顿且有急性胆管炎的急性胆源性胰腺炎，推荐在入院24 h内行ERCP；明确胆总管结石嵌顿但无明确胆管炎的患者，推荐在入院72 h内行ERCP。不伴有胆总管结石嵌顿和急性胆管炎的患者可择期行ERCP。

8. 中医中药 单味中药（生大黄）、清胰汤、大承气汤加减在临床实践中被证明有效。

9. 手术治疗 由于AP早期行开腹清创术的并发症及死亡率高，现已很少应用，AP合并感染型胰腺坏死应首先考虑内镜下清创。进阶式微创引流或清创术失败且坏死界限明确不再扩展、合并严重并发症（如AP早期阶段出现非手术治疗无法缓解的严重ACS或在AP后期阶段出现结肠瘘、肠壁坏死及多瘘口）的患者，仍首选外科治疗。

在首次发病的6个月内，胆源性胰腺炎复发的风险高达50%～75%，对于MAP患者，建议出院前进行胆囊切除术。MSAP和SAP患者建议择期行胆囊切除术。

10. 其他血管活性药物 前列腺素 E_1 制剂、丹参等对微循环障碍有一定作用。

11. 局部并发症的处理 没有感染征象的部分 APFC 和 ANC 可在发病后数周内自行消失，无须干预，仅在合并感染时才有穿刺引流的指征。部分无症状假性囊肿及包裹性坏死可自行吸收。APFC 可待胰腺假性囊肿形成后（一般 > 6 周）考虑行进阶式微创引流或清除术（不限定手术方式）。对于有症状或合并感染、直径 > 6 cm 的假性囊肿及包裹性坏死，可行微创引流治疗。

有感染征象的患者可先给予广谱抗菌药物抗感染，根据穿刺液培养结果选择特异性抗菌药物。坏死伴感染是坏死组织清除术治疗的指征，从传统开腹清创变为进阶式微创引流或清除术（step-up approach），即首先选择 CT 引导下经皮穿刺置管引流术（percutaneous cather drainage，PCD）或内镜超声经胃、十二指肠穿刺支架引流（endoscopic transmural drainage，ETD），然后在 PCD 的基础上选择经皮内镜坏死组织清除术（percutaneous endoscopic necrosectomy，PEN），在 ETD 的基础上行内镜直视下坏死组织清除术（direct endoscopic necrosectomy，DEN）和以外科腹腔镜为基础的视频辅助腹膜后清创术（videoscopic assisted retroperitoneal debridement，VARD）等多种方式，以减轻胰周液体的积聚及压力。

【预后】

AP 的预后取决于病变程度及有无并发症。MAP 预后良好，多可在 5 ～ 7 天内恢复，无后遗症。MSAP 死亡率 < 3%，SAP 病情重而凶险，预后差，死亡率为 10% ～ 20%，经积极救治后幸存者可遗留不同程度的胰腺功能不全。

第 2 节 慢性胰腺炎

慢性胰腺炎（CP）是胰腺组织的慢性进行性炎症性疾病。临床上以反复发作的上腹部疼痛，胰腺内、外分泌功能不全为主要表现；病理上以胰腺腺泡萎缩、破坏、间质纤维化为主要特征。

【流行病学】

在全球范围内，CP 的发病率为 9.62/10 万，死亡率为 0.09/10 万；男性患者数量约为女性患者的 2 倍；我国 CP 的患病率约为 13.52/10 万，且呈上升趋势。

【病因与发病机制】

（一）病因

1. 胆道疾病 占我国 CP 病因的 30% ～ 45%，其中以胆石症最常见，其他疾病还包括胆囊炎、胆道狭窄、Oddi 括约肌功能不全等。

2. 慢性酒精中毒 酗酒是 CP 的致病因素之一，在西方国家，有约 70% 的 CP 与长期酗酒有关，在我国此病因约占 20%。

3. 代谢因素 高钙血症、高脂血症。

4. 遗传因素 常见的易感基因包括阳离子胰蛋白酶原（PRSS1）基因、丝氨酸蛋白酶抑制剂 Kazal 1 型（SPINK1）基因、糜蛋白酶原 C（CTRC）基因、CFTR 基因等。

5. 自身免疫 包括自身免疫性胰腺炎、自身免疫相关性 CP。

6. 特发性 即除外任何已知病因的 CP。此外，吸烟是 CP 的独立危险因素，复发性急性胰腺炎是形成 CP 的高危因素。

（二）发病机制

胰管内结石阻塞、钙沉积、蛋白栓形成等原因可造成胰管阻塞，使管腔内压力升高，导致腺泡和小导管破裂，胰腺组织及胰管系统损伤。

酒精可引起内质网功能紊乱，加剧细胞氧化应激，从而直接损伤胰腺腺泡细胞；吸烟可加剧酒精的损伤作用，同时还可刺激胰腺星状细胞活化，使细胞外基质合成增多。胰腺组织及胰管系统反复坏死后会被纤维化替代，最终形成慢性炎症。

【病理】

CP 的大体病理表现为胰腺表面不规则、呈结节状、体积缩小、质硬。镜下病理变化主要为胰腺腺泡组织的减少和不规则纤维化，纤维化主要分布在小叶间隙。胰腺导管病变表现多样，可出现变形、狭窄、囊状扩张，进而出现胰管钙化、胰管内结石形成。疾病后期可见胰腺假性囊肿形成，多位于胰头、胰颈部。根据病理组织学改变，CP 可分为慢性钙化性胰腺炎、慢性阻塞性胰腺炎和慢性炎症性胰腺炎。

【临床表现与体征】

（一）临床表现

1. 腹痛 腹痛是 CP 最常见的临床症状，常为上腹疼痛，可放射至腰背部，疼痛剧烈时可伴有恶心、呕吐。早期疼痛呈间歇性，随病情发展逐渐加重，发作频繁，持续时间延长，最终发展为持续性腹痛。进食、饮酒可诱发腹痛；疼痛在仰卧位时加剧，前倾坐位或弯腰抱膝位时缓解。

2. 胰腺外分泌功能不全的表现 早期可无明显症状，或仅表现为食欲减退、腹胀等。当大多数腺泡组织被破坏后，可出现外分泌功能不全的表现，从而引起营养不良。当胰脂肪酶分泌量下降至正常的 10% 以下时可发生脂肪泻，表现为排便次数增多、大便量多，呈泡沫样，有恶臭，含有油滴或镜检可见脂肪滴。严重者可发生脂溶性维生素（A、D、E、K）吸收不良，出现夜盲症、出血倾向等。

3. 胰腺内分泌功能不全的表现 胰腺内分泌功能不全可表现为糖耐量异常或糖尿病，后者常出现在病程晚期。CP 患者的糖尿病不同于典型的 1 型和 2 型糖尿病，其生成胰高血糖素的胰腺 α 细胞也受到影响，故发生低血糖的风险增加。

（二）体征

患者可有上腹部压痛，急性发作时可有腹膜刺激征。由于消化吸收功能障碍或惧食，可有消瘦、营养不良。胰腺假性囊肿形成时，腹部可扪及包块。胰头显著纤维化或形成假性囊肿压迫胆总管下段时可出现持续或逐渐加深的黄疸。

【并发症】

1. 胰腺假性囊肿 CP 患者胰腺假性囊肿的发病率为 20% ~ 40%。假性囊肿大小不等，压迫周围组织器官可引起脾静脉血栓形成、肝前型门静脉高压、梗阻性黄疸及上消化道梗阻。

2. 胰腺癌 胰腺癌为 CP 的远期并发症。在诊断 CP 后，随访 8 年约有 1.3% 的患者进展为胰腺癌，主要表现为进行性腹痛加剧、消瘦、黄疸。

3. 其他 少数患者可出现胰源性腹水、胰性脑病等。

【实验室检查与其他检查】

（一）实验室检查

1. 一般检查 急性发作期可见血清淀粉酶升高，胸腔积液和腹水中淀粉酶含量明显升高；C 反应蛋白（CRP）在胰腺炎急性发作时可显著升高；胆红素和碱性磷酸酶有助于了解有无胆道梗阻，合并胆道梗阻时碱性磷酸酶、总胆红素及直接胆红素明显升高，尿胆红素呈强阳性，尿胆原减少或消失；血钙、血脂、甲状旁腺激素、IgG4、自身抗体等检查有助于明确病因；脂溶性维生素、血清白蛋白、前白蛋白等有助于判断机体的营养状态。CP 可出现 CA19-9 升高，明显升高时需警惕胰腺癌。

2. 胰腺外分泌功能检测

（1）直接试验：通过使用外源性胃肠激素刺激胰腺分泌，插管至十二指肠收集胰液，分析胰液成分及量并估计胰腺外分泌功能。此方法敏感性及特异性较高，但价格昂贵、试验耗时，且为侵入性操作，故临床应用受限。

（2）间接试验：敏感性和特异性低于直接试验，有时常难以与小肠吸收障碍性疾病相鉴别。常用检查方法包括：①粪便检测：粪便脂肪检测、粪便弹性蛋白酶 I 测定可了解胰腺外分泌功能。② N- 苯甲酰 -L 酪氨酸-对氨基苯甲酸（BT-PABA）试验：口服 BT-PABA 后，其在小肠中可经糜蛋白酶作用分解生成氨基苯甲酸（PABA）。测定血和尿液中 PABA 浓度可间接反映胰腺分泌糜蛋白酶的功能。③ ^{13}C 混合甘油三酯呼气试验（^{13}C-MTG-BT）：口服 ^{13}C 标记的甘油三酯后，检测呼气中 $^{13}CO_2$ 的变化可了解胰脂肪酶活性，反映胰腺外分泌功能。

3. 胰腺内分泌功能检测

（1）血糖及胰岛素测定：CP 患者可出现糖耐量异常或糖尿病；血浆胰岛素水平降低通常在胰腺内分泌功能损失 90% 以上时才出现，敏感性低。

（2）胰多肽测定：正常情况下，餐后血浆胰多肽（pancreatic polypeptide，PP）迅速升高，而 CP 患者空腹及餐后血浆 PP 均明显降低。

4. 基因检测　对于特发性、青少年患者，以及有胰腺疾病家族史的患者，可行基因检测。

（二）影像学检查

1. X 线检查　部分 CP 患者腹部 X 线片可见胰腺区域钙化灶或阳性结石影。

2. 超声检查　可见胰腺形态改变，胰腺区高回声病灶伴声影，胰管扩张、形态不规则，有囊肿时可见液性暗区。其敏感性不高，主要作为初筛手段。

3. CT、MRI/MRCP　腹部 CT 的敏感性达 80%、特异性超过 90%，典型表现为胰腺失去正常结构，形态不规则，出现胰腺钙化、萎缩、胰管扩张、胰管内结石等（图 4-21-3）。同时，CT 也有助于并发症的诊断。腹部 MRI 对 CP 的诊断价值与 CT 相似，对胰腺实质的改变更敏感，但对钙化和结石的显示劣于 CT。MRCP 主要用于观察胰管、胆管病变。胰泌素增强MRCP 能间接反映胰腺的外分泌功能，有助于 CP 的早期诊断。

（三）内镜检查

1. 超声内镜（EUS）　克服了体外超声检查诊断胰腺疾病的不足，避免了肠道气体和肠壁脂肪的干扰。主要表现为胰腺实质异常及胰管异常（结石或钙化、狭窄、扩张等）。对诊断 CP

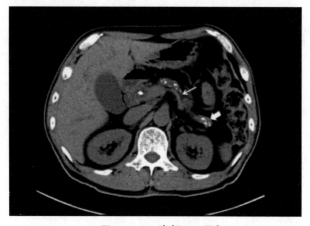

图 4-21-3　腹部 CT 平扫

可见胰腺萎缩，实质内见多发斑点状钙化灶（粗箭头），胰管扩张（细箭头）

的敏感性高，对疾病的早期诊断具有一定优势；超声内镜引导下细针穿刺抽吸活组织病理学检查（EUS-FNA）有助于 CP 与胰腺癌的鉴别。

2. 胰管内超声（intraductal-ultra sonography，IDUS）　将超声探头经十二指肠乳头逆行插至主胰管内，可对主胰管内局灶性病变进行鉴别诊断。

3. ERCP　是诊断 CP 的重要手段，但为有创性检查，故仅用于诊断困难或需要治疗操作时。剑桥分型如下：①轻度：分支胰管病变（超过 3 个），主胰管正常。②中度：主胰管病变，伴或不伴分支胰管病变。③重度：主胰管阻塞、严重不规则扩张、结石，有假性囊肿形成。ERCP 还可发现胰腺分裂症、胆道系统疾病。

【诊断与鉴别诊断】

（一）诊断

主要诊断依据包括：①影像学典型表现（胰腺钙化、胰管结石、胰管狭窄或不规则扩张）；②病理学典型改变（胰腺外分泌实质减少伴不规则纤维化，纤维化主要分布于小叶间隙）。

次要诊断依据包括：①反复发作上腹疼痛；②血淀粉酶异常；③胰腺外分泌功能不全表现；④胰腺内分泌功能不全表现；⑤基因检测发现致病突变；⑥大量饮酒史，达到酒精性慢性胰腺炎的诊断标准（平均乙醇摄入量男性＞ 80 g/d、女性＞ 60 g/d，持续≥ 2 年，且排除其他病因）。

满足主要诊断依据中的 1 项或影像学或组织学表现不典型但至少满足 2 项次要诊断依据可确诊（图 4-21-4）。

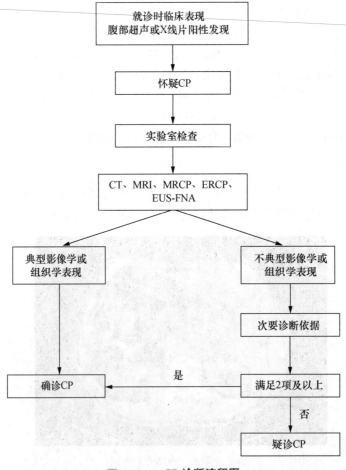

图 4-21-4　CP 诊断流程图

（二）鉴别诊断

CP 需与胰腺癌鉴别，二者在临床表现上相似，常规影像学检查难以区分，血清肿瘤标志物检测、ERCP 对鉴别有帮助，若 EUS-FNA 发现癌细胞可确诊胰腺癌，但结果呈阴性不能排除诊断。此外，还需与消化性溃疡等其他原因引起的腹痛相鉴别；对于以脂肪泻为突出表现的患者，还需注意鉴别小肠吸收障碍性疾病。

【治疗】

CP 的治疗原则为去除病因，控制症状，改善胰腺内、外分泌功能不全及防治并发症。

（一）内科治疗

1. 急性发作期的治疗同急性胰腺炎。

2. 一般治疗　戒烟、禁酒，避免高脂、高蛋白饮食，适当运动。

3. 病因治疗　积极控制原发病因是治疗 CP 的基础。积极治疗胆道系统疾病；治疗引起高钙血症、高血脂相关代谢性疾病；应用激素、免疫抑制剂、生物制剂等治疗自身免疫性疾病。

4. 镇痛治疗　在改变生活方式的基础上，进行药物及内镜、外科手术干预。酌情选择对乙酰氨基酚、曲马多等镇痛药。

5. 胰腺外分泌功能不全的治疗　主要应用外源性胰酶替代治疗。首选含高活性脂肪酶的肠溶制剂，餐中服用，每餐 30 000 U，视病情需要可增加剂量。严重营养不良者可给予静脉营养。

6. 胰腺内分泌功能不全的治疗　主要是糖尿病的治疗，采用胰岛素治疗，应注意预防低血糖的发生。若怀疑存在胰岛素抵抗者，可选用二甲双胍治疗。

（二）内镜治疗

主要适应证为胰管结石、胰管狭窄、胰腺假性囊肿、胆管狭窄等。

1. 主胰管梗阻的治疗　对于腹痛伴主胰管梗阻的患者，内镜治疗是首选的治疗方式，可有效缓解腹痛。存在胰管结石或胰管狭窄时，可行 ERCP 解除梗阻。若结石取出困难，可行体外冲击波碎石术（extracorporeal shock wave lithotripsy，ESWL）。

2. 继发胆管狭窄的治疗　当 CP 引起的胆总管狭窄合并胆管炎、梗阻性黄疸时，可行 ERCP 下胆道支架置入，后定期或根据症状更换支架。

3. 胰腺假性囊肿的治疗　假性囊肿引起不适症状、出现并发症或进行性增大时，首选内镜下引流治疗，也可选择介入或外科手术引流。

（三）外科手术治疗

手术指征：①内科治疗或内镜治疗不能缓解的顽固性疼痛；②压迫临近脏器导致胆道梗阻、十二指肠梗阻、胰源性门静脉高压伴出血，且内镜治疗无效者；③胰腺假性囊肿、胰瘘、胰源性腹水等，内科及内镜治疗不适用或无效者；④不能排除恶变者。根据病因、局部病变特点、并发症等因素选择术式，主要包括胰腺切除术、胰管引流术及联合术式。

【预后】

CP 患者的中位生存期为诊断后 15～20 年。肿块型 CP 患者建议每 3 个月随访肿瘤标志物及影像学检查等，以便及早发现癌变。

（郝建宇）

胰腺癌

胰腺癌（pancreatic carcinoma）是主要起源于胰腺外分泌腺的恶性肿瘤，是胰腺肿瘤中最常见的类型。近年来，胰腺癌的患病率在国内外均有明显上升的趋势。在我国，胰腺癌发病率自 45～49 岁快速上升，于 80～84 岁达到发病高峰。胰腺癌主要表现为上腹疼痛、食欲减退、消瘦和黄疸，但早期常无典型症状，诊断十分困难，治疗效果不理想，死亡率很高。

【流行病学】

胰腺癌的患病率有明显的地区差异，在发达国家和工业化程度较高的国家其患病率较高，而非洲和亚洲某些国家的患病率较低。2018 年美国估计 55 440 人诊断胰腺癌，近 43 330 人死于胰腺癌。根据 1990—1992 年的人口普查结果，我国胰腺癌的校正死亡率为 1.3/10 万，男性多于女性，城市高于农村。2015 年，我国胰腺癌发病率居恶性肿瘤的第 13 位，死亡率居癌症死亡谱第 7 位，发病率约 6.99/10 万，部分地区（东部地区）已达 8.4/10 万，其中男性达 9.3/10 万，与西方发达国家（10～11）/10 万的发病率相近。据统计，胰腺癌的 5 年生存率仅为 2%～10%，位列北京、上海恶性肿瘤死亡率第 5 位。

【病因与发病机制】

胰腺癌的病因和发病机制尚未被阐明，一般认为是多种因素长期共同作用的结果。流行病学调查资料提示，患病率升高与长期吸烟、饮酒、饮咖啡、超重、合并糖尿病、慢性胰腺炎、某些化学致癌物、内分泌代谢紊乱及遗传等因素有关。

某些遗传综合征患者是胰腺癌的高危人群，包括 Peutz-Jeghers 综合征、家族性非典型多痣及黑素瘤综合征、常染色体隐性共济失调毛细血管扩张症、*BRCA2* 基因及 *PALB2* 基因的常染色体显性遗传突变、Lynch 综合征、家族性腺瘤息肉病。

【病理】

胰腺癌可发生于胰腺的任何部位，胰头癌约占 60%，胰体尾癌约占 20%，弥漫性癌约占 10%。

1. 大体病理 可在胰头部或体尾部有局限性肿块，瘤块与其周围的胰腺组织分界不清，胰腺癌肿切面多呈灰白或黄白色，形态不规则，还可见有红色或棕红色的出血斑点或坏死灶。

2. 显微镜病理 胰腺癌多数起源于导管上皮细胞，因此腺癌最为常见（图 4-22-1），其中又以来自胰腺的一、二级大胰管上皮细胞的腺癌为主，少数可来自胰腺的小胰管上皮细胞。来自大、中、小胰管的胰腺癌因其质地坚硬，故称为硬癌。起源于胰腺腺泡细胞的胰腺癌较少见，癌瘤质地柔软，故称为髓样癌。其他类型（如腺样鳞状细胞癌、胰腺囊腺癌、胰岛细胞癌）甚少见。

3. 转移途径 ①直接蔓延：胰腺癌由于生长较快，加之胰腺血管、淋巴管丰富，且无包膜，故常于早期发生转移，胰体尾癌较胰头癌转移更广泛。肿瘤可直接向胰周侵犯或经淋巴管和（或）血管向远近器官组织转移，其中最常侵犯至胆总管、十二指肠、肝、胃、横结肠及上腹部大血管。此外，胰腺癌还可沿神经鞘向外转移，侵犯邻近神经（如十二指肠、胰腺和胆囊壁神经）。胰体癌压迫和侵犯腹腔神经丛可引起持续剧烈背痛。②淋巴结转移：胰头癌常转移至幽门下淋巴结，也可累及胃、肝、肠系膜和腹主动脉周围，甚至纵隔及支气管周围淋巴结，亦

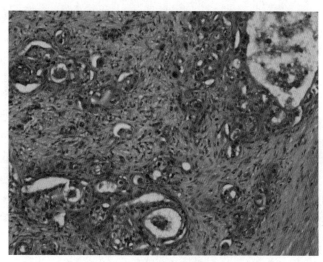

图 4-22-1　胰腺腺癌的病理学表现

肿瘤组织呈大小不等、不规则的腺管样结构，细胞核大、深染，异型性明显，胞浆透亮，部分腔内含分泌物。肿瘤组织间可见明显增生的纤维组织

可沿肝镰状韧带的淋巴管而转移至锁骨上淋巴结。③血行转移：胰腺癌经门静脉转移至肝最为常见，癌细胞可从肝静脉侵入肺部，再经体循环转移至骨、肾、肾上腺、脑等器官或其他组织。

【临床表现与体征】

胰腺癌的临床表现取决于癌瘤的部位、分期、有无转移及邻近器官受累情况。胰腺癌起病隐匿，早期无特殊表现，患者可诉上腹不适、食欲减退、腹泻、乏力等，易与其他消化系统疾病相混淆，而数月后出现明显症状时已进入晚期。临床特点是病程短、病情发展快和迅速恶化。

（一）症状

1. 腹痛　1/2 以上的患者有腹痛，起初多较轻，后逐渐加重。腹痛的部位较深，不易精确定位，一般位于上腹或脐上，胰头癌位于右上腹，胰体尾癌位于左上腹，有时也可涉及全腹。典型表现为腹痛在进食或仰卧时加重，夜间加剧，弯腰坐位、蹲位、俯跪位或蜷膝侧卧位可缓解。晚期病例常有腰背疼痛，有时呈束带样。

腹痛原因与肿瘤使胰腺增大压迫胰管，以及胰管梗阻、扩张、扭曲及压力升高有关，也可能是肿瘤压迫和侵犯腹腔神经丛而引起持续剧烈的背痛。

2. 黄疸　通常呈进行性，胰头癌最为常见，发生率达 55%。胰头癌侵犯和压迫胆总管下端可引起梗阻性黄疸，也可由肝内、肝门、胆总管淋巴结肿大所致，伴瘙痒、小便深黄及陶土样大便。胰体尾癌在累及胰头时才出现黄疸。部分胰腺癌晚期患者的黄疸是由胰腺癌肝转移所致。

3. 体重减轻　多数患者短期内（3 个月）体重下降超过 10 kg，此为胰腺癌较为突出的症状，以胰尾癌较多。其主要原因是肿瘤消耗、食欲减退、胰腺外分泌功能不良、焦虑和失眠等。

4. 消化道症状　由于胰腺癌时胰腺外分泌功能不良，以及肿瘤阻塞胆总管下端及胰腺导管使胆汁和胰液不能进入十二指肠，患者常有消化不良和食欲减退。约 10% 的患者因进食过少而出现严重便秘。晚期患者可出现腹泻、脂肪泻。侵犯腹膜可导致肠梗阻。胰腺癌侵犯邻近的十二指肠或胃时可发生上消化道出血，表现为呕血、黑便或仅大便潜血阳性，偶见脾静脉或门静脉因肿瘤侵犯而栓塞，继发门静脉高压，导致食管-胃底静脉曲张破裂大出血。

5. 其他

（1）糖尿病：少数患者可新发糖尿病，表现为糖尿病症状，新发（≤2 年）糖尿病预示胰腺癌。

（2）血栓性静脉炎：晚期胰腺癌患者可出现游走性血栓性静脉炎或动脉血栓形成，个别患者以此为首发症状，这反映胰腺癌常伴有高凝状态。若有下肢深静脉血栓形成，可引起患侧下肢水肿。

（3）精神症状：部分胰腺癌患者可出现焦虑、抑郁、性格改变等精神症状。

（二）体征

胰腺癌早期通常无明显体征，中晚期的典型体征包括消瘦、黄疸、上腹压痛、肝大、胆囊肿大、腹部包块。因胆汁淤积，在黄疸出现时，肝大、质硬、表面光滑，可触及肿大胆囊，呈囊状，表面光滑无压痛，即 Courvoisier 征，是诊断胰腺癌的重要体征。腹部包块多属晚期体征，其形态不规则，大小不一，质硬固定，可有明显压痛。腹部包块多见于胰体尾癌，当包块压迫腹主动脉或脾动脉时，可在脐周或左上腹闻及吹风样血管杂音。晚期患者可有腹水，多因腹膜转移所致，少数患者可触及锁骨上淋巴结肿大或直肠指检触及盆腔转移癌。

【实验室检查与其他检查】

（一）实验室检查

1. 血生化、尿常规和粪便常规 梗阻性黄疸和肝受损时，血清胆红素进行性升高，以结合性胆红素为主。血清碱性磷酸酶、γ-谷氨酰转移酶（GGT）、乳酸脱氢酶（LDH）、亮氨酸氨基肽酶（leucine aminopeptidase，LAP）及 5-核苷酸酶等升高。胰管梗阻或并发胰腺炎时，血清淀粉酶和脂肪酶可升高。糖耐量试验异常和空腹血糖升高，尿糖及尿胆红素阳性。粪便中可见脂肪滴或潜血阳性。

2. 缩胆囊素（cholecystokinin，CCK）和促胰液素试验 十二指肠引流液的淀粉酶值和碳酸氢盐浓度均显著减低。

3. 肿瘤标志物 目前已有较多肿瘤相关血清标志物应用于临床。其中糖类抗原（CA）19-9 是目前最常用的胰腺癌诊断标志物，将 CA19-9 > 37 U/ml 作为阳性指标诊断胰腺癌的敏感性和特异性分别为 78.2% 和 82.8%，但 CA19-9 应用于普通人群筛查的价值并不理想。其他肿瘤标志物包括 CA50、CA12-5、CA24-2 和癌胚抗原（CEA）。CA19-9 是唾液酸化的 Lewis 血型抗原，约 10% 的胰腺癌患者缺少 Lewis 抗原，故 CA19-9 不升高。对于 Lewis 抗原阴性的胰腺癌患者，CEA 和 CA12-5 具有较高的敏感性和特异性，分别为 63.8% 和 98.0%、51.1% 和 93.8%。因此，对 Lewis 抗原阴性的患者需结合 CEA 和（或）CA12-5 进行辅助诊断。

（二）影像学检查

1. 超声检查 表现为胰腺呈局限性肿大或分叶状改变，轮廓不规则，边缘不清晰，通常向外突出或周围呈伪足样伸展，为无回声或较低回声区，内部回声常呈不规则、不均匀分布（图4-22-2）。超声检查可显示直径 > 2 cm 的胰腺肿瘤。

2. X 线检查 钡餐造影低张十二指肠造影可显示肿瘤压迫的间接征象；最常见十二指肠曲增宽和十二指肠降段内侧呈倒"3"形。

3. CT 诊断胰腺癌的首选方法（图4-22-3），可发现直径为 1 cm 的病灶，增强 CT 血管重建可判断是否侵袭周围组织及血管受累情况，以便进行 TNM 分期。

4. MRI 胰腺癌的 MRI 显示 T1 值的不规则图像，在瘤体中心 T1 值更高，若同时有胆管阻塞，则认为是胰腺癌的特异性表现。除胰腺肿瘤解剖学特征外，MRI 还可清晰地显示胰腺旁淋巴结和肝内有无转移病灶，且在与水肿型和慢性肿块型胰腺炎的鉴别方面优于 CT。MRCP 能清楚显示胆管和胰管情况，但缺点是无法观察壶腹等病变，亦不能用于放置胆道内支架引流来减轻黄疸从而为手术做准备。

5. 选择性动脉造影 能显示胰腺肿块和血管受压移位征象，对于小胰腺癌（< 2 cm）的诊断准确性可达 88%，有助于判断病变范围和手术切除的可能性。

6. 经皮穿刺肝胆道成像（PTC） 可显示胆总管下端梗阻的情况，确定梗阻的部位、程度

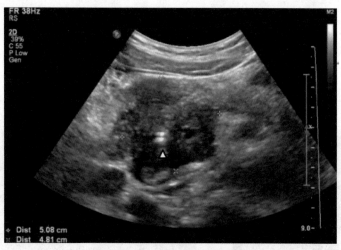

图 4-22-2 胰腺癌的超声表现

胰头区见低回声（游标），形态不规则，边界不清，内回声不均。可见胆总管内支架回声（三角标）

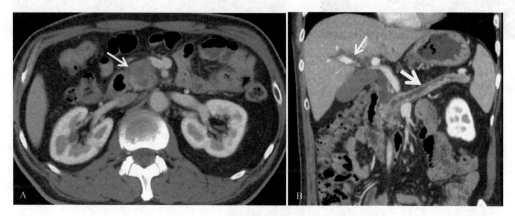

图 4-22-3 胰腺癌腹部增强 CT 图像

图 A. 门静脉期轴位显示胰头占位，强化减低（箭头）。图 B. 曲面重建示肝内胆管扩张（细箭头），胰体尾部胰管扩张（粗箭头）

并与结石相鉴别。

7. PET-CT 可显示肿瘤的代谢活性和代谢负荷，对评价肿瘤转移方面具有明显优势。

（三）内镜检查

1. ERCP 对胰腺癌的诊断率为 85% ～ 90%，可较早地发现胰腺癌（图 4-22-4）。ERCP 可显示胰管梗阻、狭窄、扩张和截断，主胰管和胆总管同时截断后呈双管征（double-duct sign）。ERCP 过程中可直接收集胰液行细胞学检查及壶腹部活检病理检查，可提高诊断率，必要时可同时放置胆道内支架，以引流、减轻黄疸，为手术做准备。

2. 超声内镜（EUS） 诊断的敏感性和特异性优于 CT，可发现 < 2 cm 的肿瘤（图 4-22-5）。EUS 对于判断有无淋巴结转移和门静脉血管浸润的敏感性和特性均较高，有助于判断肿瘤分期，诊断 T_1 ～ T_2 期胰腺癌的敏感性和特异性分别为 72% 和 90%。因此对胰腺癌（尤其是早期胰腺癌）的诊断有较大的价值，并有助于判断手术切除的可能性。EUS 可结合细针穿刺活检行病理学检查。近年来，新的 EUS 技术［包括内镜超声弹性成像（endoscopic ultrasound elastography，EUS-EG）和对比增强超声内镜（contrast-enhanced endoscopic ultrasonography，CE-EUS）等］不同程度地提高了 EUS 诊断小胰腺癌的敏感性或特异性。

3. 经口胰管镜（peroral pancreatoscopy，POPS） 可直接观察主胰管形态和结构，并可取胰液和活检。

4. 腹腔镜 可在直视下观察胰腺形态，发现肿瘤病灶、腹膜和腹腔脏器转移灶，取活组织做病理学检查。

5. 胰腺组织学和细胞学检查　在超声、CT、十二指肠镜下或超声胃镜引导下进行细针穿刺，抽吸组织标本，经病理学检查后可作出诊断。十二指肠镜下行胰管插管收集胰液或行胰胆管细胞刷检进行细胞学检查是可靠的诊断方法。

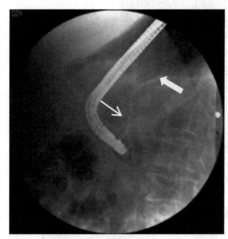

图 4-22-4　胰腺癌的 ERCP 图像

ERCP 见胰头部胰管中断（细箭头），胰体尾胰管轻度扩张（粗箭头）

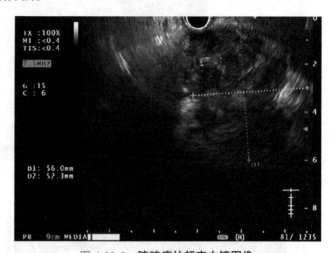

图 4-22-5　胰腺癌的超声内镜图像

EUS 见胰体部肿大，可见实性占位，呈低回声改变，内部回声不均匀，边界尚清，截面大小 5.6 cm×5.2 cm

【诊断与鉴别诊断】

胰腺癌早期诊断困难，当出现明显症状时已属晚期。对于 ≥ 40 岁且有以下任何表现的患者需高度怀疑胰腺癌的可能性：①不明原因的梗阻性黄疸；②近期出现无法解释的体重下降 >10%；③近期出现不能解释的上腹疼痛、腰背部疼痛或消化不良症状；④突发糖尿病而无诱发因素，如家族史、肥胖等；⑤突发无法解释的脂肪泻；⑥自发性胰腺炎发作。

以上高危患者或当出现腹痛、消瘦、梗阻性黄疸、腹部包块、无痛性胆囊肿大时，建议进行腹部 B 超检查，进一步可进行 CT 或 MRI 检查，必要时可通过 ERCP、超声内镜、选择性动脉造影明确病变部位、范围及估计手术切除的可能性。也可在 B 超和 CT 引导下行细针穿刺细胞学检查，如诊断仍不明确，应考虑手术探查，争取手术切除肿瘤（图 4-22-6）。

慢性胰腺炎与胰腺癌的鉴别较困难（表 4-22-1）。慢性胰腺炎呈慢性病程，有反复的急性发作史，腹泻（脂肪泻）较显著，黄疸少见，无明显进行性加重及恶化，腹部 X 线平片、B 超以及 CT 可见胰腺部位有钙化点，有助于诊断慢性胰腺炎。但有时在术中慢性胰腺炎的胰腺亦可坚硬如石或呈结节样改变，若剖腹探查时鉴别仍有困难，可行细针穿刺或胰腺活组织检查

表 4-22-1　慢性胰腺炎和胰腺癌的鉴别诊断

项目	慢性胰腺炎	胰腺癌
病程	呈慢性病程，有反复急性发作史	病程短、进展快
临床表现	腹泻（脂肪泻）较显著，黄疸少见，无明显进行性加重及恶化	上腹痛、食欲减退、消瘦、梗阻性黄疸、腹部包块
实验室检查	急性发作时血、尿淀粉酶升高，极少出现黄疸	血清胆红素升高、肿瘤标志物（CA19-9、CA50 等）升高，血淀粉酶、血糖可升高
影像学表现	CT 可见胰腺轮廓不规整，呈结节样隆起，胰腺实质密度不均；腹部 X 线平片、B 超及 CT 可见胰腺钙化点	CT、MRI 示肿瘤边缘不清；增强强化不均，可有胰胆管阻塞
病理	大体病理可坚硬如石，镜下病理见腺泡组织萎缩、间质纤维增生、炎性细胞浸润	异型细胞增生，瘤细胞呈巢状或片状排列，腺管不规则

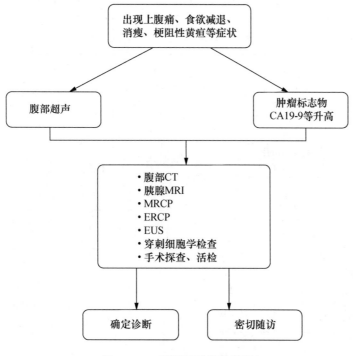

图 4-22-6　胰腺癌诊断流程图

加以鉴别。Vater 壶腹癌、胆总管癌和胰头癌三者的解剖位置邻近，三者发生的癌肿均可出现梗阻性黄疸，应注意鉴别。

【治疗】

胰腺癌的治疗仍以争取手术根治为主。不能手术根治者常作姑息性手术或放疗、化疗（图4-22-7）。

（一）外科治疗

早期手术切除是治疗胰腺癌最有效的措施，但已出现临床症状并经过检查确诊者多属晚期，手术切除率仅为 10% ～ 20%。可切除评估分为：①可切除胰腺癌；②交界可切除胰腺癌；③不可切除胰腺癌局部进展期；④合并远处转移。常用术式包括胰头–十二指肠切除术、胰体尾切除术和全胰腺切除术，手术操作复杂、并发症多、死亡率高、5 年生存率低。对不能耐受手术且合并胆道和消化道梗阻的局部进展期患者，可行姑息性胆囊（或胆管）–空肠吻合术或胃–空肠吻合术。疼痛明显者可行腹腔神经丛封闭治疗。介入下肿瘤局部灌注化疗可有效减轻症状，延长生存期。

（二）化疗

胰腺癌对化疗反应欠佳，目前公认的对胰腺癌有较好疗效的化疗药物包括吉西他滨、白蛋白结合型紫杉醇、5- 氟尿嘧啶（5-FU）、替吉奥（S-1）、伊立替康（CPT-11）等，常用方案包括 AG（吉西他滨＋白蛋白结合型紫杉醇）、FOLFIRINOX（奥沙利铂＋ CPT-11 ＋亚叶酸钙＋5-FU）方案等。化疗目前用于胰腺癌术后辅助治疗和不能手术切除的晚期胰腺癌。

（三）放疗

随着放疗技术的不断改进，其疗效有明显提高，对延长患者生存期有一定的作用，止痛效果较明显。可进行术中、术后放疗及姑息性放疗，并视患者身体情况辅以化疗。对无手术条件的患者可行高剂量局部照射及放射性核素局部植入照射等。术前放疗可使切除困难的肿瘤局限

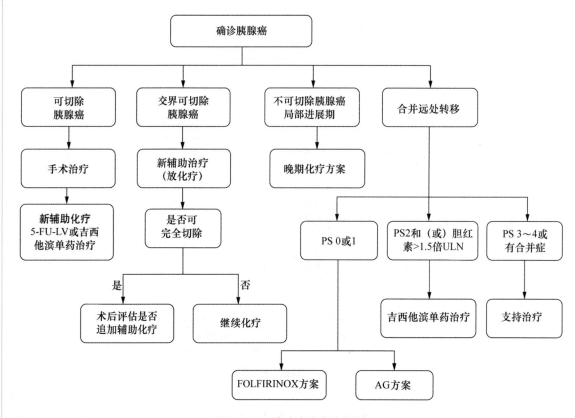

图 4-22-7　胰腺癌治疗流程图

5-FU，5-氟尿嘧啶；LV，亚叶酸钙；PS，体能状态评分；ULN，正常上限值；FOLFIRINOX，奥沙利铂＋伊立替康＋亚叶酸钙＋5-氟尿嘧啶；AG，古西他滨＋白蛋白结合型紫杉醇

化，提高胰腺癌的切除率。

（四）靶向治疗

对于存在抑癌基因 BRCA1/2 或 BRCA2 定位蛋白（partner and localizer of BRCA2，PALB2）基因突变者，可考虑含铂的治疗，后续可给予治疗 BRCA1/2 基因突变的多腺苷二磷酸抗糖聚合酶 [poly（ADP-ribose）polymerase，PARP] 抑制剂。

（五）免疫治疗

存在基因错配修复功能缺陷（dMMR）/微卫星高度不稳定（microsatellite instability-high，MSI-H）的患者使用靶向程序性死亡受体 1（programmed death 1，PD-1）的免疫抑制剂常有效。

（六）内镜治疗

包括 ERCP 行支架置入术、EUS 下行引流、放射粒子植入等辅助治疗。

（七）支持治疗

支持治疗对于晚期胰腺癌及术后者均十分重要，可选用静脉高营养和氨基酸溶液输注。为改善营养状况，可给予多种维生素。胰酶片和中链脂肪酸可减轻脂肪泻。

【预后】

胰腺癌预后较差，症状出现后的平均寿命约为 1 年，根治术后 5 年生存率为 10%～25%，平均生存时间为 10～20 个月。小部分胰腺癌术后 5 年生存率可达 41%。

（杨　红）

　　腹痛（abdominal pain）是指横膈至骨盆范围内的疼痛不适感，是极为常见的症状。根据发病缓急和病程长短，一般将其分为急性腹痛和慢性腹痛。急性腹痛起病较急，病程可为数小时至数天。疼痛持续时间超过 6 个月则属于慢性腹痛。急性和慢性腹痛的病因和诊疗原则差异较大，急性腹痛的诊断重点是及时确定需要手术治疗的各类急腹症，而慢性腹痛的诊治重点在于鉴别器质性和功能性疾病，并给予恰当治疗。本章主要介绍慢性腹痛。

【流行病学】

　　慢性腹痛的年发病率约为 2.29%，约 1/4 的成人曾经历过慢性腹痛。功能性胃肠病是慢性腹痛最常见的病因，包括功能性消化不良、肠易激综合征及中枢介导的腹痛综合征（centrally mediated abdominal pain syndrome）等。我国研究发现，18 岁以下人群功能性腹痛的患病率为 13.25%。

　　在西方国家，各类病因造成的慢性腹痛患病率约为 2.2%，平均每人误工 11.8 天 / 年，有 11.2% 的患者无法正常工作，误工损失是普通人群的 3 倍。据统计，80% 的慢性腹痛患者有就医经历，约 1/2 的患者每年就诊 1 ～ 3 次。尽管接受了大量检查，多数慢性腹痛患者未能发现器质性病因。

【病因与发病机制】

　　可引起慢性腹痛的器质性疾病包括消化性溃疡、胃癌、胆石症、慢性胰腺炎、结直肠癌、缺血性肠病、炎症性肠病等，常与饮食不当、烟酒嗜好和不良生活习惯有关。幼年心理事件及成年后心理社会应激是引起慢性腹痛的高危因素，如肠易激综合征、中枢介导的腹痛综合征等。焦虑、抑郁、创伤后应激障碍、物质滥用、躯体化障碍等心理疾病与慢性腹痛的重叠度较高，可与器质性疾病合并存在，提示临床应重视这类人群。

　　根据解剖学和生理学特点可将腹痛分为 3 种基本类型：①内脏痛；②躯体痛；③牵涉痛。内脏痛和躯体痛由不同的神经传导纤维介导，前者疼痛部位相对弥散，感觉较为模糊；后者疼痛定位准确，程度较剧烈，可伴有局部腹肌紧张。牵涉痛是内脏和躯体感觉神经汇入同一个脊髓节段的结果，造成大脑皮质将内脏神经传入的感觉信号感知为另一个躯体部位的疼痛刺激（放射痛）。了解不同类型腹痛的病理生理学机制有助于判断腹痛的病因。

　　腹痛的感觉传入单元由痛觉受体、疼痛传导神经和腹痛神经通路组成（图 4-23-1）。

　　（1）痛觉受体：腹腔存在多种类型的痛觉受体和感受器，可感应化学或机械性刺激因素，包括炎症、缺血、压迫、牵拉、收缩等。

　　（2）疼痛传导神经：腹痛的传入神经纤维有两种：①A 纤维，有髓鞘，直径 3 ～ 4 μm，具有快速传导性能，负责传导腹壁皮肤肌肉和腹膜壁层的痛觉（躯体痛）；②C 纤维，无髓鞘，直径 0.3 ～ 3 μm，传导速度较慢，负责传导腹腔内脏器官所感受的疼痛（内脏痛）。这两种传入神经纤维的终端均与痛觉受体相连，并参与交感神经链。了解两种疼痛传导神经的形态差异有助于理解内脏痛和躯体痛的症状特点。

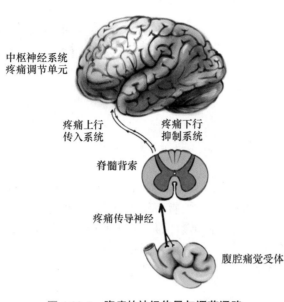

中枢神经系统
疼痛调节单元

疼痛上行
传入系统

疼痛下行
抑制系统

脊髓背索

疼痛传导神经

腹腔痛觉受体

图 4-23-1　腹痛的神经传导与调节通路

（3）腹痛神经通路：位于腹腔器官和大脑皮质之间，腹痛信号传导通路上的神经元分为 3 个层次：① Ⅰ 级神经元的传导从腹腔器官到脊髓；② Ⅱ 级神经元连接脊髓和脑干；③ Ⅲ 级神经元连接脑干和皮质。同时，人体还存在疼痛下行抑制系统，对上传的疼痛信号起负性抑制作用，被称为弥散性伤害抑制性控制（diffuse noxious inhibitory control，DNIC）系统（图 4-23-1）。部分慢性疼痛患者 DNIC 存在障碍，对疼痛上行兴奋性传导的抑制作用减弱，导致疼痛感觉被"放大"。

器质性疾病引起的腹痛具有外周疼痛激发因素，包括炎症、缺血、压迫、牵拉、收缩等，而功能性腹痛的感觉传入单元无显著异常，在疼痛中起主导作用的是中枢调节疼痛的机制异常。目前认为，中枢调节障碍以及脑-肠异常互动是功能性疾病患者发生腹痛的主要机制。

【临床表现与体征】

（一）临床表现

了解腹痛的起病特点、病程、部位、性质、诱发及缓解因素等有助于对腹痛病因的判断。急性和慢性腹痛之间并无明确的分界线。部分急性腹痛可在急性发作后转为慢性。例如，急性阑尾炎穿孔后可形成右下腹脓肿、腹主动脉夹层急性期后引起缺血性肠病。慢性腹痛也可能发生急性改变，常提示病情有新的变化，如消化性溃疡造成穿孔、克罗恩病合并肠瘘、结直肠癌引起肠梗阻等。

为避免遗漏，可按照 P（provocation，诱因）、Q（quality，性质）、R（radiation，疼痛放射）、S（severity，严重程度）、T（timing/treatment，发病时间/治疗情况）的顺序采集腹痛相关病史（表 4-23-1）。

表 4-23-1　腹痛的病史要点及相关病因

病史要点	需要考虑的病因
P（诱因）	
● 进食后疼痛加重	胃溃疡、慢性胰腺炎、胆石症、缺血性肠病、功能性消化不良
● 空腹疼痛加重	十二指肠溃疡、胃食管反流病
● 疼痛与月经周期相关	子宫内膜异位症、黄体破裂、急性间歇性卟啉病
Q（疼痛性质）	
● 撕裂样疼痛	主动脉夹层、中枢介导的腹痛综合征
● 绞痛	肠梗阻、中枢介导的腹痛综合征
● 烧灼样疼痛	胃食管反流病、消化性溃疡、中枢介导的腹痛综合征
● 伴有恶心、呕吐	胃肠梗阻、慢性胰腺炎、胆石症
● 伴有呕血	消化性溃疡、食管-胃底静脉曲张、胃癌
● 伴有便血	结直肠癌、炎症性肠病、缺血性肠病
● 呕吐后腹痛减轻	上消化道梗阻

病史要点	需要考虑的病因
● 排便后腹痛减轻	肠易激综合征、结直肠癌、炎症性肠病
R（疼痛放射）	
● 疼痛放射至后背	胰腺炎、胰腺癌、十二指肠溃疡、主动脉夹层
● 疼痛放射至右肩	胆石症、胆囊炎
● 疼痛放射至左肩	心绞痛、脾大、脾梗死
S（疼痛严重程度）	
● 疼痛开始即达峰	主动脉夹层、缺血性肠病
● 右下腹痛突然减轻	阑尾炎穿孔
● 疼痛无法忍受	恶性肿瘤、缺血性肠病、中枢介导的腹痛综合征
T（疼痛时间 / 治疗情况）	
● 疼痛阵发性加重	肠梗阻、胆绞痛、肾绞痛
● 病程长但一般状况好	功能性疾病
● 疼痛不发作时一切如常	中枢介导的腹痛综合征
● 疼痛对抑酸药有反应	消化性溃疡、胃食管反流病
● 疼痛对解痉药有反应	肠易激综合征、肠痉挛、肠炎
● 近期应用抗生素	难辨梭菌性肠炎、肠道菌群紊乱
● 长期应用阿片类药物	药物成瘾

应明确腹痛与进食、排便及月经等生理事件的关系。例如，与进食相关的周期性、节律性上腹痛是消化性溃疡的典型表现，餐后痛可见于胃溃疡、胰腺炎、胆石症、缺血性肠病等，而进食后疼痛减轻多见于十二指肠球溃疡。排便前下腹痛、便后减轻常提示结直肠疾病，如肠易激综合征、结直肠癌、炎症性肠病等。与月经周期相关的腹痛应考虑子宫内膜异位症和急性间歇性卟啉病。停经后腹痛需警惕异位妊娠。性交痛、痛经、不孕等提示子宫内膜异位症。

应重点了解有无报警征象，包括：年龄＞40 岁、便血、粪便隐血阳性、贫血、腹部包块、腹腔积液、发热、体重下降、胃肠道肿瘤家族史等。有报警征象的患者应警惕器质性疾病。对于年轻、临床表现典型且报警征象阴性的患者，功能性胃肠病（如肠易激综合征）的可能性较高。需要指出的是，腹痛并非均由腹部器官疾病所致，某些邻近器官（如心脏、肺）和全身性疾病均可引发腹痛。确定腹痛部位对病因诊断有一定的提示作用（表 4-23-2）。

表 4-23-2　不同部位腹痛的常见器质性病因

右上腹	中上腹	左上腹
肝：脓肿、肿瘤、炎症、淤血	胃肠：溃疡、肿瘤、穿孔、梗阻	脾：梗死、肿大
胆道：炎症、结石、肿瘤	胰腺：炎症、肿瘤、假性囊肿	结肠：同右侧
结肠：梗阻、肿瘤、炎症	血管：动脉瘤、门静脉 / 脾静脉血栓	胸腔：同右侧
胸腔：胸膜炎、肺炎、肋间神经痛	胸腔：心绞痛、心肌梗死、心包炎	
	食管：裂孔疝、胃食管反流病	
右腰腹	**脐周**	**左腰腹**
肾：结石、梗死、炎症、肿瘤	胰腺：同上	肾：同右侧
输尿管：结石、血块	小肠：炎症、梗阻、肿瘤	输尿管：同右侧
	肠系膜：血栓、炎症	脾：同上

（续表）

右下腹	中下腹	左下腹
阑尾：炎症、肿瘤	盆腔：炎症、异位妊娠、子宫内膜异位	肠道：同右侧
肠道：炎症、疝气、肿瘤、缺血	膀胱：炎症、异物、结石	盆腔：同右侧
盆腔：卵巢囊肿扭转、异位妊娠、炎症、睾丸扭转		
弥漫性或部位不定		
腹膜：腹膜炎	代谢：尿毒症、卟啉病	内分泌：糖尿病、肾上腺皮质
肠道：穿孔、梗阻、缺血	中毒：重金属、蜘蛛毒、蛇毒	功能不全、甲状腺功能亢进
网膜：大网膜扭转	脊柱：脊柱源性腹痛	结缔组织病

器质性或功能性慢性腹痛合并焦虑、抑郁、躯体化障碍等精神疾病的比例较高，临床应加以关注。

（二）体征

应首先关注腹痛患者的生命体征和一般情况。体温升高提示腹痛病因可能为感染、自身免疫病或恶性肿瘤。脉搏加快可见于急腹症、甲状腺功能亢进、贫血等。呼吸频率增快可见于急腹症和心肺疾病。血压下降应考虑休克或肾上腺皮质功能不全。空腔脏器梗阻导致的腹痛常为阵发性绞痛，程度剧烈时可导致患者辗转不安。急性腹膜炎患者由于呼吸、说话或变化体位可造成腹痛加重，常保持平卧不动，可有面色苍白、冷汗等休克表现，临床需高度重视。

对于急性腹痛患者，查体手法应轻柔，从非疼痛部位开始逐渐靠近疼痛点，以确定有无腹膜刺激征。各类器质性疾病可有相应的阳性腹部体征。需要指出的是，反跳痛的检查手法易加重患者痛苦，可嘱患者咳嗽，若咳嗽时腹痛加重，其意义等同于反跳痛。对于慢性腹痛患者，体格检查有助于发现消瘦、贫血、黄疸、腹部包块等异常体征。2% ～ 3%的慢性腹痛由腹壁疾病所致，其被称为慢性腹壁痛，Carnett试验是诊断该病的主要依据。具体方法是患者取平卧位，嘱其抬头以收缩腹肌，若原来的压痛部位疼痛加重，则为试验阳性。直肠指诊有助于发现直肠癌、盆腔脓肿等疾病。疼痛主要位于下腹部的女性患者可能需要进行妇科查体。

【辅助检查】

急性和慢性腹痛均应在详细了解病史和查体的基础上有针对性地选择辅助检查。慢性腹痛的病因以功能性疾病最为常见，但在诊断功能性疾病之前，应尽可能排除器质性疾病。对于病程较长、报警征象阴性且其他疾病不能解释腹痛症状的慢性腹痛患者，临床可行部分检查作为器质性疾病的初步筛查，包括血常规、尿常规、粪常规和隐血试验、肝肾功能、甲状腺功能、红细胞沉降率或C反应蛋白、肿瘤标志物及腹盆腔超声等。根据初步评估结果，视病情需要可选择CT、MRI、内镜等进一步检查。考虑胸腔疾病或全身疾病所致腹痛的患者，可根据病情选择相应检查。

【诊断与鉴别诊断】

鉴别器质性和功能性疾病是处理慢性腹痛的要点和难点。多数慢性腹痛患者并非由器质性疾病导致，临床应当在检查和治疗之间进行权衡。一方面，器质性疾病一旦被漏诊可能造成严重后果；另一方面，不加选择地进行过多检查也会加重患者负担，甚至造成医源性损伤。因此，对于具体患者而言，应充分考虑患者的病情特点和个人意愿，特别是合并器质性疾病的风险（包括年龄、报警征象、合并症等），在良好沟通的基础上实施"医患共同决策"（shared decision-making）。病史、查体以及合理选择的辅助检查，构成了慢性腹痛鉴别诊断的基础。

不同人群的腹痛病因构成有一定差异，故患者的年龄、性别、既往史和个人史等也具有诊断价值。例如，儿童和青少年的慢性腹痛病因以功能性疾病、肠道感染、炎症性肠病等为主；消化性溃疡、肠易激综合征、消化不良、炎症性肠病等好发于青壮年；老年人易发生胆石症、消化道肿瘤、缺血性肠病等；女性患者还应注意妇产科疾病；糖尿病病程长且控制不佳者出现腹痛可能是由糖尿病自主神经病变所致；长期酗酒易导致慢性胰腺炎，而吸烟是缺血性肠病的危险因素。

对于初诊患者，应特别注意有无提示器质性疾病的报警征象。除报警征象外，以下临床表现提示器质性腹痛可能性相对较大：①病程较短；②腹痛部位明确且局限；③与胃肠生理活动（进食、排便）相关；④疼痛程度变异较大；⑤感觉描述（钝痛、绞痛）多于情感描述（无法忍受、折磨人）；⑥人际关系方面无困难。

反之，以下临床表现提示功能性疾病所致腹痛的可能性大：①病程较长；②腹痛范围弥散，难以准确定位。③腹痛与排便、进食、月经等生理活动无关；④腹痛发作时症状严重，导致工作生活受限，但发作间期一切如常。⑤主诉腹痛程度严重，但与客观发现不平行；分散注意力时疼痛可减轻，而在讨论病情或检查的过程中可加重。⑥患者用情绪化的语言来形容疼痛症状。⑦常合并明显的焦虑、抑郁，但患者不认可有心理因素参与腹痛，更愿意强调症状的真实性。⑧频繁就诊，主动要求进行各种检查（甚至剖腹探查）以完全明确腹痛病因。⑨期待医生能够完全消除腹痛症状，却疏于自我管理来适应慢性疾病。

病程对慢性腹痛鉴别诊断也有一定的意义。慢性腹痛的病程可分为 3 类：①持续性（unrelenting）；②间歇性（intermittent）；③难治性（intractable）。慢性持续性腹痛的特点是持续存在，但症状可轻可重，可达数月。这类腹痛由器质性疾病引起的可能性较高。间歇性腹痛的发作时间可长可短，可从数分钟至数日不等，但有完全正常而无疼痛的发作间期，病程可长达数年，其病因为功能性疾病的可能性较高，但部分患者仍可找到器质性病因。慢性难治性腹痛病程在 6 个月以上，经全面检查未找到器质性病因，也未发现病理生理学异常。这类腹痛以功能性疾病为主，代表性疾病包括中枢介导的腹痛综合征。

需要强调的是，腹痛的表现复杂多样，上述表现的鉴别诊断意义并不绝对。应在病史、体征和辅助检查的基础上对腹痛病因进行综合分析和判断（图 4-23-2）。

【治疗】

（一）治疗原则

急性腹痛患者应尽快明确病因，尤其对于需要手术治疗的急腹症，不可延误，否则可能造成严重后果。已确定为器质性疾病所致慢性腹痛时，应给予相应处理。由功能性疾病所致的慢

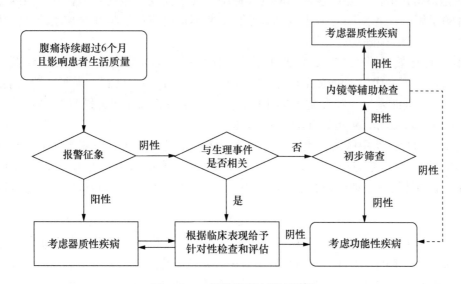

图 4-23-2　慢性腹痛诊断流程图

报警征象：年龄＞40 岁、便血、粪便隐血阳性、贫血、腹部包块、腹腔积液、发热、体重下降、胃肠道肿瘤家族史等。初步筛查：血常规、尿常规、粪便常规和隐血、肝肾功能、甲状腺功能、红细胞沉降率或 C 反应蛋白、肿瘤标志物（CA19-9、CEA、CA12-5）以及腹部超声。生理事件：进食、排便、月经等

性腹痛，应根据病因和发病机制行相应治疗，其治疗目标不是完全消除腹痛，而是帮助患者正确认识病情，适应慢性疾病，同时尽量减轻症状，提高生活质量。无论是器质性还是功能性疾病所致的慢性腹痛，调整生活方式和饮食、戒烟酒等不良嗜好、避免过度紧张和焦虑等均十分必要。

1. 器质性疾病　对于病因明确的器质性疾病所致的腹痛，重点是治疗原发病。若患者腹痛剧烈，在密切观察病情的前提下，合理应用镇痛药物有助于减轻患者痛苦，如即将接受手术的急腹症患者。对于某些器质性疾病，通过药物、内镜或手术治疗控制疼痛是重要的治疗目标，如慢性胰腺炎。部分患者只有通过内镜或手术治疗才能解除疼痛，包括胆石症、肠梗阻、恶性肿瘤等。

2. 功能性疾病　功能性疾病所致腹痛的发病机制尚未完全阐明，应教育和引导患者适应慢性疾病，在认知病情的基础上逐渐改善症状。建立相互信任和坦诚的医患关系至关重要，医生应尊重患者的体验，必要时予以共情。应根据腹痛症状的严重性和工作、生活受限程度决定治疗方案，少数病情顽固的功能性腹痛患者可能需要转诊至心理专科、多学科胃肠功能性疾病中心或疼痛治疗中心。

（二）治疗方案

1. 器质性疾病所致的腹痛　应在明确病因的基础上给予针对性治疗。

2. 功能性疾病所致的腹痛

（1）医患交流：良好的医患交流本身对于慢性腹痛具有一定的治疗作用。建议医生在接诊时尽量做到以下几点：①用开放式问题作为问诊的开始，邀请患者讲述病情；②主动倾听患者叙述，在认真聆听的基础上用封闭式问题确认病情；③承认患者的症状是真实存在的；④共情；⑤注意宣教，用通俗易懂的语言向患者介绍疾病的本质；⑥了解患者对病情的理解和对医生的预期；⑦设定合理的治疗目标；⑧把握接诊时间限制；⑨医患之间保持适当的距离；⑩医患共同决策。

（2）对症治疗：在疼痛的对症治疗方面，镇痛药物对某些器质性疾病有效，如慢性胰腺炎等。应遵循 WHO 的疼痛三阶梯治疗原则。常规镇痛药物对于功能性腹痛（如中枢介导的腹痛综合征）的疗效通常不理想，原因在于这些药物的治疗靶点在外周，而中枢介导的腹痛综合征的疼痛主要由中枢神经系统调节异常导致。目前针对中枢介导的腹痛综合征的首选药物是三环类抗抑郁药（tricyclic antidepressant，TCA）和 5- 羟色胺及去甲肾上腺素再摄取抑制剂（serotonin-norepinephrine reuptake inhibitor，SNRI）。

TCA 是最常用的治疗器质性或功能性疼痛综合征的药物，包括阿米替林、丙咪嗪、多虑平和地昔帕明等。TCA 给药应从小剂量开始，主要不良反应包括嗜睡、易激惹、便秘、尿潴留、低血压、口干、失眠等。

SNRI 的镇痛效果弱于 TCA，但改善情绪的作用强于 TCA。这类药物以度洛西汀、文拉法辛、米纳普伦等为代表。SNRI 的不良反应包括恶心、腹泻、失眠、震颤、性功能障碍等。TCA 和 SNRI 可同时发挥止痛和抗抑郁作用，控制腹痛的效果优于选择性 5- 羟色胺再摄取抑制剂（selective serotonin reuptake inhibitor，SSRI）。

（3）中医治疗：从中医的角度，慢性腹痛患者的常见证候包括肝胃不和证（肝胃气滞证和肝胃郁热证）、脾胃湿热证、脾胃虚弱证（脾胃气虚证和脾胃虚寒证）、胃阴不足证及胃络瘀阻证等。上述证候可单独出现，也可同时出现，应注意审证求因、辨证施治、合理用药。

【预后】

腹痛的预后取决于腹痛的病因和治疗效果。多数急性和慢性腹痛患者未能发现器质性病因，其病程具有一定的自限性，预后良好。对于外科急腹症患者，若能得到及时正确的诊断和治疗则有望痊愈，否则可能危及生命。对于器质性疾病所致的慢性腹痛，针对原发病的治疗是影响预后的关键因素。功能性疾病所致的慢性腹痛对于患者的生活质量常有不同程度的影响。

（吴　东）

腹泻（diarrhea）是十分常见的症状，通常将其定义为粪便稀薄，排便次数≥3次/天和（或）大便量超过200 g/d。其中，粪便稀薄是腹泻的首要特征，排便次数和排便量增加支持腹泻的诊断，并反映腹泻的严重程度，但不是诊断腹泻的必要条件。患者对"腹泻"一词常有自己的理解，医生应注意澄清其真正定义，并与假性腹泻和大便失禁相鉴别。一般将病程超过4周的腹泻称为慢性腹泻（chronic diarrhea），以排除多数感染性腹泻。

【流行病学】

在全球范围内，慢性腹泻的病因构成受人种、社会经济、医疗卫生、饮食习惯等因素的影响，不同国家和地区之间可能存在差异。据WHO估计，全球儿童慢性腹泻的患病率为3%～20%。肠易激综合征是全球最常见的慢性腹泻病因，患病率为5%～11%，东、西方国家无明显差异，该病可消耗大量医疗资源，且降低患者生活质量。我国肠道传染病发病率有下降趋势，而非感染性肠病（如功能性疾病、炎症性肠病和结直肠癌等）却不断升高。某些疾病既往受关注较少，但真实患病率并不低，如胆汁酸性腹泻和显微镜下结肠炎。

【病因与发病机制】

腹泻的本质是粪便中的水分吸收不完全，其原因可分为两个方面：①肠道吸收液体减少；②肠道分泌液体增加。少数分泌性腹泻病（如一些罕见的神经内分泌肿瘤）可引起肠上皮大量分泌水分和电解质，超出了肠道的最大吸收能力，从而造成腹泻。但在多数情况下，肠道吸收水分不足是慢性腹泻的主要病因，或两种机制同时存在，而以吸收不足为主。正常人每天饮食中约含有2 L的水分，消化系统同时还分泌约7 L的液体，包括1 L唾液、2 L胃液、2 L胰液、0.5～1 L胆汁和1～2 L肠液。这9 L液体在空肠吸收约6 L，回肠吸收约2 L，到达回盲部时仅剩1 L。剩余水分在结肠进一步吸收，至直肠时只剩下约0.1 L液体。因此，约99%的肠道液体在到达直肠之前已被吸收。若肠道吸收水分减少1%，则直肠的液体将达到0.2 L，即可能引起腹泻。

生理情况下，十二指肠以远的肠内容物渗透压与血浆和组织渗透压保持一致，以维持肠上皮细胞的正常形态和功能，这被称为肠内容物的"等渗原理"。这一原理决定了水分在肠黏膜两侧的移动继发于肠腔内电解质和营养物质的移动，以维持肠腔内的等渗状态。电解质和营养物质的吸收主要通过被动扩散、主动转运、溶剂牵拉这3种机制来完成，并受神经内分泌网络的严密调控。其中肠道调控神经包括中枢神经、周围神经和肠道内源性神经等。参与调节肠上皮吸收电解质和水分的内分泌物质包括血管活性肠肽、生长抑素、醛固酮、前列腺素等，此外还有肥大细胞、淋巴细胞、嗜酸性粒细胞、组胺、5-羟色胺等免疫因素参与。肠道微生态在慢性腹泻中也发挥重要作用，肠道菌群的改变可影响肠道吸收功能。目前认为，由神经通路、内分泌通路和免疫系统共同介导并包括大量肠道菌群参与而构成的"脑-肠-微生态轴"（brain-gut-enteric microbiota axis）在调控肠道功能与维持宿主健康方面发挥着重要作用。腹泻是上述调控机制出现障碍的结果。

【慢性腹泻的分类】

（一）病理生理分类

根据病理生理学特点可将慢性腹泻分为 5 个类型：①渗透性腹泻；②吸收不良性腹泻；③渗出性腹泻；④分泌性腹泻；⑤动力性腹泻。需要指出的是，绝大多数慢性腹泻并非由单一机制引起，而是在多种因素和机制共同作用下发生的。例如，溃疡性结肠炎是渗出性腹泻的代表性疾病，其肠黏膜炎症渗出大量黏液、脓血引起腹泻，但该病产生的炎症介质还可抑制肠上皮细胞对水分和电解质的吸收，故腹泻并非完全是由炎症渗出所致。典型的分泌性腹泻（如胃泌素瘤）还可造成胰酶失活（肠腔内 pH 值低）和脂肪吸收不良，同时还伴有一定的肠道动力改变。在甲状腺功能亢进所致的腹泻中，肠运动加快是主要原因（动力性腹泻），但同时也伴有肠上皮细胞液体分泌增加等其他致病因素。

1. 渗透性腹泻（osmotic diarrhea） 正常人食糜经过十二指肠进入空肠后，已被胃液、胰液、胆汁及十二指肠液稀释，空肠、回肠及结直肠内容物均呈等渗状态。摄入某些不被吸收的物质（镁盐、聚乙二醇、乳果糖等）会增加肠腔内液体渗透压，造成过多的水分留存于肠腔从而引起腹泻。某些患者因先天性缺乏消化酶而不能水解多糖，进食这类碳水化合物可形成高渗透压的肠内容物，从而引起腹泻，以先天性乳糖酶缺乏最常见。渗透性腹泻的特点包括：①禁食或停药后腹泻停止；②粪便渗透压差升高（存在高渗性物质）。

2. 吸收不良性腹泻（malabsorption diarrhea） 可进一步分为消化不良和吸收不良两大类。消化不良可见于胃切除术后，其胃液分泌减少，食物未经初步消化即进入小肠。慢性胰腺炎、胰腺癌、胰腺切除术后的患者胰液分泌减少，严重肝病或胆管梗阻可导致胆汁分泌减少，造成大分子营养物质不能被分解和吸收，从而引起腹泻。吸收不良则见于肠黏膜吸收功能减弱（如乳糜泻）、肠黏膜面积减小（如短肠综合征）、小肠细菌过度生长、肠黏膜淤血、肠黏膜淋巴管堵塞等疾病。吸收不良性腹泻的特点包括：①粪便中脂肪含量增加，常含有未消化的食物残渣，可有恶臭。②禁食后腹泻停止。③患者常出现营养不良和消耗症状。

3. 分泌性腹泻（secretory diarrhea） 肠道上皮的分泌功能主要由黏膜隐窝细胞完成，吸收则靠肠绒毛腔面上皮细胞的作用，当肠道分泌量超过吸收量时即可导致分泌性腹泻。分泌性腹泻可由于肠黏膜分泌液体过多，也可由于吸收液体过少，后者更加常见。分泌性腹泻的病因包括：①外源性促分泌物，包括细菌肠毒素、某些刺激性泻药（如酚酞、番泻叶）等；②内源性促分泌物，某些功能性神经内分泌肿瘤可分泌肽类物质（包括血管活性肽、胃泌素、降钙素、5-羟色胺等），可刺激胃肠道过度分泌。回肠切除术后胆汁酸重吸收障碍，而胆汁酸可刺激结肠上皮细胞造成分泌增多；③先天性肠黏膜离子吸收缺陷；④广泛肠黏膜病变（如小肠淋巴瘤）使肠上皮细胞吸收水、电解质减少，表现为分泌性腹泻。

分泌性腹泻的特点包括：①粪便与血浆渗透压接近；②水样便，腹泻量大，无脓血；③禁食后腹泻无明显减轻。

4. 渗出性腹泻（exudative diarrhea） 又称炎症性腹泻（inflammatory diarrhea），可分为感染性和非感染性两类。除炎症渗出外，渗出性腹泻常有肠黏膜细胞损伤、死亡，绒毛萎缩及隐窝细胞增生，使水和电解质吸收减少、分泌增加。此外，严重黏膜炎症可引起免疫介导的血管损害或溃疡，使蛋白质从毛细血管和淋巴管中渗出，肠内渗透压升高；炎症时淋巴细胞和吞噬细胞活化释放多种炎症介质（如前列腺素等），刺激肠黏膜分泌，也可引起腹泻。

渗出性腹泻的病因包括：①炎症性肠病，如克罗恩病和溃疡性结肠炎；②侵袭性肠道感染，主要来自侵入性病原体，如艰难梭菌、志贺菌、沙门菌、弯曲杆菌、耶尔森菌、结核分枝杆菌、阿米巴等；③肿瘤，如结肠癌、淋巴瘤等；④缺血性肠炎；⑤放射性肠炎；⑥嗜酸性粒细胞肠炎等。

渗出性腹泻的特点包括：①粪便多含有黏液脓血，结肠（尤其是左半结肠）炎症更是如此；

②小肠炎症所致的腹泻常无肉眼脓血便，但粪便检查可见红细胞和白细胞。

5. 动力性腹泻（motility diarrhea） 许多药物、疾病和胃肠道手术可改变肠道正常的运动功能，促使肠蠕动加速，以致肠内容物过快通过肠腔，与黏膜接触时间过短，因而影响消化和吸收，发生腹泻。肠动力不足也可导致腹泻，其原因为结肠型细菌在小肠定植和过度生长，从而使脂肪、胆盐和碳水化合物的吸收受到影响。

动力性腹泻的常见病因包括：①肠易激综合征；②甲状腺功能亢进；③糖尿病；④硬皮病；⑤类癌综合征；⑥药物性腹泻，如奎尼丁等可改变肠道正常的肌电控制。

动力性腹泻的特点包括：①粪便呈水样，无炎性渗出物；②腹泻常伴肠鸣音亢进或腹痛；③禁食后腹泻量通常会减少。

（二）临床分类

根据患者症状、粪便性状及初步检查可将慢性腹泻分为 3 类：①脂肪泻（fatty diarrhea）；②炎症性腹泻（inflammatory diarrhea）；③水样泻（watery diarrhea）。腹泻的病理生理分类与临床分类的对应关系见表 4-24-1。需要指出的是，引起脂肪泻和炎症性腹泻的某些疾病也可引起水样泻。例如，一部分吸收不良的患者虽然粪便脂肪含量增加，但粪便外观可为水样，此时仅凭肉眼观察难以区分，需通过辅助检查鉴别。病情较轻的克罗恩病也可表现为水样泻。慢性腹泻的临床分类及其代表性疾病见表 4-24-2。

表 4-24-1 慢性腹泻病理生理分类和临床分类的对应关系

病理生理分类	动力性腹泻	渗透性腹泻	分泌性腹泻	吸收不良性腹泻	渗出性腹泻
临床分类	水样泻			脂肪泻	炎症性腹泻

注：引起脂肪泻和炎症性腹泻的部分疾病也可引起水样泻

表 4-24-2 慢性腹泻的临床分类和代表性疾病

临床分类	代表疾病
脂肪泻	消化不良 • 胃切除术后 • 胰腺外分泌功能不全（慢性胰腺炎、胰腺癌、胰腺切除术后） • 胆汁淤积（肝内 / 肝外梗阻） • 胆汁缺乏（严重肝病、梗阻性黄疸） • 小肠细菌过度生长 吸收不良 • 短肠综合征 • 肠黏膜疾病（乳糜泻、淀粉样变性、淋巴瘤等） • 小肠细菌过度生长 • 肠系膜淋巴回流受阻（心力衰竭、淋巴瘤、腹腔结核） • 肠系膜缺血 • 肠瘘 • Whipple 病 • 寄生虫感染（贾第鞭毛虫）
炎症性腹泻	炎症性肠病 • 溃疡性结肠炎 • 克罗恩病 感染性肠炎 • 假膜性小肠结肠炎 • 肠结核 • 侵袭性细菌感染（耶尔森菌、志贺菌等）

（续表）

临床分类	代表疾病
	● 真菌感染
	● 寄生虫感染（阿米巴）
	● 侵袭性病毒感染（巨细胞病毒、单纯疱疹病毒）
	肿瘤
	● 淋巴瘤
	● 结直肠癌
	嗜酸性粒细胞性胃肠炎
	缺血性肠病
	放射性肠炎
	贝赫切特综合征（白塞病）
	肠道血管炎
水样泻	渗透性
	● 乳糖不耐受
	● 药物（渗透性泻剂、镁剂、铝剂）
	分泌性
	● 胆汁酸性腹泻
	● 显微镜下结肠炎
	● 细菌内毒素
	● 药物（化疗药、抗生素、刺激性泻剂等）
	● 神经内分泌肿瘤（胃泌素瘤、血管活性肠肽瘤、胆囊收缩素瘤、类癌等）
	● 结直肠分泌性绒毛状腺瘤
	● 手术后（胃切除、胆囊切除、回肠切除等）
	动力性（粪便渗透压差正常）
	● 肠易激综合征
	● 甲状腺功能亢进
	● 糖尿病
	● 类癌综合征

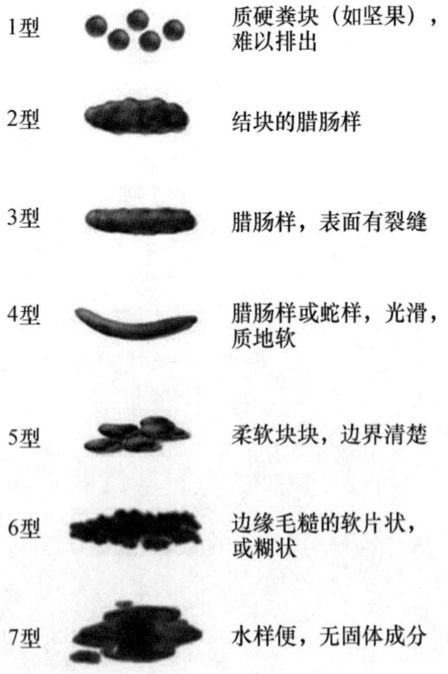

1型　质硬粪块（如坚果），难以排出

2型　结块的腊肠样

3型　腊肠样，表面有裂缝

4型　腊肠样或蛇样，光滑，质地软

5型　柔软块块，边界清楚

6型　边缘毛糙的软片状，或糊状

7型　水样便，无固体成分

图 4-24-1　**BSFS**

【诊断与鉴别诊断】

推荐使用布里斯托尔粪便性状量表（Bristol stool form scale，BSFS）来描述粪便性状，以提高评估的客观性和可重复性。BSFS 的 1 型和 2 型为便秘，3 ～ 5 型为正常范围，而 6 型（疏松）或 7 型（水样）粪便为腹泻（图 4-24-1）。

多数慢性腹泻可通过病史获得诊断线索。首先应确认患者所谓"腹泻"一词的真实含义，尤其要与假性腹泻（pseudodiarrhea）及大便失禁（incontinence）相鉴别。假性腹泻患者便意明显，如厕次数增多，但并不是真正意义上的腹泻。该症状常见于肠易激综合征，患者因内脏神经敏感性增强而频繁产生便意，但并未排出大便。也可继发于多种盆腔疾病引起的直肠刺激症状，包括直肠癌、盆腔脓肿、妇科肿瘤、前列腺疾病等。大便失禁是由于肛门括约肌功能障碍，使直肠内容物不受控制地溢出或流出，其病因多为神经肌肉疾病或盆底疾病。详细询问病史及肛门指诊有助于鉴别。

（一）病史、体格检查和初步实验室检查

1. 病史重点关注腹泻诱因、排便情况和伴随症状　如前所述，将慢性腹泻分为水样泻、炎症性腹泻和脂肪泻有利于缩小鉴别诊断范围。很多慢性腹泻（如乳糖不耐受、乳糜泻、嗜酸性粒细胞胃肠炎等）的发病都和特定食物有关。一般认为，禁食 48 h 后若腹泻仍无明显减轻，常提示分泌性腹泻；若禁食后腹泻明显好转甚至完全消失，则强烈提示腹泻症状与进食相关。某些医源性因素（如药物和手术等）可引起腹泻，采集病史时应予注意。应了解粪便性状及其随时间变化。在短时间内粪便性状多次发生改变，甚至出现腹泻-便秘交替是肠易激综合征的特点。肠易激综合征多在起床后排便，并常于早餐后再次排便。排便量对于诊断有一定的提示意义，分泌性腹泻的排便量最大（每天数升至十余升），小肠炎症性腹泻和渗透性腹泻次之，结肠炎症性腹泻量最少，但便意频繁，便中可有黏液脓血。腹泻的伴随症状包括腹痛、腹胀、恶心、呕吐、发热等，其中腹痛比较重要，应详细了解。表 4-24-3 总结了慢性腹泻患者可能出现的腹痛特征及其临床意义。

表 4-24-3　腹泻患者伴随腹痛的症状特点及其临床意义

	腹痛特征	临床意义
部位	• 位于脐周	• 考虑小肠疾病
	• 位于下腹部	• 考虑结肠疾病，右下腹痛考虑回盲部病变
	• 肛门坠痛、便不尽感、里急后重	• 直肠病变（如溃疡性结肠炎、痢疾、直肠癌等）
	• 腹痛部位弥散	• 肠易激综合征、缺血性肠病、乳糜泻
程度	• 以剧烈腹痛起病	• 缺血性肠病
	• 腹痛程度较重	• 炎症性腹泻、缺血性肠病
	• 腹痛轻微甚至缺如	• 小肠病变可能性大
影响因素	• 腹痛与排便相关	• 肠易激综合征
	• 排便后腹痛减轻	• 结直肠病变（包括肠易激综合征、结肠癌等）
	• 排便后腹痛加重	• 肠易激综合征

2. 体检有助于发现腹泻病因并判断病情严重程度　体格检查是临床调查的重要环节，不仅有助于医生全面了解病情，对于建立良好的医患关系也十分重要。脐周或右下腹（回肠病变）压痛提示小肠病变，而左下腹压痛多见于结肠病变。腹部肿块提示肿瘤或炎症性病变。肛门指检应作为常规检查，尤其是粪便带血时，以排除直肠癌。

检查慢性腹泻的患者不仅要注意腹部体征，还要重视生命体征、一般情况、皮肤黏膜等有无异常。例如，腹泻伴心率加快者见于贫血、甲状腺功能亢进、嗜铬细胞瘤和焦虑状态。患者的一般情况对于判断病情严重程度很有帮助。慢性腹泻患者常有不同程度的消瘦、贫血和营养不良，在恶性肿瘤等消耗性疾病中表现得更为明显。评估意识状态也很重要。由于吸收不良而缺乏 B 族维生素的患者常合并神经精神异常，如缺乏维生素 B_1 可造成 Wernicke 脑病、精神异常、眼肌麻痹和共济失调；缺乏维生素 B_{12} 不仅是巨幼细胞贫血的病因，还可引起记忆力减退、急躁、易怒、焦虑、抑郁，甚至痴呆。检查皮肤黏膜对于提示诊断有重要价值，如巩膜黄染提示胰头癌，阵发性皮肤潮红提示类癌综合征。

3. 初步实验室检查

（1）粪便检查包括粪便常规（红 / 白细胞、原虫、虫卵、脂肪滴）、隐血试验和粪便培养（排除感染性腹泻）。必要时行粪便脂肪定性检测（苏丹Ⅲ染色）和电解质检测（计算渗透压差）。

（2）其他常规检查包括血常规、肝肾功能、电解质、C 反应蛋白和红细胞沉降率等。

（二）影像学检查、内镜检查和进一步实验室检查

1. 影像学检查

影像学检查可发现器质性病变，内镜检查可同时行活检，对部分疾病的诊断很有意义。

（1）X 线钡剂检查：包括钡剂口服和灌肠造影，可观察全胃肠道形态、运动状态和判定有无结构性病变。造影对于某些疾病（如肠瘘）的诊断很有帮助。

（2）腹部超声、CT 和 MRI：可了解肝、胆、胰等器官的形态。CT 或 MRI 还可进行消化道造影和血管造影，MRCP 可用于胆道和胰腺疾病的诊断。

2. 内镜检查 胃镜、结肠镜、小肠镜和胶囊内镜可检查全胃肠道，并通过相机取黏膜活检。黏膜活检对某些疾病的诊断不可或缺，如淋巴瘤、结直肠癌、乳糜泻、淀粉样变、炎症性肠病、显微镜下结肠炎（microscopic colitis）等。超声内镜和 ERCP 检查可用于胰腺和胆道疾病的诊断。

3. 进一步实验室检查

（1）血浆激素和介质测定：包括铬粒素（神经内分泌瘤的共同标志物）、血管活性肠肽（血管活性肠肽瘤）、胃泌素（胃泌素瘤）、降钙素（甲状腺髓样癌）、5-羟色胺（类癌）和甲状腺素等，以及尿 5-羟吲哚乙酸（类癌）等。

（2）小肠吸收功能试验：如 D-木糖吸收试验，D-木糖不需消化即可被肠黏膜吸收，其尿排泄减少反映空肠吸收不良或小肠细菌过度生长。

（3）胰外分泌功能试验：包括胰泌素试验、粪便弹性蛋白酶活性测定等。

（4）氢呼气试验：包括葡萄糖氢呼气试验检测小肠细菌过度生长和乳糖氢呼气试验检测乳糖酶缺乏。

（三）慢性腹泻的诊断思路

1. 确定存在慢性腹泻并排除假性腹泻和大便失禁

2. 优先排除医源性因素所致的腹泻 可引起腹泻的常见药物包括降压药（如奥美沙坦）、抗心律失常药、质子泵抑制剂、抗生素、肠内营养制剂、5-羟色胺再摄取抑制剂（如舍曲林、氟西汀）、化疗药、非甾体抗炎药等。停药后腹泻大多在短时间内好转或消失。很多手术可引起术后腹泻，包括胃大部切除、小肠广泛切除（短肠综合征）、肠道结构改变（小肠细菌过度生长）、回肠切除（胆汁酸性腹泻）、胆囊切除等。腹盆腔放疗可造成放射性肠炎，引起慢性腹泻。

3. 确定腹泻类型是水样泻、炎症性腹泻还是脂肪泻

（1）水样泻：按照发病机制，水样泻可进一步分为动力性、渗透性和分泌性腹泻。禁食试验和粪渗透压差检测有助于鉴别上述 3 种病因。禁食 48 h 后渗透性腹泻和动力性腹泻常明显减轻，而分泌性腹泻的排便量却无明显减少，腹泻症状依然存在。粪渗透压差的计算公式为 $290 - 2([Na^+] + [K^+])$（其中 $[Na^+]$ 和 $[K^+]$ 为粪便离子浓度）。由于渗透性腹泻患者肠道内存在不能被吸收的高渗性物质，因此粪渗透压差通常 > 125 mOsm/kg。分泌性腹泻的肠内容物渗透压接近血浆，因此粪渗透压差通常 < 50 mOsm/kg。

（2）脂肪泻：典型脂肪性粪便有恶臭，便中带油滴，难以冲净，且伴消瘦、水肿、贫血等营养素缺乏表现。较轻的脂肪泻可仅有水样便。粪便脂肪定性检测（苏丹Ⅲ染色）阳性。在每天摄入 80 ~ 100 g 脂肪的条件下，粪脂 > 6 g/24 h 提示有脂肪吸收不良。脂肪泻按发病机制可分为：①腔内因素：包括胰腺外分泌功能不全（慢性胰腺炎）、胆汁酸减少（肝衰竭、梗阻性黄疸）、细菌滋生（小肠细菌过度生长）等，从而影响肠腔内的正常消化环境；②黏膜因素：包括肠黏膜吸收功能下降（乳糜泻）或肠黏膜面积减少（短肠综合征）；③腔外因素：包括肠道淋巴回流受阻（小肠淋巴管扩张症）或血液循环障碍（缺血性肠病、充血性心力衰竭）。

（3）炎症性腹泻：特点是排便次数多，而每次大便量较少，便中带有脓血，可伴有发热、腹痛、里急后重等症状，粪便检查可见较多白细胞或白细胞分解产物（钙卫蛋白、乳铁蛋白等）。炎症性腹泻可分为感染性和非感染性两大类，前者常见的病原体包括沙门菌、志贺菌、艰难梭菌、结核杆菌、巨细胞病毒、溶组织阿米巴等；后者最常见于溃疡性结肠炎和克罗恩病，其次为缺血性肠炎、放射性肠炎及恶性肿瘤等。炎症性腹泻的病变部位主要在远端小肠和结直肠，内镜是病因诊断的重要工具（图 4-24-2）。

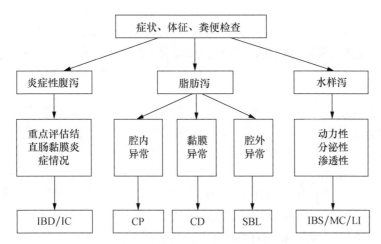

图 4-24-2　**不同腹泻类型的诊断思路和代表疾病**

IBD，炎症性肠病；IC，感染性结肠炎；CD，乳糜泻；CP，慢性胰腺炎；SBL，小肠淋巴管扩张症；IBS，肠易激综合征；MC，显微镜下结肠炎；LI，乳糖不耐受

4. 结合患者其他临床特点分析病因　不同人群慢性腹泻的病因有很大差异。例如，肠易激综合征和炎症性肠病好发于青壮年人群，某些结缔组织病（如系统性红斑狼疮）多见于青年女性。老年人发生恶性肿瘤、医源性腹泻及系统性疾病肠道并发症（如糖尿病）的风险较高。门诊和住院患者的疾病谱常有很大差异。在因"慢性腹泻"而住院的患者中，大多为器质性疾病，功能性疾病所占比例较低。相反，门诊慢性腹泻患者最常见的原因是功能性腹泻，以肠易激综合征为代表。以下临床表现应首先考虑器质性腹泻：①腹泻症状为持续性而非间歇性；②腹泻病程较短（3～6 个月内），但体重明显减轻；③夜间腹泻；④脂肪泻或炎症性腹泻；⑤水样泻平均排便量＞ 300 g/d；⑥合并消化道出血或贫血；⑦红细胞沉降率或 C 反应蛋白升高；⑧血白蛋白水平下降。

另一类比较特殊的患者是免疫抑制人群，包括恶性肿瘤、长期服用糖皮质激素和（或）免疫抑制剂、免疫缺陷症等。这类患者发生慢性腹泻首先应考虑机会性感染，但也可能与原发病或治疗用药相关（图 4-24-3）。

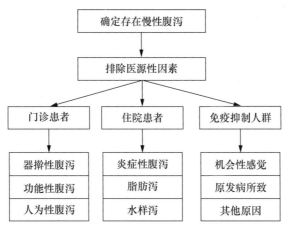

图 4-24-3　**不同人群慢性腹泻的鉴别诊断思路**

【治疗】

腹泻是一种症状，针对腹泻的病因治疗才是根本。

（一）支持治疗

严重腹泻造成患者体液丢失和营养物质缺乏时，需要支持治疗，包括营养支持和维持水、电解质平衡。存在小肠淋巴管扩张的患者可口服中链甘油三酯。脂肪泻患者可出现脂溶性维生素缺乏，回肠病变的患者易合并维生素 B_{12} 缺乏，应注意补充。腹泻严重（尤其是不能进食）的患者可能缺乏包括铁、锌、铜、硒、钴、铬、锰等多种微量元素，应注意补充。

（二）对症治疗

1. 止泻药　器质性疾病所致腹泻应慎重使用止泻药。特别是炎症性腹泻患者若止泻药应用不当可能引起严重并发症，如重度溃疡性结肠炎可诱发中毒性巨结肠。对于腹泻次数较多且腹泻量较大的患者，可酌情短期使用止泻药以减轻症状。止泻药是治疗功能性腹泻的主要措施之一，常用药物包括吸附剂（如八面蒙脱石散）、收敛剂（如药用碳、次碳酸铋）、阿片类似物（如洛哌丁胺）、5-羟色胺受体拮抗剂（如阿洛司琼）、解痉剂（如匹维溴胺）等。

2. 肠道微生态干预　一些慢性腹泻患者存在肠道菌群紊乱，肠道微生态制剂有助于改善病情。肠道微生态制剂包括益生菌（probiotics）和益生元（prebiotics），其中益生菌是指足量补充时对人体健康有益的活的微生物。益生元是指人体不能消化但可以被肠道有益菌利用的食物成分，具有间接改善宿主健康的作用。益生菌治疗对于抗生素相关性腹泻的疗效最为肯定。对于难辨梭菌引起的假膜性小肠结肠炎，可采用粪菌移植治疗。

3. 其他药物　对于胰腺外分泌功能不足引起的腹泻，需口服补充胰酶。小肠细菌过度生长的患者可服用不被肠道吸收的抗生素利福昔明。生长抑素及其类似物具有抑制神经内分泌肿瘤分泌激素、抑制肠道运动和分泌等作用，可用于治疗由类癌综合征、血管活性肠肽瘤和其他神经内分泌肿瘤引起的腹泻。

（三）病因治疗

治疗原发病是控制慢性腹泻的关键，如乳糖不耐受者避免摄入乳制品、乳糜泻患者给予无麦胶饮食、药物相关性腹泻及时停用相关药物等。

【预后】

慢性腹泻患者的预后主要取决于原发病，及时恰当的诊治有助于改善预后。多数功能性疾病所致的腹泻预后良好，但病情严重时对患者生活质量的影响较大。恶性肿瘤所致的慢性腹泻若不能及时发现，通常预后较差。

（吴　东）

第25章

便 秘

便秘是一组常见的临床症状，指排便困难和（或）排便次数减少、粪便干硬。包括药物、器质性疾病导致的继发性便秘和功能性疾病引起的便秘。*ROME Ⅳ：Functional Gastrointestinal Disorders/Disorders of Gut-Brain Interation* 中指出，功能性便秘和便秘型肠易激综合征都属于功能性因素引起的便秘，也有人认为两者属于一个连续疾病谱。

【流行病学】

欧美国家流行病学调查显示便秘的发病率为 40/1000 人年，目前我国尚无关于慢性便秘发病率的数据。我国成人慢性便秘的患病率为 4%～10%，在老年人群中更为常见，70 岁以上人群患病率达 23%，女性患病率高于男性。

【病因与发病机制】

慢性便秘根据病因可进一步分为原发性便秘（又称特发性便秘）和继发性便秘（如先天性巨结肠、结肠癌、阿片类药物使用后等）。原发性便秘主要由结肠、直肠肛门的神经肌肉功能失调所致。继发性便秘由器质性疾病和药物所致。

水或纤维素摄入不足、活动量低、故意抑制排便等不良生活方式都是便秘发生的危险因素。便秘患者可存在结肠传输减慢，以及肌间和黏膜下肠神经丛形态学改变、肌间神经元数量异常，伴随兴奋性神经递质〔如 P 物质（substance P，SP）下调、抑制性神经递质血管活性肠肽（vasoactive intestinal peptide，VIP）或一氧化氮（NO）的上调；肠道起搏 Cajal 间质细胞减少并伴有形态学异常。部分便秘患者存在不协调排便，由排便时腹部、直肠肛管和盆底肌肉不能协调工作所致；亦有研究发现此类患者存在直肠感觉受损，可能与 5-羟色胺（5-HT）的浓度升高有关。例如，耻骨直肠肌痉挛或肥大可导致出口梗阻性便秘。耻骨直肠肌起自耻骨，将肛管直肠连接部向前牵引形成直肠角，在控便过程中起决定作用：其放松时，肛直肠角增大，促进排便；其收缩时，肛直肠角减小，帮助控便。在部分便秘患者中，结肠慢传输和不协调排便可同时存在。因此，临床上根据患者结肠传输和肛门直肠排便协调性将便秘分为正常传输型、慢传输型、出口梗阻型（排便障碍型）和混合型。便秘按病因及病理生理学特性的分类见表 4-25-1。

此外，遗传因素也参与部分便秘患者的发病。目前认为 *RET* 原癌基因变异与先天性巨结肠相关；近年来研究发现胆汁酸受体 TGR5 的 SNP 基因型、钠离子通道 NaV1.5 变化可能与功能性便秘相关；而一些 meta 分析显示 5-羟色胺转运体基因连锁多态性区域（5-HTTLPR）的 L 型变异体与亚洲人群的便秘型肠易激综合征有关。

继发性便秘由器质性疾病和药物所致。表 4-25-2 列出了与便秘相关的常见器质性病因和药物。

表 4-25-1　便秘的分类

按病因分类		按病理生理学特征分类
原发性便秘	功能性便秘	正常传输型
	便秘型肠易激综合征	慢传输型
	功能性排便障碍	出口梗阻型
		混合型
继发性便秘	药物	
	器质性疾病	

表 4-25-2   与便秘相关的常见器质性病因和药物

器质性病因	药物
局部病变 ①机械性梗阻：结肠癌、肠内或肠外包块、狭窄 ②肠神经病变：先天性巨结肠、慢性假性肠梗阻 ③肛门直肠病变：直肠前突、肛裂、肛门狭窄 **系统性疾病 / 生理状态特殊时期** ①代谢性疾病：甲状腺功能减退、糖尿病、高钙血症、低钾血症、低镁血症 ②肌病：淀粉样变性、硬皮病、皮肌炎、强直性肌营养不良 ③神经病变：帕金森病、脊髓损伤、脑血管疾病、截瘫、多发性硬化症 ④慢性肾功能不全 ⑤妊娠	①抗胆碱能药物：苯海拉明等 ②抗精神病药物，抗抑郁药，抗帕金森药物 ③镇痛药：阿片类药物、非甾体抗炎药 ④抗惊厥药：卡马西平等 ⑤抗高血压、心律失常药：钙通道阻滞剂、利尿剂、β 受体阻滞剂等 ⑥ 5-HT 受体拮抗剂：昂丹司琼等 ⑦胆汁酸螯合剂：考来烯胺等 ⑧含阳离子的药物：碳酸铝镁、硫酸亚铁等 ⑨化疗药物：长春新碱、环磷酰胺等 ⑩拟交感神经药物：麻黄碱、特布他林等

【临床表现与体征】

（一）临床表现

排便困难和（或）排便次数减少、粪便干硬是便秘的主要症状。排便困难包括排便费力、排出困难、排便不尽感、肛门堵塞感、排便费时和需辅助排便。排便次数减少指每周排便少于 3 次，便秘治疗的疗效评估常将每周完全自发排便次数（complete spontaneous bowel movement，CSBM）作为主要指标。患者粪便干结，量少，常表现为 Bristol 大便性状分型的 1 ～ 2 型。患者可伴随有与排便相关的腹部症状（如腹痛、腹胀）和（或）肛门症状（用力排干硬便导致肛门疼痛、痔出血等）。慢性便秘患者可伴焦虑、抑郁等多种精神心理症状。

（二）体征

便秘患者通常无明显特异性体征。一些患者可出现腹围增加、腹部叩诊鼓音区扩大。部分患者有时可在左下腹乙状结肠部位触及条索状物。一些患者肛门可见痔疮或肛裂。继发性便秘患者存在一些原发疾病体征：如结肠癌患者可有消瘦、腹部局部可扪及肿块；先天性巨结肠患者腹部膨胀明显，腹部常出现肠型，左下腹部或上腹部可触及充满粪便的肠襻和扩张肠管。

【实验室检查与其他检查】

（一）实验室检查

如有临床提示存在诱发便秘的疾病因素，应注意相关实验室检查。粪常规和隐血应作为常规检查。对怀疑系统性疾病（如甲状腺疾病、糖尿病、结缔组织病等）导致便秘的患者，应进行相关的生化检查，如怀疑甲状腺功能减退、高钙血症或低钾血症等，需进行甲状腺功能、血清钙和血钾的检测。

（二）内镜检查

年龄 ≥ 40 岁的初诊患者、存在报警征象或有结肠癌家族史（或家族性息肉病）的患者建议行结肠镜检查，以排除结直肠器质性疾病。报警征象包括贫血、便血或粪便隐血试验阳性、发热、消瘦、腹部包块、CEA 升高等。

（三）钡剂灌肠

钡剂灌肠造影检查能发现结肠扩张、乙状结肠冗长和肠腔狭窄等病变，有助于便秘的病因诊断，尤其适用于先天性巨结肠的诊断。

（四）结肠传输试验

目前临床最常使用口服不透 X 线的标志物来测定胃肠道的传输时间。口服标志物后，在规定时间后拍摄腹部 X 线片，通常为 48 h 和 72 h，依据标志物停留的部位，判断慢传输型和出口梗阻型便秘。放射性同位素法也可用于结肠传输功能的检测，但目前仅有少数有条件的医学中心能开展。

（五）球囊排出试验

在患者直肠内置入球囊（水囊或气囊），计算球囊被排出的时间，健康者可在 1 ~ 2 min 内排出球囊。该检查能反映肛门直肠对球囊的排出能力，可作为简单易行的功能性排便障碍的筛查方法。球囊逼出试验结果正常并不能完全排除盆底肌不协调收缩。

（六）肛门直肠测压

将测压导管置入患者直肠和肛管内，嘱患者行收缩肛门和模拟排便等动作，观察在静息状态和排便时肛门和直肠的压力变化，分析肛门括约肌、直肠功能及其协调情况。该方法可以同时观察直肠肛门抑制反射并检测直肠感觉阈值。主要用于排便障碍型便秘的诊断和评估。

（七）排粪造影

在患者直肠灌入造影剂，利用 X 线或磁共振等影像学技术动态观察被检者收缩肛门和模拟排便过程中直肠、肛管和盆底运动。同时也能观察直肠是否存在形态结构异常（如直肠前突、直肠黏膜脱垂、肠疝、巨结肠等）和排出功能异常（如静息和用力排便时肛门直肠角变化、耻骨直肠肌痉挛、直肠排空等）。排粪造影可用于排便障碍型便秘，特别是怀疑有形态结构改变的慢性便秘的诊断。

【诊断与鉴别诊断】

便秘的诊断主要基于症状，包括为排便困难和（或）排便次数减少、粪便干硬。慢性便秘的病程至少为 6 个月。粪常规及隐血、直肠指检应作为便秘的常规检查。若患者为年龄 ≥ 40 岁的初诊患者、存在报警征象、有结肠癌家族史（或家族性息肉病）或粪常规及隐血检查、肛门指检异常，建议行结肠镜检查，以排除结直肠器质性病因。同时应注意排查药物、系统性疾病等其他病因（表 4-25-2），必要时行相应的生化检查。功能性便秘的诊断可借鉴功能性便秘罗马Ⅳ诊断标准（表 4-25-3）。

【治疗】

对于继发性便秘，建议针对病因治疗，如结直肠梗阻手术去除肿块、避免使用诱发便秘的药物等。排除继发性病因者，可先予 2 ~ 4 周的经验性治疗，包括饮食生活习惯调整、疾病认知指导、容积性 / 渗透性泻剂等。治疗效果欠佳时需对患者行进一步评估，包括结肠传输试验、肛门直肠测压、球囊排出试验、初步心理评估等，根据结果分型治疗。若仍无效，建议重复结肠传输试验和肛门直肠测压，并结合影像学检查（如 MRI、排粪造影等）行肛门直肠功能评估；精神心理专科行心理评估，必要时多学科会诊评估，针对有手术指征的可考虑手术治疗（图 4-25-1）。

表 4-25-3 功能性便秘罗马Ⅳ诊断标准

必须具备下列至少 2 项：
（1）25% 以上的排便感到费力
（2）25% 以上的排便为干球便或硬便（Bristol 大便性状分型 1 ~ 2 型）
（3）25% 以上的排便有不尽感
（4）25% 以上的排便有肛门直肠梗阻 / 堵塞感
（5）25% 以上的排便需要手法辅助（如用手指协助排便、盆底支持等）
（6）每周自发排便 < 3 次
不用泻剂很少出现稀便
不符合肠易激综合征的诊断标准
诊断前症状至少出现 6 个月，近 3 个月符合以上诊断标准

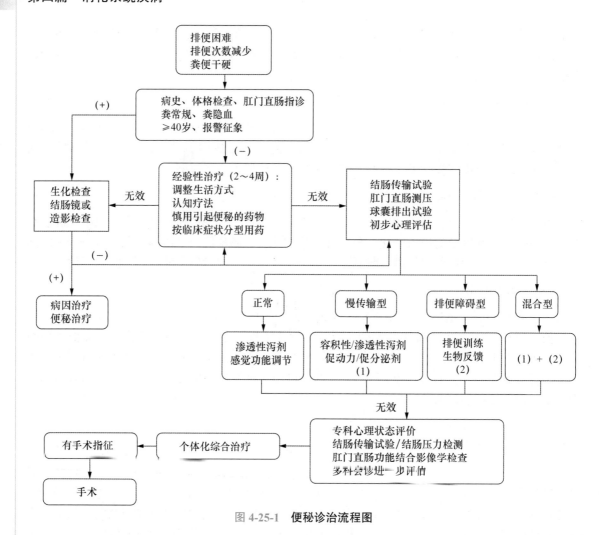

图 4-25-1   便秘诊治流程图

（一）饮食和生活习惯调整

增加膳食纤维和水的摄入、增加运动等生活方式调整是慢性便秘的基础治疗措施。膳食纤维摄入推荐量为 20 ～ 35 g/d，推荐使用可溶性膳食纤维，但需注意部分便秘患者增加膳食纤维后可能加重腹胀、腹痛、肠鸣等不适。水的摄入量推荐为 1.5 ～ 2 L/d。晨起结肠运动增加，有助于产生便意，餐后可诱发胃、十二指肠结肠反射，有利于排便，建议患者建立在晨起或餐后 2 h 内尝试排便的习惯。近年来研究显示，蹲位时耻骨直肠肌放松，排便时的肛门直肠角变大（大于正常坐位），直肠管腔变直，排便所需的直肠应变减小，有利于粪便的排出，因此建议便秘患者采用蹲位排便。

（二）药物治疗

1. 泻剂   轻中度便秘通常使用容积性泻剂和渗透性泻剂（强烈推荐）。

（1）容积性泻剂：通过滞留粪便中的水分，增加粪便含水量和粪便体积起到通便作用。常用的容积性泻剂包括欧车前、聚卡波非钙和麦麸等。在使用此类泻剂时建议患者同时摄入足够的水分。

（2）渗透性泻剂：可在肠内形成高渗状态，吸收水分，增加粪便体积，刺激肠道蠕动，最常用的药物包括聚乙二醇和乳果糖。

容积性 / 渗透性泻剂可用于慢性便秘患者的维持治疗。刺激性泻剂包括比沙可啶、酚酞、蒽醌类药物和蓖麻油等，长期使用刺激性泻剂可出现药物依赖、吸收不良和电解质紊乱，并可损害患者的肠神经系统、减弱结肠动力，引起结肠黑变病，因此，建议短期、间断使用。

2. 促分泌和促肠蠕动药

（1）鸟苷酸环化酶 C 激动剂（利那洛肽）：可结合和激活肠上皮细胞 GC-C 受体，增加氯化物和碳酸氢盐的分泌并加速肠道蠕动，同时降低肠道内脏高敏，推荐用于便秘型肠易激综合征的治疗。

（2）高选择性和高亲和力的 5-HT$_4$ 受体激动剂（普芦卡必利）：与肠肌间神经丛 5-HT$_4$ 受体结合，增加胆碱能神经递质释放，刺激结肠产生高幅推进收缩波，加快肠传输，用于常规泻剂未改善症状的便秘患者。

（3）氯离子通道活化剂（鲁比前列酮）：选择性激活肠上皮细胞顶膜 2 型氯离子通道，促进肠上皮细胞的氯离子分泌入肠腔，增加肠液分泌、疏松粪便，从而加快排便频率，改变粪便性状，减轻排便费力感。

3. 微生态制剂　微生态制剂目前不作为治疗慢性便秘的一线药物。由于慢性便秘患者存在肠道微生态失衡，微生态制剂可通过调节肠道菌群失衡，促进肠道蠕动和胃肠动力恢复，推荐作为慢性便秘的长期辅助用药。微生态制剂可分为益生菌、益生元及合生元。常用于治疗慢性便秘的益生菌主要是双歧杆菌属和乳酸杆菌属。

（三）行为和神经调节治疗

1. 生物反馈　生物反馈疗法是一种行为调节疗法，在患者模拟排便时，腹壁电极和肛管压力感受器可感知并向患者显示其腹壁和肛管肌肉用力的状态，患者借此进行自我调节并纠正不协调排便方式，训练患者协调腹部和盆底肌肉，从而恢复正常的排便模式。生物反馈推荐作为功能性排便障碍患者的首选治疗，推荐治疗频率为每周 2 次至隔日 1 次，每次 30 ～ 60 min，至少完成 4 ～ 6 次。目前临床使用的生物反馈方式主要分为腹壁肌电生物反馈和压力生物反馈。

2. 骶神经电刺激　又称骶神经调控，是一种神经调控治疗，用于常规内科治疗无效的难治性便秘。其机制尚未完全明确，有研究认为骶神经刺激能够调节迷走神经和躯体神经的传入神经，改善肠道感觉和运动功能，影响盆底器官和低位肠段，促进排便。其主要并发症包括局部感染、电极移位和刺激部位疼痛等。

（四）中医治疗

针灸天枢、足三里和上巨虚等穴位可能增加排便次数，改善伴随症状。按摩推拿腹部可促进胃肠蠕动，刺激迷走神经，促进局部血液循环等，可能有助于改善便秘症状。

（五）精神心理评估和治疗

便秘患者可伴有焦虑、抑郁等多种精神心理症状，有精神心理问题的便秘患者很难获得满意的疗效。对于以便秘症状为主、精神心理症状轻者以健康教育和心理疏导为主；对于便秘与精神心理症状并存者，酌情予以认知行为疗法、放松催眠、正念，以及心理科参与的联合治疗；有明显精神心理异常者应接受精神心理专科治疗。

（六）手术治疗

经内科综合治疗无效的难治性便秘患者若符合手术指征，可考虑手术治疗。术前应重新全面评估，严格掌握手术指征。2017 年《便秘外科诊治指南》推荐：慢传输型便秘可采用的手术方法包括全结肠切除回直肠吻合术、结肠次全切除术、结肠旷置术和回肠造口术；出口梗阻型便秘伴直肠内脱垂可采用经肛门吻合器直肠切除术（stapled transanal rectal resection, STARR），直肠前突可采用经阴道直肠前突修补术等。

【预后】

不同的病因导致的便秘预后不同。若有明确可去除的器质性病因，在针对病因治疗后患者便秘症状可缓解或解除。功能性便秘常呈慢性或反复发作，部分需要长期用药维持，影响生活质量。

（张红杰）

第26章 消化道出血

消化道出血（gastrointestinal bleeding）是指从食管到肛门之间消化道的出血。Treitz 韧带（屈氏韧带）以上消化道包括食管、胃、十二指肠、胰、胆和胃-空肠吻合术后空肠部位的出血称上消化道出血（upper gastrointestinal bleeding，UGIB），Treitz 韧带以下的消化道出血称下消化道出血（lower gastrointestinal bleeding，LGIB）。近年来，随着医学的发展及对消化道定位越来越精确的要求，有学者提出将消化道分为上消化道、中消化道及下消化道。上消化道是指食管至 Treitz 韧带，中消化道是指 Treitz 韧带至回盲部，下消化道是指回盲部以远的消化道部位。消化道出血是消化系统常见的症状，可由多种疾病所致，临床主要表现为呕血、黑便或血便，轻者可无症状，重者伴有贫血及血容量减少，甚至休克，危及生命。

【病因】

UGIB 占消化道出血的 60%～70%，病因包括消化性溃疡、应激性溃疡、药物（如非甾体抗炎药）、食管-胃底静脉曲张破裂、肿瘤、Mallory-Weiss 综合征、胃炎、胰胆管病变等。UGIB 经胃镜检查发现的前三位病因依次为胃十二指肠溃疡、胃恶性肿瘤及食管-胃底静脉曲张破裂。我国回顾性大宗病例分析数据表明，消化性溃疡出血占 UGIB 病因的 52.7%。消化性溃疡始终是各个年龄段患者 UGIB 的首要原因，而胃恶性肿瘤出血的比例随年龄增长而逐渐升高。LGIB 占全部消化道出血的 20%～30%。下消化道出血包括两类：①小肠出血的病因包括血管畸形、炎症性肠病、小肠间质瘤等；②结直肠出血的病因包括炎症性肠病、肠道感染、息肉、肿瘤、缺血性疾病等。其中，大肠癌、大肠息肉、缺血性结肠炎、溃疡性结肠炎是 LGIB 的常见病因。

（一）上消化道出血的病因

1. 食管疾病　反流性食管炎、食管溃疡、食管-贲门黏膜撕裂综合征（Mallory-Weiss 综合征）、食管损伤、食管憩室炎、食管癌、食管裂孔疝等。

2. 胃十二指肠疾病　消化性溃疡、食管-胃底静脉曲张破裂、急性糜烂出血性胃炎、胃癌、急慢性胃炎、胃血管畸形、胃黏膜脱垂、血管瘤、Dieulafoy 病（胃黏膜下恒径动脉畸形破裂）、卓-艾综合征、胃十二指肠肿瘤（胃平滑肌瘤、胃十二指肠淋巴瘤、壶腹周围癌）、胃息肉、胃扭转、急性胃扩张、十二指肠憩室炎、急性糜烂性十二指肠炎、胃手术后病变（吻合口溃疡、吻合口或残胃黏膜糜烂、残胃癌）、胃或十二指肠淀粉样变性、胃或十二指肠异位胰腺组织、胃或十二指肠结核、嗜酸细胞性胃肠炎、重度钩虫病、胃血吸虫病、异物或放射性等造成的物理损伤等。

3. 门静脉高压

（1）肝硬化：包括病毒性肝炎所致肝硬化、酒精性肝硬化、自身免疫性肝病肝硬化、药物性肝硬化、淤血性肝硬化和肝豆状核变性及血色病引起的肝硬化。

（2）门静脉阻塞：门静脉炎、门静脉血栓形成、门静脉癌栓或肿瘤压迫等。

（3）肝静脉阻塞：如布-加综合征。

（4）肝占位性病变：肝癌、肝血管瘤、肝脓肿和肝囊肿等。

4. 上消化道周围器官疾病

（1）胆道疾病：胆管或胆囊结石、胆道蛔虫病、胆囊或胆管癌、术后胆总管引流管造成的胆道受压损坏。

（2）胰腺疾病：胰腺癌、急性胰腺炎合并脓肿溃破等胰腺疾病累及十二指肠。

（3）纵隔疾病：纵隔肿瘤或脓肿破入食管、胃或十二指肠。

（二）下消化道出血的病因

1. 肠道恶性肿瘤　结肠癌、直肠癌、肠道恶性淋巴瘤、肉瘤、小肠腺癌、肠道转移性癌等。

2. 息肉病变　小肠息肉、结肠息肉、直肠息肉、家族性结肠息肉病等。

3. 炎症性病变　溃疡性结肠炎、克罗恩病、放射性肠炎、肠结核、急性坏死性小肠炎、非特异性结肠炎、结肠阿米巴、药物性肠炎等。

4. 血管性疾病　肠系膜血管血栓形成、肠血管畸形、先天性毛细血管扩张症、结肠静脉曲张、小肠海绵状血管瘤、毛细血管瘤等。

5. 憩室病变　Meckel 憩室、小肠和结肠憩室等。

6. 肛管疾病　痔、肛裂、肛瘘等。

（三）引起消化道出血的系统性疾病

1. 凝血机制障碍相关血液系统疾病　血友病、血小板减少性紫癜、白血病、弥散性血管内凝血等。

2. 结缔组织病　结节性多动脉炎、系统性红斑狼疮、其他血管炎等。

3. 急性感染　流行性出血热、钩端螺旋体病等。

4. 各种严重疾病引起的应激状态　由药物、乙醇、应激引起的急性糜烂出血性胃炎等。

5. 器官功能衰竭　尿毒症、呼吸衰竭、肝衰竭等。

6. 其他疾病　维生素 C 和维生素 K 缺乏、食物中毒、有毒植物中毒、药物中毒等。

【症状与体征】

消化道出血的临床表现因出血部位、病因和出血速度不同而异，同时与患者在出血时的全身状况密切相关。

1. 呕血与黑便　此症状是 UGIB 的特征性表现。UGIB 后均有黑便，但不一定有呕血。幽门以下部位出血时以黑便为主，幽门以上部位出血时，若出血量大可出现呕血伴黑便。当出血量大且速度快时，血液在胃内停留时间较短，呕吐血液多为鲜红色；血液积存胃内较久在胃酸的作用后多呈棕褐色咖啡样。若血液在肠道内停留时间长，血红蛋白中的铁可与肠内硫化物结合生成硫化铁而形成柏油样黑便，但大量 UGIB 时，肠蠕动亢进，患者可排出暗红色粪便，甚至鲜红色血便。临床上不能简单地认为呕血者的病变部位均在幽门近端，也不能认为黑便及便血者的病变部位均在幽门远端。

2. 便血　粪便通常呈鲜红色，但取决于出血部位、出血量和速度。病变位置越低、出血量越大、出血速度越快，粪便颜色越鲜红。

3. 低血容量和失血性休克　出血量达到全身血容量的 15% 时即可出现直立性低血压，达到全身血容量的 30% 时即可发生休克。临床表现为血压下降，收缩压 < 90 mmHg，脉压差 < 20 mmHg。因外周血管收缩和血液灌注不足可使皮肤湿冷，呈紫灰花斑。患者精神萎靡、烦躁不安、意识模糊、尿少或无尿。

4. 发热　大量出血后，多数患者在 24 h 内可出现低热，一般不超过 38.5℃，持续 3 ～ 5 天。

5. 氮质血症　UGIB 后，由于大量血液蛋白质的消化产物在肠道中被吸收，血中尿素氮浓度可暂时升高，称为肠源性氮质血症。一般出血后数小时血尿素氮开始上升，24 ～ 48 h 达峰，大多不超过 14.3 mmol/L，出血停止后 3～4 天降至正常。此外，可出现因循环血容量降低而引起的肾前性肾功能不全导致的氮质血症和大量或长期失血导致的肾小管坏死引起的肾性氮质血症。

6. 贫血和血常规变化　急性出血患者呈正细胞正色素性贫血，慢性出血则呈小细胞低色素性贫血。出血 24 h 内网织红细胞即可升高，至出血后 4～7 天可高达 5%～15%，之后逐渐降至正常。

【实验室与其他检查】

（一）实验室检查

1. 粪便检查　慢性隐性消化道出血仅潜血试验阳性，但检查前需禁食动物血、肝、瘦肉和绿叶蔬菜等 3～4 天。大量出血时粪便外观呈黑褐色，甚至鲜红色，镜检有较多红细胞。LGIB 时，粪便有大量红细胞。有炎症、溃疡或结肠癌时，粪便镜检有大量黏液和脓细胞。大量白细胞和吞噬细胞对细菌性痢疾有诊断价值。发现阿米巴滋养体可诊断阿米巴病。

2. 血常规　出血早期白细胞计数多呈轻中度升高。若出血后白细胞计数升高不明显或白细胞及血小板计数降低时，有助于诊断肝硬化。

3. 血生化检查　UGIB 后数小时内血尿素氮即可增加，24～48 h 内达到高峰，持续时间不等，与出血时间长短有关。此外，由于失血性休克使患者肾小球滤过率和肾排泄功能减低，可发生肾前性氮质血症，也可发生肾性氮质血症。各项肝功能异常有助于对肝硬化的诊断。

（二）鼻胃管检查

可插入鼻胃管逐段抽取消化液观察有无血迹，这对仅有黑便的活动性出血有定位诊断价值。

（三）X 线钡剂造影检查

UGIB 患者进行 X 线钡剂造影检查对常见的出血性病变（如食管-静脉曲张、胃十二指肠溃疡、胃癌等）有诊断价值。但是，需注意 UGIB 活动期不宜先进行此项检查。小肠和大肠钡剂造影对观察肿瘤、憩室、炎症性病变、肠腔狭窄及扩张等有重要价值，对浅表病变或血管畸形的诊断价值不大。小肠造影（尤其是气钡双重造影）更加准确，随着内镜技术及 CT 重建的应用，此方法在检查小肠疾病中的应用逐渐减少。腹部按压可引起或加重出血，一般主张出血停止 3 天后可谨慎操作。X 线钡剂造影有助于发现肠道憩室及较大的隆起或凹陷样肿瘤，但在急性消化道出血期间不宜进行该项检查，除其敏感性低，更重要的是可能影响后续的内镜、血管造影检查及手术治疗。

（四）内镜检查

内镜检查是消化道出血定位、定性诊断的首选方法，其诊断正确率达 80%～90%，可解决 90% 以 UGIB 的病因诊断。在 UGIB 后 24～48 h 内进行急诊胃镜检查可检出 90% 以上的出血灶。应尽量在出血后 24 h 内进行，检查的时间越早，阳性率越高。对大出血后胃内有较多残留血液者或有活动性出血时，应反复冲洗胃腔寻找出血灶。经反复冲洗后仍残留有大小不等、不易移动的新鲜血凝块处常为出血部位。

急性 LGIB 时，因肠道大量积血或粪便影响视野，常不易成功，一般需要清洁肠道或暂时止血后进行肠镜检查。结肠镜检查是明确结直肠出血原因和部位的最重要手段，并且可在内镜直视下进行止血治疗。对于结直肠出血风险高的患者或活动性出血患者，入院 24 h 内行急诊结肠镜可早期明确出血原因并在内镜下止血。对于病情平稳的结直肠出血患者可待出血停止且行肠道准备后完善结肠镜检查，对于活动性出血或可能需要行内镜下止血的患者，在告知患者结肠镜检查的获益与风险并获得患者知情同意后可在 24～48 h 内行急诊结肠镜检查。

胶囊内镜（capsule endoscopy，CE）和小肠镜是目前能完成全小肠检查的两项检查，对诊断小肠出血具有重要的临床价值。胶囊内镜被吞服后，可以借助胃肠自身蠕动通过消化道，并自然排出体外。在穿行期间，"胶囊"将间断定时向体外发射消化道图片。CE 是一种无创性检查方法，应视为上、下消化道检查阴性、怀疑小肠出血患者的首选检查方式，对可疑小肠出血的诊断率为 38% ～ 83%，重复检查能提高诊断率，显性出血和持续性出血的诊断率较高，但急性出血期可因视野不佳而影响观察，建议择期 CE 的最佳时机为出血停止后 72 h，最长不应超过 2 周，建议应用聚乙二醇电解质散进行肠道准备，联合二甲硅油可提高小肠图像质量。不宜行 CE 的情况包括：①消化道梗阻、小肠狭窄或瘘管形成、小肠憩室、双小肠畸形等引起的消化道出血；②消化道出血量较大；③伴有吞咽困难或患者情况不适宜行手术时。CE 的缺点是检查不可控、图像随机摄取、不能有目的地重点检查病变部位，且其清晰度及视野有限，无法进行组织活检。

小肠镜包括双气囊小肠镜和单气囊小肠镜，是小肠疾病的主要检查手段，可经口和（或）经肛门进行检查，能直接观察小肠腔内的病变，并可进行组织活检和内镜下治疗。双气囊小肠镜和单气囊小肠镜对可疑小肠出血的诊断率分别为 60% ～ 80% 和 65% ～ 74%。它的缺点是检查时间较长，患者耐受性较差，技术要求高，有一定的并发症发生风险（如肠出血及穿孔），且无法检测小肠浆膜面生长的肿瘤，即使经口和经肛门进行两次小肠镜检查仍有部分患者不能完成对全小肠的检查而造成漏诊。

（五）发射计算机断层显像（emission computed tomography，ECT）

适用于年老体弱而不能耐受有创性检查的患者，或其他相关检查无异常发现的慢性或间歇性消化道出血患者。放射性同位素 ^{99m}Tc 标记的红细胞经静脉注射后随血流到达出血部位，并溢出血管外，在局部呈现出一个异常的放射性浓聚区。通常在静脉注射后 1 h 内出血灶的检出率可达 85% 左右。出血量少、慢性渗血或间歇性出血时容易漏诊。ECT 主要用于出血病变的初筛和大致定位，对微量慢性出血具有其他方法不可替代的作用。适用于出血量为 0.1 ～ 0.5 ml/min 的慢性反复性出血，不适用于大出血患者，怀疑憩室出血、疑似小肠出血的患者可考虑应用 ECT，其对小肠出血的检出率为 15% ～ 70%，对于 Meckel 憩室的诊断阳性率为 75% ～ 80%。

（六）仿真内镜技术

仿真内镜（virtual endoscopy，VE）技术是应用 MRI、螺旋 CT 薄层无间隔扫描获得数据资料后，采用特殊的计算机软件包对空腔脏器内表面进行三维重建，并用导航技术对空腔脏器的内腔进行漫游观察，同时配以人工伪彩，模拟光学纤维内镜效果的一种新方法。VE 检查能从不同的角度观察胃肠腔内、胃壁或肠壁及其毗邻结构的情况，由于其检查无创、迅速、方便，故较内镜易于被患者接受。但 VE 不能诊断表现为黏膜充血水肿的炎症性病变；扁平及早期的病变不易被发现（尤其是直径 < 5 mm 的病变）；对管腔狭窄性病变的敏感性高，但假阳性率也较高。不能区分结肠内的粪块与肿物。

（七）选择性腹腔动脉造影

造影的目的在于直接发现出血病变，如血管瘤、动静脉畸形、肿瘤、溃疡、胆道出血和食管-贲门黏膜撕裂综合征等。对出血部位进行定位诊断时，要求出血速度 > 0.2 ～ 2 ml/min。造影剂局部溢出血管外为定位诊断阳性。对可疑上消化道出血时，应分别行腹腔动脉和肠系膜上动脉造影。如怀疑十二指肠出血，可行胃十二指肠造影。如怀疑胃底和胃小弯出血，可行胃左静脉造影。怀疑肝内胆管出血时，可行肝总动脉和肝固有动脉造影。对于小肠和右半结肠出血，可行肠系膜上动脉造影。左半结肠、乙状结肠和直肠出血需行肠系膜下动脉造影。

（八）CT 重建血管造影

一项纳入 113 例患者的研究发现，CT 血管造影（computed tomography angiography，CTA）

对于诊断消化道出血的阳性率为 70.8%。CT 小肠造影（CTE）结合了小肠造影和 CT 检查的优点，能够同时显示肠腔内、外的病变。对于肿瘤性小肠出血，增强 CTE 能清楚显示肿瘤病灶的大小、形态、向腔内和腔外侵犯的范围及肿瘤的血供情况等。CTA 对急性小肠出血的诊断价值较高，适用于活动性出血（出血速度 ≥ 0.3 ml/min）患者。CT 检查有助于发现结肠占位性病变及肠壁增厚水肿等炎症性改变，并能提示可能的出血部位。行增强 CT 时需采取措施预防造影剂肾病等不良反应。

【诊断】

（一）病史

消化道出血患者就诊后应详细采集病史，包括出血的性状、持续时间、次数及血量等，有无其他伴随症状（如腹痛、腹胀、大便习惯改变、体重下降、头晕、心悸等）；同时，应了解患者既往是否有消化道出血、炎症性肠病、消化道外科手术、腹盆腔放疗等相关病史，是否有其他合并症（如慢性肝病、慢性肾脏病及呼吸循环系统疾病等），并注意患者的用药情况，尤其是可能增加消化道出血风险的药物（如非甾体抗炎药、抗血小板药物和抗凝药物等）。

病史对诊断消化道出血具有重要意义，如出血前服用水杨酸和其他非甾体抗炎药者，可能是由急性糜烂出血性胃炎或消化性溃疡所致；酗酒或其他原因导致剧烈呕吐后大量呕血者，需考虑有食管-贲门黏膜撕裂综合征的可能；有慢性、周期性、节律性上腹疼痛病史或既往消化性溃疡出血病史者，考虑消化性溃疡出血；有慢性肝病病史者，考虑肝硬化食管-胃底静脉曲张破裂出血；胃大部切除术后发生的消化道出血应考虑有吻合口炎症或溃疡、残胃癌的可能；对高龄伴有吞咽困难或长期慢性失血病史的患者，应注意是否有食管或胃内新生物；长期反复便血者应考虑结肠息肉或结肠憩室等；黏液脓血便应考虑溃疡性结肠炎或结直肠癌。

（二）出血性质与程度判断

UGIB 首先应与鼻腔、口腔出血吞咽后引起黑便鉴别。口服活性炭、铁剂、铋剂及某些中药等也可引起黑便。此外，呕血还应与咯血相鉴别，咯血时血液呈鲜红色，或痰中带血丝，血中有气泡或痰液，患者常有呼吸道病史和呼吸道症状。儿童、老人、孕妇在临床上可不出现典型的症状和体征，少数 UGIB 患者的首发症状为晕倒、心悸、冷汗、四肢发冷等休克或休克前期表现，此时尚未出现呕血或黑便，容易误诊和漏诊，需要结合病史、临床表现和实验室检查等综合诊断。

1. UGIB 和 LGIB 的鉴别　UGIB 患者多有消化性溃疡、肝硬化、呕血、酗酒史，LGIB 患者则多有下腹疼痛、腹部包块、排便异常和便血史。UGIB 一般先有腹胀、腹痛、恶心呕吐，LGIB 一般表现为中下腹不适、坠胀、排便感。UGIB 呕血多呈咖啡色，出现柏油样便、可成形、无血块，LGIB 以便血为主，呈暗红色，多不成形，出血量大时可有血块。UGIB 胃管抽吸液为咖啡色或暗红色血液，LGIB 为清亮或含有胆汁的黄绿色胃液。UGIB 血尿素氮与肌酐比值升高，LGIB 略升高或不升高。

2. 出血量估计　一般而言，出血量 > 5 ml/d 时，粪便隐血试验可呈阳性；出血量为 50 ～ 70 ml 以上时，可出现黑便；短期内出血量为 250 ～ 300 ml 时，可导致呕血。单次出血量 < 400 ～ 500 ml 时，多不引起全身症状；出血量 > 500 ml 时，可出现头晕、心悸、乏力等全身症状；短时间内出血量 > 1000 ml 时，临床可出现休克表现。血压和脉搏的变化是判断出血量的相关指标。起立时血压下降 ≥ 10 mmHg 并伴有头晕、出汗等症状时提示血容量减少 > 15%，收缩压 ≥ 90 mmHg 并伴有脉细数、皮肤苍白等休克症状时，提示出血量已超过血容量的 30%。脉压与收缩压的比值被称为休克指数（shock index，SI），亦可作为判断失血量的重要指标，正常为 0.54。休克指数 = 1 时，失血量约为 1000 ml；休克指数 = 1.5 时，失血量约为 1500 ml；休克指数 = 2 时，失血量约为 2000 ml。需要注意的是，上述方法仅为参考，出血量的估计必须考虑出血的速度、胃内食物及肠道内粪便的影响。另外出血早期实验室检查变化尚不明显，不能反映实际的出血程度。

3. 活动性出血或再出血的判断　临床上，出现以下症状与实验室检查结果均提示有活动性出血或再出血：①反复呕血或频繁黑便，伴肠鸣音活跃；②外周循环衰竭的表现，即经补足血容量后症状未见明显改善，或虽有暂时好转而又恶化；③在补液量和排尿量足够的情况下，血尿素氮下降后再次升高；④常规检查见红细胞计数、血红蛋白与血细胞比容继续下降，网织红细胞计数持续升高；⑤积极输液、输血仍不能稳定血压和脉率或经过迅速输液、输血后中心静脉压仍在下降；⑥内镜下可见病灶部位或边缘有新鲜血液或渗血；⑦经胃管或三腔两囊管止血后仍可吸出鲜红色血液，或冰盐水洗胃后引流液仍呈鲜红色；⑧选择性动脉造影阳性。需要指出的是，对于应用垂体后叶素治疗的患者，即使出血已经停止，但由于药物的作用可使肠蠕动加快，从而继续排出积聚在肠道内的血液，这时应根据生命体征来判断是否仍有活动性出血。

血红蛋白水平的下降有一定过程，柏油样大便持续的天数受患者排便次数及出血量的影响。每日排便 1 次且出血量为 1000 ml 左右时，柏油样大便可持续 1 ～ 3 天，隐血试验阳性达 1 周；出血量为 2000 ml 左右时，柏油样大便可持续 4 ～ 5 天，隐血试验阳性达 2 周。

4. 出血停止的判断　提示出血停止的参考指标主要包括：①黑便次数和量减少，排便间隔时间延长，黑便由稀转干或成形；②已停止呕血或胃管引流液的颜色变浅；③血常规及尿素氮检查结果逐渐恢复正常或趋于稳定；④血压、心率及中心静脉压恢复正常或趋于稳定。

（三）病因诊断

出血病因和部位的判断有利于及时有效的治疗并估计预后，通过仔细询问病史、了解症状和出血方式及详细查体，可对约 1/2 患者的出血原因作出判断，进一步结合实验室检查可明确绝大部分出血患者的病因（图 4-26-1）。

1. 胃食管反流病（GERD）　指胃内容物反流入食管引起反流相关症状和（或）并发症的一种疾病。临床上 GERD 十分常见，其中反流性食管炎占胃镜检查总数的 5% ～ 7%。胃十二指肠内容物反流至食管可引起食管黏膜充血、糜烂甚至发生食管溃疡。患者可有少量出血，也可发生大出血。患者多伴有吞咽困难、食物反流、胸骨后烧灼样疼痛。食管测压可发现食管下段括约肌压力减低，食管动态 pH 监测有明显胃食管反流，胃镜检查可见食管黏膜充血、糜烂、溃疡和出血。

2. 食管癌　晚期患者可有少量消化道出血，少数患者可有大出血。80% 的患者年龄在 50 岁以上，常有吞咽困难、消瘦等症状。食管吞钡和胃镜下活检可明确诊断。

3. 食管-贲门黏膜撕裂综合征　患者多有饮酒、暴饮暴食和剧烈呕吐病史。出血前反复干呕或呕吐（特别是有食管裂孔疝病史）的患者，提示有食管-贲门黏膜撕裂综合征的可能。表现为呕血或呕吐带有血块。急诊内镜检查可见食管-贲门连接处黏膜有单个或多个纵行裂伤，伤口直径为 0.5 ～ 2 cm。基底部有渗血和血痂，周边有水肿。

4. 急性胃黏膜病变（acute gastric mucosal lesion，AGML）　指患者在严重创伤、大型手术、危重型疾病、严重心理障碍等应激状态下或酒精、药物等理化因素直接刺激下，胃黏膜发生程度不一的以糜烂、浅表溃疡和出血为特征的病理变化，严重者可导致消化道穿孔，使全身情况进一步恶化。我国 AGML 居 UGIB 病因的第三位，且近年来呈明显上升趋势，占 UGIB 患者的比例由 7.7% 增长至 13.7%。患者可有酗酒或近期服用非甾体抗炎药史，也可发生于严重创伤、重度感染和休克等应激状态。早期胃镜检查可见胃体或胃底黏膜多发性出血病灶或溃疡。

5. 胃、十二指肠溃疡　慢性、周期性、节律性上腹痛多提示出血来自消化性溃疡，出血前疼痛加剧，出血后疼痛缓解有助于诊断。15% ～ 35% 的消化性溃疡病患者可无任何症状，多以消化道出血为首发症状。胃溃疡临床症状不明显，容易误诊，若通过 X 线检查、内镜等方法无法确诊，可进一步行病理学检查。在诊断十二指肠溃疡时，一般可借助核素标记 ^{13}C 呼气试验、快速尿素酶试验、胃镜检查、X 线钡餐检查等进行诊断。

6. 食管-胃底静脉曲张破裂   静脉曲张最常见的部位为食管下段 2 ～ 5 cm 处。该处浅静脉缺乏周围组织的支持，易发生破裂出血。患者既往多有酗酒、肝炎病史，体格检查可见蜘蛛痣、肝掌、脾大、腹水等。食管-胃底静脉曲张的诊断应根据胃镜检查结果。当胃镜检查结果显示以下情况之一时，食管-胃底静脉曲张出血的诊断即可成立：①曲张静脉有活动性出血；②曲张静脉上覆有"白色乳头"；③曲张静脉上覆有血凝块或除曲张静脉外无其他潜在出血原因。

7. 胃癌   中老年患者有进行性体重下降伴厌食、消瘦者，应考虑胃癌出血。早期可无明显症状，出血量不大，中晚期可发生大出血。胃镜和组织学检查可确诊。

8. 胆道出血   肝内、胆道和胰腺的出血可经胆总管进入肠腔。出血量较大时，胆道内可形成血凝块，此时可伴有黄疸和胆绞痛，继发感染则可出现发热。因此，对于原因不明的上消化道出血伴有黄疸、胆绞痛者，应考虑胆道出血。十二指肠镜检查可见有血液自壶腹部溢出。

9. 结直肠癌   是消化道常见的恶性疾病之一，其发病率和死亡率呈逐年上升趋势。早期结直肠癌患者可出现以下症状：①排便习惯改变；②大便性状改变（变细、血便、黏液便等）；③腹痛和腹部不适；④腹部肿块；⑤肠梗阻相关症状；⑥全身症状，如贫血、消瘦、乏力、低热等。肛门指检是重要的诊断方法。结肠镜检查有利于观察病变部位和范围，活检可获得病理学证据。

10. 炎症性肠病   炎症性肠病的主要诊断依据为腹痛、腹泻、黏液脓血便、反复发作的病史，肠镜检查和病理学检查有利于诊断。

11. 血管发育不良（angiodysplasia）   血管扩张型血管发育不良在老年人中常见，可反复间断大量出血，小肠 X 线造影常不易发现病变。动脉造影或放射性核素检查具有一定诊断价值，病变多位于肠系膜附着部位对侧的盲肠和升结肠边缘。动静脉畸形型血管发育不良多见于小肠，中青年好发。毛细血管扩张症型血管发育不良在内镜检查中易漏诊，血管造影可见微小染色区，多需放大摄影。

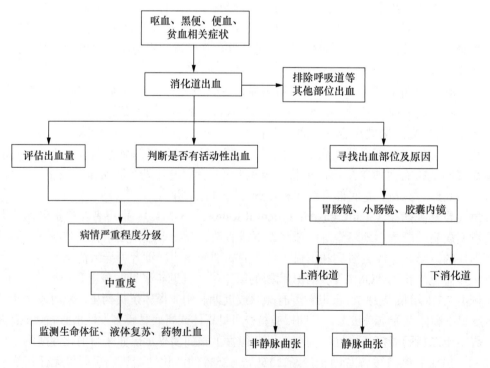

图 4-26-1   消化道出血诊断流程图

【治疗】

消化道出血病情危急，进展迅速，危及患者生命，应立即补充血容量抗休克治疗，寻找病因（图 4-26-2）。

（一）一般治疗

患者取平卧位，保持呼吸道通畅，避免呕血时吸入而引起窒息，同时抬高下肢，促进血液回流。必要时吸氧，活动性出血期间应禁食，仅便血者可进少量温凉流食过多饮食可使胃窦扩张而使胃泌素过多释放；避免饮用牛奶，因牛奶中的钙可通过刺激胃泌素释放而增加胃酸分泌，不利于止血。病情好转后可逐渐转为正常饮食。严密动态监测血压、脉搏、呼吸、尿量、出血量及神志变化；观察呕血、黑便的情况和引流物的颜色变化。

（二）积极补充血容量

建立静脉通道，早期可输入平衡盐溶液或葡萄糖盐水，尿量反映组织灌注，有条件后应立即输注全血。输注浓缩红细胞的指征：①收缩压＜ 90 mmHg 或较基础收缩压降低＞ 30 mmHg；②心率＞ 120 次 / 分；③当血红蛋白＜ 70 g/L 或血细胞比容＜ 25% 时，应立即输血，输血量视病情及有关实验室检查指标而定。急性出血时应留置鼻胃管，密切记录单位时间内的出血速率与出血量。

（三）药物止血

1. 抑酸剂　升高胃内 pH 值可抑制胃蛋白酶原转化为胃蛋白酶，从而稳定已形成的血痂。另外，血小板的凝聚仅在 pH 值＞ 6.0 时才能发挥作用，pH 值＜ 5.0 时新形成的凝血块会被迅速消化而不利于止血，故对于胃及十二指肠出血的治疗，在起病 24 ～ 72 h 内应尽量保持胃内 pH 值接近中性。H_2 受体拮抗剂不能完全抑制胃酸的分泌，尤其不能抑制餐后和五肽胃泌素刺激的酸分泌，故目前采用能使人体胃内 pH 值达到 6.0 以上的质子泵抑制剂（如艾司奥美拉唑）

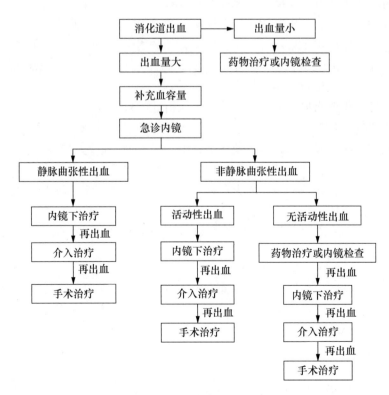

图 4-26-2　消化道出血治疗流程图

可得到更好的止血疗效，是消化性溃疡出血的首选药物治疗。艾司奥美拉唑的给药方法为首剂量 80 mg 静脉推注后以 8 mg/h 的速度连续静脉滴注或静脉推注 40 mg 每 12 h 1 次。

2. 去甲肾上腺素液　该药可使胃内血管收缩而发挥止血作用，对出血糜烂性胃炎及胃十二指肠溃疡所致出血可用 80 mg/L 去甲肾上腺素生理盐水口服或经胃管注入，每次 100 ～ 200 ml，每 30 ～ 60 min 1 次，重复 3 ～ 4 次无效者则停用。此药可致内脏血流量减少，故老年人慎用。

3. 凝血酶　该药作用于凝血的第 3 阶段，使纤维蛋白原变为纤维蛋白而起到局部止血的作用，其用量可根据出血量而定，口服推荐剂量为轻中度出血 2000 U，每 2 ～ 4 h 1 次，重度出血 10 000 ～ 20 000 U，每 1 ～ 2 h 1 次，均以生理盐水配制 10 ～ 100 U/L。此外，用药同时应给予 H_2 受体拮抗剂或质子泵抑制剂等抑酸剂，因为低 pH 值环境可使凝血酶失活而影响疗效。

4. 生长抑素及其类似物　主要药理作用为收缩内脏血管，生长抑素类似物包括奥曲肽等，主要用于食管-胃底静脉曲张破裂所致的出血，但同时还有抑制胃酸和胃蛋白酶及刺激黏液分泌的作用，以及促进血小板凝集和血块收缩的作用，故亦可用于消化性溃疡及糜烂性胃炎出血，奥曲肽的推荐剂量为皮下注射 100 μg，每 8 h 1 次。

5. 硫糖铝　可在溃疡表面形成一个物理化学屏障，吸附胃蛋白酶和胆酸，轻度中和胃酸。硫糖铝对预防应激性上消化道出血的发生亦有一定作用。

6. 垂体后叶素　可通过收缩内脏小血管而止血，推荐用法为 0.2 ～ 0.4 U/min，持续静滴 12 ～ 14 h，止血后减半量持续 24 h 后停药。此药可致血压升高、心律失常、心绞痛、心肌梗死等副作用，故冠心病、高血压患者禁用。

（四）内镜治疗

1. 非静脉曲张性消化道出血　内镜治疗起效迅速、疗效确切。推荐对非静脉曲张性上消化道出血 Forrest 分级 Ⅰa ～ Ⅱb 的病变行内镜下止血治疗。在内镜下止血前，对严重大出血或急性活动性出血患者必要时可使用红霉素（250 mg 静脉输注），以显著减少胃内积血量、改善内镜视野，且不良事件无明显增加。常用的内镜止血方法包括药物局部注射、热凝止血和机械止血。药物注射可选用 1 : 10 000 肾上腺素盐水、高渗钠-肾上腺素溶液等，其优点是简便易行；热凝止血包括高频电凝、氩离子凝固术、热探头、微波等方法，止血效果可靠，但需要专业设备与技术经验；机械止血主要采用各种止血夹，尤其适用于活动性出血，但其对某些部位的病灶难以操作。对于常规止血方法难以控制出血者，近年来有使用喷剂 Hemospray 或 Over-The-Scope-Clip（OTSC）系统进行止血的报道。

2. 静脉曲张性消化道出血　对于由门静脉高压引起的食管或胃底曲张静脉破裂的患者，当出血量为中等以下时，应紧急行内镜下治疗，并尽可能使静脉曲张消失或减轻以防止再出血。内镜治疗包括内镜下曲张静脉套扎术、硬化剂或组织黏合剂（氰基丙烯酸盐）注射治疗。药物联合内镜治疗是目前治疗急性静脉曲张性出血的主要方法之一，可提高止血成功率。硬化剂和套扎治疗以其安全有效、并发症少而成为食管静脉曲张的一线疗法。对于胃底静脉曲张出血的患者，有条件时建议使用组织黏合剂进行内镜下闭塞治疗，在某些情况下也可使用内镜下套扎治疗。对不能控制的胃底静脉曲张出血，介入治疗或外科手术也是有效的抢救措施。

（五）介入治疗

各种原因导致的动脉出血经药物及内镜不能止血时，可行血管介入栓塞治疗，对于弥漫性出血、血管造影检查没有明显异常征象者或无法超选择插管的消化道出血患者，可经导管动脉内注入止血药物，使小动脉收缩，血流量减少，达到止血的目的。

（六）外科治疗

1. 胃、十二指肠溃疡大出血　30 岁以下患者常为急性溃疡，经过初步处理后，出血多可自止。50 岁以上患者或病史较长者，多为慢性溃疡，出血很难自止。经过初步处理，待血压、脉率有所恢复后，应及早手术。手术行胃大部切除术，切除溃疡好发部位和出血的溃疡是防止再出血的最可靠方法。如果十二指肠溃疡位置很低，靠近胆总管或已穿透入胰头，强行切除溃疡会损伤胆总管及胰头，则可切开十二指肠前壁，用丝线缝合溃疡面，同时在十二指肠上、下缘结扎胃十二指肠动脉和胰十二指肠动脉，旷置溃疡，再行胃部分切除术。吻合口溃疡多发生在胃空肠吻合术后，出血多难自止，应早期行手术，切除吻合口，再次行胃空肠吻合，并同时行迷走神经切断术。重要的是，在这种情况下，一定要探查原十二指肠残端。如果发现原残端太长，有胃窦黏膜残留的可能，应再次切除原残端，才能获得持久的疗效。

2. 食管-胃底静脉曲张破裂出血　对于肝功能较好的由门静脉高压引起的食管或胃底曲张静脉破裂出血的患者，应积极采取手术止血，不但可防止再出血，而且是预防肝性脑病的有效措施。常用的手术方法是贲门周围血管离断术，通过完全离断食管下段和胃底曲张静脉的反常血流，以达到确切止血的目的。

3. 应激性溃疡或急性糜烂性胃炎　可静脉注射 H_2 受体拮抗剂雷尼替丁或质子泵抑制剂，以抑制胃酸分泌而有利于病变愈合和止血。人工合成生长抑素（sandostatin 或 stilamin）的止血效果显著。生长抑素不但能减少内脏血流量，抑制促胃液素的分泌，且能有效地抑制胃酸分泌，剂量为 250 μg/h，静脉持续滴注。经上述措施后仍不能止血者，可采用胃大部切除术或选择性胃迷走神经切断术加行幽门成形术。

4. 胃癌引起的大出血　应尽早手术。若肿瘤未发生远处转移，则应行根治性胃大部切除术或全胃切除术；若为晚期胃癌，为达到止血目的，也应力争行姑息性胃癌切除术。

5. 胆道出血　出血量通常较小，多经非手术治疗（包括抗感染治疗和使用止血药）后可自止。反复大量出血时，可进行超选择性肝动脉造影，以明确病因和部位。同时进行栓塞（常用吸收性明胶海绵）止血。如仍不能止血，则应积极采用手术治疗。在确定肝内局限性病变的性质和部位后，可行肝叶切除术。结扎病变侧的肝动脉分支或肝固有动脉有时也可使出血停止，但仅结扎肝总动脉通常无效，困难的是不易确定出血部位。切开胆总管分别在左、右胆管内插入细导尿管观察有无血性胆汁流出及从哪一侧导管流出可帮助定位。有条件时，可在术中行胆道造影或胆道镜检，帮助明确出血部位，决定肝切除的范围。

6. 诊断不明的上消化道大出血　经过积极的初步处理后血压、脉率仍不稳定，应考虑早期行剖腹探查，以期找到病因，进行止血。

7. 小肠出血　随着内镜技术的不断发展，外科手术已不再是治疗小肠出血的重要手段。但小肠肿瘤、经保守治疗无效的大出血、小肠穿孔、小肠梗阻和不明原因的小肠反复出血等仍是手术治疗的指征。手术探查的困难在于难以发现小肠腔内微小的病灶，尤其是血管扩张性病变，因而可能发生术后再出血。术中内镜检查有助于明确病因，提高小肠出血的疗效。腹腔镜探查在小肠出血诊治中是一种较为高效、安全的方法，若辅以术中内镜检查，则可进一步提高小肠出血的确诊率，缩短手术时间，并缩短小肠切除的长度。

8. 结直肠出血　大部分结直肠出血患者经过恰当的药物治疗、内镜治疗或血管栓塞治疗后均能成功止血，复发率较低，只有反复发生的难治性憩室出血需要行手术治疗。对于已经明确病变部位和性质的患者，如有手术适应证，应行择期手术。急诊手术适应证包括：①急性大出血合并肠梗阻、肠套叠、肠穿孔、腹膜炎者；②出现失血性休克，血流动力学不稳定，经规范内科治疗后仍不能纠正者；③反复多次不明原因出血导致患者贫血，再次复发出血者。术前确定出血部位十分重要，以避免盲目的结肠切除。急诊手术死亡率高，应慎重选择患者。

（王邦茂）

黄　疸

黄疸（jaundice）是由于血清胆红素浓度升高，导致巩膜、皮肤、黏膜、体液和其他组织发生黄染的现象。黄疸既是常见症状又是重要体征。正常血清总胆红素（total bilirubin，TB）浓度为 1.7 ~ 17.1 μmo/L（0.1 ~ 1.0 mg/dl），其中结合胆红素（conjugated bilirubin，CB）又称直接胆红素，正常值为 0 ~ 3.42 μmol/L（0 ~ 0.2 mg/dl），非结合胆红素（unconjugated bilirubin，UCB）又称间接胆红素，正常值为 1.7 ~ 13.68 μmol/L（0.1 ~ 0.8 mg/dl）。胆红素为 17.1 ~ 34.2 μmol/L（1.0 ~ 2.0 mg/dl）时在临床上不易被察觉，称为隐性黄疸（latent jaundice）或亚临床黄疸（subclinical jaundice）；胆红素 > 34.2 μmol/L 时出现临床可见黄疸。识别黄疸应在充分的自然光线下进行。

【胆红素的正常代谢】

黄疸是由胆红素代谢紊乱所致，胆红素代谢包括生成、运输、摄取、结合、排泄和肠-肝循环等过程（图 4-27-1）。

1. 生成　70% ~ 90% 的血清胆红素来源于外周血中的血红蛋白。正常血液循环中衰老的红细胞经单核巨噬细胞破坏降解为血红蛋白，血红蛋白在组织蛋白酶的作用下形成血红素和珠蛋白，血红素又在催化酶的作用下转变为胆绿素，后者再经还原酶还原为胆红素。其余的 10% ~ 30% 来源于骨髓幼稚红细胞中的血红蛋白和肝内含有亚铁血红素的蛋白质。

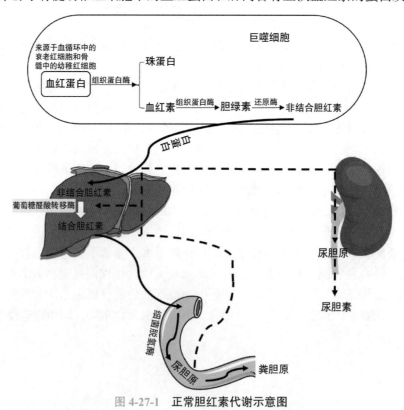

图 4-27-1　正常胆红素代谢示意图

2. 运输　开始形成的胆红素为游离胆红素，其未经肝细胞摄取且未与葡萄糖醛酸结合，即 UCB，由于对重氮盐试剂呈间接反应，又称间接胆红素。在单核巨噬细胞中生成的胆红素穿透出细胞，进入血液后与血清白蛋白结合而运输，其不溶于水，不能从肾小球滤过，故尿中不会出现 UCB。但 UCB 对中枢神经系统有特殊的亲和力，能透过血脑屏障引起核黄疸。

3. 摄取　UCB 与白蛋白的复合物可通过血液循环运输至肝，与白蛋白分离后被肝细胞摄取，在肝细胞内与 Y、Z 两种载体蛋白结合，并被运送至肝细胞滑面内质网的微粒体。

4. 结合　UCB 在微粒体内经葡萄糖醛酸转移酶的催化作用，与葡萄糖醛酸结合，形成 CB，由于对重氮盐试剂呈直接反应，故又称直接胆红素。CB 为水溶性，可通过肾小球滤过从尿中排出，但大部分从胆汁排出。

5. 排泄　CB 被运送至毛细胆管微突，经细胆管至各级胆管排入肠道后，在回肠末端及结肠经细菌脱氢酶的分解与还原作用形成尿胆原（urobilinogen），肠内尿胆原又称粪胆原（stercobilinogen）。大部分尿胆原（80%～90%）氧化为尿胆素（urobilin），从肠内随粪便排出的被称为粪胆素（stercobilin），使粪便呈黄褐色。

6. 肠肝循环　小部分尿胆原（10%～20%）经肠道重吸收，通过门静脉回到肝内，其中大部分再次转变为 CB，又随胆汁排入肠内，这一过程称为胆红素的肠肝循环（entero hepatic circulation）。被吸收回肝的小部分尿胆原进入体循环经肾排出体外。正常人每日随尿排出 0.5～4.0 mg 尿胆原，尿胆原接触空气后被氧化为尿胆素，后者是尿的主要色素。

【分类】

临床多按病因及胆红素升高的性质进行分类，有利于对黄疸相关疾病的识别（图 4-27-2）。

【病因与发病机制】

（一）溶血性黄疸

凡能引起溶血的疾病都可导致溶血性黄疸（hemolytic jaundice）。常见病因如下：

1. 先天性溶血性贫血　海洋性贫血、遗传性球形红细胞增多症等。

2. 获得性溶血性贫血　由自身免疫性溶血性贫血、新生儿溶血、不同血型输血后的溶血及蚕豆病、伯氨喹、蛇毒、毒蕈、阵发性睡眠性血红蛋白尿等引起的溶血等。

由于大量红细胞被破坏，形成大量 UCB，超过肝细胞的摄取、结合和排泄能力。另一方面，由于溶血造成的贫血、缺氧和红细胞破坏产物的毒性作用削弱了肝细胞对胆红素的代谢功

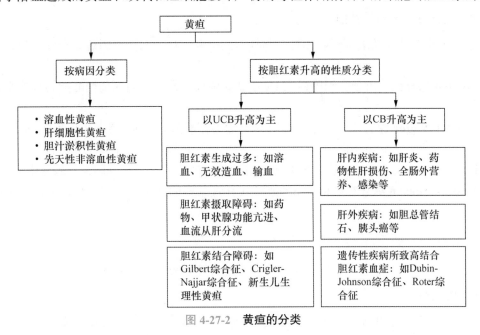

图 4-27-2　**黄疸的分类**

能，使 UCB 在血循环中滞留，超过正常水平而出现黄疸。

（二）肝细胞性黄疸

多由各种致肝细胞严重损害的疾病引起，常见病因如下：

1. 感染性肝病　病毒性肝炎及肝炎后肝硬化、传染性单核细胞增多症、钩端螺旋体病、其他感染性疾病等。

2. 非感染性疾病　酒精性肝炎、药物性肝损伤、中毒性肝损伤、自身免疫性肝炎、原发性胆汁性胆管炎及上述病因导致的肝硬化等。

肝细胞严重损害导致肝细胞对胆红素的摄取、结合和排泄功能发生障碍，以致大量 UCB 潴留于血中，因而血中的 UCB 增加。而未受损的肝细胞仍能将部分 UCB 转变为 CB，CB 部分仍经毛细胆管从胆道排泄，另一部分则因肝细胞损害和肝小叶结构破坏，使 CB 不能正常排入细小胆管而反流入血液循环中，致血中 CB 亦增加。

（三）胆汁淤积性黄疸

仅有血胆红素升高而胆汁酸正常，称为高胆红素血症；仅有血胆汁酸升高而胆红素正常，称为胆汁淤积。若两者均升高，称为胆汁淤积性黄疸（cholestatic jaundice）。胆汁淤积可分为肝内性和肝外性，肝内性又可分为肝内阻塞性胆汁淤积和肝内胆汁淤积。

1. 肝外性胆汁淤积

（1）胆总管内梗阻：结石、蛔虫、癌肿、炎性水肿、术后狭窄等。

（2）胆总管受压：壶腹癌、胰腺癌、周围淋巴结肿大、肝肿瘤、胆囊颈结石、十二指肠乳头旁憩室压迫胆总管等。

2. 肝内阻塞性胆汁淤积　肝内胆管癌、肝内胆管结石、原发性硬化性胆管炎、寄生虫病（如华支睾吸虫病）等。

3. 肝内胆汁淤积　病毒性肝炎、药物性肝损伤、酒精性肝炎、原发性胆汁性胆管炎、妊娠期肝内胆汁淤积症等。

由于胆道阻塞，阻塞上方胆管内压力升高，各级胆管扩张，使小胆管与毛细胆管破裂，含胆红素的胆汁反流入血，导致胆红素排泄障碍。此外，部分肝内胆汁淤积并非由机械因素引起，而是由于胆汁分泌功能障碍、毛细胆管的通透性增加，胆汁浓缩，从而流量减少，胆道内胆盐不断沉积、胆栓形成，发生胆管内淤滞。

（四）先天性非溶血性黄疸

是指由于先天性酶缺陷所致肝细胞对胆红素的摄取、结合和排泄障碍导致的黄疸，有以下 4 种类型：

1. Gilbert 综合征　由于肝细胞摄取 UCB 功能障碍及微粒体内葡萄糖醛酸转移酶不足，致血中 UCB 增多。

2. Crigler-Najjar 综合征　由于肝细胞缺乏葡萄糖醛酸转移酶，致 UCB 不能形成 CB，导致血中 UCB 增多。该病由于血中 UCB 甚高，故可产生核黄疸，见于新生儿，预后差。

3. Rotor 综合征　由于肝细胞摄取 UCB 和排泄 CB 均存在先天性缺陷，导致血中 CB 增多。

4. Dubin-Johnson 综合征　由于肝细胞对 CB 及某些阴离子（如靛氰绿、造影剂）向毛细胆管的排泄发生障碍，使血清 CB 增多。

【临床表现、体征和实验室检查】

不同类型黄疸具有不同的临床特征，实验室检查亦各有特点（表 4-27-1）。

（一）溶血性黄疸

1. 患者可有与溶血相关的病史或家族史，如输血、特殊药物、感染及溶血家族史等。

表 4-27-1　　不同类型黄疸实验室检查的鉴别

项目	溶血性黄疸	肝细胞性黄疸	胆汁淤积性黄疸
TB	升高	升高	升高
CB	正常	升高	明显升高
CB/TB	< 15% ～ 20%	> 30% ～ 40%	> 50% ～ 60%
尿胆红素	－	＋	＋＋
尿胆原	升高	轻度升高	降低或消失
ALT、AST	正常	明显升高	可升高
ALP、GGT	正常	升高	明显升高
PT	正常	可延长	可延长
胆固醇	正常	轻度升高或降低	明显升高
血浆蛋白	正常	白蛋白降低，球蛋白升高	正常

2. 急性溶血发作时常有发热、寒战、呕吐、腰背酸痛，全身不适等，并有不同程度的贫血和血红蛋白尿（尿呈酱油色或茶色），严重者可出现急性肾衰竭；慢性溶血多为先天性，症状轻微，但可有贫血和脾大。

3. 皮肤和巩膜轻度黄染，呈浅柠檬色，皮肤无瘙痒。

4. 血清 TB 升高，一般 ≤ 85 μmol/L（5 mg/dl），其中以 UCB 升高为主，占 80% 以上。

5. 由于血中 UCB 增多，故 CB 的生成也代偿性增加，从胆道排至肠道的 CB 也增加，使尿胆原和粪胆原增加，粪色加深。

6. 肠内的尿胆原增加，重吸收至肝内者也增加，由于缺氧及毒素作用，肝处理增多的尿胆原的能力降低，致血中尿胆原增加，并经肾排出，故尿中尿胆原增多，但无胆红素。

7. 患者可有骨髓增生活跃表现，如外周血网织红细胞增多、出现有核红细胞、骨髓红细胞系增生活跃。

8. 遗传性球形红细胞增多症时红细胞脆性增加，地中海贫血时红细胞脆性降低，自身免疫性溶血时 Coombs 试验阳性。

（二）肝细胞性黄疸

1. 肝原发病的表现，如乏力、食欲减退、肝区疼痛、肝脾大等表现，严重者可有出血倾向、腹腔积液、昏迷等。

2. 皮肤和巩膜呈浅黄至深金黄色，可伴有轻度皮肤瘙痒。

3. 血清 TB 升高，一般 < 170 μmol/L，血清中 CB、UCB 均升高，黄疸型肝炎时以 CB 升高为主（≥ 35%）。

4. 尿胆红素阳性，而尿胆原可因肝功能障碍而增加，但在疾病高峰时，因肝内胆汁淤积而致尿胆原减少或缺如，同样，粪中尿胆原含量可正常、减少或缺如。

5. 血生化检查可有不同程度的肝功能损伤，根据不同肝病可出现下列异常：①转氨酶升高，如谷丙转氨酶（ALT）、谷草转氨酶（AST）升高；②凝血酶原时间（PT）延长，提示肝细胞损伤严重；③严重肝病时也可出现胆固醇、胆碱酯酶下降等；④伴有肝内胆汁淤积时，碱性磷酸酶（ALP）、γ - 谷氨酰转移酶（GGT）可升高；⑤血清白蛋白降低，球蛋白升高。

6. 免疫学检查：血中肝炎病毒标志物阳性可支持病毒性肝炎的诊断，线粒体抗体阳性支持原发性胆汁性胆管炎的诊断，血清甲胎蛋白升高对原发性肝癌诊断有参考价值。

（三）胆汁淤积性黄疸

1. 肝外梗阻多见于胆石症、胆管炎，常伴有发热、腹痛、呕吐等症状，黄疸可突发突止。胰头癌及壶腹周围癌常缺乏特征性临床表现，但可有乏力、食欲减退、消瘦等症状，黄疸常呈进行性加重。

2. 皮肤和巩膜呈暗黄色，胆道完全阻塞者颜色呈深黄色，甚至呈黄绿色或绿褐色。多伴有皮肤瘙痒、心动过缓，皮肤瘙痒常出现在黄疸之前，可能与血中胆盐刺激皮肤神经末梢有关。

3. 血中 TB 浓度逐渐升高，一般 ≥ 170 μmol/L（30 mg/dl），其中以 CB 升高为主。

4. 尿胆红素阳性，因肠肝循环被阻断，故尿胆原减少或缺如。

5. 粪中尿胆原减少或缺如，粪便呈浅灰色或白陶土色，如梗阻由壶腹周围癌引起，可因出血使粪便呈黑色或隐血阳性。

6. ALP、GGT 明显升高，血清总胆固醇可升高，长时间梗阻可使血清转氨酶升高及白蛋白下降，如维生素 K 缺乏可使 PT 延长。

7. 癌胚抗原（CEA）、糖类抗原 19-9（CA19-9）、α_1- 抗胰蛋白酶有助于梗阻性黄疸的病因诊断。

（四）先天性非溶血性黄疸

1. 非溶血性黄疸，多发病于儿童期和青少年期（表 4-27-2）。

2. 有家族史。

3. 多为轻度黄疸，呈慢性波动性或间歇性。

【影像学检查与其他检查】

（一）影像学检查

下列各项检查，对黄疸的病因诊断有较大帮助。

1. **超声检查**　是了解肝形态结构、评估肝内结节和肿块病变（图 4-27-3）及筛查胆道梗阻的首选检查方法，对发现脾及胰腺有无病变等亦有较大帮助。超声检查费用低，无辐射接触，轻便灵活，临床广泛应用。

2. **CT**　超声检查不能明确诊断时，可进行 CT 检查，CT 能够较好地判断肝内或肝外病变，在超声和 CT 引导下可对病变进行细针穿刺活检，CT 还可了解胰腺及其周围情况（图 4-27-4），特别对发现肝外梗阻有较大帮助。

3. **MRI**　MRCP 对胆道疾病的诊断具有一定价值，能清楚显示胆道系统，是重要的无创性检查（图 4-27-5）。可对各种原因引起的梗阻性黄疸的胆道扩张情况做出比较客观的诊断，特别适用于超声检查或 CT 有阳性发现但又不能明确诊断的患者。

表 4-27-2　常见先天性非溶血性黄疸疾病的临床特征

临床资料	Gilbert 综合征	Dubin-Johnson 综合征	Rotor 综合征	Crigler-Najjar 综合征
好发年龄	新生儿至青年期	10 ～ 30 岁	少儿至青年期	新生儿
一般情况	好	好	好	差
症状	少见	少见	少见	重
肝大	少见	可有	多无	有
主要升高的胆红素类型	UCB	CB	CB	UCB
血清 TB	一般小于 51 μmol/L，可大于 255 μmol/L	34 ～ 323 μmol/L，一般为 68 ～ 102 μmol/L	68 ～ 119 μmol/L	一般大于 170 μmol/L，可达 680 μmol/L
尿胆红素	－	＋	＋	－
肝活检	正常	有黑色素	正常	正常
治疗	应用苯巴比妥有效	不需要	不需要	换血，Ⅱ型可用苯巴比妥
预后	好	好	好	多在出生后 1 年内死于核黄疸

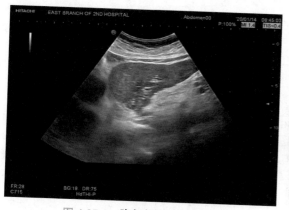

图 4-27-3 腹部超声提示肝硬化

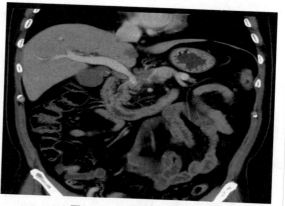

图 4-27-4 腹部 CT 提示胰腺占位

（二）内镜与其他检查

1. ERCP 可通过内镜直接观察壶腹区与乳头部有无病变，可经造影鉴别肝外或肝内胆管阻塞的部位，也可间接了解胰腺有无病变。通过 ERCP 还可作括约肌切开取石术、放置鼻胆管引流和内支架等治疗措施。

2. 经皮穿刺肝胆道成像（PTC） 能清楚显示整个胆道系统，可区分肝外与肝内胆汁淤积性黄疸，并对胆道阻塞的部位、程度及范围进行观察。PTC 除诊断外，还可作胆管引流，其与 ERCP 已广泛用于黄疸的鉴别诊断。

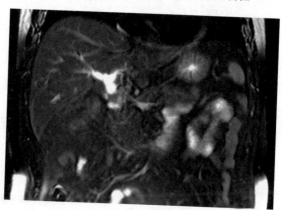

图 4-27-5 MRCP 提示胆总管占位

3. 上消化道造影及内镜检查 可发现曲张的食管胃静脉，有利于门静脉高压的诊断。超声内镜有助于发现由十二指肠乳头癌、胆管癌或胰腺癌所致的黄疸，经超声内镜细针穿刺进行胰腺活检更有助于确定胰腺疾病的性质。

4. 肝穿刺活检 急性黄疸很少需作肝穿刺活检来协助诊断。肝穿刺活检常用于持续性黄疸怀疑由肝内胆汁淤积或因其他弥漫性肝病（如慢性肝炎、早期肝硬化等）所致时，有时也用于肝内占位性病变的诊断。对先天性非溶血性黄疸的诊断一般均需作肝穿刺活检后才能确定。

5. 腹腔镜检查 对少部分诊断十分困难的病例仍可选用。

【诊断与鉴别诊断】

黄疸并非疾病，只是一种症状和体征。黄疸的诊断并不困难，根据病史特点、临床症状、体征和血清胆红素升高即可诊断。但黄疸的鉴别诊断非常重要，黄疸需要进行全面详细的评估以确定原因。

（一）黄疸的病因诊断

1. 最常见病因 肝硬化、酒精性肝炎、胆囊及胰腺疾病、脓毒症、恶性肿瘤等。

2. 常见病因 病毒性肝炎、药物或毒素导致的肝病、溶血、手术后、原发性胆汁性胆管炎、原发性硬化性胆管炎等。

3. 较少见病因 霍奇金淋巴瘤及非霍奇金淋巴瘤、全胃肠外营养、Gibert 综合征等。

（二）鉴别诊断

1. 假性黄疸 某些情况可出现假性黄疸：①过量进食含胡萝卜素的食品导致胡萝卜素血症，只引起皮肤发黄，巩膜颜色无变化；②老年人球结膜常有微黄色脂肪斑块，巩膜黄染不均匀，以内眦部明显，皮肤无黄染；③某些药物（如米帕林、新霉素等）可引起皮肤发黄。假性黄疸时血清胆红素浓度正常，容易鉴别。

2. 黄疸病因的鉴别诊断 应结合病史、症状、体征、实验室检查及其他辅助检查结果进行综合分析和判断（图 4-27-6 和表 4-27-3）。同时，也应注意长期慢性血管内溶血会增加胆石症风险，从而引起梗阻性黄疸。

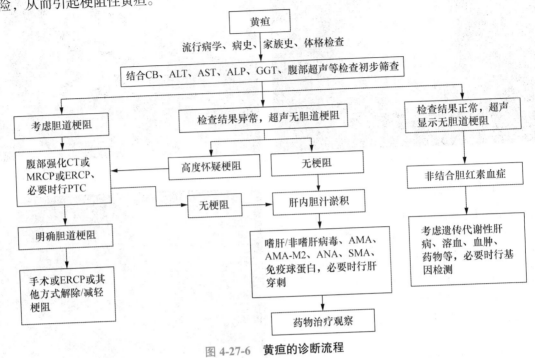

图 4-27-6　黄疸的诊断流程

表 4-27-3　黄疸的鉴别诊断

	溶血性黄疸	肝细胞性黄疸	胆汁淤积性黄疸	
			结石	恶性肿瘤
好发年龄	儿童、青年	30 岁前多为急性肝炎，30 岁后多为肝硬化	中年	中老年
病史特点	家族史、类似发作史，急性发作有溶血因素可查	肝炎接触史、输血史、损肝药物史、酗酒史	可有类似发作史（腹痛、黄疸）	短期内消瘦，体力下降
黄疸	急性溶血或危象时可有深度黄疸，慢性少量溶血不一定都有黄疸	轻重不一，急性肝炎时多短暂	黄疸起病急，多在腹痛后出现，较短暂，可波动	黄疸起病缓，呈进行性加深
瘙痒	无	多无，伴胆汁淤积时可有	可有	常有
腹痛	急性大量溶血时有，可累及腰部	以肝区隐痛为主	较剧烈，常呈绞痛	持续性隐痛多见
消化道症状	无	明显	多无	早期不明显
肝	可稍大，软，无压痛	肝大，急性肝炎时质软，明显压痛；慢性时质硬，压痛不明显	多不肿大	可肿大，压痛不明显
脾	肿大	急性时短暂肿大，肝硬化时明显肿大	不肿大	一般不肿大
血常规	贫血征，网织红细胞增多	急性肝炎可有白细胞减少，肝硬化时可有贫血及白细胞和血小板减少	白细胞增多	贫血征，白细胞可增多
血清 TB	一般小于 85 μmol/L	一般小于 170 μmol/L	可大于 170 μmol/L	多大于 170 μmol/L
CB	< 35%	> 35%	> 35%	> 35%
尿色及尿中胆红素	尿色正常，尿中无胆红素	尿色加深，尿中胆红素阳性	尿色深，尿胆红素呈波动	尿色深，尿中胆红素阳性

（续表）

	溶血性黄疸	肝细胞性黄疸	胆汁淤积性黄疸	
			结石	恶性肿瘤
粪色及粪中胆红素	粪色深，粪中尿胆原增加	粪色正常，粪中尿胆原多无改变	减少，粪色变浅，呈波动性	进行性减少，粪呈白陶土色
血清 ALP	正常	多正常	明显升高，呈波动性	明显升高，呈进行性
血清转氨酶	正常	多明显升高	正常，可轻度上升	可中度升高
PT	正常	延长	可延长	晚期延长
主要诊断方法	血液学检查（血片、骨髓片及溶血试验）	肝功能、免疫学检查，必要时肝活检	B 超、CT、MRCP、ERCP	B 超、CT、MRCP、ERCP

【治疗】

黄疸的治疗取决于其病因，应针对病因给予相应治疗措施。不同病因导致的黄疸治疗方法也不同，主要的治疗方法如下（图 4-27-7）：

1. 一般治疗　酒精性肝炎、酒精性肝硬化或酒精性胰腺炎患者引起的黄疸必须戒酒；药物或毒素引起的黄疸需要立即停药，必要时需应用解毒剂 N- 乙酰半胱氨酸。

2. 药物治疗　对于伴有肝功能损伤的肝细胞性黄疸患者，可以酌情使用甘草酸类、还原型谷胱甘肽、水飞蓟素、腺苷蛋氨酸等药物以保护肝。

3. 介入或手术治疗　对于胆道梗阻、肿瘤患者多采用介入或手术治疗。

4. 其他治疗　对于新生儿黄疸，光疗是最常用的有效又安全的方法；换血疗法或血浆置换一般用于光疗失败、胆红素过高有发生核黄疸可能者。

【预后】

不同病因导致的黄疸预后不同。溶血性黄疸患者若早期发现并经过规范治疗，部分患者可能获得痊愈，但仍有大量患者无法根治，仅能改善症状。对于肝细胞性黄疸，经规范治疗多数预后良好，但重症肝炎或肝衰竭等预后较差。良性病变所致胆汁淤积性黄疸者预后相对较好，肿瘤所致者治疗效果较差，预后亦较差。先天性非溶血性黄疸除极少数类型（如 Crigler-Najjar 综合征）外，大多预后好。

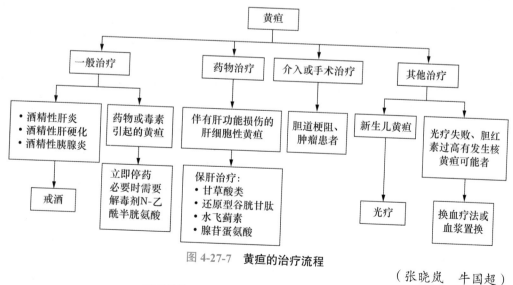

图 4-27-7　黄疸的治疗流程

（张晓岚　牛国超）

第四篇推荐阅读